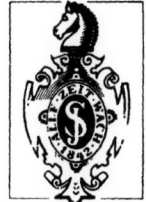

F.B.M. Ensink   D. Soyka   (Hrsg.)

Migräne

Aktuelle Aspekte eines altbekannten Leidens

Unter Mitarbeit von
M.T. Bautz H.-C. Diener F.B.M. Ensink M.D. Ferrari
W.-D. Gerber H. Göbel M. Göthert K.-H. Grotemeyer
G. Haag M. Hagner G.-G. Hanekop V. Limmroth M.J. Lohse
E.J. Mylecharane R. Pothmann C. Riemasch-Becker
G. Schwibbe D. Soyka H. Trettin M. Zimmermann

Mit 63 Abbildungen und 49 Tabellen

Springer-Verlag
Berlin Heidelberg New York
London Paris Tokyo
Hong Kong Barcelona
Budapest

Dr. med. Franz Bernhard M. Ensink
Universität Göttingen
Zentrum Anaesthesiologie, Rettungs- und Intensivmedizin
Robert-Koch-Straße 40
37075 Göttingen

Professor Dr. med. Dieter Soyka
Universität Kiel
Klinik für Neurologie
Niemannsweg 147
24105 Kiel

ISBN-13: 978-3-642-93523-7

Die Deutsche Bibliothek – CIP-Einheitsaufnahme
Migräne: Aktuelle Aspekte eines altbekannten Leidens / F.B.M. Ensink; D. Soyka (Hrsg.).
Berlin; Heidelberg; New York; London; Paris; Tokyo; Hong Kong; Barcelona; Budapest:
Springer, 1994
ISBN-13: 978-3-642-93523-7   e-ISBN-13: 978-3-642-93522-0
DOI: 10.1007/978-3-642-93522-0
NE: Ensink, F.B.M.; Sokya, D.[Hrsg.]

Dieses Werk ist urheberrechtlich geschützt. Die dadurch begründeten Rechte, insbesondere die der Übersetzung, des Nachdrucks, des Vortrags, der Entnahme von Abbildungen und Tabellen, der Funksendung, der Mikroverfilmung oder der Vervielfältigung auf anderen Wegen und der Speicherung in Datenverarbeitungsanlagen, bleiben, auch bei nur auszugsweiser Verwertung, vorbehalten. Eine Vervielfältigung dieses Werkes oder von Teilen dieses Werkes ist auch im Einzelfall nur in den Grenzen der gesetzlichen Bestimmungen des Urheberrechtsgesetzes der Bundesrepublik Deutschland vom 9. September 1965 in der jeweils geltenden Fassung zulässig. Sie ist grundsätzlich vergütungspflichtig. Zuwiderhandlungen unterliegen den Strafbestimmungen des Urheberrechtsgesetzes.

© Springer-Verlag Berlin Heidelberg 1994
Softcover reprint of the hardcover 1st edition 1994

Die Wiedergabe von Gebrauchsnamen, Handelsnamen, Warenbezeichnungen usw. in diesem Werk berechtigt auch ohne besondere Kennzeichnung nicht zu der Annahme, daß solche Namen im Sinn der Warenzeichen- und Markenschutzgesetzgebung als frei zu betrachten wären und daher von jedermann benutzt werden dürften.

Produkthaftung: Für Angaben über Dosierungsanweisungen und Applikationsformen kann vom Verlag keine Gewähr übernommen werden. Derartige Angaben müssen vom jeweiligen Anwender im Einzelfall anhand anderer Literaturstellen auf ihre Richtigkeit überprüft werden.

Einbandgestaltung: E. Kirchner, Heidelberg
19/3130-5 4 3 2 1 – Gedruckt auf säurefreiem Papier

Geleitwort

Es gibt wohl kaum eine andere Erkrankung, bei der die Vielschichtigkeit chronisch rezidivierender Schmerzen deutlicher wird, als die Migräne; ebenso treten hier die Schwierigkeiten, die unser Gesundheitswesen beim Umgang mit der Schmerzproblematik immer noch hat, besonders zutage. Wie mehrere neue Studien übereinstimmend gezeigt haben, leiden mehr als 5 % der bundesdeutschen Bevölkerung unter Migräne – hinter dieser Angabe stehen mehrere Millionen lebenslanger individueller Leidenswege, Behinderungen des Lebensvollzugs, aber auch Einbußen an Arbeitsproduktivität und Belastungen des Gesundheitssystems. Viele Betroffene haben längst resigniert, ärztliche Hilfe in Anspruch zu nehmen, nachdem sie durch vielerlei erfolglose Therapieversuche enttäuscht wurden.

Mit der Neubewertung des Schmerzproblems während der letzten Jahre gibt es jedoch wieder Hoffnung für Schmerzkranke. Die Behandlung chronischer Schmerzen ist seit 1993 offiziell Lehr- und Prüfungsinhalt beim Medizinstudium, das Schmerztherapeutenverzeichnis 1994 wird etwa 350 interdisziplinär arbeitende schmerztherapeutische Einrichtungen enthalten, zunehmend werden dem Arzt Expertenrichtlinien zur Behandlung und Prävention chronischer Schmerzen angeboten, Ärzte nehmen zur Erhöhung ihrer Kompetenz bei praktischen Schmerzproblemen verstärkt Fortbildungsangebote wahr.

Ein Meilenstein auf dem Gebiet der Migränebehandlung war die Erprobung und Einführung von Sumatriptan, einem neuen Medikament zur Behandlung der Migräneattacke. Durch Sumatriptan wurde nicht nur das Therapieangebot vor allem für Schwerbetroffene erweitert, vielmehr wurde weltweit ein großes Interesse für Migräne und Kopfschmerz geweckt. Grundlagenforschung und klinische Forschung wurden gleichermaßen zu neuen Fragestellungen angeregt, die bereits zu wichtigen neuen Erkenntnissen geführt haben. Aber auch das praktische Vorgehen wurde bereichert durch Systematiken der Diagnostik, Klassifikation und Therapie. Besonders die praxisgerechten Empfehlungen zum gezielten Vorgehen bei der medikamentösen Migränetherapie sind geeignet, die Qualität des ärztlichen Handelns auch im Bereich des niedergelassenen Allgemeinarztes voranzubringen – ganz im Sinne des Gesundheitsstrukturgesetzes.

Das vorliegende Buch ist ein Zeitdokument für die neuen Sicht- und Handlungsweisen auf dem Schmerzgebiet. Neben der ersten umfangreichen Darstellung des Medikaments Sumatriptan im deutschen Sprachraum ist Herausgebern und Autoren auch eine Bestandsaufnahme alten und neuen Wissens zur Migräne allgemein gelungen. Das Buch vermittelt dem Leser einen hervorragenden Überblick und sollte den Arzt, den Betroffenen und seine z.T. vorurteilsbehaftete Umgebung zur Kreativität und Neubeginn anregen.

Heidelberg und Kiel,
im März 1994

Professor Dr. M. Zimmerman
Universität Heidelberg
Präsident der Deutschen Gesellschaft
zum Studium des Schmerzes e.V.

Professor Dr. W.D. Gerber
Universität Kiel
Präsident der Deutschen Migräne-
und Kopfschmerzgesellschaft e.V.

Vorwort

Zahlreiche wissenschaftliche Arbeitsgruppen haben sich in den letzten 20–30 Jahren weltweit zunehmend mit dem Problem „Kopfschmerzen" beschäftigt. Diese Entwicklung hat auch hinsichtlich der Migräne zu einem immensen Kenntniszuwachs geführt, wenngleich die Pathophysiologie dieser Erkrankung noch immer nicht vollständig aufgeklärt ist.

Dennoch darf heute als gesichert angesehen werden, daß es sich bei der Migräne um ein biologisch verursachtes Leiden mit hoher Prävalenz handelt, dem die Gesellschaft und die behandelnden Ärzte mit gleicher Akzeptanz begegnen sollten wie jeder anderen Erkrankung auch.

Das vorliegende Buch will alle Interessierten über den aktuellen Wissensstand bezüglich der Migräne informieren. Von Experten mit besonders fundierten Kenntnissen und mit zum Teil hoher internationaler Reputation werden in einer systematischen Kapitelfolge alle relevanten Aspekte, die mit der Migräne zusammenhängen, beleuchtet. Besonders hingewiesen sei in diesem Zusammenhang auf die Darstellung der Fortschritte, die sich durch internationale Kooperation sowohl auf diagnostisch-klassifikatorischem als auch auf therapeutischem Gebiet ergeben haben.

Ohne die Mühen der Autoren, ohne die Geduld und das gestalterische Geschick der Firma Bautz-MEDIA PRO SCIENCES und ohne die sachkundige Unterstützung des Springer-Verlages wäre eine Realisation dieses Buches nicht denkbar gewesen; allen Beteiligten gebührt der aufrichtige Dank der Herausgeber.

Möge dieses Buch nunmehr allen, die sich mit Migränekranken beschäftigen, ein hilfreiches Nachschlagewerk werden. Wenn die vermittelten Fakten, Hinweise und Anregungen zu einer verbesserten Versorgung der Migränepatienten führten, hätte sich auch die Arbeit der Herausgeber gelohnt.

Göttingen und Kiel, im April 1994 *Franz Bernhard M. Ensink*
Dieter Soyka

Inhaltsverzeichnis

1 Das proteushafte Antlitz der Migräne –
  Überlegungen zur Kultur eines altbekannten Leidens 1
  Michael Hagner

2 Vom Mutterkorn zum selektiven Serotoninrezeptoragonisten – Historische Aspekte der Entwicklung
  eines spezifischen Migränetherapeutikums 25
  Franz Bernhard M. Ensink

3 Wissen und Behandlungsmethoden der Volksmedizin
  bei Kopfschmerzen und Migräne..................... 61
  Gudrun Schwibbe

4 Pathophysiologie, Klinik, Diagnostik
  und Differentialdiagnose der Migräne................. 89
  Hans-Christoph Diener

5 Klassifikation der Migräne......................... 105
  Hartmut Göbel

6 Ein Computerprogramm zur objektiven Schmerzanalyse
  auf der Basis der IHS-Klassifikation................. 119
  *Hartmut Göbel, Franz Bernhard M. Ensink
  und Dieter Soyka*

7 Epidemiologische Aspekte der Migräne 135
  *Gerd-Gunnar Hanekop, Franz Bernhard M. Ensink
  und Michael T. Bautz*

8 Möglichkeiten der medikamentösen Migräneprophylaxe.. 181
  Hartmut Göbel und Dieter Soyka

9 Aktueller Stand der medikamentösen Therapie
  akuter Migräneattacken........................... 209
  *Hartmut Göbel, Franz Bernhard M. Ensink
  und Dieter Soyka*

10 Physikalische Therapie bei Migräne in Kombination
   mit Kopfschmerzen vom Spannungstyp 233
   Harald Trettin

11 Psychologische und andere nichtmedikamentöse
   Verfahren zur Behandlung der Migräne 283
   Gunther Haag und Wolf-Dieter Gerber

12 Anatomische, physiologische, pathophysiologische und
   pharmakologische Aspekte des serotoninergen Systems . 299
   Manfred Göthert

13 Bedeutung des serotoninergen Systems
   für die Pathophysiologie der Migräne................ 337
   Volker Limmroth und Hans-Christoph Diener

14 Überblick zur Rolle der 5-HT$_2$-Rezeptorantagonisten
   in der Migränetherapie 353
   Ewan J. Mylecharane und Franz Bernhard M. Ensink

15 Überblick zur Rolle der 5-HT$_3$-Rezeptorantagonisten
   in der Migränetherapie 379
   *Michel Dominique Ferrari
   und Franz Bernhard M. Ensink*

16 Pharmakologie von Sumatriptan..................... 391
   Martin J. Lohse und Franz Bernhard M. Ensink

17 Ergebnisse der initialen klinischen Prüfung
   mit parenteraler Sumatriptanapplikation 417
   *Christoph Riemasch-Becker
   und Franz Bernhard M. Ensink*

18 Ergebnisse der klinischen Prüfung
   mit oraler Sumatriptanapplikation 433
   Karl-Heinz Grotemeyer

19 Ergänzende Sicherheitsaspekte und Ergebnisse
   erster Langzeitstudien mit Sumatriptan............... 445
   Franz Bernhard M. Ensink

20 Medikamenteninduzierter Dauerkopfschmerz 463
   Hans-Christoph Diener

21 Migräne bei Kindern.............................. 477
   Raymund Pothmann

22 Clusterkopfschmerz............................... 501
   Hans-Christoph Diener

Sachverzeichnis 511

Autorenverzeichnis

Bautz, Michael T., Dipl.-Psych.
Ambulanz für Schmerzbehandlung,
Zentrum Anaesthesiologie, Rettungs- und Intensivmedizin,
Georg-August-Universität Göttingen,
Robert-Koch-Str. 40, D-37075 Göttingen

Diener, Hans-Christoph, Prof. Dr. med.
Neurologische Klinik und Poliklinik,
Universitätsklinikum Essen,
Hufelandstr. 55, D-45147 Essen

Ensink, Franz Bernhard M., Dr. med.
Ambulanz für Schmerzbehandlung,
Zentrum Anaesthesiologie, Rettungs- und Intensivmedizin,
Georg-August-Universität Göttingen,
Robert-Koch-Str. 40, D-37075 Göttingen

Ferrari, Michel Dominique, Prof. M.D.
Department of Neurology,
University Hospital Leiden,
P. O. Box 9600, NL-2300 RC Leiden, Netherlands

Gerber, Wolf-Dieter, Prof. Dr. rer. soc.
Abteilung Medizinische Psychologie,
Zentrum Nervenheilkunde,
Christian-Albrechts-Universität Kiel,
Niemannsweg 147, D-24105 Kiel

Göbel, Harmut, Priv.-Doz. Dr. med. Dipl.-Psych.
Klinik für Neurologie,
Zentrum Nervenheilkunde,
Christian-Albrechts-Universität Kiel,
Niemannsweg 147, D-24105 Kiel

Göthert, Manfred, Prof. Dr. med.
Institut für Pharmakologie und Toxikologie,
Friedrich-Wilhelms-Universität Bonn,
Reuterstr. 2 b, D-53113 Bonn

Grotemeyer, Karl-Heinz, Prof. Dr. med.
Neurologische Klinik,
Saarbrücker Winterbergkliniken GmbH,
Theodor-Heuss-Str. 122, D-66026 Saarbrücken

Haag, Gunter, Prof. Dr. med. Dipl.-Psych.
Abteilung Kopfschmerz-Migräne,
Psychosomatische Klinik Windach,
Schützenstr. 16, D-86949 Windach

Hagner, Michael, Dr. med.
Institut für Geschichte der Medizin,
Georg-August-Universität Göttingen,
Humboldtallee 11, D-37073 Göttingen

Hanekop, Gerd-Gunnar, Dr. med.
Ambulanz für Schmerzbehandlung,
Zentrum Anaesthesiologie, Rettungs- und Intensivmedizin,
Georg-August-Universität Göttingen,
Robert-Koch-Str. 40, D-37075 Göttingen

Limmroth, Volker, Dr. med.
Neurologische Klinik und Poliklinik,
Universitätsklinikum Essen,
Hufelandstr. 55, D-45147 Essen

Lohse, Martin J., Prof. Dr. med.
Institut für Pharmakologie und Toxikologie,
Julius-Maximilians-Universität Würzburg,
Versbacher Str. 9, D-97078 Würzburg

Mylecharane, Ewan J., Associate Prof., B.Pharm., B.Sc., PhD.
Department of Pharmacology,
University of Sydney,
Sydney, NSW 2006, Australia

Pothmann, Raymund, Dr. med.
Kinderneurologisches Zentrum,
Evangelisches Krankenhaus,
Virchowstraße 20, D-46047 Oberhausen

Riemasch-Becker, Christoph, Dr. med.
Zentrum für Schmerzbehandlung,
Rheinburg-Klinik,
CH-9428 Walzenhausen, Schweiz

Schwibbe, Gudrun, Dr. rer. nat. Dr. phil.
Seminar für Volkskunde,
Georg-August-Universität Göttingen,
Friedländer Weg 2, D-37085 Göttingen

Soyka, Dieter, Prof. Dr. med.
Klinik für Neurologie,
Zentrum Nervenheilkunde,
Christian-Albrechts-Universität Kiel,
Niemannsweg 147, D-24105 Kiel

Trettin, Harald, Dr. med.
Abteilung für Neurologie,
Median-Klinik Hoppegarten,
Rennbahn-Allee 107, D-15366 Dahlwitz-Hoppegarten

Zimmermann, Manfred, Prof. Dr. Ing. Dr. med. habil.
Abteilung Physiologie des Zentralnervensystems,
II. Physiologisches Institut,
Ruprecht-Karls-Universität Heidelberg,
Im Neuenheimer Feld 326, D-69120 Heidelberg

1 Das proteushafte Antlitz der Migräne – Überlegungen zur Kultur eines altbekannten Leidens

Michael Hagner*

1.1 Einleitung: Migräne als physisches und symbolisches Geschehen

In der Royal Society of Medicine in London soll einmal eine Diskussion über Migräne stattgefunden haben, bei der 6 (oder 7) der 8 vortragenden Ärzte und Wissenschaftler selbst unter Migräne litten [12]. Diese Konstellation mag wahr oder nur glänzend erfunden sein, sie verweist bereits auf eine Dimension des Leidens, die über die naturwissenschaftliche Erforschung, medizinische Diagnostik und Therapie im engeren Sinne hinausweist. Bei der großen Verbreitung der Migräne wird man es für natürlich halten, daß sich diejenigen ihrer Beschreibung und Erforschung zuwenden, die auch unter ihr zu leiden haben, obwohl man einwenden könnte, daß vergleichbare Zusammenhänge aus der Geschichte der Epilepsie, v. a. aber solcher Krankheiten, die nicht zur Neurologie gehören, viel weniger bekannt sind. Am ehesten findet man noch Selbstbeschreibungen einer Aphasie nach Apoplexie [11, 27, 57].

Ein entscheidender Hintergrund für das anhaltende Interesse an der Beschreibung der Migräne, die nicht selten bis zur Stigmatisierung reicht, ist zweifellos in dem peinigenden Schmerzerleben zu sehen, das im Moment seines Auftretens eine beinahe gewalttätige Dominanz über Körper und Seele einnimmt. Aber damit ist das Phänomen nicht ausgeschöpft. Die große Anzahl von Arbeiten zur Geschichte der Migräne (allein an Übersichtsarbeiten vgl. [17, 21, 29, 33, 53, 60]) ist reich an Erzählungen und Begebenheiten, die sich um die Migräne herum ranken, und die geradezu ein Beleg sind für die verschiedenen Dimensionen, in denen dieses Leiden verortet werden kann. Wenn Susan Sontag [66] die These aufgestellt hat, daß Krankheiten wie Tuberkulose und Krebs mit einem Schleier von Dämonisierung, Angst und einer morbiden Faszination umgeben sind, die viel mehr offenbaren als nur eine bloße Krankheit, so gilt dies in einer anderen Form – es handelt sich um ein hartnäckiges, quälendes Leiden, nicht aber um eine Krankheit zum Tode – auch für die Migräne.

Zwar kann der Arzt in der Praxis sich darauf beschränken, dies als die emotionale Seite der Migräne neben der neurophysiologischen anzusehen. Wenn

---

* Mein Dank gilt Anke te Heesen und Skuli Sigurdsson für ihre kritischen Anmerkungen und Verbesserungsvorschläge

aber – wie es bei Oliver Sacks [59] geschieht – beim Schreiben eines Buches über Migräne das physische und das symbolische Geschehen gleichrangig behandelt werden, ist es für den Historiker eine lohnende Aufgabe, etwas genauer hinzusehen, in welcher Art und Weise sich jenes symbolische Geschehen ausdrückt.

Diese zwei Seiten der Migräne gelten im Prinzip natürlich auch für jede andere Krankheit, wenn auch in höchst unterschiedlichem Maße, was beispielsweise mit dem Charakter der Symptomatik, aber auch mit der Häufigkeit des Auftretens zusammenhängt. Damit ist der Vielschichtigkeit der Migräne noch lange nicht Rechnung getragen, was allein schon durch den rein medizinischen Kontext deutlich wird: Über einen Zeitraum von vielen hundert Jahren wußte beinahe ein jeder, was damit gemeint war – doch die Definitionen, die man für sie fand, gingen auseinander. Man konnte Symptome für sie benennen, aber mit der Zeit wurden es immer mehr, und es kam komplizierend hinzu, daß ein wichtiges Symptom oder eine ganze Gruppe von ihnen fehlen durfte, und man redete immer noch von Migräne. Man konnte Auslöser für eine Attacke benennen, aber schließlich waren es so viele, daß kaum eine Lebenssituation, in die man sich begab oder mit der man konfrontiert wurde, nicht als ein solcher betrachtet werden konnte.

Nicht viel anders ist es mit der Ätiologie gewesen. Kaum eine – auch nur ein wenig Plausibilität für sich in Anspruch nehmende – Überlegung ist in der Geschichte der Medizin unversucht gelassen worden, um die Ursache für die Migräne zu finden, obwohl sich hier gewisse Klassifizierungen ausmachen lassen. Im späten 19. Jahrhundert wurde der hereditäre Ursprung der Migräne favorisiert, zur gleichen Zeit fühlten sich aber auch Männer der Wissenschaft für die Migräne prädisponiert. In jener von Untergangsängsten und pessimistischen Weltbildern geprägten Zeit, dem Fin de siècle, kam es – im Einklang mit dem überall zunehmenden Interesse am Gehirn und seinen Erkrankungen – zu einem Boom in der Migräneliteratur, was bereits aus den Bibliographien in den frühesten Büchern zur Migräne von Liveing [41] und Thomas [68] hervorgeht. Die Bibliographie von Flatau aus dem Jahre 1912 [15] umfaßt mehr als 500 Titel!

Die Migräne also, ein ubiquitäres Leiden mit dem wandlungsfähigen Gesicht eines „Proteus", konfrontiert zunächst einmal mit der Frage, wo der historische Hebel anzusetzen ist, um ihr einigermaßen gerecht zu werden. Auch wenn es – abgesehen von den großen Epidemien – eine maßlose Übertreibung ist, daß Krankheiten die Weltgeschichte beeinflußt haben, so ist schon zu Beginn des 20. Jahrhunderts mit Recht darauf verwiesen worden, daß die Migräne in der Weltliteratur eine außerordentliche Rolle spielt und daß eine Zusammenstellung ihrer (literarischen) Beschreibungen ganze Bände füllen würde [21]. Die Weltgeschichte einmal beiseite gelassen, ist die Migräne ganz gewiß ein Bestandteil der Alltagsgeschichte und hat keinen unerheblichen Anteil am Selbstverständnis des Menschen wie am Umgang der Menschen miteinander.

Vor allem 2 Aspekte geben wichtige Einblicke in die symbolische Dimension der Migräne und sollen deshalb im folgenden genauer analysiert werden: zunächst die Bedeutung, die das soziale Selbstverständnis des Wissenschaftlers an der Erforschung der Migräne im 19. Jahrhundert hatte und – gewissermaßen als Spiegelbild dazu – der Zusammenhang von Migräne und Geschlechterverhältnis, der keineswegs zufällig dazu führte, daß die Migräne zu jener Zeit als ein typisches Frauenleiden verstanden wurde. Schließlich läßt sich der symbolische Charakter noch an einem 3. Beispiel erläutern, nämlich dem medizinhistorischen Dauerthema der sog. historischen Diagnose.

Zum besseren Überblick jedoch werden im folgenden – streckenweise auf der Basis der reichhaltigen Sekundärliteratur – die wichtigsten Stationen der Beschreibung der Migräne bis zum 19. Jahrhundert aufgezählt.

1.2 Zur Geschichte der Migräne von der Antike bis zum 19. Jahrhundert

Beim Wort „Migräne" handelt es sich um eine korrumpierte Form aus „hemi" und „cranium", und der taucht in der medizinischen Literatur wahrscheinlich seit dem späten 18. Jahrhundert auf. Beschreibungen der Migräne sind allerdings viel älter, auch wenn es im Einzelfall recht schwierig ist, die Diagnose der Migräne gegenüber anderen Arten von Kopfschmerzen klar abzugrenzen. Aus den altägyptischen Fragmenten beispielsweise vermag man sich kein rechtes Bild zu machen. Im hippokratischen Schrifttum hingegen ist eine bemerkenswerte Fallbeschreibung enthalten, die auf ein Migräneleiden hindeutet, obwohl die von Hippokrates berichtete erfolgreiche Therapie durch Aderlaß auch andere Interpretationsmöglichkeiten zuläßt.

> Es erschien ihm (Phoinix), als ob aus seinen Augen, meistens aus dem rechten, ein Blitz hervorleuchtet; nach einer kurzen Weile setzte sich dann ein furchtbarer Schmerz in die rechte Schläfe, der weiter in den ganzen Kopf und das Genick zog bis zu der Stelle, wo der Kopf hinten mit den Halswirbeln sich verbindet; dazu Spannung und Härte an den Bändern; versuchte er dann den Kopf zu bewegen oder die Zähne voneinander zu bringen, so erlitt er Schmerzen, wie wenn er heftig zusammengezogen würde. Bewirkte er sich dann Erbrechen, so wurden die genannten Schmerzen abgewendet und gemildert ([26], S. 120).

Das Phänomen solcher Lichterscheinungen war keineswegs unbekannt in der griechischen Medizin und Philosophie und wurde als ein reales, im Auge entstehendes Licht gedeutet. Es konnte willkürlich evoziert und beobachtet werden, wenn man sich den Augapfel rieb oder wenn man einen Schlag auf das Auge erhielt; auch das Leuchten der Augen mancher Nachttiere wurde so erklärt.

Für Empedokles und Platon war jenes Licht der Ausgangspunkt für eine Sehtheorie, wobei sie von einem das Auge verlassenden Sehstrahl ausgingen, der die äußeren Gegenstände entweder beleuchtet oder abtastet. Im weiteren Verlauf der Antike und des Mittelalters sollte noch viel vom Licht im Auge und vom Sehstrahl die Rede sein [22, 23] – doch nicht im Zusammenhang mit der Migräne. Das ist am ehesten dahingehend zu erklären, daß jenes Licht eben als real und natürlich und später in der christlichen Tradition als göttlich angesehen wurde, so daß man nicht auf den Gedanken kam, es als ein Krankheitszeichen zu interpretieren.

Im weiteren Verlauf der antiken Medizin gab es verschiedene Beiträge zur Diagnostik und Therapie der Kopfschmerzen wie etwa bei Archigenes und Apollonius, ohne daß es zu spezifischen Differenzierungen gekommen wäre. Im 1. Jahrhundert unserer Zeitrechnung unterschied Aretaeus von Kappadokien dann die ,,Cephalalgia", worunter er einen plötzlich auftretenden Schmerz verstand, der bis zu einigen Tagen anhalten konnte, von der ,,Cephalaea", die er als langandauernde bzw. periodisch wiederkehrende Schmerzen charakterisierte, die oft nicht behandelbar seien. Als weiteres wichtiges Unterscheidungskriterium zählte Aretaeus die bei der ,,Cephalaea" typischen Begleitsymptome auf: z. B. Gesichtskrämpfe, krampfhaftes Rollen der Augen, Schwindel, Schweißausbrüche, Übelkeit, Erbrechen und Verfremdung des Geruchssinnes. Weiter heißt es, daß der Schmerz den gesamten Kopf umfassen oder auf eine Hälfte beschränken bleiben kann, was als ,,Heterocrania" bezeichnet wird. Der Schmerz könnte durch Licht oder Geräusche ausgelöst werden, woraufhin die Patienten darauf drängten, sich in ein dunkles Zimmer zurückzuziehen, und bisweilen äußerten sie Todessehnsüchte, da sie es vor Schmerz nicht mehr aushielten.

Auch diese sehr stark an die Symptomatik der Migräne erinnernden Passagen dürfen nicht dazu verleiten, ,,Cephalaea" ausschließlich mit der Migräne zu identifizieren. Aretaeus schrieb nämlich auch, daß die Patienten bei äußerster Heftigkeit des Übels zum Tode verurteilt seien, und darüber hinaus nahm er einen kontinuierlichen Übergang von der ,,Cephalaea" zum Schwindel an, der wiederum, wenn er chronisch werde, in Manie, Melancholie und Epilepsie übergehen könne [3]. Diese nosologischen Klassifikationen legen mithin die Vermutung nahe, daß unter ,,Cephalaea" eine – nach modernen Vorstellungen (bezüglich der heute aktuellen Kopfschmerzklassifikation der Internationalen Kopfschmerz-Gesellschaft (International Headache Society, IHS), vgl. Kap. 5) – ganz heterogene Gruppe von Kopfschmerzen verstanden wurde, von denen die Migräne nur ein Teil war.

Die Einteilung in ,,Cephalalgia" und ,,Cephalaea" findet sich auch bei Galen, dessen Bedeutung nicht zuletzt darin liegt, klinische Beobachtung, anatomisches Wissen und humoralphysiologische Theorien miteinander korreliert zu haben. Dieses Geflecht bildet auch die Grundlage für seine Ausführungen zur Migräne, die dann bis in die Neuzeit hinein Gültigkeit hatten. Den einseitigen Kopfschmerz definierte Galen als ,,Hemicrania" (an anderer Stelle benutzte er auch den Begriff ,,Heterocrania"), deren Ursache er in einem Aufsteigen galliger Dämpfe oder schädlicher Flüssigkeiten sah, die über die Gefäße in den Kopf gelangten. Als Auslöser für die Schmerzen nannte er sowohl Irritationen durch Speisen und Getränke wie auch feuchte und warme Südwinde [19, 62].

Das Prinzip der physiologischen Vorstellungen Galens und der ihm folgenden Autoren der Antike und des Mittelalters beruhte auf der Annahme einer Funktionsstörung, die durch Verstopfung bzw. Abflußhemmung bestimmter im Übermaß vorhandener Körperflüssigkeiten zustande kommt. Auslöser ist nach diesen Vorstellungen zumeist eine durch externe Einflüsse gebildete Noxe, die die

Flüssigkeiten affiziert. In dieser gedanklichen Tradition nahm im 11. Jahrhundert Serapion an, daß Bestandteile von heißen bzw. kalten Substanzen im Verdauungstrakt zum Gehirn transportiert würden. In vergleichbarer Weise schlug Vascus von Tharanta im 14. Jahrhundert vor, die Ursachen in giftigen, in den zerebralen Gefäßen umlaufenden Dämpfen zu suchen. Den Schmerz selbst lokalisierte er in den Hirnventrikeln [15].

Mit dem Eintritt in die Neuzeit kam es vor neuen theoretischen Ansätzen zunächst einmal zu Veränderungen in der phänomenologischen Beschreibung der Migräne. Der Hauptunterschied zu Antike und Mittelalter bestand darin, daß die individuelle Krankengeschichte zum Bestandteil der medizinischen Praxis wurde. Eine besondere Form solcher Kasuistiken entwickelte sich mit der protokollierten Selbstbeobachtung. Ärzte und Naturforscher machten sich im 17. Jahrhundert zwar noch nicht gezielt zum Versuchsobjekt ihrer selbst, aber die von ihnen registrierten Vorgänge am eigenen Leib verstanden sie sehr wohl als ein von der Natur veranstaltetes Experiment.

Eine der frühesten Selbstbeobachtungen stammt von dem französischen Arzt Charles Lepois (= Carolus Piso), der eine detaillierte Schilderung seiner Symptome gab und sie in eine logische Reihenfolge brachte. Lepois wurde erstmalig als junger Mann beim Studieren durch eine Migräneattacke heimgesucht, und die halbseitigen Schmerzattacken kehrten mit jedem Wetterwechsel wieder. Sie begannen nicht selten mit Fieber und Durst und wurden erst durch heftiges Erbrechen und darauffolgendes Einschlafen beendet [12, 33, 55].

Ein Umbruch in den pathophysiologischen Vorstellungen zeichnete sich in der 2. Hälfte des 17. Jahrhunderts im Werk von Thomas Willis ab [32, 73]. Zum einen orientierte er sich an antiken Vorbildern, wenn er etwa Blut, Serum, Galle und Nervenflüssigkeit (v. a. wenn sie mit körperlichen Abfallprodukten beladen ist) als Verursacher der Kopfschmerzen annahm. Zum anderen jedoch nahm Willis an, daß eine zu schnelle Blutbewegung an prädisponierten verengten Stellen der Blutgefäße zu einem Stau führe. Dadurch komme es zu lokalen Schwellungen der Membranen; die Nervenfasern würden gewaltsam auseinandergezogen, was sich als Kopfschmerz bemerkbar mache.

Eine Übereinstimmung zwischen dieser „hämatologischen" Migränetheorie und der modernen von H. G. Wolff, wie sie von Isler [32] angenommen wird, ist wohl nur äußerlicher Art, da Willis sich ganz und gar an mechanistischen Vorstellungen orientierte, die in der Physiologie des 17. Jahrhunderts seit Descartes Verbreitung gefunden hatten. Immerhin war damit eine vaskuläre Ursache in die Pathogenese der Migräne eingeführt, die erstmalig eine iatromechanische Alternative zu dem antiken Konzept anbot, ohne daß es gleich zu einem vollständigen Bruch mit der alten Humoralphysiologie kam. Darüber hinaus war Willis ein Repräsentant für den Übergang der klinischen Medizin des 17. und 18. Jahrhunderts zu einer ausführlicheren Beschreibung von Krankheitsfällen, die v. a. darauf beruhte, eine individuelle Krankengeschichte über einen längeren Zeitraum zu verfolgen.

Diese Veränderung des ärztlichen Blickes führte zu feineren Differenzierungen wie etwa bei intermittierenden Kopfschmerzen in periodisch und unregelmäßig auftretenden Attacken. Es führte aber auch dazu, daß seit Lepois und

Willis verstärkt auf Symptome geachtet wurde, die mit der eigentlichen Attacke nicht im unmittelbaren Zusammenhang standen. So beschrieb Willis bereits die von Blau [6] mit der Bezeichnung „complete migraine" in Zusammenhang gebrachten Prodrome, wie z. B. Stimmungsschwankungen oder Hungerattacken. Es war dabei sekundär, ob solche Phänomene in ein physiologisches Erklärungsmuster eingebettet werden konnten oder nicht. Das Phänomen bzw. – in der Medizin – die Kasuistik als solche behauptete seit dem 17. Jahrhundert ihren eigenständigen Rang, wenn sie nur als interessant, als bemerkenswert genug angesehen wurde. Solch ein typisches Beispiel für das Interesse an dem Besonderen wäre der 1974 als fraglich neu dargestellte chronisch-paroxysmale Halbseitenkopfschmerz [65], der 1747 als „Hemicrania horologica" bekannt war [31, 34, 51]; auch der Pathologe Giovanni Battista Morgagni berichtete von einem Patienten, der jeden Mittag pünktlich um 12 Uhr von heftigen einseitigen Kopfschmerzen befallen wurde [46].

Im Anschluß an Willis waren es die Fallgeschichten von Johann Jakob Wepfer, die die Hinwendung zum bemerkenswerten Einzelfall repräsentierten. Darüber hinaus griff Wepfer aber auch die vaskuläre Hypothese auf, indem er das Stagnieren des Blutes an einer bestimmten Stelle des Gefäßes für die Attacke verantwortlich machte. Er nahm weiter an, daß die Attacke um so länger andauere, je schlaffer die Gefäße seien [30, 71].

In ähnlicher Weise argumentierte Friedrich Hoffmann (1695), daß kleine zerebrale Arterien und Venen obstruiert seien und das Blut dadurch verstärkt in andere Regionen fließe, die Gefäße dort aufblähe und so den Schmerz auslöse [28]. Die vaskuläre Hypothese orientierte sich also an iatrophysikalischen, hydraulischen Modellen. Von schädlichen Dämpfen war im 18. Jahrhundert kaum mehr die Rede; hingegen wurde um diese Zeit eine weitere Hypothese entwickelt, die als Ausdruck einer zunehmenden Aufmerksamkeit der Physiologie an der Nervenfunktion zu betrachten ist.

Samuel Auguste André David Tissot verstand sich in der Tradition von Lepois, Willis und Wepfer. Seine klinischen Beobachtungen orientierte er an den genannten Vorgängern und fügte weitere prodromale Symptome wie Trauer, Übellaunigkeit, Frostgefühl, Appetitlosigkeit, visuelle Phänomene, Ohrgeräusche und Hemiparästhesien (Kribbeln in Schultern und Schenkeln) hinzu. Aus seinen klinischen Beschreibungen ist jedoch nicht notwendig auf die Theorie zu schließen; mit anderen Worten ist durch eine bloße Berücksichtigung seiner Kasuistiken kaum zu erklären, warum Tissot nicht die Theorie von Willis oder Wepfer vertreten haben sollte.

Im Gegensatz zu jenen hielt er die Migräne jedoch für einen „Reflexschmerz" infolge von Erkrankungen hauptsächlich des Magens, aber auch der Gallenblase oder der Gebärmutter. Das dahinterstehende Konzept basierte auf der Annahme eines durch die Nerven vermittelten sympathischen Konsensus zwischen den verschiedenen körperlichen Organsystemen. Danach kann eine in irgendeinem Körperorgan wirksame Materie die zum Gehirn ziehenden Nerven reizen, was zur Auslösung einer Schmerzempfindung führt. Im konkreten Falle der Migräne reizt der irritierte Magen über den *N. vagus* das Gehirn und hier v. a. das Gebiet des *N. frontalis* und des *N. supraorbitalis*. Auslöser eines solchen Prozesses können nach Tissot neben erblicher Veranlagung Diätfehler in der Kindheit, übermäßiges Essen und Trinken, Überarbeitung – v. a. bei geistiger Tätigkeit – und übermäßiger Kummer sein [9, 69].

Die entscheidende Bedeutung, die der Nervenleitung in diesem Konzept zukommt, war ohne neue Forschungen und Konzepte zur Nervenfunktion ab der Mitte des 18. Jahrhunderts kaum denkbar. Dazu gehörte beispielsweise die Lehre von Albrecht von Haller von der Sensibilität als spezifischer Eigenschaft des Nervensystems. Unabhängig von v. Haller wurde in der Medizinischen Schule von Edinburgh eine Neuropathologie entwickelt, in der die Steigerung oder Herabsetzung der Nervenkraft als Grundlage für tonische Veränderungen (Atonie bzw. Spasmen) der Körperfasern, also der kleinsten Formelemente des Körpers, angenommen wurde.

Konsequenterweise hielt Robert Whytt die meisten Krankheiten für nervöser Natur und handelte die Migräne bei den sympathischen Leiden ab, gleichberechtigt neben Schwindel, Sehstörungen, Melancholie oder Raserei. Die Symptome erklären sich nach Whytt indes nicht nur durch die Wirkung der Nerven, sondern auch der Gefäße, die sich verkrampfen bzw. kontrahieren und zusammenziehen. Die Folge ist ein pochender Schmerz in Stirn und Schläfe.

Whytt versuchte eine Art Synthese zwischen neurogener und vaskulärer Theorie zu erreichen, auch wenn er die Gefäßwirkung als Folge der Nervenstörung betrachtete [72]. Jedenfalls standen damit die beiden in der Folgezeit bedeutsamsten Erklärungsversuche für die Migräne zur Diskussion. Es ist jedoch hervorzuheben, daß die Entwicklung dieser Modelle nicht ausschließlich aus der Entwicklung der klinischen Beschreibung der Migränesymptome zu erklären ist. Sie waren in jeweilige physiologische Kontexte eingebettet, die zumeist Ausdruck einer regional gültigen oder bevorzugten Schule waren. Theorie und Praxis führten – wenn man so will – bis zu einem gewissen Grad ein Eigenleben.

Darüber hinaus ist eine wichtige Einschränkung bei der vorgenommenen Klassifikation zu machen. „Vaskulär" und „neurogen" bedeutet in bezug auf die Vorstellungen des 18. Jahrhunderts, daß diese anatomische Substrate in den damaligen pathogenetischen Vorstellungen eine Rolle spielten. Die Unterschiede liegen jedoch auf der Hand, denn die hydraulische Theorie von Willis besagt genau das Gegenteil der neurovaskulären Theorie von Whytt: bei ihm kontrahiert sich das Gefäß, weil die Nervenfunktion gestört ist; bei Willis ist die Nervenfunktion gestört, weil das Gefäß ausgedehnt wird. Und wenn zudem von „neurogen" die Rede ist, so ist natürlich zu berücksichtigen, daß sich das Wissen um die Nervenfunktion zwischen dem 18. und dem Ende des 19. Jahrhunderts erheblich verändert hat. Der Weg dorthin hat nicht zuletzt mit den Entwicklungen in der Sinnesphysiologie und v. a. mit dem Interesse am Sehorgan zu tun.

1.3 Der Wissenschaftler, die Introspektion und die ophthalmische Migräne[1]

Die Migräne ist eine Krankheit der Ärzte und Forscher. Mit einem solchen Satz kann man allzuleicht mißverstanden werden. Dabei hat es an charakterologischen Versuchen, die Konstitution oder den Typus des Migränikers zu bestimmen, nicht gefehlt. Sacks spricht in diesem Zusammenhang versöhnlich von der

> romantischen Sichtweise im Hinblick auf eine Migräne-Konstitution. Es ist von mehr als historischem Interesse, daß so viele Autoren von der Antike bis zum heutigen Tag sich darum bemühen, ein so schmeichelhaftes Bild des Migränikers abzugeben. Vielleicht muß man es in Zusammenhang damit sehen, daß die meisten der Autoren selbst unter Migräne litten ([59], S. 137).

Auch wenn es wohl nur ein zynisches Aperçu aus dem Kanalsystem des „Wissenschaftshauses" ist, daß ein Wissenschaftler, der keine Migräne habe, kaum bedeutend werden könne, so hat sich um die Migräne gleichwohl eine gewisse Aura gebildet, die mit dem Selbstverständnis der Wissenschaftler seit dem frühen 19. Jahrhundert zu tun hat. Man staunt über einen Satz wie diesen:

> This complaint is specially frequent amongst the high-educated and observant ([12], S. 276).

Daß dies kein Einzelfall ist, mag Francis Schiller zu einer provokativen Formulierung verleitet haben, mit der er seinen Aufsatz über die Migräne-Tradition beginnt:

> Patients who have, or think they have, migraine, usually feel somehow superior to any other kind of headache ([60], S. 1).

Wie dem auch sein mag, gewiß kann man Schiller darin folgen, daß sich dieser kulturelle Aspekt v. a. an der Entdeckung der ophthalmischen Migräne ablesen läßt.

Eine der ersten Beschreibungen visueller Phänomene findet sich bereits in Wepfers nachgelassenem Werk [71]; als erste eigenständige Abhandlung gilt

---

[1] Dieses Kapitel stellt historische Aspekte der Migräne dar. Von daher bleibt es auch in seiner Diktion den historischen Quellen nahe. Der Eindeutigkeit halber sei an dieser Stelle deswegen darauf hingewiesen, daß die heute aktuelle Kopfschmerzklassifikation der Internationalen Kopfschmerz-Gesellschaft den Begriff der „ophthalmischen Migräne" nicht mehr kennt. Bei Vorliegen einer Migräne mit visuellen Begleitsymptomen (z. B. Flimmerskotomen, Fortifikationsspektren etc.) spricht die internationale Kopfschmerzklassifikation von einer „Migräne mit Aura" (vgl. Kap. 5, insbesondere 5.5 und 5.6.1).

Die „ophthalmische Migräne" sollte auch nicht mit einer „ophthalmoplegischen Migräne" verwechselt werden, die nach internationaler Kopfschmerzklassifikation einen anderen eigenständigen Migränetyp mit differenter Symptomatologie darstellt (vgl. 5.6.7).

diejenige von Vater [70]. Gegen Ende des 18. Jahrhunderts schrieb John Fothergill von einem einzigartigen

> glimmering in the sight; objects swiftly changing their apparent position, surrounded with luminous angles, like those of a fortification. Giddiness comes on, head-ach, and sickness ([16], S. 120–121).

Mit einer Latenz von mehr als 2000 Jahren tauchen die Verwandten der hippokratischen Lichtblitze wieder im Zusammenhang mit der Migräne auf. Ihr Auftreten häuft sich laut Fothergill nach übermäßigem Verzehr von Toast und Butter zum Frühstück. Die visuellen Erscheinungen interessierten ihn denn auch gar nicht weiter, da er die Migräne nur zum Anlaß nahm, ausführlich die Vorzüge einer maßvollen Diät darzulegen. Fothergill gab nicht eindeutig darüber Auskunft, ob er selbst jene Phänomene beobachten konnte, oder ob sie ihm nur von Patienten berichtet wurden. Jedenfalls sind seit seiner Beschreibung die halbkreisförmigen Gebilde und die funkelnden Zickzacklinien („fortifications") die beiden herausragenden Strukturen bei den subjektiven Gesichtserscheinungen der Migräne.

Ab diesem Zeitpunkt – Ende des 18. Jahrhunderts – wird die Geschichte der Migräne ausgesprochen unübersichtlich. Zunächst einmal könnte man erwarten, daß die visuellen Phänomene in den Mittelpunkt des Interesses rückten und die Diagnosestellung der Migräne modifizierten. Das geschah auch etwa bei Caleb Hillier Parry [52], der seine subjektiven Wahrnehmungen beschrieb, aber ausdrücklich erwähnte, daß er nicht unter Kopfschmerzattacken litt. Die Mitteilung dieser speziellen Konstellation hinterließ jedoch in der damaligen Medizin keine gravierenden Spuren. Daß die visuellen Phänomene im 19. Jahrhundert mehr und mehr Aufmerksamkeit fanden, sollte man v. a. deswegen annehmen, weil gerade die Sinnesphysiologie sich der Beschreibung der subjektiven Gesichtserscheinungen zuwandte (z. B. Jan E. Purkyne und Johannes Müller). Es waren aber nicht so sehr Sinnesphysiologen, die hier in Erscheinung traten, sondern Physiker und Astronomen, die mit der Aufklärung der Natur des Lichts und der optischen Gesetze beschäftigt waren und damit auch bei der Selbstbeobachtung Details zu berücksichtigen versuchten [60].

Die Folge war allerdings, daß der Zusammenhang zwischen visuellen Erscheinungen und Migräne noch einmal für einige Jahrzehnte verlorenging. Der erste in der Reihe war William Hyde Wollaston, der frühzeitig seine Karriere als Arzt zugunsten von Physik und Chemie aufgegeben hatte. Seine Beschreibung einer temporär aufgetretenen Hemianopsie, die ihn zweimal ereilte, hatte höchstwahrscheinlich gar nichts mit Migräne zu tun, wird aber immer wieder in diesem Kontext zitiert. Wollastons Überlegung bestand vielmehr darin, aus seinen Symptomen auf eine teilweise Kreuzung der Fasern des *N. opticus* zu schließen [74]. Auch die kurz darauf erfolgten Beschreibungen von temporären Hemianopsien durch Charles Pravaz [56] und Benjamin F. Joslin [37] hatten für die Migränediagnostik keine Konsequenzen.

Nur in der französischen Neurologie wurde ein gewisser Zusammenhang zwischen visuellen Phänomenen, nervalen Vorgängen und Migräne hergestellt.

Pierre Piorry [54] beispielsweise hielt die von ihm exakt beschriebene „migraine ophthalmique" für eine Neuralgie der Iris, deren Auslöser er in einer Überanstrengung der Augen bei schlechter Beleuchtung sah.

Nimmt man allerdings die Standardlehrbücher um die Mitte des 19. Jahrhunderts zum Maßstab, so werden diese Zusammenhänge kaum thematisiert. Johannes Müller zitierte die Arbeiten von Wollaston und Vater in seinem Kapitel über das Einfachsehen [47]. In dem Abschnitt über die subjektiven Gesichtserscheinungen hingegen, wo man es vermuten könnte, ist von der ophthalmischen Migräne keine Rede. Ähnlich verhält es sich mit Moritz Heinrich Rombergs *Lehrbuch der Neurologie:* er vermerkte als Vorboten der Migräneattacke „Frösteln, Gähnen, Heißhunger, Anorexie, gereizte Stimmung" ([58], S. 181), ohne die visuellen Phänomene zu berücksichtigen. Flimmern vor den Augen und Ohrensausen erwähnte Romberg nur flüchtig als marginale Erscheinungen während der Attacke.

Erst in der zweiten Hälfte des 19. Jahrhunderts kam es zu einer vertieften gedanklichen Verbindung zwischen visuellen Erscheinungen und Migräne, die sich innerhalb eines neuen theoretischen Kontextes vollzog. Zunächst waren es jedoch wiederum Astronomen, die sich zu Wort meldeten: 1858 berichtete John Herschel in einer Vorlesung *On sensorial vision* über sein Skotom [2]. 1865 beschrieb David Brewster in einem Leserbrief ebenfalls seine hemianoptischen Symptome [8]. Dieser Brief regte nun auch den „Astronomer Royal" George Biddell Airy an, seine Beobachtungen mitzuteilen [1, 39, 43]. Er lieferte die bis dahin gründlichste und präziseste Beschreibung des flimmernden Skotoms und berichtete darüber hinaus von Sprach- und Gedächtnisstörungen. Das einzige, was man bei Airy und seinen Kollegen vermißt, sind die Schmerzattacken. Airy wies zwar darauf hin, daß die visuellen Phänomene bei seinen Freunden häufig in heftige Schmerzen übergingen, er selbst schien jedoch nicht darunter zu leiden. Dementsprechend wurde ein Bezug zur Migräne von den Astronomen und Optikern auch gar nicht hergestellt, und zur Pathophysiologie auch nur sporadisch: im letzten Satz seines Briefes ging Airy davon aus

> that the seat of the disease is the brain; that the disease is a species of paralysis; and that the ocular affection is only a secondary symptom [1], S. 21).

Man fragt sich, wie Airy zu dieser nicht näher begründeten Annahme gekommen sein mag. Zumindest erscheint es nicht unwahrscheinlich, daß er die neuartigen Überlegungen zur kortikalen Lokalisierung psychischer Funktionen, die sich nach Paul Brocas Lokalisierung der motorischen Aphasie Anfang der 60er Jahre des letzten Jahrhunderts rasch etablierten, zur Kenntnis genommen hatte. Es war dann keine große Überraschung mehr, daß nur wenige Jahre später Hubert Airy, Sohn des Vorgenannten und von Beruf Arzt, diese Überlegung aufgriff, nicht ohne zunächst mit einer gewissen Süffisanze festzustellen, daß Ärzte von jener Affektion nur wenig Notiz genommen hätten. Die Referenz an den Vater und dessen Kollegen erfolgte dann mit dem Hinweis, daß Naturwissenschaftler bei der anstrengenden Arbeit ihrer Augen und ihres Gehirns geradezu prädestiniert seien, visuelle Abnormitäten zu studieren. Kein Wunder also, wenn folgende Charakteristika der transienten Hemianopsie unter Punkt 1 (von insgesamt 11) aufgezählt wurden:

Dependence on mental anxiety, bodily exhaustion, overwork of the eyes, gastric derangement, want of exercise ([2], S. 262).

Auch für Hubert Airy bestand kein Zweifel am zerebralen Ursprung des Leidens. Er ging allerdings einen Schritt weiter, indem er über lokalisierte Hirnareale für das Sehen und die Schmerzempfindung nachdachte. Es fällt schwer zu glauben, daß Airy, der in der Neurologie ein unbeschriebenes Blatt war, sich jene Hirnareale einfach ausgedacht haben soll. Viel naheliegender ist es, daß er die Überlegungen zur Lokalisierung psychischer Funktionen und Läsionen, die in England zwischen 1865 und 1870 Fuß zu fassen begannen, einfach übernahm. Er könnte sich beispielsweise auf die frühen Arbeiten von John Hughlings Jackson zur Epilepsie und Aphasie bezogen haben. Im Gegensatz zu Airys isoliert bleibender Spekulation integrierte Jackson die Migräne in sein neurologisches Konzept: Er verglich die bei der Migräne auftretenden visuellen Erscheinungen mit denen bei der epileptischen Aura, rechnete die Migräne deswegen zur Gruppe der Epilepsien und schloß auf ihren gemeinsamen kortikalen Ursprung. Mit anderen Worten, er verknüpfte die visuellen Phänomene mit dem Gedanken der kortikalen Lokalisation. Die Annahme einer „discharging lesion" im Kortex führte Jackson zu der Überlegung, daß die sensorischen Symptome die eigentliche Attacke darstellen, während es sich bei Kopfschmerz und Erbrechen um postparoxysmale Erscheinungen handelt [35]. Bei Jacksons Einteilung der Migräne in 3 Typen spielten die visuellen Phänomene konsequenterweise die entscheidende Rolle:

1. Der „typische" Fall zeigt zuerst die visuellen Erscheinungen, zumeist hemianoptisch, dann folgen der fast immer einseitige Kopfschmerz und schließlich Erbrechen.
2. Im „subtypischen" Fall hat man entweder nur visuelle Erscheinungen ohne Schmerz oder umgekehrt.
3. Der „supertypische" Fall enthält alle Elemente des „typischen" Falls sowie halbseitige Parästhesien und ggf. Aphasie [36].

Auch Jackson machte sich, wie viele andere seiner Kollegen, zum Forschungsobjekt seiner selbst. Als Henry Head, sein jüngerer Kollege, ihn in einem dunklen Winkel des Krankenhausflures versunken fand und ihn ansprach, brummte Jackson zurück, er wolle nicht gestört werden, da er gerade seine eigenen Migräneskotome beobachte. Diese kleine Geschichte spricht für sich selbst, erhält aber noch eine weitere Nuance, wenn man weiß, welche Diagnosekriterien Head für die Migräne vorgeschlagen hat. Dazu gehörte die voraufgehende Sehstörung, der intensive, lokalisierte Kopfschmerz und Erbrechen. Nach Head kommt die Migräne aber v. a. bei den Intellektuellen vor [24]. Natürlich hat sich dieser Versuch der Etablierung eines „Exklusivleidens" für Intellektuelle nicht wirklich durchsetzen können; dennoch lehrt die Geschichte der ophthalmischen Migräne im 19. Jahrhundert, wie sehr exakte Beobachtungskunst, Kriterien für die Diagnosestellung und Selbstverständnis als Wissenschaftler Hand in Hand gehen können bei dem medizinisch-wissenschaftlichen Umgang mit einer Krankheit bzw. einem Leiden.

Wenn die kleine Anekdote um Jackson etwas aussagt, dann dies: der beobachtende Wissenschaftler ist nicht das Opfer eines (patho)-physiologischen Vorgangs, sondern er beherrscht ihn, indem er immer neue Facetten oder Aspekte in ihm zu entdecken sucht, die er in einem rationalen Erklärungsschema zusammenfaßt. Daß damit eine gewisse Exklusivität geschaffen wurde, ist bereits damals bemerkt worden: In einer Rezension der Monographie von Edward Liveing [41] fragte Charles Lasègue, ob diejenigen, die nicht an der Migräne litten – wie er selbst und Liveing – überhaupt ein wirkliches Verständnis von ihr erlangen könnten [38].

Der gleiche Zusammenhang wie bei den englischen Neurologen läßt sich auch bei einem ganz anders gearteten Beitrag zur Migräneforschung herstellen. Zu den berühmtesten Selbstbeschreibungen der Migräne gehört diejenige des Berliner Physiologen Emil du Bois-Reymond, zumal er seine an sich selbst angestellten Beobachtungen zur Grundlage einer Theorie der Migräne machte. Allerdings legte du Bois-Reymond großen Wert auf die Feststellung, daß seine Erklärung wohl nur für einen Teil der Krankheitsfälle zutreffe. Den Auslöser für eine Attacke charakterisierte du Bois-Reymond als „Schädlichkeit", worunter er sowohl „langes Fasten" als auch eine „ermüdende Abendgesellschaft" subsumierte. Die subjektiven Erscheinungen waren bei ihm von erheblichen Kreislaufstörungen begleitet, v. a. von einer Verhärtung der Schläfenarterie auf der betroffenen Seite, Blutleere des Gesichts und Eingesunkenheit des ipsilateralen Auges. Du Bois-Reymond schloß daraus, daß

> Tetanus der Gefäßmuskeln der leidenden Kopfhälfte, oder Tetanus im Gebiete des Halstheiles des rechten Sympathicus stattfinde ([13], S. 464).

Er wußte natürlich, daß diese Hypothese recht gewagt war. Sein Kernargument jedoch folgte noch: du Bois-Reymond konnte nämlich eine Mydriasis der Pupille auf der betroffenen Seite beobachten, die er sich zudem von Kollegen bestätigen ließ. Gleichwohl war er so vorsichtig, von einer multiplen Genese der Migräne auszugehen, denn die Pupillenerweiterung war ein unregelmäßig auftauchendes Phänomen. Bei ihrem Ausbleiben nahm du Bois-Reymond einen neurogenen Ursprung an.

Neben der Erfahrung des Schmerzes und den sensorischen und motorischen Störungen waren nun auch die vaskulären Erscheinungen – in einem ganz anderen Kontext freilich – als dritter Symtomenkomplex wieder ins Zentrum der Aufmerksamkeit gerückt. Das charakteristische an der Hypothese von du Bois-Reymond wie auch an der von Jackson besteht in der Verknüpfung von Introspektion und physiologischer Theoriebildung. In der Ausnutzung der Selbstbeobachtung erwies sich du Bois-Reymond als gelehriger Schüler seines Lehrers Johannes Müller. Und noch ein weiterer Aspekt tritt in den Vordergrund. Zum Selbstverständnis des Wissenschaftlers im 19. Jahrhundert gehört die Verwissenschaftlichung des Lebens.

Ein Mann wie du Bois-Reymond konnte sich nicht einfach abfinden mit einem Leiden, das ihn regelmäßig bezwang und arbeitsunfähig machte. Im Gegensatz zu vielen anderen Menschen, die auch an Migräne litten, gehörte es zu seiner Selbsteinschätzung als exponierte Persönlichkeit des wissenschaftlichen Lebens, daß er sich nicht von diesem Leiden vereinnahmen ließ, sondern es quasi produktiv ummünzte und für sich selbst erträglich machte, indem er es wissenschaftlich behandelte.

Man wird dies mit Recht als Kompensationsmechanismus ansehen, doch entscheidend ist, daß die lebensweltliche Dimension von einer wissenschaftlichen Erklärung überzogen wurde. Diese Vereinnahmung ist nicht untypisch für die optimistische und in der zweiten Hälfte des 19. Jahrhunderts weit verbreitete Ansicht, daß sich durch die Wissenschaft sämtliche Probleme lösen lassen. Wie etliche andere Leiden und Krankheiten auch, steht die Migräne somit in einem Kontext, der die wissenschaftliche Entwicklung zu kulturellen und sozialen Leitlinien in Beziehung setzt. Selbstverständlich gilt dieser Zusammenhang nicht nur für Naturwissenschaftler, sondern auch für Geisteswissenschaftler.

1.4 Die Migräne zwischen Mythos und Metapher

Viele Geschichten und gerade auch Geschichten von Krankheiten beginnen, so weit sie uns schriftlich überliefert sind, mit einem Mythos. Aus einer römischen Grabstätte in Österreich aus dem 3. Jahrhundert n. Chr. wurde ein Blatt mit einer griechischen Inschrift geborgen, die *Gegen Hemicranie* betitelt war. Danach entsteigt Antaura, ein weiblicher Dämon, brüllend und tobend dem Meer und trifft auf die Göttin Artemis, die sie fragt, wohin sie den halbseitigen Kopfschmerz, den sie bei sich trage, bringen wolle. Der Text bricht hier ab, wird aber in einer mittelalterlichen christlichen Version aufgenommen – mit dem Unterschied, daß Artemis hier durch Jesus Christus ersetzt wird. Auch er hält den Dämon an und fragt, wohin der Schmerz, der in den Kopf und in die Augen zieht, der zu Entzündung, Tränen und Schwindel führt, gebracht werden solle. Er warnt den Dämon, in einen Diener Christi zu fahren, und rät ihm, in die Berge zu gehen, um in den Kopf eines Bullen einzudringen. Bei Mißachtung wolle er ihn am brennenden Berg, wo kein Hund bellt und kein Hahn kräht, zerstören [5].

Nun war es in der mythischen Tradition keineswegs unüblich, daß ein natürliches Phänomen, Schmerz oder Leiden, personifiziert wurde. Daß der Dämon aus dem Meer kommt und wild in die Köpfe hineinfährt, könnte möglicherweise im Zusammenhang stehen mit der Wetterabhängigkeit und mit dem bisweilen fulminanten Ausbruch des Leidens. Daneben ergibt sich hier ein Verweis auf die viel ältere Praxis der Trepanation des Schädels, die auf der Vorstellung beruhte, daß der Dämon durch das Loch in der Schädeldecke entweichen könne.

Man kann die wenigen Informationen aus dem mitgeteilten Mythos als eine systematisierte Metaphorik lesen, deren genauen Zusammenhang auch ausgewiesene Kenner der Mythologie nicht mehr vollständig zu erklären vermögen. Das liegt nicht an der Metapher als solcher, sondern an ihrer Bedeutung in einem jeweiligen historischen Zusammenhang.

Im Jahr 1982 findet ein Arzt in der Selbstbeschreibung seiner Migräne die phänomenale Doppelmetapher von der „nemesis that runs my cerebral computer" ([10], S. 1032), wodurch die antike Rachegöttin mit dem hochkomplizierten neuronalen Netzwerk versöhnt wird. Einen solch weiten Bogen von dem griechischen Dämon Antaura bis zur Gegenwart zu spannen bietet sich unter dem Gesichtspunkt an, daß die bewußte oder unbewußte, in jedem Fall exquisite Wahl der Metaphorik auf eine herausgehobene Signifikanz der Migräne im menschlichen Leben verweist.

Es dürften nur wenige Leiden in der Medizin bekannt sein, die über einen derart langen Zeitraum der Selbstbeobachtung, dem Aufschreiben, und damit auch der Stilisierung zugeeignet sind. Deutung und Schrift, Interpretation und Metapher spielen immer schon auf eine reflexive Ebene an, auf ein Verständnis, das hinter die Phänomene selbst blicken und sie systematisieren, erklären, begreiflich machen will. Im Hinblick auf die mannigfachen Selbstbeobachtungen der Migräne scheint dies ein wichtiger Grund dafür zu sein, daß man sie scheinbar gehäuft bei Schriftgelehrten, Wissenschaftlern, Künstlern etc. findet.

Es handelt sich hierbei tatsächlich um einen Schein, denn ebensowenig, wie es stichhaltige Hinweise auf einen Typus des Migränikers gibt, ist eine Zuordnung zu einem bestimmten Stand statthaft oder sinnvoll. Zwischen den vielen, die an Migräne leiden und „bloß" den Arzt aufsuchen, und den wenigen, die aus ihrer Erfahrung eine „Aufschreibekultur" machen, besteht der feine Unterschied, daß letztere ein Dokument zur Verfügung stellen, das im medizinischen Sinne als Beobachtung, Experiment, Hypothese oder Theorie genutzt werden kann. Derselbe Text enthält aber auch Hinweise auf den persönlichen Umgang mit Leiden und gibt damit Aufschluß über das Selbstverständnis als Patient und als Wissenschaftler.

Friedrich Nietzsche, wohl einer der berühmtesten Migräniker, stellte sich in einem Brief vom 10. April 1888 [50] das Selbstzeugnis aus, erst durch die Zeit schlimmster Migräneattacken zur vollen geistigen Reife gelangt zu sein. Daß diese Einschätzung keineswegs zufällig war, zeigt sich in der etwa zur gleichen Zeit entstandenen Autobiographie *Ecce homo,* in der Nietzsche berichtet, daß er während einer dreitägigen Marter von Kopfschmerzen mit ständigem Erbrechen ganz klar blieb,

> und ich dachte Dinge sehr kaltblütig durch, zu denen ich in gesünderen Verhältnissen nicht Kletterer, nicht raffiniert, nicht kalt genug bin ([49], S. 265).

Hier liegt es nahe, daß ein außerordentliches Leiden eine Begründung, die post hoc erfolgen kann, benötigt, um überhaupt als ein wesentlicher Teil des eigenen Lebens akzeptiert werden zu können. Daneben zeigt sich Nietzsche aber auch ganz als zur Kaste der asketischen Intellektuellen und Gelehrten zugehörig, indem er sich von dem Leiden nicht überwältigen läßt, sondern seine Gewalt in für ihn nützliche Bahnen zu lenken vermag. Dieser Vorgang ist der Verwissenschaftlichung bei du Bois-Reymond oder Jackson vergleichbar. Nietzsche tut es anders – eben auf seine Weise. Dabei spielt es keine Rolle, ob und inwiefern ihm dies gelungen ist; wichtig ist einzig die Art der Darstellung des Umgangs mit dem Leiden. Wenn man davon ausgeht, daß Nietzsches „Klarheit des Denkens" und die Klarheit der Beobachtung austauschbar sind, gehört eine solche Umdeutung des Leidens zum kodifizierten Verhaltensrepertoire des Wissenschaftlers.

Nietzsches erster Pathograph, der Leipziger Neurologe Paul Julius Möbius, selbst Autor eines Buchs über Migräne, in welchem das Leiden als eine nervöse Entartung in einer von Degeneration charakterisierten Gesellschaft verstanden wird [44] – dieser Möbius hat die Stilisierung Nietzsches um eine in das Fin de siècle passende Nuance erweitert. Als wichtigsten Auslöser der Attacken erachtete er die durch das eigene Denken hervorgerufenen Erregungen. Die sozialdarwinistische Formel vom Kampf ums Dasein wird transferiert in das Geschäft des Denkens:

> neue Gedanken sind ohne Kampf nicht zu haben und wenn jeder Gedanke mit einem Anfalle bezahlt werden muss, so darf man sich nicht wundern. Dieses Übel liess sich bei Nietzsche nicht vermeiden; es war immer dasselbe: je frischer er sich fühlte, um so leidenschaftlicher widmete er sich seiner Arbeit, und je mehr er arbeitete, um so mehr förderte er die Wiederkehr der Anfälle ([45], S. 49).

1.5 Zur Rolle der Migräne im Geschlechterverhältnis

Wenn die Beziehung von Migräne und Gelehrsamkeit bzw. Intellektualität eine wichtige Säule in dem kulturhistorischen Bedeutungsfeld darstellt, so ist die Beziehung von Migräne und Geschlecht eine andere. Daß Migräne bei Frauen häufiger vorkomme als bei Männern, soll in der Antike schon Aurelianus behauptet haben. Im 18. Jahrhundert sahen Tissot [69] und auch Whytt [72] einen Zusammenhang zwischen Menstruation und periodischem Auftreten der Migräne, doch keiner von beiden kam auf die Idee, daß die Migräne bei Frauen gehäuft auftrete. Piorry [54] erwähnte Migräne bei jungen Frauen in dem Zusammenhang, daß sie aus beruflichen Gründen übermäßig viele Schreibarbeiten auszuführen hätten.

Erst Romberg [58] stellte fest, daß das weibliche Geschlecht zur Migräne disponiert sei, ohne weitere Gründe dafür anzugeben. Im späten 19. Jahrhundert dann gab es regelrecht akademische Auseinandersetzungen um die Frage, ob Migräne bei Frauen häufiger vorkomme als bei Männern.

Möbius [44] zählte bei 130 Fällen 60 % Frauen und führte weitere Studien mit ähnlichen Zahlen an. Er warnte allerdings auch davor, in diese leichte Überzahl bei den Frauen zuviel hinein zu interpretieren. Vielfach seien die Zahlen auch maßlos übertrieben worden. Etwa zur gleichen Zeit stellte Otto

Seeligmüller in der *Real-Encyclopädie der gesammten Heilkunde* den vorzugsweisen Befall des weiblichen Geschlechts heraus, um es wenige Zeilen später Möbius gleichzutun und die kulturpessimistische Trommel zu rühren,

> dass die weichliche, oft so verkehrte Erziehung, sowie das rastlose Jagen unserer Zeit nach Reichthum und Genuss, wie das Entstehen von Neuralgien, so auch das von Hemicranie begünstigen infolge einer allgemeinen, von Geschlecht zu Geschlecht sich steigernden Abschwächung der Apparate des Nervensystems ([61], S. 276).

Nimmt man den auch in der Neurologie des späten 19. Jahrhunderts weit verbreiteten Degenerationsgedanken mit der geschlechtlichen Markierung der Migräne zusammen, so erweist sich dieses unselige Bündnis nicht als der einzige Versuch, den Unterschied zwischen Mann und Frau mit den Werkzeugen der wissenschaftlichen Autorität zu zementieren. Daß der Mann dabei Stärke und Vernunft, die Frau hingegen Schwäche und Gemüt repräsentierte, läßt sich bis in die Theorien zur zerebralen Lokalisierung der geistigen Funktionen nachweisen. Im Hinblick auf die Migräne gehört es zu den erstaunlichen und vielleicht nicht bis ins letzte zu erklärenden Phänomenen, daß sie zur gleichen Zeit sowohl als Signum der Schwäche wie auch der geistigen Kreativität stilisiert wurde.

Honoré de Balzac, der große Vivisektor der französischen Gesellschaft des 19. Jahrhunderts, charakterisierte die Migräne in seiner *Physiologie der Ehe* als ein Leiden, das den Frauen unendliche Hilfe leiste. Das doppelte Gesicht der Migräne sah Balzac gerade darin, daß es eben nicht nur ein Erleiden, sondern auch eine starke Waffe in der Hand der Frau gegen ihren Ehemann sei. Der Satz „Ich habe Migräne" vermag nach Balzac nicht nur jegliche Kontroverse zu beenden, er läßt auch die Schranken für eine mögliche körperliche Konfrontation herunter. Dabei ist kein anderes Leiden leichter zu simulieren, da es keine äußeren Anzeichen trägt. Somit ist die Migräne

> die Königin aller Krankheiten, die merkwürdigste Waffe und die furchtbarste in der Hand der Frau gegen den Eheherrn ([4], S. 346).

Diese bissige Ironie richtete sich weniger gegen ein weibliches Raffinement, wie man auf den ersten Blick meinen könnte. Im Gegenteil benutzte Balzac seine Ironie als Vehikel für seine kritische Einstellung zur Ehe und seinen Protest gegen die Benachteiligung der Frau. Seinen mit ätzendem Spott vorgetragenen Gegenvorschlag kleidete er in eine Eloge von der

> Beschützerin unerlaubter Liebe – strenge Belastung für den Eheherrn, Schutzschild, vor dem alle ehelichen Wünsche verstummen müssen! Du mächtige Migräne, ist's denn möglich, daß dich die Liebenden noch nicht verherrlicht, vergöttert und wie zu einer Heiligen gebetet haben? ([4], S. 349).

In einer entscheidenden Hinsicht hat Balzac allerdings an ein Tabu gerührt: nämlich mit dem Hinweis auf eine mögliche Simulation der Migräne; ein Vorwurf, den jeder an Migräne leidende Mensch zu Recht als Beleidigung empfinden würde, der aber andererseits die statistischen Erhebungen der Mediziner und ihre Überlegungen im Hinblick auf Migräne und Geschlecht geradezu unterläuft. Von dieser Seite des Leidens, die – ähnlich wie die Neuropathie und die Hysterie – erst im 19. Jahrhundert eine Hauptrolle auf der Bühne des Alltagslebens einzunehmen begann, haben die Ärzte in ihrer alltäglichen Arbeit vermutlich sehr viel gewußt. In ihren offiziellen, wissenschaftlichen Beiträgen ist davon nicht allzuviel zu spüren.

Daß sich die Migräne als Attribut weiblichen Rückzugs vor männlicher Zudringlichkeit bis auf den heutigen Tag erhalten und möglicherweise verstärkt hat, muß nicht unbedingt umständlich belegt werden. Allerdings wären hier noch etliche Facetten aus dem weitläufigen Geflecht der Geschlechterbeziehungen zu Tage zu fördern. Dazu wäre es vor allen Dingen notwendig, private und öffentliche Aufzeichnungen von Frauen heranzuziehen, um sie dann mit dem Bild zu vergleichen, das – auch so wohlmeinende – Männer wie Balzac von der Migräne der Frau gezeichnet haben.

Daß es sich allerdings nicht immer gleich um Aggression und Kampf, sondern auch um stillschweigende Übereinkünfte handeln konnte, zeigt eine kleine Anekdote über den Umgang eines Geheimrates mit seinen Studentinnen an der Berliner Universität der 20er Jahre dieses Jahrhunderts. Die Filmhistorikerin Lotte H. Eisner berichtet in ihrer Autobiographie, daß der damals berühmte wie offensichtlich gutmütige Kunsthistoriker Adolph Goldschmidt den Studentinnen nicht nur Glauben schenkte, wenn sie sich mit dem Verweis auf ihre Migräne den Vorlesungen des Professors entzogen und dafür eine Entschuldigung parat hatten, sondern ihnen auch stets ein „Aspirin" anbot [14].

Daß Goldschmidt jederzeit ein Röhrchen „Aspirin" mit sich trug, ist wohl weniger als Kauzigkeit eines Gelehrten aufzufassen, denn als sichtbarer Beweis einer sozialen Interaktion im universitären Alltag, bei der die verschiedenen Akteure die allgemeinen Spielregeln und die ihnen jeweils zukommende Rolle akzeptierten. Es liegt auf der Hand, daß Migräne in Kontexten wie den beiden eben geschilderten nurmehr wenig mit der medizinischen Diagnose zu tun hat. Vielmehr wird sie nur noch als Stichwortgeber in einem sozialen Geflecht von Umgangsweisen benutzt.

1.6 Das Problem der historischen Diagnose

Die historische Diagnose ist eines der heiklen Probleme der Medizingeschichte, auf das sich etliche Historiker und Ärzte vorgewagt und nicht selten auch zu weit vorgewagt haben. Man denke nur an die uferlosen Spekulationen um die bis heute nicht wirklich aufgeklärten, zum Tode führenden Krankheiten von Wolfgang Amadeus Mozart oder Friedrich Schiller, von vielen psychiatrischen Krankheitsfällen ganz zu schweigen. Grundsätzlich ist es so, daß in der historischen Diagnostik weniger strenge Kriterien gelten als in der klinischen oder forensischen.

Würde man die strengen diagnostischen Migränedefinitionen von Blau [7] zum Maßstab nehmen, bliebe von den Beschreibungen aus Kapitel 1.2 nicht mehr viel übrig. Man muß akzeptieren und kann es historisch aufarbeiten, daß Diagnosestellungen einem historischen Wandel unterliegen; und man muß dem Umstand Rechnung tragen, daß ein (nach heutigem Maßstab) Clusterkopfschmerz (vgl. Kap. 22) vor 250 Jahren als „Hemicranie" oder „Migräne" charakterisiert worden ist. Völlige Sicherheit, ob es sich bei dem historischen Fall wirklich um eine Erythroprosopalgie oder um ein noch ganz anderes Krankheitsbild gehandelt habe, kann es nicht geben. Historische Diagnostik ist also immer mit einem gewissen Risiko behaftet, was auch in der Geschichte der Migräne nur zu deutlich wird.

Die Tagebücher der Mary Wordsworth

In der retrospektiven Diagnostizierung der Migräne kommt ein besonderer Umstand hinzu, den ich als „Us-and-them-Klassifikation" bezeichnen möchte. Um die Migräne ranken sich nach wie vor sonderbare Geschichten. Im Jahre 1982 veröffentlicht das angesehene *British Medical Journal* einen Essay, in dem die Autorin berichtet, daß sie bei der Lektüre der Tagebücher von Mary Wordsworth, der englischen Romantikerin, Migräneattacken erlitten habe [20]. Sie schließt daraus, daß auch Mary unter Migräne gelitten haben müsse, wofür es zwar keinerlei konkrete Hinweise gibt, aber die Autorin sucht die Tagebücher und Briefe der Wordsworth rastlos nach Indizien ab. Der entscheidende Satz lautet:

> Any sufferer from migraine knows exactly what she [Mary Wordsworth] means and exactly what she sought.

Auch Creditor [10] gibt der Hoffnung Ausdruck, daß die an Migräne leidenden jungen Ärzte und Wissenschaftler den Ursachen dieses Leidens auf die Spur kommen mögen. Eine solche Art von Intimität, eben die Unterscheidung von „us and them", suggeriert unterschwellig eine geheime Form des Wissens, deren Beurteilung jenen anderen, die von dem Leiden nicht betroffen sind, gar nicht erst zusteht.

Die Visionen der Hildegard von Bingen

In eine ähnliche Richtung deutet ein ganz anderer Fall, bei dem die Visionen der mittelalterlichen Mystikerin Hildegard von Bingen als subjektive Migräneerscheinungen gedeutet worden sind. Gerade weil diese Einschätzung in dem oben erwähnten Buch von Oliver Sacks wiederholt worden ist, muß sie genauer betrachtet werden. Dazu ist es notwendig, eine der in Betracht kommenden Stellen bei Hildegard im Wortlaut zu zitieren:

> Darauf sah ich, wie aus dem Geheimnis des auf dem Throne Sitzenden ein großer Stern in lichtem Glanz und strahlender Schönheit hervorging. Ihm folgten zahlreiche sprühende Funken, die alle mit ihm zum Süden zogen. Doch schauten sie den auf

dem Throne Sitzenden mit einem Blicke an, als kennten sie ihn nicht. Plötzlich kehrten sie sich von Ihm ab und steuerten dem Norden zu, hinweg aus seinem Anblick. Im gleichen Augenblick erloschen sie und wurden schwarz wie schwarze Kohle. Und sofort fuhr ein Wirbelwind von ihnen aus, der sie vom Süden verjagte, zum Norden hin, hinter den, der auf dem Throne saß. Sie stürzten in den Abgrund, und nicht einen von ihnen sah ich wieder ([25], S. 217).

Der Medizinhistoriker Charles Singer hat diese Passage als Beschreibung eines Flimmerskotoms gedeutet, nicht ohne sich durch den Hinweis abzusichern, daß Ärzte und an Migräne Leidende diese Symptome leicht erkennen können [64]. Zunächst einmal wäre zu fragen, ob gerade ein Mediziner nicht auch an ein durch intensives Reiben des Augapfels ausgelöstes Phosphen[2] denken könnte oder an die nicht seltenen eidetischen Phänomene vor dem Einschlafen. Wichtiger scheint mir, daß es wiederum der Migräniker ist, der für die Berechtigung einer solchen Interpretation bürgen soll. Singer liefert kein weiteres Argument für seine Annahme außer der zu dem Text gehörigen Bildtafel, die Hildegard nicht selbst gemalt, wohl aber persönlich überwacht hat. Ohne näher auf die Ikonographie dieser Bilder eingehen zu wollen, soll nur die Frage aufgeworfen werden, ob hier ein Morphogramm oder ein Ideogramm intendiert war, ob Hildegard ihre Visionen möglichst getreu oder möglichst stilisiert, d. h. so, wie sie wünschte, daß der Betrachter ihre Visionen auffassen möge, dargestellt sehen wollte.

Neben aller historischen Vagheit von Singers Interpretation scheint mir darüber hinaus eine Verwechslung der Erfahrungsebenen vorzuliegen, die vor allen Dingen die Intentionalität religiösen Erlebens unterschätzt. Hildegards Erfahrungen sind gar nicht anders denkbar denn als eine Bestätigung ihres mystischen Glaubens, weswegen ihre Visionen ebenso wahr oder unwahr sind wie die Berichte eines heutigen Migränepatienten über flimmernde Phänomene. Beide Erfahrungen sind subjektiv, und es ist nicht statthaft, in der einen die kausale Begründung für die andere suchen zu wollen.

Ebenso problematisch wäre es, mit dem heutigen neurophysiologischen Wissen einer Erregung von Neuronen im visuellen Kortex argumentieren zu wollen, um einen kausalen Zusammenhang herzustellen. Ein solches Vorgehen würde nicht nur eine Verwechslung von meßbarem Vorgang und phänomenaler Ebene beinhalten, sondern sich auch jeglicher Möglichkeit berauben, die Eigenartigkeit und Tiefe solcher Erlebnisse zu verstehen. Das kann nur geschehen, wenn man die Bedeutung dieser Visionen in der Inspiration und in der tiefen Religiosität Hildegards begründet sieht. Auch bei einem Rekurrieren auf die Ursachen solcher Erscheinungen wäre mit dem Erkenntnisapparat der Neurophysiologie nicht viel gewonnen, da Migränephosphene häufig genug auftreten und keinerlei intentionale Signifikanz oder subjektive Deutung nach sich ziehen.

---

[2] Hierbei handelt es sich um das bereits von Alkmaion von Kroton beschriebene Phänomen der subjektiven Lichtwahrnehmungen durch Drücken oder Reiben des Augapfels. Das Wort selbst, seit der Mitte des 19. Jahrhunderts in der sinnesphysiologischen Literatur benutzt, setzt sich aus „phos" (Licht) und „phainon" (zeigend) zusammen.

Unabhängig davon ist es für ein Verständnis der Erfahrungswelt des Mittelalters unabdingbar zu wissen, daß man damals Visionen, Gottesschauen und Träumen den gleichen Realitätswert beimaß wie der Wahrnehmung der Außenwelt [40, 63].

Klarer als Singer vermag Sacks [59] die Erlebnisebenen zu trennen und konstatiert, daß nur bei einer „herausragenden Persönlichkeit" wie Hildegard ein physiologisches Geschehen, wie es bei vielen Menschen vorkommt, zur Grundlage solcher Visionen werden kann, aber auch er ist unvorsichtig genug, Migränephosophene und negative Skotome zu diagnostizieren.

Text und Zeichen bei Giorgio de Chirico

Ein anderes Beispiel zielt auf den ebenfalls schwierigen Zusammenhang von Krankheit und bildender Kunst. Darin wird versucht, die anspruchsvolle Hypothese zu entwickeln, der surrealistische Maler Giorgio de Chirico habe seine visuellen Migränewahrnehmungen als Inspirationsquelle für seine Malerei benutzt [18]. Als erste Stütze für eine solche Annahme versuchen die Autoren die Diagnose zu sichern. Da es auch in diesem Fall keinerlei direkte Hinweise für ein Migräneleiden gibt – nicht einmal in Chiricos Autobiographie – rekurrieren die Autoren auf einen semiautobiographischen Roman, in dem verschiedene visuelle Phänomene beschrieben werden, die auf Migräne hindeuten, jedoch auch unter dem Einfluß von Drogen entstanden sein könnten. Damit ist noch nichts darüber gesagt, ob Chirico diese Visionen selbst erlebt, ob sie ihm erzählt, oder ob er sie irgendwo gelesen hat. Der zweite historische Hinweis, den die Autoren geben, ist noch heikler: André Breton, das Haupt der Pariser Surrealisten, schrieb, Guillaume Apollinaire habe ihm berichtet, daß Chirico zu jener Zeit, als er bestimmte Bilder gemalt habe, unter Migräne litt.

Von entscheidender Bedeutung ist nun, daß Fuller und Gale verschiedene ungewöhnliche, bislang nicht erklärte Details in Chiricos Bildern entdeckt haben. Abgesehen davon, daß die Malerei des 20. Jahrhunderts (auch wenn sie nicht vollständig abstrakt ist) reich ist an ungewöhnlichen, schwer erklärlichen Strukturen, vergleichen die Autoren die zick-zack-förmigen Wellen des Wassers auf einem Bild von Chirico mit den visuellen Strukturen eines Skotoms und führen als Beispiel ein Bild aus einem Migränekunstwettbewerb an. Es ist nicht notwendigerweise abwegig, einen solchen Vergleich zu ziehen. Was zu einer seriösen Beurteilung dieser Hypothese fehlt, sind die Vergleichsmöglichkeiten. Ließen sich nicht, so möchte man fragen, bei vielen Malern des 20. Jahrhunderts viele „charakteristische" Strukturen als Indizien für die eine oder andere pathologische Veränderung verwerten?

„Alice im Wunderland"

Eine abschließende Visite bei *Alice im Wunderland* offenbart leider ein eher warnendes Beispiel für oberflächliche historische Recherche. Der berühmte Roman von Lewis Carroll alias Charles Lutwidge Dodgson, eigenbrötlerischer Dozent für Mathematik in Oxford, hat verschiedentlich neurologische Interpretationen erfahren bis hin zur Prägung eines „Alice-Syndroms" [42], wobei bestimmte Erlebnisse von Alice als visuelle Migränephänomene gedeutet wurden [67]. Tatsächlich litt Carroll an einer von ihm selbst so bezeichneten Migräne, aber das erste Auftreten von visuellen Symptomen lag nach eigenen Aussagen knapp 30 Jahre nach der Entstehung von *Alice im Wunderland*. In einer erfrischend nüchternen und kenntnisreich argumentierenden Arbeit hat Murray [48] die „Migränisierung" von Alice nicht ohne Hintersinn in eine Reihe gestellt mit völlig absurden Interpretationsansätzen aus der wilden Zeit der Psychoanalyse.

In den angeführten Beispielen geht es nicht darum, ob Migräne Bestandteil des Lebens von Hildegard, Chirico oder Carroll gewesen ist oder nicht. Es geht auch nicht darum, daß Migräne – wie im Prinzip jedes Phänomen, Ereignis, Leiden und Krankheit – künstlerisch verarbeitet werden kann. Das ist häufig genug geschehen.

Für die historische Diagnostik sollten indes strenge Maßstäbe angelegt werden; das Dilemma besteht allerdings darin, daß die notwendige Berücksichtigung medizinischer und historiographischer Regeln zwar nicht unbedingt zum Konflikt führt, eine gewisse Inkompatibilität indes unvermeidlich ist. Angesichts eines kritischen Umgangs mit historischen Quellen bedeutet das beispielsweise im vorliegenden Fall, daß zumindest bei Hildegard und Chirico nach historischen Spielregeln die Hinweise auf eine Migräne ungenügend sind. Die zweite Gefahr besteht darin, einem Erlebnis unmittelbare Bedeutung zuzuschreiben, die es in Wirklichkeit aber erst durch den Verarbeitungsprozeß des Aufschreibens (oder Malens) erhält.

Mit diesen Überlegungen soll die Möglichkeit einer historischen Diagnose nicht grundsätzlich bestritten werden; das Problem ist nur, daß man sich leicht – und nicht zuletzt der an Migräne Leidende selbst, der seine unmittelbaren Erfahrungen gewissermaßen mit einer „Zeitmaschine" auf Reisen gehen läßt –, in Widersprüche und historische Unabwägbarkeiten begibt. Es ist klar, daß dies den Arzt am Krankenbett und den Hirnforscher auf der Suche nach Neurohormonen oder Rezeptoren in ihrer eigentlichen Tätigkeit nicht zu interessieren braucht – wohl aber den Historiker!

Es mag schwer miteinander vereinbar scheinen, daß die Migräne zur gleichen Zeit einerseits als Leiden der Wissenschaftler, Gelehrten und Denker kenntlich wird, andererseits als Degenerationsphänomen bezeichnet und vor allem den Frauen zugeordnet wird. Handelt es sich hierbei um dasselbe Phänomen Migräne? Es kommt auf den Standpunkt an. Für den Mediziner lautet die Antwort „Ja", der Historiker hingegen beobachtet unterschiedliche Phänomene in unterschiedlichen lebensweltlichen Zusammenhängen. Oder – um es wieder der romantischen Sichtweise von Oliver Sacks anzunähern: das proteushafte Antlitz der Migräne scheint einer arbeitsteiligen Beschäftigung mit diesem Phänomen ein guter Nährboden zu sein.

Literatur

1. Airy GB (1865) On hemiopsy. Lond Edinb Dublin Philos Mag J Sci 30: 19–21
2. Airy H (1870) On a distinct form of transient hemianopsia. Philos Trans R Soc Lond 160: 247–264
3. Aretaeus von Kappadokien (1858/1969) Die auf uns gekommenen Schriften des Kappadocier Aretaeus. Übers. von A. Mann (Reprint) Sändig, Wiesbaden
4. Balzac H de (1959) Physiologie der Ehe. Antäus, Lübeck
5. Barb AA (1966) Antaura, the mermaid, and the devil's grandmother. J Warburg Courtauld Inst 29: 1–23
6. Blau JN (1980) Migraine prodromes separated from the aura: complete migraine. Br Med J 281: 658–660
7. Blau JN (1989) Klinisches Bild der Migräne. MMW 131: 23–24
8. Brewster D (1865) On hemiopsy, or half-vision. Lond Edinb Dublin Philos Mag J Sci 29: 503–507
9. Bucher HW (1958) Tissot und sein Traité des nerfs. Ein Beitrag zur Medizingeschichte der schweizerischen Aufklärung. Juris, Zürich (Zürcher medizingeschichtliche Abhandlungen, NF 1)
10. Creditor MC (1982) Me and migraine. N Engl J Med 307: 1029–1032
11. Critchley M (1962) Dr. Johnson's aphasia. Med Hist 6: 27–44
12. DeJong RN (1942) Migraine. Personal observations by physicians subject to the disorder. Ann Med Hist 4: 276–283
13. Du Bois-Reymond E (1860) Zur Kenntnis der Hemicrania. Arch Anat Physiol Wiss Med 461–468
14. Eisner L (1988) Ich hatte einst ein schönes Vaterland. Memoiren. Deutscher Taschenbuch Verlag, München
15. Flatau E (1912) Die Migräne. Springer, Berlin
16. Fothergill J (1784) Remarks on that complaint commonly known under the name of the sick headach. Med Obs Inq Soc Physicians Lond 6: 103–137
17. Friedman AP (1972) The headache in history, literature, and legend. Bull N Y Acad Med 48: 661–681
18. Fuller GN, Gale MV (1988) Migraine aura as artistic inspiration. Br Med J 297: 1670–1672
19. Galen (1826/1969) De compositione medicamentorum secundum locos. In: Kühn CG (Hrsg) Opera Omnia. Bd 12 (Reprint) Olms, Hildesheim
20. Gibson IIJM (1982) Illness of Dorothy Wordsworth. Br Med J 285: 1813–1815
21. Gould GM (1904) The history and etiology of „migraine". JAMA 42: 168–172 und 239–244
22. Grüsser OJ, Hagner M (1990) On the history of deformation phosphenes and the idea of light generated in the eye for the purpose of vision. Doc Ophthalmologica 74: 57–85
23. Hagner M (1991) Visio activa. Drei Kapitel aus der Geschichte der Sehtheorie. Schleswig-Holstein Ärztebl 44: 21–24
24. Head H (1898) Die Sensibilitätsstörungen der Haut bei Visceralerkrankungen. Hirschwald, Berlin
25. Hildegard von Bingen (1963) Wisse die Wege. Scivias. Übers. von M. Böckeler; 5. Aufl. Müller, Salzburg
26. Hippokrates (1934) Die epidemischen Krankheiten. 4.–7. Buch. In: Kapferer R (Hrsg) Die Werke des Hippokrates, Bd 12. Hippokrates, Stuttgart Leipzig

27. Hoff HE, Guillemin R, Geddes LA (1958) An 18th century scientist's observation of his own aphasia. Bull Hist Med 32: 446–450
28. Hoffmann F (1971) Fundamenta medicinae (1695). Übers. von L. S. King. Macdonald, London
29. Isler H (1970) Aus der Geschichte der Migräne. Bücherreihe Hommel, 1. Buch „Cephalaea". Firma Hommel AG, S 1–15
30. Isler H (1985) Johann Jakob Wepfer (1620–1695). Discoveries in headache. Cephalalgia 5 [Suppl 3]: 424–425
31. Isler H (1986) A hidden dimension in headache work: applied history of medicine. Headache 26: 27–29
32. Isler H (1986) Thomas Willis' two chapters on headache of 1672: a first attempt to apply the „new science" to this topic. Headache 26: 95–98
33. Isler H (1987) Retrospect: the history of thought about migraine from Aretaeus to 1920. In: Blau JN (Hrsg) Migraine. Clinical, therapeutic, conceptual and research aspects. Chapmann & Hall, London, pp 659–674
34. Isler H (1987) Independent historical development of the concepts of cluster headache and trigeminal neuralgia. Functional Neurology 2: 141–148
35. Jackson JH (1931) On epilepsies and on the after-effects of epileptic discharges (1876). In: Selected Writings, vol 1. Hodder & Stoughton, London, pp 135–161
36. Jackson JH (1932) Diagnosis and treatment of brain diseases (1888). In: Selected Writings, vol 2. Hodder & Stoughton, London, pp 365–392
37. Joslin BF (1831) Observations on vision, Am J M Sci 8: 100–105
38. Lasègue C (1873) De la migraine. Arch Gen Méd 22: 580–597
39. Levene JR (1975) Sir G. B. Airy, F. R. S. (1801–1892) and the symptomatology of migraine. Not Rec Roy Soc Lond 30: 15–23
40. Lindberg DC (1976) Theories of vision from Al-Kindi to Kepler. Univ of Chicago Press, Chicago
41. Liveing E (1873) On megrim, sick-headache and some allied disorders. Churchill, London
42. Livesley B (1972) The Alice in Wonderland syndrome. Update 5: 1326–1329
43. Lloyd JNG (1966) The life and times of Sir G. Biddell Airy. Optician 587–592
44. Möbius PJ (1894) Die Migräne. Hölder, Wien
45. Möbius PJ (1902) Ueber das Pathologische bei Nietzsche. Bergmann, Wiesbaden (Grenzfragen des Nerven- und Seelenlebens, Heft 17)
46. Morgagni GB (1771) Von dem Sitze und den Ursachen der Krankheiten. Üb v GH Königsdörfer. Bd 1: Von den Krankheiten des Kopfes. Richter, Altenburg
47. Müller J (1840) Handbuch der Physiologie des Menschen für Vorlesungen, Bd 2. Hölscher, Koblenz
48. Murray TJ (1982) The Neurology of Alice in Wonderland. Can J Neurol Sci 9: 453–457
49. Nietzsche F (1980) Sämtliche Werke, Bd 6, dtv, München/De Gruyter, Berlin New York
50. Nietzsche F (1986) Sämtliche Briefe. Kritische Studienausgabe, Bd 8. dtv, München/De Gruyter, Berlin New York
51. Oppermann I (1747) Dissertatio medica inauguralis de hemicrania horologica. Hilliger, Halle
52. Parry CH (1825) From the unpublished medical writings. Underwood, London
53. Pearce JM (1986) Historical aspects of migraine. J Neurol Neurosurg Psychiatry 49: 1097–1103

54. Piorry P (1831) Mémoire sur l'une des affections désignées sous le nom de migraine, ou hémicranie. J Univ Hebd Méd Chir prat 2: 5–18
55. Piso C (1714) Selectiorum observationum et consiliorum de praetervisis hactenus morbis affectibusque praeter naturam ab aqua seu serosa colluvie et diluvie ortis. Boutestein et Langerak, Lugduni Batavorum
56. Pravaz C (1825) Histoire d'un cas d'hémiopie. Arch Gen Méd 9: 485–492
57. Riese W (1954) Auto-observation of aphasia. Bull Hist Med 28: 237–242
58. Romberg MH (1846) Lehrbuch der Nervenkrankheiten des Menschen, Bd 1. Duncker, Berlin
59. Sacks O (1991) Migräne, 3. Aufl. Kohlhammer, Stuttgart
60. Schiller F (1975) The migraine tradition. Bull Hist Med 49: 1–19
61. Seeligmüller OLA (1897) Migraine. In: Eulenburg A (Hrsg) Real-Encyclopädie der gesammten Heilkunde, 3. Aufl. Bd 15. Urban & Schwarzenberg, Wien Leipzig, S 276–290
62. Siegel RE (1973) Galen on psychology, psychopathology, and function and diseases of the nervous system. Karger, Basel
63. Simson O v (1968) Die gothische Kathedrale. Beiträge zu ihrer Entstehung und Bedeutung. Wissenschaftliche Buchgesellschaft, Darmstadt
64. Singer C (1958) From magic to science. Essays on the scientific twilight. Dover, New York
65. Sjaastad O, Dale I (1974) Evidence for a new (?), treatable headache entity. Headache 14: 105–108
66. Sontag S (1978) Krankheit als Metapher. Hanser, München
67. Speer F (1975) The many facets of migraine. Ann Allerg 34: 273–285
68. Thomas L (1887) La migraine. Delahaye & Lecrosnier, Paris
69. Tissot SAAD (1783) Abhandlung von den Nerven und ihren Krankheiten, Bd 4, Dengel, Königsberg Leipzig
70. Vater H (1723) Dissertatio qua visus duo vitia alterum duplicati, alterum dimidiati physiologice et pathologice ponuntur. Wittenberg
71. Wepfer JJ (1787) Medizinisch-praktische Beobachtungen von den innern und äußern Krankheiten des Kopfes (Hrsg F. A. Weiz), Weygand, Leipzig
72. Whytt R (1794) Beobachtungen über die Natur, Ursachen und Heilung der Krankheiten, die man gemeiniglich Nervenübel ingleichen hypochondrische und hysterische Zufälle nennt, 3. verbesserte Ausgabe. Fritsch, Leipzig
73. Willis T (1672) De anima brutorum quae hominis vitalis ac sensitiva est, exercitationes duae. Oxford
74. Wollaston WH (1824) On semi-decussation of the optic nerves. Philos Trans R Soc Lond 114: 222–231

2 Vom Mutterkorn zum selektiven Serotoninrezeptoragonisten – Historische Aspekte der Entwicklung eines spezifischen Migränetherapeutikums*

Franz Bernhard M. Ensink

2.1 Einleitung

Verfolgt man die historische Entwicklung der Migränebehandlung über die Jahrtausende hinweg, lassen sich die ganz unterschiedlichen empfohlenen Therapiestrategien meist als Ausdruck der jeweils vorherrschenden Vorstellung der Krankheitsursache nachvollziehen. Änderte sich diese Sichtweise hatte das häufig auch Einfluß auf die Behandlung [55]. Einige Maßnahmen allerdings überdauerten auch manchmal einen zwischenzeitlichen Hypothesenwandel, weil sich in der Praxis unabhängig von jedem theoretischen Überbau ihre – wie auch immer zu erklärende – Wirksamkeit erwiesen hat [55].

Von Thomas Willis (1621–1675), der vermutlich als Erster den Begriff „Neurologie" in die Literatur eingeführt hat [118, 119], stammt zugleich das erste Lehrbuch für Neurophysiologie und klinische Neurologie [232]. Dort kommt er bezüglich der Migränetherapie zu der Vorstellung, daß probate Behandlungsmaßnahmen eher durch „trial and error" gefunden werden als durch Auswahl auf der Basis theoretischer Überlegungen [119]. Dem Leser bleibt die Beurteilung überlassen, ob sich an dieser eher ernüchternden Einschätzung in unserer „aufgeklärten" Zeit viel geändert hat.

2.2 Behandlungsstrategien in grauer Vorzeit

Aus dem Neolithikum, der den Zeitraum etwa 10 000 bis ca. 7 000 Jahre vor Christi Geburt umfassenden Jungsteinzeit, stammen Funde trepanierter Schädel [138]. Aus der Beschaffenheit der Knochenränder läßt sich eindeutig erschließen, daß zumindest einige der damaligen Patienten den Eingriff länger-

---

* In Dankbarkeit gewidmet meiner lieben Mutter, Frau Dr. med. dent. Klara Katharina Ensink, zu ihrem 70. Geburtstag, für die ich – zu meinem Bedauern – erst in den letzten Jahren über ein effektives Therapeutikum zur Linderung ihrer Migräne verfügte, als die Attacken bereits spontan seltener und weniger intensiv auftraten. Das über Jahrzehnte zu Hause miterlebte Leiden hat mich nachhaltig für dieses Forschungsgebiet interessiert und für die Beschwerden von Migränepatienten sensibilisiert.

fristig überlebt haben müssen [213]. Man spekuliert, daß dieser Eingriff von vorgeschichtlichen Medizinmännern damals – wie auch bei späteren anderen „primitiven" Kulturen – unternommen wurde, um Dämonen, die von dem Patienten Besitz ergriffen hatten, wieder entweichen zu lassen [138]. Dadurch erhoffte man sich eine Heilung des Patienten z. B. von *unerträglichen Kopfschmerzen etwa infolge von Migräne,* die als Ausdruck des im Schädelinneren hausenden bösen Geistes angesehen wurden [222].

Die Trepanation als eine Behandlungsmaßnahme gegen Migräne hat sich lange in der Geschichte der Medizin gehalten. Selbst im 17. Jahrhundert n. Chr. haben noch einige Ärzte diese Therapie empfohlen (vgl. 2.3).

Die Vorstellung, Kopfschmerzen seien dem Wirken von Göttern und Dämonen zuzuordnen, mit denen man sich gut stellen bzw. die man um Linderung seiner Beschwerden anflehen müsse, war weit verbreitet, wie aus überlieferten Anleitungen und Beschwörungsformeln geschlossen werden kann. Eine der ältesten diesbezüglichen Quellen, das Rezept eines priesterlichen Medizinmannes, stammt aus Mesopotamien (zit. nach [77]):

> Take the hair of a virgin kid,
> Let a wise woman spin it on the right side
> and double it on the left,
> Bind twice seven knots.
> Then perform the incantation of Eridu[1];
> Bind therewith the head of the sick man,
> Bind therewith the neck of the sick man,
> Bind therewith his life.
> Cast the water of the incantation over him,
> That the headache may ascend to heaven.

In einer anderen mesopotamischen Beschwörungsformel aus dem Zeitraum von etwa 4 000 bis 3 000 v. Chr. wird Tiu, „*the evil spirit of headache*", als Ursache der Erkrankung angesprochen (zit. nach [140]):

> Headache roameth over the desert, blowing like the wind,
> Flashing like lightning, it is loose above and below;
> It cutteth off like a reed, him who feareth not his god
> Like a stalk of henna is slitteth his thews.
> It wasteth the flesh of him who hath no protecting goddess,
> Flashing like a heavenly star, it cometh like the dew;
> It standeth hostile against the wayfarer, scorching him like the day,
> This man it hath struck and
> Like one with heart disease he staggereth,
> Like on bereft of reason he is broken,
> Like that which has been cast into the fire he is shrivelled,
> Like a wild ass . . . his eyes are full of cloud,
> On him self he feedeth, bound in death;

---

[1] Eridu ist der Name einer sumerischen Stadt, die in der Zeit um etwa 8 000 Jahre v. Chr. existiert hat.

Headache whose course like the dread windstorm none knoweth,
None knoweth its full time or its bond.

Ähnliche Empfehlungen sind auch von den alten Ägyptern überliefert. Aus der Zeit um etwa 2 500 v. Chr. stammt die folgende, von einer bildlichen Darstellung begleitete Vorschrift aus einem Tempel in Theben (zit. nach [55]):

The physician shall bind
a crocodile made of clay,
with an eye of faience,
and straw in its mouth,
to the head using a strip of fine linen
upon which has been inscribed
the names of the gods,
and he shall pray.

Auch die Griechen und möglicherweise auch noch die Römer sollen vergleichbare Riten, Beschwörungsformeln und Fürbitten an die Götter benutzt haben, um Besserung bei verschiedensten Leiden einschließlich der Kopfschmerzen zu erwirken [77].

Vermutlich der älteste Beleg über die Anwendung von Substanzen am Kopf des Erkrankten gegen seine Beschwerden ist ein Rezept der alten Ägypter gegen Migräne, das uns in dem berühmten – nach seinem Entdecker, dem Ägyptologen und Historiker Georg Ebers (1837–1898) benannten – *Papyrus Ebers* (etwa aus der Zeit um 1200 v. Chr.) überliefert wurde. In der Übersetzung von Joachim lautet diese Therapieempfehlung [120]: „*Den Schädel vom nar-Fisch[2] in Oel erwärmen und 4 Tage damit den Kopf einschmieren.*"

Weitere 18 Rezepte gegen SAG. KI. DIB. BA, was von Franz Köcher, dem Herausgeber einer Sammlung babylonisch-assyrischer Medizintexte, mit Migräne gleichgesetzt wird, sind auf einer Tafel mit einem mittelbabylonischen Keilschriftentext (Manuskriptnummer VAT 10 267) aus der Bibliothek von Tiglat(h)pileser I. (1115–1077 v. Chr. [96]) zu finden [126].

In den Augen der Hippokratiker (etwa ab dem 4. Jahrhundert vor Christus) sind bei Migränekranken, „die Galle erbrechen und Kopfschmerzen haben", getreu der Lehre der Humoralpathologie, „die das Gehirn umgebenden kleinen Blutgefäße, die durch unreines Blut anschwellen und klopfen", für die Auslösung einer Migräneattacke verantwortlich zu machen [226]. Von daher kann nicht erstaunen, daß in der hippokratischen Medizin als probates Remedium zur Kopfschmerzbehandlung der Aderlaß angesehen wurde [128], der aus dieser Indikation heraus noch weit ins 19. Jahrhundert n. Chr. hinein geübt wurde [226]. Hervorzuheben bleibt in diesem Zusammenhang, daß entsprechend dem *Codex Hippokratis* empfohlen wurde, daß man zuerst die Gefühle beruhigen müsse, „wenn (der) Kopfschmerz durch übermäßigen Zorn oder Traurigkeit entstanden sei" [226]. Diese Sichtweise mutet sehr modern an; psychothera-

---

[2] Wels.

peutische Behandlungsstrategien bei Kopfschmerzen stellen mithin auch kein Novum des 20. Jahrhunderts dar.

In den Schriften Plato(n)s (aus dem 4. Jahrhundert vor Christus) findet sich zwar kein spezieller Hinweis auf die Migräne, aber auch hier wird zur Therapie bei Kopfschmerzen ein eher ganzheitlicher Ansatz vertreten. Wenn auch gewisse Zweifel bestehen, ob der Dialog *Charmides* tatsächlich von Plato(n) selbst stammt, ist auf alle Fälle davon auszugehen, daß die dortigen Aussagen seiner philosophischen Grundüberzeugung entsprechen [17]. In diesem Dialog verlangt Sokrates als behandelnder Arzt von seinem jungen Patienten Charmides, daß dieser vor Verordnung eines thrakischen Heilmittels gegen seine Kopfschmerzen zuerst seine Seele behandeln lasse [122]:

> ... hast du nicht auch schon von tüchtigen Ärzten gehört: so jemand zu ihnen mit einer Augenkrankheit kommt, gestehen sie, daß sie in diesem Falle nicht die Augen allein zu heilen versuchen dürften, sondern notwendig auch den ganzen Kopf behandeln müßten, wenn die Augen wieder gesund werden sollten, und daß es weiter ebenso unvernünftig wäre zu glauben, sie vermöchten den Kopf zu heilen, ohne zugleich auch den ganzen Körper in Behandlung zu nehmen. Und darum haben sie mit ihren Mitteln stets auf den ganzen Körper Rücksicht und trachten mit dem Ganzen auch den Teil zu heilen.

Sokrates selbst beruft sich dabei auf Zalmoxis, den thrakischen König, nach dessen Position in der Übersetzung von Apelt [12]:

> ... man keinen Heilungsversuch machen dürfe ohne Berücksichtigung des ganzen Kopfes, so auch nicht des Körpers ohne Berücksichtigung der Seele, und der Grund dafür, daß den hellenischen Ärzten die Heilung der meisten Krankheiten mißlinge, liege eben in ihrer mangelnden Kenntnis des Ganzen, dem man seine Sorge zuwenden müsse und dessen Wohlbefinden die unerläßliche Voraussetzung sei für das Wohlbefinden des Teiles. (...) Auf die Behandlung der Seele also komme alles an, wenn sich der Kopf und der übrige Körper ebenfalls wohlbefinden solle.

In den Schriften des griechischen Arztes Aretaeus von Kappadozien aus dem 1. Jahrhundert n. Chr. werden im Abschnitt *Curatio cephalaeae* [109] neben allgemeinen diätetischen Vorschriften und dem Rat zu einem Ortswechsel bzw. einer Seereise, dem Schröpfen mit konsekutiver Anwendung diverser Heilkräuter sowie dem Aderlaß aber auch wieder recht invasive Maßnahmen, wie die Kauterisierung der schmerzhaften Schädelregionen bis auf den Knochen empfohlen. Auch gegen die *„Heterocrania"* sollten alle diese Maßnahmen ebenso wirksam sein, denn: „ *... for it is well to apply to a portion of the head the same remedies, as are proper for the whole of it"* [13].

Würden alle diese therapeutischen Bemühungen versagen, müsse man zum Helleborus[3] greifen, der letzten und potentesten aller Maßnahmen [13], wie dies auch schon von Hippokrates empfohlen wurde [55]. Indem er das Abführen als therapeutische Maßnahme propagierte, bezog Galen eine weitere Ausscheidungsroute ein, um den Körper von schädlichen Substanzen zu befreien [55].

---
[3] Nießwurz.

Ausdruck einer weiteren Therapiestrategie gegen Kopfschmerzen war es, magisch wirksame Substanzen auf oder nahe an die schmerzende Schädelpartie zu plazieren, wie es zum Beispiel im Werk von Plinius dem Älteren zu finden ist (zit. nach [55]):

> ... who treated headache by tying a hangman's noose around the head, or by suspending from the neck, on a red string, some moss scraped from the head of a statue.

2.3 Weiterentwicklung therapeutischer Ansätze bis zum Beginn der Ergotaminära zu Ende des 19. Jahrhunderts

Der umfangreiche Schatz mittelalterlicher Medizintexte europäischen Ursprungs ist bis dato – nach den Ausführungen von Isler – mit Ausnahme der Schriften der Hildegard von Bingen im Hinblick auf Migräne kaum systematisch ausgewertet worden [119]. Einige, insbesondere volksmedizinisch orientierte Therapieansätze mit pflanzlichen bzw. tierischen Produkten und Bestandteilen, wie sie beispielsweise im *Old English Herbarium*, in *Medicina de quadrupedibus* [225] beziehungsweise in *Incipit epistula vulturis* (zit. nach [55]) vorkommen, werden auch in Kapitel 3 besprochen. Aus dem 13. Jahrhundert stammt die Empfehlung aus Italien, Patienten sollen auf ihrem schmerzenden Kopf eine Breipackung bestehend aus Opium und Weinessig anwenden [55].

In der mittelalterlichen Literatur aus dem arabisch-islamischen Kulturkreis wird erneut die Kauterisierung schmerzender Kopfpartien mit einem glühendheißen Brenneisen aufgegriffen, wie von Thomas im chirurgischen Werk Abulkasims [1], dem in Spanien geborenen Arzt Abu'l Qasim (936–1013) [42], entdeckt wurde [211]. Diese Maßnahme hat in der im 20. Jahrhundert in Nordamerika weitverbreiteten Kryochirurgie der A. temporalis superficialis ihre neuzeitliche Entsprechung [55].

Wenn auch die heroische Maßnahme der Kauterisierung ihre Wirkung verfehlte, wurde von Abulkasim alternativ die Einbringung von Knoblauch in iatrogen geschaffene Hauttaschen und seine dortige Belassung über einen längeren Zeitraum empfohlen ([1], zit. nach [211]):

> Il faut prendre un ail, l'éplucher, et le tailler aux deux extrémités, faire avec un large bistouri une incision à la tempe et ménager sous la peau une cavité assez large pour introduire l'ail et l'y cacher complètement, appliquer, par-dessus des compresses et serrer fortement, laisser ainsi pendant environ quinze heures, enlever ensuite l'appareil, extraire l'ail, laisser la plaie deux ou trois jours, puis y appliquer du coton imbibé de beurre jusqu'à ce qu'elle suppure, enfin panser avec de l'onguent jusqu'à la cicatrisation.

Diese Maßnahme arabischer Ärzte findet ihre Entsprechung in einem Rezept südamerikanischer Inkas, die: *„when treating a headache, would incise the scalp, and drip coca juice into the incision"* [55]. Im Vergleich kannten die nordamerikanischen Indianer weniger invasive Behandlungsempfehlungen. Samuel de Champlain (17. Jahrhundert) berichtete, daß die Urbevölkerung an der Atlantikküste [55]:

> gave him the head of a gar pike so that if he had a headach, he could scratch that part with it. For particularly severe headache, these Indians used the teeth of the pike to apply to the head, by scarification, a decoction of the root of the water hemlock.

Aber zumindest bei einigen Stämmen der nordamerikanischen Indianer waren auch relativ invasive Maßnahmen verbreitet, zum Beispiel [55]:

> The Chippewa had an apparatus that incorporated several needles fastened at the end of a wooden handle. This was used to apply, by scarification in mild cases, the juice of the painted trillium; in severe cases of headache, sticks of cedarwood were burnt to a charcoal and mixed with an equal quantity of the dried gall of a bear; this was moistened with water and worked into the temple with needles.

In Europa besann man sich in der Renaissance v. a. wieder auf den Erfahrungsschatz früherer Generationen; besonders der Aderlaß war in dieser Zeit wieder eine viel praktizierte Maßnahme. Von der Behandlung der bekannten Patientin, Lady Conway, durch Thomas Willis ist überliefert, daß Quecksilber, Venaesektio und zumindest einmal auch eine Arteriotomie zum Einsatz kamen [55]. Lady Conway war gleichzeitig aber auch bei William Harvey in Behandlung; dessen noch invasivere Therapieempfehlung („*opening of the skull*") aber von Willis strikt abgelehnt wurde [55].

Ob die darüber hinaus von Willis erteilten Empfehlungen zur Lebensgestaltung:

> Aus diesem Grunde sind die Kopfwehanfälligen gezwungen, alle Gelegenheiten zu meiden, bei denen das Blut übermäßig aufschäumt, wie Weintrinken, körperliche Anstrengung und das Bad (zit. nach [226]),

rein empirisch (nach der „Trial-and-error-Methode") gefunden wurden, wie dies angesichts seiner Einschätzung (vgl. 2.1) eigentlich zu erwarten wäre, bleibt sehr fragwürdig. Vielmehr scheinen auch Ratschläge von Willis sich aus den seinerzeit praktizierten Lebensgewohnheiten auf der einen sowie seinen historischen – heute allerdings wieder sehr modern anmutenden – Vorstellungen zur Pathophysiologie auf der anderen Seite zu ergeben [226]:

> Manchmal wird das Blut selbst, wenn es in die schnellere Bewegung gerät und in den Kopf überkocht, an prädisponierten Stellen beim Durchfluß beengt oder aufgehalten; wenn es dann reichlicher dort herangebracht wird, dehnt es die Gefäße aus, bläht die Membranen sehr stark auf und zerrt die Nervenfasern auseinander und erzeugt in ihnen schmerzhafte Runzeln. ... Das Serum ... durch einen offensichtlichen Grund bewegt, ... tritt dann sofort aus dem Blute aus und ... häuft sich mehr in der Gegend der zu Kopfweh Prädisponierten.

Ähnlich modern ist auch die Sichtweise der Kopfschmerzpathophysiologie bei Johann Jakob Wepfer (1620–1695), nach dessen Vorstellungen „der Schmerz

... durch den Austritt von Serum aus den Gefäßen über den ersten Trigeminusast geleitet wird" (zit. nach [226]) und „defective re-absorption of fluid" (zit. nach [42]). In seinem erst im Jahre 1727 posthum publizierten Buch handeln von den dort verzeichneten 222 Kasuistiken über 10 Prozent von Kopfschmerzen [230]. Zur Therapie wird in einigen Fällen nach wie vor der Aderlaß empfohlen; es finden sich aber auch recht unterschiedliche andere Vorschläge [231]:

Erstes Beispiel aus: *„Neun und vierzigste Beobachtung. Eine auf beyden Seiten abwechselnde Migräne"*:

> ... öfters Vesikatorien am Arm und Ellbogen; ein kühlend besänftigend Liniment, in die Schläfe zu reiben; eine genaue Diät, Vermeidung gewürzter, salzigter Speisen, geschwefelter Weine. Ferner rieth ich, den Wein mit einer Abkochung von Rosinen, Tamarinden, und Hirschhorn zu verdünnen; örtliche Mittel, zertheilende Kräutersäckgen; die kariösen Zähne ausbrennen zu lassen; wenn die Augen sehr schmerzten, ein Kataplasma aus faulen Aepfeln in Milch mit etwas Safran gekocht.

Zweites Beispiel aus: *„Zwey und vierzigste Beobachtung. Kopfweh und periodische Migräne"*:

> Die Anzeigen zur Kur sind also: das Gehirn und die Nervenhäute zu stärken; und zugleich den Tonum der Fibern zu erhalten. Bey der Anwendung solcher Mittel muß dann und wann ein gelindes Laxans gegeben werden; der Kranke zieht in die Nase Milch mit ein wenig Zucker; ein Fontanell und Spanischfliegenpflaster werden Nutzen bringen. Nach Tische gebe man Brikmanns-Magenpulver. Der Patient halte sich ferner mäßig, und vermeide alle Dinge, wodurch die Säfte zu dem Kopf getrieben werden. Koffee oder Thee früh werden Linderung schaffen.

Aus dem Jahr 1758 stammt die Abhandlung von John Fordyce *De Hemicrania*; die dort vorgetragene Sammlung klinischer Beobachtungen basiert zu einem großen Teil auf den Erfahrungen des Autors mit seiner eigenen Migräne [70].

Seine eigene Betroffenheit erklärt vielleicht, warum er energisch allen früheren Autoren widerspricht, die eine Sektion der A. temporalis propagiert hatten. Stattdessen empfiehlt Fordyce die wiederholte Einnahme großer Mengen von *„Valeriana sylvestris"* [70].

In der Ausgabe der *Encyclopaedia Britannica* aus dem Jahr 1771 werden im Zusammenhang mit der Erörterung von Kopfschmerzen *(Of the Head-Ach)* auch dem Gesichtspunkt von Ernährung und Verdauung gebührliche Beachtung geschenkt [7]:

> A hemicrania, especially a periodical one, is generally owing to a foulness in the stomach ... for which gentle emetics will be beneficial, as also purgatives to derive the humours from the head.

Auch John Fothergill (1712–1780), ein ebenfalls selbst unter Migräne leidender Arzt [42], untersuchte die klinischen Aspekte der Migräne insbesondere vor dem Hintergrund von Nahrungsbestandteilen und Ernährungsgewohnheiten.

Gemäß seinen Ausführungen aus dem Jahr 1778 [71] war er der Überzeugung, daß:

> there are some things which ... seldom fail to produce the sick head-ach in some constitutions. Such are a larger proportion than usual of melted butter, fat meats, and spices, especially common black pepper.

Aus dieser Überzeugung leiten sich dann auch folglich seine diätetischen Therapieempfehlungen ab:

> „....this disease ... from inattention to diet, either in respect to kind or quantity, or both; and that whatever medicinal means are proposed for its removal, they will prove ineffectual without enjoining an exact conformity to rule.

Im Zusammenhang zwischen Ernährungsfaktoren und Migräne sollte auch erwähnt werden, daß John Fothergill vermutlich als Erster [42] erkannt hat, daß Schokolade möglicherweise einen Auslösefaktor für Migräneattacken darstellt [71]. Diese Vorstellung fand ihr Bestätigung im 19. Jahrhundert durch „*die leidvollen Erfahrungen*" des Ernest-Charles Laségue (1816–1883), „*der wegen rasender Kopfschmerzen nach einer Tafel Schokolade sein Examen unterbrechen mußte*" (zit. nach [226]).

Aus den Jahren 1778–1783 stammt Samuel Auguste André David Tissots Abhandlung *Traité des Nerfs et de Leurs Maladies* [214]. Auch in diesem Werk wird unter anderem Kaffee als wirkungsvolles Remedium gegen Hemikranie – zumindest bei einigen Patienten – empfohlen. Gleichzeitig wird allerdings schon damals darauf hingewiesen, daß Kaffee im Übermaß genossen, auch solche Hemikranien auslösen könne [215].

Die Erwähnung von Kaffee (bzw. Tee) zunächst durch Wepfer und Tissot sowie die spätere Benennung des in beiden Fällen therapeutisch vermutlich entscheidenden Inhaltsstoffes, Koffein, u. a. durch Möllendorf [143] – als anregender, vasokonstriktiv wirkender Substanz – markiert einen entscheidenden Schritt auf dem Weg zur Entwicklung einer „kausalen", v. a. pharmakologischen Migränetherapie, die mit der Einführung der ergotaminhaltigen Präparate in die Behandlung einen ersten vorläufigen Höhepunkt fand.

In dieser Ära einer beginnenden gezielteren pharmakologischen Migränebehandlung praktizierte auch William Gowers. Er betonte ebenso die Bedeutung einer vernünftigen Lebensführung (zit. nach [55]):

> If any error in mode of life or defect in general health can be traced, the removal of this is the first and most essential step in treatment.

Besonders hervorgehoben zu werden verdient Gowers aber, weil er vermutlich der erste Arzt war, der die Migränebehandlung bewußt ganz gezielt in eine prophylaktische Dauer- sowie eine episodische Akuttherapie eingeteilt hat (zit. nach [55]):

> The special treatment consists first in the continuous administration of drugs, with the object of rendering the attacks less frequent and less severe, and secondly, the treatment of the attacks themselves.

2.4 Einführung ergotaminhaltiger Präparate in die Migränetherapie

Über Jahrhunderte hinweg kam es insbesondere in den roggenanbauenden Gebieten Süddeutschlands und Frankreichs immer wieder zu epidemieartig auftretenden Mutterkornvergiftungen[4] [81]; die letzte große Erkrankungswelle mit ca. 11 000 Betroffenen, von denen nahezu 100 starben, suchte in den Jahren 1926/27 das russische Gebiet zwischen Kasan und Ural heim [104]. Charakteristisches Symptom des Ergotismus war stets das durch Mangeldurchblutung verursachte Gangrän an Füßen, Beinen und Armen, in dessen Folge es bei zahlreichen Menschen zu Verstümmelungen kam [81].

2.4.1 Ergotamin

Die vermutlich erste Beschreibung des Mutterkorns findet man in einer überarbeiteten Ausgabe des Kräuterbuchs des Frankfurter Stadtarztes Adam Lonitzer (Lonicerus) aus dem Jahr 1582 [136].

> Von den Kornzapffen / Latinè, Claui
> Siliginis: Man findet offtmals an den ähren deß
> Rockens oder Korns lange schwartze harte schma-
> le Zapffen / so beneben unnd zwischen dem Korn / so
> in den ähren ist / herauß wachsen / uñ sich lang her-
> auß thun / wie lange Neglin anzusehen / seind inn-
> wendig weiß / wie das Korn / und seind dem Korn
> gar unschädlich.

Auch als medizinisches Remedium wird das Mutterkorn dort bereits erwähnt allerdings nur für gynäkologische Indikationen:

> Solche Kornzapffen werden von den Wei-
> bern für ein sonderliche Hülffe und bewerte Arzt-
> ney für das auffsteigen und wehethumb der Mut-
> ter gehalten / so man derselbigen drey etlich mal
> einnimpt und isset.

---

[4] Secale cornutum – „*das eigenartige auf der Roggenähre entstehende Sklerotium von Claviceps purpurea*" [199], einem parasitären Pilz, der v. a. in feuchten Jahren das Korn befiel.

Die erste erwähnenswerte pharmazeutisch-chemische Untersuchung wurde im Jahr 1816 von Vauquelin veröffentlicht [221]. Wann und von wem Mutterkornpräparate dann erstmals therapeutisch für die Behandlung von Kopfschmerzen bei Migräneattacken eingesetzt wurden, ist nicht genau bekannt. Die ersten aus der Literatur belegten Quellen datieren vom Ende des 19. Jahrhunderts. Eulenburg berichtete im Jahr 1883 über günstige Resultate einer subkutanen Injektion eines Mutterkornextraktes, der von dem Chemiker Tanret 1875 isoliert worden war [219], bei 4 Patientinnen und einem Patienten mit sog. vasomotorischer Cephalgie [62]. Im Jahr 1894 empfahl Thomson in den USA dann die perorale Einnahme eines flüssigen Mutterkornextrakts bei den ersten Ankündigungssymptomen einer Migräneattacke [212]. Nach den Ausführungen von Fanchamps stellt die vorstehend erwähnte Arbeit von Thomson vermutlich auch die Erstbeschreibung einer rektalen Mutterkornanwendung zur Kupierung von Migräneattacken dar [63].

Trotz der initial positiven Berichterstattung scheint die Wirkung des Mutterkorns bei Migräne in der nachfolgenden Phase zunächst für einige Jahre wieder in Vergessenheit geraten zu sein, möglicherweise bedingt durch eine inkonstante, eher unzuverlässige Wirkung roher Extrakte [63]. Die Situation änderte sich auch nicht durch die umfassende Abhandlung über die Physiologie der Ergotalkaloide durch Dale im Jahr 1906 [45] und die noch im selben Jahr durch Barger u. Carr erfolgte Isolierung einer separaten Fraktion aus Mutterkornextrakt, die von den Autoren als Ergotoxin[5] bezeichnet wurde [14, 15].

Eine nachhaltige Änderung wurde erst mit der 1920 publizierten Arbeit von Stoll eingeleitet, in der er über die bereits 1918 bzw. 1919 patentierte Isolierung eines neuen und homogenen Mutterkornalkaloides berichtet, welches den Namen Ergotamin erhielt [198]. In den nachfolgenden 7 Jahren wurde die neu entdeckte Substanz allerdings zunächst nur als Uterotonikum in Gynäkologie und Geburtshilfe, als den beiden klassischen Indikationsbereichen der Mutterkornpräparate, eingesetzt [64, 104, 180].

Der eigentliche Umschwung setzte ein, nachdem Rothlin – wohl ohne Kenntnis der bereits zuvor erwähnten älteren Arbeiten [64] – im Jahr 1925[6] auf die Möglichkeit der Behandlung einer Migräne mit Ergotamin hingewiesen hatte [175]. 30 Jahre später bemerkte Rothlin selbst zu diesem Vorschlag, daß er seinerzeit wohl auf einer irrigen Vorstellung fußte [180]:

> ... migraine, a condition which was thought, at the time to be related to a state of sympathicotonia, ... administering ergotamine tartrate by subcutaneous injeciton,

---

[5] Erst 37 Jahre später beschrieben Stoll u. Hofmann, daß es sich auch bei Ergotoxin nicht um eine einheitliche Fraktion, sondern um ein Gemisch aus 3 verschiedenen Mutterkornalkaloiden, Ergocristin, Ergokryptin und Ergocornin, gehandelt hat [201], wie die unterschiedlichen Spaltprodukte dieser 3 Substanzen eindeutig belegten [203].

[6] In diese Zeit fallen auch mehrere Arbeiten, die ein chirurgisches Vorgehen entweder im Sinne einer Ablation sympathischer Ganglien im Grenzstrangbereich oder im Bereich der A. carotis communis bzw. der A. carotis interna perivaskulär gelegener Plexus oder im Sinne einer Unterbindung der A. meningea media propagieren. Eine Zusammenstellung und Diskussion diesbezüglich Arbeiten findet sich bei Riley [172].

... was known to exert a sympatholytic effect. Although the theoretical assumption was probably not correct, the experiment proved successful, and was repeated with equal success in a second case. I then suggested to Prof. H. W. Maier, of Zürich, that he should try this method of treatment.

Dies ist dann auch erfolgt, nachdem Rothlin selbst tierexperimentell den vasokontriktiven sowie sonstige pharmakodynamische Effekte von Ergotamintartrat untersucht hatte [176]. Im gleichen Zeitschriftenband findet sich in einem Bericht über die von Maier vor der Neurologischen Gesellschaft zu Paris vorgetragenen Mitteilung die positive Bewertung der von ihm vorgenommenen Prüfung einer Ergotamintartratanwendung für diese Indikation [139]. Es bleibt allerdings festzuhalten, daß es sich bei dem von Maier verwendeten Behandlungsschema mit täglicher Applikation von 2–3 mg Ergotamintartrat über einen Zeitraum von 2 Wochen eher um eine (fragwürdige) „prophylaktische Intervalltherapie" als um eine adäquate Akutbehandlung handelte [139].

Im März 1928 berichtete Trautmann von einer Studie aus Deutschland mit 30 Patienten. Er konstatierte ganz im Gegensatz zu den Ergebnissen bei Patienten mit sekundären Kopfschmerzen „eine günstige Wirkung" von Ergotamintartrat bei denjenigen Fällen, „die ihrer Symptomatologie nach in das Gebiet der Migräne zu rechnen waren" [216]. Diese Arbeit ist insofern besonders beachtenswert, als hier erstmals bei bestimmten Kranken vor der Applikation des Ergotaminpräparats Plazebotabletten eingesetzt wurden, „um die Möglichkeit eines rein suggestiven Erfolges zur kontrollieren" [216]. Darüber hinaus wurde von Trautmann bereits der Zeitpunkt der Medikamenteneinnahme als wichtiges Kriterium für den Behandlungserfolg erkannt; waren die Beschwerden schon weit fortgeschritten, konnte eine Linderung der Kopfschmerzen nur noch durch höhere Dosen von Ergotamintartrat erzielt werden [216].

Über eine weitere „systematische" Studie zum Einsatz von Ergotamintartrat bei der Behandlung akuter Migräneattacken bzw. zur Vermeidung eines Rezidivs wurde im Juni 1928 von Tzanck in Frankreich berichtet [218, 219]. Auch zur Therapie postpunktioneller Kopfschmerzen nach Spinalanästhesie wurde Ergotamintartrat versuchsweise eingesetzt und für wirksam befunden [21]. Während sich in der Folgezeit die Verwendung von Ergotamin zur Kupierung von Migräneattacken in Europa rasch durchsetzte, konnte sich die Methode in den USA erst nach den Studien von Lennox [132, 133] in Boston, von Logan u. Allen [135] aus der Mayo-Klinik in Rochester sowie von Brock et al. [28, 155] aus New Nork ab Mitte der Dreißiger Jahre etablieren [64].

In einer weiteren Arbeit aus den USA berichtete von Storch, daß Migräneattacken „durch parenterale (am besten intravenöse) Verabreichung von 0,25–0,5 mg Ergotamintartrat in 90 % aller Fälle sofort zum Verschwinden gebracht" werden können [204]. Bereits damals wurde allerdings darauf hingewiesen, daß „der Gebrauch des Mittels ... kontrainidiziert (ist) bei Personen mit Herz- und Gefäßerkrankungen, Leberkrankheiten und infektiösen Prozessen" [204].

Ein weiterer Meilenstein der Entwicklung war die aus dem Jahr 1938 stammende Veröffentlichung der klassischen Arbeit von Graham u. Wolff [95]. Hier wurde klinisch die Bedeutung der passiven Erweiterung extrakranieller Arterien während der Kopfschmerzphase einer Migräneattacke nachgewiesen; zugleich konnte experimentell gezeigt werden, daß die Besserung der Symptomatik nach Ergotaminapplikation zeitlich mit der Entfaltung vasokonstriktiver Effekte des Ergotamintartrats einhergeht [95].

Die Kupierung einer Migräneattacke durch Ergotamin erfolgt insbesondere dann rasch und mit hoher Zuverlässigkeit, wenn die Substanz parenteral appliziert wird; die orale Medikamentenzufuhr erweist sich als weniger wirksam [64]. Von ärztlicher Seite wurde beschrieben, daß die Wirkung von Ergotamintartrat durch die zusätzliche Applikation von Koffein verbessert werden könne [101]. Auch von Migränepatienten wird berichtet, die spontan die Beobachtung gemacht hätten, daß der Effekt einer Einnahme von Ergotamin durch gleichzeitigen Genuß von schwarzem Kaffee deutlich verstärkt werden könne [37]. Vor diesem Hintergrund wurden gezielt Versuche mit Einnahme eines entsprechenden oralen Kombinationspräparats unternommen [22, 37, 78, 79, 98, 106]. Die vorgenannten Arbeiten berichten einhellig von besseren Behandlungsresultaten nach oraler Applikation eines Ergotamin-Koffein-Gemisches verglichen mit der alleinigen Einnahme von Ergotamintartrat[7]; die Erfolgsrate der oralen Kombinationsbehandlung soll sogar annähernd so hoch sein wie nach parenteraler Ergotaminapplikation. Einige Autoren berichten über eine entsprechende Wirkungsverbesserung durch den Koffeinzusatz auch bei rektaler Medikamentenzufuhr [22, 79].

2.4.2 Dihydroergotamin

Während Ergotamin zur Kupierung von Migräneattacken anerkanntermaßen ein nützliches *Akuttherapeutikum* darstellt, erwies es sich wegen seiner stark vasokonstriktiven Wirkung schon bald als untaugliches *Prophylaktikum* zur Vorbeugung gegen weitere Migräneattacken, da es bei täglicher Einnahme der Substanz leicht zu peripheren Zirkulationsstörungen und medikamenteninduzierten Dauerkopfschmerzen kommen kann [22, 64, 80, 205].

Diesem Mangel suchten Stoll u. Hofmann durch die Entwicklung von Dihydroergotamin[8] im Jahre 1943 abzuhelfen [202]. Die pharmakodynamische Charakterisierung der Substanz, initial durch Rothlin [177–179] später dann auch durch andere Arbeitsgruppen, ergab – im Vergleich gegen Ergotamin – eine geringere akute Toxizität, einen deutlich milderen emetischen und keinen (bzw.

---

[7] Bei dieser Feststellung ist allerdings zu berücksichtigen, daß es sich hier nicht um die Ergebnisse klinisch kontrollierter Untersuchungen handelt, die vom Studiendesign her heutigen Anforderungen (doppelblind, plazebokontrolliert bzw. im direkten Vergleich gegen andere Darreichungsform desgleichen Verums mit Double-Dummy-Technik, evtl. mit Cross-over der Studiengruppen) genügen könnten.

[8] Diese einheitliche, kristallisierte Substanz vom Polypeptidtyp wird durch gezielte Hydrierung einer C=C-Doppelbindung im Lysergsäureteil des natürlichen Mutterkornalkaloids Ergotamin gewonnen.

kaum einen [104] uterustonisierenden sowie einen stärkeren sympathikolytischen Effekt [23, 24].

Der potentiell vasokonstriktive Effekt des Dihydroergotamins [2–5, 19] – zumindest an Gefäßen mit geringem Ausgangstonus – wurde damals noch nicht erkannt [24, 64]. Deshalb basierte die Prüfung der Substanz bei Migräne [64]:

> auf der zu jener Zeit immer noch vorherrschenden irrtümlichen Annahme, die Migräne stünde im Zusammenhang mit einem erhöhten Symphatikustonus und die therapeutische Wirkung von Ergotamin würde auf dessen adrenosympathikolytischen Eigenschaften beruhen. Dementsprechend wurde erwartet, dass Dihydroergotamin infolge seiner stärkeren adrenolytischen Wirkung zur Kupierung eines Migräneanfalls eher noch wirksamer als Ergotamin wäre. Effektiv muß Dihydroergotamin jedoch zur Kupierung eines Anfalls parenteral und per os höher dosiert werden als Ergotamin; heute weiß man, daß ... die Wirksamkeit beider Substanzen hauptsächlich auf deren vasokonstriktorischer Wirkung beruht.

Über die Ergebnisse erster klinischer Studien mit Dihydroergotamin zur Akutbehandlung von Migräneattacken wurde 1945 von Horton et al. [105] aus der Mayo-Klinik in Rochester, von Friedman u. Friedman [82] aus Cleveland und von Hartmann [100] aus San Francisco berichtet.

Dihydroergotamin wurde auch zur prophylaktischen Therapie gegen Migräne eingesetzt. Eine solche Langzeitbehandlung erschien – anders als beim Ergotamin – angesichts einer deutlich schwächeren vasokonstriktiven Wirkung des Dihydroergotamins [24] vertretbar. Über die Resultate einer solchen medikamentösen Prophylaxe wurde zwischen 1946 und 1948 sowohl aus Europa als auch aus den USA berichtet [35, 127, 163, 196].

Mit den beiden vorstehend erörterten Ergotalkaloiden stehen bereits seit vielen Jahren 2 wirksame Therapeutika gegen Migräne zur Verfügung. Allerdings gab es auch bereits frühzeitig Berichte über Toleranzeffekte mit konsekutiver Dosissteigerung und der Entwicklung ergotamininduzierter Dauerkopfschmerzen [80, 142, 233] sowie Hinweise auf z. T. gravierende Nebenwirkungen wie z. B. pektanginöse Anfälle durch koronare Minderperfusion [83, 205, 236]. Dies erklärt die anhaltende Suche nach neuen probateren Therapeutika in der Folgezeit. Ausdruck dieser Bemühungen ist die Erkenntnis eines Zusammenhangs zwischen Migräne und dem serotoninergen System [110], deren historische Entwicklung im nachfolgenden Abschnitt zusammen mit den sich daraus ableitenden neuen Behandlungsansätzen dargestellt werden soll.

2.5 „Serotoninära" bei den Migränetherapeutika

2.5.1 Die Entdeckung von 5-HT als ubiquitärem Transmitter

Über 120 Jahre alt sind die Befunde von Ludwig u. Schmidt [137], daß der Zusatz defibrinierten Blutes den Gewäßwiderstand eines perfundierten Hundemuskels ansteigen läßt. Da dieses Phänomen aber nur durch Serum nicht jedoch durch Plasma ausgelöst werden konnte, schlossen Stevens und Lee [197] sowie Brodie [29, 30] auf einen vasokonstriktiv wirkenden Faktor, der erst beim Gerinnungsvorgang im Blut gebildet wird. Erst 1947 gelang Rapport et al. die Isolierung dieser Substanz vom übrigen Serum und seine chemische Charakterisierung [167, 168, 169, 170]. Aufgrund seiner Gewinnung aus geronnenem Blut („*Serum*") und seiner vasokonstriktiven („*tonisierenden*") Eigenschaften nannten die Autoren den von ihnen beschriebenen Stoff „*Serotonin*" [168, 170].

Die 1949 gelungene Strukturaufklärung ergab dann, daß es sich bei Serotonin um die Substanz 5-Hydroxytryptamin (5-HT) handelte [164]. Nur kurz danach identifizierte die Arbeitsgruppe um Erspamer das bereits in den Dreißiger Jahren zunächst in der Magenschleimhaut des Kaninchens später dann auch in anderen Geweben weiterer Spezies nachgewiesene Enteramin (zit. nach [60]) ebenfalls als 5-Hydroxytryptamin [61].

Die Synthese der Substanz gelang nach den Angaben von Rapport [165], Speeter et al. [193] bereits 1950; deren Bericht erschien aber erst im nachfolgenden Jahr einen Monat nach einer entsprechenden Mitteilung von Hamlin u. Fischer [97].

Wegen der in einem umfassenden Übersichtsartikel von Page dargestellten spezifischen Wirkung von Serotonin u. a. auf Blutgefäße, Verdauungstrakt und Nierenfunktion [156, 157] wurde die Substanz von Ostfeld et al. [153, 154] aus der Arbeitsgruppe um Wolff schon längere Zeit als ein denkbarer Mediator – neben anderen – im pathophysiologischen Geschehen bei der Migräneattacke diskutiert. Diese Autoren hatten experimentell den Nachweis erbracht, daß intrakutan injiziertes Serotonin die Schmerzwelle beim Menschen erniedrigt. Erwähnenswert ist v. a. ihre Beobachtung, daß durch eine periarterielle Injektion von 5-HT in die temporale Kopfhautregion bei gleichzeitiger, durch ein heißes Bad der Probanden, verursachter Vasodilatation Kopfschmerzen zu induzieren waren, welche die Probanden nicht von entsprechenden migräneartigen Beschwerden unterscheiden konnten [153, 154].

Im Jahre 1963 berichteten Neuhold u. Taeschler [149], daß für die an der Maus nach intraperitonealer Injektion von Essigsäure zu beobachtende Schmerzreaktion („Streckbewegungen des Abdomens und der Hinterextremitäten") das Vorhandensein von Serotonin zwingend erforderlich ist. Nach Entleerung der serotoninhaltigen Speicher ist die entsprechende Schmerzreaktion nicht auslösbar. Wird die zentrale Verarmung der serotoninhaltigen Speicher durch einen den Serotoninmetabolismus blockierenden Monoaminoxidasehemmer unterbunden bzw. eine bereits erfolgte Serotonindepletion durch exogene 5-HT-Zufuhr ausgeglichen, ist das ursprüngliche Schmerzphänomen wieder auslösbar [149]. Ferner wurde beobachtet, daß der Schmerz nicht nur durch ein opioides Analgetikum wie Morphin sondern auch durch Applikation eines Serotoniantagonisten wie z. B. LSD 25 oder Methysergid (vgl. 2.5.2) zu beheben war [63].

Ähnliche Beobachtungen über die schmerzfördernde Rolle von Serotonin beim Menschen haben Ostfeld et al. [154] aus New York berichtet, die später von Sicuteri et al. [189] aus Florenz bestätigt wurden. Dort wurde nachgewiesen, daß eine intravaskuläre Bradykinininjektion nur dann Schmerzen auslöste, wenn zuvor in dasselbe Gefäß Serotonin injiziert worden war. Durch Methysergid konnte auch bei diesem Versuchsansatz die schmerzfördernde Wirkung von 5-HT gehemmt werden [187]. Vor dem Hintergrund aller dieser Beobachtungen lag es nahe, den therapeutischen Nutzen der Serotoninantagonisten als Migräneprophylaktika zu untersuchen; darüber soll nachfolgend berichtet werden.

2.5.2 Die Entwicklung von Serotoninantagonisten zur Migräneprophylaxe

Gaddum [85, 86] hatte bei systematischer Untersuchung der antiserotoninergen Eigenschaften diverser Substanzen die starke Serotoninhemmwirkung von D-Lysergsäurediäthylamid (LSD 25) beobachtet. Hierbei handelt es sich um ein 1943 von Stoll u. Hofmann [200] synthetisiertes Mutterkornalkaloid. Hofmann entdeckte – wie von Stoll berichtet wurde – in einem zunächst unbeabsichtigten, später dann bewußt wiederholten Selbstversuch die halluzinogene Wirkung von LSD 25 [199]. Aufgrund dieser Eigenschaft kam aber eine Anwendung der Substanz zur medikamentösen Migräneprophylaxe nicht in Frage.

Ein anderes Derivat der Lysergsäure, das durch Substitution am Ringsystem zu synthetisierende D-2-Brom-Lysergsäurediäthylamid (BOL 148) [217], hatte glücklicherweise keine halluzinogene Potenz, erwies sich aber andererseits als noch stärkerer Serotoninantagonist als LSD 25 [33]. Mit dieser Substanz führte Ostfeld Ende der Fünfziger Jahre eine Pilotstudie durch [151]. Bei 4 von 13 Migränepatienten, bei denen durch intravenöse Verabreichung von Serotonin Kopfschmerzen auszulösen waren, konnte durch eine prophylaktische Dauerbehandlung mit BOL 148 über 6 Wochen das Auftreten weiterer Migräneattacken fast vollständig unterdrückt werden, während durch Plazebo nur bei einem dieser Patienten eine Wirkung zu erzielen war; bei den übrigen 9 Patienten war durch BOL 148 nur eine mäßige Besserung zu erzielen [151]. Nur ein Jahr später wurde von Heyck [103] in Berlin sowie von Kimball et al. [125] in New York zumindest prinzipiell die Wirksamkeit von BOL 148 zur Migräneprophylaxe bestätigt, wenngleich diese Autoren nur einen eher mäßigen Effekt sichern konnten.

Von Cerletti u. Doepfner [34] wurde festgestellt, daß durch Methylierung des Indolstickstoffs der Lysergsäure alle üblichen pharmakodynamischen Eigenschaften der unterschiedlichen Lysergsäurederivate aufgehoben, zumindest aber abgeschwächt werden können, die serotoninantagonistischen Wirkungen aber spezifisch gesteigert werden. Aufgrund dieser Erkenntnis wurde in der Folgezeit das 1-Methylanalogon des seinerzeit wirksamsten Serotoninantagonisten unter den nichthalluzinogenen Lysergsäurederivaten synthetisiert [104]. Die dabei entstehende Verbindung, das 1-Methyl-D-Lysergsäurebutanolamid-(2) oder Methysergid, erwies sich als „hochspezifischer" Serotoninantagonist [65], mit etwa der 4fachen Wirkstärke von LSD 25 [48].

Über die erste klinische Studie mit Methysergid zur Prophylaxe von Migräneattacken berichtete 1959 Sicuteri [186]. Im Jahr 1960 folgten dann zahlreiche weitere Publikationen aus Europa und den USA, welche die von Sicuteri vorgelegten positiven Ergebnisse hinsichtlich einer Reduktion von Frequenz und Schweregrad der Migräneattacken weitgehend bestätigten [20, 46, 76, 93, 103, 152].

Angesichts der durch regelmäßige Einnahme von Methysergid erzielbaren therapeutischen Erfolge galt die Substanz in den Sechziger Jahren als Medikament der Wahl zur Durchführung einer Migräneprophylaxe. Im Jahre 1965 erschienen dann allerdings die ersten Publikationen, die einen kausalen Zusammenhang zwischen einer längerfristigen Dauereinnahme von Methysergid und dem Auftreten von Bindegewebsveränderungen, insbesondere im Sinne der Entwicklung einer retroperitonealen Fibrose herstellten [94, 206, 220]. Der seinerzeit zunächst nur vermutete Zusammenhang muß heute als gesichert angesehen werden. Wenn auch das Auftreten von Bindegewebsveränderungen nach Absetzen der Medikation sich meist als reversibel erwies, bzw. sich durch eine regelmäßige Unterbrechung der Dauerbehandlung über einen Zeitraum von 3–4 Wochen alle 6 Monate in der Regel vermeiden ließ, wurde die Substanz in der Folgezeit doch nur eher selten verordnet.

Vor diesem Hintergrund bleibt die weitere Suche nach anderen wirksamen aber nebenwirkungsärmeren Medikamenten für eine prophylaktische Behandlung der Migräne verständlich. Deshalb wurde in der Folgezeit auch ein 4H-Benzo[4,5]cyclohepta[1,2-b]thiophenderivat (BC 105) [16, 121] für diese Indikation geprüft, nachdem sich gezeigt hatte, daß es neben starken Antihistamineigenschaften auch antiserotoninerge Potenz – wenn auch etwas schwächer als jene von Methysergid – aufwies [19, 191].

Auch in diesem Fall war es wieder die Arbeitsgruppe um Sicuteri aus Florenz, die als erste über klinische Ergebnisse beim Einsatz der Substanz zur medikamentösen Migräneprophylaxe berichteten [190, 191]. Aus dem nachfolgenden Jahr stammen dann weitere Berichte über den Einsatz von Pizotifen aus Schweden [58], aus Australien [130] und aus den USA [181]. Dabei zeigte sich Pizotifen – obwohl es keinerlei vaskulären Wirkmechanismus aufweist – als nahezu ebenso potentes Migräneprophylaktikum wie Methysergid, das aber den Vorteil einer wesentlich besseren Verträglichkeit aufwies, wenngleich es den unerwünschten Begleiteffekt einer Appetitanregung hat [191].

Da aber auch die besten Migräneprophylaktika in der Regel kein vollständiges Sistieren der Attacken bewirken können, wurde parallel zu der vorstehend skizzierten Entwicklung vorbeugend wirksamer Medikamente auch weiterhin nach neuen besseren Akuttherapeutika gesucht. Wenn auch BC 105 von Sicuteri et al. [191] als Medikament zur Behandlung täglicher Kopfschmerzen (fälschlicherweise als „chronic migraine" bezeichnet) geprüft und für einigermaßen wirksam befunden wurde, konnten sich Vertreter der Serotoninantagonisten nie als Akuttherapeutika gegen Migräne etablieren. Da aber im Verlauf der Zeit immer mehr Anhaltspunkte dafür gefunden wurden, daß dem serotoninergen System eine vermutlich entscheidende Rolle in der Pathophysiologie der Migräne zukommt, wurde weiter geforscht, was letztlich zu der Erkenntnis führte, daß mit Hilfe spezifischer Agonisten am Serotoninrezeptor eine wirksame Akutbehandlung möglich ist. Diese Entwicklung und die sie begleitenden Rahmenbedingungen werden im folgenden Abschnitt erörtert.

2.5.3 Der letzte Schritt zu selektiven Serotoninagonisten als Akuttherapeutika

Die Entwicklung eines selektiven Serotoninrezeptoragonisten als wirksames Remedium in der akuten Migräneattacke (vgl. 2.5.3.5) vollzog sich eingebettet in den Erkenntnisgewinn in 4 Teilbereichen, die inhaltlich zwar alle miteinander verbunden sind, sich aber dennoch nur teilweise überschneiden und z. T. unabhängig voneinander parallel entwickelt haben. Deswegen sollen die Vorgänge in diesen Teilbereichen nachfolgend auch separat dargestellt werden.

2.5.3.1 Die Sicht der Kopfschmerzpathogenese im Zusammenhang mit den thrombozytären und plasmatischen Serotoninspiegeln[9]

Ostfeld berichtete bereits 1960, daß eine kleinere Serotoninmenge[10] bei Migränepatienten – an deren oberflächliche, vorher durch ein Bad erwärmte Schläfenarterien injiziert – leichtere Kopfschmerzen hervorrufen könne, während ein „Leerversuch" mit einer gleichen Menge isotonischer Kochsalzlösung und identischem pH diese Beschwerden nicht provoziere [152]. Zu typischen Migränekopfschmerzen, welche die Patienten nicht von ihren üblichen Beschwerden zu unterscheiden vermochten kam es nach intravenöser Infusion von 5-HT[11] bei knapp der Hälfte der Probanden [152]. Dieser Befund stand allerdings im Widerspruch zu den Beobachtungen von Kimball et al. [125]. Diese Autoren hatten nach intravenöser 5-HT-Applikation[12] nur erhebliche Nebenwirkungen (Ohnmacht, Flush, Atemnot und Parästhesien) nicht aber die Auslösung von Migränekopfschmerzen registriert. Vielmehr konnten Kimball et al. [125] bei 5 Patienten mit spontanen Kopfschmerzen diese Beschwerden durch intravenöse Applikation von 5 mg Serotonin terminieren.

In einer Arbeit aus dem folgenden Jahr wiesen Sicuteri et al. [188] nach, daß es bei einigen Migränepatienten während der Attacke zu einem Anstieg der Ausscheidung von 5-Hydroxyindolessigsäure (5-HIES), dem Hauptabbau-

---

[9] Herrn Professor James W. Lance, Sydney, Australien möchte ich herzlich für die bei der Vorbereitung der Abschnitte 2.5.3.1 bis 2.5.3.3 im November 1991 gewährte gedankliche Hilfestellung unter Benennung zahlreicher mir andernfalls verborgen gebliebener Literaturstellen danken. Inzwischen ist auch ein Übersichtsartikel zu diesem Thema von Lance selbst erschienen [129].
[10] Dosis: 0,01–0,02 mg Serotonin.
[11] Dosierung: 0,2–2,0 mg Serotonin pro min, Infusionsdauer 10–20 min.
[12] Dosis: 5,0 mg Serotonin, appliziert über etwa 5 min.

produkt des Serotonins, kommt. Diese Ergebnisse der Arbeitsgruppe um Sicuteri wurden von Curzon et al. [44] allerdings in Frage gestellt. Sie machten eine entsprechende Beobachtung nur bei 2 von 9 Migränepatienten. Eine vollinhaltliche Bestätigung erfuhren die Resultate von Sicuteri et al. aber durch eine Arbeit von Curran et al. [43]. Sie konnten zugleich beobachten, daß die Serotoninspiegel mit dem Beginn der Migränekopfschmerzen abfielen und dann – vorausgesetzt der Patient erbrach zwischenzeitig nicht – bis zum Ende der Attacke auf einem niedrigen Niveau blieben [43].

Anthony et al. [10] bestimmten bei 21 Kopfschmerzattacken an 15 Patienten 3mal täglich deren Plasmaserotoninspiegel. Wurde der während der Kopfschmerzphase erhobene Mittelwert mit dem 24 h vor Beginn der Symptomatik erhobenen Wert verglichen, fiel der Serotoninspiegel in 20 der 21 Attacken um 45 % [10]. Da sich bei 12 Patienten keine Beeinflussung des Serotoninspiegels durch andere unangenehme Vorgänge (z. B. in Folge einer Pneumoenzephalographie) ergab, wurden die in der Migräneattacke beobachteten Veränderungen des Serotoninspiegels als eine charakteristische Begleiterscheinung des Migränekopfschmerzes und nicht als eine unspezifische Körperreaktion auf Schmerz und Streß angesehen [10, 11].

Den *Abfall* des Plasmaserotoninspiegels in Zusammenhang mit der Pathophysiologie der Migräneattacke zu bringen, lag für Anthony et al. [10] auch deswegen nahe, weil sie bei 10 „anfälligen" Patienten durch intramuskuläre Injektion von 2,5 mg Reserpin[13] migräneartige Kopfschmerzen auslösen und bei 9 dieser Probanden einen konsekutiven Abfall ihres Plasmaserotoninspiegels sichern konnten [10]. Durch intravenöse Injektion von Serotonin[14] konnten die Autoren sowohl im Falle spontaner als auch bei Reserpin-induzierten Migränekopfschmerzen eine Linderung erzielen [10].

In einer weiteren Arbeit zeigten Anthony et al. [11] später, daß es bei Inkubation von Thrombozyten aus einer 2 Tage nach einer Migräneattacke entnommenen Probe mit einer anderen, im kopfschmerzfreien Intervall entnommenen Plasmaprobe zu keiner Freisetzung nennenswerter Serotoninmengen kommt. Werden solche Thrombozyten andererseits mit Plasma inkubiert, das während einer Migräneattacke entnommen wurde, fällt deren Serotoningehalt etwa auf den Spiegel ab, der auch sonst in der Kopfschmerzphase einer Migräneattacke zu bestimmen war [11].

Die vorstehend geschilderten Ergebnisse veranlaßten Anthony et al. [11] zu der Hypothese, daß im Plasma von Migränepatienten während einer Attacke vermutlich eine Substanz („5-HT releasing factor") auftritt, welche die Freisetzung thrombozytären Serotonins verursacht, dem dann aufgrund seiner vasoaktiven Eigenschaften vermutlich eine entscheidende Rolle in der Pathophysiologie der Migräne zukommt [11]. Diese Befunde von Anthony et al. wurden auch durch Veröffentlichungen anderer Arbeitsgruppen bestätigt [54, 148].

---

[13] Von der Substanz ist bekannt, daß sie zu einer Entleerung der körpereigenen Speicher mit biogenen Aminen führt.
[14] Dosis: 2,0–7,5 mg Serotonin.

Der Hypothese von der Existenz eines solchen 5-HT-Releasing-Faktors wurde allerdings auch widersprochen [69]. Ferrari et al. kamen zu dem Ergebnis, daß der thrombozytäre Serotoningehalt nur während einer Migräneattacke ohne initiale Aura absank, daß jedoch der 5-HT-Spiegel im Plasma während der Kopfschmerzphase um über 100 % anstieg, unabhängig davon ob dieser Phase eine Aura vorausgegangen war oder nicht [69]. Abgesehen von der fragwürdigen Existenz eines 5-HT-Releasing-Faktors ist es heute jedoch allgemein akzeptiert, daß es zu Beginn einer Migräneattacke beim überwiegenden Anteil aller Patienten zu einer zumindest partiellen Freisetzung thrombozytären Serotonins kommt [72, 182, 192]. Es ist jedoch noch immer nicht abschließend geklärt, ob es sich hierbei um einen migränespezifischen Vorgang oder nur um die Auswirkung eines eher allgemeinen Phänomens handelt.

Es erschien schon damals durchaus vorstellbar, daß in der Migräneattacke neben Serotonin möglicherweise auch weiterer Monoamine aus den Zellen des zentralen Nervensystems freigesetzt werden, wodurch es dann – in Folge des konsekutiven Abbaus dieser Amine – letztendlich zu einer Entleerung der Neurotransmitterspeicher kommen sollte. Dieses Konzept einer Verarmung zentraler Serotoninspeicher wurde gestützt durch die Beobachtung von Rolf et al. [174], die bei Patienten mit chronisch rezidivierenden Kopfschmerzen einen niedrigeren thrombozytären 5-HT-Gehalt als bei gesunden Vergleichspersonen fanden.

Anthony u. Lance [9] verfolgten diese Feststellung weiter, in dem sie 95 Patienten mit chronischen Kopfschmerzen vom Spannungstyp, 166 Migränepatienten und 35 gesunde Vergleichspersonen bezüglich ihres thrombozytären Serotoningehalts untersuchten. In der Gruppe der Patienten mit chronischen Kopfschmerzen vom Spannungstyp wurden im Mittel die geringsten, bei den Vergleichspersonen und den Migränepatienten außerhalb einer Attacke die höchsten 5-HT-Spiegel gefunden, die während einer Migräneattacke bestimmten Werte lagen dazwischen. Der Unterschied der Meßergebnisse von Patienten mit chronischen Kopfschmerzen vom Spannungstyp und kopfschmerzfreien Probanden (gesunde Vergleichspersonen und Migränepatienten außerhalb der Attacke) erwies sich als signifikant. Diese Befunde stehen jedoch im Widerspruch zu früheren Ergebnissen von Shukla et al. [185] sowie von Ferrari et al. [69]; in diesen Arbeiten wurde kein Unterschied zwischen den thrombozytären Serotoninspiegeln von Kontrollpersonen und Patienten mit chronischen Kopfschmerzen vom Spannungstyp gesichert. Allerdings waren beide Untersuchungen im Gegensatz zu der zuvor erwähnten Arbeit auch nur an recht kleinen Stichproben durchgeführt worden.

Aus ihren Befunden leiteten Anthony u. Lance [9] die Vorstellung ab, daß es sich bei chronischen Kopfschmerzen vom Spannungstyp um eine Art chronisches „Serotoninmangelsyndrom" handeln müsse, welches quasi das eine Ende des Spektrums idiopathischer Kopfschmerzen repräsentierte, und Migräne demzufolge das andere, bei dem es rezidivierend zu einem akuten und reversiblen Serotoninmangel komme. Bei Patienten mit Clusterkopfschmerzen wurde keine vergleichbare Beeinflussung des Plasmaserotoninspiegels beobachtet [8].

2.5.3.2 Die Sicht der Kopfschmerzpathogenese im Zusammenhang mit der vaskulären Wirkung von Serotonin

Serotonin vermag Blutgefäße zu konstringieren – eine Beobachtung, die seinerzeit für die Wahl der Bezeichnung des Transmitters verantwortlich war (vgl. Abschn. 2.5.1). Erst später wurde registriert, daß 5-HT Gefäße auch erweitern kann. Welches dieser Ereignisse jeweils eintritt, hängt von der Tierspezies, der Dosis, dem Applikationsmodus sowie insbesondere dem bereits zuvor bestehenden Ausgangstonus der jeweiligen Gefäße ab. Im allgemeinen verursacht Serotonin eine Konstriktion der großen Arterien und Venen sowie eine Dilatation der Arteriolen und Kapillaren. Genau diese Effekte konnten in der Vergangenheit auch schon durch Applikation von Ergotamin erzielt werden (vgl. Abschn. 2.4.1).

Per Infusion in die Halsschlagader von Affen verabreichtes Serotonin bewirkt eine Vasokonstriktion sowohl der A. carotis interna als auch der A. carotis externa [194, 195]. Als indirekten Hinweis auf eine entsprechende Reaktion beim Menschen konnte die Arbeitsgruppe um Lance [10] bereits 1967 eine dosisabhängige Verringerung der Pulsamplitude der A. temporalis nachweisen, wenn freiwilligen Testpersonen Serotonindosen zwischen 40 und 160 µg in die A. carotis communis injiziert wurde. Auch mit Hilfe von Arteriographien konnte eine Konstriktion extrakranieller Arterien nach Serotonininjektion belegt werden [11]. Geringer ausgeprägt war der Effekt, der in den kleinen nachgeschalteten Gefäßen der A. carotis interna auszulösen war.

Wurde bei – wegen eines subduralen Hämatoms – kraniotomierten Patienten 0,1 %iges Serotonin am zerebralen Kortex topisch angewandt, kam es zu einer Vasokonstriktion arterieller und venöser Hirnhautgefäße, ohne daß dabei ein entsprechender Abfall der Kapillarzirkulation festzustellen gewesen wäre [11]. Dieses Phänomen steht im Einklang mit der von Friberg et al. [75] berichteten Beobachtung, daß es unter dem Einfluß von Sumatriptan (vgl. Abschn. 2.5.3.5 sowie Kap. 12 und 13) zu einer Konstriktion der A. cerebri media komme, ohne daß sich allerdings die lokale Hirndurchblutung verändern würde [75]. Diese Konstriktion war allerdings nur an Arterien zu sichern, sofern es sich um Gefäße handelte, die während einer Migräneattacke nachweislich dilatiert waren. Zumindest bei einem Teil aller Migränepatienten dürfte nach den Befunden von Drummond u. Lance [49] eine solche Dilatation extrakranieller Arterien erheblich zum Migränekopfschmerz beitragen.

Vor diesem Hintergrund wird das Bemühen verständlich, Migränekopfschmerzen mit Hilfe von nachweislich an kranialen Gefäßabschnitten vasokonstriktorisch wirkenden Substanzen zu kupieren. Die zerebralen Arterien enthalten beim Menschen überwiegend einen besonderen Subtyp der Serotoninrezeptoren, den 5-HT$_1$-ähnlichen Rezeptor (vgl. Abschnitt 2.5.3.4 und 12.5.2.1), während in der A. temporalis hauptsächlich 5-HT$_2$-Rezeptoren vorkommen [56]. In der A. meningea media sind beide Rezeptortypen zu finden, und genau dieser Gefäßabschnitt reagiert bei In-vitro-Untersuchungen am empfindlichsten auf Sumatriptan mit einer Konstriktion; wenngleich auch in beiden anderen kranialen Gefäßabschnitten (Temporal- und Hirnarterien) durch die Substanz eine Vasokonstriktion auszulösen ist [56].

2.5.3.3 Die Sicht der Kopfschmerzpathogenese im Zusammenhang mit der Wirkung von Serotonin im zentralen Nervensystem

Das zentrale Nervensystem zeigt, wie man heute weiß, einen reichhaltigen – allerdings nicht einheitlichen und nicht homogen verteilten – Besatz mit 5-HT-Rezeptoren[15] [150, 227, 228]. 5-HT$_1$-Rezeptoren finden sich überwiegend in den Schichten 1 und 2 der Hirnrinde, dem hinteren Hypothalamusanteil, dem zentralen Höhlengrau, den Raphekernen und der Substantia gelatinosa [159]. 5-HT$_2$-Rezeptoren sind v. a. in den Schichten 3 und 5 der Hirnrinde, dem subkortikalen Höhlengrau, dem Hirnstamm und dem Rückenmark [160], 5-HT$_3$-Rezeptoren hingegen im unteren Hirnstamm und der Substantia gelatinosa enthalten [228]. Die 5-HT$_1$-Rezeptoren im Zentralnervensystem haben überwiegend hemmende Einflüsse, während die 5-HT$_2$-Rezeptoren hauptsächlich stimulierend wirken.

Man geht davon aus, daß die serotoninergen Neurone des Zentralnervensystems in 3-facher Hinsicht für die Migräne von Bedeutung sein könnten: 1) durch ihre Projektion in die Hirnrinde, 2) durch ihre Reflexverbindungen zu vasodilatatorischen Efferenzen und 3) über eine Beeinflussung des endogenen Schmerzkontrollsystems. Die Arbeitsgruppe um Lance [90] hat in Studien an Affen gezeigt, daß durch eine chemische bzw. durch eine elektrische Stimulation dorsaler Raphekerne im Bereich sowohl der A. carotis interna wie auch der A. carotis externa eine Vasodilatation ausgelöst wird. In entsprechenden Versuchen mit Katzen ergibt sich bei gleichem experimentellen Vorgehen eine Reduktion des Gefäßwiderstands in der A. carotis communis [91]. Bei beiden Tierspezies scheint die Reaktion durch parasympathische Reflexverbindungen über den N. canalis pterygoidea (Radix facialis) vermittelt, die zum N. facialis, dem Ganglion pterygopalatinum sowie dem N. petrosus major ziehen, der seinerseits wiederum in Verbindung mit dem Plexus caroticus [99] steht. Zellen des Ganglions pterygopalatinum projizieren sowohl zurück zur A. carotis interna [229] als auch weiter nach peripher und tragen so zur Durchblutungsregulation im Bereich der A. carotis interna bei.

Folglich ist eine Aktivierung serotoninerger Leitungsbahnen zumindest als ein möglicher, wenn nicht sogar als der entscheidende Mechanismus bei der Auslösung einer Vasodilatation in beiden Kreislaufabschnitten anzusehen. Dies kann als ein Indikator dafür angesehen werden, daß sich die bei Kopfschmerzen vaskulärer Genese oder mit vaskulären Begleiterscheinungen ansprechenden Schmerzbahnen unter der Kontrolle serotoninerger Kerngebiete im endogenen Schmerzkontrollsystem befinden. Von Dihydroergotamin ist bekannt, daß es an 5-HT$_1$-Rezeptoren bindet. Damit schließt sich der Kreis der Beobachtungen nun wieder, da von Goadsby u. Gundlach [89] der Nachweis erbracht wurde, daß diese Substanz sich an Rezeptoren anlagert, die im periaquäduktalen Höhlengrau sowie in den Raphekernen zu finden sind. Dies weist daraufhin, daß die Mutterkornalkaloide nicht nur eine Konstriktion extrakranieller Arterien

---

[15] Bezüglich der aktuellen Nomenklatur der 5-HT-Rezeptoren wird auf Abschnitt 12.5 und bezüglich der geschichtlichen Entwicklung dieser Nomenklatur auf Abschnitt 2.5.3.4 verwiesen.

bewirken, sondern daß sie möglicherweise auch zentral auf die Nervenzentren der Schmerzleitung einzuwirken vermögen.

2.5.3.4 Die Entdeckung verschiedener Subtypen der Serotoninrezeptoren

Wie in Abschnitt 2.5.1 ausgeführt, handelt es sich bei 5-HT um einen ubiquitären Transmitter. In Säuretierorganismen werden höhere 5-HT-Konzentrationen v. a. in den enterochromaffinen Zellen der gastrointestinalen Mukosa sowie in den Thrombozyten gefunden. Es erstaunt von daher sicher nicht, daß 5-HT zunächst auch genau dort entdeckt wurde [156]. Bedeutsame Fortschritte bei der Erforschung des serotoninergen Systems wurden aber erst möglich, nachdem die Strukturaufklärung und die künstliche Herstellung von 5-HT in ausreichender Menge gelungen war (vgl. Abschn. 2.5.1).

Nach umfangreichen experimentellen Vorarbeiten mehrerer Arbeitsgruppen [66, 84–86, 166, 173, 234, 235] wurde der wahrscheinlich entscheidende Schritt auf dem Weg zur Charakterisierung der 5-HT-Rezeptoren von Gaddum u. Picarelli [87] geleistet. Sie beobachteten, daß die 5-HT-induzierte Kontraktion des Meerschweinchenileums durch Morphin bzw. durch Phenoxybenzamin (Dibenzylin[16]) jeweils nur partiell zu blockieren war, bei kombinierter Anwendung beider Substanzen aber vollständig unterbunden werden konnte. Daraus schlossen Gaddum u. Picarelli [87], daß die durch 5-HT auszulösenden Reaktionen durch 2 unterschiedliche Mechanismen bzw. durch 2 differente Rezeptoren vermittelt würden. Entsprechend dem Anfangsbuchstaben der sie jeweils blockierenden Substanz bezeichneten Gaddum u. Picarelli diese beiden vermuteten Rezeptortypen als D- bzw. als M-Rezeptor. Diese Rezeptorklassifikation aus dem Jahr 1957 hatte für lange Zeit Gültigkeit, auch wenn immer wieder Beobachtungen berichtet wurden, die nicht in Einklang mit dieser Unterteilung zu bringen waren.

Eine aktuellere Entwicklung setzte dann erst 1974 ein, als Bennet u. Aghajanian [18] die Ergebnisse ihrer Bindungsstudien mit Radioliganden an den 5-HT-Rezeptoren veröffentlichten. Auf der Basis ihrer Untersuchungen mit [^{3}H]5-HT, [^{3}H]LSD und [^{3}H]Spiperon postulierten Peroutka u. Snyder [162] die Existenz zweier unterschiedlicher 5-HT-Rezeptoren in den Membranen von Hirnzellen. Heute weiß man, daß es sich bei den seinerzeit identifizierten Rezeptoren um den 5-HT$_1$- und den 5-HT$_2$-Rezeptor gehandelt hatte.

Pedigo et al. [161] berichteten, daß die 5-HT$_1$-Rezeptoren auf der Basis differenter Affinitäten für Spiperon weiter unterteilt werden könnten in 5-HT$_{1A}$- sowie 5-HT$_{1B}$-Typen. Weitere 2 Jahre später erwies sich 8-OH-DPAT als selektiver Ligand der 5-HT$_{1A}$-Rezeptoren [92, 141].

Durch die etwa zeitgleiche Entwicklung spezifischer Agonisten und Antagonisten kam es zur Identifikation eines weiteren 5-HT-Rezeptors, des 5-HT$_3$-Typs [73, 74, 124, 171]. Auf der Basis dieses Erkenntnisstands wurde 1986

---

[16] In Deutschland unter dem Markennamen Dibenzyran erhältlich.

von einem internationalen Expertengremium unter der Führung von Bradley ein Konsensusvorschlag zur Klassifikation und Nomenklatur der 5-HT-Rezeptoren vorgelegt [27].

Die Tendenz zu noch genauerer Unterteilung der 5-HT_1-Rezeptoren setzte sich aber mit der Verfügbarkeit neuer spezifischer Agonisten und Antagonisten durch Erkennung weiterer spezieller Subtypen fort: so kamen im Laufe der Zeit noch der 5-HT_{1C}-Rezeptor [158], der 5-HT_{1D}-Subtyp [102, 107], der sich in der Folgezeit selbst wiederum als heterogen erwies [208, 209], sowie der 5-HT_{1E}-Rezeptor [134, 237] hinzu. Basierend auf Vorarbeiten von Saxena [183] wies die Arbeitsgruppe um Bockaert in der zweiten Hälfte der Achtziger Jahre dann noch einen 5-HT_4-Rezeptor nach [25, 50–53], dessen Existenz auch von anderen Autoren bestätigt wurde [6, 26, 36, 40, 41, 57, 59, 108, 117, 123, 207, 223, 224].

Ergänzende Ausführungen zur funktionellen Bedeutung der verschiedenen Rezeptortypen und -subtypen finden sich in Kapitel 12. Dort wird auch auf neuere Bestrebungen eingegangen, das gesamte Klassifikationssystem aufgrund aktueller molekulargenetischer Erkenntnisse umzustellen (s. auch [115]).

2.5.3.5 Die Entdeckung von Sumatriptan als Agonist spezieller 5-HT₁-Rezeptoren und seiner antimigränösen Wirksamkeit

Über viele Jahre orientierte sich die Entwicklung neuer Migränetherapeutika an dem seit langer Zeit allgemein akzeptierten Krankheitsmodell, demzufolge die Migräne ein vaskuläres Leiden darstelle. Folglich galt als Indikator für die klinische Wirksamkeit der Medikamente zur Akutbehandlung deren vasokonstriktive Potenz. Zur Minimierung potentieller Nebenwirkungen sucht man daher v. a. nach Substanzen mit möglichst selektiver Wirkung auf die zerebralen Gefäße.

Bei dieser Suche wurde von der Arbeitsgruppe um Humphrey dann die Substanz GR 43175 entwickelt [38, 67, 68, 112, 113], die im weiteren Verlauf den Namen Sumatriptan erhielt [39, 111, 114, 116].

Nun hat sich in der Vergangenheit aber gezeigt, daß von den vasokonstriktiv wirkenden Substanzen nur diejenigen eine Migräneattacke kupieren können, die zugleich die Fähigkeit haben, auch eine begleitende Plasmaexsudation zu blockieren, zu der es gemäß der neurogenen Hypothese im Rahmen einer aseptischen perivaskulären Inflammation zusammen mit Vasodilatation, Permeabilitätserhöhung und perivaskulärer Gewebeschwellung kommt ([145–147], vgl. auch Abschnitt 13.5). Genau in dieser Hinsicht erweist sich Sumatriptan aber als besonders wirksam, da es in einem von Moskowitz entwickelten Tiermodell sehr potent die perivaskuläre Plasmaexsudation zu blockieren vermag [31, 32, 47, 144].

Somit steht mit der Substanz Sumatriptan ein Medikament zur Verfügung, das unabhängig, ob nun die vaskuläre Hypothese oder die neurogene Hypothese den tatsächlichen Sachverhalt bei der Migräne genauer beschreibt, in beiden Fällen eine experimentell belegbare Wirkung entfaltet; für genauere Ausführungen zur Pharmakologie der Substanz wird auf Kap. 16 verwiesen.

Denkbar erscheint, daß – wie Glover u. Sandler [88] spekulieren – bei der Migräne bezüglich der vaskulären und der neurogenen Hypothese tatsächlich kein „entweder – oder", sondern vielmehr ein „sowohl – als auch" zutrifft. Da Sumatriptan aber in beiderlei Hinsicht wirkt, könnte es durch die Substanz möglicherweise auch zu einem additiven bzw. synergistischen Effekt kommen. Vielleicht erklärt dieser Umstand indirekt die klinisch überzeugende Wirksamkeit von Sumatriptan (vgl. Kap. 17 und 18) als neuartiges Akuttherapeutikum gegen Migräne.

2.6 Schlußbemerkung

Die in den vorangehenden Abschnitten dargestellte historische Entwicklung der Migränetherapie – quasi „from the times of magic to the present age of the molecule", wie Edmeads [55] es ausgedrückt hat – läßt sich in einem Zitat aus einer Arbeit von Friedman zusammenfassen [77]:

> It is astonishing how successful we have been in treating headache without really knowing what pain is or being able to define accurately how drugs can relieve it. This perhaps is our present-day magic.

Auch wenn in den letzten Jahren ein vom Umfang her kaum zu überblickender Erkenntniszuwachs auf diesem Gebiet stattgefunden hat – die Pathophysiologie der Migräne können wir noch immer nicht vollständig und befriedigend erklären. Dennoch scheint mit der Entdeckung spezifischer Serotoninagonisten zur Akutbehandlung der Migräne erneut ein wirksames Therapieprinzip gefunden – vielleicht muß auch dieser Umstand als Ausdruck des „magischen Aspektes" in Friedmans Sinne gesehen werden.

Von Che Guevara, Arzt und Revolutionär, stammt die – wenn auch aus einem völlig anderen, nichtmedizinischen Kontext stammende – Einschätzung, daß (zit. nach [55])

> the most important thing about a strategy is not that it is conventional, ingenious or legitimate, but simply that it works.

Dieser Blickwinkel läßt sich in gewisser Weise auch auf unsere Betrachtung übertragen. Unsere Patienten interessiert in aller Regel eben auch nicht der theoretische Hintergrund unserer therapeutischen Strategien sondern deren Wirksamkeit und Verträglichkeit und genau da scheint in letzter Zeit einiges zum Besseren in Bewegung gekommen zu sein.

Literatur

1. Abulcasis (1861) La chirurgie d'Albucasis. – Traduite par le Dr. Lucien Leclerc. Baillière, Paris (zit. nach [211])
2. Aellig WH (1967) Periphere Kreislaufwirkungen von Ergotamin, Dihydroergotamin und 1-Methyl-ergotamin an der innervierten, perfundierten Hinterextremität des Hundes. Helv Physiol Pharmacol Acta 25: 374–396
3. Aellig WH (1974) Venoconstrictor effect of dihydroergotamine in superficial hand veins. Eur J Clin Pharmacol 7: 137–139
4. Aellig WH (1975) Untersuchungen über die venenkonstringierende Wirkung von Ergotverbindungen am Menschen. Triangel 14: 39–46
5. Aellig WG, Berde B (1969) Studies of the effect of natural and synthetic polypeptide type ergot compounds on a peripheral vascular bed. Br J Pharmacol 36: 561–570
6. Andrade R, Chaput Y (1991) 5-Hydroxytryptamine4-like receptors mediate the slow excitatory response to serotonin in the rat hippocampus. J Pharmacol Exp Ther 257/3: 930–937
7. Anonym (1771) Of the head-ache. In: Encyclopaedia Britannica; or a dictionary of arts and sciences, compiled upon a new plan. In which the different sciences and arts are digested into distinct treatises or systems; and the various technical terms, etc. are explained as they occur in the order of the alphabet. A Bell and C Macfarquhar, Edinburgh
8. Anthony M, Lance JW (1971) Histamine and serotonin in cluster headache. Arch Neurol 25: 225–231
9. Anthony M, Lance JW (1989) Plasma serotonin in patients with chronic tension headaches. J Neurol Neurosurg Psychiatry 52: 182–184
10. Anthony M, Hinterberger H, Lance JW (1967) Plasma serotonin in migraine and stress. Arch Neurol 16: 544–552
11. Anthony M, Hinterberger H, Lance JW (1969) The possible relationship of serotonin to the migraine syndrome. Res Clin Stud Headache 2: 29–59
12. Apelt O (1918) Platons Dialoge Charmides, Lysis, Menexenos (übersetzt und erläutert). Meiner, Leipzig
13. Aretaeus Cappadox (1856) The extant works of Aretaeus, the cappadocian. – Translated by Francis Adams. Sydenham Society, London
14. Barger G, Carr FH (1906) Note on ergot alkaloids. Chem News J Phys Sci 94: 89
15. Barger G, Carr FH (1907) The alkaloids of ergot. J Chem Soc 91: 337–353
16. Bastian JM, Ebnöther A, Jucker E, Rissi E, Stoll AP (1966) 4H-Benzo[4,5]cyclohepta[1,2-b]thiophene. Helv Chim Acta 49: 214–234
17. Becker T (1879) Plato's Charmides – inhaltlich erläutert. CEM Pfeffer, Halle
18. Bennett JP, Aghajanian GK (1974) D-LSD binding to brain homogenates: possible relationship to serotonin receptors. Life Sci 15: 1935–1944
19. Berde B (1972) Recent progress in the elucidation of the mechanism of action of ergot compounds used in migraine therapy. Med J Aust [Special Suppl 2] 59/2: 15–26
20. Bergouignan M, Seilhean A (1960) La place des anti-sérotonines dans le traitement des migraines et des céphalées vaso-motrices. Presse Med 68: 2176–2178
21. Biancalana L (1931) Sulla patogenesi e sul trattamento dei disturbi più comuni che seguono la rachianestesia. Minerva Med 22: 393–400

22. Blumenthal LS, Fuchs M (1952) The use of ergot in the treatment of headache. In: Grumbach AS, Rivkine A (eds) IAA – Premier congrès international d'allergie, First international congress for allergy, Erster internationaler Allergiekongress, Zürich, 23–29 septembre 1951 – Comptes rendus, Proceedings, Kongressbericht. Karger, Basel New York, pp 578–583
23. Bluntschli HJ, Goetz RH (1947) Ueber Kreislaufwirkungen neuer Mutterkorn-Alkaloide am Menschen. Schweiz Med Wochenschr 77: 769–771
24. Bluntschli HJ, Goetz RH (1948) The effect of ergot derivatives on the circulation in man with special reference to two new hydrogenated compounds (dihydroergotamine and dihydroergocornine). Am Heart J 35: 873–894
25. Bockaert J, Sebben M, Dumuis A (1990) Pharmacolocial characterization of 5-hydroxytryptamine$_4$(5-HT$_4$) receptors positively coupled to adenylate cyclase in adult guinea pig hippocampal membranes: effect of substituted benzamide derivatives. Mol Pharmacol 37: 408–411
26. Boddeke HWGM, Kalkman HO (1990) Zacopride and BRL 24924 induce an increase in EEG-energy in rats. Br J Pharmacol 101: 281–284
27. Bradley PB, Engel G, Feniuk W, Fozard JR, Humphrey PPA, Middlemiss DN, Mylecharane EJ, Richardson BP, Saxena PR (1986) Proposals for the classification and nomenclature of functional receptors for 5-hydroxytryptamine. Neuropharmacology 25: 563–576
28. Brock S, O'Sullivan M, Young D (1934) The effect of non-sedative drugs and other measures in migraine. Am J Med Sci (New Series) 188: 253–260
29. Brodie TG (1900–1901) The immediate action of an intravenous injection of bloodserum. J Physiol (Lond) 26: 48–71
30. Brodie TG (1903) The perfusion of surviving organs. J Physiol (Lond) 29: 266–275
31. Buzzi MG, Moskowitz MA (1989) GR43175, a 5-HT$_1$-like agonist, blocks neurogenic plasma protein extravasation in dura mater. Cephalalgia 9 [Suppl 10]: 27–28
32. Buzzi MG, Moskowitz MA (1990) The antimigraine drug, sumatriptan (GR43175), selectively blocks neurogenic plasma extravasation from blood vessels in dura mater. Br J Pharmacol 99: 202–206
33. Cerletti A, Rothlin E (1955) Role of 5-hydroxytryptamine in mental diseases and its antagonism to lysergic acid derivates. Nature 176: 785–786
34. Cerletti A, Doepfner W (1958) Spezifische Steigerung der serotonin-antagonistischen Wirkung von Lysergsäurederivaten durch Methylierung des Indolstickstoffes der Lysergsäure. Helv Physiol Pharmacol Acta 16: C55–C57
35. Chapuis JP (1948) Migraines, céphalées et sympathiocolytiques. Schweiz Med Wochenschr 78: 1125–1127
36. Clarke DE, Craig DA, Fozard JR (1989) The 5-HT$_4$ receptor: naughty, but nice. Trends Pharmacol Sci 10: 385–386
37. Cohen SG, Criep LH (1949) Observations on the symptomatic treatment of chronic vascular headache with cafergone (ergotamine tartrate and caffeine). N Engl J Med 241: 896–900
38. Connor HE, Feniuk W, Humphrey PPA (1989) Characterization of 5-HT receptors mediating contracting of canine and primate basilar artery by use of GR43175, a selective 5-HT$_1$-like receptor agonist. Br J Pharmacol 96: 379–387
39. Connor HE, Feniuk W, Lloyd K, Humphrey PPA (1992) Migraine, serotonin and sumatriptan. Vasc Med Rev 3: 115–128
40. Craig DA, Clarke DE (1990) Pharmacological characterization of a neuronal receptor for 5-hyroxytryptamine in guinea pig ileum with properties similar to the

5-hydroxytryptamine$_4$ receptor. J Pharmacol Exp Ther 252/3: 1378–1386, Eratum 253/2:1
41. Craig DA, Eglen RM, Walsh LKM, Perkins LA, Whiting RL, Clarke DE (1990) 5-Methoxytryptamine and 2-methyl-5-hydroxytryptamine-induced desensitization as a discriminative tool for the 5-HT$_3$ and putative 5-HT$_4$ receptors in guinea pig ileum. Naunyn Schmiedebergs Arch Pharmacol 342: 9–16
42. Critchely M (1967) Migraine: From Cappadocia to Queen Square. In: Smith R (ed) Background to migraine. – First Migraine Symposium, 8th–9th November 1966. Heinemann Medical, London, pp 28–38
43. Curran DA, Hinterberger H, Lance JW (1965) Total plasma serotonin, 5-hydroxyindoleacetic acid and p-hydroxy-m-methoxy-mandelic acid excretion in normal and migrainous subjects. Brain 88: 997–1010
44. Curzon G, Theaker P, Phillips B (1966) Excretion of 5-hydroxyindolyl acetic acid (5HIAA) in migraine. J Neurol Neurosurg Psychiatry 29: 85–90
45. Dale HH (1906) On some physiological actions of ergot. J Physiol (Lond) 34: 163–206
46. Dalsgaard-Nielsen T (1960) Ueber die prophylaktische Behandlung der Migräne mit Deseril. Praxis 49: 867–868
47. Dimitriadou V, Buzzi MG, Theoharides TC, Moskowitz MA (1991) Antiinflammatory effects of dihydroergotamine and sumatriptan in blood vessels and mast cells of dura mater. Cephalalgia 11 [Suppl 11]: 9–10
48. Doepfner W, Cerletti A (1958) Comparison of lysergic acid derivatives and antihistamines as inhibitors of the edema provoked in the rat's paw by serotonin. Int Arch Allergy 12: 89–97
49. Drummond PD, Lance JW (1983) Extracranial vascular changes and the source of pain in migraine headache. Ann Neurol 13: 32–37
50. Dumuis A, Bouhelal R, Sebben M, Bockaert J (1988) A 5-HT receptor in the central nervous system, positively coupled with adenylate cyclase, is antagonized by ICS 205 930. Eur J Pharmacol 146: 187–188
51. Dumuis A, Bouhelal R, Sebben M, Cory R, Bockaert J (1988) A nonclassical 5-hydroxytryptamine receptor positively coupled with adenylte cyclase in the central nervous system. Mol Pharmacol 34: 880–887
52. Dumuis A, Sebben M, Bockaert J (1989) BRL 24924: a potent agonist at a nonclassical 5-HT receptor positively coupled with adenylte cyclase in colliculi neurons. Eur J Pharmacol 162: 381–384
53. Dumuis A, Sebben M, Bockaert J (1989) The gastrointestinal prokinetic benzamide derivatives are agonists at the non-classical 5-HT receptor (5-HT$_4$) positively coupled to adenylate cyclase in neurons. Naunyn Schmiedebergs Arch Pharmacol 340: 403–410
54. Dvilansky A, Rishpon S, Nathan I, Zolotow Z, Korczyn AD (1976) Release of platelet 5-hydroxytryptamine by plasma taken from patients during and between migraine attacks. Pain 2: 315–318
55. Edmeads J (1991) The treatment of headache: a historical perspective. In: Gallagher RM (ed) Drug therapy for headache. Dekker, New York Basel Hong Kong, pp 1–8
56. Edvinsson L, Jansen I, Olesen J (1991) Analysis of the vasoconstrictor effects of sumatriptan on human cranial arteries. Cephalalgia 11 [Suppl 11]: 210–211
57. Eglen RM, Swank SR, Walsh LKM, Whiting RL (1990) Characterization of 5-HT$_3$ and „atypical" 5-HT receptors mediating guinea-pig ileal contractions in vitro. Br J Pharmacol 101: 513–520

58. Ekbom K (1968) Nitroglycerin as a provocative agent in cluster headache. Arch Neurol 19: 487–493
59. Elswood CJ, Bunce KT, Humphrey PPA (1991) Identification of putative 5-HT$_4$ receptors in guinea-pig ascending colon. Eur J Pharmacol 196: 149–155
60. Erspamer V (1966) Occurrence of indolealkylamines in nature. In: Eichler O, Farah A (Hrsg) Handbuch der experimentellen Pharmakologie; Vol 19 (NF): Erspamer V (Hrsg) 5-Hydroxytryptamine and related indolealkylamines. Springer, Berlin Heidelberg New York, S 132–181
61. Erspamer V, Asero B (1952) Identification of enteramine, the specific hormone of the enterochromaffin cell system, as 5-hydroxytryptamine. Nature 169: 800–801
62. Eulenburg A (1883) Subcutane Injectionen von Ergotonin- (Tanret) = Ergotinium citricum solutum (Gehe). Dtsch Med Wochenschr 9: 637–639
63. Fanchamps A (1974) The role of humoral mediators in migraine headache. Can J Neurol Sci 1: 189–195
64. Fanchamps A (1977) 50 Jahre Sandoz-Engagement in der Migränetherapie. Triangel 15: 103–111
65. Fanchamps A, Doepfner W, Weidmann H, Cerletti A (1960) Pharmakologische Charakterisierung von Deseril, einem Serotonin-Antagonisten. Schweiz Med Wochenschr 90: 1040–1046
66. Feldberg W, Toh CC (1953) Distribution of 5-hydroxytryptamine (serotonin, enteramin) in the wall of the digestive tract. J Physiol (Lond) 119: 352–362
67. Feniuk W, Humphrey PPA, Perren MJ (1989) The selective carotid arterial vasoconstrictor action of GR 43175 in anaesthetized dogs. Br J Pharmacol 96: 83–90
68. Feniuk W, Humphrey PPA, Perren MJ (1989) GR 43175 does not share the complex pharmacology of the ergots. Cephalagia 9 (Suppl 9): 35–39
69. Ferrari MD, Frölich M, Odink J, Tapparelli C, Portielje JEA, Bruyn GW (1987) Methionine-enkephalin and serotonin in migraine and tension headache. In: CLIFFORD ROSE F (ed) Advances in headache research – Proceedings of the 6th international migraine symposium. Libbey, London, pp 227–234
70. Fordyce J (1758) Historia febris miliaris, et de hemicrania dissertatio. Wilson & Durham, London
71. Fothergill J (1784) Remarks on that complaint commonly known under the name of the sick headach. Med Obs Inq Soc Physicians (Lond) 6: 103–137
72. Fozard JR (1982) Serotonin, migraine and platelets. Prog Pharmacol 4: 135–146
73. Fozard JR (1984) Neuronal 5-HT receptors in the periphery. Neuropharmacology 23: 1473–1486
74. Fozard JR (1984) MDL 72222: a potent and highly selective antagonist at neuronal 5-hydroxytryptamine receptors. Naunyn Schmiedebergs Arch Pharmacol 326: 36–44
75. Friberg L, Olesen J, Iversen HK, Sperling B (1991) Migraine pain associated with middle cerebral artery dilatation: reversal by sumatriptan. Lancet 338: 13–17
76. Friedman AP (1960) Evaluation of nonnarcotic chemical agents in headaches. Ann NY Acad Sci 86: 216–225
77. Friedman AP (1972) The headache in history, literature, and legend. Bull NY Acad Med 48: 661–681
78. Friedman AP, Brenner C (1948) Treatment of the migraine attack. Am Pract 2: 467–470
79. Friedman AP, Storch TJC von (1951) Recent advances in treatment of migraine. JAMA 145: 1325–1329

80. Friedman AP, Brazil P, Storch TJC von (1955) Ergotamine tolerance in patients with migraine. JAMA 157: 881–884
81. Friedman AP, Storch TJC von, Araki S (1959) Ergotamine tartrate: its history, action, and proper use in the treatment of migraine. NY State J Med 59: 2359–2366
82. Friedman MD, Friedman DA (1945) Dihydroergotamine (D.H.E. 45) in the treatment of migraine: preliminary clinical observations. Ohio State Med J 41: 1099–1100
83. Fuchs M, Blumenthal LS (1950) Use of ergot preparations in migraine. JAMA 143: 1462–1464
84. Gaddum JH (1953) Tryptamine receptors. J Physiol (Lond) 119: 363–368
85. Gaddum JH (1953) Antagonism between lysergic acid diethylamide and 5-hydroxytryptamine. J Physiol (Lond) 121: 15P
86. Gaddum JH, Hameed KA (1954) Drugs which antagonize 5-hydroxytryptamine. Br J Pharmacol 9: 240–248
87. Gaddum JH, Picarelli ZP (1957) Two kinds of tryptamine receptor. Br J Pharmacol 12: 323–328
88. Glover V, Sandler M (1989) Can the vascular and neurogenic theories of migraine finally be reconciled? Trends Pharmacol Sci 10: 1–3
89. Goadsby PJ, Gundlach AL (1991) Localizaton of ^{3}H-dihydroergotamine-binding sites in the cat central nervous system: relevance to migraine. Ann Neurol 29: 91–94
90. Goadsby PJ, Piper RD, Lambert GA, Lance JW (1985) Effect of stimulation of nucleus raphe dorsalis on carotid blood flow. – I. The monkey. Am J Physiol 248: R257–R262
91. Goadsby PJ, Piper RD, Lambert GA, Lance JW (1985) Effect of stimulation of nucleus raphe dorsalis on carotid blood flow. – II. The cat. Am J Physiol 248: R263–R269
92. Gozlan H, Ei Mestikawy S, Pichat L, Glowinsky J, Hamon M (1983) Identification of presynaptic serotonin autoreceptors using a new ligand: ^{3}H-PAT. Nature 305: 140–142
93. Graham JR (1960) Use of a new compound, UML-491 (I-methyl-D-lysergic acid butanolamide), in the prevention of various types of headache. N Engl J Med 263: 1273–1277
94. Graham JR (1965) Possible renal complications of Sansert (methysergide) therapy for headache. Headache 5: 12–14
95. Graham JR, Wolff HG (1938) Mechanism of migraine headache and action of ergotamine tartrate. Arch Neurol Psychiatry 39: 737–763
96. Gwinn RP, Norton PB, Goetz PW (eds) (1991) The new Encyclopaedia Britannica (Vol 21). Encyclopaedia Britannica, Chicago Auckland Geneva London Madrid Manila Paris Rome Seoul Sydney Tokyo Toronto
97. Hamlin KE, Fischer FE (1951) The synthesis of 5-hydroxytryptamine. J Am Chem Soc 73: 5007–5008
98. Hansel FK (1949) The treatment of headache – with particular reference to the use of Cafergone (ergotamine tartrate and caffeine) for the relief of attacks. Ann Allergy 7: 155–161
99. Hardebo JE, Suzuki N, Ekman R (1989) Morphological and functional substrates for neurogenic inflammation in the human internal carotid artery. – Implication for cluster headache. Cephalalgia 9 [Suppl 10]: 17–18
100. Hartman MM (1945) Parenteral use of dihydroergotamine in migraine. Ann Allergy 3: 440–442

101. Hetényi G (1944) Ueber die Migräne-Krankheit. Praxis 33: 321–325
102. Heuring RE, Peroutka SJ (1987) Characterization of a novel ^{3}H-5-hydroxytryptamine binding site subtype in bovine brain membranes. J Neurosci 7: 894–904
103. Heyck H (1960) Serotoninantagonisten in der Behandlung der Migräne und der Erythroprosopalgie Bings oder des Horton-Syndroms. Schweiz Med Wochenschr 90: 203–209
104. Hofmann A (1964) Die Mutterkornalkaloide. Enke, Stuttgart
105. Horton BT, Peters GA, Blumenthal LS (1945) A new product in the treatment of migraine: a preliminary report. Proc Mayo Clin 20: 241–248
106. Horton BT, Ryan R, Reynolds JL (1948) Clinical observation on the use of E. C. 110, a new agent for the treatment of headache. Proc Mayo Clin 23: 105–108
107. Hoyer D (1988) Functional correlates of serotonin 5-HT$_1$ recognition sites. J Recept Res 8: 59–81
108. Hoyer D (1990) Serotonin 5-HT$_3$, 5-HT$_4$ and 5-HT-M receptors. Neuropsychopharmacology 3: 371–383
109. Hude C (Hrsg) (1923) Aretaeus. Teubner, Leipzig Berlin
110. Humphrey PPA (1991) 5-Hydroxytryptamine and the pathophysiology of migraine. J Neurol 238 [Suppl 1]: S38–S44
111. Humphrey PPA, Feniuk W (1991) Mode of action of the antimigraine drug sumatriptan. Trends Pharmacol Sci 12: 444–446
112. Humphrey PPA, Feniuk W, Perren MJ, Connor HE, Oxford AW, Coates JH, Butina D (1988) GR43175, a selective agonist for the 5-HT$_1$-like receptor in dog isolated saphenous vein. Br J Pharmacol 94: 1123–1132
113. Humphrey PPA, Feniuk W, Perren MJ, Connor HE, Oxford AW (1989) The pharmacology of the novel 5-HT$_1$-like receptor agonist, GR 43175. Cephalalgia 9 [Suppl 9]: 23–33
114. Humphrey PPA, Feniuk W, Perren MJ, Oxford AW, Brittain RT (1990) Sumatriptan succinate – GR-43175C. Drugs Future 15: 104–105
115. Humphrey PPA, Hartig P, Hoyer D (1993) A proposed new nomenclature for 5-HT receptors. Trends Pharmacol Sci 14: 233–236
116. Humphrey PPA, Feniuk W, Perren MJ, Oxford AW, Brittain RT (1989) Sumatriptan succinate. Drugs Future 14: 35–39
117. Idres S, Delarue C, Lefebvre H, Vaudry H (1991) Benzamide derivatives provide evidence for the involvement of a 5-HT$_4$ receptor type in the mechanism of action of serotonin in frog adrenocortical cells. Brain Res Mol Brain Res 10: 251–258
118. Isler H (1965) Thomas Willis. – Ein Wegbereiter der modernen Medizin 1621–1675. Wissenschaftliche Verlagsgesellschaft, Stuttgart
119. Isler H (1987) Retrospect: the history of thought about migraine from Aretaeus to 1920. In: Blau JN (ed) Migraine: Clinical, therapeutic, conceptual and research aspects. Chapman & Hall, London, pp 659–674
120. Joachim H (1890) Papyros Ebers. – Das älteste Buch über Heilkunde. Aus dem Ägyptischen zum ersten Mal vollständig übersetzt. Reimer, Berlin
121. Jucker E (1963) Einige neuere Entwicklungen in der Chemie der Psychopharmaka. Angew Chem 75: 524–538
122. Kassner R (Hrsg) (1920) Platons Ion, Lysis, Charmides. – Ins Deutsche übertragen. Diederichs, Jena Leipzig, S 75–125
123. Kaumann AJ (1990) Piglet sinoatrial 5-HT receptors resemble human atrial 5-HT$_4$-like receptors. Naunyn Schmiedebergs Arch Pharmacol 342: 619–622

124. Kilpatrick GJ, Jones BJ, Tyers MB (1987) Identification and distribution of 5-HT$_3$ receptors in rat brain using radioligand binding. Nature 330: 746–748
125. Kimball RW, Friedman AP, Vallejo E (1960) Effect of serotonin in migraine patients. Neurology 10: 107–111
126. Köcher F (1963) Die babylonisch-assyrische Medizin in Texten und Untersuchungen. Band I: Keilschriften aus Assur 1. De Gruyter, Berlin
127. Král VA (1948) Neurologische Erfahrungen mit „Dihydroergotamin". Schweiz Arch Neurol Psychiatr 62: 128–150
128. Kühn CG (Hrsg) (1825) Magni Hippocratis opera omnia. Tomus I. Cnoblochi, Lipsiae
129. Lance JW (1992) History of involvement of 5-HT in primary headaches. In: Olesen J, Saxene PR (eds) 5-Hydroxytryptamine mechanisms in primary headachs. Raven Press, New York, pp 19–28
130. Lance JW, Anthony M (1968) Clinical trial of a new serotonin antagonist, BC 105, in the prevention of migraine. Med J Aust 55: 54–55
131. Lance JW, Anthony M, Gonski A (1967) Serotonin, the carotid body, and cranial vessels in migraine. Arch Neurol 16: 553–558
132. Lennox WG (1934) The use of ergotamine tartrate in migraine. N Engl J Med 210: 1061–1065
133. Lennox WG, Storch TJC von (1935) Experience with ergotamine tartrate in 120 patients with migraine. JAMA 105: 169–171
134. Leonhardt S, Herrick-Davies K, Titeler M (1989) Detection of a novel serotonin receptor subtype (5HT$_{1E}$) in human brain: interaction with a GTP-binding protein. J Neurochem 53: 465–471
135. Logan AH, Allen EV (1934) The treatment of migraine with ergotamine tartrate. Proc Mayo Clin 9: 585–588
136. Lonicerus A (1582) Kreuterbuch, künstliche Conterfeytunge der Bäume, Stauden, Hecken, Kreuter, Getreyde, Gewürtze – von neuwem ersehen, und durchauß an vilen Orten gebessert, auch weit uber vorige Edition gemehret. Christian Egenolffs Erben, Franckfort
137. Ludwig C, Schmidt A (1869) Das Verhalten der Gase, welche mit dem Blut durch den reizbaren Säugethiermuskel strömen. Arb Physiol Anst Leipz 3: 1–61
138. Lyons AS, Petrucelli RJ (1987) Medicine – An illustrated history. Abradale, New York
139. Maier HW (1926) L'ergotamine, inhibiteur du sympathique étudié en clinique, comme moyen d'exploration et comme agent thérapeutique. Rev Neurol (Paris) 33/I: 1104–1108
140. McHenry LC jr (1969) Garrison's history of neurology. Revised and enlarged with a bibliography of classical, original and standard works in neurology. Thomas, Springfield
141. Middlemiss DN, Fozard JR (1983) 8-Hydroxy-2-(di-n-propylamino)-tetralin discriminates between subtypes of the 5-HT$_1$-recognition site. Eur J Pharmacol 90: 151–153
142. Moister FC, Stanton JR, Freis ED (1949) Observations on the development of tolerance during prolonged oral administration of dihydroergocornine. J Pharmacol Exp Ther 96: 21–30
143. Möllendorff (W) (1867) Ueber Hemikranie. Arch Pathol Anat Physiol Klin Med 41: 385–395
144. Moskowitz MA (1992) Neurogenic versus vascular mechanisms of sumatriptan and ergot alkaloids in migraine. Trends Pharmacol Sci 13: 307–311

145. Moskowitz MA (1993) Neurogenic inflammation in the pathophysiology and treatment of migraine. Neurology 43 [Suppl 3]: S16–S20
146. Moskowitz MAm, Buzzi MG (1991) Neuroeffector functions of sensory fibres: implications for headache mechanisms and drug actions. J Neurol 238 [Suppl 1]: S18–S22
147. Moskowitz MA, Brody M, Lin-Chen LY (1983) In vitro release of immunoreactive substance P from putative afferent nerve endings in bovine pia arachnoid. Neuroscience 9: 809–814
148. Mück-Seler D, Deanovic Z, Dupelj M (1979) Platelet serotonin (5-HT) and 5-HT releasing factor in plasma of migrainous patients. Headache 19: 14–17
149. Neuhold K, Taeschler M (1963) Über die Rolle des Serotonin bei dem durch intraperitoneale Injektion von Essigsäure ausgelösten Schmerzphänomen bei der Maus. Naunyn Schmiedebergs Arch Pharmacol 245: 130–131
150. Nieuwenhuys R (1985) Chemoarchitecture of the brain. Springer, Berlin Heidelberg New York Tokyo, pp 33–41
151. Ostfeld AM (1959) Some aspects of cardiovascular regulations in man. Angiology 10: 34–42
152. Ostfeld AM (1960) Migraine headache. – Its physiology and biochemistry. JAMA 174: 1188–1190
153. Ostfeld AM, Chapman LF, Goodell H, Wolff HG (1956) Studies in headache: a summary of evidence implicating a locally active chemical agent in migraine. Trans Am Neurol Assoc 81: 35–36
154. Ostfeld AM, Chapman LF, Goodell H, Wolff HG (1957) Studies in headache. – Summary of evidence concerning a noxious agent active locally during migraine headache. Psychsom Med 19: 199–208
155. O'Sullivan M (1936) Termination of one thousand attacks of migraine with ergotamine tartrate. JAMA 107: 1208–1212
156. Page IH (1954) Serotonin (5-hydroxytryptamine). Physiol Rev 34: 563–588
157. Page IH, McCubbin JW (1953) Modification of vascular response to serotonin. Am J Physiol 174: 436–444
158. Pazos A, Hoyer D, Palacios JM (1985) The binding of serotonergic ligands to the porcine choroid plexus: characterization of a new type of serotonin recognition site. Eur J Pharmacol 106: 539–546
159. Pazos A, Probst A, Palacios JM (1987) Serotonin receptors in the human brain. – III. Autoradiographic mapping of serotonin-1 receptors. Neuroscience 21: 97–122
160. Pazos A, Probst A, Palacios JM (1987) Serotonin receptors in the human brain. – IV. Autoradiographic mapping of serotonin-2 receptors. neuroscience 21: 123–139
161. Pedigo NW, Yamamura HI, Nelson DL (1981) Discrimination of multiple [^{3}H]5-hydroxytryptamine binding sites by the neuroleptic spiperone in rat brain. J Neurochem 36: 220–226
162. Peroutka SJ, Snyder SH (1979) Multiple serotonin receptors: differential binding of [^{3}H]5-hydroxytryptamine, [^{3}H]lysergic acid diethylamide and [^{3}H]spiroperidol. Mol Pharmacol 16: 687–699
163. Pollock LA (1946) Dihydroergotamine (D.H.E. 45), a new and effective drug in the treatment of migraine. Rocky Mt Med J 43: 895–897
164. Rapport MM (1949) Serum vasoconstrictor (Serotonin) – V. The presence of creatinine in the complex. A proposed structure of the vasoconstrictor principle. J Biol Chem 180: 961–969

165. Rapport MM (1990) Serotonin research: historical overview. In: Paoletti R, Vanhoutte PM, Brunello N, Maggi FM (eds) Serotonin: from cell biology to pharmacology and therapeutics. Kluwer Academic, Dordrecht Boston London, pp 1–4
166. Rapport MM, Koelle GB (1953) The action of antihistaminics and atropine in blocking the spasmogenic activity of serotonin on the guinea pig ileum. Arch Int Pharmacodyn Ther 92: 464–470
167. Rapport MM, Green AA, Page IH (1947) Purification of the substance which is responsible for the vasoconstrictor activity of serum. Fed Proc 6: 184
168. Rapport MM, Green AA, Page IH (1948) Crystalline serotonin. Science 108: 329–330
169. Rapport MM, Green AA, Page IH (1948) Partial purification of the vasoconstrictor in beef serum. J Biol Chem 174: 735–741
170. Rapport MM, Green AA, Page IH (1948) Serum vasoconstrictor (serotonin) – IV. Isolation and characterization. J Biol Chem 176: 1243–1251
171. Richardson BP, Engel G, Donatsch P, Stadler PA (1985) Identification of serotonin M-receptor subtypes and their specific blockade by a new class of drugs. Nature 316: 126–131
172. Riley HA (1932) Migraine. Bull Neurol Inst NY 2: 429–544
173. Rocha e Silva M, Valle JR, Picarelli ZP (1953) A pharmacological analysis of the mode of action of serotonin (5-hydroxytryptamine) upon the guinea-pig ileum. Br J Pharmacol 9: 370–388
174. Rolf LH, Wiele G, Brune GG (1981) 5-Hydroxytryptamine in platelets of patients with muscle contraction headache. Headache 21: 10–11
175. Rothlin E (1925) Über die pharmakologische und therapeutische Wirkung des Ergotamins auf den Sympathicus. Klin Wochenschr 4: 1437–1443
176. Rothlin E (1926) Contribution à la méthode chimique d'exploration du système sympathique. Rev Neurol (Paris) 33/I: 1108–1113
177. Rothlin E (1944) Zur Pharmakologie der hydrierten natürlichen Mutterkornalkaloide. Helv Physiol Pharmacol Acta 2: C48–C49
178. Rothin E (1946) Zur Pharmakologie des Sympathicolyticums Dihydroergotamin DHE 45. Schweiz Med Wochenschr 76: 1254–1259
179. Rothlin E (1947) The pharmacology of the natural and dihydrogenated alkaloids of ergot. Bull Schweiz Akad Med Wiss 2: 249–273
180. Rothlin E (1955) Historical development of the ergot therapy of migraine. Int Arch Allergy 7: 205–209
181. Ryan RE (1968) Double-blind crossover comparison of BC-105, methysergide and placebo in the prophylaxis of migraine headache. Headache 8: 118–126
182. Saper JR (1978) Migraine. – I. Classification and pathogenesis. JAMA 239: 2380–2383
183. Saxena PR (1986) Nature of the 5-hydroxytryptamine receptors in mammalian heart. Prog Pharmacol 6: 173–185
184. Saxena PR (1992) Historical aspects of 5-hydroxytryptamine: discovery and receptor classification. In: Olesen J, Saxene PR (eds) 5-Hydroxytryptamine mechanisms in primary headaches. Raven, New York, pp 3–18
185. Shukla R, Shanker K, Nag D, Verma M, Bhargava KP (1987) Serotonin in tension headache. J Neurol Neurosurg Pychiatry 50: 1682–1684
186. Sicuteri F (1959) Prophylactic and therapeutic properties of 1-methyl-lysergic acid butanolamide in migraine - preliminary report. Int Arch Allergy 15: 300–307

187. Sicuteri F (1967) Vasoneuroactive substances of their implication in vascular pain. Res Clin Stud Headache 1: 6–45
188. Sicuteri F, Testi A, Anselmi B (1961) Biochemical investigations in headache: increase in the hydroxyindoleacetic acid excretion during migraine attacks. Int Arch Allergy 19: 55–58
189. Sicuteri F, Fanciullacci M, Franchi G, Del Bianco PL (1965) Serotonin – bradykinin potentiation on the pain receptors in man. Life Sci 4: 309–316
190. Sicuteri F, Franchi G, Del Bianco PL, Anselmi B (1966) Antagonismo sulla 5-HT sulla istamina e sulla acetilcolina di un antiaminico nell'uomo. Sua efficacia nella emicrania. Boll Soc Ital Biol Sper 42: 1097–1100
191. Sicuteri F, Franchi G, Del Bianco PL (1967) An antaminic drug, BC 105, in the prophylaxis of migraine. Int Arch Allergy 31: 78–93
192. Sjaastad O (1975) The significance of blood serotonin levels in migraine. – A critical review. Acta Neurol Skand 51: 200–210
193. Speeter ME, Heinzelmann RV, Weisblat DI (1951) The synthesis of the blood serum vasoconstrictor principle serotonin creatinine sulfate. J Am Chem Soc 73: 5514–5515
194. Spira PJ, Mylecharane EJ, Lance JW (1976) The effects of humoral agents and antimigraine drugs on the cranial circulation of the monkey. Res Clin Stud Headache 4: 37–75
195. Spira PJ, Mylecharane EJ, Misbach J, Duckworth JW, Lance JW (1978) Internal and external carotid vascular responses to vasoactive agents in the monkey. Neurology 28: 162–173
196. Spühler O (1946) Dihydroergotamin (DHE 45) als Sympathicolyticum in der inneren Medizin. Schweiz Med Wochenschr 76: 1259–1263
197. Stevens LT, Lee FS (1884/87) The action of intermittent pressure and of defibrinated blood upon the blood vessels of the frog and the terrapin. Stud Biol Lab Johns Hopkins Univ 3: 99–119
198. Stolla A (1920) Zur Kenntnis der Mutterkornalkaloide. Verh Schweiz Naturforsch Ges 190–191
199. Stolla A (1947) Lysergsäure-diäthylamid, ein Phantastikum aus der Mutterkorngruppe. Schweiz Arch Neurol Psychiatr 60: 279–323
200. Stoll A, Hofmann A (1943) Partialsynthese von Alkaloiden vom Typus des ERgobasins. Helv Chim Acta 26: 944–965
201. Stoll A, Hofmann A (1943) Die Alkaloide der Ergotoxingruppe: Ergocristin, Ergokryptin und Ergocornin. Helv Chim Acta 26: 1570–1601
202. Stoll A, Hofmann A (1943) Die Dihydroderivate der natürlichen linksdrehenden Mutterkornalkaloide. Helv Chim Acta 26: 2070–2081
203. Stoll A, Hofmann A, Becker B (1943) Die Spaltstücke von Ergocristin, Ergokryptin und Ergocornin. Helv Chim Acta 26: 1602–1613
204. Storch TJC von (1937) Über die Behandlung des Migräneanfalls mit Ergotamintartrat (Gynergen). Nervenarzt 10: 469–474
205. Storch TJC von (1938) Complications following the use of ergotamine tartrate. – Their relation to the treatment of migraine headache. JAMA 111: 293–300
206. Suby HI, Kerr WS, Graham JR, Fraley E (1965) Retroperitoneal fibrosis: a missing link in the chain. J Urol 93: 144–152
207. Sugden D (1990) 5-Hydroxytryptamine amplifies β-adrenergic stimulation of N-acetyltransferase activity in rat pinealocytes. J Neurochem 55: 1655–1658

208. Sumner MJ, Humphrey PPA (1989) Heterogeneous 5-HT$_{1D}$ binding sites in porcine brain can be differentiated by GR43175. Br J Pharmacol 97 (Proc Suppl): 410P
209. Sumner MJ, Humphrey PPA (1989) 5-HT$_{1D}$ binding sites in porcine brain can be sub-divided by GR43175. Br J Pharmacol 98: 29–31
210. Tanret C (1875) Sur la présence d'un nouvel alcaloide, l'ergotinine, dans le seigle ergoté. C R Acad Sci Paris 81: 896–897
211. Thomas L (1887) La migraine. A Delahaye et E Lecrosnier, Paris
212. Thomson WH (1894) Ergot in the treatment of periodic neuralgias. J Nerv Ment Dis (New Series) 19: 124–126
213. Thorwald J (1962) Macht und Geheimnis der frühen Ärzte – Ägypten, Babylonien, Indien, China, Mexiko, Peru. Droemersche und Thames & Hudson, München Zürich London
214. Tissot (SAAD) (1778–1783) Traité des nerfs et de leurs maladies. 3 Bde. Didot le jeune, Paris Lausanne
215. Tissot (SAAD) (1782) Abhandlung über die Nerven und deren Krankheiten, des dritten Bandes zweyter Theil. Deutsch herausgegeben von Joh. Christ. Gottlieb Ackermann. Jacobäer, Leipzig
216. Trautmann E (1928) Die Beeinflussung migräneartiger Zustände durch ein sympathikushemmendes Mittel (Gynergen). Münch Med Wochenschr 75: 512
217. Troxler F, Hofmann A (1957) Substitutionen am Ringsystem der Lysergsäure. III. Halogenierung. Helv Chim Acta 40: 2160–2170
218. Tzanck A (1928) Le traitement des migraines par le tartrate d'ergotamine. Bull Mem Soc Med Hop Paris 52: 1057–1061
219. Tzanck A (1929) Le tartrate d'ergotamine dans le traitement des migraines. Bull Mem Soc Med Hop Paris 53: 495–497
220. Utz DC, Rooke ED, Spittell JA jr, Bartholomew LG (1965) Retroperitoneal fibrosis in patients taking methysergide. JAMA 191: 983–985
221. Vauquelin M (1816) Analyse du seigle ergoté du bois de Boulogne, près Paris. Ann Chim Phys 3: 337–349
222. Venzmer G (1977) 5000 Jahre Medizin. – Von vorgeschichtlicher Heilkunde zum ärztlichen Computer. Goldmann, München
223. Villalón CM, den Boer MO, Heiligers JPC, Saxena PR (1990) Mediation of 5-hydroxytryptamine-induced tachycardia in the pig by the putative 5-HT$_4$ receptor. Br J Pharmacol 100: 665–667
224. Villalón CM, den Boer MO, Heiligers JPC, Saxena PR (1991) Further characterization, by use of tryptamine and benzamide derivatives, of the putative 5-HT$_4$ receptor mediating tachycardia in the pig. Br J Pharmacol 102: 107–112
225. Vriend HJ de (ed) (1984) The old English herbarium and medicina de quadrupedibus. Oxford Univ. Press, London New York Toronto
226. Wahl G (1991) Krankheit im halben Kopf. Start 10/4: 16–18
227. Waeber C, Dietl MM, Hoyer D, Palacios JM (1989) 5-HT$_1$ receptors in the vertebrate brain – regional distribution examined by autoradiography. Naunyn Schmiedebergs Arch Pharmacol 340: 486–494
228. Waeber C, Hoyer D, Palacios JM (1989) 5-Hydroxytryptamine$_3$ receptors in the human brain: autoradiographic visualization using [^{3}H]ICS 205–930. Neuroscience 31: 393–400
229. Walters BB, Gillespie SA, Moskowitz MA (1986) Cerebrovascular projections from the sphenopalatine and otic ganglia to the middle cerebral artery of the cat. Stroke 17: 488–494

230. Wepfer JJ (1727) Observationes medico-practicae, de affectibus capitis internis & externis. Nunc demum publici juris redditae studio & opera nepotum, Bernhardini Wepferi et Georgii Mich Wepferi. Ziegleri, Schaffhausen
231. Weiz FA (Hrsg) (1787) Medizinisch-praktische Beobachtungen von den inneren und äußeren Krankheiten des Kopfs. – Aus dem Lateinischen mit den neuesten Erfahrungen bereichert und herausgegeben von Friedrich August Weiz. Weygandsche Buchhandlung, Leipzig
232. Willis T (1672) De anima brutorum quae hominis vitalis ac sensitiva est, exercitationes duae. Prior physiologica ejusdem naturam, partes, potentias & affectiones tradit. Altera pathologica morbus qui ipsam, & sedem ejus primarium, nempe cerebrum & nervosum genus afficiunt, explicat, eorumque therapeias instituit. E Theatro Sheldoniano, Oxford
233. Wolfson WQ, Graham JR (1949) Development of tolerance to ergot alkaloids in a patient with unusually severe migraine. N Engl J Med 241: 296–298
234. Woolley DW, Shaw E (1952) Some antimetabolites of serotonin and their possible application to the treatment of hypertension.-Letter to the editor. J Am Chem Soc 74: 2948–2949
235. Woolley DW, Shaw E (1953) An antiserotonin which is active when fed. J Pharmacol Exp Ther 108: 87–93
236. Zimmermann O (1935) Störung der Coronardurchblutung durch Ergotamin. Klin Wochenschr 14: 500–503
237. Zgombick JM, Schechter LE, Macci M, Hartig PR, Branchek TA, Weinshank RL (1993) Human gene S31 encodes the pharmacolgically defined serotonin 5-hydroxytryptamine$_{1E}$ receptor. Mol Pharmacol 42: 180–185

3 Wissen und Behandlungsmethoden der Volksmedizin bei Kopfschmerzen und Migräne

Gudrun Schwibbe

*„Bewahret es den Menschen /
vorm großen Hauptweh /
welches über die Augen wütet."*

3.1 Einleitende Überlegungen zum Verhältnis von professioneller Medizin und Volksmedizin

Die Diagnose und Therapie von Krankheiten waren niemals nur der professionellen Medizin überlassen. Vor und neben dem „Medicus" befaßten sich Menschen aus dem Volk mit der Heilkunde. Über Jahrhunderte konnte die medizinische Versorgung der Bevölkerung überhaupt nur durch solche Heilkundigen, „Sympathiedoktoren" und Kräuterweiber gesichert werden. Häufig handelte es sich dabei um Personen mit einer besonderen Begabung oder Ausstrahlung oder um solche, die sich aufgrund ihres Berufes z. B. als Hebamme, Bader oder auch Schinder Kenntnisse über den menschlichen Körper und seine Funktionen angeeignet hatten.

> Die Geschichte der deutschen Volksmedizin beweist, daß Angehörige aller Stände als Volksärzte in Betracht kommen, von den Herrschern, die durch Handauflegen und daher durch Zauber geheilt haben, bis zu den Schäfern, die in gar mancher Hinsicht erfahrene Berufsärzte waren. Die Geschichte der deutschen Volksmedizin und die tägliche Erfahrung beweist andererseits, daß Angehörige aller Stände von den volksmedizinischen Heilverfahren und Heilmitteln Gebrauch machen ([14], S. 5).

Diese im Volk lebendigen Kenntnisse und Praktiken, die sowohl empirisches Wissen als auch mythisch-magischen Heilglauben miteinander verflochten, wurden zunächst mündlich überliefert und dabei – nach Ausbildung einer selbständigen medizinischen Wissenschaft – durch schulmedizinische Erkenntnisse ergänzt und umgeformt. So wurde z. B. durch die Mönchsärzte medizinisches Wissen griechisch-römischen und arabischen Ursprungs weitervermittelt. Umgekehrt erweiterte aber auch der volksmedizinische Erfahrungsschatz das schulmedizinische Wissen z. B. über die Wirkung und den Gebrauch von Heilpflanzen. Die Verbreitung medizinischer Kenntnisse durch Bücher wurde zwar durch die Einführung des Buchdrucks und die Übersetzung lateinischer Texte ins Deutsche gefördert, jedoch blieb die Lesefähigkeit zunächst Privileg der herrschenden Oberschicht und der gehobenen Mittelschicht.

Noch im 16. Jahrhundert betrug das Ausmaß der Alphabetisierung der Stadtbevölkerung, die nur 10 % der Gesamtbevölkerung ausmachte, zwischen 10 und 30 %. Der Alphabetisierungsgrad der Landbevölkerung war sogar noch wesentlich geringer. Erst mit der zweiten Hälfte des 18. Jahrhunderts wurde durch die Bewegung der Aufklärung eine breitere Lesebildung der unteren Schichten erreicht und durch die Verbreitung pädagogischer Schriften zur Unterrichtung und Belehrung v. a. der Landbevölkerung auch das volksmedizinische Wissen beeinflußt.

Heute ist es neben den gedruckten Medien wie Zeitungen, Zeitschriften und der vielfältigen Ratgeberliteratur das Fernsehen, das medizinische Erkenntnisse verbreitet und damit auch den volksmedizinischen Wissensbestand erweitert. Und auch heute noch wird – v. a. bei den sog. Bagatellerkrankungen – vor dem Aufsuchen eines Arztes oder auch ergänzend zur schulmedizinischen Therapie das Laiensystem mit seinem volksmedizinischen Wissens- und Behandlungsbestand genutzt.

Vor dem Hintergrund dieses kurzen einleitenden Überblicks über das Beziehungsverhältnis von professioneller und Volksmedizin soll im folgenden – ausgehend von den antiken Ursprüngen der europäischen Medizin – ein Einblick in das im Volk verankerte Wissen und die angewandten Praktiken[1] zur Behandlung von Kopfschmerzen und Migräne gegeben werden.

3.2 Kopfschmerzbehandlung in der Antike

Ein als Apuleius Platonicus bezeichneter Verfasser beurteilt einleitend, bevor er im Nachfolgenden eine Zusammenfassung über Pflanzen und ihre Heilwirkungen zur Behandlung von Kopfschmerzen empfiehlt, die damaligen professionellen Heiler sehr kritisch:

> Ich habe in öffentlichen Schriften aus Treue zur Wahrheit aus vielen einige wenige Heilwirkungen der Pflanzen und Behandlungen des Körpers dargelegt (vor allem) wegen der wortreichen Dummheit dieses Berufes, welchen wir besser medizinischen Kuhhandel denn als Heilkunst bezeichnen; auch nennen wir sicher zutreffend diese Menschen, die vor allem Trägheit und Inkompetenz hervorbringen, Gewinnsüchtige, die selbst von den Toten noch Lohn erwarten. Was tun sie? Nichts! Sie warten auf die Gelegenheit und machen Gewinne, während sie die Zeit mit Behandlungen vertrödeln, ich glaube, weil die Grausameren von (der Verlängerung) der Krankheit profitieren. Deshalb legen wir hier die Titel der Arzneien vor, welche ich jetzt und die ganze Zeit zusammengetragen habe, damit meinen Mitbürgern, Freunden wie

---

[1] Aus dem Umstand des Erwähnens solcher Rezepturen im Rahmen dieses Buches soll allerdings kein Rückschluß auf ihre pharmakologische Nützlichkeit ableitbar sein; eine abwägende Bewertung unter medizinischen Gesichtspunkten strebt dieses Kapitel insofern überhaupt nicht an.

Fremden, denen irgendein körperliches Leiden zustößt, unsere gelehrte Kunst auch gegenüber den unwilligen Ärzten von Nutzen scheine.[2]

Die vorstehenden Ausführungen sind Teil eines im 4. und 5. Jahrhundert abgefaßten Werkes, der sogenannten *Medicina antiqua* (vgl. [29]), das neben dem 131 Pflanzen umfassenden Herbarium des Apuleius Platonicus als weitere Rezeptsammlungen die dem Antonius Musa zugeschriebenen 47 Kuren der *Herba vettonica,* die Arzneien des Sextus Placitus *(Medicina ex animalibus)* sowie den Teil *De herbis feminis* von Dioskurides beinhaltet. Von den insgesamt ca. 1 900 Behandlungsmethoden, Beschwörungen und praktischen Anleitungen wenden sich 27 gegen Kopfschmerzen, eine davon sogar speziell gegen Migräne.

Inwieweit die in der *Medicina antiqua* zusammengefaßten Anleitungen zur Selbstmedikation tatsächlich Bestandteil volksmedizinischen Wissens und Verhaltens wurden oder auch schon waren, kann nicht endgültig geklärt werden. Allerdings weisen die vorgestellten Behandlungsmethoden zwei Merkmale auf, die auch dem medizinischen Laien eine Anwendung erleichtert hätten. Zum einen werden verschiedentlich neben der lateinischen Bezeichnung der zu verwendenden Pflanze Übersetzungen ihres Namens in andere Sprachen angegeben[3]. Dies hätte die genaue Identifikation erleichtern können. Zum anderen sind die angegebenen Rezepturen sehr einfach; meist wird außer der besprochenen Pflanze keine weitere Zutat – außer evtl. Öl oder Essig – benötigt. Mengenangaben und Hinweise für die Zubereitung ermöglichen es auch dem nicht medizinisch Vorgebildeten, die empfohlenen Behandlungsmethoden durchzuführen.

Schließlich macht es auch die weite und über einen Zeitraum von mehreren Jahrhunderten reichende Verbreitung der *Medicina antiqua* wahrscheinlich, daß die in ihr zusammengefaßten medizinischen Kenntnisse auch Teil des volksmedizinischen Wissensbestandes wurden. Sie war im europäischen Mittelalter das beliebteste und verbreitetste Medizinbuch, wurde als erstes Pflanzen- und Heilkundebuch gedruckt und soll bereits im Jahre 1582 in Basel in deutscher Übersetzung herausgegeben worden sein.

---

[2] ,,Apoliensis Platon ad cives suos. Ex pluribus paucas vires herbarum et curationes corporis ad fidem veritatis monumentis publicis traditis, ut stupiditatem verborum professionis dicimus quod medicorum vendicationis potius quam curas, etiam os hominis inhertia plerumque et inperitia nexus certe lucrepetans viros nuncupari, qui etiam a mortuis mercedem expetunt, ut agant nihil expectant enim occasionem et faciunt reditus, dum tempus curationum extrahant, puto, quia seviores ipsis morbis sint. Exitum proponamus igitus remediorum titulos, quos vel nunc vel maxime tempus conduci et civibus meis sociis quidem et peregrinis quibus vexatio acciderit aliqua corporalis, nostra litteralis scientia invitis etiam medicis profuisse videatur" [Codex Vindobonensis 93, fol. 18v; zit. nach [29], S. 54].

[3] ,,Der Name der Pflanze: Plantago. Von den Griechen Arnoglossa genannt, gleicherweise nennen sie sie Arnion. Die Tuscier sagen Probation, andere Cynoglossa, die Konrinthier Eptapleuron, die Gallier nennen sie Tarpidopium, die Spanier sagen Thicaricam, die Sikuler Polireunon Tirsiom, die Propheten Uraee neumonos, die Ägypter nennen sie Asaer, andere Thetarion, die Dacer Scinpoax, die Italer Plantago lata, die Römer nennen sie Plantago maior, andere Septenervia" ([29], S. 55 und 57).

Bei der Beschäftigung mit den Anweisungen der *Medicina antiqua* fällt auf, daß das Vorgehen bei „Kopfschmerzen" (Dolor capitis) offensichtlich symptomatisch orientiert ist. Es wird noch nicht zwischen Kopfschmerzen verschiedener Genese unterschieden, lediglich die Migräne als symptomatisch auffällige Sonderform wird einmal – jedoch auch im Zusammenhang mit Kopfschmerz – genannt.

> Bei Migräne oder Kopfschmerz. Lege den mit Essig zerriebenen Papaver silvaticum[4] auf: das mildert den Schmerz.[5]

In den Rezepturen finden sich keine Aussagen zu den Ursachen der Erkrankung. Lediglich in dem an den Anfang des Buches gestellten Brief des Hippocrates an Maecenas[6] findet sich ein Passus über die Entstehung und – damit in Zusammenhang stehend – die Behandlung von Kopfschmerzen. Ausgehend von den vier Qualitäten heiß, kalt, trocken und feucht beschreibt der Autor zunächst die vier Körpersäfte sowie die vier Bereiche des Körpers (Kopf, Brustkorb, Bauch und Blase) und schreibt dann:

> Wenn die Krankheit vom Kopfe her entsteht, pflegt der Kopf zu schmerzen, die Augenbrauen werden schwer und die Schläfen pochen, die Ohren dröhnen, die Augen tränen, die Nase ist verstopft und spürt keinen Geruch. Wenn von diesen (Symptomen) etwas eintrifft, ist es günstig, den Kopf zu reinigen, und zwar auf folgende Weise: (nimm) Hypossum oder Corona bubula und koche ein Büschel ab; darauf halte das Kochwasser im Munde, bis du einen heißen Kopf hast, so daß der Schleim zu fließen (beginnt).[7]

Die hier geäußerten Ursachenannahmen gehen einerseits auf die Vorstellungen der Qualitätenpathologie zurück. Nach dieser Theorie entsteht nämlich Krankheit aus den Ungewogenheiten des Warmen, Kalten, Feuchten und Trockenen. Andererseits basieren die Ursachenannahmen auch auf Vorstellungen der Humoralpathologie, die eine schlechte Mischung der Körpersäfte als Grund einer Krankheit ansieht. Diese Hypothesen wurden von Hippokrates miteinander in Beziehung gebracht und später von Galen zu einem System erweitert, das außer den vier Qualitäten und den vier Körpersäften – Blut, Schleim, gelbe und schwarze Galle – die vier Jahreszeiten, die vier Elemente und die Entstehung der verschiedenen Temperamente aus der anteiligen Mischung der Elemente und ihrer Qualitäten umfaßt. Neben Qualitäten- und Humoralpathologie bestimmen aber v. a. magische Vorstellungen die in der *Medicina antiqua* zu-

---

[4] Papaver somniferum L., Schlafmohn.
[5] „Ad imicrania vel capitis dolorem. Herbam Papauer silvaticum contritum cum aceto inponis sedabit dolorem" (Cod. Vind. 93, fol. 65v; zit. nach [29], S. 124).
[6] Beide Namen sind fiktiv.
[7] „Cum a capite morbi oritur, sol capitis dolor temptari tunc supercilia terra varia tempora saliunt, aures sanant, oculi lacrimantur, nares replete odorem non sentiunt. Eum ex his ergo aliquid accederit, caput purgant oportet hac ratione. Ysopi aut Corone bubule fasciculeum deferbere facias, inde aqua ore continebis cum caput calide habueris, ut fluat pituitas" (Cod. Vind. 93, fol. 10v/11r; zit. nach [29], S. 36 und 38).

sammengefaßten Behandlungsempfehlungen. Dies wird besonders deutlich in den nachfolgend wiedergegebenen Anweisungen.

> Die Wurzel der Pflanze Plantago[8] um den Hals gehängt, nimmt den Kopfschmerz in wunderbarer Weise.[9]
> Das Umhängen von Knochen eines Geierschädels vertreibt den Kopfschmerz.[10]

Die Empfehlung im zweiten Zitat beruht auf der Annahme der „Similemagie", d. h. der magischen Heilwirkung des Gleichartigen oder Ähnlichen (hier: Geierschädel – Kopf).

> Im magischen Weltbild sind die Bezüge zur Welt also weniger rational als emotional, und nichtrationale Beziehungen, wie Sympathie und Antipathie, also affektive Bezüge, wirken zwischen Menschen und Dingen. Statt des Kausalnexus verbindet alles ein sympathischer Konnex ([25], S. 109).

Magische Vorstellungen bilden sicherlich auch den Hintergrund für die folgende Anweisung:

> Umschreibe die Pflanze Quinquefolium[11] dreimal und pflücke sie mit Mittelfinger und Daumen: zerrieben auf den Kopf gelegt heilt sie wirksam; auch die um den Kopf gebundene Wurzel wirkt wunderbar.[12]

Bei vielen Rezepten können allerdings der empirische und der magische Anteil nicht klar getrennt werden. Auffällig ist jedoch, daß – mit einer Ausnahme[13] – die empfohlenen Mittel äußerlich anzuwenden sind: durch das Auflegen oder durch Einreibungen zerriebener oder in Wasser, Öl oder Essig gelöster Pflanzen. Sogar das Aufsetzen eines – aus der Pflanze Verminatia (Eisenkraut) – geflochtenen Kranzes soll den Kopfschmerz nehmen.[14] Verwendung finden häufig stark duftende Pflanzen wie Minze (Puleium, Sisimbrion), Basilikum (Ocymum), Dill (Anethum) oder Riechendes Berufkraut (Coniza). Es erscheint durchaus möglich, daß die beim Einreiben freiwerdenden ätherischen Öle dieser Pflanzen tatsächlich lindernd auf den Kopfschmerz gewirkt haben.

---

[8] Plantago off. L, Breitwegerich, Großer Wegerich.
[9] „Herbe Plantaginis radix in collo suspensa dolorem capitis mirifice tollit" (Cod. Vind. 93, fol. 19r; zit. nach [29], S. 56).
[10] „Vulturis ossum de capite suspensum collo capitis dolorem sanat" (Cod. Vind. 93, fol. 130v; zit. nach [29], S. 262).
[11] Potentilla reptans L., Kriechender Gänsefuß, Kriechendes Fingerkraut, Fünffingerkraut.
[12] „Herba Quinquefolium circumscribis ter digito medio et pollice sublata et trita capiti inlinita efficaciter sanat vel radix eius capiti alligata mire facit" (Cod. Vind. 93, fol. 22r; zit. nach [29], S. 60).
[13] „Bei Kopfschmerzen. Das Einträufeln der mit Rosenöl erhitzten Pflanze Strignos (Solanum nigrum L., Schwarzer Nachtschatten) beseitigt wunderbar den Schmerz ([29], S. 141).
[14] „Ad capitis dolorem. Herbe Uerminatie corona facta in capite inposita dolorem capitis tollit" (Cod. Vind. 93, fol. 23v; zit. nach [29], S. 64).

3.3 Wissen und Behandlungsmethoden der Volksmedizin im Mittelalter und der frühen Neuzeit

3.3.1 Volksmedizinische Vorstellungen zur Pathogenese von Kopfschmerzen

Die am Beispiel der *Medicina antiqua* aufgezeigte Mischung aus praktischen Erfahrungen, theoretischen Annahmen der Qualitäten- und Humoralpathologie und magischen Heilpraktiken durchzieht bis ins 17. Jahrhundert gleichermaßen das schulmedizinische wie das volksmedizinische Wissen. So nennen verschiedene Quellen wie heil- und naturkundliche Werke, Kräuterbücher etc. vom Mittelalter bis in die Neuzeit als Ursachen des Hauptwehs, des Hürnwütens, der Wehetage, Ungelegenheiten oder Schüß des Haupts und der Hemicrania ein Übermaß an Hitze, Kälte oder Feuchtigkeit oder eine Störung im Verhältnis der Körpersäfte.

Die Benediktineräbtissin Hildegard von Bingen (1098–1179) hat in ihren medizinischen Werken *Causae et curae* und *Physica* drei Arten von Kopfschmerzen unterschieden: Die erste entsteht aus der Melancholie („capitis dolor ex melancolia"), wenn durch Fieber die schwarze Galle erregt wird, die zweite aus dem Dunst des Magens („capitis dolor ex stomachi fumositate"), die dritte, besonders schmerzhafte, „ex flegmate".

Nach Gesner (1516–1565) kommt bei Frauen eine weitere Entstehungsursache hinzu. Durch das Aufsteigen der Gebärmutter und den dabei entstehenden Druck zum Kopf hin sollen Kopfschmerzen ausgelöst werden können.

Eine weitere Variante der Kopfschmerzkrankheiten, die als „Geschoß" oder „Hauptscheid" bezeichnet wird, ist seit dem Mittelalter bekannt und wird wie folgt beschrieben:

> Swenne deme menschen dehein siechtuom wirret in dem houbet, das merch bei disen ceichen. Im sint die oberen bra swaer und tunchelt imz gesihen; im duncht im gen die schüz in daz hirn (zit. nach [21], S. 156).

Albertus Magnus (1193–1280) schreibt, daß bei dieser Art der Erkrankung der Kopf „offen" steht und die Schädelknochen auseinander gehen ([1], S. 48). Die Entstehungsursache für das „Geschoß" bleibt unklar. Nach dem *Handwörterbuch des deutschen Aberglaubens (HDA)* kommt einerseits das schnelle Einschießen von Säften in Frage, andererseits sind dämonistische Ursachen (wie z. B. beim sog. „Hexenschuß") denkbar, da Quellen des 16. Jahrhunderts aussagen, daß Hexen das Geschoß durch Eingraben von Zauberdingen unter die Schwelle verursachen können (vgl. [11], Bd. 3, S. 755).

3.3.2 Volksmedizinische Vorstellungen zur Therapie von Kopfschmerzen

Die gegen die Kopfschmerzen empfohlenen Heilmittel sind so vielfältig, daß hier nur einige Beispiele wiedergegeben werden können. Man verwendet – wiederum meist in einer Verbindung aus Erfahrungswissen und magischen Praktiken – Bestandteile von Pflanzen entweder innerlich oder äußerlich (z. B. als Umschlag, durch Auflegen, aber auch durch Umhängen etc.).

Cardobenedict / Acanthium

Das Kraut gessen / heilet alles Hauptweh / Lungenweh / und macht ein gut Gehör. In der Speiß gebraucht / bewahret es den Menschen / vorm grossen Hauptweh / welches über die Augen wütet / vertreibt den Schwindel / macht ein gut Gedächtnuß / bringt das verlohren Gehör wieder / schärffet die Sinnen / stärckt das Hirn und Gesicht / nicht allein wann mans isset / sondern auch die Augen damit gesalbet ([18], S. 186).

Römischer Spick / nardus Indica, Spica

Spicanardenwasser ist ein fast köstlich Wasser zu allen kalten Gebrechen deß Leibs / innwendig oder außwendig / es sey zum Haupt oder Hirn / ein Tuch darinnen genetzt / und vor die Nase gehalten ([18], S. 285).

Mangolt oder Römischer Köl / Beta

Das Wasser ist gut für das hitzige Wehethum deß Haupts / Morgens und Abends getruncken / jedesmal auf zwey oder drey Loth / auch ein leinen Tüchlin darinn genetzt / und um die Stirn und Haupt gebunden ([18], S. 408).

Auch das Einatmen von Pflanzenrauch wird empfohlen, wie das nachfolgende Rezept belegt.

Eniß / Anisum

Stillet das Hauptweh / den Rauch darvon in die Nase empfangen ([18], S. 484).

Unter den Pflanzen finden besonders solche mit auffälliger Form wie z. B. die Alraune (Mandragora) Verwendung.

Die Alraune ist warm und etwas wässerig und ist von jener Erde verbreitet worden, aus der Adam geschaffen wurde; sie ähnelt etwas dem Menschen. Jedoch ist bei diesem Kraut, auch wegen seiner Ähnlichkeit mit dem Menschen, mehr teuflische Einflüsterung als bei anderen Kräutern dabei und stellt ihm nach. Daher wird auch der Mensch gemäß seinen Wünschen, seien sie gut oder schlecht, durch (die Alraune) angetrieben, wie er es auch einst mit den Götzenbildern machte. Wenn sie nämlich aus der Erde ausgegraben wird, soll man sie schnell in eine Quelle, d. h. „queckborn" legen für einen Tag und eine Nacht Und so wird alles Übel und jeder verderbliche

Saft, der in ihr ist, herausgeworfen, d. h. „uszgebizzen", so daß sie nicht länger zur Magie und zu Trugbildern taugt. Aber wenn sie mit der Wurzel aus der Erde gezogen wird, wenn sie mit der ihr anhaftenden Erde abgelegt wird, so daß sie in der Quelle nicht gereinigt wird, wie oben gesagt, dann ist sie schädlich durch vieles Verderbliche der Zauberer und durch Trugbilder, wie denn auch einst viel Schlimmes mit den Götzenbildern getrieben wurde (...) Aber wer im Kopf durch irgendeine Krankheit Schmerzen hat, der esse vom Kopf jenes Krautes, wie immer er wolle; und wenn er in seinem Hals Schmerzen hat, esse er von dem Hals. (...) Oder in welchem Glied auch immer er Schmerzen hat, dann esse er von dem gleichen Glied dieses Gebildes, und es wird ihm besser gehen ([12], zit. nach [22], S. 84).

Auch verschiedene Teile von Tieren (Fleisch, Organe, Knochen, Horn, Federn) werden – z. T. mit weiteren Zusätzen zu Arzneien verarbeitet – angewendet.

Elend / Alces

Das Horn vom Elend ist auch gar nutzlich in der Artzney zu gebrauchen / wie das Einhorn und Hirschhorn. Doch ist das Elendhorn dem Kopf viel dienlicher. Sonst findet man in den Apotecken präparirt Elendglau / auch davon das gemachte Magisterium. Vom Horn kann man ein Gelatinam, Gallrey machen / so köstlich gut in hitzigen Hauptschwachheiten. Auß dem Horn tragen sie auch Ring vor Hauptschmerzen / schwere Noth und Schwindel ([10], S. 90).

Widhopff / Upupa

Deß Widhopffen Federn auf deß Menschen Haupt gelegt / stillen den grossen Schmertzen und Wehetagen deß Haupts ([18], S. 680).

Entsprechend den Vorstellungen der „Similemagie" findet dabei das Hirn verschiedener Tiere[15] als Heilmittel Verwendung. Schöner von Karlstat nennt 1528 folgendes Rezept:

Nym ein Geyers hyrn / misch mit oele vnd legs an die nasslöcher (zit. nach [11], Bd. 5, S. 223/234).

Auf der gleichen Vorstellung baut auch ein von Gesner überliefertes Rezept auf.

Für das hauptwee / zerstoß das hirn von disem vogel (Geier) / vnnd bestreych damit das haupt vnnd die Schlaaffaderen ([10], S. 76).

Einem „hitzigen Kopf" konnte Linderung besonders durch das Niesen gebracht werden, denn

Niesen ist eine sonderliche bewegung dess Hirns / die vberflussige feuchtin oder materi auszzutreiben (zit. nach [11], Bd. 5, S. 233).

---

[15] Schon Plinius der Ältere (24–79 n. Chr.) empfiehlt bei Kopfschmerz das Hirn von Geiern, Krähen oder Eulen.

Bisemthier / Moschi Capreolus

> Zum Niessen ist er eine gute Artzney: Dann er hitziget und trücknet das Hirn / und stärcket es / heilet auch alle alte Hauptwehe / die von übriger Feuchtigkeit herkommen / wann man ihn nemblich mit Saffran und einem wenig Gampfer vermischet / und zu Nießpulver oder Schnupf-Toback brauchet: Dann der Bisem hat die Art zu stärcken und aufzulösen ([10], S. 56).

Kopfschmerzen, die durch die „gestiegene Mutter" verursacht wurden, konnten auf zweierlei Weise behoben werden: Zum einen konnte man durch Fußbäder, zum anderen durch das Einatmen stark riechender Substanzen versuchen, ein Absinken der Gebärmutter zu erreichen.

Biber / Fiber

> Wann man an Bibergeylin riecht / so macht sie niessen / und bringet auch den Schlaf wieder / stillet auch andere Hauptwehe / als das Hirnwüten / so man sie mit Rosenöl und Moreischem oder Samotrattschem Fänchel / den man Peucedanum oder Foeniculum Porcinum nennet / etliche aber für Haarstrang halten / mischt / und den Kopf damit anstreicht.
> Den Weibern / denen die Mutter das Hauptwehe macht / kan auch mit Bibergeylin geholffen werden / so man sie damit beräuchert. Doch so brauchen etliche dazu gepülverte Indianische Schneckenhäußlein / die in den Seen / in denen Spicanarden wächst / gefunden werden. Aber so einmal Bibergeylin darzu genommen wird / ist es desto heilsamer ([10], S. 46 und S. 48).

Magische Vorstellungen bestimmen die Verwendung von Mineralien. Hier ist es besonders der Glaube an außergewöhnliche Kräfte, die z. B. dem Erdpech („Mumia") oder auch den Edelsteinen, Magneten etc. zugeschrieben werden.

> Der Smaragd wächst frühmorgens und bei Sonnenaufgang, wenn die Sonne in ihrem Umlauf eine starke Stellung hat, um ihren Weg zu vollenden, und dann sind die Grünkraft der Erde und ihre Pflanzen besonders lebenskräftig, weil die Luft dann noch kalt und die Sonne schon warm ist; und dann saugen die Kräuter die Grünkraft so stark wie ein Lamm, das Milch saugt, so daß die Tageswärme kaum dazu hinreicht, daß sie die Grünkraft jenes Tages kocht und nährt, damit sie fruchtbar werde, um Früchte hervorzubringen. Und daher ist der Smaragd stark gegen alle Schwächen und Krankheiten des Menschen, weil die Sonne ihn bereitet und weil seine ganze Substanz von der Grünkraft der Luft kommt. (...) Und wer im Kopf starken Schmerz leidet, der halte ihn an seinen Mund und wärme ihn mit seinem Atem, so daß er von diesem Atem feucht wird, und er bestreiche mit dem so feuchten die Schläfen und seine Stirn, und dann lege er ihn in seinen Mund, und es wird ihm besser gehen ([12], zit. nach [22], S. 299).

Mumia / Mumia, Pissasphaltus

Mumia ist ein Persier Wort / und wird von den Arabibus auch also genannt / ist ein Bech / so zur Bechung oder Balsamierung der todten Menschen Cörper gebrauchet worden. (...)
Die Kraft und Wirkung der Mumien / wird von den Arabern gar hoch gerühmet und gepreiset. Avicenna sagt in Medicinis cordialibus, tractt. 2 daß die Mumia warm sey in dem Ende deß andern Grads / und trocken im ersten / und hab ein sonderliche Eigenschafft die lebhaffte Geister deß Menschen zu stärcken. Rhases und Serapion schreiben ihr folgende Tugend zu / Nemlich daß sie das Hauptweh / so von Kälte komm / erstille / deßgleichen das halbe Hauptwehe / Hemicrania genennet / mit Majoranwasser in die Nasen gethan. (...)
Mit Bisem / Bibergeyl und Campher vermischt / und zu Nasenzäpfflin gemacht / und in die Naßlöcher gethan / legt es das langwirige Hauptweh ([19], S. 745 und S. 747).

3.4 Wissen und Behandlungsmethoden der Volksmedizin im 18. und 19. Jahrhundert

Noch im 18. Jahrhundert finden sich schriftliche Quellen, die der Bevölkerung neben allerlei „curieusen Artzneyen" magische Heilpraktiken „per sympathiam et antipathiam, transplantationem, amvleta et magiam natvralem, oder vermeynte Hexerey" zur Behandlung von Krankheiten empfehlen. Unter Berufung auf antike Autoren (Celsus, Scribonius, Largus, Plinius, Democritus) führt z. B. der *Zauberarzt des Valentino Kräutermann* Pflanzen wie Eisenkraut, Wegerich, Efeu, Hauswurzel und Carduibenedictenkraut sowie die Mineralien Amethyst und Gagatstein und den Torpedofisch als Heilmittel für das Hauptweh an. In diesem Zusammenhang schreibt er:

Durch die Transplantation wird auch das Haupt-Weh gehoben, wenn man nach vorhergegangener Purgation, einen Magnet zu der aus dem Haupte geschneuzten Materie, wie auch zu der Sutura coronali und Sagittali appliciret, und entweder vermittelst eines Diaphoretici, oder durch eine starcke motion den Schweiß erreget, damit der Magnet von dem Schweiß wohl impraegniret, und nach den Praeceptis der Kunst tractiret werden koenne, entweder per implantationem in fette Erde, mit Eisenkraut, Salbey, Betonien, und in hitzigen Zufällen mit Mohn, oder per impositionem, in einen Welschen Nuß Baum. Mehrers kan in Maxvelli Tr. de Curat. Magnet. Lib. III, nachgelesen werden.
Die Welsche Nüsse haben die Signatur des Haupts, die Grasgrüne Schaale des Hirn-Häutleins, weswegen auch das Saltz von den Schaalen zu den Wunden des Hirn-Häutleins ein sonderbahres Mittel ist.
Die innere etwas härtere Schaale, der Hirnschaalen Häutlein, so den Kern ümfängt, duram & piam matrem. Der Kern hat selbst des Gehirns Gestalt, deswegen er auch dem Gehirn dienlich. Denn, wenn der Kern gestossen, mit der Quinta Essentia des Weins befeuchtet, über den Scheitel des Haupts geleget wird, so stärcket er das Gehirn, und den Kopff gewaltig ([15], S. 42/43).

Im Zeitalter der Aufklärung galt jedoch unter den Gebildeten das Vertrauen in die reisenden Heilkünstler, Quacksalber, Barbiere etc. und ihre Methoden des Aderlassens und Purgierens, ihre Zauberarzneien und magischen Kuren als abergläubisch und rückständig. Mit der Zielsetzung der „Verbreitung nützlicher Aufklärung und Verbannung verderblicher Irrtümer" versuchte daher z. B. das im 18. Jahrhundert bekannteste Ratgeberbuch, das sog. *Noth- und Hülfsbüchlein* des Rudolph Zacharias Becker, die ländliche Bevölkerung davon zu überzeugen, daß es sinnvoll sei, die Behandlung von Krankheiten den dafür ausgebildeten Ärzten zu überlassen.

> Der menschliche Leib ist so künstlich gebauet, und aus so vielerley Theilen und Gliedern zusammengesetzt, daß man die Weisheit und Kunst, welche Gott daran bewiesen hat, nicht genug bewundern kann. (...) Wer dieses bedenkt, wird nun leicht begreifen, was für große Wissenschaft und Kunst dazu gehört, eine Krankheit ordentlich und mit Verstand zu curiren. Man muß nähmlich alle die tausend verschiedne Theile des menschlichen Leibes auswendig und inwendig kennen und verstehen; man muß aus gewissen Kennzeichen, aus einem besondern Schmerz in jedem Theile, aus Frost und Hitze, aus dem Pulse und Athemholen, aus dem Speichel, aus dem Schweiß, aus der Verstopfung und Oefnung des Leibes, auch aus dem Urin, und noch aus vielen andern Dingen urtheilen können, was und wo es einem Kranken fehlt; man muß tausend und mehr Kräuter und andere Dinge kennen und ihre Kraft wissen; man muß geübt seyn, zu unterscheiden, wie viel man diesem oder jenem Menschen, nach seiner Natur, von einer Arzney geben darf: denn es giebt Arzneyen, von denen ein Körnchen zu viel, den Kranken tödtet, und der geringste Fehler in einer Cur, als z. E. zur unrechten Zeit Aderlassen, purgiren, Schweiß treiben, kann einen auf zeitlebens ungesund machen, oder ihm den Tod zuziehen. Alles dieses muß man also wissen und verstehen, wenn man mit gutem Gewissen Kranke curiren will: so ein gewissenhafter Arzt sein ganzes Leben daran zu studiren hat, und doch nicht auslernt. Daraus ist nun gewiß zu schließen, daß nicht jeder Mensch sich selbst curiren kann, und Bauersleute am wenigsten, da sie nicht Zeit haben, alles dieses zu lernen.
> Was ist aber wohl von Leuten zu halten, welche von allem dem kein Wort verstehen, und sich doch damit abgeben, andere zu curiren? – Sie sind Betrüger und Mörder, die ihren Nächsten aus Gewinnsucht um Leben und Gesundheit bringen. Und was soll man von denen halten, die in Krankheiten bei Marktschreyern, Scharfrichtern, Schindern, Hirten, alten Weibern, Halbmeistern und andern Pfuschern und Pfuscherinnen Hülfe suchen? – Sie sind einfältige Betrogne, die ihr Geld wegwerfen und dazu ihre Gesundheit und ihr Leben in die Schanze schlagen. Denn wenn auch einmahl einer auf die Arzeney eines solchen Quacksalbers wieder gesund wird: so hat sich die Natur selbst geholfen, und er kann froh seyn, daß er nur für sein Geld kein Gift bekommen hat ([2], S. 307 und S. 309–311).

Rezepte zur Selbstmedikation enthält dieser Ratgeber folglich nicht mehr. Stattdessen stehen Anleitungen für eine allgemeine gesunde Lebensführung (Hygiene, Ernährung, Meidung von Branntwein etc.) sowie für das Verhalten bei Notfällen („Erste Hilfe") im Vordergrund. Trotz dieses oder ähnlicher Appelle der Aufklärung ließ sich die Volksmedizin jedoch nicht auf Prophylaxe- und Notfallmaßnahmen beschränken.

Die in der Krankheitsbehandlung durch die Jahrhunderte nachweisbare Mischung von Erfahrungs- und Zaubermedizin hat sich bis in die Gegenwart erhalten. Dies belegen unter anderem die Sammlungen und Aufzeichnungen (*Volksarzneymittel, Volksmedicin und medicinischer Aberglaube, Encyklopädie der gesammten Volksmedicin* etc.), die seit der zweiten Hälfte des 19. Jahrhunderts vor allem von Ärzten vorgenommen wurden. Diese Sammeltätigkeit speiste sich zum einen aus dem in der Romantik begründeten Motiv, gegenwärtiges Wissen oder Brauchverhalten für die Nachwelt zu bewahren, zum anderen aus der Zielsetzung der Aufklärung, Aberglauben und rückständiges Denken aufzudecken und zu beseitigen. Entsprechend werden von den gebildeten Verfassern nicht nur die im Volk verbreiteten Kenntnisse und Praktiken beschrieben, sondern häufig auch fehlende Kenntnisse bemängelt.

> Bei den beschränkten anatomischen Kenntnissen, welche das Volk und selbst die gebildeten Stände heute noch besitzen, wird das Krankheitssymptom meist als Krankheit gedeutet und demnach das Leiden kurzweg nach seinen Erscheinungen benannt ([7], S. 85).

Die in der Volksmedizin häufig fehlende Differenzierung nach Krankheitserscheinung oder -ursache wird von einigen Autoren nachträglich vorgenommen, um somit eine gewisse „Ordnung" in die Fülle der gesammelten Behandlungsmethoden bringen zu können.

> Es gibt nichts Unbestimmteres, als das Wort Kopfschmerz. Man muss vor allem hier genau unterscheiden. Man mache sich ein Bild von einem Uebel, das in den meisten Fällen nur etwas Symptomatisches, bald periodisch, bald anhaltend ist, bald den ganzen Kopf, bald nur ein Theil desselben einnimmt, dem bald Magenverderbniss, bald Fehler der ganzen Verdauung, Fehler des Magens, der Leber, der Milz, bald Gicht und Rheumatismus, bald Syphilis, Anomalien der Hämorrhoiden und der Menstruation, dem hier Nervenreize aller Art: Hypochondrie, Hysterie, Leidenschaften, Ausschweifungen in Baccho, Venere, Apolline et Minerva, dort Vollblütigkeit, unterdrückte Blutungen, Erkältungen des Kopfes wie der Füße, verschiedene fieberhafte Krankheiten, mechanische Kopfverletzungen, organische Fehler des Gehirns und seiner Umgebung, allgemeine Körperschwäche usw. zum Grunde liegen, und man hat eine flüchtige Zeichnung von demjenigen Uebel, welches wir Kopfschmerzen oder Kopfweh nennen. Daher ist dieses Uebel bald ein Zeichen fieberhafter, hitziger, bald fieberloser und langwieriger Krankheiten ([19], S. 424/425).

Anschließend listet der Autor eine Reihe von Rezepten und Behandlungsverfahren speziell für habituelles, hysterisches oder nervöses Kopfweh, für Kopfgicht, Kopfschmerz von zu viel Magensäure, fiebrigen Kopfschmerz, etc. auf. Allerdings kann eine solche Systematik den Blick für volksmedizinische Ursachenannahmen verstellen, die aus schulmedizinischer Sicht „unsinnig" erscheinen müssen, wie z. B. diejenige, daß schwarze, weiße oder rote „Elben" den Kopfschmerz bringen, oder daß – nach Finkenwärder Glauben – Kopfschmerzen von Ohrwürmern verursacht werden, die ins Hirn kriechen (vgl. [11], Bd. 5, S. 231/232).

Die in dieser Zeit entstandenen Sammlungen verzeichnen eine derartige Fülle von – häufig auch regional unterschiedlichen – Behandlungsverfahren bei Kopfschmerzen und Migräne, daß hier nur eine kleine Übersicht gegeben werden kann.

Äußerliche Anwendungen

Sie umfassen Einreibungen mit Rum oder Perubalsam, Umschläge mit kaltem Wasser, mit Essig und gequetschten Wacholderbeeren, Wermuth- oder Pechpflaster. Man macht Umschläge aus zerstoßenen kühlenden Blättern, z. B. der Weinraute, Krauseminze, Hauswurz, Brunnenkresse, des Safran oder Wegerich, mit und ohne Rosenessig vermengt. Man nimmt heiße Fußbäder mit Senf- oder Aschenzusatz, Laugenfußbäder, reibt die Füße nach dem Bad kräftig mit Flanelltüchern, legt Scheiben von Kartoffeln, Rüben oder Meerrettich, Kohlblätter, Betonien, Wein- oder Krautblätter oder in Essig aufgeweichte Brotrinde auf, oder legt sich Holunderrinde ins Genick. Auch mit Wein befeuchtete Leinwandstücke oder gewärmte, mit Kleie gefüllte Säckchen werden auf Stirn und Schläfen gelegt.

In Schwaben soll sogar ein Umschlag von Katzendreck und Essig hilfreich sein. Nach einem alten Hausrezept soll man von einer Zitrone ein Stück der Schale so abschälen, daß nichts von der weißen Innenhaut daran bleibt. Man legt dieses Stück dann mit der feuchten Seite an eine der Schläfen, wo es festklebt. In Kürze verursacht es dort einen roten Fleck und ein brennendes Jucken, wovon der Kopfschmerz verschwinden soll (vgl. [7, 13, 16, 19]).

Zur Beschwichtigung der pochenden Gehirnschmerzen – des gefürchteten Zerspringens – bindet man den Kopf so fest wie möglich in Tücher, zwischen die zerquetschte Pfirsichkerne oder Weizenkleie mit gerösteten Haferkörnern gelegt wurden. Gelegentlich wird für das Umbinden des Kopfes auch der Henkerstrick empfohlen, ein Mittel, das schon im 17. Jahrhundert erwähnt wird.

Der Strick / daran ein Dieb erhieng / hielfft für das Hauptweh / gebunden um den Krancken Kopff (zit. nach [28], S. 287).

Innerliche Anwendungen

Innerlich wird bei Kopfschmerz Brausepulver, Weinstein, Zitronensaft, Maiblumentee oder schwarzer Kaffee angewandt. Auch wird empfohlen, Wasser zu trinken, in dem drei glühende Holzkohlenstückchen gelöscht wurden, morgens nüchtern ein rohes Ei oder neun bittere Mandeln zu sich zu nehmen, abends vor dem Schlafengehen ein Glas Zuckerwasser zu trinken, einen Teelöffel voll Eau de Cologne auf Zucker einzunehmen oder – falls der Kopfschmerz von unverdaulichen Speisen herrührt – ein Brechmittel anzuwenden. Als heilsam gilt auch das Schnupfen verschiedener Substanzen wie z. B. einer Mischung aus ,,einem Loth gewöhnlichen Schnupftabaks und sechs Gran schwefelsaurem Chinin" oder geriebener Muskatnuß vermischt mit Kandiszucker. Um ,,die Flüsse abzuleiten" werden auch Schnupftabak oder

„Schneeberger" geschnupft oder auch „Spaniol", ein feiner rotbrauner spanischer Tabak, der besonders Personen, die an Migräne leiden, regelmäßige Erleichterung bringen soll. In Prag schnupft man gegen Migräne ein Pulver aus wilden Kastanien. Auch Räucherungen gegen Kopfweh werden beschrieben: Man verbrennt Salz, Weihrauch, Borax oder Agstein über Holzkohlenglut und atmet die aufsteigenden Dämpfe ein oder beräuchert damit Werg, das dann um Stirn und Schläfen gebunden wird. In Frohnleiten räuchert man mit weißem Hundekot ein Tuch aus und bindet dieses um den Kopf (vgl. [7, 13, 19, 20].

Heilhandlungen

Neben einer Fülle von Heilmitteln werden verschiedenste Heilhandlungen beschrieben. Dazu gehören die sogenannten sympathetischen Kuren, bei denen in Form bestimmter Rituale die Kopfschmerzen vom Kranken an andere Orte, auf Tiere, Pflanzen etc. übertragen werden („Transplantatio").

> Um Admont misst man mit einem Strumpfbande dreimal vom Kinn bis zur Stirne, dann dreimal von der Stirne bis zum Hinterhaupte, gewisse Sprüche dabei recitierend, und wirft schliesslich das Strumpfband rücklings hinter sich. Ebendort misst man den Kopf neunmal nach drei verschiedenen Seiten und rechnet dabei jedesmal bis Null zurück, z. B. neunmal, achtmal, siebenmal, etc. Dazu wird nach jeder Messung das Kreuzzeichen gemacht, ein Vaterunser gebetet, die ganze Procedur aber in drei aufeinanderfolgenden Tagen wiederholt und endlich das Band in fliessendes Wasser geworfen ([7], S. 87).

In der Mark wird zur Beseitigung von Kopfschmerzen ein Faden dreimal um den Kopf gewickelt und anschließend in Form einer Schlinge an einen Baum gehängt. Fliegt ein Vogel oder Käfer hindurch, so nimmt er den Kopfschmerz mit (vgl. [4]). In der Oberpfalz soll das Kopfweh dadurch vertrieben werden können, daß man einen Wasen aussticht, ihn eine Zeitlang auf den Kopf legt und dann umgekehrt wieder in den Ausschnitt zurücksetzt ([26], S. 238). In Ostpreußen und Pommern wird die Methode des sog. Bregenaufkochens beschrieben.

> Dem Kranken muß Wasser auf dem Kopf kochen! Das geschieht mittelst eines irdenen Topfes und einer Schüssel. Das Wasser kocht ohne Feuer und verschwindet ganz. Und so wie das Wasser verschwindet, sind auch die Kopfschmerzen weg ([17], S. 53).

Zu den Heilhandlungen zählt auch die Heilung durch das Wort, das Besprechen, Beböten etc. Gegen die „Elben" als Verursacher der Kopfschmerzen richtet sich der nachfolgende Spruch.

> N. N. ich rathe dir für die kleinen Leute
> für die rothen
> für die blauen
> für die schwarzen
> für die grauen
> für die gelben

> für die grünen
> für die weißen.
> Kleine Leute geht von dem (der) N. N. fort
> Im Namen ... ([8], S. 74).

Zur Heilung des Hauptscheids wird eine Mischung aus sympathetischer Kur und Besprechen eingesetzt, wie sie z. B. aus Oberfranken überliefert ist.

> Man mißt gewöhnlich mit einem Tuche, mit welchem später der Kopf zugebunden wird, vom Barte bis zum Scheitel und spricht: „Hauptscheid, leg dich hinter die Ohren, wie das Tor an den Stadel. Im Namen Gottes des Vaters usw." Dann mißt man von der Stirne bis zum ersten Halswirbel und endlich wieder vom Bart bis zum Scheitel oder kreuzweise von einer Schläfe zur anderen, wobei man immer die obigen Worte spricht. Zwischen dem jedesmaligen Messen wird ein wenig innegehalten, der Kopf fest zusammengedrückt, damit er, wie das Volk glaubt, wieder in seine Fugen zurückgeht, und endlich verbunden ([13], S. 190).

Als weitere Kopfschmerzsegen gegen das Hauptscheid oder Geschoß sind auch die nachfolgenden Sprüche belegt.

> Hirn verschließe dich, wie Maria ihren Leib verschlossen hat vor ihrem Mann.

> Nun, es walte über deinem Kopf
> Des Gottes Namen.
> Ich sah zum Laden hinaus,
> Ich sah in Gottes Haus,
> Ich sah einen weißen (weisen) Mann,
> Der dir dein Haupt segnen und helfen (heilen) kann
> (zit. nach [11], Bd. 3, S. 236).

Die Segenssprüche leiten schließlich über zu den religiösen Heilzeremonien. Zu diesen zählt die Anrufung von Heiligen, z. B. der aufgrund ihres Martyriums besonders dazu prädestinierten Kopfwehpatrone St. Alban oder St. Koloman [24]. Mit der Anrufung der Heiligen ist häufig eine Heilhandlung verbunden, bei der die Kopfwehkranken mit dem (vermeintlichen) Kopf oder einer Nachbildung des Kopfes des Heiligen berührt werden.

> Eine reine Reliquie ist der in der Klosterkirche auf dem Nonnberge zu Salzburg befindliche, aus Silber getriebene und vergoldete Kopf der hl. Erentraut (Arintrud), der aus dem Jahre 1316 stammt. Er wird unter Gebet des Priesters am 30. Juni, dem Todestag der Heiligen, sowie am 4. September, dem Übertragungstag ihrer Reliquien, den Gläubigen auf den Kopf gestellt zur Abwendung von Kopfleiden durch die Fürbitte der Heiligen. In gleicher Weise werden der Schädel des hl. Makarius in Würzburg und Teile der Hirnschale der hl. Anastasia in Benediktbeuren bei Kopfleiden verwendet ([14], S. 181).

An verschiedenen Wallfahrtsorten wird auch geweihter Wein aus dem Schädel eines Heiligen getrunken. In Verbindung mit der Bitte um Heilung werden Votivbilder oder auch hölzerne Heiligenköpfe („Kolomaniköpfe") geopfert, speziell in Salzburg und Oberösterreich auch die sogenannten Kopfurnen. Es handelt sich dabei um mit verschiedenen Getreidesorten gefüllte, oben offene Tonköpfe, die in Kirchen neben oder hinter dem Altar aufgestellt werden. Sie tragen die Gesichtszüge des Erkrankten und wurden in der Hoffnung geopfert,

> daß mit der Übertragung des Bildnisses auf die Votivgabe zugleich ein Hinüberströmen der Krankheit in das Gefäß erfolgte und so das Leiden aus dem Kopfe wich ([24], S. 52).

Wallfahrer, die an Kopfschmerzen leiden, setzen sich diese Urnen auf den Kopf, gehen mit ihnen dreimal um den Altar herum und stellen sie danach wieder an ihren Platz.

3.5 Wissen und Behandlungsmethoden der Volksmedizin in der Gegenwart

Wie verschiedene Untersuchungen aus neuerer Zeit belegen, spielt auch heute noch die Selbstbehandlung im Zusammenhang mit Kopfschmerz eine bedeutende Rolle. Einer Infratestuntersuchung zufolge (vgl. [23]) hielten bei Kopfschmerzen nur 24 % der Befragten das Aufsuchen eines Arztes für notwendig. Eine qualitative Studie des Bundesministers für Jugend, Familie und Gesundheit aus dem Jahre 1976 erbrachte zur Frage des Verhaltens bei Kopfschmerzen folgendes Ergebnis: 33 % der Befragten würden gar nichts tun, 5 % würden sich eine Arznei aus der Apotheke besorgen (Selbstmedikation), 3 % würden zu Hause bleiben und 5 % einen Arzt aufsuchen [3]. Neben der Selbstmedikation, also der Arzneimittelanwendung ohne Arztkonsultation, wird am häufigsten die Verwendung von Hausmitteln als Form der Selbstbehandlung genannt. In einer Studie des EMNID-Instituts [5] gaben 31 % der Befragten an: „Schaue im Medizinschrank nach". 17 % kaufen in der Apotheke ein Mittel, das sie kennen, 6 % verwenden immer und 10 % manchmal ein Hausmittel.

3.5.1 Darstellung einer eigenen empirischen Untersuchung

In einer eigenen, regional begrenzt im Raum Südniedersachsen durchgeführten Fragebogenerhebung wurde detailliert der Frage nach volksmedizinischem Wissen und Verhalten im Falle der am weitesten verbreiteten sog. Bagatellerkrankungen (fiebrige Erkältung, Kopfschmerzen, Magen-Darm-Beschwerden) nachgegangen.

3.5.1.1 Methode und Durchführung

Nach einer kurzen Einführung („*Bitte stellen Sie sich vor, Sie wachen eines Morgens mit starken Kopfschmerzen auf*") wurde zunächst gefragt: „*Was meinen Sie – welche Krankheit haben Sie?*" Als Antwortmöglichkeiten waren vorgesehen eine offene Antwort („*Ich habe...*") sowie die durch Ankreuzen auszuwählenden Aussagen „*Ich weiß es nicht*" und „*Ich hatte solche Krankheitsanzeichen noch nie*". (Im letzteren Fall sollten die weiteren Fragen zu diesem Krankheitsbild nicht beantwortet werden.) Gefragt wurde weiter nach den möglichen Ursachen für die Erkrankung (19 mögliche Ursachen waren zur Auswahl vorgegeben, Mehrfachantworten waren möglich).

Es folgten Fragen nach den Reaktionen auf die Krankheitsanzeichen („*Ich tue selbst etwas*", „*frage jemanden um Rat*", „*gehe zu einem Heilpraktiker*", „*gehe zu einem Arzt*") und die Reihenfolge dieser Reaktionen sowie detailliert nach dem weiteren Verhalten („*Wenn Sie selbst etwas gegen die Krankheit tun: Was machen Sie genau?*", „*Wenn Sie andere um Rat fragen: Mit wem sprechen Sie? Worüber?*", „*Wenn Sie einen Heilpraktiker oder einen Arzt / eine Ärztin aufsuchen: Wann gehen Sie zu ihm / ihr? Und was erwarten Sie dann?*"). Wiederum waren sowohl offene Antworten als auch die Auswahl vorgegebener Alternativen möglich. Abschließend wurden Fragen nach soziodemographischen Charakteristika der Untersuchungsteilnehmer gestellt sowie nach ihrem Interesse an Gesundheitsfragen, ihren bisherigen persönlichen Erfahrungen mit Krankheiten und den Quellen, aus denen sie Informationen über Gesundheits- bzw. Krankheitsfragen beziehen.

Befragt wurden 235 Personen (davon 48,9 % männlich) im Alter zwischen 15 und 82 Jahren (Mittelwert: 38,4 Jahre). Die Mehrzahl der Untersuchungsteilnehmer (45,5 %) stammte aus Städten mittlerer Größe, 40,9 % hatten Abitur. Die Teilnehmer waren nach eigenen Angaben an Gesundheitsfragen interessiert (nur 0,9 % hatten auf eine entsprechende Frage mit „*nein*" geantwortet).

3.5.1.2 Ergebnisse

Auf die Frage: „*Welche Krankheit haben Sie?*" hatten 36,2 % der Untersuchungsteilnehmer mit „*weiß nicht*" reagiert, 26,0 % mit „*hatte diese Krankheitsanzeichen noch nie*"[16]; 28,9 % antworteten mit einer Krankheitsbezeichnung, 8,1 % mit zwei und 0,9 % mit drei.

Die Analyse der Nennungen (vgl. Tabelle 3.1) macht deutlich, daß nur in einer geringen Zahl der Fälle tatsächlich Krankheitsbezeichnungen im eigentlichen Sinne angegeben wurden. 8,5 % der Befragten nannten an erster Stelle „*Migräne*", 3,4 % „*Beginn einer Erkältung*"/„*Nebenhöhlenentzündung*", 2,1 %

---

[16] Der Anteil der Befragten, der dem Symptom „Kopfschmerzen" kein Krankheitsbild zuordnen kann oder dieses Krankheitszeichen nicht aus persönlichem Erleben kennt, ist – verglichen mit den beiden anderen untersuchten Bagatellerkrankungen – hoch: Im Falle des Krankheitsbildes „fiebrige Erkältung" hatten nur 4,7 % mit „weiß nicht" und 1,3 % mit „hatte diese Krankheitsanzeichen noch nie" geantwortet. Für das Krankheitsbild „Magen-Darm-Beschwerden" betrugen die entsprechenden Angaben 19,1 % und 10,2 %.

Tabelle 3.1. Zuordnung des Symptoms „Kopfschmerzen" zu Krankheitsbezeichnungen (Nennungen an 1. oder 2. Stelle)

Krankheitsbezeichnung	1. Stelle [%]	2. Stelle [%]
Keine[a]	62,1	
Migräne/Neuralgie	8,5	0,9
Beginn einer Erkältung o. ä.	3,4	1,7
HWS-Syndrom	2,1	1,3
Menstruationsbeschwerden	0,9	0,4
Kopfschmerzen	8,9	0,4
Kater/zu viel getrunken	8,1	1,7
Schlecht geschlafen	3,4	0,4
Kreislaufschwierigkeiten/Wetterwechsel	2,1	1,7
Folgen einer vorangegangenen Krankheit	0,4	0,4

[a] Die Kategorie „Keine" umfaßt die Angaben „weiß nicht" und „hatte diese Krankheitsanzeichen noch nie".

„HWS-Syndrom"/„Bandscheibenschaden" und 0,9 % „Menstruationsbeschwerden". 8,9 % der Untersuchungsteilnehmer setzten das Symptom mit der Krankheit gleich und antworteten mit „Kopfschmerzen". Die übrigen Nennungen bezogen sich auf mögliche Ursachen für die Entstehung des Symptoms: „Kater"/„zu viel getrunken" (8,1 %), „schlecht oder wenig geschlafen" (3,4 %), „Kreislaufschwierigkeiten"/„Wetterfühligkeit" (2,1 %), „Folgen einer vorangegangenen Krankheit" (0,4 %).

Auf die Frage „Wie ist es Ihrer Meinung nach zu dieser Erkrankung gekommen?" sollten aus einer Liste von 19 Ursachenstatements alle zutreffenden angekreuzt werden. Tabelle 3.2 gibt die Ergebnisse wieder:[17]
Die Ergebnisse machen deutlich, daß sich die genannten Ursachenannahmen drei Hauptkategorien zuordnen lassen:

1. *Äußere Bedingungen*
   Folgende Faktoren wurden hier angegeben: „Wetterwechsel" (46,0 %), „Umweltbelastung" (20,7 %), „etwas gegessen oder getrunken, was ich nicht vertragen habe" (20,7 %).
2. *Eigenes Fehlverhalten*
   Eine zweite Gruppe der am häufigsten genannten Ursachen faßt eigenes Fehlverhalten zusammen: „ungesund gelebt" (42,5 %), „zu wenig an die frische Luft gegangen" (28,2 %), „leichtsinnig mit der Gesundheit umgegangen" (14,4 %).

---

[17] Die Analyse bezieht sich nur auf diejenigen Befragten, die schon einmal entsprechende Krankheitsanzeichen gehabt haben (n = 174).

Tabelle 3.2. Auftretenshäufigkeiten der Ursachenannahmen (Mehrfachnennungen waren möglich)

Ursachenannahme	Relative Häufigkeit [%]
Weil ich mich von einer vorangegangenen Krankheit noch nicht richtig erholt hatte	4,6
Durch einen Wetterwechsel	46,0
Weil ich zu wenig an die frische Luft gegangen bin	28,2
Weil ich bestimmte Medikamente nicht vertragen habe	3,4
Weil ich mich irgendwo angesteckt habe	10,3
Weil ich mich zu wenig körperlich betätigt habe	8,0
Weil ich mit meinen Lebensbedingungen unzufrieden war	10,9
Weil ich das Klima nicht vertragen habe	17,2
Weil ich mich in einer Lebensphase befand, in der sich der Körper umstellte	4,6
Weil ich eine Anfälligkeit für Krankheiten geerbt habe	5,2
Weil ich ungesund gelebt habe (Rauchen/Essen/Trinken)	42,5
Weil ich unangenehme Dinge nicht verarbeiten konnte	19,5
Jahreszeitlich bedingt	5,7
Weil ich etwas gegessen oder getrunken habe, was ich nicht vertragen habe	20,7
Weil mir Menschen, die mir nahestehen, Sorgen machten	19,5
Durch Umweltbelastungen	20,7
Weil die Anforderungen im Beruf oder Haushalt zu hoch waren	25,3
Weil ich leichtsinnig mit meiner Gesundheit umgegangen bin	14,4
Weil mein Abwehrsystem zu schwach war	5,2

3. *Psychische Belastungen*
Unter dieser Kategorie lassen sich vor allem die folgenden Antworten subsumieren: *„Anforderungen im Beruf oder Haushalt zu hoch"* (25,3 %), *„konnte unangenehme Dinge nicht verarbeiten"* (19,5 %), *„um nahestehende Menschen Sorgen gemacht"* (19,5 %).

Nach den Fragen zum Komplex „Krankheitswissen" (Zuordnung zu einem Krankheitsbild und Analyse der Ursachen) zielten die nächsten Fragen auf den Schwerpunkt „Krankheitsverhalten" ab. Zunächst wurden die Befragten gebeten anzugeben, wie – und in welcher Reihenfolge – sie nun auf diese Krankheitszeichen reagieren.

Wie die in Tabelle 3.3 dargestellten Ergebnisse zeigen, beginnt dieser Reaktionsprozeß in 89,2 % der Fälle beim Befragten selbst: 16,1 % der Untersuchungsteilnehmer tun ausschließlich selbst etwas gegen die Krankheit. Bei 11 % folgt auf die Phase der Selbstbehandlung der Besuch beim Arzt, 5,2 % suchen nach der Selbstbehandlung Rat bei anderen, und insgesamt 56,9 % der Befragten geben an, im Anschluß an die Selbstbehandlung Rat und Hilfe bei anderen und/oder beim Arzt oder Heilpraktiker zu suchen. Bei insgesamt 5,6 % der Befragten stand das Aufsuchen des Arztes an erster Stelle der möglichen

Tabelle 3.3. Reaktionen auf das Auftreten von Kopfschmerzen (n = 174)

Verhaltensweise	Relative Häufigkeit [%]
Nur Selbstbehandlung	16,1
Erst Selbstbehandlung, dann Arzt bzw. Heilpraktiker	11,0
Erst Selbstbehandlung, dann Ratsuche bei anderen	5,2
Erst Selbstbehandlung, dann weiteres	56,9
Nur Arztkonsultation	0,6
Nur Arztkonsultation, dann Selbstbehandlung	0,6
Erst Arztkonsultation, dann weiteres	4,4
Erst Ratsuche bei anderen, dann weiteres	5,0

Tabelle 3.4. Einzelreaktionen „Tue selbst etwas gegen die Krankheit" (n = 169) (Mehrfachnennungen waren möglich)

Verhaltensweise	Relative Häufigkeit [%]
Ich wende ein Hausmittel an	43,8
Ich nehme Medikamente, die ich von einer ähnlichen Krankheit her habe	46,2
Ich besorge mir Medikamente in der Apotheke	21,3
Ich schone mich	55,0
Ich halte Bettruhe	23,7
Ich ändere meine Ernährung	7,7
Ich melde mich bei der Arbeit krank	13,0

Reaktionen, davon gaben 0,6 % an, auf die Krankheitsanzeichen ausschließlich mit der Konsultation eines Arztes zu reagieren. 5 % der Befragten schließlich machten durch die Wahl ihrer Reaktionsfolge deutlich, daß sie noch vor weiteren Verhaltensmöglichkeiten den Rat anderer Personen suchten.

Wie beschreiben die Befragten nun ihr Verhalten im einzelnen? Bei den Untersuchungsteilnehmern, die angegeben hatten, selbst etwas gegen die Krankheit zu tun (n = 169), standen Verhaltensweisen wie *„Selbstmedikation"* (46,2 % bzw. 21,3 %, *„sich schonen"* (55 %) und *„Anwendung von Hausmitteln"* (43,8 %) im Mittelpunkt (vgl. Tabelle 3.4).[18]

---

[18] Zum Vergleich: Die Anwendung von Hausmitteln war mit 73,8 % die häufigste Reaktion auf Anzeichen einer fiebrigen Erkältung. Beim Krankheitsbild „Magen-Darm-Beschwerden" wurde am häufigsten (60,8 %) die Änderung des Ernährungsverhaltens genannt. Die Angaben zu den Kategorien „Schonung" und „Bettruhe" waren bei allen drei Krankheitsbildern vergleichbar, Krankmeldungen wurden am häufigsten als Reaktion auf Magen-Darm-Beschwerden angegeben (38,7 %).

Wie die Analyse der freien Antworten der Kategorie „wende Hausmittel an" zeigt (Tabelle 3.5), ergeben sich hier Überschneidungen zu den Verhaltensweisen Ruhe/Schonung, Ernährungsänderung und Selbstmedikation. Schlafen, Bettruhe oder Entspannung werden insgesamt 25mal als Reaktion auf das Auftreten von Kopfschmerzen genannt, 20mal dagegen Formen von Aktivität wie „an die frische Luft gehen, Bewegung, Gymnastik". Äußerliche Anwendungen (Bäder, Kompressen, Einreibungen mit verschiedenen Substan-

Tabelle 3.5. Auftretenshäufigkeiten von Hausmitteln (Mehrfachnennungen waren möglich)

Hausmittel	Absolute Häufigkeit (n)
Ruhe	
– Schlafen	13
– Bettruhe, Ruhe in abgedunkeltem Raum	9
– Entspannung/Entspannungsübungen	3
Aktivität	
– Frische Luft	10
– Bewegung/Spazierengehen	8
– Gymnastik/Krankengymnastik	2
Äußerliche Anwendungen	
– Kompressen / heiße oder kalte Umschläge auf Stirn oder Schläfe	16
– Schläfen einreiben mit Zitronensaft, Schwedenkräutern, japanischem Heilpflanzenöl, Tigerbalsam etc. / Massage	13
– Nackenverspannung reduzieren durch Wärme / Massage	3
– Dusche/Wechseldusche	3
– Heißes Bad/Entspannungsbad (mit oder ohne Kräuterzusatz)	9
– Kalte Armbäder	1
– Wärmflasche	1
– Rotlicht	1
– Kamillendampfbad	2
Innerliche Anwendungen	
– Fasten	2
– Zwieback	2
– Rollmöpse	1
– Saure Gurke	1
– Viel Flüssigkeit	1
– Mineralwasser	1
– Starker Kaffee	8
– Kaffee mit Zitrone	1
– Schwarzer Tee	6
– Kräutertee	3
– Hühnerbrühe	1
– Schwedenkräuter	2
– „JHP Rödler"	3
– Obst/Obstsaft/Vitamin C	4
– Inhalieren	1
– Gurgellösung	1

zen, Massagen, etc.) werden insgesamt 49mal beschrieben, und 36mal werden diätetische Verhaltensweisen aufgeführt. Interessant ist, daß die Einnahme von „Aspirin" von einer großen Zahl der Untersuchungsteilnehmer als Anwendung eines Hausmittels angesehen und in dieser Kategorie genannt wird!

„Aspirin" steht mit 63 Nennungen (80,8 %) auch mit weitem Abstand an der Spitze der genannten Medikamente (Tabelle 3.6).

Häufig aufgeführt wurden daneben „Aspirin plus C" sowie „ASS-ratiopharm". 21 Befragte gaben Kopfschmerztabletten bzw. Schmerzmittel (ohne Markennennung) an, 13 nannten weitere Analgetika, 10 Personen andere Medikamente, darunter auch ein Psychopharmakon.

Von den 125 Befragten, die angegeben hatten, andere Personen im Zusammenhang mit dem Auftreten des Krankheitsanzeichens Kopfschmerzen um Rat zu fragen, sprach die überwiegende Mehrzahl mit dem Partner bzw. der Partnerin oder mit den Eltern (hier eher mit der Mutter als mit dem Vater; Tabelle 3.7).

Tabelle 3.6. Auftretenshäufigkeiten von Medikamenten (Mehrfachnennungen waren möglich)

Medikament	Absolute Häufigkeit (n)
Schmerzmittel/Kopfschmerztablette (ohne Marke)	21
„Aspirin"	63
„Aspirin plus C"	4
„ASS-ratiopharm"	5
Andere Analgetika	13
Andere Medikamente	10
Halskrawatte	1
Japanisches Heilöl/Tigerbalsam	3

Tabelle 3.7. Einzelreaktionen „Frage jemanden um Rat" (n = 125) (Mehrfachnennungen waren möglich)

Mit wem sprechen Sie?	Relative Häufigkeit [%]
Partner/Partnerin	40,0
Eltern	15,2
Geschwister	0,8
Andere Verwandte	3,2
Freunde	8,8
Kollegen/Bekannte/Nachbarn	1,6
Partner und andere	15,2
Verwandte und andere	7,2
Mehr als zwei Nennungen	8,0

Am wichtigsten ist dabei die Beratung darüber, was man gegen die Krankheit tun kann (79,2 %), gefolgt von gemeinsamen Überlegungen, wie es zu der Krankheit gekommen sein kann (46,4 %), und welcher Krankheit die Symptome wohl zuzuordnen sind (40,8 %)[19] (Tabelle 3.8).

Von den Befragten, die bei Kopfschmerzen eine(n) Ärztin/Arzt bzw. Heilpraktiker(in)[20] aufsuchen, tun dies 9,5 % bereits am Tag des Auftretens der Beschwerden (Tabelle 3.9). Die überwiegende Mehrzahl entscheidet sich zu einer Konsultation, wenn die Symptome nach 2 oder 3 Tagen nicht abgeklungen sind, weitere 24,1 % suchen Arzt oder Heilpraktiker am 4.–7. Krankheitstag auf.[21]

Tabelle 3.8. Einzelreaktionen „Frage jemanden um Rat" (n = 125) (Mehrfachnennungen waren möglich)

Worüber sprechen Sie?	Relative Häufigkeit [%]
Darüber, welche Krankheit ich wohl habe	40,8
Darüber, wie es zu der Krankheit gekommen sein kann	46,4
Darüber, wie schlimm die Krankheit ist	27,2
Darüber, was man gegen die Krankheit tun kann	79,2
Darüber, wie lange ich wohl noch krank sein werde	11,2
Über etwas anderes	10,4

Tabelle 3.9. Einzelreaktionen „Suche einen Heilpraktiker oder einen Arzt/eine Ärztin auf" (n = 137) (Mehrfachnennungen waren möglich)

Wann gehen Sie zu ihm/ihr?	Relative Häufigkeit [%]
Am selben Tag	9,5
Am 2. oder 3. Tag	47,4
Am 4.–7. Tag	24,1
Nach einer Woche	9,5
Noch später	10,2

---

[19] Diese drei Aspekte wurden – in derselben Reihenfolge – auch bei den anderen beiden untersuchten Krankheitsbildern am häufigsten genannt.

[20] Von den Befragten (n = 235) hatten nur 17 % schon einmal eine(n) Heilpraktiker(in) aufgesucht.

[21] Hier ergeben sich ebenfalls wieder Übereinstimmungen mit den Verhaltenstendenzen bei den anderen beiden Krankheitsbildern. Auch bei diesen Beschwerdebildern konsultiert die überwiegende Mehrheit der Befragten einen Arzt bzw. Heilpraktiker am 2. oder 3. Tag. Am zweithäufigsten wird jeweils der Zeitraum 4.–7. Tag angegeben.

Tabelle 3.10. Einzelreaktionen „Suche einen Heilpraktiker oder einen Arzt/eine Ärztin auf" (n = 137) (Mehrfachnennungen waren möglich)

Was erwarten Sie dann?	Relative Häufigkeit [%]
Ich möchte genau wissen, was ich habe	75,9
Ich möchte wissen, wie es zu der Krankheit kam	35,8
Ich möchte wissen, wie lange ich noch krank sein werde	26,3
Ich möchte wissen, ob ich selbst etwas gegen die Krankheit tun kann	67,9
Ich möchte mir Medikamente verschreiben lassen	48,2
Ich möchte mich krankschreiben lassen	12,4
Etwas anderes	2,9

Der Arztbesuch kann aus sehr unterschiedlichen Gründen erfolgen (Tabelle 3.10). Am häufigsten (75,9 %) ist er nach Angaben der Befragten mit der Erwartung verknüpft, eine genaue Diagnose gestellt zu bekommen. Als zweithäufigstes Motiv (67,9 %) geben die Untersuchungsteilnehmer an, sie möchten wissen, ob sie selbst etwas gegen die Krankheit tun können. Erst dann werden der Wunsch nach Verschreibung von Medikamenten (48,2 %) bzw. nach Erklärung der Krankheitsursachen (35,8 %) genannt. Nur 12,4 % der Befragten, die wegen Kopfschmerzen einen Arzt oder Heilpraktiker aufsuchen, verbinden mit diesem Besuch den Wunsch, sich krankschreiben zu lassen.[22]

3.5.2 Zusammenfassende Diskussion

Zusammengefaßt machen die Ergebnisse deutlich, daß das Auftreten vertrauter Krankheitsanzeichen wie z. B. Kopfschmerzen zunächst zu einer Orientierung der Betroffenen im Rahmen des volks- bzw. laienmedizinischen Systems führt. Selbstmedikation, Anwendung von Hausmitteln und die Ratsuche bei Verwandten oder Freunden stehen am Anfang des Orientierungs- und Behandlungsprozesses. Dabei zeigt sich, daß das volksmedizinische Repertoire an Behandlungsmaßnahmen im Falle von Kopfschmerzen neben Verhaltensweisen, die auf Ruhe oder auch im Gegenteil auf Aktivität abzielen, eine Vielfalt von z.T. schon seit Jahrhunderten bekannten äußerlichen (z. B. Kompressen mit Zitro-

---

[22] Die Analyse der Ergebnisse unter den Bedingungen „fiebrige Erkältung" und „Magen-Darm-Beschwerden" ergibt dieselbe Reihenfolge der Erwartungen an den Arztbesuch. Allerdings wird beim Krankheitsbild „fiebrige Erkältung" der Wunsch nach Krankschreibung doppelt so häufig (37,7 %) geäußert wie bei Kopfschmerzen. Eine Erklärung der Krankheitsursachen erwarten bei einer Erkältungskrankheit nur 21,3 % der Befragten, im Falle von Magen-Darm-Beschwerden dagegen 46,6 %.

nensaft) und innerlichen (z. B. starker Kaffee) Anwendungen umfaßt. Neu ist, daß mit dem (den nichtsteroidalen Antiphlogistika/Antirheumatika zuzurechnenden) Analgetikum „Aspirin" ein – allerdings nicht verschreibungspflichtiges – Medikament inzwischen als Hausmittel angesehen wird.

Bestehen die Symptome trotz der selbst eingeleiteten Behandlungsmaßnahmen weiter, so konsultieren die Betroffenen – in der Mehrzahl am 2. oder 3. Tag nach Auftreten des Symptoms – einen Vertreter des professionellen medizinischen Systems. Aber auch dieser Besuch wird weniger von der Erwartung geleitet, der Arzt möge nun aufgrund seiner fachlichen Kompetenz das weitere Vorgehen bestimmen, d. h. beispielsweise Medikamente verschreiben oder krankschreiben. Vorrangiger erscheinen den Untersuchungsteilnehmern eine genaue Diagnose sowie eine Anleitung zur angemessenen Selbstbehandlung.

Die Informierung, Beratung und Behandlung durch einen Arzt oder Heilpraktiker stellt also nur einen – und in der zeitlichen Abfolge zumindest bei Bagatellerkrankungen häufig den letzten – Schritt im Prozeß der Auseinandersetzung mit Krankheitsanzeichen dar. Dies wird auch anhand der Antworten auf die Frage nach den Informationsquellen über Gesundheits- bzw. Krankheitsfragen deutlich (Tabelle 3.11). Zwar stehen Ärzte mit 65,5 % der Nennungen an erster Stelle, wenn es um Personen als Informationsquellen geht. Der Einfluß der Medien wie Fernsehen (66,4 %), Zeitungen (42,1 %) und Illustrierte (37,9 %) muß jedoch ebenfalls als wichtig gewertet werden.

46,4 % der Befragten gaben an, sich durch Bücher über Gesundheits- bzw. Krankheitsfragen zu informieren. Hier sollen abschließend zwei Beispiele aktueller Gesundheitsratgeber belegen, daß auch in der heutigen Zeit neben den Hausmitteln magische Heilpraktiken fortbestehen und verbreitet werden.

So werden in dem Buch *Aus meinem Rezeptschatzkästlein* bei Kopfschmerzen allgemein bzw. speziell bei Migräne die folgenden Maßnahmen empfohlen [6]:

Tabelle 3.11. Nutzung von Informationsquellen über Gesundheits-/Krankheitsfragen (n = 235) (Mehrfachnennungen waren möglich)

Informationsquelle	Relative Häufigkeit [%]
Illustrierte	37,9
Zeitungen	42,1
Fernsehen	66,4
Rundfunk	23,4
Bücher	46,4
Aufklärungsschriften	43,8
Plakate	7,2
Ausstellungen	5,5
Ärzte	65,5
Apotheker	17,4
Familienangehörige	37,4
Freunde / Bekannte	41,3

Gegen Migräne

Schnell hilft: Den Nordpol eines Stabmagneten etwas angewärmt an die schmerzenden Stelle halten ([6], S. 88).

Gegen Kopfschmerzen

Schau gegen den Himmel und sprich: Ich schaue da hinauf, ich schaue in ein Gotteshaus, der dreiheilige Mann, er schaut mich an, der mir mein Kopfweh wegnehmen kann ([6], S. 112).

Ihre besondere Bedeutsamkeit beziehen die als Abschluß dieses Kapitels zitierten Rezepte gegen Kopfschmerzen dadurch, daß sie – wie die Autorin behauptet – der geheimnisvollen Volksmedizin der Zigeuner entstammen. Gleichzeitig wird ihnen durch die in Anmerkungen beigefügte Analyse der heilkräftigen Inhaltsstoffe ein wissenschaftlicher Anstrich gegeben.

Das getrocknete Herz eines Wiesels wird zerkleinert, mit warmem Wachs vermischt und auf die Stirn gestrichen. Das lindert den Kopfschmerz. Kügelchen aus demselben Material heilen, in die Ohren gesteckt, Ohrenschmerzen.
Anmerkung:
Purinstoffe, die besonders in Herz und Leber enthalten sind, können Einfluß auf die Gehirndurchblutung ausüben und auf diese Weise Kopfschmerzen lindern.

Tränke einen Leinenlappen in Essig, am besten Obstessig, und winde ihn dir um den schmerzenden Kopf. Am nächsten Morgen, noch vor Sonnenaufgang, gehst du damit in den Wald und hängst den Lappen dort an einen Baum. Dabei sprichst du:
Schmerz, du Schmerz in meinem Kopf!
Mit dem Vater alles Schlechten
Sollst du Schmerz, verfluchter, rechten.
Bleib jetzt hier, sei doch so klug,
Mich gequält hast du genug ([28], S. 181 und 209).

Literatur

1. Albertus Magnus (1508) Das buch der versammlung oder das buch der heymligkeiten Magni Alberti von den tugenden der krüter und edelgestein und von etlichen thieren. Straßburg
2. Becker RZ (1980) Noth- und Hülfsbüchlein für Bauersleute, Nachdruck der Erstausgabe von 1788. Harenberg, Dortmund
3. Bundesminister für Jugend, Familie und Gesundheit (Hrsg) (1976) Qualitative Grundlagenstudie zum Arzneimittelverhalten. Kohlhammer, Stuttgart
4. Busch M (1877) Deutscher Volksglaube. Leipzig
5. EMNID Institut für Markt- und Sozialforschung (Hrsg) (1976) Arzt, Arzneimittel und Selbstmedikation aus der Sicht der Bevölkerung. Bielefeld
6. Flach G (1984) Aus meinem Rezeptschatzkästlein, 15. Aufl. Bauer, Freiburg

7. Fossel V (1885) Volksmedicin und Medicinischer Aberglaube in Steiermark. Ein Beitrag zur Landeskunde. Leuschner & Lubensky, Graz
8. Frischbier H (1870) Hexenspruch und Hexenbann. Ein Beitrag zur Geschichte des Aberglaubens in der Provinz Preußen. Berlin
9. Gesner C (1563) Thierbuch, durch C. Forer in das Teutsch gebracht und in eine kurze komliche ordnung gezogen. Zürich
10. Gesner C (1983) Allgemeines Thier-Buch: d. ist: eigentl. und lebendige Abb. aller vierfüssigen ... Thieren ..., sampt e. ausführl. Beschreibung .../vormahls durch Conradum Gesnerum in lat. Sprache beschrieben u. nachmahls durch Conradum Forerum ins Teutsche übers. In d. heutige teutsche Sprache gebracht u. erw. durch Georgium Hostium, 3. Aufl., Nachdr. d. Ausg. Frankfurt am Main: Serlin, 1669. Schlütersche, Hannover
11. Handwörterbuch des deutschen Aberglaubens (HDA) (1987) 10 Bde. Erstausgabe 1927–1941, hrsg. von H. Bächtold-Stäubli u. E. Hoffmann-Krayer. De Gruyter, Berlin New York
12. Hildegard von Bingen (1881) Physica sive subtilitatum diversarum naturarum Creaturarum libri IX. In: Migne Patrologiae Cursus completus. Tom. CXCVII. Paris
13. Hovorka O von, Kronfeld A (Hrsg) (1909) Vergleichende Volksmedizin. Eine Darstellung volksmedizinischer Sitten und Gebräuche, Anschauungen und Heilfaktoren, des Aberglaubens und der Zaubermedizin, 2 Bde. Strekker & Schröder, Stuttgart
14. Jungbauer G (1934) Deutsche Volksmedizin. Ein Grundriß. De Gruyter, Berlin
15. Kräutermann V (1725) Der Curieuse und vernünfftige Zauber-Artzt. Welcher lehrt und zeiget, Wie man nicht alleine ex triplici regno curieuse Artzneyen verfertigen / Sondern auch per sympathiam et antipathiam, transplantationem, amvleta et magiam natvralem, d oer vermeynte Hexerey, Die vornehmsten Kranckheiten des menschlichen Leibes glücklich curiren könne. Niedt, Arnstadt
16. Lammert G (1869) Volksmedicin und medicinischer Aberglaube in Bayern und den angrenzenden Bezirken, begründet auf die Geschichte der Medizin und Kultur (reprografischer Neudruck, München, 1969). Würzburg
17. Lemke E (1884–1899) Volkstümliches in Ostpreußen, 3 Teile. Mohrungen
18. Lonicerus A (1679) Kreuterbuch. Matthäus Wagner
19. Most GF (1843) Encyklopädie der gesammten Volksmedizin, Neudruck Graz 1973. Brockhaus, Leipzig
20. Osiander JF (1826) Volksarzneymittel und einfache, nicht pharmazeutische Heilmittel gegen Krankheiten des Menschen. Göttingen
21. Pfeiffer F (1863) Zwei deutsche Arzneibücher aus dem 12. und 13. Jahrhundert. Phil.-hist. Sitzungsbereich der Akademie 2: 110–200
22. Portmann ML (Übers.) (1991) Hildegard von Bingen. Heilkraft der Natur. ,,Physica". Das Buch von dem inneren Wesen der verschiedenen Naturen der Geschöpfe. Pattloch, Augsburg
23. Recke D von der (1978) Empirische Sozialforschung im Gesundheitswesen. Pharmazeut Zeitung 123: 2143–2146
24. Richter E (1951) Kopfwehvotive. Österreichische Zeitschrift für Volkskunde N 55: 45–55
25. Rothschuh KE (1978) Konzepte der Medizin in Vergangenheit und Gegenwart. Hippokrates, Stuttgart
26. Schönwerth F (1857–59) Aus der Oberpfalz. Sitten und Sagen, 3 Teile. Augsburg
27. Senger G (1987) Zigeunermedizin. Komm, ich mach dich gesund, 2. Aufl. Ariston, Genf

28. Seyfarth C (1913) Aberglaube und Zauberei in der Volksmedizin Sachsens. Ein Beitrag zur Volkskunde des Königreichs Sachsen. Leipzig
29. Zotter H (1986) Antike Medizin. Die medizinische Sammelhandschrift Cod. Vindobonensis 93 in lateinischer und deutscher Sprache. Akademische Druck- und Verlagsanstalt, Graz

4 Pathophysiologie, Klinik, Diagnostik und Differentialdiagnose der Migräne

Hans-Christoph Diener

4.1 Pathophysiologie der Migräne

In den letzten Jahren kumulieren klinische und experimentelle Erkenntnisse, die belegen, daß die Migräne eine biologisch begründete Funktionsstörung des Gehirns darstellt und nicht – wie früher vermutet – eine Erkrankung psychosomatischer Genese ist. Psychische Veränderungen bei Patienten mit häufigen Migräneattacken sind fast immer sekundärer Natur. Die Patienten leiden unter der Tatsache, daß ihnen eine funktionelle Genese der Kopfschmerzen unterstellt wird („sie nimmt ihre Migräne"). Auch die Rolle externer Triggerfaktoren wie bestimmter Nahrungsmittel, Wetterumschwung oder Streß, wird – bedingt durch ein immanentes Rationalisierungsbedürfnis – überschätzt. Häufig werden sowohl von den Patienten als auch von ihren behandelnden Ärzte Triggerfaktoren mit Ursachen verwechselt.

Definition

Bei der Migräne kommt es auf dem Boden einer genetischen Disposition zu zyklischen Variationen der inneren Bereitschaft, auf einen externen Trigger mit einer Migräneattacke zu reagieren. Während der Migräneattacke kommt es zu Veränderungen der kortikalen neuralen Aktivität, Änderungen der Durchblutung, Modulation von Neurotransmittern (v. a. Serotonin sowie dem sog. Calcitonin-gene-related-Peptid, CGRP) und wahrscheinlich zu einer aseptischen perivaskulären Entzündung der Duraarterien.

Im folgenden sollen die typischen Abläufe einer Migräneattacke dargestellt und der Versuch einer pathophysiologischen Erklärung unternommen werden.

4.1.1 Prodromalphase einer Migräneattacke

Die klinischen Symptome der Prodromalphase, die meist 24 h (gelegentlich auch bis zu 48 h) vor der eigentlichen Migräneattacke beginnt, sprechen am ehesten für eine Änderung der Funktion von Zwischenhirn und Hypothalamus.

Tabelle 4.1. Symptome der Prodromalphase von Migräneattacken, erhoben bei 40 Migränepatienten. (Übersetzt und mod. nach Blau [2]

Symptom	Plus-Symptome	Minus-Symptome
Psyche	Irritierbar, submanisch	Rückzug
Verhalten	Reizbar, überaktiv	Gleichgültig, ungeschickt
Aussehen		Augenringe, blass
Neurologisch	Gähnen, lichtempfindlich, lärmempfindlich, schläfrig	Müde, Akkommodationsstörung, Sprache verwaschen, Wortfindungsstörungen, Konzentration vermindert
Muskulatur	Nacken steif	Muskelschwäche
Nahrung	Heißhunger, Stuhlgang	Anorexie Verstopfung
Flüssigkeit	Polyurie, Durst	Ödeme

Typische Symptome sind in Tabelle 4.1 wiedergegeben [1, 2]. Bisher ist unklar, ob es sich um die ersten vorwiegend vegetativen Störungen der Migräneattacke handelt oder ob Schwankungen endogener Rhythmen zur Auslösung einer Migräneattacke disponieren, wenn zusätzlich ein Triggerreiz hinzukommt.

4.1.2 Auraphase einer Migräneattacke

Etwa 10–15 % aller Migränepatienten leider unter einer Migräne mit Aura. Dies bedeutet aber keineswegs, daß bei solchen Patienten alle ihre Migräneattacken immer mit einer Aura einhergehen. Vielmehr sind Migräneattacken mit Aura seltener als solche ohne Aura. Isolierte Auren ohne konsekutive Kopfschmerzen (vgl. 5.6.5) sind beim erstmaligen Auftreten oder bei über 40jährigen Patienten schwer von transienten ischämischen Attacken zu differenzieren (vgl. 4.5).

Bevorzugt treten solche Aurasymptome auf, die auf den visuellen Kortex zu beziehen sind. Verschwommensehen, wandernde oder wachsende Skotome und Fortifikationen. Seltener sind Dysästhesien, Hypästhesien und Sprachstörungen. Ungeklärt ist, warum in diesem Zusammenhang Arme und Hände von Migränepatienten häufiger von passageren neurologischen Funktionsstörungen betroffen sind als ihre Beine.

Bei der pathophysiologischen Erklärung der Aura prallen die beiden aktuellsten Theorien aufeinander. Messungen der regionalen Hirnblutung während akuter Migräneattacken mit Aura zeigten eine Abnahme der Durchblutung zunächst im Okzipitalpol des Gehirns, im weiteren Verlauf der Attacke dann eine langsame Wanderung dieser Oligämie von okzipital nach parietal und temporal.

Das Ausbreitungsmuster der geschilderten Minderdurchblutung, das sich nicht an kortikale Versorgungsgebiete zerebraler Arterien hält, erinnert an die sog. ,,spreading depression", ein elektrophysiologisches Phänomen, das bei niedrigeren Säugetieren nach Reizung des Kortex beobachtet werden kann [11, 12]. Bei der ,,spreading depression" kommt es nach einem kurzen Exzitationsimpuls zu einer Hemmung der kortikalen Aktivität, die sich mit einer Geschwindigkeit von 2–3 mm/min über den Kortex ausbreitet. Bisher ist ungeklärt, ob es bei der Migräne primär zu einer Hemmung der Hirnaktivität und konsekutiv zu einer Minderung der Hirndurchblutung oder umgekehrt kommt [15, 16].

Bei exogen induzierten Migräneattacken durch Injektion von Xenon in die A. carotis interna zeigte sich bereits vor Beginn der Aurasymptome eine kortikale Hypoperfusion. Noch während der Auraphase ändert sich die Hirndurchblutung. Anschließend kommt es zu einer Luxusperfusion, die – wie in Abb. 4.1 schematisch dargestellt – länger anhält als die Dauer der Kopfschmerzen

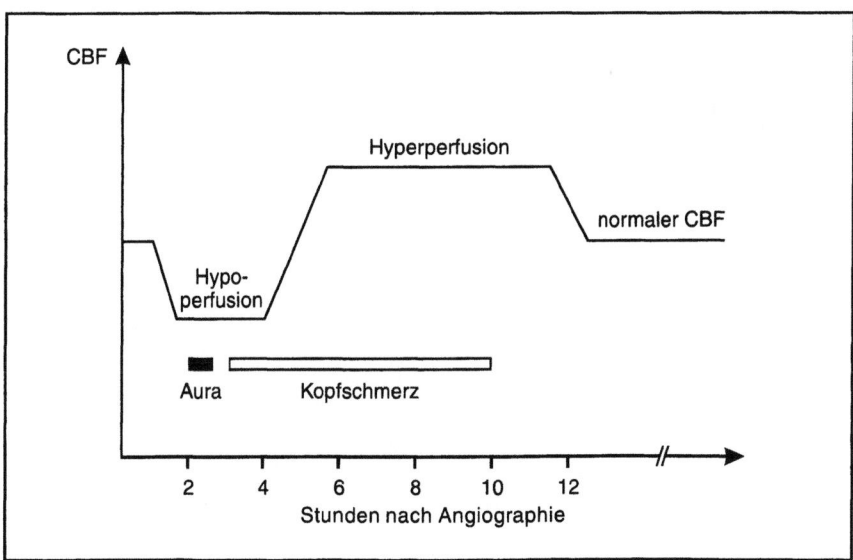

Abb. 4.1. Schematische Darstellung der Abfolge von Aurasymptomen und Kopfschmerzen während einer Migräneattacke und Zuordnung dieser Symptome zu den während dieser Zeit zu beobachtenden Durchblutungsverhältnissen des zerebralen Blutflusses *(CBF)*. (Nach Olesen et al. [16])

[16]. Diese Diskrepanz zwischen Hirndurchblutung und klinischen Symptomen ist bisher ungeklärt. Gegen die Annahme einer „spreading depression" spricht allerdings die Tatsache, daß dieses Phänomen bei Primaten nicht ausgelöst werden kann. Auch beim Menschen ist es bei epilepsiechirurgischen Eingriffen nicht gelungen, dieses Phänomen iatrogen zu provozieren [19].

Gegen die Annahme einer reinen Durchblutungsänderung spricht die Tatsache, daß bei Patienten nach Subarachnoidalblutung in der transkraniellen Dopplersonographie weitaus dramatischere Änderungen der Strömungsgeschwindigkeiten intrazerebraler Gefäße beobachtet werden können, ohne daß deswegen neurologische Ausfälle resultierten. Bei Migräneattacken ohne Aura konnten zu keinem Zeitpunkt Veränderungen der regionalen Hirndurchblutung festgestellt werden [15].

4.1.3 Kopfschmerzphase einer Migräneattacke

Nur wenige Strukturen innerhalb des Schädels sind tatsächlich schmerzempfindlich. Es sind dies die Dura mater, die Venen und Sinus sowie die Arterien im Subarachnoidalraum und in der Dura mater. Mehrere Arbeitsgruppen konnten in letzter Zeit die Existenz sensorischer Nervenfasern in den Gefäßwänden zerebraler Arterien nachweisen [5]. Ein Teil dieser Afferenzen ist offenbar in der Lage, Schmerzinformationen zu vermitteln. Diese Fasern enden im zentralen Trigeminuskern, der seinerseits unter Kontrolle des periaquäduktalen Graus steht, einer Gehirnstruktur, die bekanntermaßen schmerzmodulierende Wirkung hat. Elektrische Stimulation von Ganglienzellen des Trigeminus führt im Tierexperiment zu einer Extravasation gefäßaktiver Substanzen, die zu einer aseptischen Entzündung in der Dura mater führen [13, 14]. Ergotamintartrat und Sumatriptan, ein am $5-HT_1$-like-Rezeptortyp der Serotoninrezeptorenfamilie agonistisch wirkendes Medikament (vgl. Kap. 12 und 16), waren in diesen Experimenten in der Lage, die Entzündungsreaktion zu hemmen [3]. Diener et al. [4] konnten in Untersuchungen mit Hilfe der transkraniellen Dopplersonographie bestätigen, daß die Wirkung von Ergotamin offenbar nicht von seiner vasokonstriktorischen Wirkung abhängt.

Früher war angenommen worden, daß die Dilatation extrakranieller Arterien den Kopfschmerz erzeugt. Im Tierexperiment läßt sich eine ausgeprägte Dilatation extrakranieller Arterien durch Stimulation der Trigeminuskerne hervorrufen. Die peripheren Neurotransmitter an den Gefäßterminalen sind vasoaktives intestinales Polypeptid (VIP), Substanz P (SP) und Calcitonin-gene-related-Peptid (CGRP). CGRP läßt sich im venösen Blut (V. jugularis) während akuter Migräneattacken beim Menschen nachweisen [6]. Die zentralen trigeminalen Kerne reichen bis nach spinal in Höhe von C_2 und projizieren zu Neuronen mit Afferenzen aus den oberen zervikalen Wurzeln. Dieser Sachverhalt erklärt, warum es bei der Migräne neben dem temporalen Kopfschmerz auch zu ausgeprägten Nackenschmerzen kommen kann. Stimulation des im Hirnstamm gelegenen Locus coeruleus beim Primaten führt frequenzabhängig entweder zu einer ipsilateralen Minderung der zerebralen Durchblutung und bei höheren Stimulationsfrequenzen zu einer Normalisierung des intrakraniellen Blutflusses oder aber zu einer Zunahme der Durchblutung in den extrakraniellen Arterien, die bis zu 20 % ausmachen kann [7, 8]. Der wichtigste Neurotransmitter im Locus coeruleus ist Noradrenalin. Stimulation des im Zwischenhirn gelegenen dorsalen Raphekernes bedingt eine Zunahme der zerebralen Durchblutung. Der entscheidende Neurotransmitter in dieser Gehirnstruktur ist Serotonin oder 5-Hydroxytryptamin (5-HT), wie dieser Transmitter auch genannt wird.

Die Rolle von Serotonin bei der Migräne ist noch nicht endgültig geklärt [10]. Zweifelsfrei wird während der Migräneattacke Serotonin freigesetzt. Bekannt ist, daß die Applikation von Serotonin selbst die Symptome einer Migräneattacke lindern kann. Wegen seiner Nebenwirkungen kann Serotonin aber nicht therapeutisch eingesetzt werden. Der genaue Wirkungsmechanismus des neuen 5-HT-Agonisten Sumatriptan (vgl. Kap. 16) ist noch nicht geklärt. Die Substanz soll die Blut-Hirn-Schranke nicht überwinden und wirkt vasokonstriktorisch an zerebralen Arterien.

Die bisher genannten Veränderungen vor und während akuter Migräneattacken erklären nur einen Teil der Phänomenologie dieser Attacken. Eine wichtige, wenn auch noch letztendlich ungeklärte Rolle spielen Veränderungen zentral und an Gefäßwänden wirksamer Transmitter wie Noradrenalin, Serotonin, Substanz P, VIP, Neuropeptid Y, Tachykinin, Calcitonin-gene-related-Peptid und Dynorphin B [5].

4.1.4 Versuch einer Synthese bekannter Fakten und Konzepte

Der Versuch, die pathogenetischen Abläufe bei einer Migräneattacke zu beschreiben, muß sowohl die Auraphase als auch die Kopfschmerzphase umfassen. Auf dem Boden einer erblichen Disposition kommt es entweder durch Änderungen interner Zeitgeber, Änderungen von Hormonspiegeln (im Rahmen des Zyklusgeschehens bei Patientinnen) oder Änderungen im sympathischen Nervensystem (nach Einwirkung von Streßfaktoren) zu einer Modulation der inneren Reaktionsbereitschaft, so daß externe Triggerreize (Alkohol, Hunger etc.) eine Migräneattacke auslösen können (Abb. 4.2).

Initial kommt es zu einer Hemmung kortikaler neuronaler Aktivität mit entsprechenden neurologischen Ausfall- oder Reizerscheinungen (Skotom, Parästhesien etc.). Die Modulation neuronaler Aktivität im Locus coeruleus und in den Trigeminuskernen führt zu Änderungen des Gefäßtonus zerebraler Gefäße und über die Freisetzung vasoaktiver Substanzen wie Serotonin und Substanz P zu einer Aktivierung von Prostaglandinen und zur Degranulation von Mastzellen. Die daraus resultierende aseptische Entzündungsreaktion in den perivaskulären Anteilen von Duraarterien führt zum typischen Kopfschmerz. Die Mitbeteiligung weiterer vegetativer Zentren im Hirnstamm resultiert in Übelkeit, Erbrechen, Harndrang, Schweißausbrüchen und Hypotonie.

Mit diesem Modell könnte die Wirksamkeit von Acetylsalicylsäure (Eingriff in den Prostaglandinstoffwechsel), Ergotamin und des neuen Serotoninrezeptoragonisten Sumatriptan (Hemmung der aseptischen perivaskulären Entzündung) bei der Behandlung akuter Migräneattacken erklärt werden. Die prophylaktische Wirkung von β-Rezeptorenblockern müßte demnach über eine Modulation des zentralen noradrenergen Systems und die Wirkung der Serotoninantagonisten über die Modulation zentraler Biorhythmen erklärt werden [18]. Wie Flunarizin wirken könnte, ist noch unbekannt (vgl. Abb. 4.2).

4.2 Klinik der Migräne

4.2.1 Migräne ohne Aura

Bei der Migräne ohne Aura (früher oft als „einfache Migräne" bezeichnet) handelt es sich um eine Erkrankung mit wiederkehrenden Kopfschmerzattacken, die zwischen 4 und 72 h anhalten (vgl. Tabelle 5.2). Der Kopfschmerz ist pulsierend, von mittlerer oder starker Intensität und wird durch körperliche Anstrengung verstärkt. Die Kopfschmerzen sind in mehr als der Hälfte der Attacken halbseitig lokalisiert, wobei die Seite sowohl von einer zur nächsten Attacke als auch innerhalb einer Attacke wechseln kann. Bevorzugte Schmerzlokalisationen sind die Temporalregion, der okzipitonuchale Übergangsbereich und die periorbital-frontale Region.

Begleitsymptome sind Übelkeit, Erbrechen, Licht-, Lärm- und Geruchsempfindlichkeit sowie vor der Attacke Flüssigkeitseinlagerung und während der Attacke dann Polyurie und Diarrhö. Der Beginn einer Migräneattacke liegt meist in den frühen Morgenstunden. Typische Provokationsfaktoren sind Regelblutung, Ovulation, vorheriger Alkoholgenuß, Aufenthalt in verqualmten Räumen, Änderung des Schlaf-/Wachrhythmus (vgl. 8.2), während oder nach streßreichen Situationen, Abfall des Koffeinspiegels und gelegentlich Nahrungsmittel wie Schokolade, Käse oder Zitrusfrüchte. Die sichere Diagnose einer Migräne kann erst gestellt werden, wenn mindestens 5 Attacken abgelaufen sind, die der dargestellten Symptomatologie entsprechen (vgl. 5.5).

4.2.2 Migräne mit Aura

Bei der Migräne mit Aura (früher oft auch als „klassische Migräne" oder als „migraine accompagnée" bezeichnet) kommt es zu neurologischen Symptomen, die meist dem Kortex (Sensibilitätsstörungen, Skotome, Hemianopsie, Aphasie) oder dem Hirnstamm (Paraparese, Schwindel mit Nystagmus, Ataxie) zuzuordnen sind, sich über einen Zeitraum von 5 bis 20 min langsam entwickeln und spätestens nach 60 min wieder vollständig abgeklungen sind (vgl. 5.6.1).

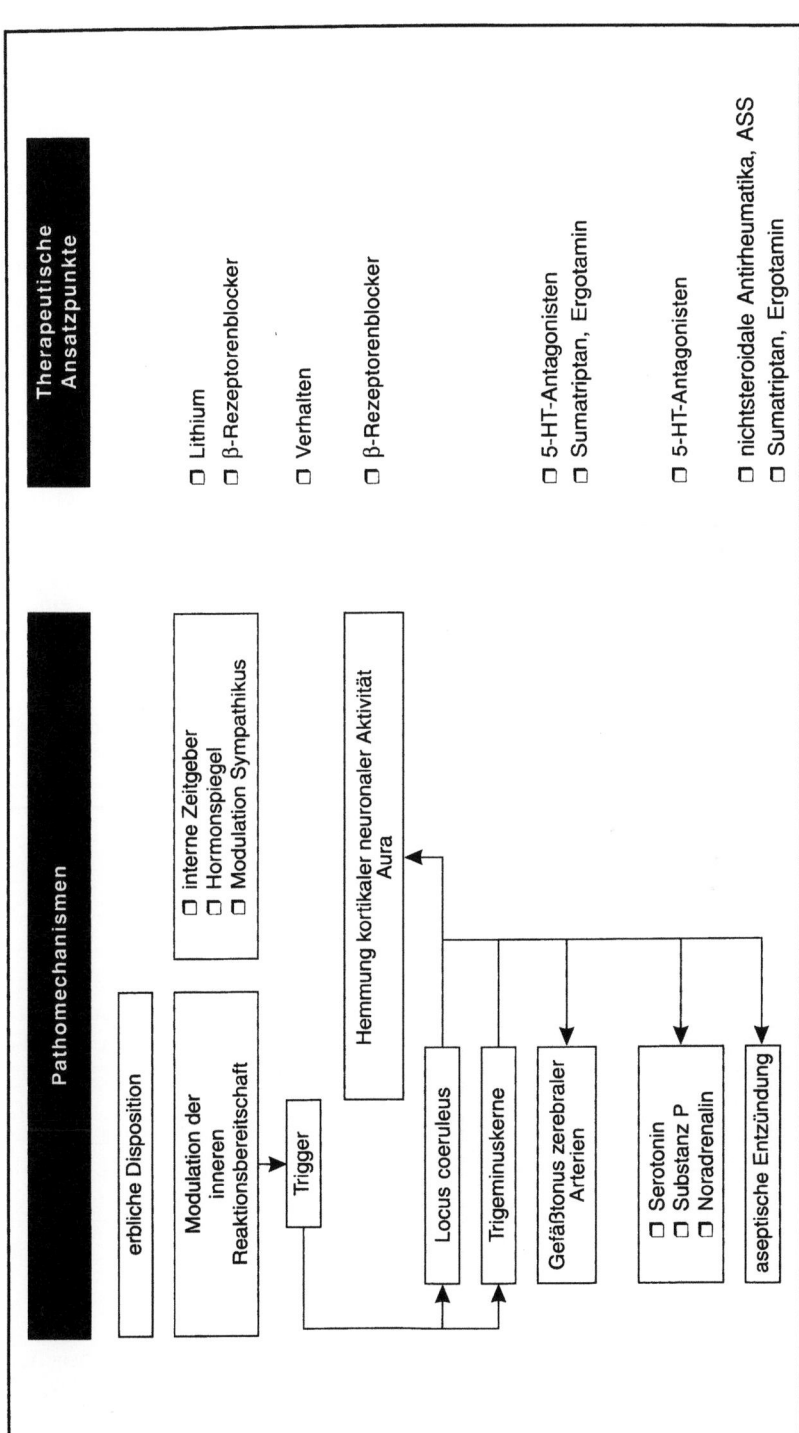

Abb. 4.2. Schema zum Ablauf pathophysiologischer Mechanismen während einer Migräneattacke und Darstellung des Ansatzpunktes pharmakologischer Interventionsmöglichkeiten.

Unmittelbar oder innerhalb einer Stunde danach tritt dann der typische Kopfschmerz mit den vegetativen Begleiterscheinungen auf. Gelegentlich, besonders bei Beginn der Migräne jenseits des 20. Lebensjahres, kommt es zu isolierten Auraphasen ohne nachfolgende Kopfschmerzen (vgl. 5.6.5). Diese Migräneaura ohne Kopfschmerzen wurden früher auch als Migräneäquivalente bezeichnet.

Darüber hinaus können noch folgende besondere Formen einer Migräne mit Aura unterschieden werden:

- Migräne mit prolongierter Aura, wenn wenigstens eines der neurologischen Symptome länger als 60 min persistiert (vgl. 5.6.2),
- familiäre hemiplegische Migräne, die meist bei Jugendlichen vorkommt (vgl. 5.6.3),
- Basilarismigräne, bei der es zu Doppelbildern, Ataxie, Schluckstörungen, Dysarthrie, Paraparese und in Extremfällen auch zu Bewußtseinsverlust kommen kann (vgl. 5.6.4).

Als eigenständige Krankheitsbilder führt die Kopfschmerzklassifikation der Internationalen Kopfschmerz-Gesellschaft (International Headache Society, IHS) noch die folgenden beiden Migräneformen [9]:

- ophthalmoplegische Migräne, bei der es zu einer passageren Parese eines oder mehrerer Hirnnerven kommt, die die Augenmuskulatur innervieren (vgl. 5.6.7),
- retinale Migräne, bei der monokulare Skotome auftreten oder eine monokulare flüchtige (d. h. weniger als 60 min dauernde) Amaurose vorkommt (vgl. 5.6.8).

4.2.3 Migränekomplikationen

Von einer Migräneattacke mit Komplikationen (vgl. 5.6.10) spricht man, wenn die neurologischen Ausfälle der Auraphase 7 Tage nach einer Migräneattacke noch immer bestehen, wenn ein ischämischer Defekt mit einem bildgebenden Verfahren (CT) nachzuweisen ist und wenn andere Ursachen für einen Insult ausgeschlossen sind. Ein Herdbefund im EEG kann auch ohne einen im CT erkennbaren ischämischen Defekt die Attacke um Tage überdauern.

Einen Risikofaktor stellt das Vorkommen von Migräneattacken mit Aura bei Frauen dar, die rauchen und hormonelle Kontrazeptiva einnehmen. Eine zufällige Koinzidenz von Insult und Migräne ist ebenfalls möglich [22].

4.2.4 Migräne bei Kindern

Bei der Migräne im Kindesalter sind die Kopfschmerzattacken meist kürzer, und es besteht eine Holokranie. Häufig stehen Übelkeit, Erbrechen, abdominelle Schmerzen und allgemeines Krankheitsgefühl im Vordergrund. Nach einer kurzen Schlafperiode sind die Kopfschmerzen häufig gebessert [20]. Einige kindliche Migräneformen gehen mit einer isolierten Aura ohne Kopfschmerz einher, z. B. der gutartige paroxysmale Schwindel in der Kindheit. Auf diese Thematik soll an dieser Stelle aber nicht weiter eingegangen werden (s. dazu Kap. 21).

4.3 Diagnose der Migräne

Die Diagnose von Kopfschmerzen erfolgt ausschließlich aus Anamnese und klinischem Befund. Apparative Zusatzuntersuchungen (CT, EEG) sind hier nicht hilfreich. Ein CT kann allerdings bei ängstlichen Patienten notwendig werden, um ihnen die Angst vor einem Hirntumor zu nehmen. Als eher ungewöhnlich für die Diagnose einer Migräne erweisen sich die folgenden Faktoren:

- Dauer der Kopfschmerzen weniger als 2 h,
- nie Seitenwechsel der Kopfschmerzen,
- Erstmanifestation nach dem 40. Lebensjahr,
- Fieber als Begleitsymptom.

In diesem Zusammenhang sei auf 9.2 („Warnsymptome") verwiesen.

Nicht ganz ungefährlich für den Patienten ist eine meist fachspezifisch eingeengte pathophysiologische Sichtweise des Problems mit Therapieansätzen, die wiederum nur den fachspezifischen Denkvorstellungen entsprechen. Tabelle 4.2 (s. S. 98) zeigt ohne Anspruch auf Vollständigkeit hierzu einige Beispiele.

4.4 Auslöser einer Migräneattacke

Viele Migränepatienten und leider zum Teil auch ihre behandelnden Ärzte verwechseln noch immer Auslösefaktoren einzelner Migräneattacken mit der Ursache der Erkrankung. Wie bereits bei der Definition der Migräne unter 4.1 ausgeführt, ist die Ursache dieser Erkrankung in der genetischen Disposition zu zyklischen Variationen der inneren Bereitschaft zu suchen, auf einen bestimmten externen Trigger mit einer Migräneattacke zu reagieren.

Das bei einer Erkrankung unbekannter Ätiologie wie der Migräne bei den Patienten ausgeprägt vorhandene Bedürfnis, die Ursache zu erfahren, macht wegen der Rationalisierungstendenzen für alle Begleitumstände und Beobachtungen eine exakte Zuordnung von Auslösefaktoren für Migräneattacken sehr schwierig. Auf entsprechendes Befragen können 90 % aller Migränepatienten Triggerfaktoren nennen, die bei ihnen regelmäßige oder zumindest gelegentlich eine Migräneattacke auslösen können. Eine Zusammenstellung solcher möglicher Triggerfaktoren findet sich in Tabelle 4.3.

Tabelle 4.2. Facharztspezifische Erklärungen für die Ursache der Migräne und daraus resultierende Therapieansätze (jeweils nur 1. oder 2. Diagnose bzw. Therapie genannt; Erhebung an 95 Migränepatienten).

Facharzt	Diagnose	Therapie
Internist	Hypotonie	Dihydroergotamin
Ophthalmologe	Brechungsanomalie	Neue Brille
HNO-Arzt	Sinusitis	Abschwellende Nasentropfen, Operation Kieferhöhle
	Deviation Naseseptum	Operative Begradigung
Zahnarzt	Amalgamfüllungen	Füllungen austauschen
	Entzündungsherd („Fokus")	Fokussuche und ggf. Zahnextraktion
Kieferorthopädie	Bruximus	Aufbißschiene
	Kiefergelenkartropathie	Aufbießschiene
Gynäkologe	Hormonstörung	Hormonsubstitution
Orthopädie	Halswirbelsäule	Chiropaxis, lokale Injektionen
Psychiater	Depression	Thymoleptika
Psychologen	Psychosomatische Erkrankung	Psychotherapie
Praktischer Arzt	Mehrere der oben genannten Diagnosen	Mehrere der oben genannten Maßnahmen

Tabelle 4.3. Mögliche Triggerfaktoren für Migräneattacken

Hormone	Umwelt	Innere Zyklen
Periode Ovulation Pille	Flackerlicht Lärm, Höhe, Kälte, verqualmte Räume	Schlaf-/Wachrhythmus, Frühjahr, Herbst Zeitverschiebung

Substanzen	Verhalten	Unbewiesen
Alkohol (Rotwein) Käse, Südfrüchte, Schokolade, Medikamente (insbesondere Nitroglycerin und Kalziumantagonisten)	Hunger Erwartungsangst, Entlastung nach Streß, Wochenende	Wetter, Föhn

4.5 Differentialdiagnose der Migräne

Akute und heftige Kopfschmerzen sind häufiger Anlaß für einen Besuch des Patienten in der Sprechstunde des Arztes oder für das Rufen des diensthabenden Arztes in der Klinik. Dieser Abschnitt referiert kurz die wichtigsten, häufigen und seltenen Ursachen akuter, erstmalig auftretender Kopfschmerzen (Tabelle 4.4), gliedert Kopfschmerzen nach Intensität, Lokalisation und Begleiterscheinungen (Tabelle 4.5) (s. auch [21]) und zeigt die Priorität der Zusatzuntersuchungen – orientiert nach Verdachtsdiagnose (Tabelle 4.6).

Bei den meisten Patienten gelingt die Zuordnung des Kopfschmerzsyndroms durch Erhebung der Anamnese (schon früher Kopfschmerzen: Migräne, Clusterkopfschmerz) gegenüber neu aufgetretenen Kopfschmerzen. Hohes Fieber, nicht nur im Rahmen von Virusinfekten, geht mit Kopfschmerzen einher.

Bei der Medikamentenanamnese muß nach der Einnahme von Nitropräparaten, Kalziumantagonisten (u. a. Nifedipin), Indometacin und Theophyllin ge-

Tabelle 4.4. Häufige und seltene Ursachen von akuten Kopfschmerzen. (Mod. nach Peatfield [17])

Mechanismus	Häufig	Selten
Metabolisch	Fieber	Niereninsuffizienz
Iatrogen	Medikamente	Chiropraxis
Exogen	Alkohol	Nahrungsmittel
„Vaskulär"	Migräne, Kopfschmerz vom Spannungstyp,	Clusterkopfschmerz,
	Subarachnoidalblutung,	ischämischer Insult,. Sinusthrombose,
	zerebrale Blutung	hypertone Krise
Entzündlich	Sinusitis, Meningitis Arteriitis temporalis	Herpes zoster Enzephalitis
Traumatisch	Posttraumatischer Kopfschmerz, postpunktioneller Kopfschmerz	subdurales Hämatom
Tumor		Hirneigener Tumor, Metastasen, Phäochromozytom, Hydrozephalus
Degenerativ		Veränderungen der HWS
		Sehr seltene Ursachen: diabetische Ophthalmopathie, Tolosa-Hunt-Syndrom

Tabelle 4.5. Akute Kopfschmerzen, gegliedert nach Intensität, Lokalisation und Begleiterscheinungen.

Diagnose	*Schmerz extrem stark* Lokalisation	Begleiterscheinung
Subarachnoidalblutung	Okzipital, diffus	Meningismus, Bewußtseinstrübung, neurologische Ausfälle
Clusterkopfschmerz	Periorbital, frontal	Lakrimation, Miosis, Augenrötung
Trigeminusneuralgie	$V_2 > V_3 > V_1$	Trigger

Diagnose	*Schmerz stark* Lokalisation	Begleiterscheinung
Migräne	Temporal, frontal	Übelkeit, Erbrechen, Photo- und Phonophobie
Migräne mit Aura	Temporal, frontal	Neurologische Reiz- und Ausfallssymptome
Meningitis	Okzipital, diffus	Meningismus, Fieber, Lichtscheu
Blutung	Meist diffus	Neurologische Ausfälle, Erbrechen, Psychosyndrom

Diagnose	*Schmerz mäßig* Lokalisation	Begleiterscheinung
Sinusitis	Stirn, Gesicht	Klopfschmerz, Sekret
Kopfschmerz vom Spannungstyp	Holokranie	Keine
Hypertension	Diffus	Schwindel
Posteriorinsult	Okzipital	Hemianopsie
Medikamente	Diffus	Keine

fragt werden. Bei Erhebung der Nahrungsmittelanamnese muß nach vorherigem Verzehr von Eiskrem („Speiseeiskopfschmerz"), chinesischem Essen oder Hot dogs gefragt werden. Degenerative Veränderungen der Halswirbelsäule werden viel zu häufig für akute Kopfschmerzen verantwortlich gemacht.

Die meisten nichtsymptomatischen Kopfschmerzformen gehen auch ohne neurologische Ausfälle einher. Schwierig ist gelegentlich beim erstmaligen auftreten einer Migräne mit Aura die Auraphase von einer transienten ischämischen

Tabelle 4.6. Priorität der Zusatzuntersuchungen, orientiert an der Verdachtsdiagnose

Methode	Verdachtsdiagnose
Computertomographie	Subarachnoidalblutung, Intrazerebrale Blutung, subdurales Hämatom, zerebrale Raumforderung, Verschlußhydrozephalus
Magnetresonanztomographie	Sinusthrombose, Basilaristhrombose
Liquorpunktion	Meningitis, Enzephalitis, Subarachnoidalblutung (wenn CT ohne Befund)
Angiographie	Angiomblutung, Subarachnoidalblutung, Karotisdissektion
Labor, BSG, Blutbild, Blutzucker	Arteriitis cranialis, diabetische Ophthalmoplegie, Meningitis
EEG	Enzephalitis

Attacke zu differenzieren. Ischämien im Bereich der hinteren Schädelgrube und im Versorgungsgebiet der A. cerebri posterior können ausgeprägte okzipitale Kopfschmerzen hervorrufen und sind schwer von Blutungen zu differenzieren.

Bei akuten Kopfschmerzen, aber unauffälligem neurologischem und psychopathologischem Befund, rechtfertigt nur die Anamnese (Auftreten der heftigen Kopfschmerzen bei körperlicher Betätigung) sowie die Feststellung eines Meningismus die sofortige Anfertigung einer Computertomographie zum Ausschluß einer Subarachnoidalblutung bzw. einer intrazerebralen Blutung. Bei erhöhter Temperatur sollte möglichst rasch eine Liquorpunktion vorgenommen werden.

Literatur

1. Blau JN (1986) Clinical characteristics of premonitory symptoms in migraine. In: Amery WK, Wauquier A (Hrsg) The prelude to the migraine attack. Baliere Tindall, London, pp 39–45
2. Blau JN (1991) The clinical diagnosis of migraine: the beginning of therapy. J Neurol 238 (Suppl 1): S 6–11

3. Buzzi MG, Moskowitz MA (1990) The antimigraine drug, sumatriptan (GR43175), selectively blocks neurogenic plasma extravasation from blood vessels in dura mater. Br J Pharmacol 99: 202–206
4. Diener HC, Peters C, Rudzio M, Noe A, Dichgans J, Ehrmann R, Haux R, Tfelt-Hansen P (1991) Ergotamine, flunarizine and sumatriptan do not change cerebral blood flow velocity in normal subjects and migraneurs. J Neurol 238: 245–250
5. Edvinsson L, MacKenzie ET, McCulloch J, Uddman R (1988) Nerve supply and receptor mechanisms in intra- and extracerebral blood vessels. In: Olesen J, Edvinsson L (hrsg) Basic mechanisms of headache. Elsevier, Amsterdam, pp 129–155
6. Goadsby PJ, Edvinsson L (1991) Sumatriptan reverses the changes in calcitonin gene-related peptide seen in the headache phase of migraine. Cephalalgia 11 [Suppl 11]: 3–4
7. Goadsby PJ, Lance JW (1988) Brain stem effects on intra- and extracerebral circulations. Relation to migraine and cluster headache. In: Olesen J, Edvinsson L (Hrsg) Basic mechanisms of headache. Elsevier, Amsterdam, pp 413–427
8. Goadsby PJ, Lambert GA, Lance JW (1982) Differential effects on the internal and external carotid circulation of the monley evoked by locus coeruleus stimulation. Brain Res 249: 247–254
9. Headache Classification Committee of the International Headache Society (1988) Classification and diagnostic criteria for headache disorders, cranial neuralgias and facial pain. Cephalalgia 8 [Suppl 7]: 1–93
10. Lance JW (1991) 5-Hydroxytryptamine and its role in migraine. Eur Neurol 31: 279–281
11. Lauritzen M (1987) Cerebral blood flow in migraine and cortical spreading depression. Acta Neurol Scand 76: 1–40
12. Lauritzen M, Hansen AJ (1988) Spreading depression of Leao. Possible relation to migraine pathophysiology. In: Olesen J, Edvinsson L (Hrsg) Basic mechanisms of headache. Elsevier, Amsterdam, pp 39–446
13. Markowitz S, Saito K, Moskowitz MA (1987) Neurogenically mediated leakage of plasma protein occurs from blood vessels in dura mater, but not brain. J Neurosci 7: 4129–4136
14. Moskowitz MA, Henrikson BM, Markowitz S, Saito K (1988) Intra- and extracraniovascular nociceptive mechanisms and the pathogenesis of head pain. In: Olesen J, Edvinsson L (Hrsg) Basic mechanisms of headache. Elsevier, Amsterdam, pp 439–438
15. Olesen J (1985) Classical migraine may be related to the cortical spreading depression of Leao. Trends Neurosci 8: 318–321
16. Olesen J, Friberg L, Olsen TS, Iversen HK, Lassen NA, Andersen AR, Karle A (1990) Timing and topography of cerebral blood flow, aura and headache during migraine attacks. Ann Neurol 28: 791–798
17. Peatfield R (1986) Headache. Springer, Berlin Heidelberg New York Tokyo
18. Peatfield RC, Fozard JR, Clifford Rose F (1986) Drug treatment of migraine. In: Clifford Rose F (Hrsg) Handbook of Clinical Neurology, Vol. 4 (48): Headache. Elsevier, Amsterdam, pp 173–217
19. Piper RD, Matheson JM, Hellier M, Vonau M, Lambert GA, Olausson B, Lance JW (1991) Coitieal speading depiession is not seen inu aoperauveiy during temporai lobectomy in humans. Cephalalgia 11 [Suppl 11]: 1–2
20. Prensky AL (1987) Migraine in children. In: Blau JN (Hrsg) Migraine. Chapman & Hall, London, pp 31–53

21. Scholz E (1990) Akute Kopfschmerzsyndrome. In: Stöhr M, Brandt T, Einhäupl KM (Hrsg) Neurologische Syndrome in der Intensivmedizin. Kohlhammer, Stuttgart, S. 273–281
22. Welch KMA, Levine SR (1989) Migraine-related stroke in the context of the International Headache Society classification of head pain. Arch Neurol 47: 458–462

5 Klassifikation der Migräne

Hartmut Göbel

5.1 Notwendigkeit eines Ordnungssystems für Kopfschmerzen

Die Migräne ist eine attackenartig auftretende, neurologische Erkrankung. Solche Attacken können in sehr unterschiedlicher Phänomenologie ablaufen, weshalb ein Ordnungssystem zur Einteilung der verschiedenen Migränetypen erforderlich ist. Es ist heute Standard einer zeitgemäßen Kopfschmerzbehandlung, Migräne und andere Kopfschmerzarten nach der Klassifikation der International Headache Society (Internationale Kopfschmerz-Gesellschaft, IHS) [3] zu diagnostizieren.

Diese Klassifikation differenziert in Abhängigkeit von der Attackenphänomenologie unterschiedliche Subtypen der Migräne und beschreibt spezifische diagnostische Kriterien. Die Charakteristika dieser Unterformen und das praktische Vorgehen in der Diagnostik der Migräne werden in diesem Kapitel beschrieben.

5.2 Symptomenkomplex Migräne

Das Beschwerdebild der Migräne umfaßt einen umfangreichen Symptomenkomplex, der durch Störungen im Bereich des zentralen und peripheren Nervensystems generiert wird (Tabelle 5.1).

Ankündigungssymptome, wie z. B. Hunger oder psychische Veränderungen können durch eine hypothalamische Hyperaktivität erklärt werden.

Krankheitsspezifisch sind sich langsam ausbreitende und kontinuierlich zunehmende fokale neurologische Störungen. Am häufigsten finden sich visuelle Symptome im Sinne von graduell zunehmenden, räumlich und zeitlich über das Gesichtsfeld sich ausbreitenden Zick-Zack-Linien, sogenannte Fortifikationsspektren (vgl. 5.6.1). Es zeigen sich auch kontinuierlich zunehmende motorische, sensible und vegetative neurologische Störungen. Die Entstehung dieser Beschwerden wird auf fokale Veränderungen im Kortex, Kleinhirn oder Hirnstamm zurückgeführt. Kopfschmerz, Gefäßveränderungen, sensorische und gastrointestinale Störungen folgen diesen Symptomen nach.

Tabelle 5.1. Symptomenkomplex Migräne

Ankündigungssymptome (Hypothalamus)	Veränderung der Stimmungslage Hyperaktivität Hunger nach Süßem Gähnen etc.
Fokale neurologische Symptome (Kortex, Kleinhirn, Hirnstamm)	sich ausbreitende Fortifikationsspektren sensible Störungen motorische Störungen vegetative Störungen
Kopfschmerz	60 % unilateral pulsierend, klopfender Charakter Ausstrahlung in Schulter, Hals etc.
Prominente Blutgefäße	30 % A. temporalis superficialis venöse Stauungen Gesichtsblässe
Sensorische Überempfindlichkeit	Photophobie, Phonophobie Hyperosmie Allodynie, Hyperalgesie
Gastrointestinale Symptome	Nausea Emesis Diarrhö

5.3 Klassifikation der Migränetypen

Aufgrund der Vielfalt der Symptome können Migräneattacken in sehr unterschiedlicher Phänomenologie ablaufen, weshalb ein Ordnungssystem zur Einteilung der verschiedenen Migränetypen erforderlich ist. Es ist heute Standard, Migräne und andere Kopfschmerzarten nach der Klassifikation der IHS [3] zu diagnostizieren. Diese Einteilung der Kopfschmerzerkrankungen, Kopfneuralgien und Gesichtsschmerzen wurde vom Kopfschmerzklassifikations-Komitee der IHS, das sich aus einem internationalen Expertengremium zusammensetzte, in fast dreijähriger Arbeit erstellt und im Jahre 1988 in erster Fassung veröffentlicht [3]. Die deutsche Übersetzung von Soyka et al. [4, 5] erschien im Jahre 1989.

5.4 Die IHS-Klassifikation – Standard in der Kopfschmerzdiagnostik

Die IHS-Klassifikation gewinnt besonderen Wert dadurch, daß sie nicht nur die Diagnosekriterien als solche beschreibt, sondern auch operational angibt, wie diese Kriterien praktisch zu erfassen sind. Das besondere Charakteristikum

der Klassifikation ist, daß nicht mögliche *Kopfschmerzursachen* Klassifikationsgrundlage sind, sondern die *Kopfschmerzphänomenologie.*
Es wird versucht, durch trennscharfe Kriterien phänomenologisch unterscheidbare Kopfschmerztypen abzugrenzen. Diese Differenzierung erfolgt in erster Linie über die von Patienten zu erfragenden Kopfschmerzcharakteristika. Dabei werden insbesondere die Kopfschmerzdauer, die Kopfschmerzhäufigkeit, der Kopfschmerzlokalisation, der Kopfschmerzcharakter, die Beeinflußbarkeit der Kopfschmerzen durch intervenierende Variablen und neurologische oder andere Begleitereignisse ermittelt.
Der hierarchische Aufbau des Klassifikationsschemas ermöglicht eine den jeweiligen Ansprüchen anpaßbare Präzisierung. Neben den operationalisierten Diagnosekriterien werden zusätzlich Kurzbeschreibungen der jeweiligen Kopfschmerzformen angegeben. Auch sind den Diagnosekriterien Kommentare und Literaturhinweise zur Seite gestellt.
Da sich die Kopfschmerzformen im Verlauf eines Patientenlebens sowohl quantitativ als auch qualitativ ändern können, werden nicht die Patienten, sondern vielmehr die Kopfschmerzerkrankungen klassifiziert. Viele Patienten können mit unterschiedlicher Gewichtung sowohl an der einen als auch an der anderen Kopfschmerzform leiden. Deshalb wird für jede bestehende und abgrenzbare Kopfschmerzform eine gesonderte Diagnose gestellt. Dabei besteht der Leitgedanke, die wichtigsten Formen einzuordnen. Auch der quantitative Aspekt von Kopfschmerzerkrankungen wird berücksichtigt, indem hinter jeder Diagnose die Anzahl der Kopfschmerztage pro Jahr in Klammern angegeben wird.

5.5 Zwei Hauptformen der Migräne

Die IHS-Klassifikation unterscheidet 2 Haupttypen der Migräne, deren exakte operationale Kriterien in den Tabellen 5.2 und 5.3 aufgelistet sind.
Die *Migräne ohne Aura* (Tabelle 5.2) ist ein idiopathisches Kopfschmerzleiden mit wiederkehrenden Attacken von 4–72 h Dauer. Typische Kopfschmerzcharakteristika sind einseitige Lokalisation, pulsierender Schmerzcharakter, mäßige bis starke Schmerzintensität, Verstärkung durch übliche körperliche Aktivität und Begleiterscheinungen wie Nausea, Photo- und Phonophobie. Früher verwendete Begriffe wie Migräne ohne Aura sind einfache (bzw. gewöhnliche oder gemeine) Migräne, ,,common migraine" oder Hemikranie.
Die *Migräne mit Aura* (Tabelle 5.3) ist dagegen ein attackenweise auftretendes idiopathisches Kopfschmerzleiden, das mit im zerebralen Kortex oder im Hirnstamm ausgelösten neurologischen Symptomen einhergeht, die sich typischerweise allmählich während einer Zeitspanne von 5–20 min hinweg entwickeln und weniger als 60 min anhalten. Kopfschmerz, Übelkeit und/oder Photophobie schließen sich in der Regel direkt an die neurologischen Aurasymptome an oder folgen ihnen nach einem freien Intervall von weniger als einer Stunde. Die Kopfschmerzphase dauert gewöhnlich 4–72 h, sie kann aber

Tabelle 5.2. Diagnosekriterien für Migräne ohne Aura

Hauptkriterien	Teilkriterien
Kopfschmerzdauer	unbehandelter Verlauf: 4–72 h
Kopfschmerzcharakteristika (mindestens 2)	einseitiger Kopfschmerz pulsierender Charakter erhebliche Behinderung der Tagesaktivität Verstärkung bei körperlicher Aktivität
Begleitphänomene (mindestens eines)	Nausea Emesis Photophobie Phonophobie
Erkrankungsverlauf	wenigstens 5 vorangegangene Attacken

Der Ausschluß symptomatischer Kopfschmerzen muß durch klinische Untersuchung und gegebenenfalls weiterführende Diagnostik erfolgen!

Hinweis:
Sind die Hauptkriterien mit *einer Ausnahme* erfüllt und liegen keine Kriterien des Kopfschmerzen vom Spannungstyp vor, kann die Diagnose *„migräneartige Störung"* gestellt werden.

Tabelle 5.3. Diagnosekriterien für Migräne mit Aura

Hauptkriterien	Teilkriterien
Auracharakteristika (mindestens 2)	Ein oder mehrere zentral bedingte Symptome Allmähliche Entwicklung oder konsekutiv Kein Symptom dauert länger als 60 min Intervall zwischen Aura und Kopfschmerz beträgt maximal 60 min
Erkrankungsverlauf	Wenigstens 2 vorangegangene Attacken

Der Ausschluß symptomatischer Kopfschmerzen muß durch klinische Untersuchung und gegebenenfalls weiterführende Diagnostik erfolgen!

Hinweis:
Sind die Hauptkriterien mit *einer Ausnahme* erfüllt und liegen keine Kriterien des Kopfschmerzes vom Spannungstyp vor, kann die Diagnose *„migräneartige Störung"* gestellt werden.

auch vollständig fehlen. Früher verwendete Begriffe für Migräne mit Aura sind klassische Migräne, „migraine accompagnée" sowie komplizierte Migräne.

Die früher verwendeten Bezeichnungen einfache (gewöhnliche, gemeine) Migräne und klassische Migräne sind in der Praxis oft miteinander verwechselt worden und vermitteln keine spezifische Information. Sie sind daher in der IHS-Klassifikation durch die Begriffe *Migräne ohne Aura* und *Migräne mit Aura* ersetzt worden, wobei in der Bezeichnung der Migräneart zugleich das Unterscheidungskriterium benannt wird.

Unter dem Begriff Aura wird ein Komplex fokaler neurologischer Symptome verstanden, der die Attacke einleitet oder begleitet. Die Bezeichnung Migräneaura darf also nicht synonym mit dem Aurabegriff bei Epilepsien verwendet werden. Überwiegend leiden die Patienten ausschließlich an Migräneattacken ohne Aura. Patienten mit häufigen Attacken mit Aura scheinen gewöhnlich auch Attacken ohne Aura zu haben.

Ankündigungssymptome können Stunden oder auch 1–2 Tage vor dem Beginn einer Migräneattacke mit oder ohne Aura auftreten. Sie äußern sich meist in Hyper- oder Hypoaktivität, depressiver Verstimmung, Heißhunger auf bestimmte Speisen, wiederholtem Gähnen und ähnlichen unspezifischen Symptomen. Der Ausdruck Prodromi ist früher mit sehr unterschiedlicher Bedeutung verwendet worden, am häufigsten synonym mit dem heutigen Begriff Aura. Zutreffend ist die Verwendung der Bezeichnung Prodromi aber nur für die Vorboten einer sich ankündigenden Migräneattacke (vgl. 4.1.1 und 9.4).

5.6 Subtypen der Migräne

Die Auftretensweise der Migräne ist so mannigfaltig, daß die Klassifikation der IHS neben den Hauptformen Migräne ohne Aura und Migräne mit Aura weitere Subtypen differenziert und auch dafür spezifische operationale Kriterien angibt [3, 4].

Die Kenntnis dieser Subformen einer Migräne kann die praktische Diagnostik sehr erleichtern. Die Charakteristika dieser Unterformen (s. Übersicht auf S. 110) werden nachfolgend skizziert.

5.6.1 Migräne mit typischer Aura

Die Attacken werden von einer Aura in Form homonymer Sehstörungen, halbseitiger Sensibilitätsstörungen, Hemiparese oder Dysphasie oder einer Kombination solcher Symptome eingeleitet. Eine allmähliche Entwicklung, Dauer von weniger als 1 h und komplette Reversibilität charakterisieren die Aura. Früher verwendete Begriffe für diese Form der Migräne sind ophthalmische, hemiparästhetische, hemiparetische, hemiplegische, aphasische Migräne oder „migraine accompagnée".

> Die Ziffern vor der jeweiligen Diagnose geben die entsprechende Nummer der IHS-Codierung wieder.
>
> | | |
> |---|---|
> | 1.1 | Migräne ohne Aura, |
> | 1.2 | Migräne mit Aura, |
> | 1.2.1 | Migräne mit typischer Aura, |
> | 1.2.2 | Migräne mit prolongierter Aura, |
> | 1.2.3 | Familiäre hemiplegische Migräne, |
> | 1.2.4 | Basilaris-Migräne, |
> | 1.2.5 | Migräneaura ohne Kopfschmerz, |
> | 1.2.6 | Migräne mit akutem Aurabeginn, |
> | 1.3 | Ophthalmoplegische Migräne, |
> | 1.4 | Retinale Migräne, |
> | 1.5 | Periodische Syndrome in der Kindheit als mögliche Vorläufer oder Begleiterscheinungen einer Migräne, |
> | 1.5.1 | Gutartiger paroxysmaler Schwindel in der Kindheit, |
> | 1.5.2 | Alternierende Hemiplegie in der Kindheit |
> | 1.6 | Migränekomplikationen, |
> | 1.6.1 | Status migränosus, |
> | 1.6.2 | Migränöser Infarkt, |
> | 1.7 | Migräneartige Störungen, die nicht die obigen Kriterien erfüllen. |

Die Migräne mit typischer Aura ist die häufigste Form einer Migräne mit Aura. Die Diagnose erschließt sich aus der sorgfältig erhobenen Vorgeschichte. Zumeist tritt eine visuelle Aura auf, üblicherweise als Fortifikationsspektrum. Darunter versteht man eine sternförmige Figur in der Nähe des Fixationspunkts, die sich allmählich ausdehnt, eine lateralkonvexe Form mit gezackerter flimmernder Randzone annimmt und in ihrem Zentrum einen graduell unterschiedlichen absoluten oder relativen Gesichtsfelddefekt im Sinne eines Skotoms hinterläßt.

Zweithäufigstes Aurasymptom sind Sensibilitätsstörungen in Form nadelstichartiger Parästhesien. Diese dehnen sich allmählich aus und können größere oder kleinere Teile einer ganzen Körperseite und des Gesichts erfassen. Im Zentrum dieser Sensibilitätsstörung kann sich eine Hypästhesie entwickeln, die auch als alleiniges Symptom auftreten kann. Seltenere Aurasymptome sind Sprachstörungen, üblicherweise als Dysphasie, sowie eine einseitige motorische Schwäche. Gewöhnlich folgen die Symptome aufeinander, beginnend mit visuellen Symptomen, dann gefolgt von Sensibilitätsstörungen, Dysphasie und motorischer Schwäche, aber auch eine inverse Reihenfolge oder eine andere Reihung können vorkommen.

Die Erinnerungsfähigkeit an die Phänomenologie vergangener Migräneattacken ist bei vielen Patienten gering. Wenn die Patienten Probleme bei der Beschreibung ihrer Symptome haben, sollten sie angeleitet werden, den Zeitablauf und die Symptome aufzuzeichnen. Unentbehrlich dafür ist das Führen eines Kopfschmerztagebuchs. Mit Hilfe einer solchen prospektiven Beobachtung wird das klinische Bild meist klarer und die Diagnose kann dadurch exakt gestellt werden. Typische Fehler sind ungenaue Angaben über die Einseitigkeit des Kopfschmerzes, Angaben über einen plötzlichen statt einen tatsächlich kontinuierlichen Beginn der Aurasymptome, Angaben über monokuläre statt tatsächlich homonyme visuelle Störungen und unpräzise Angaben über die Dauer der Aura.

5.6.2 Migräne mit prolongierter Aura

Die Migräne mit prolongierter Aura ist durch mindestens ein Aurasymptom gekennzeichnet, das länger als 60 min und weniger als 1 Woche andauert. Bildgebende Verfahren ergeben keinen pathologischen Befund. Früher verwendete Begriffe für diese Subform der Migräne sind komplizierte Migräne oder hemiplegische Migräne. Diese Form der Migräne ist selten, zumeist sind Attacken mit prolongierter Aura vermischt mit wesentlich häufigeren Attacken mit typischer Aura. Eine akut einsetzende prolongierte Aura ist schwer von einem ischämischen Insult abzugrenzen.

5.6.3 Familiäre hemiplegische Migräne

Es handelt sich bei dieser Form um eine Migräne mit einer Hemiparese im Rahmen der Aura. Mindestens ein Verwandter ersten Grades muß eine übereinstimmende Attackenphänomenologie aufweisen. Die Pathophysiologie dieser Form ist wahrscheinlich die gleiche wie bei der Migräne mit typischer Aura. Grund für die Differenzierung ist, daß es Familien gibt, in denen absolut gleiche und z. T. lang anhaltende Attacken vorkommen. Der Ausdruck *familiäre hemiplegische Migräne* darf nicht für Familien angewendet werden, bei denen unterschiedliche Migränetypen vorkommen.

5.6.4 Basilarismigräne

Dies ist eine Migräne mit Aurasymptomen, die sich eindeutig auf Funktionsstörungen im Hirnstamm oder in beiden Okzipitallappen zurückführen lassen, wie z. B. Dysarthrie, Vertigo, Tinnitus, Hörminderung, Doppeltsehen, Ataxie, bilaterale Parästhesien, bilaterale Parese oder auch Bewußtseinsstörungen. Die Symptome können fehlinterpretiert werden, wenn sie in Verbindung mit Angst und Hyperventilation auftreten. Am häufigsten sieht man Basilarisattacken bei Patienten im jungen Erwachsenenalter. Früher verwendete Begriffe für diese Form sind Basilarisarterienmigräne, Bickerstaff-Migräne oder synkopale Migräne.

5.6.5 Migräneaura ohne Kopfschmerz

Bei dieser Migräneform zeigt sich eine Migräneaura ohne Verbindung mit Kopfschmerz. Insbesondere wenn Patienten älter werden, kann das Auftreten der Kopfschmerzen völlig verschwinden während die Auraattacken auch weiterhin immer wieder imponieren.

Seltener tritt eine Migräne ausschließlich mit Attacken im Sinne einer Aura ohne Kopfschmerz auf. Bei einem erstmaligen Auftreten des Migräneleidens nach dem 40. Lebensjahr kann eine Abgrenzung von transitorischen, thromboembolischen ischämischen Attacken schwierig sein. Früher verwendete Begriffe für diesen Migränetyp sind Migräneäquivalente, azephalgische Migräne oder „migraine sans migraine".

5.6.6 Migräne mit akutem Aurabeginn

Dieser Subtyp ist durch Aurasymptome charakterisiert, die sich in weniger als 5 min voll entwickeln. Die Patienten geben keine graduelle Zunahme der Aurasymptome an. Die häufigste Erklärung dafür ist ein unpräzises Erinnerungsvermögen. Die Angabe sollte durch wiederholte genaue Befragung und vorzugsweise durch eine prospektive Beobachtung mit Hilfe eines Kopfschmerztagebuchs gesichert werden. Das Vorhandensein einer typischen Kopfschmerzphase ist erforderlich und die Diagnose sollte durch vorangegangene Migräneattacken eines anderen Typs oder eine positive Familienanamnese gestützt sein. Zum Ausschluß thromboembolischer, transitorischer, ischämischer Attacken sind weitergehende Untersuchungen notwendig.

5.6.7 Ophthalmoplegische Migräne

Bei diesem Migränesubtyp treten wiederholte Kopfschmerzattacken in Verbindung mit der Parese eines oder mehrerer die Augenmuskulatur innervierender Hirnnerven auf. Intrakranielle Läsionen müssen ausgeschlossen werden. Es ist jedoch umstritten, ob die ophthalmoplegische Migräne tatsächlich etwas mit der Migräne zu tun hat, da der Kopfschmerz oft eine Woche oder länger dauert. Eine Beziehung zum Tolosa-Hunt-Syndrom wird diskutiert.

5.6.8 Retinale Migräne

Hierbei handelt es sich um wiederholte Attacken von monokulärem Skotom oder monokulärer Erblindung von weniger als 1 h Dauer in Zusammenhang mit Kopfschmerz. Ursächliche Augenerkrankungen oder Gefäßprozesse müssen sorgfältig ausgeschlossen werden.

5.6.9 Periodische Syndrome in der Kindheit als mögliche Vorläufer oder Begleiterscheinungen einer Migräne

Es werden 2 Syndrome dieser früher ebenfalls als Migräneäquivalente bezeichneten Erkrankungen differenziert. Der *gutartige paroxysmale Schwindel in der Kindheit* ist durch kurze Schwindelattacken mit Angstgefühl, oft verbunden mit Nystagmus und Erbrechen bei ansonsten gesunden Kindern charakterisiert. Die *alternierende Hemiplegie in der Kindheit* zeigt sich in Form von wechselseitig auftretenden Attacken von Hemiplegie bei Kindern in Verbindung mit anderen paroxysmalen motorischen, sensiblen oder vegetativen Symptomen und mentaler Beeinträchtigung. Die Ursachen dieser Störungen sind nicht geklärt, eine Beziehung zur Migräne kann aus klinischen Gründen vermutet werden; es läßt sich aber auch nicht sicher ausschließen, daß diese Störung dem epileptischen Formenkreis zuzurechnen ist.

5.6.10 Migränekomplikationen

In Ausnahmefällen können Migräneattacken zeitlich außergewöhnlich lange anhalten. Dabei gilt es, 2 unterschiedliche *Migränekomplikationen* voneinander abzugrenzen. Der *Status migränosus* ist gekennzeichnet durch eine Migräneattacke mit einer Kopfschmerzphase, die trotz Behandlung länger als 72 h anhält. Zwischenzeitlich können kopfschmerzfreie Intervalle von weniger als 4 h Dauer auftreten. Gewöhnlich tritt ein Status migränosus in Verbindung mit längerem Medikamentenabusus auf (vgl. auch Kap. 20).

Der *migränöse Infarkt* ist durch ein oder mehrere Aurasymptome charakterisiert, die nicht innerhalb von 7 Tagen voll reversibel sind und/oder mit einem durch bildgebende Verfahren bestätigten ischämischen Infarkt einhergehen.

5.6.11 Migräneartige Störungen, die die obigen Kriterien nicht komplett erfüllen

Als solche *migräneartigen Störungen* werden Kopfschmerzattacken bezeichnet, die dem Formenkreis der Migräne zugerechnet werden, aber nicht vollständig die operationalen diagnostischen Kriterien der IHS-Klassifikation erfüllen.

5.7 Klassifikation der Migräne: Vorgehen in der Sprechstunde

Zu Beginn der Analyse der Kopfschmerzphänomenologie muß die Frage thematisiert werden, warum der Patient zum aktuellen Zeitpunkt ärztlichen Rat sucht. Hat er gerade jetzt aktuell Kopfschmerzen und unterscheiden sich diese von frühen Attacken? Auch ein Patient, der seit Jahren an Migräneattacken leidet, kann aktuell über symptomatische Kopfschmerzen klagen. Sollten sich aus der Anamnese Hinweise für aktuelle symptomatische Kopfschmerzerkrankungen ergeben, die sich durch die allgemeine und neurologische Untersuchung erhärten, müssen gegebenenfalls apparative Zusatzbefunde – z. B. EEG, CCT etc. (vgl. 4.5) – erhoben werden. Die Veranlassung für solche Zusatzuntersuchungen ist jedoch nur gegeben, wenn die klinischen Befunde von der Regel abweichen. Für routinemäßige apparative Untersuchungen bei Kopfschmerzen besteht ansonsten keine Begründung.

5.8 Wichtigstes Prinzip: Erfassung der Kopfschmerzphänomenologie

Sind symptomatische Kopfschmerzen ausgeschlossen, kann in Ruhe die Kopfschmerzphänomenologie der Kopfschmerzen erfragt werden. Patienten können gleichzeitig oder zeitlich versetzt über unterschiedliche Kopfschmerzformen klagen. Zunächst sollte der Patient sich erinnern, an wievielen unterschiedlichen Kopfschmerzformen er leidet. Eine typische Antwort ist zum Beispiel *„Ich leide an Migräne und an normalen Kopfschmerzen"*.

Dann sollte gezielt die Kopfschmerzphänomenologie der unterschiedlichen Kopfschmerzformen erfragt werden und die Häufigkeit der Kopfschmerztage pro Monat. Außerdem ist die Dauer der Kopfschmerzerkrankung zu dokumentieren. Die Gesprächsführung muß so gestaltet sein, daß der Patient spezifische Informationen geben kann.

Aufgrund des attackenartigen Auftretens der Migräne ist die Erfassung des zeitlichen Ablaufs der Erkrankung besonders wichtig. Die Differentialtypologie der Migräne auf der Basis des Symptomenablaufs und in Abhängigkeit von der Zeit ist in Abb. 5.1 dargestellt.

5.9 Kontinuierliche Verlaufs- und Erfolgskontrolle erforderlich

Ein häufiges Hindernis für eine erfolgreiche Kopfschmerztherapie ist, daß Patienten einmal mit einer bestimmten Diagnose verbunden werden, die sie dann als bleibendes Merkmal etikettiert. Bei Änderungen oder Hinzukommen wei-

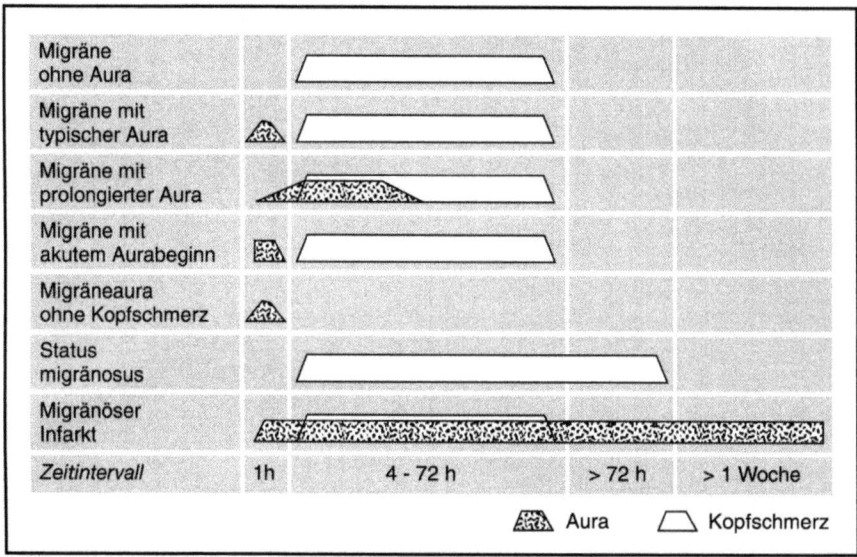

Abb. 5.1. Schematische Übersicht über die Differentialtypologie verschiedener Migräneformen auf der Basis des Symptomablaufs in Abhängigkeit von der Zeit

terer Kopfschmerzerkrankungen ist die Wahrscheinlichkeit einer mangelnden Wirkung der zunächst gewählten, primären Therapie groß. Die Patienten sollten deshalb nicht mit einer bestimmten Diagnose bleibend verbunden werden und als *„Migräniker"* oder *„Spannungszephalgiker"* bezeichnet werden. Entscheidend ist, daß nicht Patienten, sondern die *Kopfschmerzen* diagnostiziert und klassifiziert werden. Der Kopfschmerzverlauf muß dazu kontinuierlich erfaßt werden, essentiell dafür ist das regelmäßige Führen eines Kopfschmerzkalenders, der die Kopfschmerzphänomenologie im Verlauf dokumentiert. Abbildung 5.2 zeigt ein Beispiel eines solchen Kopfschmerzkalenders, der für jede Attacke die Kopfschmerzphänomenologie nach den IHS-Kriterien dokumentiert, sowie die Behinderung durch die Migräne und den Therapieerfolg dokumentiert. Eine Veränderung der Kopfschmerzphänomenologie im Krankheitsverlauf kann somit sicherer beobachtet werden und die Kopfschmerztherapie kann gezielter erfolgen.

Als weiteres Hilfsmittel zur praktischen Umsetzung der IHS-Kopfschmerzklassifikation kann auch der Kieler Kopfschmerzfragebogen nach Göbel [1] hilfreich sein. Auch ein speziell für ein Praxiseinsatz entwickeltes Computerprogramm ist in der Lage, eine objektive und standardisierte Kopfschmerzanalyse durchzuführen [2]; eine genauere Erläuterung der Möglichkeiten dieses Programms erfolgt in Kap. 6.

116 Klassifikation der Migräne

Kopfschmerzattacke	1	2	3	4	5	6	7	8	9	10
Datum										
Schmerzstärke 1=schwach; 2=mittel; 3=stark; 4=sehr stark										
Einseitiger Kopfschmerz	☐	☐	☐	☐	☐	☐	☐	☐	☐	☐
Beidseitiger Kopfschmerz	☐	☐	☐	☐	☐	☐	☐	☐	☐	☐
Pulsierend oder pochend	☐	☐	☐	☐	☐	☐	☐	☐	☐	☐
Drückend, dumpf bis ziehend	☐	☐	☐	☐	☐	☐	☐	☐	☐	☐
Erheblich hinderlich bei üblicher Tätigkeit	☐	☐	☐	☐	☐	☐	☐	☐	☐	☐
Verstärkung bei körperlicher Aktivität	☐	☐	☐	☐	☐	☐	☐	☐	☐	☐
Übelkeit	☐	☐	☐	☐	☐	☐	☐	☐	☐	☐
Erbrechen	☐	☐	☐	☐	☐	☐	☐	☐	☐	☐
Lichtscheu	☐	☐	☐	☐	☐	☐	☐	☐	☐	☐
Lärmscheu	☐	☐	☐	☐	☐	☐	☐	☐	☐	☐
Attackendauer (Stunden)	☐	☐	☐	☐	☐	☐	☐	☐	☐	☐
Arbeits-/Schulausfall (Stunden)	☐	☐	☐	☐	☐	☐	☐	☐	☐	☐
Reduzierung der Leistungsfähigkeit (Stunden)	☐	☐	☐	☐	☐	☐	☐	☐	☐	☐
Medikamente oder andere Behandlung (bitte eintragen, ggfs. zusätzliches Blatt verwenden)										
Wirkung: gut	☐	☐	☐	☐	☐	☐	☐	☐	☐	☐
mäßig	☐	☐	☐	☐	☐	☐	☐	☐	☐	☐
schlecht	☐	☐	☐	☐	☐	☐	☐	☐	☐	☐

Abb. 5.2. Beispiel eines verbreiteten Kopfschmerzkalenders. Ein solches Tagebuch sollten Migränepatienten regelmäßig führen zur Dokumentation ihrer Kopfschmerzphänomenologie und begleitenden Behinderung in der Attacke sowie zur Erfassung des Therapieerfolgs

5.10 Kopfschmerzdiagnosen, die nicht gelingen wollen

Kopfschmerzdiagnosen basieren auf den individuellen Angaben der Menschen in der Sprechstunde. Die Patienten können durch geschickt gestellte Fragen zur korrekten Erinnerung und richtigen Antwort geführt werden. Genauso ist jedoch eine iatrogen induzierte „Irreführung" und als Konsequenz daraus eine fehlerhafte Kopfschmerzdiagnose möglich.

Im Alltag wird der Arzt versuchen, aufgrund bestimmter Kriterien eine Diagnose zu stellen. Im Idealfall sind die notwendigen diagnostischen Kriterien im Gedächtnis präsentiert. Aber welche Kriterien sind notwendig? Selbst unter der Voraussetzung, daß dies klar ist, bleibt offen, wie diese Kriterien in Fragen umzusetzen sind, die der gegenübersitzende Patient versteht: Ist die gewählte Frage verständlich? Ist die Formulierung zu allgemein oder zu speziell? Induziert die Fragestellung eine bestimmte Antwort?

Die Beantwortung der Fragen durch die Patienten muß nicht nur vom Arzt gehört, sondern interpretiert und bewertet werden: Wurde der Frage ausgewichen? Klingen Zögern oder Zweifel in der Antwort mit? Ist die Antwort konform mit Äußerungen zu anderen Fragen?

Die Situation wird durch die Interpretation der „Wirklichkeit" bei der Beschreibung von Kopfschmerzsymptomen erschwert. Durch vorgefertigte Aussagen wird die schlichte Darlegung der Vorgänge während der Kopfschmerzen oft nicht möglich. *„Herr Doktor, ich habe Migräne und die ist auf meine Halswirbelsäule zurückzuführen"*; hier ist die Versuchung groß, sich mit der fertigen Erklärung zufrieden zu geben, anstatt die Kopfschmerzphänomenologie unvoreingenommen zu ermitteln.

Die Interpretation einer Antwort und eine darauf basierende vorzeitige Beendigung der Befragung durch den Arzt kann – wie an nachfolgendem Dialog deutlich wird – ebenfalls zu Mißverständnissen führen: „Erbrechen Sie während der Kopfschmerzattacken?" – „Ja" – „Wann?" – „Immer, wenn ich Ergotaminzäpfchen anwende". Erbrechen tritt in diesem Beispiel also nicht als primäres Begleitsymptom der Kopfschmerzen auf, wie man nach der ersten Antwort des Patienten hätte vermuten können, sondern es erweist sich als sekundäre Folge der Behandlung.

Die Komplexität der Kopfschmerzanamnese erlaubt auch bei großer ärztlicher Erfahrung bei einem bestimmten Teil der Patienten keine sichere diagnostische Festlegung. Wünschenswert sind deshalb Verfahren, die die Zuverlässigkeit und Gültigkeit einer klinischen Kopfschmerzdiagnose erhöhen. Folgende Methoden können für diesen Zweck eingesetzt werden:

1. Das Problem unterschiedlicher Kopfschmerzkonzepte in verschiedenen Praxen und Kliniken kann durch die Verwendung einer konsensfähigen Klassifikation mit einheitlichen Kopfschmerzkriterien gelöst werden. Eine solche Klassifikation mit eindeutig definierten Kriterien für die Differenzierung verschiedener Kopfschmerzerkrankungen wurde durch die Internationale Kopfschmerz-Gesellschaft geschaffen. Ob die Kriterien im Einzelfall erfüllt sind ist nur feststellbar, wenn sie im Rahmen der Anamneseerhebung in adäquaten Formulierungen erfragt werden.

2. Das Problem einer unstandardisierten Befragung des Patienten läßt sich durch Verwendung von Checklisten, Fragebögen und eines speziellen Computerprogramms unter konsequenter Einbeziehung der vom Patienten ausgefüllten Kopfschmerztagebücher reduzieren.
3. Schwierigkeiten hinsichtlich einer mangelnden Erinnerungsfähigkeit von Patienten über vergangene Attackensymptome kann durch prospektives Führen eines Kopfschmerzkalenders durch den Patienten begegnet werden. Dadurch können oft zuverlässigere Angaben über den Kopfschmerzverlauf als mit Hilfe einer retrospektiven Anamnese ermittelt werden. Das Problem einer unsicheren Beantwortung der Fragen durch die Patienten kann prinzipiell auch durch eine wiederholte Befragung innerhalb eines kurzen Zeitraums und den Vergleich der dabei erhaltenen Antworten kontrolliert werden.

Eine zuverlässige Diagnose von primären Kopfschmerzerkrankungen ist nicht durch wiederholten Einsatz von apparativen Methoden, wie beispielsweise EEG, Dopplersonographie, CCT oder MRT zu erhalten, sondern nur durch die sichere Erfassung der Kopfschmerzphänomenologie in wiederholten ausführlichen Arzt-Patienten-Gesprächen. Dies setzt Interesse für das individuelle Kopfschmerzproblem des Patienten voraus und die Motivation, die verschiedenen Facetten des Kopfschmerzes und dessen Begleitphänomene in Erfahrung zu bringen. Bei alledem sollten wir uns aber immer daran erinnern, daß Patienten nicht zu uns kommen, um kategorisiert und klassifiziert zu werden, sondern weil sie mit ihren Beschwerden verstanden und von ihren Kopfschmerzen befreit werden möchten.

Literatur

1. Göbel H (1992) Schmerzmessung. Grundlagen – Methoden – Anwendungen bei Kopfschmerzen. Fischer, Stuttgart Jena New York
2. Göbel H, Ensink FBM, Krapat S, Weigle L, Christiani K, Soyka D (1992) Objektive und standardisierte Kopfschmerzdiagnostik mit dem Personalcomputer auf der Basis der IHS-Kopfschmerzklassifikation. Med Welt 43: 535–545
3. Headache Classification Committee of the International Headache Society (1988) Classification and diagnostic criteria for headache disorders, cranial neuralgias and facial pain. Cephalalgia 8 [Suppl 7]: 1–93
4. Kopfschmerzklassifikationskomitee der Internationalen Kopfschmerzgesellschaft (1989) Klassifikation und diagnostische Kriterien für Kopfschmerzerkrankungen, Kopfneuralgien und Gesichtsschmerz. Nervenheilkunde 8: 161–203
5. Soyka D (1989) Kopfschmerz, 2. Aufl. Edition Medizin VCH, Weinheim Basel Cambridge New York

6 Ein Computerprogramm zur objektiven Kopfschmerzanalyse auf der Basis der IHS-Klassifikation

Hartmut Göbel, Franz Bernhard M. Ensink und Dieter Soyka

6.1 Mehr diagnostische Sicherheit durch computerunterstützte Kopfschmerzerfassung

Eine apparative Computerdiagnostik für Schmerzsyndrome wurde in der Vergangenheit bereits durch mehrere Autoren in verschiedensten Versionen inauguriert [1-4, 9, 11, 13-16, 18, 19]. Die neue, international abgestimmte Kopfschmerzklassifikation der Internationalen Kopfschmerz-Gesellschaft (IHS); (vgl. Kap. 5) wurde bisher jedoch noch nicht als Basis für eine computergestützte Kopfschmerzanalyse berücksichtigt. Mit Zustimmung des Klassifikationskomitees haben Göbel u. Soyka im Jahr 1992 erstmalig die operationalisierten Kriterien aller klinisch relevanten Kopfschmerztypen dieser Klassifikation als Basis für ein entsprechendes Computerprogramm herangezogen [6]. Das Programm erlaubt die eigenständige, systematische, standardisierte und objektive Erfassung der Kopfschmerzcharakteristika auf der Grundlage der IHS-Klassifikationskriterien. Ziel des Programmes ist es, Expertenwissen für die Praxis zugänglich zu machen, wobei sowohl eine Zeitersparnis bei der Erfassung der Kopfschmerzphänomenologie und gleichzeitig ein Mehr an Information und diagnostischer Sicherheit realisiert werden sollte.

Da bei den häufigsten Kopfschmerzformen „Migräne" und „Kopfschmerz vom Spannungstyp" („Spannungskopfschmerz") die Pathophysiologie noch immer nicht vollständig aufgeklärt ist und zuverlässige, für den Einzelfall gültige objektive apparative Parameter nicht existieren (Kap. 4), ist die genaue Erfassung der Kopfschmerzanamnese und -phänomenologie entscheidend für eine exakte Diagnose und unverzichtbar zur Einleitung einer erfolgreichen Therapie [5, 17]. Dies gilt insbesondere für potente und bei selektiver Wirkung zugleich nebenwirkungsarme Therapieverfahren. Der Aufbau dieses neuen Computerprogrammes und erste Erfahrungen bei der klinischen Anwendung werden im nachfolgenden Abschnitt beschrieben.

6.2 Kopfschmerzphänomenologie als Grundlage der computerunterstützten Kopfschmerzdiagnostik

Da die IHS-Kopfschmerzklassifikation exakte operationalisierte Kriterien für alle Kopfschmerztypen angibt, ist es möglich, das Vorhandensein dieser Kriterien im Rahmen einer Computeranalyse überprüfen zu lassen. Die IHS-Klassifikation legt definitiv fest, welche Kriterien vorhanden sein müssen, um eine bestimmte Kopfschmerzdiagnose zu stellen. Zweideutige Parameter wie „oft", „manchmal", „gewöhnlich" werden nicht verwendet, so daß eine eindeutige Zuordnung realisiert werden kann. Bei der Konzipierung des neuen Computerprogrammes zur Erfassung der Kopfschmerzphänomenologie auf der Basis der IHS-Kriterien mußte zunächst festgelegt werden, welche Kopfschmerztypen aus den über 165 Diagnosen der IHS-Klassifikation erfaßt werden sollten (vgl. [10, 12]). Berücksichtigt wurden dabei v. a. die primären Kopfschmerzformen sowie darüber hinaus klinisch relevante sekundäre Kopfschmerzformen, die allein durch den Gebrauch der phänomenologischen Kopfschmerzcharakteristika unterschieden werden können. Ausgesprochen seltene Kopfschmerztypen wurden nicht berücksichtigt. Das Computerprogramm ist aufgrund dieser Vorauswahl in der Lage, die in der Übersicht (s. S. 121) aufgeführten phänomenologischen Kopfschmerztypen zu differenzieren.

Die hier aufgeführten 21 Kopfschmerztypen werden allein aufgrund ihrer durch die IHS-Kriterien operational definierten Kopfschmerzcharakteristika erfaßt. Die Kopfschmerzursache spielt dabei keine primäre Rolle. Eine mögliche spezifische Kopfschmerzursache muß jedoch immer durch die Anamnese, eine allgemein-körperliche und neurologische Untersuchung bestimmt werden und ggf. müssen weiterführende Untersuchungen veranlaßt werden (vgl. Kap. 4). Das Computerprogramm liefert somit keine Kopfschmerzdiagnose, sondern vielmehr eine objektive und standardisierte Beschreibung der Kopfschmerzphänomenologie im Sinne eines Befundberichtes. Der Computer ermöglicht somit ein nachvollziehbares und dokumentierbares deskriptives Bild der Kopfschmerzen.

Diese Vorgehensweise entspricht exakt der Anfertigung eines Röntgenbildes bei einer Knochenfraktur, das auch lediglich die Frakturphänomenologie wiedergibt, jegliche Aussage über die Ursache der Fraktur aber vorenthält, also ob es sich bei der Fraktur z. B. um eine Traumafolge oder eine pathologische Fraktur handelt.

Um diese methodenimmanente Einschränkung des computergestützten Analyseverfahrens zu verdeutlichen, wird dem anwendenden Arzt im Befundmenü des Programmes nachfolgender genereller Hinweis gegeben.

> Der Computer stellt keine Kopfschmerzdiagnose, sondern erfaßt systematisch die Kopfschmerzphänomenologie nach den Kriterien der Internationalen Kopfschmerz-Gesellschaft! Schließen Sie durch Vorgeschichte, allgemeine körperliche und neurologische Untersuchung Ursachen für symptomatische Kopfschmerzformen aus. Ergeben sich aufgrund Ihrer Untersuchungen Verdachtsmomente für symptomatische Kopfschmerzformen (s. Ziffern 5–12 der IHS-Kopfschmerzklassifikation), schließen

Zusammenstellung der 21 phänomenologischen Kopfschmerztypen, die mit Hilfe des Computerprogramms analysiert und differenziert werden können. Hinter der Diagnose findet sich jeweils in Klammern angegeben die entsprechende Kodierungsziffer gemäß Klassifikationsschema der Internationalen Kopfschmerz-Gesellschaft (vgl. [10, 12]).

1. Migräne ohne Aura (1.1)
2. Migräne mit Aura (1.2)
3. Episodischer Kopfschmerz vom Spannungstyp (2.1)
4. Chronischer Kopfschmerz vom Spannungstyp (2.2)
5. Clusterkopfschmerz (3.1)
6. Chronische paroxysmale Hemikranie (3.2)
7. Idiopathischer stechender Kopfschmerz (4.1)
8. Kopfschmerz durch äußeren Druck (4.2)
9. Kopfschmerz durch äußere Kälteexposition (4.3.1)
10. Kopfschmerz durch Einnahme eines Kältestimulans (4.3.2)
11. Benigner Hustenkopfschmerz (4.4)
12. Benigner Kopfschmerz durch körperliche Anstrengung (4.5)
13. Kopfschmerz bei sexueller Aktivität (4.6)
14. Kopfschmerz vom Typ des erhöhten intrakraniellen Drucks (z. B. 7.1)
15. Kopfschmerz vom Typ des Liquorunterdrucksyndroms (z. B. 7.2)
16. Kopfschmerz vom Typ der lokalen Läsion (z. B. 11.1)
17. Kopfschmerz vom vasodilatatorischem Typ (z. B. 8.1)
18. Zervikogener Kopfschmerz (11.2)
19. Kopfschmerz vom Typ der Trigeminusneuralgie (12.2.1 bzw. 12.2.2)
20. Atypischer Gesichtsschmerz (12.8)
21. Nichtklassifizierbarer Kopfschmerz (13)

Sie derartige Erkrankungen durch weiterführende Untersuchungen (z. B. apparative Diagnostik, Überweisung etc.) aus.
Sind derartige Erkrankungen auszuschließen oder sind die Kopfschmerzen nicht erstmalig in einer engen zeitlichen Verbindung mit einer solchen Grunderkrankung aufgetreten, dann ist die Diagnosestellung einer oder mehrerer primärer Kopfschmerzerkrankungen durch den Arzt möglich, wenn die entsprechenden Kriterien erfüllt sind.

6.3 Programmleistungen

6.3.1 Erfassung der Stammdaten, Dokumentation von Vorerkrankungen und Medikation

Das Programm soll eine exakte Beschreibung der Kopfschmerzphänomenologie des individuellen Patienten ermöglichen. Zunächst können die Patientendaten in den Rechner eingegeben werden und – bei Bedarf – auch geändert werden. Vorerkrankungen und evtl. bereits vorbestehende Medikation können ebenfalls dokumentiert werden. Zum Schutz vor unautorisiertem Zugriff sind die Daten paßwortgeschützt.

6.3.2 Phänomenologische Kopfschmerzanalyse

Nach der Eingabe der Patientendaten kann die Kopfschmerzanalyse gestartet werden. Es ist möglich, eine Gesamtanalyse durchzuführen, wobei der Computer die Befragung des Patienten eigenständig steuert. Soll dagegen geprüft werden, ob die Kriterien einer bestimmten Kopfschmerzform erfüllt sind, so kann diese ausgewählt werden, und das Programm erfragt dann selektiv nur die Phänomenologie des gewählten Kopfschmerztyps (selektive Analyse).

6.3.3 Befunddarstellung

Nach Beendigung der Kopfschmerzanalyse kann im Menue „Befund" die Beschreibung der Kopfschmerzphänomenologie aufgerufen werden. Um eine schnelle Orientierung zu ermöglichen, gibt das Untermenue „Kurzbefund" nur den Namen des oder der Kopfschmerztypen an, deren phänomenologische Kriterien erfüllt sind. Zusätzlich werden die Kopfschmerztage pro Monat angegeben und seit wieviel Jahren der Patient bereits unter dieser Kopfschmerzform leidet.

Zur umfassenden Orientierung kann eine Übersichtstabelle (Abb. 6.1) aufgerufen werden, die für alle analysierten Kopfschmerztypen die Anzahl der erfüllten IHS-Kriterien, die Kopfschmerztage pro Jahr und die Dauer der jeweiligen Kopfschmerzerkrankung auflistet. Somit kann überprüft werden, für welche Kopfschmerzformen die Kriterien nur teilweise gegeben sind, und die Relevanz dieser Kopfschmerzcharakteristika kann in der Sprechstunde weiter thematisiert werden.

Schließlich ist ein umfassender Befundausdruck möglich, wobei sämtliche vorhandenen Kriterien ausführlich beschrieben werden. Dabei wird im Einzelfall dargelegt, welche Kriterien bei dem individuellen Patienten ggf. nicht erfüllt sind. Der ausführliche Befund wird in Tabellenform ausgegeben, die erfüllten

Befund der Kopfschmerz-Computeranalyse am 20.10.1993

Beginn: 10.15 Uhr; Ende: 10.29 Uhr

Name: Peter Mustermann, geboren 21.3.47
Wohnort: Niemannsweg 147, 24105 Kiel

IHS-KRITERIENSATZ: MIGRÄNE OHNE AURA
Es liegen 4 von 4 geforderten Hauptkriterien vor.
Kopfschmerztage pro Monat 12; Kopfschmerzdauer 4 Jahre 6 Monate.
(Angegebene Teilkriterien sind mit einem ✓ gekennzeichnet)

Hauptkriterien	*Teilkriterien*
Kopfschmerzdauer	✓ unbehandelter Verlauf: 4-72 Stunden
Kopfschmerzcharakteristika *(mindestens zwei)*	✓ Einseitiger Kopfschmerz ✓ Pulsierender Charakter ✓ Erhebliche Behinderung der Tagesaktivität Verstärkung bei körperlicher Aktivität
Begleitphänomene *(mindestens eines)*	✓ Übelkeit Erbrechen Photophobie ✓ Phonophobie
Attackenanzahl	✓ wenigstens fünf vorangegangene Attacken

Der Ausschluß symptomatischer Kopfschmerzen muß durch klinische Untersuchung und gegebenenfalls weiterführende Diagnostik erfolgen!

Hinweis: Sind die Hauptkriterien mit einer Ausnahme erfüllt und liegen keine Kriterien des Kopfschmerzes vom Spannungstyp vor, kann die Diagnose „Migräneartige Störung" gestellt werden.

Abb. 6.1. Standardisierte und objektive Erfassung der Kopfschmerzphänomenologie nach den Kriterien der Internationalen Kopfschmerz-Gesellschaft mit dem Computer [6]: Befundausdruck. Dargestellt ist nur der Kriteriensatz für Migräne ohne Aura

Kriterien werden in Form einer Checkliste markiert. Dadurch wird der Benutzer in die Lage versetzt, auf einen Blick eine Übersicht über den Kopfschmerzbefund zu erhalten.

Darüber hinaus hat eine solche Darstellungsform den Vorteil, daß der Arzt bei häufiger Benutzung des Programms mit den Kriteriensätzen der verschiedenen Kopfschmerzformen vertraut wird. Somit beinhaltet das Programm neben den diagnostischen Möglichkeiten auch einen wichtigen didaktischen Effekt.

6.3.4 Einbindung der Daten eines Kopfschmerztagebuchs in die Analyse

Sollten Patienten Schwierigkeiten haben, ihre Kopfschmerzphänomenologie retrospektiv zu beschreiben, kann im Rahmen eines weiteren Menuepunktes ein Kopfschmerzkalender ausgedruckt werden. Das Programm folgt mit diesem Menuepunkt der Empfehlung der IHS-Klassifikation, in unklaren Situationen eine prospektive Beobachtungen mit Hilfe eines Kopfschmerzkalenders durchzuführen.

Die vom Patienten in einem solchen Kopfschmerztagebuch prospektiv dokumentierten Daten können ebenfalls in das Computerprogramm eingegeben werden und finden ergänzenden Eingang bei der Analyse und Beschreibung der im Einzelfall bestehenden Kopfschmerzphänomenologie.

Zusätzlich kann der Computer eine deskriptive Statistik über den Kopfschmerzverlauf ausdrucken. Dadurch erhält der Arzt einen anschaulichen Verlaufsbericht über die Kopfschmerzerkrankung. Dieser Verlaufsbericht kann auch diagnostisch genutzt werden. Durch die genaue Dokumentation können jedoch auch außergewöhnlich schwere Kopfschmerzerkrankungen anschaulich charakterisiert werden und besondere diagnostische und therapeutische Maßnahmen begründet und belegt werden.

6.3.5 Überweisungsbrief

Auf Wunsch schreibt der Computer auch automatisch einen Überweisungsbrief, in dem die bestehenden Kopfschmerztypen angegeben und die entsprechenden Kriterien spezifiziert werden. Der Überweisungsbrief kann beliebig editiert werden. Die Vorerkrankungen und die benutzten Medikamente werden automatisch aus der Stammdatendatei übernommen.

6.3.6 Zugriff auf Originaltexte

Als Unteroption kann das Programm über eine Retrievalfunktion den gesamten Originalklassifikationstext und weitere einschlägige Literatur zugänglich machen. Dadurch ist der benutzende Arzt in der Lage, auf Wunsch auf diese Quellen durch Eingabe entweder einzelner Suchbegriffe oder Kombinationen von Suchbegriffen zurückzugreifen. Beispielsweise zeigt der Computer bei Eingabe der Begriffe „Augensymptome" und „Kopfschmerz" sämtliche Textstellen der Klassifikation an, in denen die entsprechenden Begriffe aufgeführt werden.

6.4 Aufbau des Programmalgorithmus und praktische Durchführung der Patientenbefragung

Abbildung 6.2 (s. S. 126) gibt einen schematischen Überblick über den Aufbau des Programms. Dabei verbergen sich hinter vielen Stationen der verschiedenen Analysewege durchaus mehrere entscheidungsrelevante Fragen. Alle zur Durchführung der Kopfschmerzanalyse relevanten IHS-Kriterien wurden für das Computerprogramm in fragefähige Items umformuliert. Das Programm ist komplett menuegesteuert und kann sowohl über die Computertastatur als auch über eine „Maus" bedient werden.

Der Patient nimmt vor dem Bildschirm Platz und ein Praxismitarbeiter startet nach Eingabe der Patientendaten die Analyse. Zunächst informiert das Programm durch die nachfolgende Meldung den Patienten über den Ablauf der Befragung.

> Sehr geehrte Patientin, sehr geehrter Patient,
>
> Menschen können während ihrer verschiedenen Lebensabschnitte ganz unterschiedliche Kopfschmerzen haben. Durch nachfolgende Fragen möchten wir die bei Ihnen auftretenden Kopfschmerzen genauer analysieren.
> Zunächst werden wir Ihnen jeweils eine kurze Beschreibung verschiedener Kopfschmerzformen geben. Wenn Sie angeben, daß die Beschreibung auf Ihre Kopfschmerzen zutrifft, werden wir anschließend genauere Fragen dazu stellen. Wenn die Beschreibung nicht zutrifft, werden wir zur nächsten Kopfschmerzform weitergehen, usw.
> Zumeist werden Sie gefragt, ob eine bestimmte Frage zutrifft oder nicht (ja–nein). Manchmal werden Sie jedoch auch nach Zahlen (z. B. Häufigkeit der Kopfschmerzen) gefragt.
> Zum Starten der Befragung drücken Sie bitte eine Taste.

Nun fragt der Computer nach dem Vorliegen von Warnsymptomen möglicher symptomatischer Kopfschmerzformen (vgl. 9.2). Dabei wird z. B. ermittelt, ob es sich um das erstmalige Bestehen von Kopfschmerzen handelt, ob die Schmerzen außergewöhnlich stark sind, ob zunehmende Müdigkeit, Konzentrationsschwäche, Gangunsicherheit etc. bestehen. Ist dies der Fall, erfragt der Com-

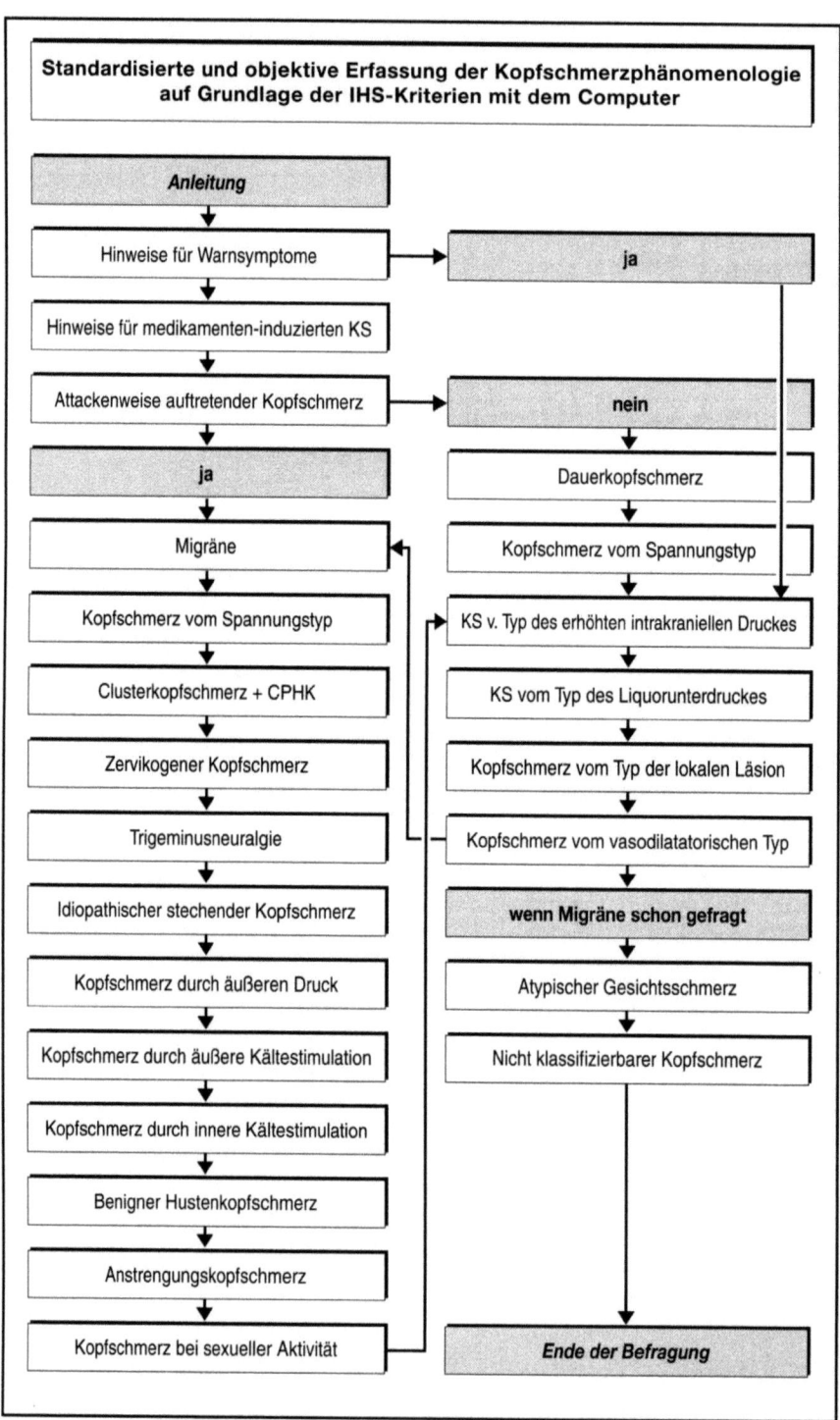

puter anschließend die Kriterien der symptomatischen Kopfschmerztypen (z. B. Kopfschmerz vom Typ des erhöhten intrakraniellen Drucks etc.). Werden solche Warnsymptome vom Patienten nicht angegeben, wird nach Hinweisen für einen möglichen medikamenteninduzierten Dauerkopfschmerz (vgl. diesbezüglich auch Kap. 20) gefragt.

Die entscheidende primäre Weichenstellung für den Ablauf der weiteren Kopfschmerzanalyse ergibt sich durch die Beantwortung der Frage, ob die Kopfschmerzen attackenweise auftreten und der Patient zwischen den einzelnen Episoden kopfschmerzfrei ist. Wird diese Frage bejaht, werden zunächst die phänomenologischen Kriterien der Kopfschmerzformen näher eruiert, die attackenweise auftreten.

Attackenweise Kopfschmerzen

Eine schematische Darstellung des Analysepfades für attackenweise auftretende Kopfschmerzen findet sich auf der linken Bildhälfte im mittleren und unteren Bereich von Abb. 6.2 (Migräne etc.). Begonnen wird diese Befragung indem der Computer dem Patienten zunächst eine Beschreibung einer Migräneattacke mit typischer Symptomatologie präsentiert. Bestätigt der Patient bei der anschließenden Frage, daß derartige Kopfschmerzen bei ihm auftreten, werden dann die einzelnen Kriterien gezielt und detaillierter erfragt.

Eine exemplarische Auflistung derjenigen Fragen, die dem Patienten im Rahmen der Algorithmusstation „Migräne" gestellt werden, ist auf Seite 128 widergegeben. Eine Originalbildschirmoberfläche dieses Analyseschrittes wird in Abb. 6.3 (s. S. 129) dargestellt.

Während der Befragung analysiert das Programm *on-line,* ob die für das Vorliegen einer Diagnose gemäß IHS-Klassifikation geforderten Kriterien (vgl. Kap. 5) erfüllt sind.

Wird auf die zuvor erwähnte Beschreibung einer Migräneattacke mit typischer Symptomatologie vom Patienten angegeben, daß solche oder ähnliche Kopfschmerzen bei ihm nicht auftreten, fährt das Programm fort, indem es eine entsprechende Beschreibung von Kopfschmerzen vom Spannungstyp präsentiert; danach folgt eine Beschreibung einer Attacke mit typischen Clusterkopfschmerzen usw. (vgl. Abb. 6.2). Nach jeder Kopfschmerzform wird gefragt, ob bei dem Patienten auch noch Kopfschmerzattacken mit anderer Symptomatologie vorkommen können. Wird dies verneint, ist die Kopfschmerzanalyse damit beendet. Andernfalls wird die Befragung mit den Kriterien der nächsten Kopfschmerzform fortgesetzt, wie sie sich aus dem in Abb. 6.2 angegebenen Analysenpfad ergibt.

◄―――――――――――――――――――――――――――

Abb. 6.2. Standardisierte und objektive Erfassung der Kopfschmerzphänomenologie nach den Kriterien der Internationalen Kopfschmerz-Gesellschaft mit dem Computer [6]: Überblick über den dem Programm zugrundeliegenden Gesamtalgorithmus. Falls ein Kopfschmerztyp bereits gefragt wurde, wird zum nächsten Kopfschmerztyp weitergegangen. Nach jedem Kopfschmerztyp wird gefragt, ob noch weitere Kopfschmerzformen vorliegen. Ist dies nicht der Fall, wird die Befragung abgeschlossen

Standardisierte und objektive Erfassung der Kopfschmerzphänomenologie mit dem Computer nach den Kriterien der Internationalen Kopfschmerz-Gesellschaft [6]. Beispielhafter Ausschnitt aus der Fragenfolge zur Erfassung der phänomenologischen Kriterien der Migräne ohne Aura. Die einzelnen Fragen werden sukzessive dargeboten. Der Computer analysiert on-line, ob die nach der IHS-Kopfschmerzklassifikation gefordertern Kriterien erfüllt sind oder nicht und druckt auf Wunsch einen ausführlichen Befundbericht aus

17. Treten bei Ihnen Kopfschmerzen auf, die man wie folgt beschreiben kann?
    – Die Kopfschmerzen bestehen nicht immer, sondern treten attackenweise auf
    – Die Kopfschmerzen treten häufig einseitig auf
    – Die Schmerzen sind pulsierend und pochend
    – Übelkeit, Erbrechen, Licht- und Lärmempfindlichkeit können die Kopfschmerzen begleiten
    Falls bei Ihnen solche oder ähnliche Kopfschmerzen auftreten, wählen Sie bitte „ja" an, falls nicht „nein".
    ☐ ja ☐ nein
18. Wie viele Stunden dauern Ihre Kopfschmerzattacken, wenn Sie kein Medikament einnehmen oder eine Behandlung erfolglos bleibt?
    ☐ weniger als 4 Stunden ☐ 4–72 Stunden ☐ länger als 72 Stunden
19. Können sich die Kopfschmerzen auf eine Kopfhälfte beschränken?
    ☐ ja ☐ nein
20. Können Ihre Kopfschmerzen einen pulsierenden Charakter haben?
    ☐ ja ☐ nein
21. Können die Kopfschmerzen Ihre übliche Tagesaktivität erheblich beeinträchtigen?
    ☐ ja ☐ nein
22. Können Ihre Kopfschmerzen beim Treppensteigen oder durch andere körperlicheAktivität verstärkt werden?
    ☐ ja ☐ nein
23. Können Ihre Kopfschmerzen von Übelkeit begleitet werden?
    ☐ ja ☐ ein
24. Können Ihre Kopfschmerzen von Erbrechen begleitet werden?
    ☐ ja ☐ nein
25. Können Ihre Kopfschmerzen von Lichtempfindlichkeit begleitet werden?
    ☐ ja ☐ nein
26. Können Ihre Kopfschmerzen von Lärmempfindlichkeit begleitet werden?
    ☐ ja ☐ nein
27. Sind bei Ihnen schon mindestens fünf Kopfschmerzattacken aufgetreten, die der Beschreibung entsprechen?
    ☐ ja ☐ nein
28. Wie lange leiden Sie an solchen Kopfschmerzattacken? Geben Sie bitte die entsprechende Anzahl in Jahren ein:
    ☐☐ Jahre
29. An wievielen Tagen pro Monat leiden Sie durchschnittlich an entsprechenden Kopfschmerzattacken? Geben Sie bitte die entsprechende Anzahl ein:
    ☐☐ Tage

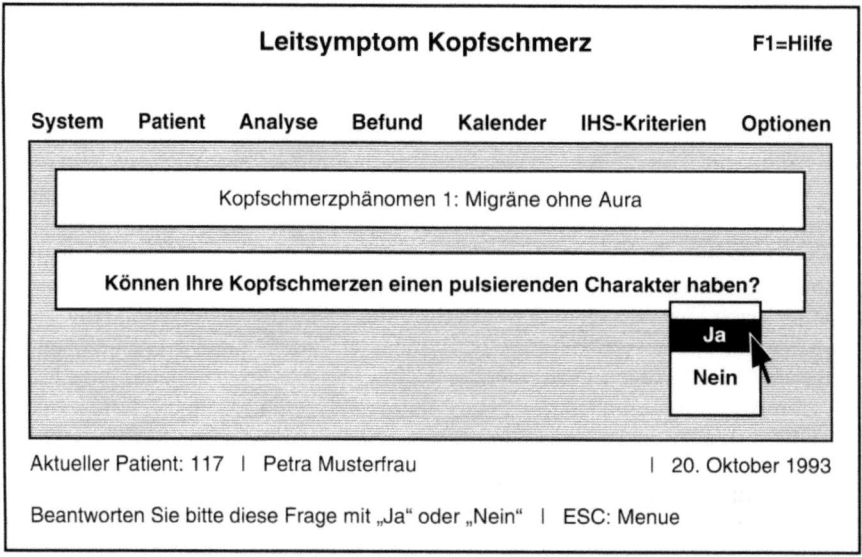

Abb. 6.3. Standardisierte und objektive Erfassung der Kopfschmerzphänomenologie nach den Kriterien der Internationalen Kopfschmerz-Gesellschaft mit dem Computer [6]; exemplarische Darstellung einer Originalbildschirmoberfläche im Migränealgorithmus

Sollte der Patient nach schrittweisem konsekutivem Durcharbeiten der Fragensammlungen aller attackenweise auftretenden Kopfschmerztypen auf eine entsprechende Frage hin das Bestehen weiterer Kopfschmerzformen angeben, wird die Analyse mit dem zweiten Analyseweg fortgesetzt, wie er auf der rechten Bildhälfte von Abb. 6.2 im mittleren und unteren Bereich dargestellt ist.

Dieser Wechsel zwischen beiden Hauptanalysepfaden gilt natürlich auch *vice versa*. Das heißt, daß nach initialem Durcharbeiten der Fragensammlungen zur Symptomatologie von Dauerkopfschmerzen auch ein Übergang auf den in Abb. 6.2 links skizzierten Analyseweg möglich ist.

Eine solche Möglichkeit ist erforderlich, da ein einzelner Patient sowohl zum Beispiel an chronischem Kopfschmerz vom Spannungstyp mit ständigem Dauerkopfschmerz als auch an attackenweise auftretender Migräne leiden kann. Kopfschmerzformen, die bereits auf einem der beiden Analysewege erfragt wurden, werden bei der zweiten Beschreitung der jeweiligen Route konsequenterweise automatisch übersprungen.

Dauerkopfschmerzen

Wird die initiale Frage nach dem Vorliegen eines attackenweisen Kopfschmerzes vom Patienten verneint, unterstellt das Analyseprogramm das Bestehen eines Dauerkopfschmerzes. Folglich beginnt die weitere Befragung des Patienten, indem das Programm ihm zunächst die Beschreibung von Kopfschmerzen vom Spannungstyp mit typischer Symptomatologie präsentiert. Bestätigt der Patient, daß er unter solchen oder ähnlichen Kopfschmerzen leidet, werden anschließend bei ihm – analog dem zuvor unter dem Stichwort „attackenweise Kopfschmerzen" geschilderten Procedere – die einzelnen Kriterien dieser Kopfschmerzdiagnose gezielt und detaillierter erfragt.

Bestätigt der Patient bei der abschließenden Frage dieses Analysebausteines das Bestehen weiterer Kopfschmerzformen, wird die Befragung fortgesetzt. Dabei kommen die entsprechenden Fragesammlungen aller im mittleren Bereich der rechten Bildhälfte von Abb. 6.2 angegebenen Diagnosen der Reihe nach zum Aufruf.

Sollte nach Durcharbeiten der zur Algorithmusstation „Kopfschmerzen vom vasodilatatorischen Typ" gehörigen Kriterien der Patient auf eine entsprechende Frage hin das Vorliegen noch weiterer Kopfschmerzformen angeben, wechselt das Computerprogramm auf den linken Hauptanalysepfad (Abb. 6.2). Begonnen wird diese Abklärung mit der ganz oben angegebenen Algorithmusstation „Migräne".

Wurde die Migränephänomenologie bereits zuvor über die Alternativroute erfragt, werden die Kriterien des „atypischen Gesichtsschmerzes" analysiert. Ist auch die hierzu gehörige Fragensammlung durchgearbeitet, unterstellt das Computerprogramm – wenn der Patient immer noch das Bestehen anderer Kopfschmerzformen angibt – einen „nichtklassifizierbaren Kopfschmerz". Damit ist die computergestützte Kopfschmerzanalyse beendet (vgl. Abb. 6.2).

6.5 Erste klinische Anwendungserfahrungen mit dem Computerprogramm

Die erste offizielle Programmversion [6] wurde erst Mitte 1992 für den Breitenansatz freigegeben. Das Programm hat sich in der Praxis sehr bewährt und wurde bereits in die türkische, dänische und englische Sprache übersetzt. Aus der klinischen Prüfphase liegen bereits erste publizierte Erfahrungsberichte vor [7, 8].

6.5.1 Erforderlicher Zeitaufwand

Aus den vorgehenden Ausführungen ergibt sich, daß das Programm in der Lage ist, die computergestützte Kopfschmerzanalyse bis zu jeder gewünschten Differenzierung durchzuführen und das gleichzeitige oder konsekutive Bestehen mehrerer Kopfschmerzformen bei ein und demselben Patienten zu dokumentieren. Das bedeutet, daß bei Bestehen z. B. lediglich einer Migräne ohne Aura die gesamte Analyse bereits nach 3 min beendet sein kann. Hingegen kann bei einer sehr komplexen Kopfschmerztypologie mit kombiniertem Vorliegen mehrerer Kopfschmerzdiagnosen die Befragung jedoch durchaus auch 30 min und länger andauern.

6.5.2 Vorteile durch Einsatz des Computerprogramms

1. Die computergestützte qualitative und quantitative Kopfschmerzanalyse erfolgt intersubjektiv standardisiert. Als einer der entscheidenden Vorteile der Anwendung eines solchen Computerprogramms in der Sprechstunde ist die dadurch erzielbare Objektivität und Reproduzierbarkeit bei der Analyse und Dokumentation von Kopfschmerzsyndromen anzusehen. Die Klassifikationskriterien werden durch den Einsatz des vorgestellten Computerprogramms immer vollständig und fehlerfrei analysiert. Zudem ist auf diese Art und Weise jederzeit und prinzipiell an jedem Ort Expertenwissen zugänglich.
2. Wie eingangs von Kap. 9 erwähnt, ist eine korrekte Kopfschmerzklassifikation Vorbedingung für eine gezielte und erfolgreiche Therapie der Beschwerden. Da das vorgestellte Computerprogramm eine spezifische Befunderhebung ermöglicht, verbessert es zugleich die Chance für eine effektive Kopfschmerztherapie.
3. Die computergestützte Befunderhebung wird meist auch mit einer größeren diagnostischen Trennschärfe einhergehen. Eine auf diesem Hintergrund basierende Behandlung kann den Zeit- und Kostenaufwand bei der einzuleitenden Behandlung reduzieren.
4. Der den in diesem Kapitel vorgestellte rechnergestützte Analysealgorithmus einsetzende Arzt dokumentiert durch die Verfügbarkeit des Computerprogramms in seiner Sprechstunde zugleich sein hohes Interesse an der Kopfschmerzbehandlung als auch seine fachliche Kompetenz.
5. Die bislang mit Hilfe des Programms explorierten Patienten haben in aller Regel die systematische, ausführliche Analyse als Vorteil hervorgehoben. Sie haben dabei das Gefühl, daß ihre Kopfschmerzerkrankung mit größter Sorgfalt vollständig analysiert wird. Eine sich auf dieser diagnostischen Maßnahme abstützende ärztliche Therapieempfehlung hat für die Patienten erfahrungsgemäß ebenso eine hohe Attraktivität. Durch diese positive Grundeinstellung zur eingeleiteten Behandlung wird dann letztlich oft bereits ein optimaler Behandlungserfolg gebahnt, der seinerseits wiederum die Patientencompliance positiv beeinflußt.
6. Der Einsatz des Computerprogramms ist einerseits im Rahmen einer orientierenden standardisierten Vordiagnostik möglich. Dadurch liegt dem Arzt bereits zu Beginn des persönlichen Gespräches ein ausführlicher Befund zur Kopfschmerzphänomenologie vor. Somit wird eine gezielte und zeitsparende ergänzende Exploration ermöglicht. Andererseits ist das Programm aber auch eine außerordentliche Hilfe, wenn die Anamnese nicht sicher klären kann, ob die Kriterien einer primären Kopfschmerzerkrankung erfüllt sind oder nicht. Durch Stellung einer begründeten Verdachtsdiagnose kann über die selektive Analyse vom Computer eine differenzierte Beschreibung und Analyse der individuellen Kopfschmerzphänomenologie vorgenommen werden. Dadurch kann häufig eine objektive Befundevaluation gewonnen werden.

7. Das Computerprogramm kann auch dazu beitragen, die Diagnostik primärer Kopfschmerzerkrankungen transparenter zu machen. Durch häufige Nutzung des Programmes kann die Anwendung der ansonsten recht komplexen Kopfschmerzklassifikation (vgl. Kap. 5) geübt und die „klinische Erfahrung" des jeweiligen Arztes informativ durch Expertenwissen untermauert werden. Durch diesen didaktischen Begleiteffekt wird durch den Computer kontinuierlich Expertenwissen auf den in der Kopfschmerzdiagnostik möglicherweise weniger geübten Arzt transferiert.
8. Die Patienten werden durch Einsatz des Computerprogramms in der Sprechstunde in die Lage versetzt, in Ruhe die Beantwortung der vom Computer gestellten Fragen zu überlegen und damit die Geschwindigkeit der Kopfschmerzanalyse eigenständig zu steuern. Dadurch werden die systemimmanenten Nachteile einer Computeranalyse, nämlich daß der Patient sich auf der einen Seite mit einem unpersönlichen Apparat auseinandersetzen muß und er andererseits keine Rückfragen stellen kann, nach unserer bisherigen Erfahrung aber mehr als aufgewogen.

Aus heutiger Sicht läßt sich zusammenfassen, daß durch die bei Implementierung des Computerprogrammes in die tägliche Praxisroutine zu erzielende informative Transparenz ein Mehr an diagnostischer und therapeutischer Sicherheit zu erzielen ist!

Anmerkung

Das Programmpaket [6] ist für IBM-kompatible Rechner unter MS-DOS auf 3,5-Zoll- bzw. 5,25-Zoll-Disketten erhältlich. Die Autoren und Herausgeber des Programmes sind PD Dr. H. Göbel und Prof. Dr. D. Soyka, Kiel. Die Programmierung erfolgte durch die Physis Software GmbH, Kurt-Schumacher-Straße 4, 44534 Lünen. Das Copyright (1992) liegt bei Physis Software GmbH, Lünen, und PD Dr. H. Göbel, Kiel. Die Disketten können von der Firma Glaxo GmbH, Alsterufer 1, 20354 Hamburg, kostenfrei bezogen werden.

Literatur

1. Bana DS, Leviton A, Swidler C, Slack WV, Graham JR (1980) A computer-based headache interview: Acceptance by patients and physicians. Headache 20: 85–89
2. Bana DS, Leviton A, Slack WV, Geer DE, Graham JR (1981) Use of computerized data base in a headache clinic. Headache 21: 72–74
3. Christiani K, Soyka D (1985) Erste Erfahrungen mit einer computergestützten Kopfschmerzdiagnostik. In: Gänshirt H, Berlit P, Haack G (Hrsg) Kardiovaskuläre Erkrankungen und Nervensystem-Neurotoxikologie-Probleme des Hirntodes. Springer, Berlin Heidelberg New York Tokyo, S 952–955
4. Drummond PD, Lance JW (1984) Clinical diagnosis and computer analysis of headache symptoms. J Neurol Neurosurg Psychiatry 47: 128–133
5. Göbel H (1992) Schmerzmessung. Grundlagen – Methodik Anwendungen bei Kopfschmerz. Fischer, Stuttgart Jena New York

6. Göbel H, Soyka D (1992) Leitsymptom Kopfschmerz. Erfassung der Kopfschmerzphänomenologie auf der Basis der Kopfschmerzkriterien der International Headache Society mit dem Personal-Computer. Softwarepaket. Physis Software GmbH, Lünen
7. Göbel H, Ensink FBM, Krapat S, Weigle L, Christiani K, Soyka D (1992) Objective and standardized headache diagnosis using the personal computer on the basis of the IHS-headache classification. In: Ekbom K, Gerber WD, Henry P, Nappi G, Pfaffenrath V, Tfelt-Hansen P (eds) Headache research in Europe – Proceedings of the 1st conference of the European Headache Federation (EHF), June 24–27, 1992, Bremen. Arcis, München, p 32
8. Göbel H, Ensink FBM, Krapat S, Weigle L, Christiani K, Soyka D (1992) Objektive und standardisierte Kopfschmerzdiagnostik mit dem Personalcomputer auf der Basis der IHS-Kopfschmerzklassifikation. Med Welt 43: 535–544
9. Goferini F, Facchin P (1987) Computer diagnosis of primary headaches in children. Comput Biomed Res 20: 55–63
10. Headache Classification Committee of the International Headache Society (1988) Classification and diagnostic criteria for headache disorders, cranial neuralgias and facial pain. Cephalalgia 8 [Suppl 7]: 1–93
11. Hudgins WR (1983) Computer-aided diagnosis of lumbar disc herniation. Spine 8: 604–615
12. Kopfschmerzklassifikationskomitee der Internationalen Kopfschmerzgesellschaft (1989) Klassifikation und diagnostische Kriterien für Kopfschmerzerkrankungen, Kopfneuralgien und Gesichtsschmerz. Nervenheilkunde 8: 161–203
13. Leviton A, Slack WV, Bana D, Graham JR (1984) Age-related headache characteristics. Arch Neurol 41: 762–764
14. Matsumura Y (1986) RHINOS: a consultation system for diagnosis of headache and facial pain. Comput Meth Prog Biomed 23: 65–71
15. McAdam WA, Brock BM, Armitage T, Davenport P, Chan M, deDombal FT (1990) Twelve year's experience of computer-aided diagnosis in a district general hospital. Ann R Coll Surg Eng 72: 140–146
16. Stead WW, Heymann A, Thomson HK, Hammond WE (1972) Computerassisted interview of patients with functional headache. Arch Intern Med 129: 950–955
17. Soyka D (1989) Kopfschmerz, 2. Aufl. Edition Medizin VCH, Weinheim Basel Cambridge New York
18. Soyka D, Ochel P (1987) Computerisierte Kopfschmerzdiagnostik. Schmerz Pain Douleur 8: 15–22
19. Thomas AM, Fairbank JC, Pynsent PB, Baker DJ (1989) A computerbased interview system for patients with back pain. A validation study. Spine 14: 844–846

7 Epidemiologische Aspekte der Migräne

Gerd-Gunnar Hanekop, Franz Bernhard M. Ensink
und Michael T. Bautz

7.1 Einleitung: Kopfschmerz als Problem

Kopfschmerzen gehören zu jenen Beschwerden, mit denen Allgemeinärzte und Praktiker häufig konfrontiert werden [65]. In der Neurologie stellen Kopfschmerzen das am häufigsten auftretende Symptom überhaupt dar [36, 47, 106]. Anhand von Daten des „Third National Morbidity Survey" ordnete Hopkins den Symptomenkomplex Kopfschmerz/Migräne unter die 5 häufigsten neurologischen Störungen ein, derentwegen Patienten ärztliche Hilfe suchten [64].

Von Mai 1978 bis April 1979 erfolgten in den Vereinigten Staaten von Amerika ca. 12,3 Mio. Arztbesuche allein wegen Kopfschmerzen [2]. Diese Angaben korrespondieren mit neueren Zahlen, nach denen Kopfschmerzen Anlaß gaben für 4,3 Arztbesuche/100 Einwohner/Jahr [47]; lediglich bei 1,5 % der Patienten fand sich dabei eine ernstzunehmende Ursache.

Die Angaben über die Häufigkeit des Auftretens von Kopfschmerzen, auch speziell die der Migräne, schwanken in weiten Grenzen. Raskin beschreibt Kopfschmerzen als ein unspezifisches Symptom, mit dem im Laufe ihres Lebens etwa 40 % der männlichen und mehr als 50 % aller weiblichen Amerikaner Erfahrung sammeln [113]. Vergleichbar ist dieser Befund mit älteren Angaben, denenzufolge 64,8 % der Befragten über Kopfschmerzen in der einen oder anderen Form klagten [98]. Diese Angaben kontrastieren deutlich mit denen anderer Autoren, die für ca. 90 % der US-Bürger zu irgendeinem Zeitpunkt in ihrem Leben Kopfschmerzen ermittelt hatten [119], oder zu einer Untersuchung aus Kansas, in der 91 % der Männer und 96 % der Frauen unter 35 Jahren angaben, an Kopfschmerzen zu leiden [158]. Zu annähernd dem gleichen Resultat kam eine andere, ebenfalls repräsentative Querschnittsuntersuchung [83]; ermittelt wurde eine Kopfschmerzjahresprävalenz von 90,8 % für Männer und 95 % für Frauen. Bezogen auf den zurückliegenden Monat fanden sich bei 57 % der Männer und 76 % der Frauen eine oder mehrere Kopfschmerzattacken. Diese berichteten Kopfschmerzprävalenzen stimmen mit Befunden weiterer Untersucher [1, 89, 120, 128, 141] überein:

– Monatsprävalenzen: Männer 39–75 %, Frauen 60–88 %;
– Jahresprävalenzen: Männer 72–90 %, Frauen 76–98 %.

In einer repräsentativen Stichprobe älterer Menschen (älter als 65 Jahre) konnten Cook et al. eine Kopfschmerzjahresprävalenz von 53 % bei den Frauen und von 36 % bei den Männern feststellen [26], also deutlich niedrigere Werte als in den zuvor dargestellten Arbeiten.

Europäische Studien kamen zu ähnlichen Ergebnissen. Eine der bekanntesten ist die von Waters durchgeführte „Pontypridd-Untersuchung", bei der 74 % der Männer und 92 % der Frauen zwischen dem 21. und 34. Lebensjahr im zurückliegenden Jahr über Kopfschmerzen berichteten. Diese Häufigkeiten nahmen mit zunehmendem Alter ab [143, 144].

In einer Querschnittsuntersuchung, bei der aus einer 3 067 Menschen umfassenden Population im Norden Finnlands eine Zufallsstichprobe von 200 Personen gezogen wurde, fanden sich unter den Frauen 83 % und unter den Männern 69 %, die im zurückliegenden Jahr vor der Erhebung zu irgendeinem Zeitpunkt Kopfschmerzen gehabt hatten. Hierbei zeigte sich keinerlei Unterschied zwischen Stadt- und Landbevölkerung. Unter Einbeziehung auch der Personen, bei denen aber vor dieser einjährigen Untersuchungsperiode Kopfschmerzen aufgetreten waren, ergab sich eine Kopfschmerzprävalenz von insgesamt 91 % [96]. Bei einer weiteren, aber konsekutiven Erhebung von Kopfschmerzdaten mittels eines Fragebogens konnte Winnem in 4 Allgemeinpraxen bei 80 % der befragten Patienten, die nicht wegen Kopfschmerzen die Ärzte aufgesucht hatten, eine positive Kopfschmerzanamnese erheben [150].

Für den deutschen Sprachraum wurden von Vietze u. Kreiner 10 % aller Einwohner angegeben, die unter Kopfschmerzen leiden sollen [139]. Soyka gibt an, daß etwa 40 % aller Menschen „wenigstens einmal während ihres Lebens heftige Kopfschmerzen durchgemacht" haben; weitere 10 % leiden demzufolge „im Verlauf ihres Lebens an häufig rezidivierenden Kopfschmerzen" [127]. Nach Untersuchungen von König müssen 10 % der Bevölkerung wegen ihrer Kopfschmerzen behandelt werden [75]. Stupka ermittelte, daß 6,9 % aller Konsultationen einer allgemeinmedizinischen Ambulanz aufgrund des Symptoms „Kopfschmerzen" erfolgten [135]. Dieser Zahl entsprachen 8,4 % aller im untersuchten Einjahreszeitraum (01.09.1983-31.08.1984) behandelten Patienten, wobei das weibliche Geschlecht signifikant häufiger von solchen Beschwerden betroffen war.

Die in den oben genannten epidemiologischen Untersuchungen gefundenen, z. T. gravierenden Differenzen in der Kopfschmerzprävalenz sind auf zahlreiche Faktoren zurückzuführen. Einerseits gab es methodische Probleme durch die nichtzufällige Auswahl der Stichproben und die fehlende Repräsentativität hinsichtlich:

- Alter,
- Geschlecht,
- sozialem Status und
- psychologischer Variablen.

Bei der vergleichenden Beurteilung von epidemiologischen Studien aus unterschiedlichen Ländern muß auch trotz jeweils repräsentativer Zusammensetzung die differente Bevölkerungsstruktur Berücksichtigung finden.

Andererseits finden sich bei zahlreichen epidemiologischen Erhebungen methodische Mängel bei der Datenerhebung und Differenzen in bezug auf den untersuchten Zeitraum. Zudem folgte aus der Anwendung abweichender Kopfschmerzdefinitionen, daß eine Abgrenzung der nach dem IHS-Klassifikationsschema (vgl. Kap. 5) zu unterscheidenden Kopfschmerzformen nicht vorgenommen wurde beziehungsweise nicht vorgenommen werden konnte.

Dieser Umstand findet seine Erklärung darin, daß es sich bei „Cephalgien" um vielschichtige Leiden handelt, deren Pathomechanismen nicht hinreichend bekannt sind, die aber häufig wohl eine multifaktorielle Genese aufweisen [122]. Die widersprüchlichen Resultate erklären sich z. T. auch vor dem Hintergrund der beiden nachfolgend aufgeführten Sachverhalte:

– Kopfschmerzpatienten – speziell Migränepatienten – sollen nur zu einem kleineren Teil wegen ihrer Symptomatik einen Arzt aufsuchen. In der Literatur finden sich bezüglich des Einflusses dieses Umstandes sehr unterschiedliche Zahlen. Nach Waters u. O'Connor gehen nur etwa 23 % der Betroffenen zum Arzt [146]. Von ca. 70 % berichten Green [56] und Sparks [128], Ekbom et al. fanden 35–40 % [42], Post u. Gubbels nennen 15 % [111]. Nach Untersuchungen von Linet et al. hatten nur 6,5 % der unter Kopfschmerzen leidenden Männer und 15 % der Frauen in den zurückliegenden 12 Monaten einen Arzt aufgesucht; 85,4 % der Männer und 72 % der Frauen hatten wegen ihrer Kopfschmerzen noch nie einen Arzt konsultiert [83]. In einer ähnlichen Untersuchung fanden Stewart et al., daß nur 6 % der Männer und 14,4 % der Frauen wegen ihrer Kopfschmerzen in den zurückliegenden 12 Monaten einen Arzt aufgesucht hatten [130]. Unter den Migränepatienten lag diese Rate deutlich höher, bei den Männern mit sicherer Migräne waren es 16,3 %, bei solchen mit wahrscheinlicher Migräne 13,9 % und bei solchen mit möglicher Migräne nur 10,3 %. Die entsprechenden Raten bei den Frauen betrugen 22,4 %, 17,9 % beziehungsweise 15,6 %. Für die Gruppe der 12- bis 29jährigen ermittelten Linet et al. an einer zufälligen Stichprobe 13,9 % der Frauen, die im zurückliegenden Jahr wegen bestehender Kopfschmerzen ärztlichen Rat gesucht hatten; zum Vergleich waren es bei den Männern nur 5,6 % [84]. Aus den Ergebnissen einer internationalen Multicenterstudie berichtete Ensink, daß 30 % der dort befragten Migränepatienten regelmäßig wegen ihrer Kopfschmerzen einen Arzt aufsuchten, 50 % deswegen nicht mehr in ärztlicher Behandlung waren und 20 % der Betroffenen noch nie wegen ihrer Migräne behandelt wurden [45]. Rasmussen u. Olesen fanden, daß 56 % aller Migränepatienten wegen ihrer Kopfschmerzen einen Hausarzt konsultiert hatten [114]. Besonders jene Personen, die unter gehäuftem Auftreten von Migräneattacken leiden, sollen sich vermehrt an ihren Hausarzt wenden. Dieser Befund deckt sich mit Angaben von Lucas, der bei einer Untersuchung an Zwillingen ermittelte, daß 50 % der Migränepatienten ohne Aura und 38 % derjenigen mit Aura wegen ihrer Kopfschmerzen in ärztlicher Behandlung waren [87]. Da – wie in nahezu allen erwähnten Studien gezeigt wurde – nur eine Minderheit der Migränepatienten ärztlichen Rat sucht, folgt aus diesen Ergebnissen, daß Klinikpopulationen wegen ihres nichtzu-

fälligen und nichtrepräsentativen Charakters für epidemiologische Migräneforschungen nur bedingt geeignet sind. Aus Untersuchungen an derart selektierten Patientenkollektiven lassen sich keine allgemeingültigen Aussagen ableiten.
- Die Erhebungsinstrumente der verschiedenen zitierten Untersuchungen variierten, z. B. sind Interviews in der Differenzierung spezifischer Kopfschmerzformen valider als Fragebögen, bei denen durch verschiedene Formulierungen sehr unterschiedliche Trennschärfen bei einzelnen Symptomen erreicht werden (vgl. 7.3.3).

Die Problematik einer mangelhaften Abgrenzbarkeit unterschiedlicher Kopfschmerzentitäten zeigte sich immer wieder in Therapiestudien, die wegen differenter Formulierungen in den Fragebögen, aber auch wegen offensichtlich unterschiedlicher Definitionen der Erkrankung keine vergleichbaren Ergebnisse lieferten; dabei betraf dieser Umstand alle Kopfschmerzarten.

Um hier Abhilfe zu schaffen, legte das Ad Hoc Committee on Classification of Headache des National Institute of Health der Vereinigten Staaten von Amerika bereits 1962 ein Klassifikations- und Diagnoseschema für Kopfschmerzen vor [3]. Gefolgt wurde dieser Vorschlag von einer Aufstellung der World Federation of Neurology [152]. Diese beiden Schemata zeigten aber auch sehr bald ihre Unzulänglichkeiten, so daß in den Jahren 1985–1988 eine neue Nomenklatur durch die International Headache Society (Internationale Kopfschmerz-Gesellschaft, IHS) erarbeitet wurde (vgl. Kap. 5). Diese Klassifikation wurde 1988 veröffentlicht [59, 76]. Um die Anwendbarkeit dieser Nomenklatur unter klinischen Bedingungen zu erleichtern, wurden die diagnostischen Kriterien hierarchisch gegliedert und operationalisiert.

Beim IHS-Klassifikationsschema kann die Diagnose auf mehreren Ebenen erfolgen, die unterschiedliche diagnostische Anstrengungen erfordern. Dadurch wird sowohl dem Allgemeinarzt ohne große technische Ausstattung eine Diagnose ermöglicht als auch dem Spezialisten, der im Rahmen einer wissenschaftlichen Untersuchung mit einer weitaus feineren Unterteilung und Spezifizierung arbeiten kann [33].

Erschwert wird die Kopfschmerzdiagnostik und -klassifikation dadurch, daß die vom einzelnen Patienten erlittene Symptomatik von Attacke zu Attacke variieren kann: So haben zum Beispiel Stewart et al. gezeigt, daß Personen, die unter Migräneattacken mit Aura leiden, auch Episoden einer Migräne ohne Aura erleben [133]. Eine exakte Abgrenzung der diversen Kopfschmerzformen stellt somit eine Grundvoraussetzung für Therapiestudien bei schweren Kopfschmerzsyndromen – wie z. B. der Migräne – dar. Entsprechend gilt es bei epidemiologischen Untersuchungen die Definitionen des Untersuchungsgegenstandes eindeutig zu fassen und eigene Studien nur mit solchen Arbeiten zu vergleichen, die auf gleichen Festlegungen basieren. In der bisherigen Literatur zur Epidemiologie der Migräne ist diese Forderung in der Regel nicht erfüllt.

Obwohl die Migräne nur in Einzelfällen mit einer Mortalität behaftet sein soll [57], zeigten Leviton et al. [79], daß Migränepatienten unter 70 Jahren verglichen mit Personen ohne diese Kopfschmerzen, eine Erhöhung ihrer relativen Mortalität auf 1,9 aufwiesen. Dieses Ergebnis wurde von Waters et al. in einer prospektiven Untersuchung allerdings nicht bestätigt [147]. Trotz des eher „benignen" Charakters und umfangreicher pathophysiologischer Kenntnisse über die Migräne liegen bisher keine erwiesenermaßen *kausalen* Behandlungsansätze für diese Erkrankung vor. Migräne stellt daher weiterhin eine therapeutische Herausforderung für den behandelnden Arzt dar.

Bezüglich der Epidemiologie der Migräne lassen sich ähnliche Bedingungen nachweisen, wie sie für die Untersuchung von Kopfschmerzen allgemein anzutreffen sind. Bei einer deutlichen Altersabhängigkeit sind gerade jüngere Erwachsene von dieser Erkrankung betroffen. Die Migräne stellt somit ein wenig beachtetes, gleichwohl wichtiges gesundheitspolitisches und ökonomisches Problem dar. Jones u. Harrop fanden in einer Untersuchung, daß 6 % der Mitarbeiter, die in der Nahrungsmittelindustrie beschäftigt waren, migränebedingte Arbeitsausfälle zeigten [71]. Für jeden Betroffenen wurden 4 migränebedingte Krankheitstage pro Jahr registriert [71]. Wesentlich höhere Ausfallszahlen teilte Stupka mit [135]. In der von ihm untersuchten Allgemeinpraxis belief sich die durchschnittliche Arbeitsunfähigkeit je Migränepatient – unabhängig vom Geschlecht – auf im Mittel 14 Tage pro Jahr [135]. Ein Grund für die differenten Angaben zwischen den Untersuchungen von Stupka [135] gegenüber denen von Jones u. Harrop [71] hinsichtlich migränebedingter Krankheitstage bei Berufstätigen könnte darin liegen, daß Stupka [135] wegen der Untersuchung eines Praxisklientels nur solche Migränepatienten erfaßte, die unter starken Kopfschmerzen litten. Werden diese Ergebnisse zur Schätzung des durchschnittlichen migränebedingten Arbeitsausfalls herangezogen, müssen zwangsläufig überhöhte Werte resultieren.

Bosanquet u. Zammit-Lucia errechneten für Großbritannien einen Arbeitsausfall von 3,2–6,4 Mio. Tage pro Jahr, die durch Migräneattacken verloren gingen [15]. Dabei überwogen die indirekten – durch Produktionsausfall bedingten – Kosten bei weitem die direkten Aufwendungen für die Behandlungen (ca. 150–350 Mio. Pfund Sterling vs. 30 Mio. Pfund Sterling jährlich). Verläßlichen Aussagen zur Erkrankungshäufigkeit der Migräne kommt somit eine weitreichende ökonomische und sozialpolitische Bedeutung zu.

7.2 Migräne – Kontinuumintensitätshypothese oder Kategorienmodell?

Bereits im Jahre 1974 wies Waters darauf hin, daß die „typischen" Migränesymptome Übelkeit, Erbrechen, Photo- und Phonophobie, Einseitigkeit des Kopfschmerzes, pulsierender Charakter etc. in einem Kontinuum von Kopfschmerzintensitäten, also z. B. auch bei Patienten mit Spannungskopfschmerzen, nachweisbar seien [144]. Ähnlicher Meinung waren auch Nikiforow [96] sowie Goldstein u. Chen [54]. Die letztgenannten Autoren äußerten die Überzeugung:

„...severity of headache rather than the supposed mechanism may be a more useful index for differentiating among syndroms" [54].

Ob sich die verschiedenen Kopfschmerzintensitäten durch eine wohlunterschiedene Zusammenstellung von Symptomen *(Kategorienmodell)* oder nur durch unterschiedliche Kopfschmerzintensitäten entlang eines Kontinuums *(Kontinuumintensitätshypothese)* unterscheiden, ist allerdings bis zum heutigen Tag offen. Es hat in der Vergangenheit nicht an Versuchen gefehlt, die unterschiedlichen Formen von Kopfschmerzen durch Definitionen zu beschreiben. Die getroffenen Festlegungen basierten auf:

– einem klinischen Konsens,
– der Anwendung statistischer Methoden sowie
– epidemiologischen Untersuchungen.

Wie Celentano et al. bemerken, hat jedes dieser Verfahren methodische Unzulänglichkeiten [22]. Zuvor hatte bereits Blau in diesem Zusammenhang darauf hingewiesen, daß zwar die vielen Kopfschmerzuntersuchungen zugrundeliegenden Annahmen und mathematischen Modelle sehr beeindruckend seien, die Resultate von Studien jedoch bei falschen Prämissen auch nur falsch sein könnten. Daraus folgt, daß bei epidemiologischen Erhebungen und statistischen Modellen die Ergebnisse stets auf ihren klinischen Wert hin überprüft werden müssen [14].

Die medizinischen Klassifikationskriterien für Kopfschmerzen konnten in der Vergangenheit nicht befriedigen. Sie waren teilweise sehr aufwendig und zudem unpräzise, so daß sie in großen Feldstudien nur bedingt einzusetzen waren. Es fehlte auch nicht an Versuchen, durch Erhebung zahlreicher Einzelsymptome und anschließender statistischer Analyse einzelne Kopfschmerzformen zu charakterisieren [1, 8, 22, 26, 37, 38, 40, 46, 70, 73, 74, 77, 78, 105, 109, 146, 156, 159]. Dabei fanden die neurologisch ausgerichteten Arbeitsgruppen eher Belege für die Kontinuumintensitätshypothese, während epidemiologisch und psychologisch orientierte Forscher eher Anhaltspunkte für das Kategorienmodell nachweisen konnten.

Mit der Einführung des IHS-Klassifikationsschemas (vgl. Kap. 5), das als Beispiel für ein Kategorienmodell anzusehen ist, wurde eine neue diagnostische Grundlage geschaffen, die es Forschern wie auch Klinikern ermöglicht, jede einzelne Kopfschmerzform einzuordnen und auch Veränderungen in der Kopfschmerzsymptomatik eines Patienten quantitativ und qualitativ zu erfassen. Insofern stellt das Klassifikationsschema der IHS einen wesentlichen Fortschritt in der Kopfschmerzdiagnostik dar. Die Untersuchungen von Iversen et al. [67], Rasmussen et al. [115] und Henry et al. [60] weisen aber darauf hin, daß Erweiterungen des IHS-Klassifikationsschemas notwendig sind, um einerseits die Trennschärfe zwischen unterschiedlichen Kopfschmerzformen zu erhöhen und um andererseits auch die z. B. von Henry et al. beschriebenen Patienten mit „Borderlinemigräne" [60] mittels dieses Klassifikationsschemas erfassen zu können. In der genannten Studie wurden die Beschwerden dieser nach IHS-Klassifikation nicht eindeutigen Migränepatienten klinisch-neurologisch dennoch als Migräne diagnostiziert (Kontinuumintensitätshypothese) [60].

Die Kontroverse um Kategorienmodell vs. Kontinuumintensitätshypothese läßt sich dahingehend zusammenfassen, daß beide nach derzeitigem Stand der Diskussion zwar ihre Berechtigung haben und sicher auch in der Lage sind, jeweils einige Befunde aus Kopfschmerzstudien zu erklären. Für den ausschließlich klinisch tätigen Arzt trägt die Kontroverse um die beiden skizzierten Modelle nur wenig zur Lösung diagnostischer Probleme bei. Durch die Verbindung beider Hypothesen sollte sich jedoch in der Zukunft bei der Durchführung prospektiver Studien die Möglichkeit eröffnen, weitere diagnostische Fortschritte zu erzielen. Durch die so zu erreichende höhere Sensitivität der Migränedefinition und eine größere Homogenität innerhalb der Untersuchungskollektive sollte sich auch die Vergleichbarkeit und damit die klinische Relevanz der Ergebnisse von Therapiestudien bei spezifischen Kopfschmerzsyndromen verbessern lassen.

7.3. Epidemiologische Grundlagen

Vor der Darstellung der in der Literatur berichteten epidemiologischen Daten zur Migräne ist es hilfreich, einige in diesem Zusammenhang oft gebrauchte Ausdrücke zu klären.

7.3.1 Inzidenz

Mit diesem Begriff wird der relative Anteil an *Neuerkrankungen* innerhalb eines definierten Zeitraumes (z. B. innerhalb eines Tages, eines Monats oder eines Jahres) und einer wohlbestimmten Population (z. B. eines Landes, einer Stadt oder auch innerhalb einer Altersklasse) umschrieben.

7.3.2 Prävalenz

Hierunter versteht man den relativen Anteil an *Erkrankten* in einem definierten Zeitraum und einer wohlbestimmten Population.

Bei der Analyse von epidemiologischen Studien treten ganz unterschiedliche Prävalenzangaben auf, zum Beispiel:

– Punktprävalenz: darunter versteht man die Erkrankungsrate an *einem Stichtag;*
– Jahresprävalenz: hierbei werden nur die Erkrankungsfälle im *zurückliegenden Jahr* berücksichtigt; und
– Lebenszeitprävalenz: hierunter werden *alle Erkrankungsfälle* subsumiert.

Neben diesen häufig gebrauchten Zeitintervallen zur Prävalenzangabe werden aber auch andere Zeitabschnitte, in denen ein Symptom oder eine Symptomenkombination beobachtet wird, verwendet. Bei der Bewertung von Prävalenzangaben muß bedacht werden, daß die gefundenen Raten nur dann ein valides Ergebnis darstellen, wenn man sie mit Angaben vergleicht, die sich auf die gleiche Zeitspanne beziehen, ein ähnliches Klientel umfassen (bezüglich Alters- und Sozialstruktur sowie Geschlechtsverteilung) und die einer Zufallsstichprobe entnommen wurden. Für die erfaßte Häufigkeit, bezogen auf einen speziellen Zeitraum, soll dies exemplarisch an Befunden von Rasmussen et al. verdeutlicht werden [117]. In dieser Untersuchung zeigte sich, daß im zurückliegenden Jahr ca. ein Drittel „aller" Migränepatienten *keine* Kopfschmerzattacke erlitten hatten, sich somit in der Studienpopulation Personen befanden, die bei einer Erhebung der Lebenszeitprävalenz („Haben Sie schon einmal an einer solche Erkrankung gelitten?") miterfaßt worden wären [117].

Einen weiteren Faktor für das Auftreten abweichender Prävalenzraten bei sonst ähnlichem Studiendesign meinen Brewerton u. George ermittelt zu haben [19]. Die Autoren postulieren eine *saisonale Abhängigkeit* der Migräne. Zu diesem Zweck überprüften sie die Zahl der Überweisungen mit der Diagnose Migräne in bezug auf die Jahreszeit. Sie konnten eine saisonale Häufig feststellen – allerdings nur für das weibliche Geschlecht [19]. Dieses Ergebnis muß aber mit Vorsicht interpretiert werden, da es sich um eine Klinikstudie mit bekanntermaßen selektierten Patienten handelt. Eine Verzerrung durch andere als die saisonal wirksamen Faktoren ist damit nicht sicher auszuschließen.

Aus den vorstehenden Ausführungen sollte deutlich geworden sein, daß eine Vergleichbarkeit des Zahlenmaterials bei Untersuchungen mit Prävalenzangaben, die sich auf unterschiedliche Zeiträume beziehen, verschiedene Populationen umfassen und unterschiedliche Definitionen verwenden, nicht gegeben ist! Dabei ist jedes einzelne Unterscheidungsmerkmal bereits *allein* hinreichend, um eine Vergleichbarkeit auszuschließen.

7.3.3 Epidemiologische Untersuchungen: Fragebogenerhebung vs. klinische Untersuchung

Zwischen den Ergebnissen klinischer Untersuchungen und Befunden aus Fragebogenerhebungen (in der angelsächsischen Literatur häufig als SAQ – Self-Administered Questionnaire – bezeichnet) beziehungsweise Telefoninterviews in bezug auf epidemiologische Parameter bestehen gravierende Unterschiede. Dieser Umstand findet seine Begründung darin, daß bei einer klinischen Untersuchung Einzelbefunde, die nicht standardisiert erhoben werden, durch den Arzt hinsichtlich ihrer Relevanz für die zu erstellende Diagnose „bewertet" haben. Eine solche Möglichkeit besteht bei der Verwendung von Fragebögen oder strukturierten Interviews nicht. Dieser Nachteil strukturierter Datenerhebung ist auch durch die Einführung der IHS-Kopfschmerzklassifikation (vgl. Kap. 5) nicht beseitigt. Wie Henry et al. an einer repräsentativen Stichprobe zeigen konnten, würden bei alleiniger Klassifizierung nach einem standardisierten Fragebogen 4 % der untersuchten Probanden nicht als Migränepatienten erfaßt, obwohl bei ihnen klinisch eine „Borderlinemigräne" diagnostiziert wurde [60]. Zu einem ähnlichen Ergebnis war mehr als ein Jahrzehnt zuvor bereits Nikiforow gekommen [97]. Bei dem Vergleich zwischen einer Fragebogenerhebung und einer klinischen Analyse kommt die Autorin zu dem Schluß, daß der eingesetzte Fragebogen ein verläßliches Erhebungsinstrument darstelle, bei der Erfassung grenzwertiger Symptomenkonstellationen jedoch nur eingeschränkt verwendbar sei. Das heißt, mittels eines Fragebogens werden zwar nur wenige falsch-positive Diagnosen (analog wird dies in der Statistik als sog. α-Fehler, beziehungsweise als Fehler 1. Art bezeichnet), wohl aber zahlreiche falsch-negative Diagnosen (analog als β-Fehler, beziehungsweise als Fehler 2. Art zu bezeichnen) gestellt.

Mit dem Vergleich zwischen Fragebogen und klinischem Interview befaßt sich auch eine Arbeit von Rasmussen et al. [116]. An 713 Probanden wurden beide Instrumente auf Übereinstimmung geprüft. Verglichen mit dem Interview konnte der Fragebogen in bezug auf den Ausschluß falsch-positiver Diagnosen („Reliabilität") mit einem Wert von 93 % befriedigen. Unzureichend war das Ergebnis in bezug auf die falsch-negativ ausgewiesenen Konstellationen („Validität"). Hier konnten nur 50 % der positiven Befunde des klinischen Interviews detektiert werden [116]. Dieses Resultat veranlaßte Breslau in einem Editorial zu folgender Aussage:

„....standardized protocols for eliciting relevant information, yield more reliable diagnoses. However, the gain in reliability is often offset by a loss in validity" [17].

Somit muß bei der Beurteilung epidemiologischer Daten stets berücksichtigt werden, mit welchen Instrumenten die entsprechenden Zahlen erhoben worden sind. Der reziproke Zusammenhang zwischen Reliabilität und Validität eines Erhebungsinstrumentes ist ein grundlegendes meßtheoretisches Problem jeder Fragebogenuntersuchung und somit nicht auf den Problemkreis „Migräne-/Kopfschmerzdiagnostik" beschränkt (zu dieser Problematik vergleiche z. B. Lienert [81]).

7.4 Migräneprävalenz in den Industrienationen

Bei der Migräne handelt es sich um eine attackenartig auftretende Erkrankung mit hoher Prävalenz. Die Erkrankung ist durch ein stark beeinträchtigtes Allgemeinbefinden der Betroffenen geprägt – oftmals bis zur vollständigen Arbeitsunfähigkeit – und damit einhergehenden beträchtlichen ökonomischen Konsequenzen (vgl. 7.1). Die Mortalität der Migräne ist weitgehend zu vernachlässigen.

Ähnlich wie bei den Kopfschmerzstudien allgemein ist auch bei der Untersuchung der Migräne die Vergleichbarkeit von Erhebungen wegen fehlender

Tabelle 7.1. Gegenüberstellung der Ergebnisse epidemiologischer Migränestudien in Industrienationen

Autor nach Publikationsjahr	Studien-population	Altersklasse (Jahre)	Migräne definition	Prävalenz-spezifikation	Geschlechtsprävalenz männlich	weiblich	gesamt	Anmerkung
Waters u. O'Connor (1971) [146]	2 933	20–64	eigene, ohne genaue Angabe	Jahres-prävalenz		558/2 933 19 %		Zufallsstichprobe, nur Frauen. Erhebung mittels Fragebogen und Interview
Markush et al. (1975) [89]	451	15–44	eigene	Jahres-prävalenz, Selbstein-schätzung		14,9 %		Stichprobe bestand nur aus Frauen. Selbsteingeschätzte Prävalenz wurde mittels eines Interviews erhoben
Diehr et al. (1981) [37]	726	alle	eigene		45/196 23 %	136/530 25,7 %	181/726 24,9 %	Strukturiertes Interview mit Fragebogen, nicht repräsentative Klinikspopulation. 2/3 klinische Untersuchung, nach 4 Wochen telefonisches Interview über Verlauf. 46 Patienten hatten Migräne + Spannungskopfschmerzen
Nikiforow (1981) [96]	200	alle	eigene gemäß Ad-hoc-Kommittee	Jahres-prävalenz	16/88 18,1 %	43/112 38,4 %	59/200 29,5 %	Strukturiertes Interview + Untersuchung, repräsentative Zufallsstichprobe. Erst Fragebogen, dann Untersuchung. Zusammenfassung von „klassischer" Migräne, einfacher Migräne, möglicher Migräne und Migräne + Spannungskopfschmerzen

Autor	N	Alter	Kriterien	Prävalenztyp	Wert	%	Methode
D'Alessandro et al. (1988) [29]	1 144	> 7	gemäß Ad-hoc-Kommitee	Jahresprävalenz		9,3 % 18 %	Zufallsstichprobe, Fragebogen bzw. Telefoninterview
Cook et al. (1989) [26]	3 811	> 65 dabei Extreme: 65–69 > 90	eigene, Selbsteinschätzung der Patienten	Jahresprävalenz		7 % 12 % 10 % 14 % 0 % 6 %	Strukturiertes Interview, repräsentativer Teil eines Surveys, der nur Personen umfaßt, die älter als 65 Jahre sind
Cruz Gutierrez-del-Olmo et al. (1989) [28]	961	10–79	eigene, genaue Kriterien nicht angegeben	keine Angaben		16,3 %	Zufallsstichprobe, Interview + nachfolgende neurologische Untersuchung. Repräsentativität unklar
Linet et al. (1989) [83]	10 169	12–29 12–17 18–23 24–29	eigene, IHS	4-Wochen-Prävalenz	146/4 394 65/1 523 48/1 480 33/1 391	3,0 % 3,8 % 3,0 % 2,2 %	390/5 055 7,4 % 114/1 635 6,6 % 122/1 730 6,7 % 155/1 690 8,8 %	Zufallsstichprobe. Telefoninterview. Allgemeine Kopfschmerzstudie mit Spezifikation bei Migräne
Stewart et al. (1989) [130]	9 380	12–29	eigene, mit Angabe: sichere Migräne, wahrscheinliche Migräne, mögliche Migräne	Wochenprävalenz	442/1 783 48/1 783 292/1 783 102/1 783	24,8 % 2,7 % 16,4 % 5,7 %	127/3 029 27,6 % 127/3 029 4,2 % 530/3 029 17,5 % 178/3 029 5,9 %	Zufallsstichprobe. Die ganze Erhebung wurde anhand von Telefoninterviews durchgeführt

Tabelle 7.1. Fortsetzung

Autor nach Publikationsjahr	Studien- population	Altersklasse (Jahre)	Migräne definition	Prävalenz- spezifikation	Geschlechtsprävalenz männlich	Geschlechtsprävalenz weiblich	gesamt	Anmerkung
Vita et al. (1989) [140]	1 601 m: 47,2 % w: 52,8 %	alle	eigene, genaue Kriterien nicht angegeben	Punkt- prävalenz; aber Frage- bogen eher Lebenszeit- prävalenz			17 %	2-Phasen-Untersuchung: Fragebogen + neurologische Untersuchung. Die Repräsentativität dieser Studie bleibt unklar
Al-Rajeh et al. (1960) [6]	222	alle	eigene (Blau)	keine Angaben	36/113 31,9 %	27/109 24,8 %	63/222 28,3 %	Retrospektive Erhebung, Klinik- population, inhomogen, Selek- tionseffekt, nicht repräsentativ, daher keine Aussagefähigkeit
Merikangas et al. (1990) [91]	457	27–28	eigene, gemäß Ad-hoc- Kommittee	Jahres- prävalenz	14/225 6,2 %	47/232 20,3 %	61/457 13,3 %	Zufallsstichprobe, Fragebogen repräsentativen Kohortenstudie
Pascual et al. (1990) [104]	601	6–62	eigene, gemäß Ad-hoc- Kommittee	Jahres- prävalenz			64/601 10,5 %	Klinikpopulation, keine Zufallsstichprobe: keine repräsentativen Ergebnisse!
Pascual et al. (190) [104]	64	alle	eigene, IHS	Jahres- prävalenz	0,037 %	0,143 %	0,09 %	Klinikpopulation, Schätzung der Auftretenswahrscheinlich- keit in der Gesamtbevölkerung nicht möglich, da nur ein kleiner Teil der Betroffenen einen Arzt aufsuchen (aber auch hier Widersprüche)

Migräneprävalenz in den Industrienationen   147

Studie	n	Alter	Diagnose-Kriterien	Prävalenz-Art	gesamt	Frauen	Männer	Bemerkungen
Breslau et al. (1991) [18]	1007	21–30	IHS	Lebenszeit-prävalenz	27/386 7 %	101/621 16,3 %	128/1 007 12,7 %	Erhebung wurde mittels eines strukturierten Interviews durchgeführt. Stichprobe nicht repräsentativ!
				Jahres-prävalenz	13/386 2,4 %	80/621 12,9 %	93/1 007 9,2 %	
CDC (1991) [48], [49], [50]	keine Angabe	alle <45 45–64 ≥65	Selbstein-schätzung der Patienten	Jahres-prävalenz	2,4 % 2,5 % 1,8 %	5,9 % 7,6 % 2,7 %	4,1 %	Repräsentative Stichprobe (im Rahmen eines Surveys oder Panels), Interview + standardisierter Fragebogen
Rasmussen et al. (1991) [115]	740	25–64	IHS	Lebenszeit-prävalenz			119/740 16 %	Repräsentative Stichprobe, Interiew + neurologische Untersuchung
Celentano et al. (1992) [23]	20 468	12–80	IHS	Jahres-prävalenz	5,7 %	17,6 %		Fragebogenuntersuchung, repräsentativ für die USA
Ensink (1992) [46]	8 943	alle <25 25–34 35–44 45–54 55–64 ≥65	IHS	keine Angaben	9 % 14 % 12 % 12 % 11 % 5 %	12 % 15 % 18 % 16 % 10 % 8 %	12 %	Repräsentative Befragung multizentrisch in 5 Ländern. Die gefundenen Werte für die Prävalenz variieren von 8 % in Großbritannien bis hin zu 19 % in Italien
Koehler et al. (1992) [74]	825	16–65	eigene mit 4 Kriterien –3 aus 4 –2 aus 3 –2 aus 4	nicht zu entscheiden ob Jahres- oder Lebenszeit-prävalenz	3,2 % 5,6 % 12,4 %	8,1 % 13,1 % 25,1 %	5,3 % 8,7 % 18,0 %	Keine repräsentative Stichprobe!

Tabelle 7.1. Fortsetzung

Autor nach Publikationsjahr	Studien- population	Altersklasse (Jahre)	Migräne definition	Prävalenz- spezifikation	Geschlechtsprävalenz männlich	weiblich	gesamt	Anmerkung
Rasmussen et al. (1992) [117]	740	25–64	IHS	Lebenszeit- prävalenz	30/387 8 %	89/353 25 %	119/740 16 %	Zufallsstichprobe, Fragebogen + neurologisch-medizinische Untersuchung (alternativ Telefoninterview). Nach IHS-Klassifikation wurden Patienten mit Migräne + Spannungskopfschmerzen in beiden Gruppen gewertet
				Jahres- prävalenz	22/387 6 %	53/353 15 %	75/740 10 %	
Stewart et al. (1992) [134]	20 468	12–80	IHS	Jahres- prävalenz	577/9 660 6 %	1 902/10 808 17,6 %	2 479/20 468 12,1 %	Zufallsstichprobe, Fragebogen; Frauen und sozial Schwache waren deutlich häufiger betroffen
Winnem (1992) [150]	230	18–72	IHS	Lebenszeit- prävalenz			32/230 13,9 %	Fragebogen und Interview, konsekutiver Einschluß von Patienten in 4 Praxen: keine repräsentative Population, da Frauen überrepräsentiert
				Jahres- prävalenz	3/56 5,4 %	24/174 13,8 %	27/230 11,7 %	
Zerbini et al. (1992) [153]	4 231	20–≤66	IHS	Lebenszeit- prävalenz	356/3 283 10,8 %	170/948 17,9 %	526/4 231 12,4 %	Fragebogenerhebung, keine repräsentative Stichprobe: umfaßt nur Akademiker

Standardisierung und variabler Definitionskriterien erschwert. Diesem Mangel sollte durch Einführung des IHS-Klassifikationsschemas Rechnung getragen werden (vgl. Kap. 5). Ob dieses operationalisierte Klassifikationsschema in der Lage ist, die bisherigen Probleme zu lösen, wird sich erst in der Zukunft zeigen. Zumindest bietet diese Operationalisierung der Diagnosekriterien günstige Voraussetzungen für Querschnittuntersuchungen an großen Populationen, da sie bei der Konstruktion von Fragebögen (zur Problematik s. 7.2 und 7.3.3) eingesetzt werden kann.

Zur Frage der Migräneprävalenz in industrialisierten Ländern sind zahlreiche Untersuchungen publiziert worden (s. Tabelle 7.1; S. 144–148). Eine Vergleichbarkeit zwischen den dort aufgeführten Studien ist insofern nicht gegeben, als unterschiedliche Migränedefinitionen verwendet wurden und zudem differente Prävalenzarten (s. 7.3.2) erfaßt wurden. Lediglich bei 10 der in Tabelle 7.1 wiedergegebenen Arbeiten wurden die Klassifikationskriterien der IHS zugrundegelegt; nur diese Untersuchungen werden im Rahmen dieses Kapitels einer weiteren Analyse unterzogen. 3 dieser 10 Studien haben wegen mangelnder Repräsentativität der jeweiligen Stichprobe nur eingeschränkte Aussagekraft. Breslau et al. haben lediglich 21- bis 30jährige Mitglieder einer Krankenkasse untersucht [18], bei Zerbini et al. waren es ausschließlich Akademiker [153] und Winnem befragte Patienten von 4 Allgemeinpraxen [150]. Mehrere Publikationen aus der Arbeitsgruppe um Rasmussen und Olesen behandeln das gleiche Untersuchungskollektiv [114, 115, 117, 118], so daß in diesem Zusammenhang nur eine Arbeit aus dem Jahre 1991 in die Auswertung eingeht [117]. Auch den Publikationen von Celentano et al. [23] und Stewart et al. [134] liegt die gleiche Stichprobe zugrunde. In diesem Fall werden hauptsächlich die Daten der Veröffentlichung von Stewart et al. zur weiteren Erörterung herangezogen [134].

Die Studie von Linet et al. erfüllt bei den Untersuchungsbedingungen bis auf eine Ausnahme alle Voraussetzungen für einen Vergleich mit den anderen verbleibenden Arbeiten [83]. Da jedoch die Prävalenz lediglich für einen Zeitraum von 4 Wochen (Vorteil: weniger Erinnerungsfehler!) erfaßt wurde, scheidet diese Veröffentlichung aus der weiteren Betrachtung im Rahmen dieses Abschnittes aus. Die Arbeit von Ensink [45] wird bei der weiteren Diskussion nur zu Vergleichszwecken herangezogen, da sie keine exakte Jahresprävalenz ausweist. Somit verbleiben lediglich 3 Untersuchungen, die einer weiteren Analyse unterzogen werden.

Da Absolutzahlen nur für die beiden in Tabelle 7.2 (s. S. 150) genannten Untersuchungen vorliegen, sollen sie vorrangig betrachtet werden. Für Männer finden sich in beiden Studien Jahresprävalenzen von 6 %; auch die Prävalenzangaben für Frauen und das Gesamtkollektiv zeigen keine auffälligen Unterschiede.

Als Stärke der Arbeit von Stewart et al. ist die relativ große Stichprobe hervorzuheben; einschränkend muß aber angemerkt werden, daß es sich bei dieser Untersuchung lediglich um eine telefonische Probandenbefragung handelte [134]. Rasmussen et al. führten in ihrem deutlich kleineren Kollektiv eine Fragebogenerhebung durch, die allerdings durch eine klinische Untersu-

Tabelle 7.2. Gegenüberstellung der Ergebnisse epidemiologischer Migränestudien, bei denen die IHS-Klassifikationskriterien zugrunde gelegt wurden, so daß eine Vergleichbarkeit der Resultate zulässig erscheint

Autor	Geschlecht		
	männlich	weiblich	zusammen
Rasmussen et al. [117]	5,7 %	15,0 %	10,1 %
	22/387	53/353	75/740
Stewart et al. [134]	6,0 %	17,0 %	12,0 %
	577/9660	1902/11161	2554/21208

Tabelle 7.3. Gegenüberstellung von Migräneprävalenzen, wie sie sich bei Verwendung unterschiedlicher Definitionskriterien ergeben

Migräneklassifikation	Geschlecht		
	männlich	weiblich	zusammen
IHS-konforme Migräne	4,0 %	11,9 %	8,1 %
„Borderlinemigräne"	2,1 %	5,5 %	4,0 %
Gesamtprävalenz	6,1 %	17,4 %	12,1 %

chung der Probanden ergänzt wurde [114, 115, 117, 118], so daß die Validität der Daten die der Arbeit von Stewart et al. [134] übertreffen dürfte (vgl. 7.3.3). Trotz dieser Einschränkung stimmt die von Stewart et al. berichtete Gesamtprävalenz in Höhe von 12,1 % [134] gut überein mit den von Ensink berichteten 12,0 % [45] sowie den von Winnem gefundenen 11,7 % [150].

Die grundsätzliche Problematik von Fragebogenerhebungen wurde bereits in 7.3.3 diskutiert. Einen Eindruck vom Ausmaß dieses Problems vermittelt die Studie von Henry et al. [60]. Mit einem ähnlichen Studiendesign wie bei den zuvor besprochenen Untersuchungen konnten die französischen Autoren die in Tabelle 7.3 wiedergegebenen Migränehäufigkeiten feststellen.

Betrachtet man in der Studie von Henry et al. nur die nach IHS-Kriterien ermittelte Migräneprävalenz, ergibt sich ein deutlich niedrigerer Wert als in der dänischen [118] und der amerikanischen Arbeit [134]. Subsumiert man jedoch die bei Henry et al. als „Borderlinemigräne" klassifizierten Patienten unter die allgemeine Migräneprävalenz, resultieren nahezu identische Prävalenzwerte wie in den vorgenannten Untersuchungen. Wie diese Befunde über die „Borderlinemigräne" eingeordnet werden müssen (vgl. die diesbezügliche Diskussion in 7.2), kann derzeit nicht abschließend beantwortet werden; eine Klärung wird erst durch weitere Studien möglich sein.

Zusätzlicher Untersuchung bedürfen auch noch die in der Literatur mitgeteilten regional unterschiedlichen Migräneprävalenzen [45, 60]. Fand die französische Arbeitsgruppe beim Vergleich zwischen den Extremwerten einen Quotienten von 1,667, so lag dieser Wert in der multinationalen Studie, über die Ensink berichtete, bei 2,375 [45]. Solche regional „wirksamen" Faktoren könnten auch die verschiedenen Prävalenzangaben von Rasmussen et al. [118] sowie von Stewart et al. [134] erklären. Ob diese Differenz wirklich Ausdruck unterschiedlicher „Risiken" in bestimmten Regionen ist, oder ob sie nur auf Erhebungsfehlern beruht, wie von Ziegler vermutet wurde [155], müssen zukünftige Untersuchungen zeigen.

Wie an den wenigen Studien gezeigt werden konnte, stellt die IHS-Klassifikation zumindest auf dem Gebiet der Migräneepidemiologie einen wesentlichen Fortschritt dar, ist es doch damit erstmals gelungen, weitgehend vergleichbare Erhebungsbedingungen in bezug auf die Definition der Migräne herzustellen.

7.5 Migräneprävalenz in den nichtindustrialisierten Ländern

Bis in die 60er Jahre dieses Jahrhunderts war über Kopfschmerz und Migräne in den Ländern der 3. Welt kaum etwas publiziert worden. Dieses Faktum war hauptsächlich durch fehlende finanzielle Mittel und eine unzureichende Infrastruktur zur Erhebung solcher Querschnittsuntersuchungen sowie durch Fokussierung auf vorrangigere Probleme (v. a. im Bereich der Hygiene) bedingt. Ähnlich der Situation in den Industrienationen wurden die ersten Studien in nichtindustrialisierten Ländern nahezu ausschließlich an Klinik- oder Ambulanzpopulationen durchgeführt. Stärker noch als in den Industrienationen suchten und suchen in den Entwicklungsländern bei weitem nicht alle Kopfschmerzpatienten die Hilfe von Ärzten oder medizinischen Einrichtungen.

Die nach und nach veröffentlichten epidemiologischen Untersuchungen zur Kopfschmerz- und Migräneprävalenz zeigten ähnliche Unzulänglichkeiten wie Studien aus den Industrienationen: z. B. unzureichende Trennung zwischen Kopfschmerz und Migräne etc. (vgl. 7.1). Studien, welche die IHS-Klassifikationskriterien als Definition der Kopfschmerzentitäten benutzen und auf Populationen in nichtindustrialisierten Ländern anwenden, sind derzeit noch eine Rarität. Lediglich die Arbeit von Arregui et al. folgt diesem Ansatz [7]; alle anderen Untersuchungen verwenden zumeist eigene Migränedefinitionen. Eine vergleichende Analyse mit den übrigen in Tabelle 7.4 (s. S. 152–153) wiedergegebenen Ergebnissen ist somit nicht sinnvoll. Es sollen deshalb nur einige Anmerkungen zu den in Ländern der 3. Welt durchgeführten Studien folgen.

Levy fand in einer Untersuchung in Zimbabwe unter Frauen eine Prävalenz attackenartiger Kopfschmerzen von 20,2 % und bei Männern von 17,6 % [80].

Cheng et al. ermittelten die Kopfschmerzprävalenz für einen ländlichen und einen städtischen Bezirk in China [24]. Für Männer gaben sie eine Rate von 1,5–3,6 % und für Frauen von 3,7–7,5 % für „starken bis unerträglichen" Kopf-

Tabelle 7.4. Gegenüberstellung der Ergebnisse epidemiologischer Migränestudien in nichtindustrialisierten Ländern

Autor nach Publikationsjahr	Studien-population	Altersklasse (Jahre)	Migräne definition	Prävalenz-spezifikation	Geschlechtsprävalenz männlich	weiblich	gesamt	Anmerkung
Cheng et al. (1986) [24]	2 728	15–24	eigene	Lebenszeit-prävalenz	4/280	4/240		Repräsentativität fraglich, Stadt- und Landbevölkerung, strukturiertes Fragebogen-interview, Definition der Migräne als „unerträgliche Kopfschmerzen" setzt Kontinuumhypothese voraus (vgl. 7.2), -> kaum mit anderen Studien vergleichbar!
					1,0 %	2,0 %		
		25–34			10/383	25/341		
					3,0 %	7,0 %		
		35–44			6/213	16/221		
					3,0 %	7,0 %		
		45–54			9/179	20/212		
					5,0 %	9,0 %		
		> 55			7/299	15/360		
					2,0 %	4,0 %		
Longe u. Osuntokun (1988) [85] (1989) [86]	2 925	alle	eigene	Lebenszeit-prävalenz	5,8 %	6,9 %	6,3 %	Repräsentative Stichprobe, Erhebung mittels Patientenbefragung in Kombination mit einer neurologischen Untersuchung
		≤ 19		Punkt-prävalenz	3,4 %	3,8 %	3,6 %	
		20–29			9,0 %	9,5 %	9,3 %	
		30–39			9,4 %	14,2 %	12,2 %	
		40–49			9,2 %	12,0 %	10,8 %	
		50–59			13,3 %	11,1 %	12,4 %	
		≥ 60			10,2 %	10,6 %	10,4 %	
Zhao et al. (1988) [154]	246 812	alle	eigene	Punkt-prävalenz	244/100 000	1 131/100 000	690/100 000	Repräsentative und sehr umfangreiche Stichprobe!
					0,2 %	1,1 %	0,7 %	

Panthumchinda u. Sithi-Amorn (1989) [109]	540	alle 11–20 21–30 31–40 41–50 51–60 61–70 >70	eigene (Blau)	Jahres- prävalenz	14/135 10,4 %	143/405 35,3 %	157/540 29,1 % 6,4 % 31,8 % 25,5 % 22,9 % 10,2 % 2,5 % 0,5 %	Retrospektive Fragebogen-untersuchung. Die Prozentangaben für die Gesamtstichprobe sind falsch, da hier keine Prävalenzwerte, sondern der Prozentualanteil der jeweiligen Altergruppen an der Diagnose angegeben werden!
Arregui et al. (1991) [7]	1 226 1 031	alle alle	IHS IHS	keine Angabe keine Angabe	48/638 7,5 % 5/528 0,9 %	102/588 17,3 % 31/503 6,2 %	152/1 226 12,4 % 37/1 031 3,6 %	Die Studie umfaßte eine Befragung mit einer nachfolgenden neurologisch-medizinischen Untersuchung Diskrepanz zwischen den für Frauen und Männer publizierten Prozentangaben und den daraus zu berechnenden Absolutzahlen einerseits und den entsprechenden Angaben für das Gesamtkollektiv andererseits!
Srikiatkhachorn (1991) [129]	241	>80	eigene	Jahres- prävalenz			2,9 %	Fragebogenuntersuchung, nicht-repräsentatives Klientel

schmerz an. Beim Geschlechtsvergleich in bezug auf bestimmte Altersklassen fand sich für alle Unterteilungen eine höhere Betroffenheit bei den Frauen; dabei lag das Erkrankungsmaximum in der Gruppe der 45- bis 54jährigen. Dieser Befund galt sowohl für die Stadt- als auch für die Landbevölkerung. Eine gezielte Untersuchung der Migräneprävalenz erfolgte jedoch nicht.

Über die Migräneprävalenz in Nigeria berichteten Osuntokun et al. [103]: Sie fanden in einem ländlichen Klientel eine Rate von 5,3 %.

Eine weitere epidemiologische Arbeit aus der Volksrepublik China – speziell über die Migräneprävalenz – wurde von Zhao et al. publiziert [154]. Dieser extrem großen und repräsentativen Studie (n = 246812 Personen aus 21 Provinzen) lag die folgende Migränedefinition zugrunde, die allerdings nicht exakt den Diagnosekriterien des IHS-Klassifikationsschemas entspricht:

– attackenartige, periodisch wiederkehrende schwere Kopfschmerzen,
– Kopfschmerzattacken in Kombination mit Übelkeit und/oder Erbrechen,
– vorangehende sensorische (speziell visuelle) oder motorische Störungen oder beides und
– Ausschluß anderer Kopfschmerzformen.

Es wurden folgende Migräneformen differenziert:
– Migräne ohne Aura (bezeichnet als einfache Migräne) und
– Migräne mit typischer Aura (bezeichnet als klassische Migräne).

Die Erhebung der Daten wurde im Verlauf des Jahres 1984 durchgeführt. Dabei fanden sich 1 703 Personen mit Beschwerden, die den oben genannten Migränekriterien genügten. Aus diesen Angaben berechnete das Autorenteam eine Punktprävalenzrate auf den Stichtag 1. Januar 1985 von 690/100000. Auch in dieser Untersuchung fand sich ein Überwiegen weiblicher Migränepatienten (1,13 % vs. 0,24 %). Dabei lag sowohl bei den Männern (0,65 %) als auch bei den Frauen (2,7 %) das Maximum der Prävalenzrate in der Gruppe der 40- bis 49jährigen. Die Verteilung der Migräne mit Aura zu der Migräne ohne Aura betrug auf der Basis der zuvor erwähnten Klassifikationskriterien 54,6 % vs. 44,2 %, ein im Vergleich zu anderen Untersuchungen auffälliger Befund.

Damit liegt die insgesamt berichtete Migräneprävalenz in China deutlich unter der in Erhebungen aus den Industrienationen. Als Ursache für diesen Befund nennen die Autoren ihren strikten Gebrauch der Definitionskriterien, der dazu geführt habe, daß zahlreiche Patienten mit einer eindeutigen Migräne, die *zusätzlich* auch an einem Spannungskopfschmerz litten, von der Diagnose Migräne ausgeschlossen wurden. Unter Berücksichtigung des IHS-Klassifikationsschemas würden solche Patienten sowohl unter der Diagnose *Migräne* als auch unter der Diagnose *Spannungskopfschmerz* geführt. Weiterhin ist zu bedenken, daß nur solche Kopfschmerzen bei der Untersuchung Berücksichtigung fanden, die am Untersuchungsstichtag bestanden hatten (Punktprävalenz!; vgl. 7.3.2). Die von Zhao et al. [154] publizierten Resultate sind trotz der großen Stichprobe in ihrer Aussagekraft erheblich eingeschränkt, da der Berechnungsmodus der angegebenen Punktprävalenzen aus der Arbeit leider nicht nachvollzogen werden kann.

Über die Migräneprävalenz in einem ländlichen Bezirk Südnigerias berichteten Longe u. Osuntokun [85]. Die von diesen Autoren verwendete Migränedefinition, die wiederum nicht konform mit dem IHS-Klassifikationsschema war, beinhaltete folgende Kriterien:

- pulsierender Kopfschmerz,
- einseitiger Beginn,
- Symptomatik oft vergesellschaftet mit Übelkeit/Erbrechen.

Die von den Autoren erhobene Lebenszeitprävalenz (Frage: ,,Leiden Sie gelegentlich unter starken Kopfschmerzen?") belief sich auf 6,3 %. Dabei waren Männer zu 5,8 % und Frauen zu 6,9 % betroffen. Bei den Männern fand sich die höchste Erkrankungsrate unter den 50–59jährigen mit 13,8 %, bei den Frauen unter den 40- bis 49jährigen mit 12,2 %. Die gefundene Prävalenzrate war vergleichbar mit jener, die Osuntokun 8 Jahre zuvor in einem anderen Bezirk Nigerias mit 6,9 % ermittelt hatte [102]. Dieses Ergebnis ist insofern bemerkenswert, als die Kopfschmerzrate bei Männern und Frauen annähernd gleich groß war, im höheren Lebensalter sogar die Männer überwogen [101].

Eine Untersuchung aus einem Stadtteil Bangkoks legten Phanthumchinda und Sithi-Amorn vor [108]. An einer für diesen Bezirk angeblich repräsentativen Stichprobe (auffällige Geschlechtsverteilung: 405 Frauen vs. 135 Männer) fanden die Autoren eine Jahresprävalenz für das Gesamtkollektiv von 29,1 %. Für die Männer ergab sich eine Prävalenz von 10,4 %, verglichen mit 35,3 % für die Frauen [108]. Zusätzlich teilen die Autoren altersbezogene Prävalenzraten mit. Diese Angaben sind jedoch unzutreffend, da die Probanden mit Migräne innerhalb einer Altersgruppe auf die Gesamtzahl aller Migränepatienten bezogen wurden und nicht auf die Größe der jeweils entsprechenden Altersgruppe (deshalb addieren sich die resultierenden ,,Prävalenzangaben" auch auf 100 %). Die Aussagekraft der Untersuchung von Phanthumchinda u. Sithi-Amorn ist auch insofern stark eingeschränkt, als die Autoren für ihre Fragebogenerhebung eine eigene Migränedefinition verwendeten [108].

Den Einfluß des Luftdrucks auf die Migräneprävalenz untersuchten Arregui et al. anhand einer epidemiologischen Studie zum Auftreten solcher Kopfschmerzen in einer Bergarbeitersiedlung in großer Höhe (Kupfermine ,,Cerro de Pasco", 14 200 feet, entsprechend 4 328 m über dem Meeresspiegel), verglichen mit einer Population in nahezu Meereshöhe (in Lima, der Hauptstadt Perus) [7]. Als Migränedefinition wurden bei dieser Untersuchung die IHS-Kriterien angewendet. Es fand sich ein deutlicher Unterschied in der Migräneprävalenz: 22,3 % für die Stichprobe in ,,Cerro de Pasco" vs. 14,5 % für jene in Meereshöhe. Für die ebenfalls erfaßte Diagnose ,,Kopfschmerz vom Spannungstyp" ergab sich kein Unterschied. Über den genauen Modus der Datenerhebung wird nichts berichtet – die Arbeit enthält lediglich den Hinweis, daß in als ,,relevant cases" bezeichneten Fällen eine medizinisch-neurologische Untersuchung durchgeführt wurde. Der in der Mehrzahl der Altersklassen beiderlei Geschlechts nachweisbare signifikante Prävalenzunterschied zwischen den Populationen in Meeresniveau und in großer Höhe wird von den Autoren auf eine chronische Hypoxie zurückgeführt, die über einen bislang nicht bekannten Mechanismus vermehrt Migräneattacken auslösen soll [7].

Okogbo legte eine Untersuchung zum Auftreten kindlicher Migräne in Nigeria vor [99]. Die Kinder waren zwischen 5 und 19 Jahre alt und wurden in einer Klinikambulanz vorgestellt; der Untersuchungszeitraum betrug 44 Monate. Es fand sich eine Migräneprävalenzrate von 5,7 %. Eine positive Familienanamnese konnte bei 54 % der Patienten ermittelt werden. Bei der Mehrzahl der Kinder (64,7 %) bestand die Migräne länger als 12 Monate, bevor sie ärztlich behandelt wurden. Die Migräne ohne Aura war mit 60,8 % am häufigsten, gefolgt von der Migräne mit Aura, welche für 33,3 % der Migräneattacken verantwortlich war, sowie den übrigen Migräneformen mit 5,9 %. In der letztgenannten Diagnosegruppe wurden die Basilarismigräne (1.2.4 des IHS-Klassifikationsschemas) sowie „Migräneäquivalente" zusammengefaßt, die in der IHS-Nomenklatur unter dem Punkt „kindliches periodisches Syndrom, das als Vorläufer der Migräne oder begleitend zur Migräne auftritt" (1.5 des IHS-Klassifikationsschemas) subsumiert werden. Bei den Patienten mit den Symptomen einer Migräne mit Aura konnten zusätzlich auch solche Migräneattacken eruiert werden, die einer Migräne ohne Aura entsprachen [99].

7.6 Besonderheiten der Migräneepidemiologie bei Kindern

Die für Kinder berichteten Migräneprävalenzen schwanken zwischen 2,5 % [11] und 9,5 % (Lanzi et al. (1980), zitiert nach Del Bene [34]; weitere Angaben s. Tabelle 7.5). Ähnlich den breit streuenden Prävalenzangaben im Erwachsenenalter sind die bei Kindern erhobenen Daten durch unterschiedliche Studienbedingungen, Erhebungsinstrumente und Definitionskriterien verursacht. Internationale Untersuchungen zur Migräne bei Kindern, die exakt die diagnostischen Kriterien der IHS-Klassifikation berücksichtigen, wurden nach Kenntnis der Autoren bisher nicht publiziert (bezüglich der „Wuppertaler Studie" sei auf 21.2.1 verwiesen). Im Rahmen dieses Kapitels sollen die wesentlichen Befunde der in Tabelle 7.5 (s. S. 158–159) dargestellten Arbeiten diskutiert werden.

Für die Altersklasse der unter 10jährigen zeigen sich deutliche Unterschiede zu den Erwachsenen: Liegt bei letzteren das Verhältnis von Männern zu Frauen zwischen etwa 1:2 und 1:3 (vgl. 7.4 und 7.5), so findet sich bei den Kindern unter 10 Jahren eine annähernd gleiche Prävalenz [11] oder aber sogar ein leichtes Überwiegen der Jungen mit 1,2:1 [88]. Jenseits des 10. Lebensjahres nähern sich die Prävalenzraten der Adoleszenten denen der Erwachsenen.

Das durchschnittliche Alter der Patienten bei Erstmanifestation der Migräne wird mit ca. 4 Jahren angegeben [12, 138]. Die retrospektive Erhebung des Alters bei erstmaligem Auftreten einer Migräne ist aber nicht unproblematisch, wie Bille zeigen konnte [12]. Die während seiner Längsschnittuntersuchung begleiteten Migränepatienten gaben, nach dem Zeitpunkt der ersten Migräneattacke befragt, retrospektiv einen späteren Termin an, als bei der Erstuntersuchung von den Eltern genannt worden war. Dieses als „recall error" bekannte Phänomen [132] gilt es bei epidemiologischen Untersuchungen mit retrospektiver Datenerfassung stets zu bedenken.

Die prognostische Entwicklung der Migräne bei Kindern ist geschlechtsspezifisch unterschiedlich. In seiner über 30 Jahre durchgeführten Längsschnittuntersuchung fand Bille, daß während der Pupertät noch 38 % der 73 unter Migräne leidenden Kinder über weiterbestehende Attacken klagten [13]. Die restlichen 62 % waren während dieser Periode für mindestens 2 Jahre frei von Migräneattacken. Bei einer Nachuntersuchung nach 23 Jahren klagten immer noch 38 % der ehemals von Migräne Betroffenen über persistierende Attacken. Hierbei handelte es sich um diejenigen Patienten, deren Beschwerden auch während der Pupertät andauerten. Von den 62 % ohne Kopfschmerzen hatten in den zurückliegenden Jahren 35,5 % (entsprechend 22 % des Gesamtkollektivs) erneut Migräneattacken entwickelt, während 64,5 % (gleich 40 % der Gesamtheit) weiterhin migränefrei waren. Nach weiteren 7 Jahren, also insgesamt 30 Jahre nach der Erstuntersuchung, zeigte eine erneute Nachuntersuchung, daß nunmehr noch 30 % der beobachteten Personen über Migräne klagten. Attackenfrei waren zu diesem Zeitpunkt 47 %; ein erneutes Auftreten der Migräne nach einem längeren beschwerdefreien Intervall fand sich bei 23 % der Personen. Diese Befunde wurden weitgehend durch Untersuchungsergebnisse von Hockaday bestätigt [62]. Diese Autorin fand, daß 73 % der Patienten ihrer Originalstichprobe auch noch im Erwachsenenalter über Migränekopfschmerzen klagten. Zu einem ähnlichen Resultat kam Sillanpää [125]. Er fand bei einer Nachuntersuchung nach 7 Jahren noch bei 78 % seiner ehemaligen Patienten weiterbestehende Migränesymptome.

Für seine Kontrollgruppe, der bei der Erstuntersuchung nicht unter Migräne leidenden Kinder, fand Bille bei einer erneuten Untersuchung nach 4 Jahren eine Migräneprävalenz von 1,4 % und nach 14 Jahren von 11 %. Alle in dieser Gruppe aufgetretenen Migräneattacken betrafen Frauen [13].

In bezug auf die Heredität wies Bille [12] darauf hin, daß Nachkommen von an Migräne leidenden Frauen eher dieses Symptom zeigen als Kinder männlicher Migränepatienten (s. auch 7.8): Von 19 Männern seiner Studie, die Kinder hatten, waren bei 2 Patienten jeweils eine Tochter an Migräne erkrankt. Unter den Nachkommen der 28 weiblichen Migränepatienten mit Kindern fanden sich 4 Jungen und 9 Mädchen, die ebenfalls unter einer Migräne litten [12].

Im Unterschied zu den Migräneattacken im Kindesalter zeigte sich bei den nunmehr Erwachsenen, daß die Attacken in der Regel schwächer waren und auch seltener auftraten, dafür aber länger anhielten als in der Kindheit [13].

Insgesamt läßt sich bei kritischer Betrachtung dieser Befunde schließen, daß es sich bei der Migräne um eine persistierende Erkrankung handelt, bei der es auch nach längeren Phasen der Symptomfreiheit (bis zu mehreren Jahren) zu einer akuten Exazerbation kommen kann. Dabei sind v. a. Frauen in der Gruppe derjenigen zu finden, die über alle Stufen der geschlechtlichen Entwicklung hinweg unter immer wieder auftretenden Migräneattacken leiden. Bei männlichen Patienten ist die Chance größer, daß es nach der Pubertät zu einem Sistieren der Migräneattacken kommt.

Tabelle 7.5. Gegenüberstellung der Ergebnisse epidemiologischer Migränestudien bei Kindern und Jugendlichen

Autor nach Publikationsjahr	Studien-population	Altersklasse (Jahre)	Migräne definition	Prävalenz-spezifikation	Geschlechtsprävalenz			Anmerkung
					männlich	weiblich	gesamt	
Bille (1962) [11]	8 993	7–15 7– 9 10–12 13–15	eigene (Vahlqvist)	Lebenszeit-prävalenz	3,4 % 2,5 % 3,9 % 4,0 %	4,5 % 2,4 % 5,4 % 6,4 %	4,0 % 2,5 % 4,6 % 5,3 %	Elternfragebogen, Uppsala-Studie: große Längsschnittuntersuchung, aber keine Zufallsstichprobe. Responderrate von 99,3 %!
Dalsgaard-Nielsen et al. (1970) [32]	2 027	7–19	eigene	?			2,9 %	
Øster (1972) [100]	2 178	6–19	eigene		4,6 %	6,4 %	5,5 %	
Sillanpää u. Peltonen (1977) [126]	314	7–15	eigene (Vahlqvist)	Lebenszeit-prävalenz			12/314 3,8 %	
Lanzi (1980); nach DelBene (1982) [34]	246	6–12	eigene	?			9,5 %	
DelBene (1982) [34]	504	11	eigene	?			3,6 %	Befragung + neurologische Untersuchung. Qualität nicht zu überprüfen, da Angaben nicht komplett

Besonderheiten der Migräneepidemiologie bei Kindern 159

Autor	N	Alter	Methode	Prävalenztyp			Kommentar
Manzoni et al. (1989) [88]	1 117	6–13	eigene (Våhlqvist)	Jahres-prävalenz	68/542 12,5 %	78/531 14,7 %	146/1 073 13,6 %	Italienische Schüler, Fragebogen durch die Eltern ausgefüllt: nur bedingt repräsentativ! Gruppe der 12–13jährigen: Beantwortung durch die Schüler selbst.
		6– 7			11/124 8,9 %	6/124 4,8 %	17/248 6,8 %	
		8– 9			16/146 11,0 %	15/132 11,4 %	31/278 11,1 %	
		10–11			16/147 10,9 %	27/139 19,4 %	43/286 15,0 %	
		12–13			25/125 20,0 %	30/136 22,1 %	55/261 21,1 %	
Piatelli et al. (1989) [110]	2 197	5–15	eigene (Våhlqvist)				4,5 %	Fragebogen an Primärschulen Repräsentativität?, aber typische Studienpopulation. Datenqualität bleibt unklar!
Saraceni et al. (1989) [121]	901	6–13	eigene (nach Våhlqvist)	Lebenszeit-prävalenz	22/457 4,81 %	22/444 4,95 %	44/901 4,88 %	Studie an 5 italienischen Primärschulen. Fragebogen durch die Eltern ausgefüllt. Repräsentativität? Typische Studienpopulation für Kopfschmerzepidemiologie bei Kindern.
Okogbo (1991) [99]	897	5–19	eigene				51/897 5,7 %	Klinikpopulation! Aussage: eingeschränkte Indizien für das gleichzeitige Auftreten unterschiedlicher Kopfschmerzformen nebeneinander.
Mortimer et al. (1992) [94]	1 083	3–11	gemäß Ad-hoc-Kommitee	Lebenszeit-prävalenz	26/549 4,7 %	27/534 5,0 %	53/1 083 4,9 %	Selektiertes Patientengut aus englischen Allgemeinpraxen. Keine genaue Definition der verwendeten Einschlußkriterien!

Bezüglich aktueller Zahlen über die Migräneprävalenz bei Kindern in Deutschland sei auf die Ergebnisse der Wuppertaler Studie (s. 21.2.2) hingewiesen.

7.7 Verallgemeinerungen aus epidemiologischen Untersuchungen

Wie bereits für die Prävalenz dargestellt wurde, sind Schlußfolgerungen aus epidemiologischen Angaben im Rahmen von Migränestudien wegen der unterschiedlichen Definitionen, Erhebungsinstrumente und -umstände sowie Populationen nicht möglich. Die überwiegende Mehrzahl der Untersuchungen ist retrospektiver Natur, damit sind Möglichkeiten für Verzerrungen durch das schon erwähnte „Recall-error-Phänomen" gegeben [132]. Prinzipiell lassen sich dabei 2 Fehlerarten unterscheiden (vgl. 7.6), nämlich falsch-positive und falsch-negative Berichte. Stewart et al. verweisen v. a. auf die Bedeutung der falsch-negativen Berichte: Bei der retrospektiven Abschätzung von Zeiträumen – z. B. auf die Frage, wann erstmals eine Migräneattacke aufgetreten ist – tritt ein von diesen Autoren „telescoping" genanntes Phänomen auf [132]. Durch eine subjektive „Kompression" der Zeiträume werden Symptome auf einen *späteren Zeitpunkt* projiziert, obwohl sie tatsächlich *früher* aufgetreten sind. Ausmaß und Häufigkeit des „Telescopingeffektes" sollen mit dem Zeitintervall zwischen dem Auftreten des Ereignisses und dem Befragungszeitpunkt zunehmen. Bei Studien an Kindern wäre zu überprüfen, von wem die Angaben zu den Kopfschmerzen gemacht werden, nämlich von den Eltern oder den betroffenen Kindern selbst. Zusätzlich sind Untersuchungen, die auf Angaben aus Arztaufzeichnungen, von Kopfschmerzkliniken oder -sprechstunden basieren, mit einem beträchtlichen Verzerrungsfaktor behaftet [20], da wesentliche Anteile der Migränepopulation (sog. „non consulters") in solche Studien nicht einbezogen werden (vgl. auch 7.1 bezüglich des Konsultationsverhaltens von Migränepatienten).

Wegen der mangelnden Vergleichbarkeit der verfügbaren epidemiologischen Angaben zur Migräne können diese nur recht grobe Orientierungspunkte darstellen. Verläßliche Aussagen und Daten werden erst zu erhalten sein, wenn einheitliche Definitionen und Untersuchungsbedingungen bei solchen Studien eingehalten werden. Außerdem sollten die Erhebungen zukünftig nicht *retrospektiv* – wie z. Z. üblich – sondern *prospektiv* angelegt sein, wie es bereits von Breslau vorgeschlagen wurde [17].

7.7.1 Dauer der einzelnen Migräneattacke

Ähnlich wie bei der Prävalenz variieren auch die Angaben zu den sonstigen Charakteristika der Migräne. Die Interpretation des in der Literatur berichteten Zahlenmaterials gestaltet sich ebenso problematisch wie bei den Häufigkeitsraten: Es gilt die Umstände und die Methoden, mit denen die Daten gewonnen wurden, in die Beurteilung einzubeziehen. In bezug auf die Attackendauer bei der kindlichen Migräne berichteten Holguin u. Fenichel über Verläufe von 10 min bis hin zu 2 Tagen [63]. Für 45 % der von ihnen untersuchten Kinder fand sich ein Wert von 1–2 h. Bei der Untersuchung von Schulkindern zwischen 6 und 13 Jahren fanden Manzoni et al. bei 60 % der Attacken eine Dauer unter 1 h; 3,5 % der Attacken zeigten einen Verlauf von bis zu 3 Tagen [88]. Diese Angaben korrespondieren mit jenen von King u. Sharpley, welche mit Hilfe eines Selbstberichtfragebogens die Häufigkeit von Kopfschmerzen (nicht explizit Migräne!) unter 980 australischen Schülern im Alter von 10–18 Jahren ermittelten [72]. Sie fanden folgende Verteilung:

- weniger als 1 h: 47,0 %,
- 1–3 h: 35,8 %,
- 3–6 h: 9,3 %,
- 6–9 h: 2,9 %,
- 9–12 h: 2,0 %,
- mehr als 12 h: 2,8 %.

Ausschließlich Migränekinder mit und ohne Aura untersuchten Mortimer et al. [94]. Für die Migräne ohne Aura ergaben sich Zeitintervalle von 1–72 h, für die Migräne mit Aura 2–48 h. Im Mittel wurden erhoben:

- für 3- bis 7jährige: 18,1 h bei Migräne ohne Aura,
  7,9 h bei Migräne mit Aura;
- für 8- bis 11jährige: 17,8 h bei Migräne ohne Aura,
  13,1 h bei Migräne mit Aura.

Diese Werte unterscheiden sich deutlich von jenen, die Selby u. Lance für Erwachsene mitteilten [124]:

- weniger als 4 h: 76/288, 26,4 %,
- 4–24 h: 116/288, 40,3 %,
- 24–48 h: 32/288, 11,1 %,
- mehr als 48 h: 64/288, 22,2 %.

Diese Angaben unterscheiden sich deutlich von den Ergebnissen, die Ensink aus einer multizentrischen multinationalen Studie mitteilte. Dort wurde eine durchschnittliche Attackendauer von etwa 18 h festgestellt [45].

7.7.2 Attackenhäufigkeit

Für Kinder ermittelten Holguin u. Fenichel in ihrer Klinikpopulation Häufigkeiten zwischen einmal pro Jahr und mehreren Attacken am Tag [63]. Letzteres konnten sie bei 25,5 % der von ihnen untersuchten jungen Migränepatienten feststellen. Zu einem vergleichbaren Resultat kam Gebremariam an 39 äthiopischen Kindern, die ebenfalls einer selektierten Ambulanzstichprobe entstammten; auch hier reichte die Frequenz der Migräneattacken von wenigen

Episoden pro Jahr bis zu mehreren Attacken am Tag [51]. Ein ähnlich ausgesuchtes Krankengut analysierten Mortimer et al. [94]: Sie befragten Kinder zwischen 3 und 11 Jahren sowie deren Eltern. Im Durchschnitt konnten sie 6,8 Attacken pro Jahr bei den 3- bis 7jährigen eruieren, verglichen mit 11,3 Attacken pro Jahr bei den 8- bis 11jährigen. Eher repräsentativ war die Stichprobe von Saraceni et al. [121]. Diese untersuchten 901 italienische Schulkinder; dabei fanden sie bei 56,5 % der Kinder weniger als eine Migräneattacke pro Monat; bei 43,5 % war mehr als eine Attacke pro Monat zu verzeichnen.

Bei Erwachsenen konnten Selby u. Lance folgende Zahlen erheben [124]:

- weniger als 1 Attacke pro Monat: 13,3 %,
- 1–4 Attacken pro Monat: 55,0 %,
- 5–10 Attacken pro Monat: 16,0 %,
- mehr als 10 Attacken pro Monat: 15,6 %.

Ein vergleichbares Resultat fanden Markush et al., die für 86,5 % der von ihnen überprüften 15- bis 44jährigen Frauen mehr als eine Migräneattacke pro Monat feststellten [89].

Phanthumchinda u. Sithi-Amorn kamen bei der von ihnen untersuchten Stichprobe zu folgenden Häufigkeiten [108]:

- wöchentliche Attacken: 91,7 %,
- monatliche Attacken: 5,7 %,
- 2–3 monatliche Attacken: 1,3 %,
- 6 monatliche Attacken: 1,3 %.

Eine deutlich höhere Attackenfrequenz fanden Pascual et al. [104]. Von den in der Kopfschmerzsprechstunde behandelten Personen zeigten 54,5 % eine Attacke alle 1–2 Tage und 45,5 % eine Attacke alle 3–7 Tage. An einer zufälligen Stichprobe konnten Rasmussen et al. bei den von ihnen identifizierten Migränepatienten folgende Häufigkeiten nachweisen [117]:

- keine Attacken: 36 %,
- jährliche bis 2monatliche Attacken: 40 %,
- 2monatliche bis monatliche Attacken: 15 %,
- monatliche bis 14tägliche Attacken: 6 %,
- 14tägliche bis 2tägliche Attacken: 3 %.

Deutlich höhere Durchschnittsfrequenzen ermittelten Ensink mit einer Attacke je Monat [45] und Henry et al. mit 1–2 Attacken im Monat [60].

7.7.3 Erkrankungsdauer

Diese Größe korreliert wesentlich mit dem Alter der Migränepatienten; der Einfluß von Erinnerungsfehlern („recall error") ist bei diesem Parameter besonders hoch.

Die genauesten Befunde konnte Bille in einer Längsschnittuntersuchung an 73 Migränepatienten erheben, die er insgesamt 30 Jahre begleitete [11, 12, 13]:

- nach 6 Jahren: 34 % der Kinder waren beschwerdefrei,
  31 % waren deutlich gebessert, hatten aber weiter Attacken,
  35 % Attacken unverändert;

- nach weiteren 10 Jahren (16 Jahre nach der Erstuntersuchung):
  41 % waren beschwerdefrei,
  21 % waren gebessert, hatten aber weiter Attacken,
  38 % Attacken unverändert;

- nach weiteren 7 Jahren (23 Jahre nach der Erstuntersuchung):
  40 % waren beschwerdefrei,
  22 % hatten erneut Attacken bekommen,
  38 % Attacken unverändert;

- nach weiteren 7 Jahren (30 Jahre nach der Erstuntersuchung):
  47 % waren beschwerdefrei,
  23 % hatten erneut Attacken bekommen,
  30 % Attacken unverändert.

Für die Erkrankungsdauer fanden Whitty u. Hockaday an ihrer Klinikspopulation [149]:

- 15–19 Jahre: 27,0 %,
- 20–29 Jahre: 36,5 %,
- 30–39 Jahre: 7,9 %,
- 40–49 Jahre: 12,7 %,
- mehr als 49 Jahre: 14,3 %,
- unbekannt: 1,6 %.

Angaben wie die vorstehenden zur Erkrankungsdauer sind aber durch Überlagerung anderer Effekte (insbesondere Alters- und Geschlechtsstruktur der befragten Stichprobe) nicht unproblematisch. Weiterhin ist zu berücksichtigen, daß die Migräne phasenhaft verlaufen kann: So konnte zum Beispiel Bille zeigen, daß Migräneattacken durchaus für viele Jahre sistieren danach aber wieder exazerbieren können (s. vorletzte Übersicht).

Bei einer retrospektiven Erhebung an 108 Patienten, die vor dem 20. Lebensjahr an einer Migräne erkrankt waren, konnte Hockaday feststellen, daß 8–25 Jahre nach Diagnosestellung bei 7 % eine Verstärkung der Symptomatik eingetreten war, bei 12 % hatte es keine Änderung gegeben, 50 % waren gebessert und 28 % beschwerdefrei [62]. Congdon u. Forsythe ermittelten bei den von ihnen primär im Alter von 5–14 Jahren untersuchten Kindern, daß nach 8 Jahren 29 % beschwerdefrei waren, nach 10 Jahren hatte sich dieser Anteil auf 34 % erhöht [25].

In einer großen chinesischen Migränestudie fanden Zhao et al. Erkrankungszeiträume zwischen 1 Monat und 56 Jahren [154]. In ihrer repräsentativen

Stichprobe konnten Henry et al. für Männer eine mittlere Dauer der Migräneerkrankung vor dem Erhebungszeitpunkt von 12,0 ± 3,0 Jahren nachweisen; bei den Frauen ergab sich ein entsprechender Durchschnittswert von 11,2 ± 1,6 Jahren [60].

7.7.4 Erkrankungsbeginn

Bei seiner Ersterhebung konnte Bille ein mittleres Erkrankungsalter von 7 Jahre 2 Monate für Jungen und 10 Jahre 9 Monate für Mädchen nachweisen [11]. Dabei ist zu bedenken, daß diese Zahlen auf den Angaben der Eltern beruhten. Holguin u. Fenichel berichteten aus ihrer pädiatrischen Population folgende Altersstruktur für den Beginn der Migräne [63]:

- bis 2. Lebensjahr: 7,3 %,
- 2.–4. Lebensjahr: 7,3 %,
- 4.–6. Lebensjahr: 9,1 %,
- 6.–10. Lebensjahr: 60,0 %,
- 10.–14. Lebensjahr: 10,9 %,
- nicht bekannt: 5,5 %.

Bei 62 % der von Hockaday beobachteten Kinder waren die Migränesymptome bis zum 7. Lebensjahr erstmals aufgetreten [62]. Wurden alle Kinder zusammengerechnet, bei denen die ersten Migränesymptome bis zum 10. Lebensjahr aufgetreten waren, erhöhte sich der Anteil auf 86 %. Dieser Wert entspricht recht genau den Beobachtungen von Holguin u. Fenichel [63]. Congdon u. Forsythe fanden bei ihren pädiatrischen Migränepatienten bei etwa einem Drittel der Kinder einen Beginn der Erkrankung vor dem 5. Lebensjahr [25].

Ähnliche Befunde wie Holguin u. Fenichel [63] erhoben auch Jacobi et al. [68] für die Migräne ohne Aura bei den von ihnen untersuchten Kindern:

- bis 6. Lebensjahr: 26,5 %,
- 6.–10. Lebensjahr: 52,4 %,
- 10.–16. Lebensjahr: 21,2 %.

Deutlich davon abweichende Häufigkeiten zeigten sich für die Migräne mit Aura:

- bis 6. Lebensjahr: 6,1 %,
- 6.–10. Lebensjahr: 24,2 %,
- 10.–16. Lebensjahr: 69,7 %.

In einer kombiniert retrospektiv/prospektiv angelegten Studie berichtete Jacobides über folgenden Erkrankungsbeginn bei den von ihm in einer Klinik betreuten Kindern und Jugendlichen [69]:

männlich:
- jünger als 5. Lebensjahr: 34,5 %,
- 5.–6. Lebensjahr: 27,4 %,
- 7.–8. Lebensjahr: 19,0 %,
- 9.–13. Lebensjahr: 19,0 %;

weiblich:
- jünger als 5. Lebensjahr: 26,4 %,
- 5.–6. Lebensjahr: 19,4 %,
- 7.–8. Lebensjahr: 20,8 %,
- 9.–13. Lebensjahr: 33,3 %.

An einem selektierten – in Allgemeinpraxen behandelten – Kollektiv kindlicher Migränepatienten konnten Mortimer et al. ein mittleres Erkrankungsalter von 6,6 Jahren ermitteln [94]. Bei den 3- bis 7jährigen lag dieser Wert bei 4 Jahren, bei den 8- bis 11jährigen im Mittel bei 7 Jahren.

In einer Population von Erwachsenen fanden Selby u. Lance folgende Altersverteilung bezüglich der Erstmanifestation der Erkrankung [124]:

- bis zum 10. Lebensjahr: 21,4 %,
- 10.–19. Lebensjahr: 25,0 %,
- 20.–29. Lebensjahr: 26,6 %,
- 30.–39. Lebensjahr: 18,8 %,
- 40.–49. Lebensjahr: 5,8 %,
- 50.–59. Lebensjahr: 2,4 %.

Diese Häufigkeitsverteilung unterschied sich deutlich von jener, die Whitty u. Hockaday mitteilten [149]:

- bis zum 10. Lebensjahr: 13,3 %,
- 10.–19. Lebensjahr: 57,8 %,
- 20.–29. Lebensjahr: 22,2 %,
- 30.–39. Lebensjahr: 6,7 %.

Dieser Unterschied zwischen den Resultaten der Studie von Selby u. Lance [124] sowie jener von Whitty u. Hockaday [149] ist beachtlich, da aus den Angaben bezüglich der jeweils untersuchten Populationen keine nennenswerten Abweichungen hinsichtlich der Struktur und Zusammensetzung der entsprechenden Stichproben erkennbar sind.

Bei Migränepatienten einer nigerianischen Klinik fanden Osuntokun et al. folgende geschlechtsbezogene Altersverteilung bei Erkrankungsbeginn [101]:

männlich:
- bis zum 9. Lebensjahr: 6,7 %,
- 10.–19. Lebensjahr: 27,8 %,
- 20.–29. Lebensjahr: 33,3 %,
- 30.–39. Lebensjahr: 22,2 %,
- 40.–49. Lebensjahr: 6,7 %,
- 50.–59. Lebensjahr: 2,2 %,
- oberhalb des 60. Lebensjahres: 1,1 %;

weiblich:
- bis zum 9. Lebensjahr: 2,5 %,
- 10.–19. Lebensjahr: 41,1 %,
- 20.–29. Lebensjahr: 37,6 %,
- 30.–39. Lebensjahr: 10,7 %,
- 40.–49. Lebensjahr: 5,6 %,
- 50.–59. Lebensjahr: 1,5 %,
- oberhalb des 60. Lebensjahres: 1,0 %.

In der von Zhao et al. durchgeführten repräsentativen Felduntersuchung in China wurde der Beginn des Auftretens von Migräneattacken für 64,1 % der untersuchten Personen zwischen dem 15. und 34. Lebensjahr gefunden, der Erkrankungsgipfel lag mit einem Wert von 18,4 % in der Gruppe der 15- bis 19jährigen [154].

Ein höheres mittleres Erkrankungsalter ergab die – allerdings mit zahlreichen methodischen Mängeln behaftete – Untersuchung von Phanthumchinda u. Sithi-Amorn [108]. In dieser Stichprobe fand sich die nachstehende Altersverteilung für den Erkrankungsbeginn:

- bis zum 10. Lebensjahr: 1,2 %,
- 11.–20. Lebensjahr: 22,3 %,
- 21.–30. Lebensjahr: 32,5 %,
- 31.–40. Lebensjahr: 34,4 %,
- 41.–50. Lebensjahr: 4,5 %,
- 51.–60. Lebensjahr: 1,3 %,
- oberhalb des 60. Lebensjahres: 1,9 %,
- unbekannt: 2,5 %.

Bei Personen zwischen 21 und 30 Jahren ermittelten Breslau et al. in einer Migränestudie, bei der die Diagnostik nach IHS-Kriterien erfolgte, ein mittleres Alter von $16,8 \pm 5,7$ Jahren für das erstmalige Auftreten einer Migräneattacke [18]. Aufgetrennt nach dem Geschlecht fand sich bei den Männern mit $13,7 \pm 5,8$ Jahren ein früherer Erkrankungsbeginn, verglichen mit $17,6 \pm 5,3$ Jahren bei den Frauen; diese Beobachtung stimmt mit entsprechenden Resultaten der meisten anderen Arbeiten überein.

Ein selektiertes Kollektiv untersuchten Zerbini et al. [153]. Sie ermittelten die Häufigkeit von Migräne bei Akademikern in Norditalien. Im Rahmen einer

Fragebogenerhebung fanden sie folgenden Erkrankungsbeginn der Migräne in Abhängigkeit von Alter und Geschlecht:

männlich: cave: Summe über 100 %
- bis zum 9. Lebensjahr: 8 %,
- 10.–19. Lebensjahr: 30 %,
- 20.–29. Lebensjahr: 43 %,
- 30.–39. Lebensjahr: 16 %,
- 40.–49. Lebensjahr: 4 %,
- 50.–59. Lebensjahr: 1 %,
- oberhalb des 59. Lebensjahres: 1 %;

weiblich: cave: Summe über 100 %
- bis zum 9. Lebensjahr: 12 %,
- 10.–19. Lebensjahr: 29 %,
- 20.–29. Lebensjahr: 50 %,
- 30.–39. Lebensjahr: 8 %,
- 40.–49. Lebensjahr: 2 %,
- 50.–59. Lebensjahr: 0 %,
- oberhalb des 59. Lebensjahres: 0 %.

Als wesentliches Merkmal dieser Untersuchung sollte die ungleichgewichtige Zusammensetzung in bezug auf das Geschlecht hervorgehoben werden, die Männer waren deutlich überrepräsentiert.

Wie bereits eingangs dargestellt, sind die mitgeteilten Befunde insgesamt sehr inhomogen, so daß eine Verallgemeinerung ausgeschlossen ist, zumal alle Inzidenzen für die Erstmanifestation der Migräne retrospektiv erhoben wurden, mit der Folge entsprechender Erinnerungslücken und Mitteilungsfehler.

7.8 Heredität der Migräne

In zahlreichen Studien wird eine erbliche Genese der Migräne postuliert [4, 5, 11, 12, 13, 30, 95, 104] oder über eine positive Familienanamnese berichtet [43, 124, 149]. Jedoch sind solche Hypothesen nicht unwidersprochen geblieben. Bei der Auswertung seiner „Pontypridd-Untersuchung" kommt Waters zu der Ansicht, daß wohl eine positive Familienanamnese bei Migränepatienten häufiger zu verzeichnen war als bei Personen ohne solche Kopfschmerzen, jedoch erreichte dieser Unterschied kein statistisch signifikantes Niveau [142].

Mittels eines Fragebogens prüften Messinger et al. die Hypothese, ob die Kopfschmerzhäufigkeit der Patienten einer Kopfschmerzklinik eine positive lineare Beziehung zur Prävalenz von Kopfschmerzen bei engen Familienangehörigen zeigt [92]. Bei der durchgeführten Regressionsanalyse war allein die positive Anamnese der Eltern als Prädiktor für eine solche Beziehung zu eruieren (p < 0,01). Es zeigte sich folgender Zusammenhang:

Kopfschmerzprävalenz *Familienanamnese*

63,6 %: kein Elternteil positiv,
84,5 %: ein Elternteil positiv,
97,6 %: beide Elternteile positiv.

Die lineare Regression war hochsignifikant und am stärksten bei Migränepatienten ausgeprägt. Mit ihrem Ergebnis postulieren die Autoren aber keinesfalls ausschließlich den Einfluß eines genetischen Faktors für die Kopfschmerzentwicklung; ihr Ansatz ist ebenso mit dem psychologischen Modell des „erlernten Verhaltens" vereinbar – ein Modell, wie es von Turkat et al. für nichtspezifische Kopfschmerzen bestätigt wurde [136].

Isler sieht ebenfalls keinerlei Beleg für ein bestimmtes genetisches Muster bei der Vererbung der Migräne [66]. Unter 100 konsekutiv ausgewählten Patienten seiner Kopfschmerzsprechstunde konnte er nur 30 Nachkommen dieser Personen ermitteln, die ebenso unter einer Migräne litten wie einer oder beide ihrer Elternteile. Bei Einbeziehung sowohl der Eltern als auch der Kinder der ausgewählten Kopfschmerzpatienten fand sich über die 3 betrachteten Generationen ein nahezu unverändertes Geschlechtsverhältnis von 3:1. Diese Konstanz ist nach Ansicht des Autors nicht als durch einen fixen Erbgang bedingt erklärbar, zumal dieses gleichbleibende Verhältnis unter den Geschlechtern nicht auf die einzelnen Familien zutrifft, sondern nur in der Gesamtheit der untersuchten Patienten nachweisbar ist. Als alternativen Erklärungsansatz für diesen Befund schlägt Isler daher einen nichtgenetisch determinierten Mechanismus vor [66]. Es gilt heute als gesichert, daß in frühen Lebensabschnitten durch sog. „Modellernen" grundlegende soziale Kompetenzen und die später praktizierte Art der Lebensführung erworben werden. Besondere Bedeutung soll in diesem Zusammenhang, nach Meinung von Isler und anderen Autoren, der Vorbildfunktion der Mutter zukommen [66]: Gerade ihr „Modellverhalten" wäre demzufolge als wesentlich für derartige Lernprozesse anzusehen. Diese Hypothese wird durch eine Untersuchung von Mortimer et al. gestützt [95]. Adoptivkinder mit Migräne und „kopfschmerzpositiver" Pflegemutter, aber „leerer" Anamnese (bezogen auf die Ursprungsfamilie) werden ebenfalls als Beleg für die postulierten verhaltenspsychologischen Mechanismen herangezogen [66]. Gerber konnte spezifische – zwischen Kindern mit Kopfschmerzen und ihren Eltern übereinstimmende – Verhaltensmuster nachweisen [52]. Kinder reproduzieren seiner Meinung nach in hohem Maß das Verhalten der wesentlichen Bezugsperson.

Eine außergewöhnliche Position zur Heredität der Migräne vertritt Barolin [9], der meint, daß die kindliche Migräne vorzugsweise vererbt sei. Als Indiz sieht er die bei 50 % der Kinder nachweisbare positive Familienanamnese an. Im Gegensatz dazu sei eine positive Familienanamnese bei Migränepatienten, die ihren Kopfschmerz erst im höheren Lebensalter entwickeln, nur bei 5 % der Patienten vorhanden. Eine solche Feststellung ist mit genetischen Modellen aber kaum in Einklang zu bringen, es sei denn, man postuliert eine unterschiedliche Pathogenese einer im Kindes- beziehungsweise im Erwachsenenalter auftretenden Migräne. Barolins Beobachtung wäre allerdings mit dem verhaltenspsychologischen Modell kompatibel, wie es Gerber [52] und Isler [66] vertreten. Die Befunde von Barolin stehen ebenfalls in Einklang mit der von Catarci u. Clifford-Rose postulierten Vererbung einer spezifischen *Disposition* zur Entwicklung von Kopfschmerzen [21]. Diese Ansicht wurde bereits zuvor von Linet u. Stewart vertreten [82].

Unter diesem Gesichtspunkt muß auch die Vorgehensweise, eine „positive" Familienanamnese als ein definierendes Merkmal für eine Migräne zu verwenden [11, 110, 112, 121, 126, 137], abgelehnt werden [96, 145]. Die einem gehäuften familiären Auftreten zugeschriebenen genetischen Mechanismen waren in der Vergangenheit wiederholt Gegenstand ausgeprägter Kontroversen. Dominanter, rezessiver, heterosomaler sowie polygenetischer Erbgang wurden diskutiert [10, 31, 35, 44, 55]. Dalessio berichtete über eine Studie an 832 Kindern von Migränepatienten: Hinsichtlich des Merkmals „Migräne" meinte er einen rezessiven Erbgang mit 70 %iger Penetranz nachweisen zu können [30]. Bei der Untersuchung von Zwillingspaaren (41 monozygot, 65 dizygot) fanden Ziegler et al. bei den eineiigen Paaren bezüglich der Migräne eine Konkordanzrate von 22 %, bei zweieiigen Zwillingen betrug diese lediglich 7 % [157]. Dieser Befund wurde kurze Zeit später von Lucas bestätigt [87]. Bei der Befragung von 1300 Zwillingspaaren fand dieser Autor eine Konkordanzrate von 26 % für monozygote und von 13 % für dizygote Zwillinge in bezug auf das Merkmal Migräne. Obwohl diese Ergebnisse statistisch signifikant waren, lassen sich mögliche Einflüsse von Umweltfaktoren (wie zum Beispiel Erziehung, Vorbild, usw.) nicht ausschließen. Darüber hinaus ist die geringe Penetranz der Merkmalsausprägung nicht durch einen „einfachen" Erbgang zu erklären. Die Resultate der Studie von Lucas [87] müssen auch deshalb mit Vorsicht interpretiert werden, da nur nach klinischen Merkmalen, nicht aber mit genetischen Methoden festgelegt wurde, ob die Zwillinge ein- oder zweieiig waren. In einer kleinen Stichprobe hat der Autor mittels Chromosomenanalyse nämlich selbst nachgewiesen, daß 6 % der vermeintlich monozygoten Zwillingspaare in Wahrheit dizygot waren.

Schon Waters kritisierte, daß zahlreiche epidemiologische Arbeiten, die einen genetischen Faktor der Migräne postulieren, unzulässige Verzerrungen aufweisen, die zu einer Überschätzung der Bedeutung eines Vererbungseffekts geführt haben [142]. Von Eadie u. Tyrer kam der Einwand, daß es problematisch erscheint, eine genetische Disposition für diese Kopfschmerzentität nachzuweisen, solange den Untersuchungen keine einheitliche Migränedefinition zugrunde gelegt wird [41].

Gerber et al. bemängeln an den „genetischen" Studien, daß sie wegen des retrospektiven Charakters nur eine bedingte Validität aufweisen [53]. Sie billigen den Befunden nur den Status eines „Hinweises" auf Ätiologie und Pathogenese zu. Aufgrund dieses Hinweises könnten aber Arbeitshypothesen entwickelt werden, die in prospektiven klinischen, beziehungsweise psychologischen Studien überprüft werden müßten.

Catarci u. Clifford-Rose kamen zu dem Schluß, daß – obwohl die familiäre Genese der Migräne in einer Vielzahl von Studien „gezeigt" wurde – diese

Untersuchungsergebnisse einer wissenschaftlichen Überprüfung aber nicht standhalten würden [21]. In Zwillingsstudien ist den beiden Autoren zufolge bisher niemals eine 100 %ige Konkordanz dieses Merkmals nachgewiesen worden. Diese Feststellung wird als Indiz gewertet, daß die Migräne keinesfalls durch ein einzelnes Gen vererbt wird [21]. Aber auch die Bedingungen für einen polygenen Erbgang sehen Catarci u. Clifford-Rose bei Migränepatienten nicht als erfüllt an. Diese Aussage schränken beide Autoren lediglich für die beiden nachfolgend genannten speziellen Migräneformen ein [21]:
– die familiäre hemiplegische Migräne (vgl. 5.6.3) und
– MELAS („mitochondrial encephalomyopathy with lactic acidosis and stroke like episodes"), ein Syndrom, das mit mitochondrialer Myopathie, Enzephalopathie, Laktatazidose und mit Schlaganfallepisoden einhergeht.

Nach Ansicht von Eadie u. Tyrer ist aufgrund des derzeitigen Kenntnisstandes noch nicht definitiv zu entscheiden, ob die Veranlagung zu einer Migräne vererbt wird oder nur Faktoren, die das Auftreten einer Migräne erleichtern [41]. Nicht ausschließen wollen Catarci u. Clifford-Rose die Vererbung einer Disposition (Diathese) zur Entwicklung von Kopfschmerzen; für dieses eher allgemeine Symptom sehen sie einen solchen Mechanismus als belegt an [21]. Dabei stützen sie ihre Behauptung auf Befunde, die an Personen erhoben wurden, welche eigentlich nicht unter einer Migräne leiden, aber eine positive Familienanamnese für diese Erkrankung aufweisen. Im Gegensatz zu Probanden mit leerer Familienanamnese soll die versuchweise Anwendung bestimmter vasoaktiver Substanzen, wie z. B. Nitroglyzerin, bei familiär disponierten Personen zur Auslösung migräneartiger Kopfschmerzen führen. Diese Beobachtung würde auch einen von Weiss et al. mitgeteilten Befund erhärten, demzufolge 35 Erwachsene unmittelbar nach einem geringfügigen Kopf- oder HWS-Trauma Kopfschmerzen mit den typischen Merkmalen einer Migräne entwickelten, ohne zuvor derartige Beschwerden gehabt zu haben [148].

Die unterschiedlichen Vorstellungen über den Einfluß „familiärer" Faktoren (z. B. Vererbung, Erziehung, Vorbildfunktion usw.) bei der Migräneentstehung und -auslösung müssen als nicht geklärt angesehen werden.

7.9 Einfluß psychosozialer Faktoren auf die Migräneprävalenz

Wie bei nahezu allen Faktoren, die an der Genese der Migräne beteiligt sein sollen, zeigt auch die Korrelation zwischen psychosozialen Faktoren und Prävalenz der Migräne eine große Schwankungsbreite. Linet u. Stewart sehen hierfür wieder bevorzugt methodische Gründe [82]:
– selektierte Studienpopulationen,
– Verzerrung durch „nichtblinde" Untersucher,
– mangelnde Kontrolle pathogenetisch relevanter psychosozialer Faktoren bei der Selektion der Probanden,

- unterschiedliche Migränedefinitionen und
- Überbewertung von Faktoren, die *Folge,* aber nicht *Ursache* für eine Migräne sind.

Bei der Untersuchung des Einflusses von psychosozialen Faktoren auf die Migräneprävalenz findet sich bis jetzt eine deutliche Überrepräsentanz von Klinikstudien. Solche Populationen zeigen aber bestimmte Verhaltensmuster und Persönlichkeitsmerkmale (s. Diskussion der Arztkontakte von Migränepatienten – vergleiche auch 7.1 und z. B. bei Ekbom et al. [42], Green [56], Linet et al. [84], Schnarch u. Hunter [123], sowie bei Waters u. O'Connor [146]), die nicht repräsentativ für die Gesamtheit der Migränepatienten sind. Aufgrund vorgenannter Einschränkungen sind auch Hinweise auf eine typische „Migränepersönlichkeit" – von Wolff als eine zwanghafte Charakterstruktur mit Hang zu Perfektionismus, Ordnungssinn, Voreingenommenheit und geistiger Unbeweglichkeit definiert [151] – wie Eadie u. Tyrer betonten, sehr kritisch zu bewerten [41]. Ein entsprechender Vorbehalt gilt auch für die Behauptung, Migräne sei eher eine Erkrankung gebildeter und besser verdienender Menschen. Dieser Vorstellung war allerdings schon von Waters [142] und von Harrison [58] widersprochen worden.

Aktuell publizierten Henry et al. Resultate einer landesweiten Untersuchung aus Frankreich zur Migräneepidemiologie [60]. Danach lag bei Primarstufenlehrern die Migräneprävalenz mit 24,4 % signifikant höher als bei ungelernten Industriearbeitern mit 7,6 %. Aus diesen Ergebnissen leiteten die Autoren einen Zusammenhang zwischen der Vorbildung der untersuchten Personen und der Migränehäufigkeit ab. Diese Feststellung läßt sich jedoch bei Einbeziehung ihrer an anderen Berufsgruppen erhobenen Daten nicht aufrechterhalten, denn in derselben Befragung fanden Henry et al. bei Handwerkern eine Prävalenz von 17,5 %, bei Studenten von 10,6 % und bei Personen aus dem Topmanagement von 9,0 % [60].

Den Zusammenhang zwischen psychischen wie auch psychiatrischen Faktoren und der Auftretenshäufigkeit von Migräne verdeutlichen Befunde von Merikangas et al., die eine hohe Korrelation zwischen Migräneprävalenz auf der einen und Depression auf der anderen Seite nachweisen konnten [90, 91]. Dieser Befund wurde von Breslau et al. bestätigt [18]. Zusätzlich fanden die letztgenannten Autoren eine deutlich erhöhte Prävalenz von Angstreaktionen in ihrem Migränekollektiv. Diese Konstellation war bereits zuvor von Crisp et al. [27] sowie von Brandt et al. [16] beschrieben worden.

Aber auch andere psychische Störungen sollen bei Migränepatienten gehäuft auftreten [18, 93]. Da die genannten psychiatrischen Störungen anhand von Selbstschilderungen beziehungsweise Selbsteinschätzungen der Probanden diagnostiziert wurden und Verzerrungen deshalb nicht auszuschließen waren, führten Breslau et al. mit eigenen Untersuchungsergebnissen eine logistische Regression durch [18]. Es ergab sich eine signifikante Beziehung zwischen dem Auftreten von Migräne und Angstreaktionen beziehungsweise Depressionen. Dieses Ergebnis wurde zuvor auch schon von anderen Autoren berichtet [61, 131]. Als Erklärungsmodell für diesen Befund bieten die Autoren eine Hypothese an, derzufolge Störungen im Stoffwechsel des Neurotransmitters Serotonin Auslöser sowohl für Migräne (vgl. Kap. 12), als auch für Angstreaktionen beziehungsweise für depressive Gemütszustände sein sollen.

Das Auftreten von Migräneattacken, sowohl nach belastenden, als auch nach angenehmen, beziehungsweise entlastenden Situationen hat zur Formulierung eines „Diathese-Streß-Modells" der Migränegenese geführt [107]. Dieses biopsycho-soziale Modell basiert auf der Annahme, daß Migräne durch ein Zusammenwirken von psychischer Belastung („Streß") und organischer Prädisposition (Diathese) ausgelöst wird.

Die Frage, ob Streß *spezifisch* zu einer Erhöhung der Auftretenswahrscheinlichkeit von Migränekopfschmerzen führt, wird aber in der Literatur nicht einheitlich beurteilt [39, 53]. Eine abschließende Wertung des Anteils von psychischen und somatischen Faktoren an der Auslösung der Migränekrankheit selbst sowie einzelner Migräneattacken ist folglich noch nicht möglich.

7.10 Zusammenfassung

Die zahlreichen bis jetzt – vornehmlich aus den Industrienationen – vorliegenden Untersuchungsergebnisse zur Migräneprävalenz sind wegen sehr unterschiedlicher und meist nicht kontrollierter Bedingungen sowie aufgrund uneinheitlicher Erkrankungsdefinitionen kaum vergleichbar. Deshalb ist es erforderlich, in Zukunft epidemiologische Untersuchungen prospektiv mit genau festgelegten Rahmenbedingungen und unter Verwendung der IHS-Klassifikationskriterien durchzuführen. Dabei sollten valide und vergleichbare Prävalenzraten zu erheben und potentielle Faktoren zu ermitteln sein, die in verschiedenen Populationen unterschiedliche Auftretenshäufigkeiten determinieren.

Literatur

1. Abramson JH, Hopp C, Epstein LM (1980) Migraine and non-migrainous headaches. J Epidemiol Community Health 34: 188–193
2. Adams HE, Feuerstein M, Fowler JL (1980) Migraine headache: review of parameters, etiology, and intervention. Psychol Bull 87: 217–237
3. Ad Hoc Committee on Classification of Headache (1962) Classification of Headache. Arch Neurol 6: 173–176
4. Allan W (1928) The inheritance of migraine. Arch Intern Med 42: 590–599
5. Alonso ME, Gomez L, Otero E, Figueroa HH (1989) Importance of hereditary disease at a neuropsychiatric institute in Mexico. Genet Epidemiol 6: 589–595
6. Al-Rajeh S, Bademosi O, Ismail H, Awada A (1990) Headache syndroms in the eastern province of Saudi Arabia. Headache 30: 359–362

7. Arregui A, Cabrera J, Leon Velarde F, Paredes S, Visscarra D, Arbaiza D (1991) High prevalence of migraine in a high-altitude population. Neurology 41: 1668–1669
8. Bakal DA, Kaganow JA (1979) Symptom characteristics of chronic and nonchronic headache sufferers. Headache 19: 285–289
9. Barolin GS (1982) Headache in children. Adv Neurol 33: 183–186
10. Barolin GS, Sperling D (1969) Migränefamilien. Fortschr Neurol Psychiatr 37: 521–544
11. Bille B (1962) Migraine in school children. Acta Paediatr Scand 51 [Suppl 136]: 1–151
12. Bille B (1981) Migraine in childhood and its prognosis. Cephalagia 1: 71–75
13. Bille B (1989) Migraine in childhood: a 30 years follow up. In: Lanzi G, Balottin U, Cernibori A (eds) Headache in children and adolescents. Elsevier (Biomedical Division), Amsterdam New York, pp 19–26
14. Blau JN (1984) Towards a definition of migraine headache. Lancet 25: 444–445
15. Bosanquet N, Zammit-Lucia J (1992) Migraine: prevention or cure? Br J Med Econ 2: 81–91
16. Brandt J, Celentano D, Stewart W, Linet M, Folstein MF (1990) Personality and emotional disorders in a community sample of migraine headache sufferers. Am J Psychiatry 147: 303–308
17. Breslau N (1992) Migraine epidemiology. Cephalalgia 12: 186
18. Breslau N, Davis GC, Adreski P (1991) Migraine, psychiatric disorders, and suicide attempts: an epidemiologic study of young adults. Psychiatry Res 37: 11–23
19. Brewerton TD, George MS (1990) A study of the seasonal variation of migraine. Headache 30: 511–513
20. Campbell JK (1991) Pathophysiology, genetics, and epidemiology of headache. In: Gallagher RM (ed) Drug therapy for headache. Dekker, New York Basel, pp 15–28
21. Catarci T, Clifford-Rose F (1992) Migraine and heredity. Pathol Biol 40: 284–286
22. Celentano DD, Stewart WF, Linet MS (1990) The relationship of headache symptoms with severity and duration of attacks. J Clin Epidemiol 43: 983–994
23. Celentano DD, Stewart WF, Lipton RB, Reed ML (1992) Medication use and disability among migraineurs. Headache 32: 223–228
24. Cheng XM, Ziegler DK, Li SC, Dai QS, Chandra V, Schoenberg BS (1986) A prevalence survey of incapacitating headache in the People's Republic of China. Neurology 36: 831–834
25. Congdon PJ, Forsythe WI (1979) Migraine in childhood – a review. Clin Pediatr 18: 353–349
26. Cook NR, Evans DA, Funkenstein HH, Scherr PA, Ostfeld AM, Taylor JO, Hennekens CH (1989) Correlates of headache in a population-based cohort of elderly. Arch Neurol 46: 1338–1344
27. Crisp AH, Kalucy RS, McGuiness B, Ralph PC, Harris G (1977) Some clinical, social and psychological characteristics of migraine subjects in the general population. Postgrad Med J 53: 691–697
28. Cruz Gutierrez-del-Olmo M, Schoenberg BS, Portera-Sanchez A (1989) Prevalence of neurological diseases in Madrid, Spain. Neuroepidemiology 8: 43–47
29. D'Alessandro, Benassi G, Lenzi PL, Gamberini G, Sacquegna T, De Carolis P, Lugaresi E (1988) Epidemiology of headache in the Republic of San Marino. J Neurol Neurosurg Psychiatry 51: 21–27

30. Dalessio DJ (1980) Migraine. In: Dalessio DJ (ed) Wolff's headache and other head pain. Oxford University Press, New York Oxford, pp 56–130
31. Dalsgaard-Nielsen T (1965) Migraine and heredity. Acta Neurol Scand 41: 287–300
32. Dalsgaard-Nielsen T, Engberg-Pedersen H, Holm HE (1970) Clinical and statistical investigations of the epidemiology of migraine. Dan Med Bull 17: 138–148
33. Daroff RB (1988) New headache classification. Neurology 38: 1138–1139
34. Del Bene E (1982) Multiple aspects of headache risk in children. Adv Neurol 33: 187–198
35. Devoto M, Lozito A, Staffa G, D'Alessandro R, Sacquegua T, Romeo G (1986) Segregation analysis of migraine in 128 families. Cephalalgia 6: 101–105
36. Diamond S, Dalessio DJ (1986) Classification and mechanisms of headache. In: Diamond S, Dalessio DJ (eds) The practicing physician's approach to headache, 4. ed. William & Wilkins, Baltimore, pp 1–10
37. Diehr P, Wood RW, Barr V, Wolcott B, Slay L, Tompkins RK (1981) Acute headaches: presenting symptoms and diagnostic rules to identify patients with tension and migraine headache. J Chronic Dis 34: 147–158
38. Diehr P, Diehr G, Koepsell T, Wood R, Beach K, Wolcott B, Tompkins RK (1982) Cluster analysis to determinate headache types. J Chronic Dis 35: 623–633
39. Donias SH, Peioglou-Harmoussi S, Georgiadis G, Manos N (1991) Differential emotional precipitation of migraine and tension-type headache attacks. Cephalalgia 11: 47–52
40. Drummond PD, Lance JW (1984) Clinical diagnosis and computer analysis of headache symptoms. J Neurol Neurosurg Psychiatry 47: 128–133
41. Eadie MJ, Tyrer JH (1985) The clinical phenomena. In: Eadie MJ, Tyrer JH (eds) The biochemistry of migraine. MTP Press, Lancaster, pp 3–16
42. Ekbom K, Ahlborg B, Schele R (1978) Prevalence of migraine and cluster headache in swedish men of 18. Headache 18: 9–19
43. Elser JM, Woody RC (1990) Migraine headache in the infant and young child. Headache 30: 366–368
44. Ely FA (1930) The migraine-epilepsy syndrome. Arch Neurol Psychiatry 24: 943–949
45. Ensink FBM (1992) Epidemiologie der Migräne – Wen trifft es wie? Therapiewoche 42: 1074–1075
46. Featherstone HJ (1985) Migraine and muscle contraciton headaches. Headache 25: 194–198
47. Fowler T (1987) Introduction. In: Fowler (ed) Headache. MTP Press, Lancaster, pp 1–22
48. From the Centers for Disease Control (CDC) (1991) Prevalence of chronic migraine headaches – United States, 1980–1989. MMWR 40(20): 331 + 337–338
49. From the Centers for Disease Control (CDC) (1991) Noncommunicable diseases – prevalence of chronic migraine headaches, 1980–1989. Wkly Epidemiol Rec 66(44): 324–326
50. From the Centers for Disease Control (CDC) (1991) Prevalence of chronic migraine headaches – United States, 1980–1989. JAMA 265(22): 2941
51. Gebremarian A (1989) Migraine in childhood and adolescence in Ethiopia. East Afr Med J 66: 404–407
52. Gerber WD (1987) Social and behavioral factors in children suffering from headache. Cephalalgia 7 [Suppl 6]: 367–368

53. Gerber WD, Diener HC, Scholz E (1987) Klinisch-demographische Aspekte der Migräne. In: Gerber WD, Diener HC, Scholz E (Hrsg) Migräne in Forschung und Praxis. Edition Medizin VCH, Weinheim, S 10–15
54. Goldstein M, Chen TC (1982) The epidemiology of disabling headache. Adv Neurol 33: 377–390
55. Goodell H, Lewontin R, Wolff HG (1954) Familial occurence of migraine headache. Arch Neurol Psychiatry 72: 325–334
56. Green JE (1977) A survery of migraine in England. Headache 17: 67–68
57. Guest IA, Woolf AL (1964) Fatal infarction of the brain in migraine. Br Med J 1: 225–226
58. Harrison RH (1975) Psychological testing in headache. Headache 14: 177–185
59. Headache Classification Committee of the International Headache Society (1988) Classification and diagnostic criteria for headache disorders, cranial neuralgias and facial pain. Cephalalgia 8 [Suppl 7]: 1–93
60. Henry P, Michel P, Brochet B, Dartigues JF, Tison S, Salomon R and the GRIM (1992) A nationwide survey of migraine in France: prevalence and clinical features in adults. Cephalalgia 12: 229–237
61. Herman P (1987) Migraine, large pupils, mitral valve prolapse and emotional disturbances. Headache 27: 340–344
62. Hockaday JM (1978) Late outcome of childhood onset migraine. In: Greene R (ed) Current concepts in migraine research. Raven Press, New York, pp 41–48
63. Holguin J, Fenichel G (1967) Migraine. J Pediatr 70: 290–297
64. Hopkins A (1989) Lessons for neurologists from the United Kingdom third national morbidity survey. J Neurol Neurosurg Psychiatry 52: 430–433
65. Huffmann G (1988) Kopfschmerz aus neurologischer Sicht. Therapiewoche 38: 2872–2880
66. Isler H (1989) The case against the genetic hypothesis of migraine. In: Lanzi G, Balottin U, Cernibori A (eds) Headache in children and adolescents. Elsevier (Biomedical Division), Amsterdam New York, pp 195–200
67. Iversen HK, Langemark M, Andersson PG, Hansen PS, Olesen J (1990) Clinical characteristics of migraine and episodic tension-type headache in relation to old and new diagnostic criteria. Headache 30: 514–519
68. Jacobi G, Ritz A, Berger T (1981) Migräne beim Kind. Monatsschr Kinderheilkd 129: 490–503
69. Jacobides GM (1982) Migraine in children and adolescents. In: Clifford Rose F (ed) Advances in migraine research and therapy. Raven Press, New York, pp 39–44
70. Joffe R, Bakal DA, Kaganov JA (1982) A self-observation study of headache symptoms in children. Headache 23: 20–25
71. Jones A, Harrop C (1980) Study of migraine and the treatment of acute attacks in industry. J Int Med Res 8: 321–325
72. King NJ, Sharpley CF (1990) Headache activity in children and adolescents. J Paediatr Child Health 26: 50–54
73. Koehler T, Dulz K, Buck-Emden E (1991) Headache syndromes as detected by configural frequency analysis. Headache 31: 325–328
74. Koehler T, Buck-Emden E, Dulz K (1992) Frequency of migraine among an unselected group of employees and variation of prevalence according to different diagnostic criteria. Headache 32: 79–83
75. König N (1975) Differentialdiagnose Kopfschmerz. Z Allgemeinmed 51: 515–521

76. Kopfschmerzklassifikationskomitee der Internationalen Kopfschmerzgesellschaft (1989) Klassifikation und diagnostische Kriterien für Kopfschmerzerkrankungen, Kopfneuralgien und Gesichtsschmerz. Nervenheilkunde 8: 161–203
77. Kröner B (1981) Faktorenanalytische Bestimmung von Kopfschmerzsyndromen. In: Huber H (Hrsg) Migräne. Urban & Schwarzenberg, München, S 567–579
78. Kröner-Herwig B (1987) Untersuchung der Validität von Kopfschmerzsyndromskalen. Diagnostica 33: 64–73
79. Leviton A, Malvea B, Graham JR (1974) Vascular diseases, mortality, and migraine in the parents of migraine patients. Neurology 24: 669–672
80. Levy LM (1983) An epidemiological study of headache in an urban population in Zimbabwe. Headache 23: 2–9
81. Lienert GA (1969) Testaufbau und Testanalyse. Beltz, Weinheim
82. Linet MS, Stewart WF (1984) Migraine headache: epidemiologic perspectives. Epidemiol Rev 6: 107–139
83. Linet MS, Stewart WF, Celentano DD, Ziegler D, Sprecher M (1989) An epidemiologic study of headache among adolescents and young adults. JAMA 261: 2211–2216
84. Linet MS, Celentano DD, Stewart WF (1991) Headache characteristics associated with physician consultation. Am J Prev Med 7: 40–46
85. Longe AC, Osuntokun BO (1988) Prevalence of migraine in Udo, a rural community in southern Nigeria. East Afr Med J 65: 621–624
86. Longe AC, Osuntokun BO (1989) Prevalence of neurological disorders in Udo, a rural community in southern Nigeria. Trop Geogr Med 41: 36–40
87. Lucas RN (1977) Migraine in twins. J Psychosom Res 20: 147–156
88. Manzoni GC, Granelle F, Malferrari G, Cavalieri R, Bizzi P, Ferrari AM (1989) An epidemiological study of headache in children aged between 6 and 13. In: Lanzi G, Balottin U, Cernibori A (eds) Headache in children and adolescents. Elsevier (Biomedical Division), Amsterdam New York, pp 185–188
89. Markush RE, Karp HR, Heyman A, O'Fallon WM (1975) Epidemiologic study of migraine symptoms in young women. Neurology 25: 430–435
90. Merikangas KR, Risch NJ, Merikangas JR, Weissman MM, Kidd KK (1988) Migraine and depression. J Psychiatr Res 22: 119–129
91. Merikangas KR, Angst J, Isler H (1990) Migraine and psychopathology. Results of the Zurich cohort study of young adults. Arch Gen Psychiatry 47: 849–853
92. Messinger HB, Spierings EL, Vincent AJ, Lebbink J (1991) Headache and family history. Cephalalgia 11: 13–18
93. Morrison DP, Price WH (1989) The prevalence of psychiatric disorder among female new referrals to a migraine clinic. Psychol Med 19: 919–925
94. Mortimer MJ, Kay J, Jaron A (1992) Childhood migraine in general practice: clinical features and characteristics. Cephalalgia 12: 238–243
95. Mortimer MJ, Kay J, Jaron A, Good PA (1992) Does a history of maternal migraine or depression predispose children to headache and stomach-ache? Headache 32: 353–355
96. Nikiforow R (1981) Headache in a random sample of 200 persons. Cephalalgia 1: 99–107
97. Nikiforow R (1981) Features of migraine – comparison of a questionnaire study and neurologist-examined random sample. Cephalalgia 1: 157–166
98. Ogden HD (1952) Headache studies: statistical data, procedere and sample distribution. J Allergy Clin Immunol 23: 58–75

99. Okogbo ME (1991) Migraine in Nigerian children – a study of 51 patients. Headache 31: 673–676
100. Øster J (1972) Recurrent abdominal pain, headache and limb pains in children and adolescents. Pediatrics 50: 429–436
101. Osuntokun BO, Bademosi O, Osuntokun O (1982) Migraine in Nigeria. In: Clifford Rose F (ed) Advances in migraine research and therapy. Raven Pres, New York, pp 25–38
102. Osuntokun BO, Schoenberg BS, Nottidge VA, Adeuja A, Kale O, Adeyeta A, Bademosi O (1982) Headaches in a rural community in Nigeria. Neuroepidemiology 1: 31–39
103. Osuntokun BO, Adeuja AO, Schoenberg BS, Bademosi O, Nottidge VA, Olumide AO, Ige O, Yaria F, Bolis CL (1987) Neurological disorders in migraine in Nigerian africans. Acta Neurol Scand 75: 13–21
104. Pascual J, Polo JM, Berciano J (1990) Serious migraine: a study of some epidemiological aspects. Headache 30: 481–484
105. Peck DF, Attfield ME (1981) Migraine symptoms on the Waters headache questionnaire: a statistical analysis. J Psychosom Res 25: 281–288
106. Perkin GD (1989) An analysis of 7836 successive new outpatient referrals. J Neurol Neurosurg Psychiatry 53: 447–448
107. Pfaffenrath V, Gerber WB (1992) Die Migräne. In: Pfaffenrath V, Gerber WD (Hrsg) Chronische Kopfschmerzen. Kohlhammer, Stuttgart, S 26–39
108. Phanthumchinda K, Sithi-Amorn C (1989) Prevalence and clinical features of migraine: a community survey in Bangkok, Thailand. Headache 29: 594–597
109. Philips C (1977) Headache in general practice. Headache 16: 322–329
110. Piatella L, Cardinali C, Tavoni MA, Papa O (1989) Headache in school children: an epidemiological study (USL 12 Ancona). In: Lanzi G, Balottin U, Cernibori A (eds) Headache in children and adolescents. Elsevier (Biomedical Division), Amsterdam New York, pp 189–190
111. Post D, Gubbels JW (1986) Headache: an epidemiological survey in a Dutch rural general practice. Headache 26: 122–125
112. Prensky AL, Sommer D (1979) Diagnosis and treatment of migraine in children. Neurology 29: 506–510
113. Raskin NH (1988) Introduction. In: Raskin NH (ed) Headache. Churchill Livingstone, New York, pp 3–15
114. Rasmussen BK, Olesen J (1992) Migraine with aura and migraine without aura: an epidemiological study. Cephalalgia 12: 221–228
115. Rasmussen BK, Jensen R, Olesen J (1991) A population-based analysis of the diagnostic criteria of the International Headache Society. Cephalalgia 11: 129–134
116. Rasmussen BK, Jensen R, Olesen J (1991) Questionnaire versus clinical interview in the diagnosis of headache. Headache 31: 290–295
117. Rasmussen BK, Jensen R, Schroll M, Olesen J (1991) Epidemiology of headache in a general population – a prevalence study. J Clin Epidemiol 44: 1147–1157
118. Rasmussen BK, Jensen R, Schroll M, Olesen J (1992) Interrelations between migraine and tension-type headache in the general population. Arch Neurol 49: 914–918
119. Ryan Sr RE, Ryan Jr RE (1978) Introduction. In: Ryan Sr RE, Ryan Jr RE (eds) Headache and head pain – Diagnosis and treatment. Mosby, St Louis, pp 1–2
120. Saper JR (1978) Migraine. JAMA 239: 2480–2484
121. Saraceni G, Armani S, Bottazzo S, Gesmundo E (1989) Prevalence of migraine in 901 venetian school children between 6 and 13 years. In: Lanzi G, Balottin

U, Cernibori A (eds) Headache in children and adolescents. Elsevier (Biomedical Division), Amsterdam New York, pp 181–184
122. Schlake HP (1989) Zur Klinik und Klassifikation der Migräne. Schmerz 3: 171–179
123. Schnarch DM, Hunter JE (1978) Migraine incidence in clinical vs nonclinical populations. Psychosomatics 21: 314–325
124. Selby G, Lance JW (1960) Observations on 500 cases of migraine and allied vascular headache. J Neurol Neurosurg Psychiatry 23: 23–32
125. Sillanpää MI (1983) Changes in the prevalence of migrane and other headaches during the first seven school years. Headache 23: 15–19
126. Sillanpää MI, Peltonen T (1977) Occurrence of headache amongst school children in a northern Finnish community. In: Sicuteri F (ed) Headache, new vistas. Biomedical Press, Florence, pp 5–8
127. Soyka D (1989) Kopfschmerz, 2. Aufl. Edition Medizin VCH, Weinheim Basel Cambridge New York
128. Sparks JP (1978) The incidence of migraine on school children. Practitioner 221: 407–411
129. Srikiatkhachorn A (1991) Epidemiology of headache in the Thai elderly. Headache 31: 677–681
130. Stewart WF, Celentano DD, Linet MS (1989) Disability, physician consultation, and use of prescription medications in a population-based study of headache. Biomed Pharmacother 43: 711–718
131. Stewart WF, Linet MS, Celentano DD (1989) Migraine headaches and panic attacks. Psychosom Med 51: 559–569
132. Stewart W, Brookmyer R, Van Natta M (1989) Estimating age incidence from survey data with adjustments for recall errors. J Clin Epidemiol 42: 869–875
133. Stewart WF, Linet MS, Celentano DD, Van Natta M, Ziegler D (1991) Age- and sex-specific incidence rates of migraine with and without visual aura. Am J Epidemiol 10: 1111–1120
134. Stewart WF, Lipton RB, Celentano DD, Reed ML (1992) Prevalence of migraine in the United States. Relation to age, income, race, and other sociodemographic factors. JAMA 267: 54–69
135. Stupka K (1991) Einjahresanalyse der Kopfschmerzpatienten einer allgemeinmedizinischen Sprechstunde. Z Ärztl Fortbild 85: 6–11
136. Turkat ID, Kuczmierczyk AR, Adams HE (1984) An investigation of the aetiology of chronic headache. Br J Psychiatry 145: 665–666
137. Vahlquist B (1955) Migraine in children. Int Arch Allergy 7: 348–355
138. Vahlqvist B, Hackzell G (1949) Migraine of early onset: a study of 31 cases in which the disease first appeared between one and four years of age. Acta Paediatr Scand 38: 622–636
139. Vietze G, Kreiner P (1975) Der Kopfschmerz. Z Ärztl Fortbild 69: 572–579
140. Vita G, Morgante L, Grigoletto F, Santoro M et al. (1989) Prevalence survey of major neurological disorders in Sicily. Results of a pilot study. J Neurol 236: 315–318
141. Waters WE (1970) Community studies on the prevalence of headache. Headache 9: 178–186
142. Waters WE (1971) Migraine: intelligence, socialclass, and familial prevalence. Br Med J 2: 77–81
143. Waters WE (1973) The epidemiological enigma of migraine. Int J Epidemiol 2: 189–195

144. Waters WE (1974) The Pontypridd headache survey. Headache 14: 81–90
145. Waters WE (1978) The prevalence of migraine. Headache 18: 53–54
146. Waters WE, O'Connor PJ (1971) Epidemiology of headache and migraine in women. J Neurol Neurosurg Psychiatry 34: 148–153
147. Waters WE, Campbell MJ, Elwood PC (1983) Migraine, headache, and survival in women. Br Med J 287: 1442–1443
148. Weiss HD, Stern BJ, Goldberg J (1991) Posttraumatic migraine: chronic migraine precipited by minor head or neck trauma. Headache 31: 451–456
149. Whitty CWM, Hockaday JM (1968) Migraine: a follow-up study of 92 patients. Br Med J 1: 735–736
150. Winnem J (1992) Prevalence of adult migraine in general practice. Cephalalgia 12: 300–303
151. Wolff HG (1937) Personality features and reactions of subjects with migraine. Arch Neurol Psychiatry 37: 895–921
152. World Federation of Neurology (1970) Research group on migraine and headache: Definition of migraine. In: Chochrane AL (ed) Background to migraine. Heineman, London, pp 181–182
153. Zerbini O, Fabbri L, Ferrari A, Bertolotti M, Sternieri E (1992) Prevalence of headache and migraine in graduated professionals. In: Ekbom K, Gerber WD, Henry P, Nappi G, Pfaffenrath V, Tfelt-Hansen P (eds) Headache research in Europe – Proceedings of the 1st conference of the European Headache Federation (EHF), June 24–27, 1992, Bremen. Arcis, München, p 100
154. Zhao F, Tsay JY, Cheng XM, Wong WJ, Li SC, Yao SX, Chang SM, Schoenberg BS (1988) Epidemiology of migraine: a survey in 21 provinces of the People's Republic of China. Headache 28: 558–565
155. Ziegler DK (1985) The headache symptom. How many entities? Arch Neurol 42: 273–274
156. Ziegler DK, Hassanein R, Hassanein K (1972) Headache syndroms suggested by factor analysis of symptom variables in a headache prone population. J Chronic Dis 25: 335–365
157. Ziegler DK, Hassanein RS, Harris D, Stewart R (1975) Headache in non-clinic twin population. Headache 14: 213–214
158. Ziegler DK, Hassanein RS, Couch JR (1977) Characteristics of life headache histories in a nonclinic population. Neurology 27: 265–269
159. Ziegler DK, Hassanein RS, Couch JR (1982) Headache syndromes suggested by statistical analysis of headache symptoms. Cephalalgia 2: 125–134

8 Möglichkeiten der medikamentösen Migräneprophylaxe

Hartmut Göbel und Dieter Soyka

8.1 Rationale der Migräneprophylaxe

Viele Patienten, die an Migräne leiden, können zur Kupierung ihrer akuten Symptomatik mit Hilfe von Medikamenten erfolgreich und nebenwirkungsarm therapiert werden. Diese Patienten benötigen keine kontinuierliche medikamentöse Behandlung zur Prophylaxe von Migräneattacken. Dies gilt besonders dann, wenn die Migräneattacken selten auftreten, prompt auf Medikamente zur Attackenkupierung ansprechen und nur von geringgradigen neurologischen Symptomen begleitet werden.

Liegen diese günstigen Voraussetzungen jedoch nicht vor, werden Arzt und Patient gemeinsam abwägen müssen, ob in der individuellen Situation die Notwendigkeit einer *Dauerbehandlung* im Hinblick auf die Nebenwirkungen der Migräneprophylaktika begründet ist. Die kontinuierliche medikamentöse Prophylaxe der Migräne wird allgemein auch als *Intervalltherapie* bezeichnet. Sinn und Nutzen einer solchen Behandlung ergeben sich aus den 3 nachfolgend diskutierten Punkten [11, 12, 17, 20, 22, 25, 26, 30].

1. Eine hohe Frequenz an Migräneattacken bedingt eine *häufige Einnahme* von Medikamenten zur Kupierung der akuten Symptome. Die große Einnahmehäufigkeit kann zu unerwünschten Begleitwirkungen der Akuttherapie führen, zum Beispiel zu gastrointestinalen Nebenwirkungen, Nieren- oder Leberschädigungen.
2. Durch die permanente Einnahme von Medikamenten zur Kupierung der Migräneattacke kann ein medikamenteninduzierter Dauerkopfschmerz hervorgerufen werden (vgl. Kap. 20). Ein zunächst attackenweise auftretendes Kopfschmerzleiden wandelt sich dann in einen ständigen Dauerkopfschmerz um, besonders bei regelmäßiger Applikation von mehreren Migränemedikamenten. Diese Komplikation ist bei Einnahme von Kombinationspräparaten, die neben Ergotamin bzw. Analgetika auch Codein, Barbiturate, Tranquilizer oder andere zentral wirksame Substanzen enthalten, besonders groß.
3. Vorhergehende Migräneattacken sind von schwerwiegenden neurologischen Ausfällen begleitet worden. In solchen Fällen zielt die medikamentöse Prophylaxe auf die Verhinderung weiterer Migräneattacken, die mit ähnlich schweren neurologischen Symptomen einhergehen könnten. Dies gilt ins-

besondere dann, wenn in der Vergangenheit Attacken mit prolongierter Aura (vgl. 5.6.2) oder sogar ein migränöser Infarkt (vgl. 5.6.10) aufgetreten sind.

Ein *irrationales Ziel* einer medikamentösen Migräneprophylaxe ist die vollständige Remission von Migräneattacken bzw. die Heilung des Migräneleidens. Mit den heute bekannten medikamentösen oder nichtmedikamentösen Verfahren ist ein solches Wunschziel nicht zu erreichen.

8.2 Vorbedingungen einer medikamentösen Migräneprophylaxe

Bevor Patient und Arzt sich zu einer medikamentösen Intervalltherapie der Migräne entscheiden, sollte eingehend geprüft werden, ob die nichtmedikamentösen Maßnahmen der Migräneprophylaxe bereits ausgeschöpft wurden. Dazu sollten die nachfolgenden 5 Themenbereiche ausführlich mit dem Patienten erörtert werden.

1. Viele Migränepatienten kennen *spezifische Auslösesituationen* von Migräneattacken. Beispielsweise können Veränderungen des Schlaf-Wach-Rhythmus Migräneattacken initiieren. Typischerweise treten Migräneattacken dann auf, wenn der Patient nach einer anstrengenden Arbeitswoche mit täglich jeweils frühzeitigem Aufstehen am Wochenende dann versucht, auszuschlafen. So fanden beispielsweise Osterman et al., daß der Sonntag der Wochentag mit der höchsten Migränefrequenz ist [19].
Deshalb sollten die Patienten darauf hingewiesen werden, daß sie einen möglichst gleichmäßigen Schlaf-Wach-Rhythmus einhalten und auch sonst auf eine konstante Lebensführung achten!
2. Bei ausgelassenen Mahlzeiten, insbesondere bei Überspringen von Frühstück und Mittagessen, kann es zu einer relevanten Reduktion des Blutzuckers kommen. Solche hypoglykämischen Zustände können ebenfalls Migräneattacken auslösen.
Die Patienten sollten deshalb angehalten werden, alle ihre Mahlzeiten regelmäßig einzunehmen!
3. Manche Patienten geben an, daß spezielle Nahrungsmittel, insbesondere Schokolade, bestimmte Gewürze, Käse oder Rotwein, Migräneattacken auslösen können.
Die Patienten sollten solche Nahrungsmittel möglichst vermeiden!
Diese Ernährungsempfehlung sollte jedoch nicht dazu führen, daß der Patient seine Migräne als „Nahrungsmittelallergie" ansieht und die tägliche Ernährungsgestaltung durch übertriebenes Vermeidungsverhalten zu einer Ursache von Streß wird.
4. Manche Medikamente, die wegen anderer Indikationen eingenommen werden, können ebenfalls Migräneattacken auslösen. Dieser Sachverhalt scheint

insbesondere für hormonelle Kontrazeptiva zu gelten, wird aber gelegentlich auch bei postmenopausaler Östrogensubstitution beschrieben.
Sollte ein solcher Zusammenhang aufgrund zeitlicher Koinzidenzen wahrscheinlich sein, sollte versucht werden, die Medikation auf Alternativpräparate umzustellen. Bezüglich der hormonellen Kontrazeption empfiehlt es sich zu überlegen, ob nicht generell auf andere empfängsnisverhütende Maßnahmen ausgewichen werden kann.

5. Es gibt eine Vielzahl nichtmedikamentöser Maßnahmen, die bei vielen Patienten günstig auf den Migräneverlauf wirken. In diesem Zusammenhang sei auf Kap. 10 und 11 verwiesen.

Nur kurz seien an dieser Stelle Entspannungsverfahren genannt (z. B. progressive Muskelrelaxation, Yoga etc.). Diese Techniken müssen erlernt werden und können – allerdings nur bei regelmäßiger Anwendung – wirken. Auch regelmäßiger Sport (vgl. Kap. 10), Spazierengehen und bewußte Lebensführung sind Möglichkeiten, Streß im Alltag abzubauen und die Migräne günstig zu beeinflussen.

Physikalische Therapieverfahren, wie Gymnastik, Massagen, Hydro- und Thermotherapie, dienen dem gleichen Zweck.

Nichtmedikamentöse Methoden mit bekanntem positivem Einfluß auf die Attackenfrequenz sollten vor oder zumindest parallel zur Einleitung einer medikamentösen Migräneprophylaxe ausgeschöpft werden.

8.3 Indikationen zur Durchführung einer medikamentösen Migräneprophylaxe

Sind die unter 8.2 genannten Maßnahmen und Möglichkeiten ausreichend berücksichtigt, ist zu prüfen, ob bei einem bestimmten Patienten die Indikation zu einer medikamentösen Intervalltherapie der Migräne gegeben ist. Die Indikationsstellung basiert auf der Häufigkeit, der Dauer und dem Schweregrad der Migräneattacken, dem Auftreten von neurologischen Begleitsymptomen sowie der Erfolgswahrscheinlichkeit der üblichen Attackenbehandlung. Die Indikation zur Durchführung einer medikamentösen Migräneprophylaxe ist bei den in der Übersicht aufgeführten Prämissen gegeben.

8.4 Durchführung einer medikamentösen Migräneprophylaxe

Jede medikamentöse Intervalltherapie der Migräne ist sorgfältig zu planen, kontinuierlich zu überwachen und zeitlich zu limitieren. Zur Verlaufs- und Erfolgskontrolle der medikamentösen Migräneprophylaxe ist das Führen eines

> **Indikationen zur Durchführung einer medikamentösen Migräneprophylaxe. Die Einleitung einer medikamentösen Intervalltherapie ist indiziert, wenn wenigstens eine der geschilderten Situationen auf die Migräneerkrankung des Patienten zutrifft**
>
> 1. Mindestens 24 Migräneattacken pro Jahr, d. h. regelmäßig mindestens 2 Attacken pro Monat.
> 2. Mindestens zweimaliges Auftreten eines Status migränosus (vgl. 5.6.10).
> 3. Mindestens zweimaliges Auftreten einer Migräne mit prolongierter Aura (vgl. 5.6.2).
> 4. Mindestens einmaliges Auftreten eines migränösen Infarktes (vgl. 5.6.10).
> 5. Mindestens 2 Migräneattacken, die den Patienten sehr nachhaltig und unerträglich beeinträchtigen (ausgeprägte Übelkeit und Erbrechen, mangelndes Ansprechen auf Medikamente zur Attackenkupierung, prolongierte Arbeitsunfähigkeit, schwerwiegende neurologische Begleitsymptome, unerträgliche Kopfschmerzintensität).
> 6. Sollten Medikamente zur Kupierung der Attacke zwar ausreichend wirksam sein, aber erhebliche Nebenwirkungen induzieren, ist eine relative Indikation für eine medikamentöse Migräneprophylaxe gegeben.

Migränekalenders unerläßlich und gehört zum Standard [9]. Mit dem Migränekalender kann der Patient die Attackenhäufigkeit, die Attackenintensität, das Auftreten von Begleitsymptomen, die Medikamenteneinnahme sowie potentielle Auslösesituationen dokumentieren.

Um die Zusammenarbeit mit dem Patienten und damit die Erfolgsaussichten zu optimieren, muß eine *ausführliche Beratung* vor Beginn der Attackenprophylaxe erfolgen. Dabei sollte der Patient auf die folgenden 8 Punkte aufmerksam gemacht werden:

1. Der Patient muß ausführlich über den Sinn der Migräneprophylaxe aufgeklärt werden (vergleiche diesbezüglich den nachfolgenden Punkt 2). Ihm muß verständlich gemacht werden, daß er einerseits kontinuierlich Medikamente zur Prophylaxe und andererseits – bei Auftreten einer Migräneattacke – zusätzlich Medikamente zur Kupierung der akuten Symptomatik einnehmen muß.
2. Medikamente zur Migräneprophylaxe können nicht eine Heilung der Migräne induzieren. Ziel der Prophylaxe ist die Reduktion der Attackenfrequenz, der Attackenintensität und die Einsparung von Medikamenten zur Migränekupierung.
3. Die Behandlung muß kurmäßig über einen längeren Zeitraum erfolgen. Dazu ist es notwendig, daß die Medikamente regelmäßig eingenommen werden.
4. Eine Erreichung der unter Punkt 2 genannten Ziele ist nicht sofort nach Beginn einer medikamentösen Migräneprophylaxe zu erwarten. Ob eine Besserung eintritt, kann frühestens nach einem Zeitraum von 6–8 Wochen kontinuierlicher Medikamenteneinnahme beurteilt werden.

5. Initial kann nicht sicher vorausgesagt werden, ob das zunächst eingesetzte Medikament eine Besserung der Migränesymptomatik bei dem jeweiligen Patienten bewirken kann. So kann es notwendig werden, daß nach einem Zeitraum von 6–8 Wochen auf ein anderes Medikament umgestellt werden muß, wenn sich der erwartete Erfolg nicht zeigt.
6. Der Patient muß über die zu erwartenden Nebenwirkungen der eingesetzten Präparate genau aufgeklärt werden. Dies ist um so mehr notwendig, da der Patient zunächst nur die Nebenwirkungen des Medikamentes erfahren wird, nicht aber die beabsichtigten Wirkungen. Wird der Patient nicht bereits initial über diesen Umstand unterrichtet, führt dies zu einer schlechten Patientencompliance. Die resultierende unregelmäßige Einnahme oder baldige Absetzung des Medikamentes hat dann zur Folge, daß das Medikament seine Wirkung nicht entfalten kann und das Vertrauen in die Wirksamkeit der Therapie weiter unterminiert wird.
7. Mit dem Patienten sollte die zeitliche Begrenzung der medikamentösen Intervalltherapie besprochen werden. In der Regel wird die medikamentöse Prophylaxe über einen Zeitraum von mindestens 6 Monaten durchgeführt, nach 9 Monaten wird dann für einen Auslaßversuch ausgeschlichen.
8. Einige Medikamente, die zur Migräneprophylaxe empfohlen werden, sind in Deutschland vom Bundesgesundheitsamt für diese Indikation nicht zugelassen. Beim Lesen des Beipackzettels vermißt der Patient einen entsprechenden Hinweis. Dadurch kann er den Eindruck gewinnen, daß der Arzt ihm ein falsches Medikament verordnet hat. Der Patient ist deshalb bereits bei der Verordnung unbedingt auf diesen Sachverhalt hinzuweisen.

Der behandelnde Arzt sollte sich bewußt machen, daß die medikamentöse Intervalltherapie der Migräne eine aufwendige Therapieform darstellt, die eine kontinuierliche Überprüfung und Anpassung erfordert. Die Migräneprophylaxe ist durchaus zu vergleichen mit der Einstellung eines Diabetes mellitus oder der Behandlung einer Epilepsie. Es kommt immer wieder vor, daß die medikamentöse Migräneprophylaxe nur deshalb nicht zum Erfolg führt, weil sie nicht regelrecht durchgeführt wurde. In Zweifelsfällen sollte deshalb der Patient an einen in der Durchführung einer medikamentösen Migräneprophylaxe erfahrenen Neurologen überwiesen werden.

8.5 Auswahl der Medikamente, Dosierungsempfehlungen und andere Aspekte für die Durchführung einer Migräneprophylaxe

Es werden heute Substanzen unterschieden, die zur Durchführung einer medikamentösen Migräneprophylaxe *erwiesenermaßen wirksam* sind, von solchen, die nur *möglicherweise wirksam* sind. Die operationale Definition der „Wirksamkeit" erfolgt allgemein dadurch, daß in Studien eine Abnahme der Attackenfrequenz um 50 % erreicht werden muß. Die verschiedenen Medikamente, die in der Migräneprophylaxe eingesetzt werden, erzielen solche Reduktionsraten bei 30–70 % der behandelten Patienten.

Eine Zusammenstellung der Therapeutika, die heutzutage zur Durchführung einer medikamentösen Migräneprophylaxe eingesetzt werden, sind im folgenden aufgelistet. Dabei stellt die Reihenfolge, in der die Medikamente dort angegeben werden, eine Präferenzliste dar, wie sie sich unter Beachtung der relativen und absoluten Kontraindikationen für die jeweiligen Substanzen ergibt:

1. β-Rezeptorenblocker
2. Flunarizin,
3. Serotoninantagonisten,
4. nichtsteroidale Antirheumatika,
5. Dihydroergotamin.

Als Migräneprophylaktika der 1. Wahl sind die β-Rezeptorenblocker Metoprolol (Beloc) und Propranolol (Dociton) allgemein anerkannt. Das Migräneprophylaktikum der 2. Wahl ist der Kalziumantagonist Flunarizin (Sibelium).

Die Serotoninantagonisten Pizotifen (Sandomigran), Methysergid (Deseril retard) und Lisurid (Cuvalit), letztere Substanz zugleich ein Dopaminagonist, gelten als Migräneprophylaktika der 3. Wahl. Neben diesen 3 Wirkstoffen wird in Deutschland auch Dihydroergotamin (Dihydergot) als Medikament der 3. Wahl zur Durchführung einer medikamentösen Migräneprophylaxe angesehen. In den angloamerikanischen Ländern wird diese Substanz aber nicht für diese Indikation eingesetzt.

Naproxen (Proxen), Acetylsalicylsäure (Aspirin) und Amitriptylin (Saroten) werden als nur möglicherweise wirksam zur Durchführung einer medikamentösen Migräneprophylaxe angesehen.

Die eingesetzten Migräneprophylaktika müssen zur Reduktion initial häufig auftretender Nebenwirkungen einschleichend dosiert werden. In Abb. 8.1 werden bewährte Dosierungsschemata wiedergegeben. Es ist jedoch zu beachten, daß in Abb. 8.1 nur die Maximaldosierungen angegeben sind. Die *Monotherapie* ist einer Kombinationstherapie vorzuziehen, da bei auftretenden Nebenwirkungen eine sicherere Zuordnung zum Medikament möglich ist. Gegen eine Kombinationstherapie spricht weiterhin, daß auch ihre Steuerbarkeit aufwendiger und schwieriger ist als die einer Monotherapie. Eine Kombinationstherapie mit verschiedenartigen Substanzen kann aber sehr wohl indiziert sein, wenn derselbe Patient unter Migräne und Kopfschmerzen vom Spannungstyp leidet (s. 8.6).

Abb. 8.1. Medikamentöse Intervalltherapie zur Prophylaxe von Migräneattacken. Angegeben sind der zeitliche Ablauf und die Entscheidungswege einer solchen medikamentösen Prophylaxe. Bei den angführten Dosen handelt es sich um die Maximaldosierungen pro Tag, wenn das entsprechende Medikament mit der Indikation „Migräneprophylaxe" verordnet wird

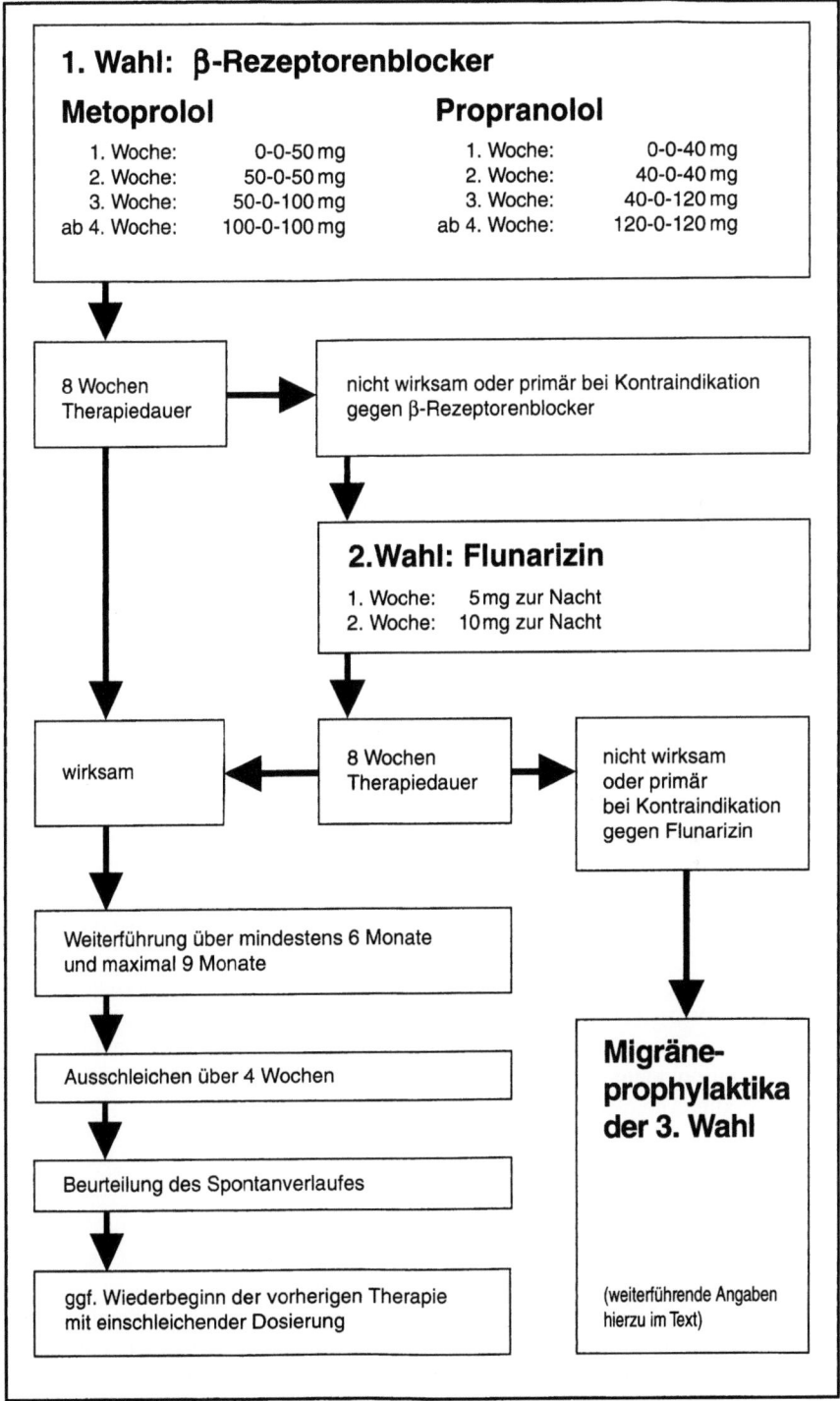

Ist die Indikation zur Durchführung einer medikamentösen Intervalltherapie gegeben (vgl. 8.3), sollte die Therapie – wie bereits zuvor ausgeführt – mit einem β-Blocker begonnen werden. Die Dosierung wird langsam einschleichend erhöht, wobei man im allgemeinen anstrebt, nach etwa 4 Wochen Therapiezeit eine Maximaldosis von 2 mal 100 mg Metoprolol pro Tag erreicht zu haben.

Bei unzureichendem Erfolg kann nach einer etwa 8wöchigen Therapiedauer gegebenenfalls auf Propranolol umgewechselt werden. Auch für dieses Präparat gilt, daß über einen Zeitraum von 4 Wochen einschleichend bis zum Erreichen der täglichen Maximaldosis von 240 mg Propranolol aufdosiert werden sollte.

Stellt sich nach weiteren 8 Wochen kontinuierlicher Medikamenteneinnahme auch bei Propranolol ebenfalls nur zu unzureichender Therapieeffekt ein, kann die ärztliche Verordnung auf Flunarizin umgestellt werden (vgl. 2. Stufe in der Präferenzliste auf S. 186). Bei dem Kalziumantagonisten Flunarizin kann das einschleichende Aufdosieren etwas rascher als bei den β-Rezeptorenblockern geschehen. In aller Regel läßt sich die tägliche Maximaldosis von 10 mg Flunarizin zur Nacht bereits in einem Zeitraum von nur 2 Wochen erreichen. Von der abschließenden Beurteilung des Behandlungserfolges einer Intervalltherapie mit Flunarizin ist allerdings – ebenso wie bei den β-Rezeptorenblockern – das Medikament über einen Zeitraum von mindestens 8 Wochen kontinuierlich einzunehmen.

Sollte sich auch unter der Therapie mit Flunarizin kein befriedigender Therapieeffekt einstellen, kann die medikamentöse Behandlungsstrategie auf Migräneprophylaktika der 3. Wahl umgestellt werden (vgl. 3., 4. und 5. Stufe in der Präferenzliste auf S. 186).

Bei ausreichendem Therapieerfolg mit irgendeinem der in der Präferenzliste auf S. 186 aufgeführten Substanzen sollte die medikamentöse Intervalltherapie mindestens über 6 Monate weitergeführt werden. Nach einem Zeitraum von längstens 9 Monaten sollte dann ein sog. Auslaßversuch unternommen werden. Sinnvollerweise wird dazu das zuvor verordnete Medikament nicht abrupt abgesetzt sondern die Verordnung dieser Substanz kontinuierlich – über die Dauer von 4 Wochen – ausgeschlichen.

Nach vollständigem Absetzen der medikamentösen Migräneprophylaxe kann dann der Spontanverlauf der Migräne durch Weiterführung des Migränekalenders genau verfolgt werden. Aufgrund dieser vom Patienten vorzunehmenden Dokumentation kann der behandelnde Arzt entscheiden, ob die Fortsetzung der Intervalltherapie überhaupt noch notwendig ist.

Prophylaxe der menstruellen Migräne

Bei bestimmten Patientinnen kann immer wiederkehrend zu einer bestimmten Zeit des Menstruationszyklus eine Migräne ohne Aura auftreten. Ein solcher Befund wird häufig als menstruelle Migräne bezeichnet.

Bezüglich der Durchführung einer medikamentösen Intervallbehandlung bei diesem Erscheinungsbild gelten prinzipiell die gleichen Voraussetzungen wie bei der nichtmenstruationsgebundenen Migräne (vgl. 8.3). Bei gegebener Indikation hat sich in solchen Fällen die zeitlich begrenzte Gabe von 2 mal 250–500 mg Naproxen pro Tag über einen Zeitraum von 4 Tagen vor Eintritt der erwarteten Regel bis 3 Tage nach der Menstruation bewährt. Durch eine solche „Kurzzeitprophylaxe" kann in vielen Fällen dem Auftreten menstruationsgebundener Migräneattacken vorgebeugt werden. Über die Wirksamkeit der Verabreichung von Hormonpräparaten für diese Indikation liegen in der Literatur keine ausreichend gesicherten Kenntnisse vor.

Gelegentlich treten solche menstruationsgebundenen Migräneattacken auch im Zusammenhang mit der Durchführung einer hormonellen Kontrazeption auf. Unter Position 4 in 8.2 wurde bereits darauf hingewiesen, daß in solchen Fällen – vor Einleitung einer medikamentösen Migräneprophylaxe – eine Umstellung der Medikation auf Alternativpräparate oder das Ausweichen auf andere empfängnisverhütende Maßnahmen versucht werden sollte.

Arztkontakte

Während der *Einstellphase* sollte der Patient in mindestens 4wöchentlichen Abständen in die Sprechstunde einbestellt werden. Dabei sollte stets eine Verlaufs- und Erfolgskontrolle der Intervalltherapie vorgenommen werden. Dazu sind die Daten des vom Patienten geführten Migränekalenders heranzuziehen und mit ihm zu erörtern. Gezielt sollte der Arzt nach Nebenwirkungen der medikamentösen Migräneprophylaxe fragen und die Tragweite entsprechender Beobachtungen des Patienten eingehend mit ihm besprechen. Die regelmäßigen Kontrollbesuche bieten dem Arzt außerdem die Möglichkeit, im Bedarfsfall eine Modifikation des Behandlungsregimes vorzunehmen, d. h. eine Dosisanpassung oder den Wechsel auf ein anderes Migräneprophylaktikum einzuleiten.

Zeigt sich bei den Kontrolluntersuchungen des Patienten eine zufriedenstellende Wirksamkeit unter der betriebenen Migräneprophylaxe, kann der Abstand für die jeweiligen Folgebesuche auf 8 Wochen verlängert werden.

8.6 Vorgehen bei kombiniertem Vorliegen von Migräne und Kopfschmerz vom Spannungstyp

Häufig besteht neben einer Migräne zusätzlich ein Kopfschmerz vom Spannungstyp (frühere Bezeichnungen: Spannungskopfschmerz, Muskelkontraktionskopfschmerz, myogener Kopfschmerz etc.). Dieses gemeinsame Vorkommen von Migräne und Kopfschmerz vom Spannungstyp wird auch als Kombinationskopfschmerz bezeichnet.

Die alleinige Prophylaxe der Migräne, etwa mit einem β-Blocker, führt bei solchen Fällen meist nicht zu einer ausreichenden Besserung des Gesamtbeschwerdebildes. Deshalb ist es bei gemeinsamem Vorkommen von Migräne und Kopfschmerz vom Spannungstyp notwendig, zusätzlich zur Intervallbehandlung der Migräne eine Prophylaxe des Kopfschmerzes vom Spannungstyp zu initiieren. Die Indikation für eine parallele medikamentöse Intervalltherapie des Kopfschmerzes vom Spannungstyp ist gegeben, wenn mindestens 120 Kopfschmerztage pro Jahre durch diesen Kopfschmerztyp bedingt werden.

Der Wirkstoff Amitriptylin wird sowohl als reines Amitriptylin als auch in der Form von Amitriptylinoxid angeboten. Da Amitriptylinoxid im Organismus aber erst zu Amitriptylin metabolisiert werden muß, bevor es überhaupt wirksam werden kann, empfiehlt sich als Mittel der ersten Wahl die direkte Gabe von Amitriptylin (Saroten). Durch Verordnung dieses Wirkstoffs zur medikamentösen Prophylaxe von Kopfschmerzen vom Spannungstyp kann in vielen Fällen zusätzlich auch eine günstige Beeinflussung der Migräne beobachtet werden. Ob die Effektivität des Amitriptylins für die Intervallbehandlung der Migräne jedoch ebenso groß ist wie für die medikamentöse Prophylaxe von Kopfschmerzen vom Spannungstyp, läßt sich aufgrund der bislang in der Literatur überschaubaren Studien nicht abschließend bewerten [13].

Als Medikamente der 2. Wahl für die Prophylaxe des Kopfschmerzes vom Spannungstyp werden Doxepin und Imipramin angesehen. Da andere Antidepressiva sich zur Prophylaxe von Kopfschmerzen vom Spannungstyp nicht bewährt haben, erklärt sich die Wirksamkeit von Doxepin und Imipramin zur Intervallbehandlung dieser Beschwerden vermutlich nicht allein aus ihrer antidepressiven Potenz.

Die prophylaktische Therapie mit Amitriptylin sollte immer einschleichend erfolgen, um die Inzidenz und den Ausprägungsgrad initial häufig auftretender Nebenwirkungen möglichst zu reduzieren (Abb. 8.2, S. 191). Meistens beginnt man die Behandlung mit der Verordnung von 25 mg Amitriptylin zur Nacht. Zu Beginn der 2. und 3. Therapiewoche erfolgt dann jeweils eine Dosissteigerung um 25 mg Amitriptylin; die sich ergebende Gesamtdosis wird weiterhin einmal täglich am Abend eingenommen (vgl. Abb. 8.2, S. 191). Die Plateaudosis von 75 mg Amitriptylin wird üblicherweise als Retardkapsel zur Nacht appliziert.

Vor einer abschließenden Beurteilung des Behandlungserfolges ist die Therapie wenigsten über die Dauer von 8 Wochen durchzuführen. Anhand eines vom Patienten zu führenden Kopfschmerzkalenders ist eine kontinuierliche Verlaufs- und Erfolgskontrolle vorzunehmen.

Die anschließende Dauertherapie erstreckt sich auch bei Amitriptylin meist über einen Zeitraum von mindestens 6 Monaten. Nach maximal 9 Monaten sollte die medikamentöse Intervallbehandlung dann für einen Auslaßversuch über einen Zeitraum von 4 Wochen sukzessive ausgeschlichen werden. Leidet

---

Abb. 8.2. Zusätzliche medikamentöse Intervalltherapie zu einer parallel durchgeführten Migräneprophylaxe (vergleiche Abb. 8.1) bei kombiniertem Bestehen eines Kopfschmerzes vom Spannungstyp und einer Migräne. Auf dieser Abbildung sind nur der zeitliche Ablauf und die Entscheidungswege der additiven medikamentösen Prophylaxe der Kopfschmerzen vom Spannungstyp angegeben; bezüglich der Durchführung der medikamentösen Migräneprophylaxe wird auf Abb. 8.1 verwiesen. Bei den hier angeführten Dosen von Amitriptylin handelt es sich um die Maximaldosierungen pro Tag, wenn die Substanz mit der Indikation „Kopfschmerzen vom Spannungstyp" verordnet wird

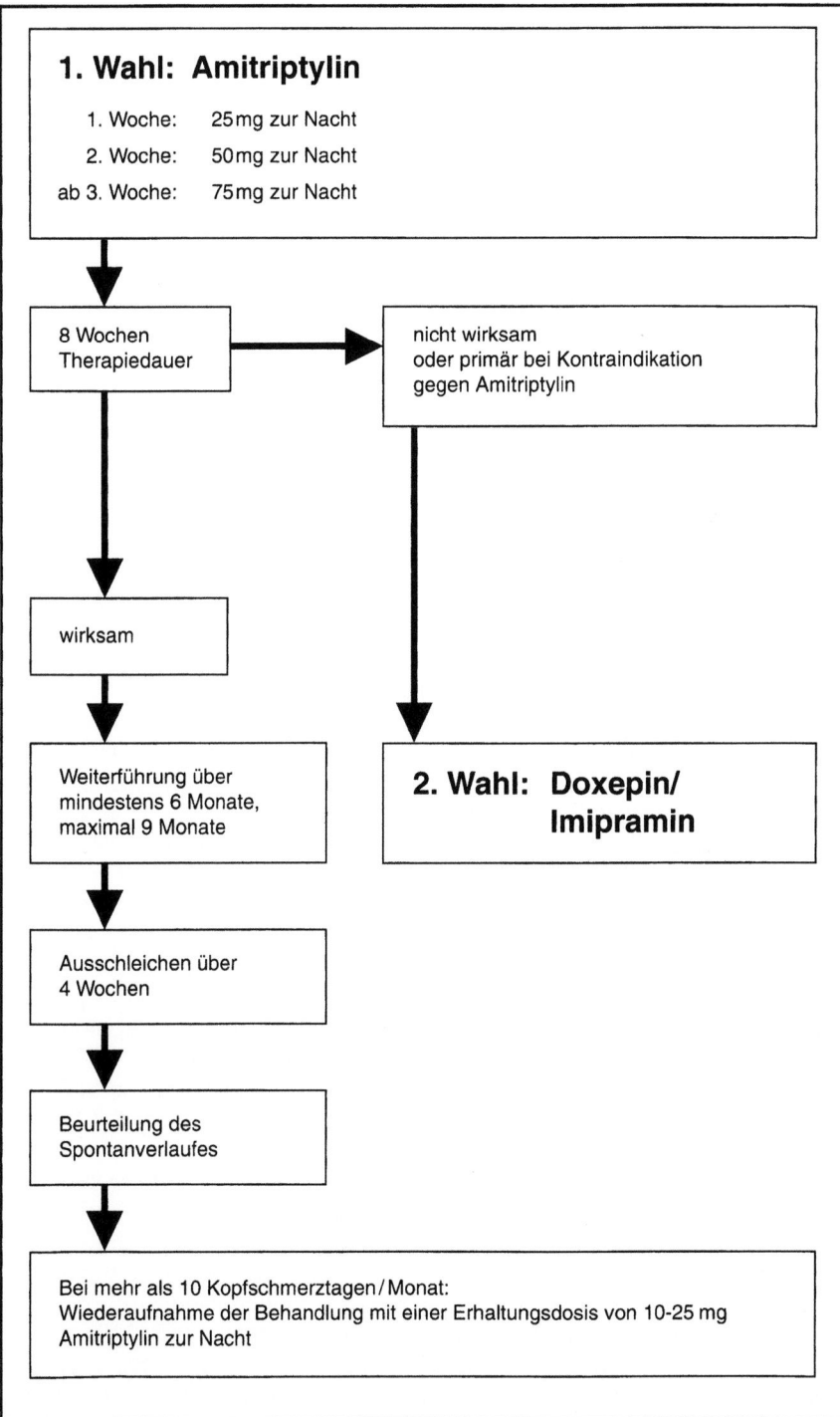

der Patient in dieser Phase ohne Prophylaxe weiterhin an mehr als 10 Tagen im Monat unter Kopfschmerzen vom Spannungstyp, empfiehlt sich die Wiederaufnahme der Medikation mit Amitriptylin in einer täglichen Erhaltungsdosis von 10–25 mg zur Nacht.

Vor Aufnahme einer Behandlung mit Amitriptylin sollten immer ein Blutbild, der Nüchternblutzucker sowie Leber- und Nierenwerte bestimmt werden. Zusätzlich sollte ein EEG abgeleitet und ein EKG registriert werden.

Es hat sich gezeigt, daß die Compliance des Patienten bei der Durchführung einer solchen medikamentösen Intervalltherapie positiv beeinflußt wird, wenn er initial darüber aufgeklärt wird, daß die Substanz nicht wegen ihrer antidepressiven Wirkung gegeben wird, sondern aufgrund ihrer erwiesenen positiven Beeinflussung des schmerzverarbeitenden Systems.

8.7 Medikamente zur Migräneprophylaxe

8.7.1 β-Rezeptorenblocker

Substanzen, die die Wirkung endogener oder exogener Sympathomimetika am adrenergen β-Rezeptor verhindern können, werden üblicherweise als β-Rezeptorenblocker bezeichnet. Durch Hemmung von $β_1$-Rezeptoren wird am Herzen eine Hemmung der Chronotropie, der Dromotropie und der Ionotropie herbeigeführt. An den Bronchien wird durch Hemmung der $β_2$-Rezeptoren eine Hemmung der Bronchodilatation induziert, somit kann durch β-Rezeptorenblocker eine Bronchokonstriktion ausgelöst werden. An den Blutgefäßen wird durch relatives Überwiegen der α-sympathomimetischen Vasokonstriktion und durch kompensatorische Noradrenalinfreisetzung eine Erhöhung des Gefäßwiderstandes bewirkt. Für die antihypertensive Wirkung der β-Rezeptorenblocker wird ein Angriffspunkt im Zentralnervensystem angenommen.

Der Wirkungsmechanismus der β-Rezeptorenblocker in der Migräneprophylaxe ist nach wie vor nicht abschließend geklärt. Zunächst wurde angenommen, daß nur Proprandolol als einziger β-Adrenozeptorantagonist in der Migräneprophylaxe wirksam ist [3]. Proprandolol erwies sich als ebenso effektiv in der Migräneprophylaxe wie Methysergid. Außerdem zeigte sich, daß Propranolol eine Wirkung induzieren kann, die auch nach Absetzen der Medikation noch andauert [5]. Spätere Studien belegten, daß sowohl kardioselektive β-Rezeptorenblocker, wie z. B. Atenolol und Metroprolol [7, 10], als auch nichtselektive β-Rezeptorenblocker, wie z. B. Timolol [27], zur Durchführung einer medikamentösen Migräneprophylaxe wirksam sind. Es wird allerdings angenommen, daß β-Rezeptorenblocker mit einem partiellen agonistischen Effekt nicht effektiv zur Durchführung einer Intervallbehandlung sind [24].

Nach wie vor ist unklar, warum β-Rezeptorenblocker nicht bei allen Migränepatienten eine prophylaktische Wirkung entfalten. Leider läßt sich mit den bis jetzt verfügbaren Methoden nicht voraussagen, ob ein Patient auf eine Intervalltherapie mit β-Rezeptorenblockern ausreichend anspricht oder nicht. Man geht heute davon aus, daß der vaskuläre β-Rezeptorenantagonismus für die Effektivität in der Migräneprophylaxe nicht entscheidend ist.

β-Rezeptorenblocker, ob hydrophil oder lipophil, können in ausreichender Konzentration die Blut-Hirn-Schranke penetrieren, um zentralnervöse Wirkungen zu verursachen. Es wird angenommen, daß β-Rezeptorenblocker eine Stabilisierung des intrasynaptischen 5-HT-Spiegels in Hirnstammneuronen bedingen, die bei der Modulation antinozizeptiver Systeme involviert sind. Die hierdurch bewirkte Stabilisierung antinozizeptiver Hirnstammsysteme könnte eine paroxysmale Dekompensation und damit ein entsprechendes Versagen dieser schmerzmodulierenden Systeme verhindern [21].

Die kontinuierliche Gabe von β-Rezeptorenblockern kann eine erhöhte Ansprechbarkeit von β-Rezeptoren bedingen. Dieses Phänomen wird als ,,Up-Regulation" bezeichnet. Da diese Up-Regulation nicht nur die β-Rezeptoren selbst betrifft, sondern auch andere Rezeptoren (heterologe Up-Regulation), kann vermutet werden, daß auch Antagonisten anderer Transmittersysteme eine erhöhte Wirksamkeit entfalten könnten. Die Wirksamkeit der β-Rezeptorenblocker zur Durchführung einer Migräneprophylaxe wurde zufällig bei Patienten entdeckt, die wegen eines gleichzeitig bestehenden Bluthochdruckes β-Rezeptorenblocker einnahmen.

Innerhalb der Gruppe der β-Rezeptorenblocker wird als Mitte der 1. Wahl Metoprolol bevorzugt, da diese Substanz selektiver wirkt und die körperliche Belastbarkeit des Patienten, bei gleicher prophylaktischer Wirksamkeit, weniger beeinträchtigt als Propanolol. Normalerweise beginnt man die Behandlung der Patienten bei gegebener Indikation zur Durchführung einer medikamentösen Migräneprophylaxe mit einer Einstiegsdosis von 50 mg Metroprolol zur Nacht. Diese Anfangsdosis kann in einem Rhythmus von je einer Woche Abstand um jeweils 50 mg bis zum Erreichen der üblichen Maximaldosis von 200 mg Metroprolol gesteigert werden (Abb. 8.1). Diese Gesamtdosis wird meist auf 2 Einzeldosen verteilt, die morgens und abends in Retardform eingenommen werden.

Bei Propranolol beträgt die initiale Dosis 40 mg zur Nacht, die tägliche Maximaldosis 240 mg. In Abb. 8.1 ist eine Empfehlung angegeben, wie auch bei Propranolol durch schrittweise Dosisanpassung innerhalb von 4 Wochen die Maximaldosis erreicht werden kann. Auch bei diesem Medikament wird die Gesamtdosis meist auf 2 bis 3 Einzeldosen über den Tag verteilt eingenommen.

Oxprenolol, Pindolol, Alprenolol und Acebutolol sind in der Migräneprophylaxe nicht wirksam.

Ein Therapieeffekt einer medikamentösen Intervallbehandlung ist nicht vor Ablauf einer über einen Zeitraum von 6–8 Wochen kontinuierlich betriebenen Prophylaxebehandlung beurteilbar. Erst nach Ablauf dieser Frist sollte – auch bei einem zunächst unzureichend erscheinenden Threapieeffekt – die initiale Behandlung abgebrochen und auf einen anderen b-Rezeptorenblocker umgesetzt bzw. ein Medikament der 2. Wahl (vgl. Präferenzliste auf S. 186) verordnet werden.

Bei zufriedenstellender Wirksamkeit der Intervallbehandlung mit β-Rezeptorenblockern sollte die Behandlung mindestens über einen Zeitraum von 6 Monaten durchgeführt werden. Nach maximal 9 Monaten wird dann für einen Auslaßversuch über einen Zeitraum von 4 Wochen eine schrittweise Dosisreduktion vorgenommen.

Gegenanzeige und Anwendungsbeschränkungen für die Verordnung von β-Rezeptorenblockern zur Migräneprophylaxe ergeben sich bei Vorliegen einer Herzinsuffizienz Grad III und IV (NYHA), bei AV-Block 2. und 3. Grades, SA-Block, Sinusknotensyndrom C „sick sinus"), Bradykardie mit einer Herzfrequenz von weniger als 50 Schläge/min. ausgeprägter Hypotonie, obstruktiven Bronchialerkrankungen, Asthma bronchiale, Spätstadien peripherer Durchblutungsstörungen, metabolischer Azidose und gleichzeitiger intravenöser Applikation von Verapamil oder Diltiazem.

Besondere Vorsicht für die Verordnung von β-Rezeptorenblockern ist geboten bei Patienten, die an einem Diabetes mellitus mit stark schwankenden Zuckerwerten leiden, und bei Patienten, die gleichzeitig streng fasten. Vorsicht wegen überschießender anaphylaktischer Reaktionen ist auch geboten, wenn der Patient in der Vergangenheit bereits schwere Überempfindlichkeitsreaktionen gezeigt hat.

Die Einnahme von β-Rezeptorenblockern in der Schwangerschaft ist prinzipiell möglich. Eine solche Therapie sollte jedoch – wegen der Möglichkeit der Induktion einer neonatalen Asphyxie – spätesten 72 h vor der Geburt beendet werden. In der Stillzeit ist eine strenge Indikationsstellung erforderlich, da – in Abhängigkeit von der Konzentration der β-Rezeptorenblocker in der Muttermilch – die Auslösung einer Bradykardie und Atemdepression beim Säugling möglich ist.

Typische Nebenwirkungen sind psoriasiforme Hautausschläge, Muskelkrämpfe, zentralnervöse Störungen in Form von Müdigkeit, Kopfschmerzen, Benommenheit, Schwitzen, Schlafstörungen mit Alpträumen und depressive Verstimmungen, Einschränkungen des Tränenflusses (besonders zu beachten bei Kontaktlinsenträgern!), Bradykardie, unerwünschte Blutdrucksenkung, Parästhesien und Kältegefühl in den Gliedmaßen, obstruktive Ventilationsstörungen und Potenzstörungen. Bei Leistungssportlern ist ein Einsatz von β-Blockern ebenfalls nicht möglich. Aufgrund der Gefahr einer reaktiven Tachykardie müssen β-Rezeptorenblocker bei Ab- oder Umsetzung der Therapie langsam ausgeschlichen werden.

Die β-Rezeptorenblocker werden innerhalb von 1–2 h im Magen-Darm-Trakt vollständig resorbiert. Die Halbwertszeit von Propranolol beträgt ca. 3 h, die Substanz wird in der Leber rasch metabolisiert. Die Metabolisierungsrate von β-Rezeptorenblockern ist nach oraler Gabe am höchsten. Dieser sog. first-pass-Effekt ist die Ursache für die große interindividuelle Schwankung der Serumspiegel.

8.7.2 Kalziumantagonisten

Unter den Kalziumantagonisten wurden Nimodipin, Nifedipin, Verapamil und Flunarizin auf ihre Verwendungsmöglichkeit in der Migräneprophylaxe untersucht. Obwohl für Nimodipin, Nifedipin und Verapamil zunächst eine Wirksamkeit angenommen wurde, hat sich diese in neueren Studien nicht bestätigt [1, 2, 15]. In der heterogenen Gruppe der Kalziumantagonisten hat sich nur Flunarizin als ausreichend wirksam zur Durchführung einer medikamentösen Migräneprophylaxe erwiesen [14].

Als Wirkmechanismus von Flunarizin wird eine Protektion des Hirngewebes hinsichtlich hypoxischer Zustände angenommen. Als Rationale für den Einsatz wird ein paroxysmaler fokaler O_2-Mangel im ZNS während der Migräneattacke unterstellt. Zusätzlich wird auch ein antivasokonstriktorischer Mechanismus als verantwortlich für die Wirksamkeit von Flunarizin angesehen.

Flunarizin wird in einer Dosierung von max. 10 mg zur Nacht eingesetzt (Abb. 8.1). Manche Autoren bevorzugen diese Substanz v. a. bei jungen Patienten mit kurzer Migräneanamnese.

Flunarizin hat eine sehr lange Halbwertszeit von 19 Tagen. Es wird im Fettgewebe gespeichert. Wirksame Plasmaspiegel können deshalb erst nach 6–8 Wochen erwartet werden, so daß es zu einem verzögerten Wirkungseintritt kommt. Flunarizin hat zusätzlich eine Affinität zu Histamin-, Serotonin- und Dopaminrezeptoren. Gegenanzeigen und Anwendungsbeschränkungen ergeben sich bei vorgeschädigtem Herzen, schweren Leberfunktionsstörungen, Niereninsuffizienz, prolaktinabhängigen Tumoren, Phäochromozytom, ausgeprägter Hypotonie, orthostatischen Kreislaufregulationsstörungen, Stammhirnerkrankungen, chronischen Atembeschwerden und Asthma, Blasenentleerungsstörungen, Stenosen im Magen-Darm-Kanal und depressiven Syndromen.

Das Grundgerüst von Flunarizin, ein Azaphenothiazin, gleicht jenem der Neuroleptika. Die Nebenwirkungen von Flunarizin sind prinzipiell denen der Neuroleptika ähnlich, wobei insbesondere das Parkinsonoid, Früh- und Spätdyskinesien, Unruhe, Schwindel, depressive Verstimmungen, endokrine Störungen (z. B. das Auftreten von Regelanomalien und sexuellen Störungen), Gewichtszunahme, orthostatische Regulationsstörungen und sonstige anticholinerge Wirkungen zu nennen sind.

8.7.3 Serotoninantagonisten

Im nachfolgenden Abschnitt werden aus klinischer Sicht diejenigen Migräneprophylaktika dargestellt, die im serotoninergen System angreifen; unter dem Gesichtspunkt der Rezeptorpharmakologie* werden sie auch im Kap. 14 be-

---

* Die in diesem Kapitel noch als 5-HT_2-Rezeptoren angesprochenen Strukturen sind gemäß aktualisierter Klassifikation und Nomenklatur serotoninerger Rezeptoren (vgl. Abb. 12.2; S. 302) nunmehr als 5-HT_{2A}-Rezeptoren zu bezeichnen (vgl. 12.5.2.2; S. 321–323).

sprochen. Nur der Vollständigkeit halber sei an dieser Stelle erwähnt, daß bislang keine Anhaltspunkte dafür vorliegen, daß mit dem Serotoninagonisten Sumatriptan eine wirkungsvolle Migräneprophylaxe zu betreiben sei.

8.7.3.1 Methysergid

Methysergid wird aus dem Ergotalkaloid Ergonovin synthetisiert. Methysergid besitzt eine ausgeprägte antagonistische Wirkung auf die 5-HT_2-Rezeptoren (vgl. 14.3.1). Darüber hinaus konnte auch gezeigt werden, daß Methysergid an 5-HT_1-Rezeptoren sowohl agonistisch als auch antagonistisch wirken kann. Die Affinität zu den 5-HT_1-Rezeptoren ist jedoch geringer als zu den 5-HT_2-Rezeptoren [23], vergleiche diesbezüglich auch Tabelle 14.4. Methysergid kann im Tierversuch eine selektive Reduktion des Blutflusses der A. carotis durch Verschluß arteriovenöser Anastomosen bedingen. Während der Migräneattacke kann Methysergid ebenfalls den Blutfluß der A. carotis reduzieren, während im Migräneintervall ein Blutflußanstieg durch die Substanz bedingt wird.

Methysergid wird zur Prophylaxe der Migräne in einer Tagesdosierung von 2–6 mg eingesetzt. Die Substanz ist einerseits sehr effektiv, andererseits können sehr zahlreiche und schwerwiegende Nebenwirkungen auftreten (vgl. 14.4.1), so daß auf Methysergid nur zurückgegriffen werden sollte, wenn die übrigen Medikamente eine nicht ausreichende Wirkung zeigen.

Kontraindikationen von Methysergid sind schwere Hypertonie, fortgeschrittene Arteriosklerose, Koronarinsuffizienz, periphere Durchblutungsstörungen, Phlebitis der unteren Extremitäten, Lungen- und Kollagenerkrankungen, Nierenfunktionsstörungen und Affektionen der ableitenden Harnwege, Kachexie, Herzklappenfehler und Leberfunktionsstörungen. In der Schwangerschaft und Stillzeit ist Methysergid ebenfalls kontrainidiziert.

An Nebenwirkungen können Nausea, Unruhe oder Benommenheit, Schwindel, Konzentrationsstörungen, Myalgien, Arthralgien, Gefäßspasmen, pektanginöse Beschwerden, Parästhesien, Halluzinationen, Ödeme, Schlafstörungen, Sodbrennen, Gewichtszunahme, Hautreaktionen, Haarausfall und bei Langzeitbehandlung Retroperitoneal-, Perivaskular- oder Peribronchialfibrosen auftreten. Aufgrund der Gefahr von Fibrosen muß die Behandlung nach einer Dauer von 3 (maximal 4) Monaten für mindestens 1 Monat unterbrochen werden. Dabei sollte eine langsame Dosisreduktion vorgenommen werden. Bei Kindern darf Methysergid nicht eingesetzt werden.

8.7.3.2 Pizotifen

Pizotifen ist sowohl ein wirkungsvoller Antagonist am 5-HT_2-Rezeptor (vgl. 14.3.2) als auch am Histamin-H_1-Rezeptor). Die Substanz wirkt bei Tieren als auch am Menschen vasokonstriktorisch. Der genaue Wirkmechanismus von Pizotifen in der Migräneprophylaxe ist nicht bekannt. Pizotifen wirkt ähnlich effektiv wie Flunarizin, Metroprolol und Methysergid.

Die Dosierung von Pizotifen zur Migräneprophylaxe beträgt 3 mal 0,5 mg/Tag. Die sich ergebende Gesamtdosis pro Tag von 1,5 mg Pizotifen kann auch auf einmal appliziert werden, wobei eine abendliche Einnahme empfohlen wird.

In der Schwangerschaft muß eine strenge Indikationsstellung wegen bisher nicht ausreichender Erfahrungen erfolgen.

Als häufigste Nebenwirkung einer Einnahme von Pizotifen wird das Auftreten von Müdigkeit beobachtet; bei Kindern kann es auch zu Nervosität kommen. Zusätzlich können Benommenheit, Schwindel, Mundtrockenheit und Verstopfung bestehen. Aufgrund der appetitanregenden Wirkung kann eine Gewichtszunahme erfolgen (vgl. 14.4.2).

8.7.3.3 Lisurid

Das Lysergsäurederivat Lisurid wirkt sowohl am Dopaminrezeptor agonistisch als auch am Serotoninrezeptor antagonistisch (vgl. 14.3.5). Lisurid wurde bisher nur in wenigen klinischen Studien für die Indikation Migräneprophylaxe geprüft (vgl. 14.3.5).

Lisurid ist einschleichend zu dosieren. Am 1. und 2. Tag werden abends je 0,025 mg Lisurid eingenommen, am 3. und 4. Tag mittags und abends je 0,025 mg Lisurid und ab dem 5. Tag 3 mal täglich 0,025 mg Lisurid.

Als Kontraindikation für eine Behandlung mit Lisurid werden eine Koronarinsuffizienz sowie schwere arterielle Durchblutungsstörungen in der Peripherie angesehen. Schwangerschaft und Stillzeit gelten ebenfalls als Gegenanzeige für die Einnahme von Lisurid.

Als Nebenwirkungen treten unter einer Behandlung mit Lisurid anfangs gelegentlich Übelkeit und Völlegefühl auf. In seltenen Fällen können sich auch Schlafstörungen, Müdigkeit, Muskelschwäche sowie Kältegefühl in Armen und Beinen einstellen.

8.7.3.4 Cyproheptadin

Cyproheptadin wirkt als Antagonist auf 5-HT_2-Rezeptoren, besitzt jedoch ebenfalls Affinität für Histaminrezeptoren. Cyproheptadin wird in Deutschland nicht mehr zur Migräneprophylaxe eingesetzt (vgl. 14.3.3). Da Cyproheptadin als typische Nebenwirkung nahezu regelmäßig eine Gewichtszunahme hervorruft, wird die Substanz heute aber noch als appetitanregendes Medikament verwendet.

8.7.4 Dihydroergotamin

Die Ergotalkaloide besitzen als gemeinsames Grundgerüst die (−)-Lysergsäure. Da der Indolring einen Teil des Ringsystems bildet, spricht man auch von Indolalkaloiden. Generell können Ergotalkaloide mehrere Wirkungsqualitäten entfalten. Sie besitzen eine direkte konstriktorische Wirkung, insbesondere auf die erschlaffte Gefäßmuskulatur. Sie üben eine antagonistische Wirkung auf α-Rezeptoren aus, welche indirekt zu einer Erschlaffung der kontrahierten Gefäßmuskulatur führt. Sie können die Uterusmuskulatur kontrahieren, im Zentralnervensystem können sie Dopaminrezeptoren stimulieren und schließlich besitzen sie eine antagonistische Wirkung auf Serotoninrezeptoren, welche – wie im Falle von Methysergid (vgl. 8.7.3.1) – durch Substituierung einer Alkylgruppe am Indolring besonders verstärkt wird.

Die dihydrierten Ergotalkaloide entstehen durch Hydrierung in Stellung 9 und 10 der (–)-Lysergsäure. Dies führt zu einer stärkeren Ausbildung der β-rezeptorenblockierenden Wirkung. Durch diesen Effekt wird bei Applikation dihydrierter Ergotalkaloide der Gefäßtonus des Patienten, insbesondere im Bereich der venösen Kapazitätsgefäße, erhöht.

Ergotamin ist wegen der Gefahr der Induktion eines medikamenteninduzierten Dauerkopfschmerzes (vgl. Kap. 20) und des Ergotismus (vgl. 9.9.6 – Nebenwirkungen) für die Intervalltherapie der Migräne obsolet. Dihydroergotamin hingegen hat eine deutlich geringere vasokonstriktorische Wirkung, deshalb erschien es zulässig, diese Substanz zur Migräneprophylaxe einzusetzen. In Deutschland geschieht dies bereits seit den 50er Jahren, damit gehört Dihydroergotamin zu den am längsten eingesetzten Migräneprophylatika.

Ob die pheripheren vasokonstriktorischen Effekte für die prophylaktische Wirkung verantwortlich sind, ist offen. Ebenso denkbar ist, daß durch die zentrale 5-HT-antagonistische Wirkung eine Stabilisierung der 5-HT-abhängigen Modulation im antinozizeptiven System [8, 16] bedingt wird und dadurch plötzlichen Dekompensationen vorgebeugt wird (vgl. 8.7.1). Früher wurde Dihydroergotamin gern bei Patienten eingesetzt, die gleichzeitig hypotone Blutdruckwerte aufwiesen. Da jedoch auch Dihydroergotamin bei einer Langzeitwirkung einen medikamenteninduzierten Dauerkopfschmerz (vgl. Tabelle 20.1) vom dumpf-drückenden Charakter entstehen lassen kann, wird Dihydroergotamin heute nur noch zurückhaltend in der Intervalltherapie der Migräne eingesetzt. Die Darreichung von Dihydroergotamin erfolgt oral als Tropfen oder Retardtablette. Die Einzeldosis beträgt 2,5 mg, die Tagesgesamtdosis 5 mg Dihydroergotamin [28].

Gegenanzeigen und Anwendungsbeschränkungen einer Einnahme von Dihydroergotamin sind Überempfindlichkeit gegen andere Ergotalkalkaoide, schwere Koronarinsuffizienz und Hypertonie bei parenteraler Applikation. Aufgrund der Gefahr von Vasospasmen ist die intraarterielle Injektion unbedingt zu vermeiden. Bei Leberfunktionsstörungen und Niereninsuffizienz ist Dihydroergotamin vorsichtig zu dosieren. In der Schwangerschaft ist die parenterale Anwendung kontraindiziert.

Als Nebenwirkungen einer Medikation mit Dihydroergotamin sind Übelkeit, Erbrechen und periphere Mangeldurchblutungen beschrieben worden. Darüber hinaus ist das Auftreten von Schwindelgefühlen, Kopfschmerzen und allergischen Hautreaktionen als Nebenwirkung bekannt.

8.7.5 Nichtsteroidale Antirheumatika

Zur Wirkung von nichtsteroidalen Antirheumatika in der Migräneprophylaxe liegen Studien für Acetylsalicylsäure, Dolfenaminsäure und Naproxen-Natrium vor. Es wird angenommen, daß diese Substanzen aufgrund einer Hemmung der Prostaglandinsynthese und der Thrombozytenaggregation sowie aufgrund einer Reduktion der Freisetzung von Serotonin aus den Thrombozyten wirksam sind. Acetylsalicylsäure wurde in Dosen zwischen 75 mg und 1500 mg pro Tag in der Migräneprophylaxe untersucht [4, 18].

Die Effektivität der nichtsteroidalen Antirheumatika zur Prophylaxenbehandlung der Migräne ist moderat. Andererseits werden nichtsteroidale Antirheumatika relativ gut aufgrund ihrer geringen Nebenwirkungsrate vertragen. Bedenklich ist jedoch, daß prinzipiell alle Analgetika bei Migränepatienten einen medikamenteninduzierten Dauerkopfschmerz verursachen können (vgl. 20.4). Insgesamt liegen heute zu wenige Daten vor, um den Einsatz der nichtsteroidalen Antirheumatika in der Intervalltherapie der Migräne abschließend bewerten zu können. Bezüglich der Gegenanzeigen und Anwendungsbeschränkungen nichtsteroidaler Antirheumatika wird auf 9.9.1–9.9.3 verwiesen.

8.7.6 Amitriptylin

Das trizyklische Antidepressivum Amitriptylin kann direkt in den Monoaminstoffwechsel im Zentralnervensystem eingreifen. Amitriptylin kann den Wirkeffekt der Monoamine potenzieren. Dies wird durch Verhinderung der Wiederaufnahme der Monoamine in die präsynaptischen Speicher und konsekutive Verhinderung ihrer Inaktivierung bedingt. Die Wirkung von Amitriptylin in der Kopfschmerzprophylaxe muß unabhängig von seiner antidepressiven Eigenschaft gesehen werden, da andere Antidepressiva keine vergleichbaren Ergebnisse bewirken (vgl. 8.6).

Ein besonderes Einsatzgebiet für die regelmäßige Einnahme von Amitriptylin besteht immer dann, wenn bei dem Patienten neben einer Migräne gleichzeitig ein Kopfschmerz vom Spannungstyp besteht, eine Situation, die klinisch relativ häufig vorkommt (vgl. 8.6). In 20.7.2 wird speziell darauf eingegangen, daß gerade bei solchen Patienten, die wegen medikamenteninduzierter Kopfschmerzen einen Medikamentenentzug durchlaufen, die Einleitung einer prophylaktischen Behandlung mit Amitriptylin indiziert erscheint, wenn diese Patienten ursprünglich (v. a.) unter Kopfschmerzen vom Spannungstyp gelitten haben. Dadurch lassen sich nach Abklingen des „Rebound"-Kopfschmerzes Medikamente zur Attackenkupierung einsparen, was der neuerlichen Entwicklung eines Medikamentenmißbrauchs vorbeugt.

Empfohlen werden Tagesdosen von 25–75 mg Amitriptylin, die in der retardierten Form einmal zur Nacht gegeben werden können. Diese Dosen liegen unter denen, die bei endogenen Depressionen verabreicht werden. Der zeitliche Ablauf der Therapie ist in Abb. 8.2 dargestellt. Die Patienten sind besonders darauf hinzuweisen, daß Amitriptylin nicht wegen einer bei ihnen vorliegenden Depression verabreicht wird, sondern um das schmerzmodulierende System im Zentralnervensystem zu beeinflussen. Dies ist insofern deswegen wichtig, weil die Patienten aus dem Beipackzettel entsprechende Informationen nicht entnehmen können und folglich den Eindruck gewinnen könnten, daß bei ihnen eine fehlerhaft Verordnung vorgenommen wurde. Dies führt zu mangelnder Compliance und entsprechend zu unregelmäßiger Einnahme oder gar zum Absetzen der Substanz. Dementsprechend kann sich bei solchen Patienten die mit der Verordnung intendierte Wirkung auch nicht entfalten.

Gegenanzeigen und Anwendungsbeschränkungen einer Behandlung mit Amitriptylin sind die Kombination dieser Medikation mit gleichzeitiger Gabe von MAO-Hemmern, akute Intoxikationen des Patienten mit zentral dämpfenden Pharmaka und Alkohol, akute Derilien, das Vorliegen eines Engwinkelglaukoms bzw. schwerer Überleitungsstörungen im EKG. Bei vorgeschädigtem Herzen und erhöhter Krampfbereitschaft ist Vorsicht bei der Verordnung von Amitriptylin geboten. In der Schwangerschaft ist eine strenge Indikationsstellung notwendig.

Häufige Nebenwirkungen der Einnahme von Amitriptylin sind initial Sedierung, Schwindel, Akkomodationsstörungen, Appetitsteigerung und andere anticholinerge Effekte.

8.8 Nicht ausreichend wirksame Substanzen zur Migräneprophylaxe

Neben den unter 8.7 abgehandelten Substanzen wurden zahlreiche weitere Medikamente zur prophylaktischen Behandlung der Migräne versucht. Die nachfolgende Aufzählung gibt – ohne den Anspruch auf Vollständigkeit – in alphabetischer Reihenfolge alle diejenigen Wirkstoffe an, die inzwischen als nicht ausreichend wirksam für diese Indikation erkannt wurden: Bromocriptin, Carbamazepin, Cimetidin, Diuretika, Gestagene, Indometacin, Antihypotonika, Lithium, L-Tryptophan, Magnesium, Neuroleptika, Nifedipin, Phenytoin, Proxibarbal, Östrogene, Reserpin.

Die Beurteilung fehlender Wirksamkeit gilt auch für den α_2-Adrenozeptoragonist Clonidin. Diese Substanz wurde aufgrund ihrer vasoaktiven Wirkung in die Migränetherapie eingeführt [29]. In neueren Studien konnte eine klinische Effektivität von Clonidin zur Intervalltherapie der Migräne aber nicht reproduziert werden.

Aufgrund der Nebenwirkungen einer Medikation mit Clonidin wie Sedierung, arterielle Hypotension, Mundtrockenheit, Schwindel und gastrointestinale Störungen und der nicht gesicherten klinischen Wirkung kann Clonidin heute nicht mehr als Migräneprophylaktikum empfohlen werden.

8.9 Mögliche Fehlerquellen einer medikamentösen Migräneprophylaxe

Die Intervalltherapie der Migräne ist eine Langzeitbehandlung und beinhaltet mannigfaltige Fehlermöglichkeiten. Die Kenntnis dieser Fehlerquellen kann den Erfolg der Therapie entscheidend verbessern (vgl. [6]).

Falsche Indikationsstellung

Die in 8.7 abgehandelten beschriebenen Migräneprophylaktika sind in der Regel auch nur zur Prophylaxe der Migräne wirksam. Die richtige Indikation ist deshalb eine Conditio sine qua non. Das gilt insbesondere für die Abgrenzung zum Kopfschmerz vom Spannungstyp. Beim Kopfschmerz vom Spannungstyp sind weder β-Blocker noch Flunarizin effektiv.

Nichtbeachtung verschiedener nebeneinander bestehender Kopfschmerzerkrankungen

Häufig werden noch, basierend auf alten Konzepten, nicht Kopfschmerzerkrankungen differenziert, sondern Kopfschmerzpatienten. So werden die ,,Migräniker" den ,,Spannungscephalgikern" gegenübergestellt. Patienten können jedoch sowohl während des Lebens hintereinander als auch gleichzeitig verschiedene Kopfschmerzerkrankungen haben.

Liegen, wie so häufig, eine Migräne und ein Kopfschmerz vom Spannungstyp bei ein und demselben Patient gleichzeitig vor, genügt es nicht, nur eine Prophylaxe der Migräne durchzuführen. Auch wenn es zu einer deutlichen Reduktion der Migräneattacken kommt, daneben aber der Kopfschmerz vom Spannungstyp an beispielsweise 20 Kopfschmerztagen besteht, wird ein nicht ausreichender Therapieerfolg durch den Patienten angegeben werden.

Mangelnde Beachtung eines medikamenteninduzierten Dauerkopfschmerzes

Speziell beim medikamenteninduzierten Dauerkopfschmerz kann die prophylaktische Behandlung der Migräne nur zu einer unzureichenden Besserung des Beschwerdebildes führen. Zwar können die einzelnen Migräneattacken auf diese Weise evtl. reduziert werden, der medikamenteninduzierte Dauerkopfschmerz wird jedoch durch die Migräneprophylaxe nicht gelindert. Darüber hinaus kann eine medikamentöse Intervalltherapie erst dann richtig ihre Wirksamkeit entfalten, wenn vorab eine Entzugsbehandlung durchgeführt wird und die Akutmedikation, die zu dem medikamenteninduzierten Dauerkopfschmerz geführt hat, umgestellt wird.

Mangelnde Patientenaufklärung über Unterschiede zwischen Akut- und Intervalltherapie

Die Patienten sollten am Anfang genauestens darüber informiert werden, daß die geplante prophylaktische Therapie nicht zur Behandlung akuter Attacken sondern zur Vorbeugung nachfolgender Attacken gedacht ist.

Mangelnde Korrektur unrealistischer Ziele

Die Migräneprophylaxe wird den Kopfschmerz nicht heilen können. Eine Reduktion um 50 % ist bereits als Erfolg zu werten. Unabhängig von der regelmäßigen Medikamenteneinnahme muß der Patient Eigenverantwortung übernehmen, Auslösesituationen der Migräne erkennen, diese nach Möglichkeit vermeiden und nichtmedikamentöse Verfahren der Migräneprophylaxe ausschöpfen.

Mangelnde therapiebegleitende Selbstbeobachtung

Viele Patienten können retrospektiv nicht sicher angeben, wie häufig und in welcher Intensität sie Kopfschmerzattacken erlitten haben. Deshalb ist das permanente prospektive Führen eines Kopfschmerztagebuches („Migränekalender") zur Evaluation des Therapieerfolges unerläßlich. Anhand der Daten dieses Kopfschmerztagebuches können sowohl der Patient als auch der Arzt die Besserungsrate genau nachvollziehen.

Nichtaufklärung über den zeitlichen Ablauf der Migräneprophylaxe

Die Patienten müssen genau darüber informiert werden, daß ein merklicher Therapieeffekt frühestens erst nach 3–4 Wochen eintreten kann. Da die Patienten initial nur Nebenwirkungen der Medikamente erfahren, würden sie ansonsten das Medikament absetzen bzw. nur unregelmäßig einnehmen. Die Patienten müssen ebenfalls initial darüber informiert werden, daß es sich um eine kurmäßige Langzeitbehandlung von mindestens einem halben Jahr handelt und primär nicht mit Sicherheit gesagt werden kann, ob das verordnete Medikament zu einer Besserung des Kopfschmerzleidens führt. Es soll bereits am Anfang festgelegt werden, daß nach einer 8wöchigen Therapiedauer und mangelndem Therapieerfolg eine Umsetzung erfolgen wird. Nur angesichts eines klar strukturierten zeitlichen Ablaufs hat der Patient Vertrauen in die Behandlung und wird sich – auch bei initialen Mißerfolgen – an den Therapieplan halten.

Nichtindiziertes Medikament

Ebenso wie zur Erzielung eines Therapieerfolges die richtige Indikation vorliegen muß, muß der behandelnde Arzt auch das richtige Medikament auswählen. Nichtwirksame Substanzen können auch bei der richtig gestellten Indikation keine Therapieeffekte bewirken.

Mangelnde Berücksichtigung individueller Gegebenheiten

Gerade für junge Patientinnen ist eine ungewollte Gewichtszunahme ein ausgesprochenes Problem für ihre Selbstwertgefühl. Deshalb sind viele Patientinnen nicht bereit, eine Gewichtszunahme als Nebenwirkung einer medikamentösen Migräneprophylaxe zu tolerieren. Da aber viele der Migräneprophylaktika zu einer Gewichtszunahme führen, sollte bei diesen Patientinnen eine Substanz ausgewählt werden, bei der möglichst keine Appetitsteigerung erfolgt.

Entsprechendes gilt für den Einsatz von β-Rezeptorenblockern bei Leistungssportlern hinsichtlich der Leistungsminderung.

Falscher Einnahmezeitpunkt

Die Hauptdosis der Medikamente, die sedierend wirken, sollte möglichst am Abend eingenommen werden. Die morgendliche Einnahme kann zu mangelnder Compliance des Patienten führen.

Unterdosierung

Das richtige Medikament bei der richtigen Indikation kann nicht wirken, wenn es nicht ausreichend dosiert wird. Eine tägliche Dosis von 50 mg Metroprolol oder 5 mg Flunarizin ist zur Migräneprophylaxe in aller Regel ebenso unwirksam wie eine Dosis von 10 mg Amitriptylin pro Tag zur Prophylaxe des Kopfschmerzes vom Spannungstyp.

Nichtbeachtung einer einschleichenden Dosisanpassung

Wenn bei einem Patienten nicht vorsichtig einschleichend dosiert wird, werden initial die Nebenwirkungen im Übermaß auftreten und eine mangelnde Compliance die Folge sein.

Zu kurzer Therapiezeitraum

Der Erfolg der Intervalltherapie der Migräne kann nicht vor Ablauf von 6–8 Wochen evaluiert werden. Gerade bei einer Behandlung mit β-Blockern kann es initial sogar zu einer Verstärkung der Migränesymptomatik kommen.

Stellt sich ein Erfolg ein, sollte die Intervalltherapie mindestens für 6 Monate durchgeführt werden. Häufig ist dann auch mit einer überdauernden Besserung – auch nach Ausschleichung der entsprechenden Medikation – zu rechnen.

Zu langer Therapiezeitraum

Eine übermäßige Behandlungsausdehnung über 9 Monate hinaus sollte nicht erfolgen, da andernfalls der Spontanverlauf der Migräne aus den Augen verloren wird. Häufig bessert sich die Migräne nach mehreren Monaten, so daß eine ständige Intervalltherapie nicht notwendig ist. Darüber hinaus läßt sich zusätzlich ein überdauernder Therapieeffekt auch nach Absetzen der prophylaktischen Medikamenteneinnahme nutzen.

Nichteinhalten von Therapiepausen bei Benutzung von Methysergid

Bei Einsatz von Methysergid zur Migräneprophylaxe muß unbedingt nach einer Therapiedauer von 3 (maximal 4) Monaten eine 4wöchige Therapiepause eingelegt werden, um das Entstehen von Fibrosen zu vermeiden.

Mangelnde Aufklärung über Nebenwirkungen

Aufgrund der z. t. sehr ausgeprägten Nebenwirkungen der Migräneprophylaktika ist eine umfangreiche Besprechung dieser Nebenwirkungen mit dem Patienten unerläßlich. Nur so können die Patienten motiviert werden, die Nebenwirkungen in Kauf zu nehmen und das Eintreten der erhofften Wirkung der eingenommenen Medikamente abzuwarten.

Mangelndes therapeutisches Bündnis

Bei Vorliegen einer Migräne benötigt der Therapeut viel Zeit für das Patient-Arzt-Gespräch, dies gilt um so mehr, soll die Durchführung einer medikamentösen Prophylaxe dieser Beschwerden eingeleitet werden. Das reflexartige, kommentarlose Verordnen eines β-Blockers wird nicht zum gewünschten Therapieerfolg führen.

Die Ausnützung der „Droge Arzt", die ausführliche Information des Patienten über seine Erkrankung und deren Verlauf, das Anhalten zur Selbstbeobachtung, die Aufklärung über die Medikation, den Ablauf der Behandlung, Maßnahmen zur allgemeinen Lebensführung etc. sind unerläßlich, um das Gesamtbeschwerdebild zu bessern. Dazu gehört auch, den Patienten über nichtmedikamentöse Verfahren zur Prophylaxe ausführlich zu informieren.

8.10 Schlußfolgerung und Ausblick

Die medikamentöse Intervalltherapie der Migräne zur Prophylaxe von Migräneattacken ist sowohl hinsichtlich des Designs und der Durchführung wissenschaftlicher Studien als auch hinsichtlich der praktischen Patientenversorgung ein komplexes Feld. Das liegt einmal daran, daß die Migräne an sich zu verschiedenen Zeitabschnitten im Leben eines Patienten in unterschiedlicher Häufigkeit auftreten kann. Die Gründe dafür sind im Einzelfall nur sehr schwer herauszufinden. Es kann deshalb nicht mit Sicherheit gesagt werden, ob Unterschiede in der Häufigkeit, mit der Migräneattacken auftreten, durch Einnahme eines bestimmten Medikamentes bedingt sind oder durch andere Faktoren determiniert werden.

Zum anderen sind ausgeprägte Placeboeffekte bei der Behandlung der Migräne bekannt. Die alleinige Placebobehandlung kann bei bis zu 40 % der Patienten die Migränehäufigkeit und -intensität um 50 % reduzieren. Der Placeboeffekt ist insbesondere bei Beginn der Behandlung besonders stark ausgeprägt.

Auch die alleinige *systematische Beobachtung* durch einen Migränekalender kann die Migränesymptomatik deutlich reduzieren. Oft zeigt sich auch ein „Reihenfolgeeffekt" bei Verabreichung verschiedener Medikamente. Die zuletzt verabreichte Substanz erweist sich zunächst als besonders wirksam. Dies führt zu einer initialen Euphorie bei den Patienten; nach einer Dauer von 2–3 Monaten läßt dieser Effekt jedoch häufig nach. Oftmals initiiert der Patient dann einen Arztwechsel. Dies kann zur Folge haben, daß die verschiedenen therapeutischen Möglichkeiten nicht optimal ausgenutzt werden und praktisch immer wieder von vorn angefangen werden muß. Häufig spielt dabei die besondere initiale Aufmerksamkeit des Arztes zu dem Patienten bzw. seiner Erkrankung eine ausschlaggebende Rolle für die Wirksamkeit der Therapie. Legt sich dieses Interesse auf Seiten des Therapeuten im Laufe der Zeit, kann möglicherweise die prophylaktische Therapie weniger gut wirksam sein.

Allein diese aufgeführten Besonderheiten der Migräneprophylaxe zeigen, wie schwierig es ist, aussagekräftige Studien durchzuführen. Dazu kommt, daß die Pathophysiologie der Migräne in vielen Einzelheiten nach wie vor nicht verstanden wird. Es ist auch völlig unklar, warum so unterschiedliche Substanzen wie β-Rezeptorenblocker, Kalziumantagonisten, Serotoninantagonisten etc. in der Migräneprophylaxe wirksam sein können. Vieles spricht dafür, daß das Serotonin der gemeinsame Nenner dieser Substanzen ist, einen ganz sicheren Beweis dafür gibt es jedoch nach wie vor nicht.

Interessanterweise gibt es auch keinen sicheren Anlaß dafür, daß die Blutkonzentrationen der verschiedenen Medikamente signifikant mit der Effektivität der Migräneprophylaxe korreliert sind.

Eine *kombinierte Therapie* verschiedener Migräneprophylaktika empfiehlt sich nicht, da ein additiver Effekt nicht zu erwarten ist. Andererseits führt eine solche kombinierte Therapie häufig zu einer Überlagerung der verschiedenen Nebenwirkungen, deren Auslösung dann nicht sicher einer Substanz zugeordnet werden kann.

Die Komplexität der Migräneprophylaxe führt dazu, daß aufgrund negativer Erfahrungen eine medikamentöse Intervalltherapie generell gar nicht eingeleitet wird bzw. eine optimale Durchführung im klinischen Alltag aufgrund des notwendigen Aufwandes nicht möglich erscheint. Diese Probleme sollten jedoch nicht zu einem therapeutischen Nihilismus führen. Ohne Zweifel sind die heutigen Verfahren in der Intervalltherapie der Migräne nicht ideal. Insbesondere stellen die z. T. ausgeprägten Nebenwirkungen für viele Patienten ein Problem dar. Die intensive Suche nach Therapiealternativen ist deshalb unerläßlich. Von daher ist es erfreulich, daß mit Sumatriptan eine neue Substanz zur Kupierung von Migräneattacken zur Verfügung steht, die möglicherweise in Zukunft bei manchen Patienten eine Migräneprophylaxe überflüssig machen könnte, da sie nunmehr ein wirkungsvolles Medikament zur Hand haben, mit dem sie ihre

Migräneattacke rasch und erfolgreich kupieren können. Darüber hinaus gibt ein Teil der mit Sumatriptan behandelten Patienten eine Reduktion der Häufigkeit von Migräneattacken an. Die Patienten erklären dies damit, daß sie nunmehr wissen, daß eine sehr zuverlässige und effektive Behandlung ihrer Migräneattacken möglich ist und ihnen dadurch weitgehend die Angst vor der Migräne genommen ist, was sich wiederum günstig auf den Spontanverlauf der Migräne auswirken soll. Dieser Aspekt muß aber erst noch in der Zukunft durch wissenschaftliche Studien weiter erhärtet werden.

Literatur

1. Albers GW, Simon LD, Hamig A, Peroutka SJ (1989) Nifedipine vs. propranolol for the intial prophylaxis of migraine. Headache 29: 215–218
2. Ansell E, Fazzone T, Festenstein R, Johnson ES, Thavalpalan N, Wilkinson M, Wozniak I (1988) Nimodipine in migraine prophylaxis. Cephalalgia 8: 269–272
3. Behan PO (1980) Prophylactic migraine therapy. Drug Res [Suppl] 5: 53–57
4. Behan PO, Connelly K (1986) Prophylaxis of mgiraine: a comparison between naproxen sodium and pizotifen. Headache 26: 237–239
5. Diamond S, Kudrow L, Stevens J, Shapiro DB (1982) Long-term study of propranolol in the treatment of migraine. Headache 22: 268–271
6. Diener HC, Ziegler A (1989) Medikamentöse Migräneprophylaxe. Schmerz 3: 227–232
7. Forssman B, Lindblad CJ, Zbornikova V (1983) Atenolol for migraine prophylaxis. Headache 23: 188–190
8. Göbel H, Ernst M, Jeschke J, Keil R, Weigle L (1992) Acetylsalicylic acid activates antinociceptive brain-stem reflex activity in headache patients and in healthy subjects. Pain 48: 187–195
9. Headache Classification Committee of the International Headache Society (1988) Classification and diagnostic criteria for headache disorders, cranial neuralgias and facial pain. Cephalalgia [Suppl 7] 8: 1–96
10. Hedman C, Andersen AR, Andersson PG, Gilhus NG, Kangasniemi P, Olsson JE, Strandman E, Nestvold K, Olesen J (1988) Symptoms of classic migraine attacks: modifications brought about by metroprolol. Cephalalgia 8: 279–284
11. Jacobson AL, Donlon WC (1990) Headache and facial pain. Diagnosis and Management. Raven Press, New York
12. Lance JW (1987) The pathophysiology of migraine. In: Dalessio DJ (ed) Wolff's headache and other headpain, 5th ed. Oxford Univ. Press, New York Oxford, pp 58–86
13. Lance JW, Curran DA (1964) Treatment of chronic tension headache. Lancet I: 1236–1239
14. Lücking CH, Oestreich W, Schmidt R, Soyka D (1988) Flunarizine vs. propranolol in the prophylaxis of migraine: two double-blind comparative studies in more than 400 patients. Cephalalgia [suppl 8] 8: 21–26
15. McArthur JC, Marek K, Pestronk A, McArthus J, Peroutka SJ (1989) Nifedipine in the prophylaxis of classic migraine: a crossover, double-masked, placebo-controlled study of headache frequency and side effects. Neurology 39: 284–286

16. Moskowitz M, Buzzi MG (1991) Neuroeffector functions of sensory fibers: implications for headache mechanisms and drug actions. J Neurol [Suppl 1] 238: S18–S22
17. Olesen J (1991) A review of current drugs for migraine. J Neurol 238 [Suppl 1]: S23–S27
18. O'Neill BP, Mann JD (1978) Aspirin prophylaxis in migraine. Lancet II: 1179
19. Osterman PO, Lovstrand KG, Lundberg PO (1981) Weekly headache periodicity and the fact of weather changes on headache. Int J Biometeorol 25: 39–45
20. Pfaffenrath V (1988) Was ist gesichert in der Therapie? Der chronische Kopfschmerz, Spannungskopfschmerz und Schmermittelmißbrauch, 2. Aufl. Arcis, München
21. Pfaffenrath V, Pöllmann W, Kufner G, Drobba S (1985) Migräne und Beta-Blocker. Fortschr Neurol Psychiatr 53: 13–23
22. Raskin NA, Appenzeller O (1982) Kopfschmerz. Fischer, Stuttgart New York
23. Saxena PR, Boer MO den (1991) Pharmacology of antimigraine drugs. J Neurol [Suppl 1] 238: S28–S35
24. Shanks RG (1985) Mechanism of action of beta-adrenoceptor antagonists in migraine. In: Carroll JD, Pfaffenrath V, Sjaastad O (eds) Migraine and beta-blockade. Hessle, Mölndal, pp 45–53
25. Soyka D (1989) Kopfschmerz, 2. Aufl. edition medizin, Weinheim
26. Soyka D, Diener HC, Pfaffenrath V, Gerber WD, Ziegler A (1992) Therapie und Prophylaxe der Migräne. – Überarbeitete Empfehlungen der Deutschen Migräne- und Kopfschmerzgesellschaft. MMW 134: 145–153
27. Stellar S, Ahrers SP, Meibohm AR, Reines SA (1984) Migraine prevention with timolol: a double crossover study. JAMA 252: 2576–2580
28. Volans GN (1978) Migraine and drug absorption. Clin Pharmacokinet 3: 313–318
29. Zaimis E, Hanengton E (1969) A possible pharmacological appriach to migraine. Lancet II: 298–300
30. Ziegler KD (1987) The treatment of migraine. In: Dalession DJ (ed) Wolff's headache and other headpain. Oxford Univ Press, New York Oxford, pp 87–111

9 Aktueller Stand der medikamentösen Therapie akuter Migräneattacken

Hartmut Göbel, Franz Bernhard M. Ensink und Dieter Soyka

9.1 Ohne richtige Indikation keine spezifische Therapie

Spezifische Therapien können nur dann ihre Wirksamkeit entfalten, wenn die entsprechende Indikation gegeben ist. Die richtige Diagnose ist deshalb Grundvoraussetzung für eine erfolgreiche Therapie (Kap. 4). Die Diagnose der Migräne ist mit den operationalisierten diagnostischen Kriterien der Internationalen Kopfschmerzgesellschaft (International Headache Society, IHS) (Kap.5) trennscharf zu stellen [9]. Ob diese Kriterien erfüllt sind, läßt sich im Anamnesegespräch analysieren. Zusätzlich kann die Erfassung der Kopfschmerzphänomenologie durch ein Computerprogramm objektiv nachvollzogen werden (Kap. 6). Hierbei läßt sich die Befragung des Patienten standardisiert auf der Basis der Kriterien der internationalen Kopfschmerzklassifikation durchführen [5].

Liegen die entsprechenden Kriterien vor, kann man heute wirkungsvolle Therapieverfahren auswählen, die sich in kontrollierten wissenschaftlichen Studien bei der Behandlung akuter Migräneattacken als effektiv erwiesen haben. Nachfolgend soll eine Übersicht über das gegenwärtig verfügbare Spektrum medikamentöser Therapiestrategien gegeben werden vgl. [10, 14–16, 20, 21, 24], wobei insbesondere auch die Therapieempfehlungen der Deutschen Migräne- und Kopfschmerzgesellschaft berücksichtigt werden [21].

Sumatriptan ist ein neuartiges Pharmakon, das selektiv an einer Subfraktion der Serotoninrezeptoren agonistische Wirkung entfaltet (vgl. Kap. 16). Wie der Abb. 9.1 zu entnehmen ist, stellt Sumatriptan eine wirkungsvolle und nebenwirkungsarme Alternative zu den übrigen bis dato etablierten Medikamenten zur Kupierung akuter Migräneattacken dar. Im Rahmen dieses Kapitels soll dennoch nicht näher auf Sumatriptan eingegangen werden, da sowohl die Pharmakologie dieses Wirkstoffes als auch die Ergebnisse aus der klinischen Prüfung ausführlich in Kap. 16–19 besprochen werden.

9.2 Warnsymptome

Die Diagnostik und Differentialdiagnosen der Migräne werden in einem separaten Kapitel ausführlich abgehandelt (Kap. 4). Aufgrund der Bedeutsamkeit der Warnsymptome erscheint aber auch an dieser Stelle eine kurze Wiederholung durchaus angezeigt.

Besondere Aufmerksamkeit zu Beginn einer Behandlung von Migräneattacken erfordert die Differentialdiagnose hinsichtlich der Abgrenzung von strukturellen Läsionen. Vorsicht ist insbesondere dann geboten, wenn es sich um eine erste Kopfschmerzattacke oder um eine außergewöhnlich schwere Kopfschmerzattacke handelt. Dann ist unbedingt nach Warnsymptomen symptomatischer Kopfschmerzerkrankungen zu suchen.

Das parallele Auftreten von Fieber und Schüttelfrost deutet häufig auf eine infektiöse Grundlage von Kopfschmerzen hin. Gleichzeitige Nackensteifigkeit sowie Nacken- oder Rückenschmerzen können Indikatoren für Blut oder Eiter im Subarachnoidalraum sein. Als Warnsymptome für einen erhöhten intrakraniellen Druck müssen zunehmende Müdigkeit, Gedächtnis- und Konzentrationsverlust, allgemeine Erschöpfbarkeit, Schwindel und Ataxie angesehen werden. Chronische Myalgien, Gelenkschmerzen und Müdigkeit lassen an eine Arteriitis temporalis denken, insbesondere bei Patienten, die bereits das 50. Lebensjahr überschritten haben.

Immer dann, wenn mit den Kopfschmerzen gleichzeitig die vorgenannten Störungen oder Befundkonstellationen auftreten, soll eine besonders eingehende allgemeine und neurologische Untersuchung eingeleitet werden, an die gegebenenfalls eine apparative Diagnostik anzuschließen ist.

9.3 Allgemeine Maßnahmen

Nach modernen pathophysiologischen Vorstellungen besteht in der Migräneattacke ein paroxysmales Versagen der antinozizeptiven Hirnstammsysteme (Kap. 4). Entsprechend können sensorische Stimuli jeglicher Art vom endogenen antinozizeptiven System nicht ausreichend hinsichtlich aversiver Komponenten „gefiltert" werden. Sensorische, visuelle und akustische Reize können dabei als unangenehm oder auch als schmerzhaft erlebt werden.

Reizabschirmung

Es gehört deshalb zu einer der ersten Maßnahmen bei der Behandlung der Migräneattacke, eine konsequente Reizabschirmung einzuleiten. Die Patienten sollten sich in ein ruhiges dunkles Zimmer zurückziehen können. Dieser Schritt wird in aller Regel zwangsläufig eine Unterbrechung der ursprünglichen Tagesaktivität zur Folge haben.

Da das Phänomen der Photo- und/oder Phonophobie Migränepatienten mit vieljähriger Leidenserfahrung gut bekannt ist, aufgrund der Alltagsbedingungen eine Reizabschirmung aber häufig nicht gelingt, versuchen die Patienten sich in dieser Situation durch frühzeitige Einnahme von Medikamenten dennoch arbeitsfähig zu halten. Dieser Umstand stellt einen wesentlichen Grund für den unter Migränepatienten häufigen Fehlgebrauch von Medikamenten dar. Ein über längere Zeit betriebener Fehlgebrauch birgt die Gefahr der Induktion eines medikamenteninduzierten Dauerkopfschmerzes in sich (vgl. 9.10 und Kap. 20). Deshalb muß dieses Problem vor Einleitung jeder medikamentösen Therapie durch den verordnenden Arzt eingehend mit dem Migränepatienten besprochen werden.

Weiterhin sollten die Patienten auf die Möglichkeiten nichtmedikamentöser Therapiemaßnahmen hingewiesen werden (Kap. 10 und 11). In diesem Zusammenhang sind besonders die sog. „Entspannungsverfahren" (autogenes Training, progressive Muskelrelaxation, Joga etc.) hervorzuheben (Kap. 11). Diese Verfahren erfordern allerdings Zeit und auch Übung. Der Hinweis auf die Bedeutsamkeit und auf den Stellenwert solcher Möglichkeiten ist hinsichtlich des chronischen Charakters der Migräne dennoch besonders wichtig. Reizabschirmung und der Versuch einer Entspannungsinduktion sollten deshalb immer zu den ersten Maßnahmen in der Behandlung jeder akuten Migräneattacke gehören.

9.4 Medikamentöse Maßnahmen bei Ankündigungssymptomen

Viele Migränepatienten kennen Ankündigungssymptome einer Migräneattacke. Solche Symptome können z. B. Stimmungsschwankungen im Sinne von Gereiztheit oder Hyperaktivität sein, erhöhter Appetit – insbesondere auf Süßigkeiten –, aber auch ausgeprägtes Gähnen.

Ankündigungssymptome zeigen sich bei mehr als einem Drittel aller Migränepatienten in einem Zeitraum von bis zu 24 h vor dem Beginn der eigentlichen Migräneattacke. Eine hypothalamische Irritation wird als Auslöser für diese Auffälligkeiten angesehen [12].

Zur Verhinderung des nachfolgenden Attackenbeginns kann die Einnahme von 30mg Domperidon per os oder die Einnahme noch 500 mg Acetylsalicylsäure als Brauselösung versucht werden (Abb. 9.1). Die Durchführung einer dieser beiden quasi noch „prophylaktischen" Therapiemaßnahmen kann insbesondere den Patienten empfohlen werden, die aufgrund bestimmter Ankündigungssymptome mit sehr großer Wahrscheinlichkeit das konsekutive Auftreten einer nachfolgenden Migräneattacke voraussagen können.

9.5 Medikamentöse Behandlung leichter Migräneattacken

Leichte Migräneattacken lassen sich durch einen initial langsamen Anstieg der Kopfschmerzintensität, ein niedrigeres Kopfschmerzintensitätsplateau, durch fehlende oder nur gering ausgeprägte Aurasymptome sowie durch das Fehlen von Erbrechen und das Auftreten einer im schlimmsten Falle nur mäßigen Übelkeit von schweren Migräneattacken abgrenzen. Zur Kupierung dieser leichten Migräneattacken hat sich die Kombination eines Antiemetikums mit einem Analgetikum bewährt. Bei den ersten Anzeichen einer entstehenden Migräneattacke können 20 mg Metoclopramid rektal als Suppositorium verabreicht werden. Alternativ können auch 20mg Domperidon per os eingenommen werden. Diese Substanz ist aufgrund geringerer Nebenwirkungen insbesondere bei Kindern vorzuziehen.

Die generelle Gabe von Antiemetika (vgl. 9. 9. 5) hat sich bei der Behandlung von Migräneattacken als sinnvoll erwiesen, da sie einerseits direkt gezielt die Symptome „Übelkeit" und „Erbrechen" reduziert. Andererseits kann durch diese beiden Medikamente die bei nahezu jeder Migräneattacke gestörte Magenmotilität wieder normalisiert werden [23].

Durch diese Normalisierung der Magenstase während der Migräneattacke wird auch eine Verbesserung der Absorption der anderen einzusetzenden Therapeutika, wie z. B. Analgetika oder Ergotamin, ermöglicht. Dadurch erhöhen sich entsprechend auch die Resorptionsgeschwindigkeit und die Resorptionsmaxima dieser Medikamente. Zur optimalen Nutzung dieses Effekts sollten die anderen Therapeutika erst nach einer Latenzzeit von 15 min eingenommen werden.

Nach dieser Wartezeit werden zur medikamentösen Therapie leichterer Migräneattacken als Analgetika 1000 mg Acetylsalicylsäure als Brauselösung bzw. als Kautablette (Aspirin Direkt) oder 1000 mg Paracetamol per os verabreicht. Dabei ist die Gabe der Acetylsalicylsäure als Brauselösung oder als Kautablette einer Applikation in üblicher Tablettenform unbedingt vorzuziehen, da durch diese beiden Anwendungsformen eine wesentlich schnellere und sicherere Resorption gewährleistet ist.

Als Alternative zur Acetylsalicylsäure und Paracetamol wurde auch der Effekt nichtsteroidaler Antirheumatika auf die Kopfschmerzintensität untersucht. Es liegen Studien über die Wirksamkeit von Naproxen, Naproxen-Natrium, Dolfenaminsäure und Ibuprofen vor. Auf den Einsatz dieser Substanzgruppen zur Kupierung akuter Migräneattacken wird unter 9.9.3 näher eingegangen.

9.6 Medikamentöse Behandlung schwerer Migräneattacken

Wenn das zunächst eingesetzte Behandlungsschema für leichte Migräneattacken sich als nicht ausreichend wirksam erweist, besteht definitionsgemäß eine schwere Migräneattacke. Schwere Migräneattacken liegen jedoch auch dann vor, wenn bereits initial ausgeprägte einzelne Aurasymptome auftreten, oder aber auch, wenn sich eine Kombination mehrerer Aurasymptome manifestiert.

Ergotamin

Unter diese Voraussetzung wird die Gabe von 1 – 2 mg Ergotamintartrat oral, rektal oder als Dosieraerosol empfohlen. Bei unzureichender Wirkung ist nach Ablauf einer Frist von 60 min eine nochmalige Wiederholung der Applikation von 1 – 2 mg Ergotamintartrat möglich. Wegen der Gefahr des ergotamininduzierten Dauerkopfschmerzes (9.10 und Kap. 20) sollte der Patient bereits bei der Rezeptierung unbedingt darauf hingewiesen werden, daß diese Dosis nicht überschritten werden darf. Eine Gesamtdosis von 6 mg Ergotamintartrat pro Woche gilt als allgemein akzeptierte Obergrenze. Deshalb empfiehlt es sich, mit dem Patienten eine eingehende Portionierung des Ergotaminvorrates zu vereinbaren.

Da eine große interindividuelle Variabilität der Empfindlichkeit für Ergotamintartrat besteht, und viele Patienten bereits mit 0,25 mg Ergotamintartrat eine erfolgreiche Kupierung der Migräneattacke erzielen können, sollte von ärztlicher Seite unbedingt versucht werden, diese therapeutisch eben noch wirksame Minimaldosis zu bestimmen. In der Folgezeit sollte dann entsprechend auch nur diese Dosis angewendet werden.

Neben oralen und rektalen Darreichungsformen liegt Ergotamin auch als Dosieraerosol vor. Pro Dosierungseinheit werden dabei 0,45 mg Ergotamintartrat als Aerosol freigegeben, das von dem Patienten über den Mund inhaliert werden kann. Da bei falscher Anwendung, wie z. B. Ausatmung während der Aerosolapplikation, keine ausreichende Resorption ermöglicht wird, muß der Patient genau über die richtige Nutzung des Aerosoldosierspenders unterrichtet werden.

9.7 Maßnahmen bei Arztkonsultation oder Klinikaufnahme wegen akuter Migräneattacken

Hat die Migräneattacke bereits seit einiger Zeit ihr Plateau erreicht, oder handelt es sich um eine besonders schwere Migräneattacke, führt die medikamentöse Selbsthilfe des Patienten gewöhnlich nicht zum Erfolg. Bei Konsultation eines Arztes oder bei Aufnahme des Patienten in einer Klinik empfiehlt es sich, 1000 mg Lysinacetylsalicylat (Aspisol) langsam intravenös zu injizieren. Über den gleichen Zugang soll zuvor 10 mg Metoclopramid intravenös gegeben werden.

Nach allgemeiner klinischer Erfahrung können akute Migräneattacken durch diese Maßnahmen in aller Regel erfolgreich kupiert werden.

Bei Unverträglichkeit von Lysinacetylsalicylat kann ersatzweise auch 1 mg Dihydroergotamin intramuskulär appliziert werden. Die Gabe von 1 mg Dihydroergotamin i.m. ist auch zusätzlich zur intravenösen Gabe von 1000 mg Lysinacetylsalicylat möglich.

9.8 Behandlung des Status migränosus

Dauert die Kopfschmerzphase im Rahmen einer Migräneattacke trotz adäquater Behandlung länger als 72 h wird dieser Zustand als Status migränosus bezeichnet (Kap. 5). Gewöhnlich tritt ein Status migränosus erst bei einer längeren, mehrjährigen Migräneanamnese in Verbindung mit andauerndem Medikamentenabusus auf. Bevor der Arzt konsultiert wird, sind in der Regel bereits mindestens 3 und mehr Tage mit ausgeprägter Übelkeit, Erbrechen und sehr starker Kopfschmerzintensität durchlebt worden. Dabei erbrachte die medikamentöse Selbsthilfe – meist mit einer bunten Mischung aus verschiedensten Substanzen und Kombinationspräparaten – keinen nennenswerten Erfolg.

Bei Vorliegen der vorgenannten Prämissen sollte immer eine stationäre Behandlung eingeleitet werden. Da im Rahmen der medikamentösen Selbsthilfe in den vorausgegangenen Tagen in aller Regel Ergotamin bereits im Übermaß appliziert wurde, ist die zusätzliche erneute Gabe von Ergotamintartrat nicht erfolgversprechend. Darüber hinaus kann durch Überdosierung sogar eine Verstärkung der Symptomatik – insbesondere hinsichtlich des Ausmaßes von Übelkeit und Erbrechen – induziert werden.

Neben der initialen intravenösen Applikation von 1000 mg Lysinacetylsalicylat in Kombination mit Metoclopramid 10 mg i.v. sollte eine intensive, pharmakologisch gestützte Sedierung eingeleitet werden. Hierzu kann Levomepromazin 3 mal 25 mg per os und Diazepam 3 mal 10 mg per os über 2 Tage verabreicht werden. Nach erfolgreicher Remission des Status migränosus sollten diese Medikamente nicht abrupt, sondern schrittweise allmählich reduziert werden.

Die zusätzliche Gabe von antiödematösen und diuresefördernden Pharmaka kann die Besserung des Status migränosus beschleunigen. Alternativ kann die Applikation von Dexamethason i.v., initial 24 mg mit nachfolgenden Einzeldosen von 6 mg in sechsstündigem Abstand für 3–4 Tage, oder aber die wiederholte intramuskuläre Applikation von jeweils 10 mg Furosemid erfolgen.

Nach der Remission des Status migränosus ist eine besonders grundlegende Analyse der Migräneanamnese und der bisherigen Behandlungsmaßnahmen erforderlich. Gewöhnlich ergeben sich hierbei Anhaltspunkte für eine nicht optimal durchgeführte Migräneprophylaxe oder bzw. und für einen Abusus von zur Kupierung von Migräneattacken eingesetzten Medikamenten. Die Einleitung eines Medikamentenentzuges und zeitversetzt der Beginn einer medikamentösen Prophylaxe der Kopfschmerzerkrankungen (Kap. 8) ist dann zumeist notwendig. Eine eingehende Beratung und auch die Ausschöpfung nichtmedikamentöser Therapieverfahren (Kap. 10 und 11) besitzen darüber hinaus zentralen Stellenwert.

9.9 Bisher verfügbare Medikamente zur Therapie akuter Migräneattacken

Zahlreiche Medikamente mit z. T. völlig unterschiedlichem Wirkansatz wurden im Verlauf der Zeit zur Kupierung akuter Migräneattacken eingesetzt. Nur die am häufigsten verwendeten Substanzen sollen nachfolgend detaillierter besprochen werden. Diese Auswahl berücksichtigt auch die Empfehlungen der Deutschen Migräne- und Kopfschmerzgesellschaft zur Therapie akuter Migräneattacken [21].

9.9.1 Acetylsalicylsäure

Acetylsalicylsäure ist das weltweit am häufigsten bei Migräne und anderen Kopfschmerzen eingesetzte Medikament. Die analgetische Wirkung der Acetylsalicylsäure wird in der Literatur über mehrere unterschiedliche Mechanismen erklärt.:

1. Hemmung der Freisetzung von Serotonin und Histamin aus den Mastzellen,
2. antagonistische Verdrängung von Kininen,
3. Blockierung von peripheren Nozizeptoren,
4. Hemmung der Prostaglandinsynthese,
5. Verhinderung der Sensitivierung von Nozizeptoren,
6. Reduktion der Zellmembranpermeabilität.

Alle hier aufgeführten Wirkmechanismen beziehen sich auf periphere Vorgänge. Deshalb wird Acetylsalicylsäure landläufig auch als „peripheres Analgetikum" bezeichnet.

Die Wirksamkeit wurde vorwiegend durch Hemmung des Cyclooxygenasekomplexes, der die Prostaglandinsynthese katalysiert, erklärt [22]. Die Prostaglandine sind u. a. Entzündungsmediatoren und könnten bei der neurogenen Entzündung (vgl. 4.1 und Kap. 13) involviert sein. Acetylsalicylsäure kann jedoch erst in sehr hohen Dosen die direkt durch Substanz P und Neurokinin A induzierte Plasmaextravasation blockieren (vgl. 13.5), so daß der Wirkmechanismus der Acetylsalicylsäure bei klinisch üblicher Dosierung unklar erscheint [13].

In neueren Untersuchungen zeigte sich, daß auch Acetylsalicylsäure über serotoninerge Mechanismen antinozizeptive Hirnstammfunktionen beeinflussen kann. So reduziert die Mikroinjektion von Acetylsalicylsäure in den Hypothalamus antinozizeptive Reaktionen bei Ratten. Dieser Effekt kann durch den 5-HT-Antagonisten Cyproheptadin (vgl. 8.7.3.4 und 14.3.3) blockiert werden [19]. Intravenös applizierte Acetylsalicylsäure reduziert die Entladung von Thalamusneuronen nach noxischer Stimulation und erhöht die Konzentration des 5-HT-Hauptmetaboliten, 5-Hydroxyindolessigsäure, im Kortex, Striatum, Hypothalamus und Hirnstamm. Die 5-HT-Konzentration im Hypothalamus wird erhöht und die Metenkephalinkonzentration reduziert. Der 5-HT-Antagonist Metergolin (vgl. 14.3.5) kann diesen durch Acetylsalicylsäure hervorgerufenen Effekt antagonisieren, nicht jedoch der Opiatantagonist Naloxon [8]. Dadurch wird eine serotoninerge Modulation endogener Opioidsysteme nahegelegt.

In einer randomisierten und placebokontrollierten Studie zeigte sich, daß Acetylsalicylsäure die späte exterozeptive Suppressionsperiode der Aktivität des M. temporalis bei Kopfschmerzpatienten und Gesunden signifikant verlängern kann [7]. Es handelt sich dabei um einen durch polysynaptische serotoninerge Interneuronen vermittelten antinozizeptiven Hirnstammreflex [6]. Somit ist erstmalig auch am Menschen belegt, daß Acetylsalicylsäure antinozizeptive Hirnstammmechanismen über zentrale Angriffspunkte zu aktivieren vermag.

Gegenanzeigen und Anwendungsbeschränkungen

Wegen der bekannten Beeinflussung des Gerinnungssystems gilt eine Behandlung mit Acetylsalicylsäure bei Patienten mit hämorrhagischer Diathese oder anamnestisch bekannten Magen- und/oder Darmulzera als zumindest relativ kontraindiziert. Vorsicht ist auch geboten bei Analgetikaintoleranz (z. B. Asthma bronchiale, Hautreaktionen), allergischer Diathese, chronischen gastrointestinalen Beschwerden, genetisch bedingtem Mangel an Glukose-6-Phosphat-Dehydrogenase und vorgeschädigter Niere.

Für die Anwendung von Acetylsalicylsäure in der Schwangerschaft sollte eine sehr strenge Indikationsstellung, insbesondere im 3. Trimenon, erfolgen. Zwar hat sich in prospektiven Studien kein Anhalt für eine erhöhte Teratogenität ergeben, jedoch können sich perinatale Komplikationen (wie z. B. Verzögerung und Verlängerung der Geburt, Hämorrhagie etc.) einstellen.

Nebenwirkungen

An Nebenwirkungen sind Überempfindlichkeitsreaktionen (Hautreaktionen, Bronchospasmen), gastrointestinale Störungen und sehr selten Thrombozytopenien bekannt.

Anwendungsformen

Die Acetylsalicylsäure läßt sich oral, rektal oder auch intravenös applizieren. Bei oraler Applikationsweise sollte immer die Brauselösung eingesetzt werden, da nur durch diese eine sichere und schnelle Resorption gewährleistet ist. Die Einzeldosis beträgt 500 – 1500 mg Acetylsalicylsäure.

Normalerweise werden mehr als 80 % einer oral verabreichten Dosis rasch aus dem oberen Gastrointestinaltrakt resorbiert. Dabei wird ein Teil des aufgenommenen Wirkstoffes zu Salicylsäure deacetyliert. Die Plasmaeliminationshalbwertzeit der Acetylsalicylsäure beträgt ca. 90 min, die der Salicylsäure 2–4 h. In diesem Zusammenhang ist besonders zu berücksichtigen, daß angenommen wird, daß die eigentliche Wirksubstanz in der Migräneattacke nur die Acetylsalicylsäure selbst ist.

Trotz der beschriebenen Einschränkungen zählt die Acetylsalicylsäure zu den bestverträglichsten und weitverbreitesten Medikamenten zur Behandlung akuter Migräneattacken.

9.9.2 Paracetamol

Paracetamol und Phenacetin sind p-Aminophenolderivate und besitzen sowohl analgetische als auch antipyretische Wirkungen. Paracetamol wird schnell aus dem Magen-Darm-Trakt resorbiert und erreicht bei oraler Anwendung nach 30 min bis 2 h maximale Blutkonzentrationen. Für Paracetamol wird ein zentralnervöser Wirkmechanismus angenommen. Dieser zentrale Angriffspunkt wird zusätzlich auch durch eine euphorisierende Wirkung des Medikaments betont.

Die Metabolisierung von Paracetamol erfolgt im wesentlichen durch Konjugation mit Schwefel- bzw. Glukuronsäure. Teilweise können dabei hochreaktive Metaboliten aktiviert werden, die aber normalerweise durch die Konjugation mit Glutathion metabolisiert werden. Bei hohen Dosen, z. B. bei Vergiftungen, kann die Gluthationkonjugation aber erschöpft sein. In solchen Fällen können dann die hochreaktiven Metaboliten eine Zellschädigung induzieren (Hepatotoxizität). Die akute Toxizität von Paracetamol ist, verglichen z. B. mit Acetylsalicylsäure oder Metamizol, hoch. Bereits die Einnahme von 8 – 10 g an einem Tag können beim Erwachsenen zum Tode führen. Bei Kindern können schon Tagesgesamtdosen von 2 – 8 g lebensbedrohlich sein. Verantwortlich für dieses Gefährdungspotential ist die potentielle Auslösung akuter Lebernekrosen. Trotz der folglich eher geringen therapeutischen Breite des Paracetamols ist bei bestimmungsgemäßer Anwendung ein praktikabler Einsatz dieses Medikamentes zur Behandlung akuter Migräneattacken möglich.

Gegenanzeigen und Anwendungsbeschränkungen

Wegen der Gefahr von hämolytischen Anämien ist bei genetisch bedingtem Mangel an Glukose-6-phosphat-Dehydrogenase Paracetamol nicht anzuwenden. Eine vorsichtige Dosierung sollte bei Leberfunktionsstörungen, Meulengracht-Gilbert-Syndrom und bei Niereninsuffizienz erfolgen.

Bei in der Schwangerschaft auftretenden Migräneattacken ist der Einsatz von Paracetamol möglich, wenn eine medikamentöse Behandlung nicht zu umgehen ist. Dabei ist jedoch eine strenge Indikationsstellung, besonders im 1. Trimenon, zu beachten.

Nebenwirkungen

Nebenwirkungen einer Behandlung mit Paracetamol in Form von Urtikaria, chronischen Spasmen, Blutbildveränderungen und Nierenschäden treten eher selten auf.

9.9.3 Nichtsteroidale Antirheumatika

Zum Einsatz von nichtsteroidalen Antirheumatika bei Migräne liegen bislang nur wenige kontrollierte Studien vor. Wegen potentieller Nebenwirkungen aller üblicherweise zur Kupierung akuter Migräneattacken eingesetzten Medikamente (vgl. 9.9.1, 9.9.2, 9.9.4 und 9.9.6) sind mögliche Alternativsubstanzen schon seit langem von besonderem Interesse. In diesem Zusammenhang wurden auch die nichtsteroidalen Antirheumatika untersucht, insbesondere Naproxen, Naproxen-Natrium, Dolfenaminsäure und Ibuprofen.

Mögliche Vorteile nichtsteroidaler Antirheumatika zur Akuttherapie der Migräne sind eine reduzierte Ausprägung von Nebenwirkungen, ein fehlendes Abhängigkeitspotential und eine fehlende Toleranzentwicklung in bezug auf den analgetischen Effekt. Die analgetische Potenz der nichtsteroidalen Antirheumatika steht jener der Acetylsalicylsäure und des Paracetamols nicht nach. Als analgetisches Wirkprinzip wird für alle nichtsteroidalen Antirheumatika die Hemmung der Prostaglandinsynthese aufgrund reversibler Bindung an die Cyclooxygenase diskutiert.

Die Nebenwirkungen entsprechen im wesentlichen denen, wie sie unter 9.9.1 für die Acetylsalicylsäure beschrieben wurden.

Naproxen und Naproxen-Natrium können oral und rektal appliziert werden. Therapeutische Serumspiegel werden nach ca. 30 min, der maximale Serumspiegel nach 2 h erreicht. Die biologische Halbwertszeit beträgt ca. 15 h. Zur Migränekupierung haben sich einmalige Tagesdosen zwischen 500 und 1000 mg Naproxen bzw. zwischen 750 und 1100 mg Naproxen-Natrium als wirksam erwiesen.

Auch Dolfenaminsäure scheint in einer Dosierung von 200 mg per os für die Attackenkupierung geeignet zu sein. Ibuprofen ist im wesentlichen der Acetylsalicylsäure vergleichbar, zeigt allerdings deutlich weniger gastrointestinale Nebenwirkungen. Die Wirksamkeit von Ibuprofen zur Kupierung akuter Migräneattacken ist derzeit jedoch noch nicht hinreichend untersucht.

9.9.4 Metamizol

Metamizol gehört zur Gruppe der Pyrazolonderivate. Metamizol zeichnet sich durch eine potente analgetische, antiphlogistische und antipyretische Wirksamkeit aus, die quantitativ größer ist als die von Acetylsalicylsäure oder Paracetamol. Metamizol wird bei oraler Applikation schnell und vollständig resorbiert. Nach neueren Untersuchungen wird ein spinaler Wirkmechanismus als entscheidendes Moment für den analgetischen Effekt angesehen. Metamizol besitzt außerdem noch einen spasmolytischen Effekt; zusätzlich ist für Metamizol auch eine Hemmung der Prostaglandinsynthese beschrieben [1].

Gegenanzeigen und Anwendungsbeschränkungen

Metamizol sollte nicht angewandt werden bei akuter hepatischer Porphyrie, bei genetisch bedingtem Mangel an Glukose-6-phosphat-Dehydrogenase und bei bekannter Allergie gegen Pyrazolonderivate. Eine strenge Indikationsstellung ist bei Analgetikaintoleranz (z. B. Asthma, Hautreaktionen), bei parenteraler Applikation in hypotonen oder instabilen Kreislaufsituationen und bei Verabreichung höherer Einzeldosen als 1 g angezeigt. Anwendungsbeschränkungen ergeben sich auch bei Granulozytopenie. Eine strenge Indikationsstellung ist insbesondere im 1. Trimenon und in den letzten 6 Wochen der Schwangerschaft angezeigt.

Nebenwirkungen

Die bekanntesten Nebenwirkungen einer Therapie mit Metamizol sind Überempfindlichkeitsreaktionen, z. B. Hautreaktionen, Agranulozytose und Schock. Nach bzw. unter i.v.-Applikation kann es – insbesondere bei latentem Volumenmangel – zu bedrohlichen Blutdruckabfällen kommen. Aufgrund dieser Problematik sollte Metamizol nur dann als therapeutische Alternative eingesetzt werden, wenn die anderen medikamentösen Maßnahmen kontraindiziert sind.

9.9.5 Metoclopramid und Domperidon

Bei diesen beiden Substanzen handelt es sich um Dopaminantagonisten. Sie beschleunigen die Magenentleerung und erhöhen die gastrointestinale Motilität. Gegenanzeigen bzw. Anwendungsbeschränkungen für die beiden Substanzen ergeben sich wie folgt:

1. Phäochromozytom,
2. mechanischer Darmverschluß,
3. Darmdurchbruch und Blutungen im Magen-Darm-Bereich,
4. prolaktinabhängige Tumoren,
5. Epilepsie,
6. Vorbestehen extrapyramidaler Störungen,
7. Kombinationsbehandlung mit MAO-Hemmern.

Wegen der Gefahr des Neuauftretens extrapyramidal-motorischer Störungen ist bei Kindern unter 14 Jahren eine strenge Indikationsstellung notwendig und eine vorsichtige Dosierung unerläßlich. Auch im 1. Trimenon der Schwangerschaft ist eine strenge Indikationsstellung obligat. In der Stillzeit sind beide Substanzen kontraindiziert.

An Nebenwirkungen sind im Bereich des Nervensystems zentralnervöse Störungen wie z. B. Müdigkeit, Schwindel, Angst, Kopfschmerzen, dyskinetisches Syndrom, Spätdyskinesien und Parkinsonismus zu nennen. Im Bereich des Gastrointestinaltrakts kann eine verstärkte Darmtätigkeit beobachtet werden.

Als weitere Nebenwirkung einer Therapie mit Dopaminantagonisten kann es auch zu einer Erhöhung des Prolaktinspiegels kommen.

Medikamentenresorption während der Migräneattacke

Die Resorptionsgeschwindigkeit von Medikamenten ist während der Migräneattacke reduziert [23]: Die Resorptionsgeschwindigkeit ist indirekt proportional zum Schweregrad der Attacke; ein direkter Zusammenhang mit gleichzeitig bestehender Übelkeit und der Attackendauer ist nicht gegeben. Die verminderte Resorptionsgeschwindigkeit wird durch eine reduzierte gastrointestinale Motilität während der Migräneattacke erklärt. Entsprechend läßt sich in der Migräneattacke durch Kontrastmitteluntersuchung eindeutig eine gastrische Stase des Magen-Darm-Trakts nachweisen.

Durch die Gabe von Metoclopramid bzw. Domperidon läßt sich die gastrointestinale Motilität erhöhen. Dadurch kann die gastrische Stase durchbrochen und die reduzierte Resorption von Analgetika und Ergotamin in der Migräneattacke normalisiert werden.

Als Ursache der reduzierten Magen-Darm-Motilität wird die Freisetzung von Serotonin sowohl im Magen-Darm-Trakt als auch im Zentralnervensystem diskutiert. Die gestörte Resorption von Medikamenten durch die gastrische Stase in der Migräneattacke ist ein wesentlicher Grund, weshalb Medikamente zur Kupierung der Migräneattacke möglichst frühzeitig gegeben werden sollten. Dieser Umstand erklärt auch die Beobachtung, daß die rektalen und parenteralen Applikationsformen der Migränemedikamente besonders gut wirksam sind.

9.9.6 Ergotalkaloide

Secale cornutum (Mutterkorn) ist ein durch ein Pilzmyzel befallenes Getreidekorn. Im Mutterkorn sind Alkaloide enthalten, deren gemeinsames Grundgerüst die Lysergsäure ist. Flüssige Extrakte von Mutterkorn wurden bereits Ende des 19. Jahrhunderts zur Therapie der Migräneattacke eingesetzt (vgl. 2.4.1, S. 34).

Wirkmechanismen

Ergotalkaloide führen zu einer direkten konstriktorischen Wirkung der Gefäßmuskulatur. Durch α-Rezeptoren-blockierenden Angriff führen sie indirekt zu einer Erschlaffung kontrahierter Gefäßmuskeln in bestimmten Kreislaufabschnitten. An der Uterusmuskulatur haben Ergotalkaloide eine kontrahierende Wirkung, die insbesondere in der Gravidität noch stark zunimmt. Im Zentralnervensystem erregen Ergotalkaloide Dopaminrezeptoren. Zusätzlich besteht ein kompetitiver Antagonismus gegenüber Serotonin.

Dihydrierte Ergotalkaloide, wie z. B. Dihydroergotamin, haben eine stärkere α-Rezeptoren-blockierende Wirkung als Ergotamin, die vasokonstriktorische

Wirkung ist jedoch wesentlich geringer ausgeprägt. Auch die Wirkung der dihydrierten Ergotalkaloide auf die Uteruskontraktilität ist geringer als die der nichtdihydrierten.

Die Wirkungsweise von Ergotamintartrat auf die Gefäßmuskulatur ist amphoterisch. Das bedeutet, daß der Effekt vom jeweiligen Funktionszustand der Gefäßmuskulatur abhängt. An Gefäßen mit initial niedrigem Gefäßwiderstand induziert Ergotamin eine Vasokonstriktion. Dagegen ruft die gleiche Substanz an Gefäßen mit einem initial hohen Gefäßwiderstand eine Vasodilatation hervor.

Warum Ergotalkaloide in der Migräneattacke wirksam sind, ist nach wie vor unklar. Lange Zeit wurde angenommen, daß die hohe Effektivität von Ergotalkaloiden gegen den Migränekopfschmerz durch ihre vasokonstriktorische Wirkung bedingt sei. Diese Vorstellung basierte auf der Hypothese, daß während der Migräneattacke eine schmerzhafte Vasodilatation vorläge. Diese Theorie gilt heute jedoch als eher unwahrscheinlich (Kap. 4), da eine erhöhte Pulsation der A. temporalis nur für einen geringen Prozentsatz von Patienten in der Migräneattacke beschrieben wird [12]. Darüber hinaus wurden Veränderungen des zerebralen Blutflusses in der akuten Attacke nur bei Patienten mit einer Migräne mit Aura gefunden. Andererseits belegt mittlerweile eine Vielzahl von Studien, daß der eigentliche Migräneschmerz nicht mit Veränderungen hämodynamischer Parameter korreliert [3]; diesbezüglich wird auch auf die entsprechenden Ausführungen in Kap. 4 verwiesen.

Nach neueren Untersuchungen wird angenommen, daß Ergotalkaloide die neurogene Plasmaextravasation durch C-Faser-abhängige Mechanismen im Rahmen der neurogenen Entzündung reduzieren [4, 13, 17, 18]. Möglicherweise wird dieser Effekt durch die Blockierung und Freisetzung von Tachykininen mittels präsynaptischer serotoninerger Mechanismen induziert.

Dihydroergotamin kann die Konzentration eines bestimmten Peptides (des sog. „calcitonin-gene-related peptide") im Sinus sagittalis nach elektrischer Stimulation des *Ganglion Gasseri* reduzieren. Darüber hinaus wird angenommen, daß Ergotalkaloide die Neurotransmitterfreisetzung von primären Afferenzen innerhalb des Hirnstammes blockieren können. Neuere Untersuchungen weisen darauf hin, daß Ergotalkaloide 5-HT-Rezeptoragonisten sind. Es besteht jedoch weder eine Selektivität für die 5-HT$_1$-Rezeptorfamilie noch für die übrigen 5-HT-Rezeptoren [13] Für weitergehende Informationen zu diesem Punkt wird auf Kap. 12 verwiesen, in dem ausführlich die Physiologie und Pharmakologie des serotoninergen Systems dargestellt wird.

Pharmakokinetik

Ergotamin wird nach oraler Gabe rasch – meist innerhalb von 30 min – resorbiert. Es werden jedoch nur etwa zwei Drittel der oral applizierten Substanzmenge aufgenommen. Das Maximum der Plasmakonzentration nach oraler Verabreichung von Ergotaminpräparaten wird nach etwa 2 h erreicht. In diesem Zusammenhang sei darauf hingewiesen, daß nach Gabe von Suppositorien die Plasmaergotaminspiegel durchschnittlich ein höheres Niveau erreichen als nach Applikation von Tabletten. Die Kombination von Coffein mit Ergotamin soll die Resorptionsrate erhöhen. Ob diese Vorstellung tatsächlich zutrifft, ist bislang allerdings nicht ausreichend belegt. Deshalb sollte Ergotamin immer nur als Monosubstanz rezeptiert werden. In diesem Zusammenhang ist jedoch darauf hinzuweisen, daß derzeit in Deutschland leider nur ein einziges ergotaminhaltiges Monopräparat zur rektalen Anwendung als Fertigarzneimittel auf dem Markt angeboten wird; ansonsten stehen als Monosubstanz lediglich Tabletten zur Verfügung.

Ergotamin wird in 2 unterschiedlichen Phasen metabolisiert. Die Halbwertszeit der 1. Phase beträgt 2 h, die der 2. Phase 20 h. Ergotamin läßt sich sowohl in der Leber, der Lunge und den Nieren nachweisen, als auch – in geringeren Konzentrationen – im Gehirn. Die Ausscheidung erfolgt nahezu vollständig mit der Galle.

Klinische Aspekte

Soll eine Migräneattacke durch die Applikation von Ergotamin therapiert werden, muß die Gabe so früh wie möglich in der Attacke erfolgen. Die Patienten sind darauf hinzuweisen, daß die gesamte empfohlene Dosis initial appliziert und nicht etwa fraktioniert – in Form mehrerer Einzelgaben mit zeitlichem Abstand – eingenommen werden soll. Eine Nachdosierung führt nicht zu einem besseren Effekt.

Die Aussage, daß die empfohlene Initialdosis auf einmal verabreicht werden soll, steht nicht im Widerspruch zu dem bei jedem Patienten zu unternehmenden Versuch, die gerade eben noch therapeutisch wirksame Minimaldosis zu bestimmen und damit bis auf weiteres die nachfolgenden Migräneattacken zu behandeln (vgl. 9.6).

Generell ist zu berücksichtigen, daß die individuelle Ansprechbarkeit der Patienten auf Ergotamin sehr unterschiedlich ist. So können Dosen, die bei einem Patienten zu einer suffizienten Kupierung der Migräneattacke führen und problemlos vertragen werden, bei anderen bereits zum Auftreten von Übelkeit und Erbrechen führen. In manchen Fällen kann sich durch die Einnahme einer bestimmten (relativ zu hohen) Ergotamindosis evtl. sogar die Gesamtsymptomatik der Migräneattacke verstärken.

Anwendungsformen

Für die Einnahme von Ergotamin zur Behandlung akuter Migräneattacken gilt, daß die Applikation von Suppositorien generell der oralen Einnahme vorzuziehen ist. Bei subkutaner oder intramuskulärer Applikation von Ergotamintartrat beträgt der Dosisbereich 0,2 – 0,5 mg. Bei oraler oder rektaler Applikation beträgt der Dosisbereich 1–4 mg Ergotamin.

Ergotamintartrat liegt auch als Dosieraerosol vor. Dabei kann durch einen Dosiermechanismus exakt und reproduzierbar die Menge von 0,45 mg Ergotamintartrat als feines Pulver inhaliert werden. Damit es aber zu einer optimalen Resorption kommt, müssen die Patienten die Anwendungsvorschriften des Aerosoldosierspenders genau erklärt bekommen und beachten.

Aufgrund seiner schwächeren Wirksamkeit entfaltet Dihydroergotamin in der Migräneattacken nur bei parenteraler Anwendung eine ausreichende und sichere Effektivität. Der Dosisbereich für Dihydroergotamin beträgt 1–1,5 mg intramuskulär.

Gegenanzeigen und Anwendungsbeschränkungen

Als Gegenanzeigen für die Anwendung von Ergotamin gelten Gefäßerkrankungen, schwere Leberfunktionsstörungen, schwere Koronarinsuffizienz, Hypertonie und Niereninsuffizienz. Wegen der Gefahr deletärer Vasospasmen sind arterielle Injektionen unbedingt zu vermeiden. In der Schwangerschaft dürfen Ergotalkaloide wegen ihrer gefäßverengenden Wirkung sowie ihrer uteruskontrahierenden und abortiven Potenz nicht eingesetzt werden. Wegen einer möglichen Hemmung der Laktation und wegen der Gefahr des Ergotismus beim Säugling sollte Ergotamin auch in der Stillzeit nicht angewendet werden.

Nebenwirkungen

Bei akuter Anwendung sind Nebenwirkungen in Form von Übelkeit, Erbrechen und peripherer Mangeldurchblutung bekannt, in deren Folge es z. B. zu Parästhesien, stenokardischen Beschwerden und Vasospasmen kommen kann.

Ein echter Ergotismus wird sich nur bei chronischem Fehlgebrauch der Substanz einstellen, kann dann aber sehr weitreichende Folgen nach sich ziehen. Im Vordergrund stehen beim Ergotismus die sich in den verschiedensten Gefäßabschnitten entwickelnden Durchblutungsstörungen. Leitsymptome sind arterielle Verschlußerscheinungen mit Zeichen von Kälte, Blässe, Claudicatio. Im Endstadium kommt es beim Ergotismus häufig zur Gangränentwicklung, die dann meist mit dem Verlust der betroffenen Gliedmaße/n einhergeht.

9.9.7 Sedativa

Zweifelsfrei kann die Applikation von Benzodiazepinen und niederpotenten Neuroleptika die Symptomatik akuter Migräneattacken mildern. Aufgrund der Gefahr der Habituation und Abhängigkeit sollten solche Substanzen aber nur in außergewöhnlichen Situationen, wie z. B.. beim Status migränosus (vgl. 9.8), eingesetzt werden. Eine ärztliche Verordnung solcher Medikamente zur langfristigen Dauereinnahme sollte deshalb konsequent vermieden werden.

9.10 Hinweise zur Vermeidung medikamenteninduzierter Kopfschmerzen

Eine sehr häufige Komplikation der chronischen Anwendung von Medikamenten zur Kupierung von Migräneattacken sind medikanteninduzierte Dauerkopfschmerzen [2, 11]. Diese Beschwerden stellen in der täglichen Praxis ein erhebliches Problem dar. Deswegen ist diesem Thema ein eigenes separates Kapitel in diesem Buch gewidmet (Kap. 20). Wegen der großen Praxisrelevanz soll aber auch im Rahmen dieses Kapitels nachfolgend kurz auf das weitverbreitete Problem medikamenteninduzierter Kopfschmerzen eingegangen werden.

Nach der Kopfschmerzklassifikation der Internationalen Kopfschmerzgesellschaft aus dem Jahr 1988 [9] können sowohl die Ergotalkaloide als auch die zuvor erörterten Analgetika medikamenteninduzierte Kopfschmerzen hervorrufen. Solche Dauerkopfschmerzen wurden bisher nur beschrieben, wenn die verursachenden Substanzen wegen einer Kopfschmerzerkrankung eingenommen wurden, nicht dagegen, wenn die Medikamente aufgrund anderer Erkrankungen verabreicht wurden.

Ein analgetika- bzw. ergotamininduzierter Dauerkopfschmerz liegt nach den Kriterien der internationalen Kopfschmerzklassifikation dann vor, wenn eine oder mehrere der folgenden Bedingungen erfüllt ist/sind:

1. Einnahme von mindestens 50 g Acetylsalicylsäure pro Monat
   oder
   Einnahme des Äquivalentes eines vergleichbaren anderen Analgetikums,
2. Einnahme von mindestens 100 Tabletten eines Kombinationspräparates mit Barbituraten pro Monat
   oder
   Einnahme des Äquivalentes anderer nichtnarkotischer Verbindungen,
3. Einnahme eines oder mehrerer Narkoanalgetika,
4. Tägliche Einnahme von Ergotamin
   (oral mindestens 2 mg pro Tag, rektal mindestens 1 mg pro Tag).

Definitiv kann die Diagnose eines analgetikainduzierten Dauerkopfschmerzes oft erst retrospektiv gestellt werden, wenn sich nämlich der durch die Einnahme der Substanz/en hervorgerufene Kopfschmerz nach dem Absetzen der /des Medikamente/s bessert.

Bei regelmäßiger Einnahme von Migränetherapeutika zur Kupierung akuter Attacken kommt es häufig zu einer stetigen Dosissteigerung. Da insbesondere bei Ergotamin jeder Versuch, die fortwährende Einnahme zu unterbrechen, zu einem schweren Entzugskopfschmerz führt (sog. „drug rebound headache"), entsteht ein gefährlicher Rückkopplungsmechanismus, der einen immer größeren Bedarf an Ergotamin zur Folge hat. Eine erneute Applikation von Ergotamin in einer solchen Situation führt dann zwar rasch wieder zu einer kurzfristigen vorübergehenden Besserung der unerträglichen Symptomatik, ändert aber natürlich nichts an der verfahrenen therapeutischen Gesamtsituation.

Das Problem medikamenteninduzierter Kopfschmerzen wird durch die parallele Anwendung verschiedener Präparate oder die Applikation von Kombinationspräparaten noch weiter potenziert (20.4). Dies betrifft insbesondere Mischpräparate, die eine Kombination mit Phenobarbital, Benzodiazepinen oder anderen zentralnervös wirksamen Substanzen enthalten. Aufgrund dieser Gefahr sind bei der ärztlich gesteuerten medikamentösen Therapie akuter Migräneattacken sowohl die Gabe von Kombinationspräparaten als auch eine polypragmatische Vorgehensweise mit simultanem Einsatz mehrerer Medikamente zu vermeiden.

Die Patienten sind bereits vor Beginn einer medikamentösen Akuttherapie auf die Gefahr des medikamenteninduzierten Dauerkopfschmerzes hinzuweisen. Um die Wahrscheinlichkeit des Entstehens eines medikamenteninduzierten Dauerkopfschmerzes möglichst gering zu halten, ist die Einnahme von Ergotamintartrat und anderen Migränemedikamenten hinsichtlich einer Obergrenze bezogen auf die wöchentliche Gesamtdosis zu limitieren und auch pro Migräneattacke zu fraktionieren. Pro Woche sollten beispielsweise nicht mehr als 6 mg Ergotamintartrat eingenommen werden; pro Migräneattacke sollten nicht mehr als 4 mg appliziert werden.

Die Limitierung der Ergotaminapplikation ist auch zur Vorbeugung des Ergotismus notwendig (vgl. 9.9.6 –Nebenwirkungen). Es versteht sich von daher eigentlich von selbst, daß Ergotamin sich unter keinen Umständen zur Dauertherapie eignet.

9.11 Typische Fehler und Probleme bei der medikamentösen Kupierung akuter Migräneattacken

Zusammenfassend soll nachfolgend nochmals auf die zahlreichen Fehlermöglichkeiten hingewiesen werden, die bei der medikamentösen Behandlung akuter Migräneattacken zu einem mangelnden Therapieerfolg führen können.

Falsche Indikationsstellung

Medikamente zur Kupierung akuter Migräneattacken sind nicht notwendigerweise bei anderen Kopfschmerzerkrankungen wirksam. So kann z. B. Ergotamin nicht den Kopfschmerz vom Spannungstyp oder den zervikogenen Kopfschmerz bessern.

Mangelnde Aufklärung über mögliche Auslösesituationen

Die Patienten sollten über die Ätiopathogenese der Migräne informiert werden. So sollte es ihnen möglich werden – insbesondere durch Selbstbeobachtung – wertvolle Informationen über relevante Auslösemechanismen zu sammeln. Aufgrund dieser Erkenntnisse können dann solche Auslösesituationen gezielt und konsequent vermieden werden.

Mangelnde Korrektur unrealistischer Ziele

Mit heutigen Methoden ist die Migräne nicht heilbar. Ein „Wundermedikament" oder „Wundermethoden", die alle Migräneprobleme lösen können, sind bisher nicht bekannt und in absehbarer Zeit auch sicher nicht zu erwarten. Deshalb erscheint es wichtig, daß der Patient selbst Verantwortung für seine Erkrankung übernimmt und die Behandlung nicht allein dem Arzt überläßt. Dazu gehört auch, daß der Patient seinen Alltag bewußt so gestaltet, daß die Auftretenswahrscheinlichkeit der Migräne möglichst reduziert wird.

Nichtausschöpfen der Möglichkeiten einer medikamentösen Migräneprophylaxe

Die Durchführung einer Migräneprophylaxe (Kap. 8) dient u. a. auch der Reduktion des Konsums von Medikamenten zur Attackenkupierung. Werden die mit einer konsequent betriebenen Migräneprophylaxe verbundenen Möglichkeiten nicht ausgeschöpft, wird die Gefahr der Auslösung medikamenteninduzierter Kopfschmerzen und anderer Nebenwirkungen durch die medikamentöse Akuttherapie erhöht.

Mangelnde Reizabschirmung

Bei Auftreten einer akuten Migräneattacke sollten Patienten sich möglichst frühzeitig in eine reizabgeschirmte Umgebungssituation bringen. Dort sollte dann bewußt versucht werden, Entspannung herbeizuführen (Kap. 11).

Bei Nichtbeachtung der wichtigen Vorgabe zur Reizabschirmung ist ein erhöhter Medikamentenbedarf die Folge. Zusätzlich kann sich der Wirkeffekt verabreichter Medikamente zur Behandlung akuter Migräneattacken nicht voll entfalten.

Mangelnde therapiebegleitende Selbstbeobachtung

Die Patienten sollten einen Migränekalender führen, in dem die Attackenphänomenologie, der Medikamentenverbrauch und Begleitereignisse dokumentiert werden können. Die Behandlung der Patienten kann aufgrund dieser Informationen ärztlicherseits optimal angepaßt werden. Die klinische Erfahrung hat gezeigt, daß häufig bereits das alleinige Führen eines Migränekalenders schon die Migränehäufigkeit reduziert.

Verordnung nichtwirksamer Medikamente

Immer noch werden bei Migräne ärztlicherseits nicht ausreichend wirksame Substanzen rezeptiert und von den Patienten eingenommen. Dies gilt insbesondere für die Verordnung von Opioiden und anderen psychotropen Substanzen.

Falsche Darreichungsform

Die Gabe von Acetylsalicylsäure in Tablettenform führt zu einer unsicheren Resorption. Dies gilt insbesondere dann, wenn die Tabletten nicht mit ausreichend Flüssigkeit (mindestens 250 ml) eingenommen werden. Deshalb ist die Applikation von Acetylsalicylsäure in Form von Brauselösung unbedingt vorzuziehen.

Ist die Migräne zusätzlich von Erbrechen begleitet, können oral verabreichte Substanzen ohnehin nur unzureichend resorbiert werden.

Fehlende Aufklärung über den Einnahmemodus

Die Patienten müssen auf die initiale Applikation von Metoclopramid und die erst mit zeitlicher Verzögerung nachfolgende Einnahme der Analgetika hingewiesen werden.

Bei Verordnung eine Ergotamindosieraerosols muß eine eingehende Einweisung in die Benutzung des Aerosoldosierspenders erfolgen.

Zu späte Einnahme der Medikamente

Werden die Medikamente zu spät appliziert, können sie nicht mehr ihre (volle) Wirksamkeit entfalten.

Unterlassung der Behandlung der begleitenden Magenstase

Vor einer Applikation von Analgetika in der akuten Migräneattacke sollte unbedingt eine Behandlung der begleitenden Magenstase erfolgen. Durch eine solche Maßnahme erhöht sich die Wirksamkeit der verabreichten Medikamente, gleichzeitig werden Übelkeit und Erbrechen bekämpft.

Fehlende Aufklärung über Nebenwirkungen

Medikamente zur Kupierung akuter Migräneattacken können bei unsachgemäßer Einnahme einen Dauerkopfschmerz induzieren. Ergotalkaloide können Übelkeit und Erbrechen induzieren als auch – insbesondere bei relativer Überdosierung – zu einer Verschlimmerung der vorbestehenden Migränesymptomatik führen.

Unterdosierung

Die Einnahme von 500 mg Paracetamol oder 500 mg Acetylsalicylsäure reichen in aller Regel zur Kupierung akuter Migräneattacken nicht aus.

Akute Überdosierung

Die Einnahme überhöhter Dosen von Therapeutika zur Behandlung akuter Migräneattacken, wie z. B. Ergotamin, kann per se bereits zu Erbrechen und Übelkeit führen.

Chronische Überdosierung

Die fortwährende Applikation von Medikamenten zur Migränekupierung über einen längeren Zeitraum kann einen medikamenteninduzierten Dauerkopfschmerz zur Folge haben.

Mangelnde Portionierung der Medikamente zur Attackenkupierung

Die verordnete Medikamentenmenge sollte im Rahmen einer klaren Absprache zwischen Patient und rezeptierendem Arzt für einen bestimmten Zeitraum eingeteilt werden. Dies betrifft insbesondere die Ergotalkaloide.

Gabe von Kombinationspräparaten oder polypragmatische Verordnung mehrerer Medikamente parallel

Die kombinierte Einnahme verschiedener Substanzen zur Therapie akuter Migräneattacken kann die Gefahr eines medikamenteninduzierten Dauerkopfschmerzes potenzieren.

9.12 Bedarf an neuen alternativen Substanzen zur Behandlung akuter Migräneattacken

Die vorstehenden Ausführungen zeigen, daß eine optimale Behandlung der schweren Migräneattacke mit den bisher zur Verfügung stehenden Möglichkeiten nur schwerlich und z. T. auch gar nicht gewährleistet ist. Vor allem ist Ergotamintartrat zur Kupierung schwerer Migräneattacken wegen der unbestreitbaren Nebenwirkungen sowie insbesondere wegen der Habituationsgefahr und Abhängigkeitsproblematik bei Langzeitapplikation äußerst problematisch. Deswegen bestand schon immer ein Bedarf für alternative Substanzen zur zuverlässigen Kupierung akuter Migräneattacken.

Durch die Entwicklung von Sumatriptan, das in einer Dosierung von 100 mg per os oder 6 mg subkutan zur Attackenkupierung verabreicht werden kann, steht nunmehr eine effektive und nebenwirkungsarme Alternative zur Verfügung (Abb. 9.1). Da in diesem Band in den Kap. 16 bis 19 noch speziell auf Sumatriptan eingegangen wird, soll die Substanz im Rahmen dieses Beitrages nur der Vollständigkeit halber genannt werden.

Abb. 9.1. Überblick über die gegenwärtige medikamentöse Therapie der Migräneattacke

Ankündigungssymptome

– Domperidon 30mg p.o.
oder
– Acetylsalicylsäure 500mg
  als Brauselösung p.o. oder als Kautablette

Leichte Migräneattacke

Bei ersten Anzeichen:
– Metoclopramid 20mg p.o. oder rektal
oder
– Domperidon 20mg p.o.

15 min später:
– Acetylsalicylsäure 1000mg
  als Brauselösung p.o. oder als Kautablette
oder
– Paracetamol 500-1000mg p.o. oder rektal

Schwere Migräneattacke

– Metoclopramid 20 mg rektal

15 min später:
– Ergotamintartrat 1-2mg p.o. oder rektal
  oder als Dosieraerosol. Bei unzureichender
  Wirkung ist nach 60 min eine Wiederholung
  der Ergotaminapplikation erlaubt.

Ergotamintartrat auf maximal 6mg/Woche beschränken!

Alternativ:

– Sumatriptan
  6mg s.c.

oder

– 100mg p.o.

Dosis kann nach
2h gegebenenfalls
wiederholt werden.

Klinik / Arztbesuch

– Lysinacetylsalicylat 1000mg i.v.
  und/oder
– Dihydroergotamin 1mg i.m.

jeweils zusätzlich:
– Metoclopramid 10mg i.m./i.v.

Literatur

1. Carlsson KH, Monzel W, Jurna I (1988) Depression by morphine and the non-opioid analgesic agents, metamizol (dipyrone), lysine acetylsalicylate, and paracetamol of activitiy in rat thalamus neurone evoked by electrical stimulation of nociceptive afferents. Pain 32:313-326
2. Dichgans J, Diener HC, Gerber WD, Verspohl EJ, Kukiolka H, Kluck M (1984) Analgetika-induzierter Dauerkopfschmerz. Dtsch Med Wochenschr 109:369-373
3. Friberg L (1991) Cerebral blood flow changes in migraine: methods, observations and hypotheses. J Neurol 238 [Suppl 1]: S12-S17
4. Göbel H (1992) Neurotransmitter und Neuropeptide in der Pathophysiologie der Migräne. Nervenheilkunde 11:222-232
5. Göbel H, Soyka D (1992) Leitsymptom Kopfschmerz.-Computerprogramm zur Analyse der Kopfschmerzphänomenologie. Physis Software, Lünen
6. Göbel H, Weigle L (1991) Exteroceptive Suppressionsperioden der Aktivität des M. temporalis: differentialdiagnostische Wertigkeit bei primären Kopfschmerzerkrankungen. Nervenheilkunde 10:57-61
7. Göbel H, Ernst M, Jeschke J, Keil R, Weigle L (1992) Acetylsalicylic acid activates antinociceptive brain-stem reflex activity in headache patients and in healthy subjects. Pain 48:187-195
8. Groppetti A, Braga PC, Biella G, Parenti M, Rusconi L, Mantagazza P (1988) Effect of aspirin on serotonin and met-enkephalin in brain: correlation with the antinociceptive activity of the drug. Neuropharmacology 27:409-505
9. Headache Classification Committee of the International Headache Society (1988) Classification and diagnostic criteria for headache disorders, cranial neuralgias and facial pain. Cephalalgia 8 [Suppl 7]: 1-96
10. Jacobson AL, Donlon WC (1990) Headache and facial pain.-Diagnosis and management. Raven Press, New York
11. Lance E, Parkes C, Wilkinson M (1988) Does analgesic abuse cause headaches de novo? Headache 28:61-62
12. Lance JW (1987) The pathophysiology of migraine. In: Dalessio DJ (ed) Wolff's headache and other headpain, 5th edn. Oxford University Press, New York Oxford, pp 58-86
13. Moskowitz M, Buzzi MG (1991) Neuroeffector functions of sensory fibers: implications for headache mechanisms and drug actions. J Neurol 238 [Suppl 1]: S18-S22
14. Olesen J (1991) A review of current drugs for migraine. J Neurol 238 [Suppl 1]: S23-S27
15. Pfaffenrath V (1988) Was ist gesichert in der Therapie? Der chronische Kopfschmerz, Spannungskopfschmerz und Schmerzmittelmißbrauch, 2. Aufl. Arcis, München
16. Raskin NA, Appenzeller O (1982) Kopfschmerz. Fischer, Stuttgart New York
17. Reinhard JF, Liebmann AJ, Schlosberg AJ, Moskowitz MA (1979) Serotonin neurons project to small blood vessels in the brain. Science 206:85-87
18. Saito K, Markowitz S, Moskowitz MA (1988) Ergot alkaloids block neurogenic extravasation in dura mater: proposed mechanism for vascular headache. Ann Neurol 24:732-737
19. Shyu KW, Lin MT (1985) Hypothalamic monoaminergic mechanisms of aspirin-induced analgesia in monkeys. J Neural Transm 62:285-293

20. Soyka D (1989) Kopfschmerz, 2. Aufl. edition medizin, Weinheim
21. Soyka D, Diener HC, Pfaffenrath V, Gerber WD, Ziegler A (1992) Therapie und Prophylaxe der Migräne.– Überarbeitete Empfehlungen der Deutschen Migräne- und Kopfschmerzgesellschaft. Münch Med Wochenschr 134:145-153
22. Vane JR (1971) Inhibition of prostaglandin synthesis as a mechanism of action for aspirin-like drugs. Nature New Biology 231:232-235
23. Volans GN (1978) Migraine and drug absorption. Clin Pharmacokinet 3:313-318
24. Ziegler KD (1987) The treatment of migraine. In: Dalessio DJ (ed) Wolff's headache and other headpain. Oxford University Press, New York Oxford, pp 87-111

10 Physikalische Therapie bei Migräne in Kombination mit Kopfschmerzen vom Spannungstyp

Harald Trettin

10.1 Einleitung

Trotz beachtlicher Fortschritte in der medikamentösen Behandlung der Migräne durch den möglich gewordenen Einsatz hochselektiv wirksamer Medikamente haben andere Behandlungsverfahren (vgl. auch Kap. 11) keineswegs ihre Berechtigung in der Migränebehandlung verloren. Bezüglich der physikalischen Therapieformen liegen bis heute leider keine kontrollierten klinischen Studien vor, die die Wirksamkeit dieser Verfahren in der Migränebehandlung eindeutig belegen [41]. Deshalb sind diese Therapiemaßnahmen auch nicht in den Empfehlungen der Deutschen Migräne- und Kopfschmerzgesellschaft als symptomatische oder prophylaktische Behandlungsverfahren der Migräne enthalten. Auch über die physikalische Therapie des Spannungskopfschmerzes, der häufigsten Kopfschmerzform begleitend zu einer Migräne, gibt es nur vereinzelte klinische Mitteilungen [40]; das gemeinsame Auftreten beider Kopfschmerzformen wird in diesem Kapitel als ,,Kombinationskopfschmerzen" bezeichnet. Da, wie zuvor erörtert, bislang noch kein allgemein akzeptierter Nachweis der Wirksamkeit einer physikalischen Kopfschmerzbehandlung gelungen ist, muß man sich derzeit noch weitgehend auf klinische Empirie verlassen. Folglich basieren auch die nachfolgenden Ausführungen dieses Kapitels auf der persönlichen Erfahrung des Autors selbst, die er beim erfolgreichen Einsatz der beschriebenen Verfahren seit vielen Jahren gesammelt hat.

Viele Ärzte, und mehr noch die Patienten, stehen heutzutage einer alternativen nichtmedikamentösen Kopfschmerztherapie ausgesprochen positiv gegenüber. Nicht zuletzt durch den Einfluß der Medien ist hier in den letzten Jahren ein Wandel im Denken festzustellen: Der Patient glaubt, daß ihm mit ,,natürlichen" Heilmethoden auf Dauer besser geholfen werden kann als mit ,,Chemie". In der Tat endet ja so mancher medikamentöse Behandlungsversuch gerade bei Kopfschmerzen in gewohnheitsmäßiger, mißbräuchlicher Tabletteneinnahme (vgl. Kap. 20). Vor diesem Hintergrund wird wohl verständlich, daß in dieses Buch zur Wahrung seines Übersichtscharakters auch ein Kapitel über die physikalische Therapie aufgenommen wurde, obwohl wegen der fehlenden wissenschaftlichen Absicherung insbesondere bei Migräne manche Vorbehalte gegen die Anwendung solcher Therapiemaßnahmen bestehen. Die Lektüre dieses Kapitels soll nun keinesfalls einem unreflektierten Einsatz der Verfahren der physikalischen Therapie Vorschub leisten; vielmehr soll dem Arzt bei entsprechenden Nachfragen seiner Patienten eine sorgfältige Berücksichtigung der für die jeweiligen physikalischen Maßnahmen angegebenen Indikationen und Kontraindikationen ermöglicht werden. Bei sorgfältiger Einhaltung dieser Rahmenbedingungen können die individuellen Behandlungserfolge durchaus beachtlich sein.

10.2 Komplexe physikalische Migräne- und Kopfschmerztherapie

Für die Behandlung der Migräne und des Migränebegleitkopfschmerzes eignet sich eine ganze Reihe unterschiedlicher physikalischer Therapieformen, die als komplexe physikalische Migränetherapie definiert wurden [45]. Dabei sind zu unterscheiden zum einen die Maßnahmen für die Behandlung der Migräneattacke selbst und zum anderen die physikalische Intervallbehandlung. Einige dieser Therapien lassen sich sowohl in der Migräneattacke als auch im Intervall wirkungsvoll einsetzen, besonders für die Behandlung des Kombinationskopfschmerzes.

Der *Wirkmechanismus* der verschiedenen physikalischen Therapieformen beruht im wesentlichen auf 4 Säulen:

1. analgesierende Effekte an Schmerzrezeptoren und Schmerzfasern,
2. zentralsedierende und vegetative Effekte,
3. Einflußnahme auf antinoziceptive Systeme im Gehirn (hypothetisch) und
4. psychische Effekte.

Je nach Therapieform sind die Angriffspunkte und Wirkorte verschieden, wobei der *vegetative Effekt* durch Dämpfung sympathischer Überaktivität in der Migränetherapie im Vordergrund steht. Zum Teil handelt es sich um unspezifische Reizeffekte, teilweise um muskeldetonisierende oder um vasokonstriktorische und vasodilatatorische Effekte. Bei einem Teil der physikalischen Therapien wird postuliert, daß sie nach dem Prinzip der Gate-control-Theorie [36] auch zentral schmerzdämpfend wirken, z. T. ist der Wirkmechanismus noch völlig unbekannt.

10.3 Formen der komplexen physikalischen Migräne- und Kopfschmerztherapie

10.3.1 Allgemeine vegetative Reiz- und Umstimmungstherapie (Orts- und Milieuwechsel)

Bei Migränepatienten ist nach neuen Erkenntnissen möglicherweise aufgrund eines genetischen Defekts die monoaminerge Neurotransmission gestört, wobei physikalische und psychische Stressoren als Trigger für das Entstehen von Migräneattacken fungieren sollen [19]. So sollen u. a. Klima- und Wettereinflüsse ebenso wie Orts- und Milieuwechsel (z. B. Reise ins Hochgebirge) als Migräneauslöser eine Rolle spielen können [10].

Andererseits werden „Klimakuren" sowie ein Orts- und Milieuwechsel ganz bewußt in der Migränebehandlung propagiert. Die Wirkung solcher Klimakuren auf das Migräneleiden ist aber bis heute nicht wissenschaftliche untersucht. Es gibt spezielle Migränekliniken im deutschen Mittelgebirge (z. B. im Taunus) sowie in der Schweiz und in Österreich. Gleichwohl zeigen epidemiologische Studien, daß Migräne nicht an bestimmte Klimazonen und landschaftliche Gebiete gebunden ist [10]. Häufig ist es nicht so sehr der Klimawechsel, als vielmehr die Herausnahme des Migränekranken aus seinem sozialen Umfeld und damit die Ausschaltung möglicher Stressoren, wodurch sich dann das Ausbleiben der Migräneattacken und damit der „Kurerfolg" erklärt. Auch dürfte die Unterwerfung unter ein kurmäßiges Behandlungsregime ein wesentlicher therapeutischer Effekt bei entsprechend durchgeführten Heilverfahren wegen Migräne sein. Der Orts- und Milieuwechsel als solcher scheint allein nicht ausreichend zu sein, um ein Migräneleiden nachhaltig zu bessern, sondern vielmehr die damit einhergehende psychovegetative Umstimmung durch Fortfall von Stressoren.

10.3.2 Hydrotherapie und Balneotherapie

Zu unterscheiden sind die folgenden Formen der Hydrotherapie und Balneotherapie: Kneipp-Güsse (s. 10.3.2.1), Arm- und Fußerwärmungsbäder (s. 10.3.2.2) und Medizinische Bäder (s 10.3.2.3).

Allgemeine physiologische Grundlagen

Bei der Hydrotherapie und Balneotherapie kommen in erster Linie unspezifische Reizeffekte auf das vegetative Nervensystem und den hypothalamo-hypophysären Regelkreis zur Wirkung.

In der physikalischen Migränebehandlung wird eine Dämpfung der sympathischen Überaktivität und der damit einhergehenden plötzlichen Aktivierung serotoninerger Hirnstammmechanismen, die zur Migräneattacke führen, angestrebt. Dies erreicht man durch Summation vagotonisierender Reize (z. B. durch Sedativbäder), aber auch durch kurze gezielte Reizsetzung an bestimmten Körperpartien (z. B. Kneipp-Güsse), wobei auf einen ergotropen, den Sympathikus stimulierenden Reiz, eine trophotrope, den Parasympathikus aktivierende Gegenreaktion folgt.

10.3.2.1 Kneipp-Anwendungen

Bei den Kneipp-Güssen handelt es sich um die Applikation von kaltem, warmem, wechselwarmem oder auch heißem Wasser *drucklos* als Wassermantel oder Wasserplatte auf die Körperdecke mittels eines flexiblen Gießschlauchs. Man unterscheidet je nach der Indikationsstellung zwischen Teilgüssen und dem Vollguß. Gezielt können auch Nacken- und Gesichtsgüsse verabfolgt werden.

Physiologisches Konzept

Bei den Kneipp-Anwendungen führt der rasche Wechsel zwischen Wärme- und Kältereiz in der Körperperipherie zu einem aktiven *Vasomotorentraining* durch Eng- und Weitstellung der Gefäße (Reizhyperämie). Durch den starken Reizeffekt auf das vegetative Nervensystem kommt es vorübergehend zu einer Stimulierung des Sympathikus, wonach ein ausgeprägter vagotonisierender Effekt einsetzt. Hierbei handelt es sich um eine zentrale, von den vegetativen Zentren im Zwischenhirn ausgelöste Gegenregulation. Dies soll bei regelmäßiger täglicher Anwendung zu einer Stabilisierung der gestörten zentralen Homöostase und damit zu einer Dämpfung der Bereitschaft des Körpers führen, auf bestimmte Stimuli mit Migräneattacken zu antworten. In der Balneologie unterscheidet man die Sofortwirkung mit einer nur vorübergehenden Veränderung des „inneren Milieus" von Langzeiteffekten, wobei die periodisch wiederkehrenden Adaptationsvorgänge im Rahmen einer Kneipp-Kur der physiologischen Adaptation an wiederholte Streßeinflüsse entsprechen [4].

Indikationen

Für die Behandlung der akuten Migräneattacke sind Kneipp-Anwendungen i. allg. nicht geeignet. Es gibt jedoch Migränepatienten, die den *kalten Nackenguß* oder *Gesichtsguß* auch in der Migräneattacke als sehr wohltuend und schmerzlindernd empfinden (Abb. 10.1). Eine echte Attackenkupierung ist damit jedoch nicht möglich.

Hingegen sind Kneipp-Güsse unter vorbeugenden Gesichtspunkten, also zur *Intervallbehandlung* der Migräne, im Sinne einer Langzeitadaptation indiziert. Der migränelindernde Effekt erklärt sich durch zentralnervöse Adaptationsvorgänge mit Stabilisierung des sympathischen Systems.

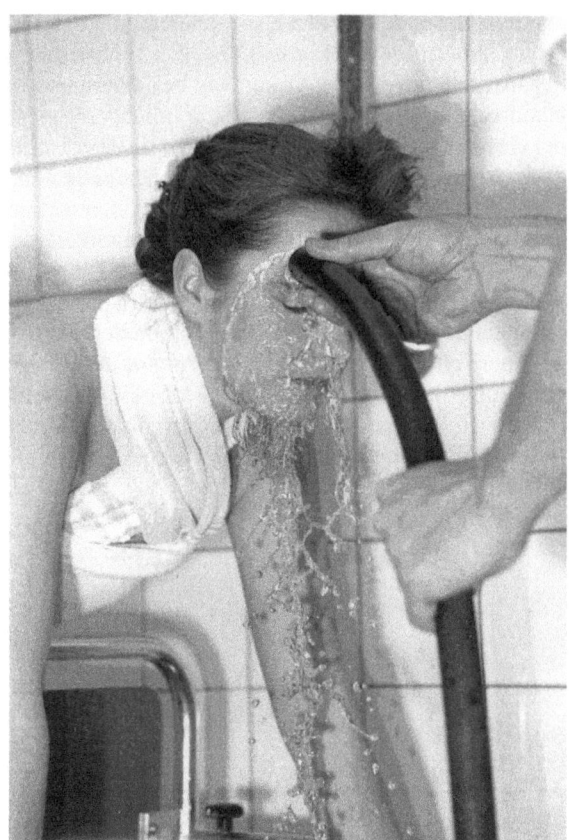

Abb. 10.1. Ausführung eines kalten Gesichtsgusses bei Kopfschmerzen in der akuten Migräneattacke

Kontraindikationen

Als Gegenanzeigen für Kneipp-Güsse gelten schwere Herz-Kreislauf-Erkrankungen (Herzinsuffizienz, maligner Bluthochdruck) sowie Infekte (insbesondere der ableitenden Harnwege).

10.3.2.2 Arm- und Fußerwärmungsbäder (Teilbäder)

Physiologisches Konzept

Bei der Migräne wird eine erhöhte Sympathikusaktivität auf externe Reizeinflüsse mit einer Störung zentraler vasomotorischer Kontrollmechanismen angenommen [1, 18, 47]. Aufgrund des erhöhten noradrenergen Gefäßtonus findet man bei Migränepatienten eine abnorme Vasokonstriktion der Gefäße in der Körperperipherie sowohl im Intervall als auch besonders in der Attacke mit Hautblässe im Gesicht. Appenzeller fand bei 80 % der Migränepatienten gegenüber Gesunden an den Extremitäten eine herabgesetzte Hauttemperatur aufgrund abnormer Vasokonstriktion [2]. Er konnte nachweisen, daß bei Migränepatienten gegenüber Gesunden bei Eintauchen der Hände in ein warmes Handbad eine Vasodilatation erst deutlich verzögert eintrat. Die normalerweise bei Gesunden unmittelbar einsetzende Reflexvasodilatation auf Wärmereiz wird nach Appenzeller bei 80 % der Migränepatienten durch den erhöhten Vasokonstriktortonus verhindert. Ähnliche Untersuchungsergebnisse werden auch aus jüngster Zeit von japanischen Autoren mitgeteilt [26]. An diese Erkenntnisse knüpfen einige Autoren an, wenn sie Hand- und Fußerwärmungsbäder bei der Migräne propagieren. Postuliert wird, daß die bei Migränepatienten (verzögert) einsetzende reflektorische Vasodilatation der Gefäße an den Händen bzw. Füßen zu einer *reflektorischen Vasokonstriktion der Temporalarterien* führt (Blutumverteilungstheorie nach Sargent et al. [43]). Das auf dieser Theorie basierende *Handerwärmungstraining* ist vergleichbar mit den Hauff-Armbädern. Nach Knapp [27] soll die Erfolgsquote dieses Gefäßtrainings bei Migränepatienten bei 70 % liegen (Abb. 10.2).

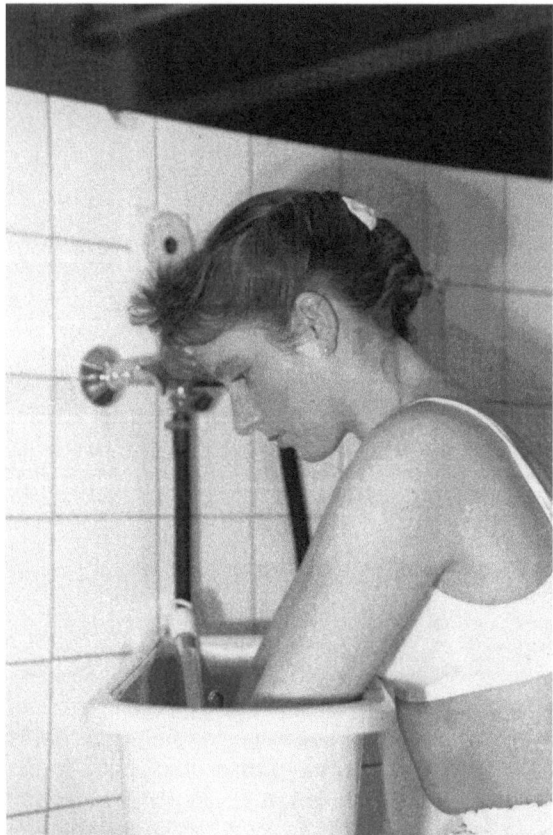

Abb. 10.2. Wechselarmbad. (Aus [45], mit freundlicher Genehmigung des Ebert-Verlags)

Indikationen

Das vorgenannte Gefäßtraining eignet sich v. a. als Intervalltherapie bei der Migräne sowie – durch seinen zusätzlichen sedierenden und muskelrelaxierenden Effekt – für die Behandlung des Kombinationskopfschmerzes.

Kontraindikation

In der Migräneattacke selbst zeigen sich sehr unterschiedliche Reaktionen auf das Gefäßtraining. In Einzelfällen muß sogar mit einer Verschlimmerung der Symptomatik gerechnet werden, so daß diese Maßnahme in der akuten Attacke eher als kontraindiziert anzusehen ist.

10.3.2.3 Medizinische Bäder (Vollbäder)

Physiologisches Konzept

In der Migränebehandlung kommen medizinische Bäder i. allg. nur für die Intervalltherapie in Betracht. Außer als Vollbäder sind sie auch – je nach Verträglichkeit – als Halb- oder Dreiviertelbäder applizierbar (Wassertemperatur 36–38 °C). Die Wasserwärme wirkt gleichermaßen schmerzlindernd und sedierend in Folge beruhigender Effekte über Hautrezeptoren mit zentraler Wirkung und relaxierend über segmental-reflektorische Effekte auf die Muskulatur [21]. Lokal kommt es in der Muskulatur zur Verringerung der Produktion von algogenen Substanzen und zu einem besseren Abtransport derselben durch das Blut, was wiederum zu einer weiteren Tonussenkung im Muskel führt. Der Teufelskreis Schmerz → Spasmus → Schmerz wird somit unterbrochen.

Verschiedene Formen medizinischer Bäder

Sprudelbäder wirken durch Zusatz von O_2 oder CO_2 belebend. Daher wird man bei ohnehin erhöhter Reaktionsbereitschaft des Körpers, auf bestimmte Stimuli mit Migräneattacken zu antworten, wegen ihres vagotonisierenden Effekts den Sedativbädern den Vorzug geben.

Sedativbäder werden durch Zusatz sedierender Extrakte wie Baldrianextrakt oder Brombaldrian hergestellt.

Indikationen

In der Migräneattacke selbst scheinen nur Sedativbäder angezeigt. Sprudelbäder eignen sich zur allgemeinen Roborierung in der Intervalltherapie. In dieser Phase können auch Sedativbäder zur parasympathikotonen Umstimmung eingesetzt werden.

Kontraindikationen

Als Kontraindikationen für Vollbäder sind schwere Herz-Kreislauf-Erkrankungen sowie schwere konsumierende Erkrankungen (Malignome) und Infekte anzusehen.

Außer den erwähnten Bädern seien als weitere Formen der Hydrotherapie genannt: Wassertreten, Taulaufen und Schneelaufen. Diese Therapien entsprechen hinsichtlich ihrer Wirkung auf den Organismus den Kneipp-Kaltgüssen an den unteren Extremitäten. Sie sind nur für die Intervallbehandlung indiziert.

10.3.3 Wärme- und Kältetherapie

Verschiedene Formen der Wärmetherapie

Die folgenden Formen der Wärmetherapie können unterschieden werden:
1. Wärmepackungen (Fango, Moor, Schlick, „heiße Rolle"),
2. Warmluftanwendungen,
3. Infrarotbestrahlung,
4. Dampfdusche sowie
5. Dampfbäder und Sauna.

Die Positionen 1–4 dieser Aufstellung sind als Maßnahmen zur lokalen Wärmeanwendung anzusehen (s. 10.3.3.1), die Position 5 als Verfahren zur allgemeinen Wärmetherapie (s. 10.3.3.2).

Verschiedene Formen der Kältetherapie

Bei der Kältetherapie werden die folgenden Maßnahmen unterschieden:
1. Eispackungen (Kryogel, Eiswürfel),
2. Nebelvereisung (Stickstoffvereisung) und
3. Kaltluft.

Allgemeine physiologische Grundlagen

In der Wärme- und Kältetherapie der Migräne und des Migränebegleitkopfschmerzes gelten die bereits im Abschnitt „Hydrotherapie und Balneotherapie" (10.3.2) dargelegten physiologischen Wirkmechanismen. Es ist zu unterscheiden zwischen der *Lokalwirkung* am Applikationsort und der *Allgemeinwirkung*.

Auch muß grundsätzlich unterschieden werden zwischen der *Akutbehandlung* und der *Intervallbehandlung*. Für die akute Schmerzattacke sind lokale Wärmeapplikationen in der Regel kontraindiziert. Sie werden auch in den meisten Fällen von den Patienten nicht toleriert. Dies ist verständlich, denn in der Schmerzattacke kommt es ja zu einer Sensibilisierung der Nozizeptoren durch Einwirkung von Entzündungs- und Schmerzmediatoren. An diesem Entzündungsprozeß („sterile neurogene Entzündung", vgl. Abschn. 13.5) sind nicht nur die leptomeningealen Gefäße beteiligt, sondern auch das extrakraniale Gefäßsystem [18]. Nach initialer Vasokonstriktion treten eine Vasodilatation und ein Gefäßwandödem auf. Lokale Wärmeanwendungen würden dann nur die Freisetzung von Entzündungsmediatoren weiter verstärken. Dies würde eher zu einer Verstärkung als zu einer Linderung der Schmerzen führen. Von daher sollte bei einem Migränepatienten in der Attacke keine Wärmeanwendung erfolgen (beispielsweise keine heiße Fangopackung und keine Infrarotlichtbestrahlung). Statt dessen greift auch der Kranke selbst instinktiv eher zum kalten Waschlappen oder Eisbeutel, mit dem er sich Stirn, Schläfen und Nacken kühlt.

10.3.3.1 Lokale Wärmetherapie

Lokale Wärmetherapie in Form von Wärmepackungen, Warmluftanwendungen, Infrarotbestrahlung oder Dampfdusche kommt nur bei jenen Prozessen in Betracht, wo vorrangig ein nozizeptiver Reiz in der Muskulatur, den Faszien und Bändern im Nacken-Kopf-Bereich vorliegt. Hier wirkt Wärme detonisierend auf die Muskulatur, die erzielte Hyperämie verbessert den Muskelstoffwechsel und führt zu einem rascheren Abtransport saurer Stoffwechselmetaboliten, die Schmerzreaktion aus den Weichteilstrukturen wird dadurch herabgesetzt. Lokale Wärmetherapien sind daher in erster Linie zur Behandlung des Migränebegleitkopfschmerzes (Kopfschmerz vom Spannungstyp) geeignet. Für die Behandlung der akuten Migräneattacke sind die lokalen Wärmetherapien kontraindiziert!

10.3.3.2 Allgemeine Wärmetherapie

Als Maßnahmen zur allgemeinen Wärmetherapie sind, wie zuvor ausgeführt, Dampfbäder und Sauna anzusehen. Bei regelmäßigem Saunabesuch setzen – gleichermaßen wie bei einer Kneipp-Kur – Langzeitadaptationsvorgänge mit vegetativer Stabilisierung und trophotroper Umschaltung ein [11]. Auch bzgl. des Migräneleidens wird eine prophylaktische Wirkung angenommen. Daher zählt auch die Sauna, individuelle Verträglichkeit vorausgesetzt, zum komplexen physikalischen Behandlungsprogramm für Migränepatienten [45]. Die bisweilen auch von Ärzten geäußerte Befürchtung, daß durch Saunabesuch eine Migräneattacke ausgelöst werden könne, erscheint nach langjähriger Erfahrung des Autors nicht gerechtfertigt. Gleiches gilt für die Verordnung von Dampfbädern.

Indikation

Alle vorgenannten Maßnahmen der lokalen und allgemeinen Wärmetherapie kommen zur Intervallbehandlung der Migräne in Betracht.

Kontraindikationen

Alle unter 10.3.3.1 und 10.3.3.2 aufgeführten Maßnahmen sind in der akuten Migräneattacke kontraindiziert! Weiterhin gelten schwere Herz-Kreislauf-Erkrankungen (insbesondere maligner Bluthochdruck) sowie Infektionskrankheiten als Gegenanzeigen. Vor allem bei einem grippalen Infekt ist von einem Saunabesuch unbedingt abzuraten!

10.3.3.3 Lokale Kältetherapie

Für die Praxis hat sich die Applikation eines Kryogelkissens auf Stirn (Abb. 10.3) und/oder Nacken bewährt. Für die Anwendung speziell bei Migräneattacken wird sogar eine besonders den Gesichtsformen angepaßte Kryogelpackung, die sog. „Kryobrille", vertrieben. Außer Kältepackungen ist auch die Applikation von Kaltgas (Stickstoffvereisung oder Kaltluft) für den Nacken zur Behandlung der Migräneattacke geeignet.

Physiologisches Konzept

Der analgesierende Effekt der Kältebehandlung bei Migräne beruht auf folgenden Mechanismen:

1. Herabsetzung bzw. Blockade der nozizeptiven Impulse aus den Nozizeptoren durch direkte Wirkung an Schmerzrezeptoren,

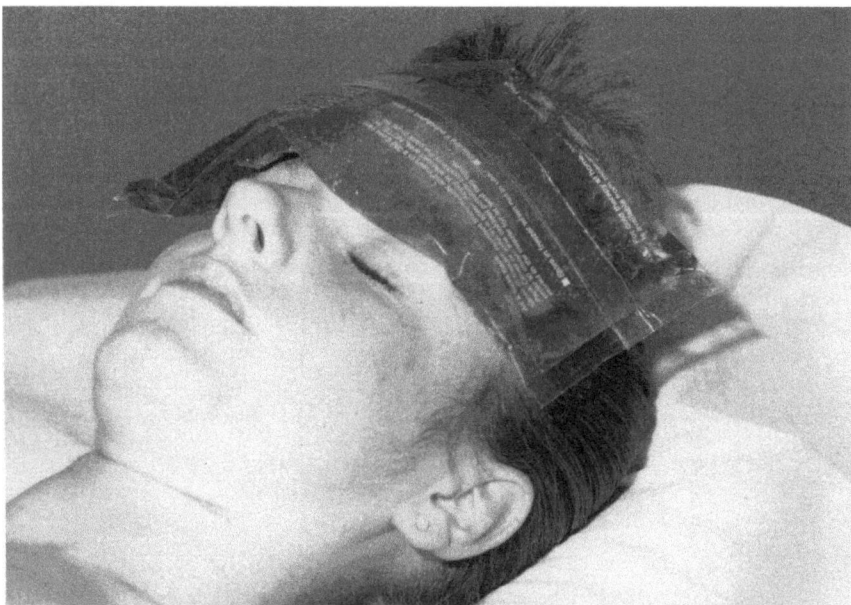

Abb. 10.3. Anwendung eines Kryogelkissens in der Migräneattacke

2. Blockade der Schmerzimpulsleitung über die Nervenfaser (temperaturabhängig),
3. detonisierende Wirkung auf die Nacken- und Kopfmuskulatur und
4. tonisierende und entödematisierende Effekte an den Kopfgefäßen.

Dennoch kann durch eine lokale Kälteanwendung im Nacken oder im äußeren Kopfbereich die Migräneattacke in der Regel nicht kupiert werden, da es sich um ein komplexes, sowohl die intra- als auch die extrakranialen Gefäße betreffendes Geschehen handelt, wobei unmittelbar lediglich in dem extrakranialen Bereich eine lokale Schmerzdämpfung erreicht werden kann. Die intrakranialen Gefäßreaktionen und Sensibilisierungsvorgänge an den Gefäßen können durch äußere Kälteapplikationen allenfalls indirekt beeinflußt werden. Es ist denkbar, daß – ähnlich wie bei der Wärmeanwendung – auf dem Wege der konsensuellen Mitreaktion möglicherweise auch an intrakranialen meningealen Blutgefäßen vasokonstriktorische Effekte erzielt werden können, was aber bisher nicht bewiesen ist.

Indikation

Als klassisches Anwendungsgebiet für die unterschiedlichen Maßnahmen der lokalen Kältetherapie gilt die akute Beschwerdesymptomatik in der Migräneattacke.

Kontraindikationen

Neben einer allgemeinen (vom Konstitutionstyp abhängigen) Kälteüberempfindlichkeit sind die Kälteallergie sowie eine erhöhte Neigung des Patienten zu arteriellen Gefäßspasmen (im Sinne eines M. Raynaud) als Gegenanzeigen anzusehen.

Weiterhin gelten schwere Herz-Kreizlauf-Erkrankungen (arterielle Hyptertonie, Herzinsuffizienz und Herzrhythmusstörungen) als Kontraindikationen für die Maßnahmen der lokalen Kryotherapie.

10.3.4 Elektrotherapie

In der Schmerztherapie werden bevorzugt Stromformen aus dem Niederfrequenzbereich (NF-Ströme, 0–1 000 Hz) und Mittelfrequenzbereich (MF-Ströme 1 000 Hz–100 kHz) eingesetzt, denen allgemein folgende therapeutische Wirkungen zugesprochen werden (vgl. Tabelle 10.1):
1. Schmerzlinderung
2. Reizwirkung auf Muskeln, sensible, motorische und vegetative Nerven,
3. durchblutungsfördernde Wirkung und
4. trophikfördernde Wirkung.

Je nach angewandter Stromart sind die physiologischen Wirkungen jedoch unterschiedlich. In der Migränebehandlung wird man Stromformen mit ausgeprägter analgesierender und sympathikusdämpfender Wirkung bei geringer

Tabelle 10.1. Einteilung gebräuchlicher Stromformen nach der Frequenz. (Aus [12])

Frequenzbereich	Frequenz	Gebräuchliche Stromformen in der Elektrotherapie
Niederfrequenz (NF)	0–1 000 Hz	– galvanischer Strom – diadynamischer Strom – Rechteckimpulsstrom (Ultrareizstrom) – TENS – Exponentialstrom
Mittelfrequenz (MF)	1–100 kHz	– Interferenzstrom – amplitudenmodulierter und -unmodulierter MF-Strom – dynamischer Interferenzstrom (DIC)
Hochfrequenz (HF)	> 100 kHz	– Kurzwelle – Dezimeterwelle – Mikrowelle

Reizsetzung und geringem Gewöhnungseffekt den Vorzug geben. Außer der konstanten Galvanisation und den erstmalig von Bernard 1950 in die Elektrotherapie eingeführten diadynamischen Strömen [6] kommt in der Elektroanalgesie dem stochastischen Reizstrom (transkutane elektrische Nervenstimulation, TENS) und dem mittelfrequenten Interferenzstrom eine besondere Bedeutung zu, nicht nur wegen der ausgeprägten analgesierenden Wirkung, sondern v. a. auch wegen der guten systemischen und lokalen Verträglichkeit.

Im nachfolgenden Abschnitt sollen die einzelnen Stromformen dargestellt und ihre Anwendbarkeit bei Migräne und Kombinationskopfschmerzen erörtert werden.

10.3.4.1 Konstante Galvanisation

Physiologisches Konzept

Bei der Galvanisation handelt es sich um die Anwendung von konstanten Strömen in gleicher Richtung (0 Hz), bei denen es zu keiner Erregung an Nerven und Muskeln kommt.

Solche Ströme verursachen bei nur milder Reizsetzung eine Analgesie; darüber hinaus wirken sie durchblutungssteigernd und tonusregulierend.

Der galvanische Strom kann für sich allein in Form der stabilen Galvanisation oder auch als galvanische Basis zusätzlich zu anderen Impulsstromformen angewandt werden.

Indikation

Mit Hilfe solcher galvanischer Ströme können Kopfschmerzen vom Spannungstyp therapiert werden, die im Intervall zwischen einzelnen Migräneattacken auftreten.

10.3.4.2 Diadynamische Ströme nach Bernard

Physiologisches Konzept

Hierbei handelt es sich um gleichgerichtete niederfrequente Wechselströme von 50–100 Hz, die von Bernard 1950 in 5 charakteristischen Modulationen in die Therapie eingeführt wurden [6]. Je nach Frequenz und Modulation kommt es bei jeder Anwendung zu einer Analgesierung, Muskeldetonisierung, Resorptionsförderung oder zu einer Hyperämisierung.

Während die Anode eine erregbarkeitsmindernde, analgesierende Wirkung besitzt, kommt der Kathode eine aktivierende, hyperämisierende und – über Beeinflussung von Reflexbögen – ebenfalls analgesierende Wirkung zu. Ferner ist die Stromrichtung von Bedeutung.

Anwendung

Wegen ihrer erregbarkeitsmindernden, dämpfenden Wirkung sollte die Anode in der Regel ZNS-nah (kopfwärts) und die Kathode distal plaziert werden (vgl. Abb. 10.4).

Die Elektroden können wahlweise aber auch unterhalb der Warzenfortsätze oder paravertebral beiderseits über den Maximalpunkten (Triggerpunkten) angesetzt werden.

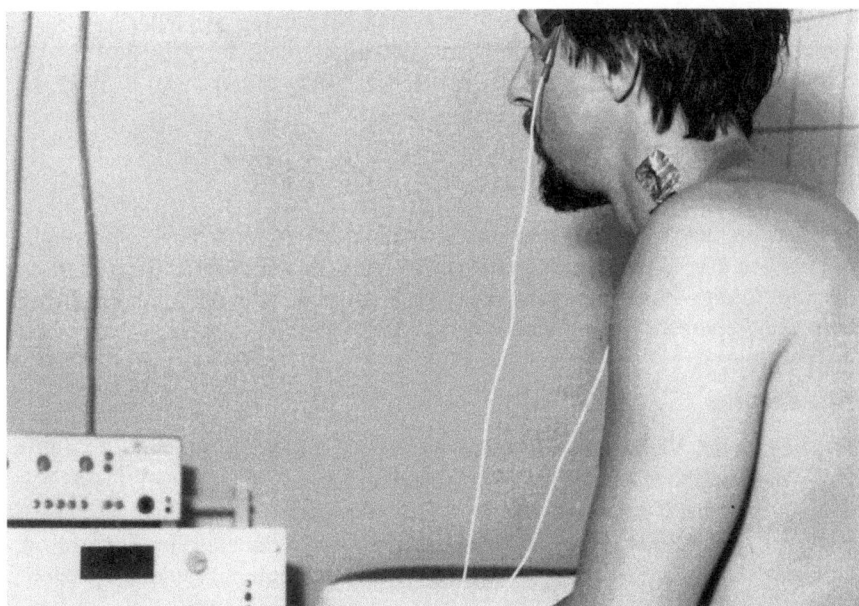

Abb. 10.4. Migränebehandlung mit Bernard-Strömen. Anode auf frontalem Ast der A. temporalis superficialis, Kathode über der Karotis

Bevorzugte Stromart ist „diphasé fixe" (DF), ein Vollweg-gleichgerichteter Wechselstrom (100 Hz), oder „modulé en courtes périodes" (CP), eine Kombination aus DF und MF[1].

Indikation

Kombinationskopfschmerzen mit und ohne Beteiligung der perikranialen Muskulatur sind mit einer Behandlung durch diadynamische Ströme gut zu beeinflussen. Migräneattacken eignen sich hingegen nur sehr bedingt für diese Therapie, abhängig von der individuellen Reaktion des Patienten auf die gewählte Strommodulation.

10.3.4.3 Transkutane elektrische Nervenstimulation (TENS)

Physiologisches Konzept

Bei der transkutanen elektrischen Nervenstimulation handelt es sich um ein Elektroanalgesieverfahren zur Unterdrückung von Schmerzimpulsen über schmerzleitende Nervenfasern. Die Wirkung wird hervorgerufen durch Applikation eines sog. stochastischen Reizstroms, der von einem elektrischen Impulsgeber (Generator) erzeugt wird. Während die groben, markhaltigen Nervenfasern stimuliert werden, werden die dünnen, schmerzleitenden C-Fasern inhibiert (Prinzip der Gate-control-Theorie). Um einer Adaptation der Nervenfaser an die Impulsfrequenz und damit einem raschen Abklingen der Wirksamkeit entgegenzuwirken, bedient man sich heutzutage spezieller TENS-Stimulatoren, deren von einem Zufallsgenerator abgegebene Frequenzen sich ständig ändern, sog. „stochastischer Reizstrom" (Frequenz 0–100 Hz, akupunkturähnliche TENS 1–4 Hz).

Indikationen

Als Anwendungsmöglichkeiten für die transkutane elektrische Nervenstimulation gelten die akute Beschwerdesymptomatik in der Migräneattacke sowie die chronische Begleitkomponente von Kopfschmerzen vom Spannungstyp beim „therapieresistenten" Kombinationskopfschmerz.

Anwendung

Mit Beginn der Migräneattacke werden bei einer TENS-Behandlung 2 großflächige Hautelektroden beiderseits paravertebral subokzipital plaziert. Dabei werden sensorische Nervenäste des N. occipitalis major bzw. minor beiderseits stimuliert. Man kann die Elektroden auch auf der Schmerzseite temporal-okzipital oder paravertebral auf die zervikalen Dermatome $C_{2/3}$ und C_7 plazieren (Abb. 10.5).

---

[1] „Monophasé fixe" (MF), Einweg-gleichgerichteter Wechselstrom (50 Hz) [12].

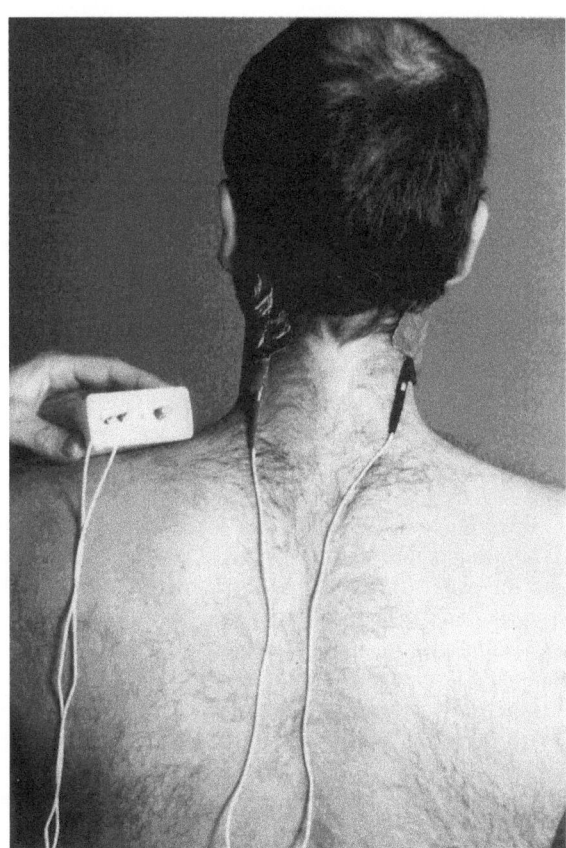

Abb. 10.5. Behandlung des Migränekopfschmerzes mit transkutaner elektrischer Nervenstimulation (TENS). Plazierung der beiden großflächigen Elektroden beiderseits subokzipital

Die für die Schmerzlinderung benötigte Stimulierungszeit variiert bei der höherfrequenten Stimulierung zwischen 15 und 25 min, bei niederfrequenter Reizung (1–4 Hz) zwischen 20 und 30 min. In der Migräneattacke können aber auch längere Behandlungszeiten bis zu einer Stunde angezeigt sein. Die Behandlung kann dann, je nach Schweregrad der Migräneattacke 2- bis 3mal, mit dazwischenliegenden Pausen von mindestens 30 min wiederholt werden.

10.3.4.4 Mittelfrequente Wechselströme (MF-Ströme)

Der Frequenzbereich über 1 000 Hz (bis 100 kHz) wurde 1944 von Gildemeister [16] mit der Definition „Mittelfrequenz" als wirkungsphysiologisch eigenständige Stromform definiert.

Physiologisches Konzept

Gegenüber herkömmlichen niederfrequenten Reizstromformen ergibt sich ein wesentlicher Vorteil aus der Frequenzabhängigkeit des kapazitiven Hautwiderstands. Ein mittelfrequenter Strom von 5 000 Hz muß nur etwa 1/100 des Widerstandes überwinden, den die Haut einem niederfrequenten Reizstrom von 50 Hz entgegensetzt. Dies ermöglicht die schmerzfreie Anwendung höherer Stromdichten und damit eine ausgesprochene Tiefenwirkung mittelfrequenter Ströme.

Für mittelfrequente Wechselströme gilt das *apolaritäre Reizprinzip*. Dies besagt, daß bei Längsreizung von Muskeln und Nerven die Erregungen („Depolarisation") gleichzeitig unter beiden Elektroden entstehen. Bei Mittelfrequenzreizungen gibt es eine weitere Besonderheit: Eine Akkommodation der Nerven ist nicht möglich [34].

Mittelfrequente Stromformen wurden in größerem Umfang erstmalig von Nemec in die Therapie eingeführt [37]. Dabei werden heute 2 verschiedene Formen unterschieden: Einerseits der intensitätsmäßig gleichbleibende, d. h. ein amplitudenmäßig unmodulierter Interferenzstrom und andererseits der amplitudenmodulierte Interferenzstrom, also ein in einem niederfrequenten Rhythmus, der sog. Modulationsfrequenz, schwingender Mittelfrequenzstrom.

Wird unter der Anwendung laufend die Intensität variiert, spricht man von dynamischen Interferenzströmen (DIC, „dynamic interferential current"). Solche intensitätsmäßig an- und abschwellenden (amplitudenmodulierten) Mittelfrequenzströme lassen sich in einfacher Weise auch zweipolig applizieren, wenn die Hauptwirkung auf oberflächlich subkutan gelegene, mit Schmerzen einhergehende Gewebeveränderungen (Triggerpunkte) abzielt.

Die mit Interferenzstromgeräten aber ebenso durchführbare Behandlung mit 2 Stromkreisen und 4 Elektroden nutzt das physikalische Phänomen der Interferenz, um die Hauptwirkung des Stromes erst in größeren Gewebetiefen zu erzielen, wo durch Schwebungen die Intensität niederfrequent verändert wird, um höhere Intensitäten applizieren zu können. Die Elektroden sind so anzulegen, daß sich die beiden Stromkreise kreuzen. Dieses Prinzip zeigt Abb. 10.6.

Mit diesem Interferenzstromverfahren lassen sich ausgeprägte physiologische Wirkung auf tiefe Gewebestrukturen erzielen:

1. schmerzlindernde Wirkung (Blockierung schmerzleitender Nervenfasern, zentrale Schmerzdämpfung nach dem Prinzip der Gate-control-Theorie),
2. Beeinflussung efferenter vegetativer Fasern und der von ihnen versorgten glatten Muskulatur,
3. Förderung von Diffusionsprozessen und der Reabsorption und
4. Konzentrationsminderung algogener Substanzen im Gewebe.

Indikation

Die gute lokale Verträglichkeit erlaubt es, vierpolig applizierten Interferenzstrom auch über eine längere Therapiezeit bis zu einer Stunde Dauer zu verabfolgen, so z. B. in der akuten Migräneattacke. Der Patient selber hat dabei kein unangenehmes „Stromgefühl" (Abb. 10.7). Aufgrund des ausgeprägten analgesierenden Effekts bei gleichzeitiger Sympathikusdämpfung eignet sich

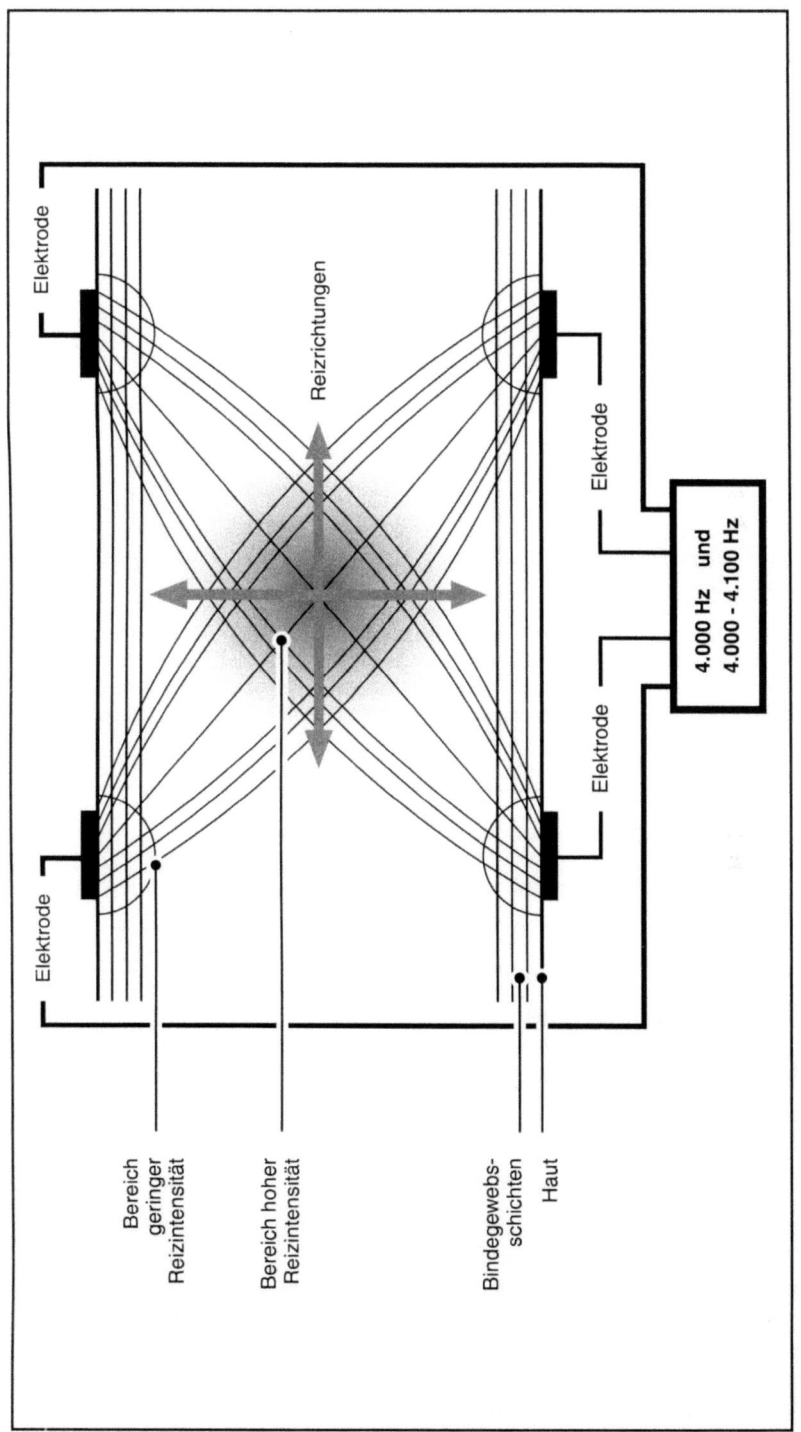

Abb. 10.6. Durch Superposition zweier präformierter und vormodulierter mittelfrequenter Sinusströme von 4 000 bzw. 4 100 Hz entstehen an den Kreuzungspunkten im Gewebe Interferenzschwebungen zwischen 0 und 100 Hz mit ausgeprägter physiologischer Wirkung auf tiefere Gewebestrukturen. (Nach Güttler [22])

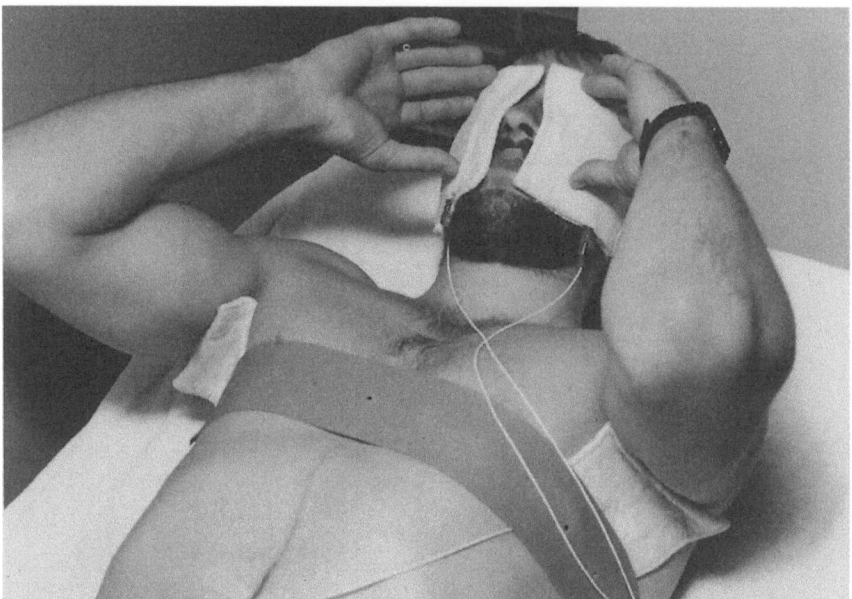

Abb. 10.7. Behandlung von Migränekopfschmerz mit vierpolig appliziertem mittelfrequenten Wechselstrom. Applikation eines Elektrodenpaares entweder auf beide Stirnpole oder beiderseits retroaurikulär, das zweite Elektrodenpaar entweder paravertebral in Höhe des 7. HWK (Vertebra prominens) oder wahlweise auch beiderseits axillär. Zur näheren Erläuterung des Wirkprinzips wird auf den Text verwiesen

der vierpolig applizierte dynamische Interferenzstrom ganz besonders für die Behandlung der Migräneattacke.

10.3.5 Ultraschalltherapie

Schallfrequenzen oberhalb der Hörgrenze des menschlichen Ohrs nennt man Ultraschall.

Allgemeine physiologische Grundlagen

Als Standardfrequenz zur Applikation von Ultraschall gelten 800 kHz. Dabei steht die mechanische Wirkungskomponente des Ultraschalls (Mikromassage) im Vordergrund. Die innere Gewebemassage bewirkt bei geringer Dosierung eine Förderung des Zellstoffwechsels, der Durchblutung und der Sauerstoffversorgung. Die Diffusionsfähigkeit der Substanzen durch Membranen wird erhöht, im Gewebe wird eine Änderung vom Gel- in den Solzustand erreicht. Eine Besonderheit stellt die Wärmewirkung beim Ultraschall dar. Es kommt hierbei dosisabhängig zu einer Umwandlung von Bewegungsenergie in Wärme. Neben den mechanischen, thermischen und chemischen Wirkungen kommt auch einer neuronal-humoralen Wirkung Bedeutung zu. Diese äußert sich in einer Umstimmung des Vegetativums im Sinne der Sedierung. Der komplexe Wirkmechamismus kann mit einer unspezifischen lokalen und allgemeinen Reizwirkung verglichen werden.

Anwendung

In der akuten Migräneattacke wird die Behandlung mit Ultraschall trotz des analgesierend-sedierenden Effektes oft vom Patienten nicht toleriert – wahrscheinlich aufgrund der Sensibilisierung der Schmerzrezeptoren in der Migräneattacke. Bei chronischen Kombinationskopfschmerzen kann die Behandlung der Nackenpartie mit Ultraschall indiziert sein. In Frage kommt hier nur die direkte Ultraschallapplikation mit dem Schallkopf. Nach Auftragen eines geeigneten Kontaktmittels wird die paravertebrale Nackenmuskulatur mit dem Schallkopf unter leichtem Andruck kreisförmig massierend behandelt. Die Anzahl der notwendigen Beschallungen, die man je nach den Beschwerden täglich oder jeden zweiten Tag durchführt, richtet sich nach dem individuellen Behandlungserfolg. Im allgemeinen reichen 10–15 Behandlungen aus.

Die Wirkung auf den Kopfschmerz erklärt sich wie folgt:

1. peripheranalgesierende Wirkung an den Schmerzrezeptoren im Gewebe,
2. Verbesserung des Muskelstoffwechsels und Herabsetzung des Muskeltonus,
3. entödematisierender Effekt mit Abtransport von Stoffwechselmetaboliten und Schmerzmediatoren,
4. zentralsedierender Effekt.

Indikation

Als bevorzugte Einsatzmöglichkeit für die Applikation von Ultraschall gelten Kopfschmerzen, die im Intervall zwischen einzelnen Migräneattacken auftreten, d. h. insbesondere Kopfschmerzen vom Spannungstyp mit Beteiligung der perikranialen und zervikalen Muskulatur.

10.3.5.1 Simultanverfahren: Ultraschall mit Reizstrom

Einen besonders stark analgesierenden Effekt erzielt man durch die Kombination von Ultraschall mit Reizströmen; die Wirkung beruht auf kumulativen Effekten. Besonders für die Behandlung chronischer Kombinationskopfschmerzen kommt dieses Verfahren in Betracht (Abb. 10.8).

Grundsätzlich eignen sich für die Kombination mit Ultraschall sämtliche Reizstromformen, besonders aber der stochastische Reizstrom oder die Elektrovibration.

Wegen „Verätzungsgefahr" ist galvanischer Strom für diese kombinierte Anwendung nicht zu verwenden.

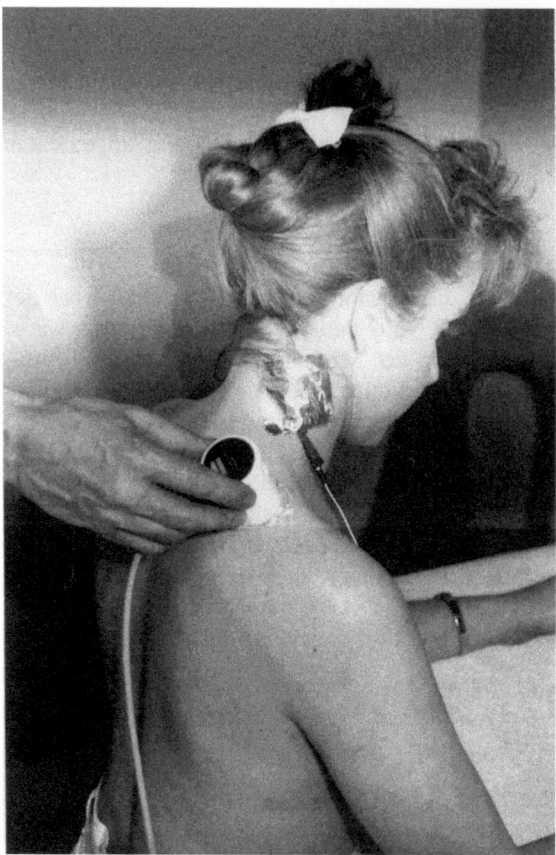

Abb. 10.8. Simultanverfahren: Ultraschall mit Reizstrom in der Kopfschmerzbehandlung. Eine große indifferente Elektrode wird proximal im Nacken angeordnet. Als aktive Elektrode gilt der gleichzeitig den Ultraschall übertragende Schallkopf (Triggerpunktbehandlung)

Indikation

Die simultane Anwendung von Ultraschall und Reizstrom ist bei den gleichen Beschwerden indiziert, bei denen auch die alleinige Ultraschalltherapie (vgl. 10.3.5) angewandt wird.

10.3.5.2 Phonophorese

Unter Phonophorese versteht man das Einbringen eines Medikamentes mittels Ultraschall in das Körpergewebe. Dabei kommt zusätzlich zu den oben beschriebenen Effekten des Ultraschalls die Wirkung des jeweiligen Medikaments zum Tragen. Im allgemeinen werden dabei Salben verwandt, deren Inhaltsstoffe eine analgesierende und entzündungshemmende Wirkung im Gewebe entfalten. In der Migränebehandlung dürfte der Einsatz der Phonophorese für die Akuttherapie kaum in Betracht kommen. Für die Intervallbehandlung eignet sich die Phonophorese jedoch gleichermaßen wie die Ultraschalltherapie, besonders wenn Kombinationskopfschmerzen vorliegen. Ansonsten bietet die Phonophorese aber gegenüber der alleinigen Ultraschallbehandlung keine besonderen Vorteile.

Indikation

Auch hier gilt die gleiche Einsatzmöglichkeit wie bei der alleinigen Anwendung der Ultraschalltherapie (vgl. 10.3.5).

10.3.6 Manuelle Therapien bei Migräne und Kombinationskopfschmerzen

Bei den manuellen Therapie werden eine Vielzahl von Verfahren unterschieden, die sich in 4 Gruppen zusammenfassen lassen.

1. Klassische Massagen und kombinierte Verfahren:
   - Gesichtsmassage und spezielle weiche Kopfschwartenmassagetechniken, Nackenmassage,
   - Kombinationsmassage nach Schoberth,
   - Traktionsmassage und Extensionsbehandlung der HWS;
2. Reflexzonen- und Segmenttherapien:
   - Periostmassage,
   - Schlüsselzonenmassage nach Marnitz [35],
   - Bindegewebsmassage;
3. Komplex wirksame Massagen:
   - manuelle Lymphdrainage und kombinierte Verfahren;
4. periphere Stimulationsanalgesie:
   - Akupressur.

10.3.6.1 Klassische Massage

Im allgemeinen ist die klassische Massage in der akuten Migräneattacke kontraindiziert. Es gibt allerdings Formen der klassischen Massage, die durchaus auch für die Behandlung der Migräneattacke geeignet sein dürften. Dazu zählen die *Gesichtsmassage* und spezielle weiche *Kopfschwartenmassagetechniken.*

Hierbei handelt es sich stets um eine sanfte Ausstreichmassage, welche die Kopfschwartenmuskulatur sowie die Nacken- und Gesichtsmuskulatur erfaßt. Die Massagen werden mit kreisenden bzw. ausstreichenden Bewegungen der Fingerkuppen durchgeführt, allenfalls handelt es sich um sanfte „Knetungen", leichte „Zirkelungen" oder „Drückungen" (Abb. 10.9).

Ziel der klassischen Gesichts- und Kopfschwartenmassage bei Migränekopfschmerz ist es v. a. eine Vagotonisierung und Schmerzlinderung zu ermöglichen. Jegliche Irritationen durch zu starken Druck oder Zug bzw. durch ruckartiges Agieren im Gewebe ist tunlichst zu vermeiden. Besonders zu beachten ist,

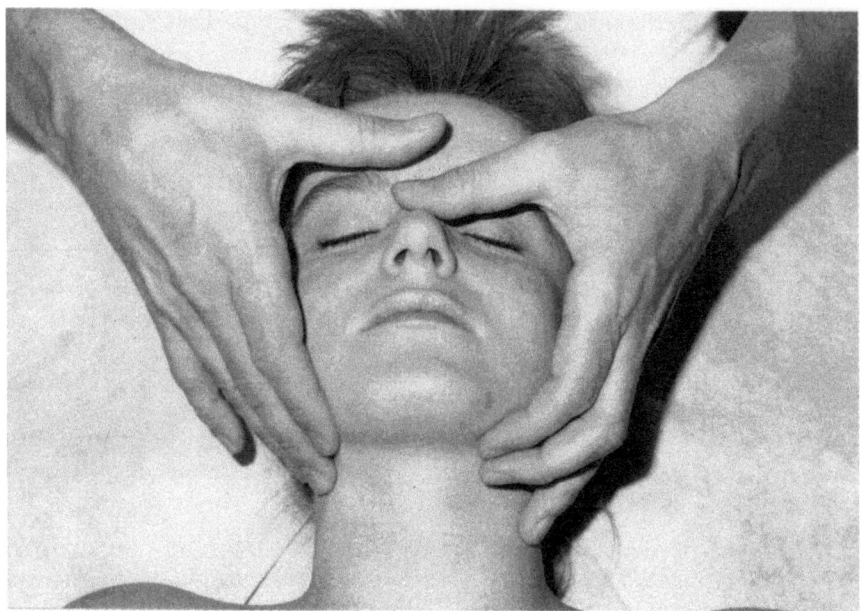

Abb. 10.9. Klassische Gesichtsmassage bei Kopfschmerzen in der akuten Migräneattacke

daß bei der Ausführung der Griffe eine möglichst gleichbleibende Rhythmik eingehalten wird. Neben einer zentralsedierenden Wirkung ist das Ziel dieser Behandlung die Gesichts- und Kopfschwartenmuskulatur selbst. Diese ist schmerzreflektorisch hyperton und verspannt. So orientieren sich die einzelnen Handgriffe meist an der Topographie dieser Muskulatur (Abb. 10.10). Die Schwerpunkte der Behandlung liegen hier eindeutig in der Augenregion sowie der Stirn- und Schläfengegend.

Beim Intervallkopfschmerz ist die Massage von Gesicht und Kopfschwarte allein oft nicht ausreichend, so daß häufig die klassische Massage auf die Nacken- und Schultergürtelmuskulatur ausgedehnt werden muß. Hauptsächlicher Angriffspunkt ist dabei die mitbetroffene Muskulatur. Während aber bei akuten Schmerzen v. a. der analgesierende und sedierende Effekt der Massage ganz im Vordergrund steht und dementsprechend auch nur „sanfte" Ausstreichungen und Zirkelungen, v. a. in der Augen- und Schläfenpartie sowie an der Kopfschwarte vorgenommen werden, hat die klassische Kopfmassage im symptomfreien Intervall eine ganze andere Zielsetzung. Behandelt werden soll dabei die dauerkontrahierte Kopfschwarten- und Nackenmuskulatur (insbesondere bei Kopfschmerzen vom Spannungstyp im Intervall mit erhöhter Schmerzempfindlichkeit perikranialer Muskeln). Als Schwerpunkte der Massage sind hier v. a. diejenigen Regionen zu behandeln, in denen erfahrungsgemäß bevorzugt Muskelhärten (Myogelosen) auftreten (Abb. 10.11). Es lassen sich Schmerzpunkte (Triggerpunkte) in der Haut sowie schmerzhafte Muskelzonen

Formen der komplexen physikalischen Migräne- und Kopfschmerztherapie 255

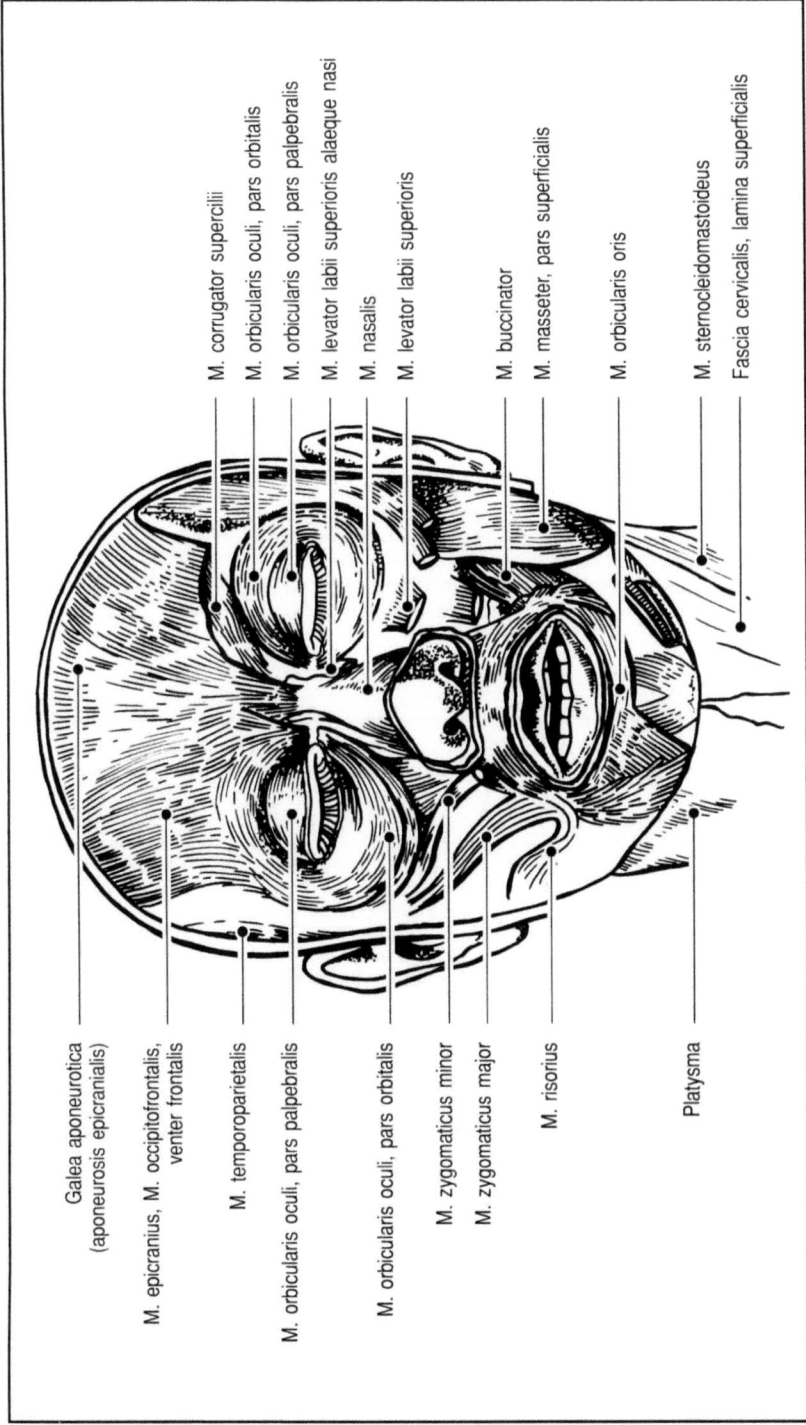

Abb. 10.10. Mimische Gesichtsmuskulatur und frontale Kopfschwartenmuskulatur. Ansicht von vorn; *rechts:* oberflächliche Schicht, *links:* tiefe Schicht

(sog. Mackenzie-Zonen) v. a. in der Trapeziusmuskulatur (Pars descendens) sowie in der paravertebralen Nackenmuskulatur feststellen [38, 42].

10.3.6.2 Kombinationsmassage nach Schoberth

Hierbei handelt es sich um ein von Schoberth[2] entwickeltes Massageverfahren, welches eine Kombination aus Hand-, Stäbchen und Saugwellenmassage in Verbindung mit einer Eisbehandlung darstellt. Der analgesierende Effekt der Eisbehandlung ist meist anhaltender und wirksamer als die bei schmerzhaften Muskelverspannungen sonst üblichen Wärmeanwendungen wie Fango oder Heißluft. Die Kombinationsmassage eignet sich in erster Linie für die Behandlung von Muskelhärten (Myogelosen) und bindegewebigen Verquellungen, die man bei chronischen Kombinationskopfschmerzen in der autochthonen Nackenmuskulatur und im M. trapezius (Pars descendens) fast ausnahmslos vorfindet (Abb. 10.11). Die Behandlung dieser Myogelosen im Intervall wird als sehr schmerzlindernd und entspannend empfunden. Die Frage, ob Schmerzafferen-

---

[2] Prof. Dr. Hannes Schoberth, langjähriger ärztlicher Direktor der Ostseeklinik Damp und des Lehrinstituts für Physikalische Therapie und Sportmedizin im Ostseebad Damp.

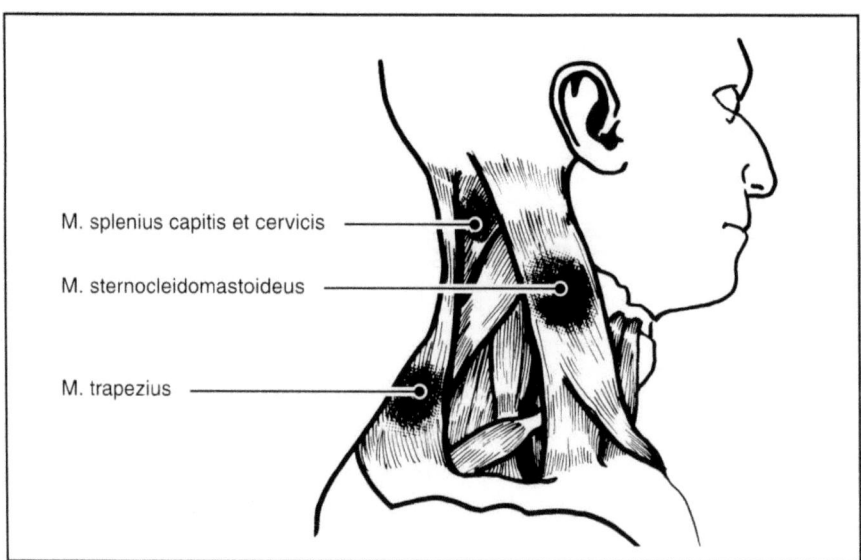

Abb. 10.11. Bei Migränepatienten mit chronischen Begleitkopfschmerzen (Kopfschmerzen vom Spannungstyp) tastet man auf der Seite des chronischen Schmerzgeschehens sehr häufig sehr große, schmerzhafte Myogelosen in den oberen Anteilen des M. trapezius, in der Nackenmuskulatur (M. splenius capitis) sowie im M. sternocleidomastoideus der betroffenen Seite. Die Myogelosen sind schematisch dargestellt

zen aus der Nackenmuskulatur quasi als Trigger wiederum auf die Auslösung einer neuen Migräneattacke Einfluß nehmen können, ist in der Literatur bisher nicht abschließend beantwortet. Manche Patienten selbst geben zumindest an, daß sie bei Einsetzen einer Migräneattacke spüren, wie die Schmerzen von diesen Muskelhärten zum Kopf hinaufziehen. Denkbar ist natürlich auch, daß mit Einsetzen einer Migräneattacke und der damit einhergehenden Herabsetzung der Schmerzschwelle [19] nur die ohnehin vorhandenen unterschwelligen nozizeptiven Afferenzen aus diesen Muskelhärten noch schmerzintensiver empfunden werden.

10.3.6.3 Traktionsmassage und Extensionsbehandlung der HWS

Pathophysiologische Grundlagen

Die tonische oder autochthone Nackenmuskulatur ist bei Kopfschmerzsyndromen, v. a. bei Kopfschmerzen vom Spannungstyp sowie chronischen Kombinationkopfschmerzen mit häufigen Schmerzattacken, in besonderem Maß in das Schmerzgeschehen mit einbezogen [44]. Die anatomisch-physiologischen Besonderheiten der tonischen (posturalen) Muskulatur liegen darin, daß diese sich langsam kontrahiert, dafür aber leicht eine Dauerverkürzung in Folge einer ständigen übermäßigen Tonisierung entwickelt. Dabei reagiert die tonische Nackenmuskulatur nicht nur auf Schmerzafferenzen, sondern auch auf die emotionale Spannung, wie sie bei anhaltender Streßbelastung auftreten kann, mit einer übermäßigen Tonussteigerung und einer dadurch ausgelösten Dauerverkürzung. In den besonders von der Dauerkontraktion betroffenen Muskelpartien entstehen dadurch vermehrt schmerzhafte Myogelosen, was wiederum zu weiteren Schmerzen führt.

Um diese sich wechselseitig verstärkende Schmerzspirale wirksam zu therapieren, bedarf es zusätzlich zu den bisher beschriebenen Massagetechniken einer gezielten Übungsbehandlung mit Dehnung der verkürzten autochthonen Muskelgruppen der tiefen Nackenmuskulatur. Eine sehr wirksame Behandlungsmethode stellt dabei die Traktionsmassage der Halswirbelsäule dar. Hierbei handelt es sich um eine Kombination von Massagegriffen der klassischen Massage mit manueller Extension und Rotation der Halswirbelsäule.

Ziel der klassischen Massage *vor* der eigentlichen Traktion ist es, den Tonus der Nackenmuskulatur zu senken. Durch die Traktion wird nicht nur die verkürzte Muskulatur gedehnt und dadurch der Muskelstoffwechsel wieder verbessert, sondern einen weiteren wichtigen Aspekt der Traktionsbehandlung der HWS stellt der *beschleunigte venöse* und *lymphatische Abfluß* dar. Insbesondere der zervikogene Kopfschmerz sprich oft prompt auf eine manuelle Extensionsbehandlung der Halswirbelsäule an, was Heyck [23] zu der Überlegung führte, daß nicht so sehr die vermutete Irritation des sympathischen Vertebralisnervengeflechts, sondern vielmehr eine *venöse Stauung* der im Halsabschnitt der Wirbelsäule besonders reich vorhandenen spinalen inneren Venengeflechte, den oft migräneartigen zervikalen Kopfschmerz erkläre. (Der von Bärtschi-Rochaix [5] erstmalig 1949 geprägte Begriff der „migraine cervicale" kommt in der aktuellen Kopfschmerzklassifikation der IHS von 1988 nicht mehr vor; vgl. diesbezüglich auch Kap. 5). Da die Abflußwege dieser Venen durch die Zwischenwirbellöcher in die extravertebralen Venengeflechte führen, wird bei Extension der Halswirbelsäule der venöse und lymphatische Abstrom beschleunigt.

Praktisches Vorgehen

Nach vorheriger Befundaufnahme wird zunächst eine klassische Nacken- und Schultergürtelmassage, evtl. in Kombination mit einer Wärmeanwendung, durchgeführt.

Sodann erfolgt die dreidimensionale Traktionsbehandlung der HWS in Rückenlage des Patienten.

– Übung A: Axiale Traktion.

Beide Hände führen gleichzeitig während der Exspiration des Patienten die sanfte Traktion kranialwärts durch. Der Zug ist langsam und kontinuierlich – dem Beschwerdebild angepaßt – einzustellen. Mit Beginn der Inspiration des Patienten wird dann langsam in die Ausgangsposition zurückgegangen. Diese Übung wird einige Male wiederholt, bei guter Verträglichkeit erfolgen die weiteren Übungen B bis E.

– Übung B: Traktion in leichter Ventralflexion (Abb. 10.12),
– Übung C: Traktion in leichter Dorsalflexion,
– Übung D: Traktion in Lateralflexion,
– Übung E: Traktion und Rotation der HWS.

Physiologische Effekte

Von einer solchen Behandlung werden die folgenden Resultate erwartet:

– Muskeldetonisierung durch Dehnung der verkürzten tonischen Muskulatur,
– beschleunigter Abtransport von Schmerzmediatoren (Serotonin, Histamin, Prostaglandine),
– Druckentlastung durch beschleunigten venösen und lymphatischen Abfluß spinaler Gefäße.

Außer der passiven Traktion durch Dritte sollten entsprechende *Dehnübungen* für die verkürzten Muskelgruppen auch vom Patienten selbst nach entsprechender vorangehender krankengymnastischer Anleitung durchgeführt werden.

Indikationen

Die manuelle Traktionsbehandlung der HWS kann zum einen bei zervikogenen Kopfschmerzen, zum anderen aber auch in der akuten Migräneattacke eingesetzt werden. Als Wirkprinzip ist hier der entstauende Effekt durch Förderung des lymphovenösen Abflusses zu vermuten.

Formen der komplexen physikalischen Migräne- und Kopfschmerztherapie 259

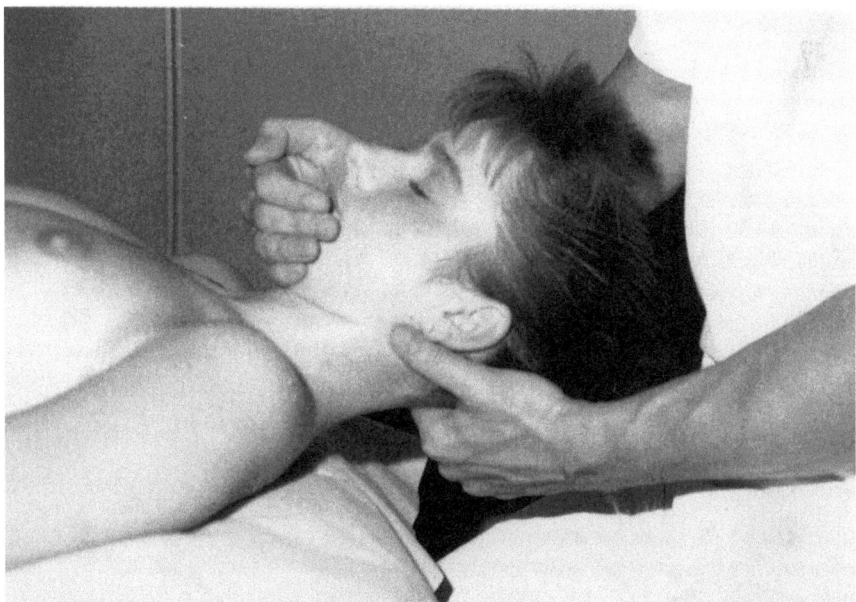

Abb. 10.12. Traktion in leichter Ventralflexion

Kontraindikationen

Absolute Gegenanzeigen für eine manuelle Traktionsbehandlung der HWS sind zervikale Bandscheibenvorfälle, frische HWS-Traumen, knöcherne Destruktionen sonstiger Genese, Tumore und Wirbelsäulenfehlbildungen, insbesondere am kraniozervikalen Übergang. Eine relative Kontraindikation besteht bei älteren HWS-Traumen und schwerer Osteoporose.

10.3.6.3 Periostmassage

Mit der von Vogler [46] und Krauß [28] entwickelten Periostmassage sind folgende Wirkungen zu erzielen:

– örtlich nutritiver Reiz an Knochen, Periost, Sehnen und Muskeln, sowie
– reflektorische Wirkungsausbreitung über die zugehörigen Körpersegmente.

Auch in der Kopfschmerzbehandlung lassen sich mit dieser Methode bei entsprechender Indikation gute Ergebnisse erzielen. Das Charakteristikum der Grifftechnik ist eine punktförmige rhythmisch ausgeführte Druckmassage, die auf dem Periost geeigneter Knochenabschnitte erfolgt. Als geeignet sind solche Knochenabschnitte anzusehen, die kaum von Muskulatur überlagert sind, wie z. B. an der Spina scapulae sowie am knöchernen Schädel.

Indikation

Nach der Erfahrung des Autors ist die Periostmassage in der Kopfschmerzbehandlung nur bei Kopfschmerzen vom Spannungstyp mit und ohne Beteiligung der perikranialen Muskulatur indiziert. Vogler [46] und Krauß [28] beschreiben zwar, daß evtl. bei den Vorboten einer Migräneattacke noch versucht werden könnte, mit der Periostmassage im Sinne der Gegenstimulation die Symptome abzumildern, jedoch verneinen sie jeglichen Behandlungsversuch in der Attacke selbst. Nach Ansicht des Autors gibt es im Vorstadium einer Migräneattacke aber wesentlich schonendere und damit sicher auch wirkungsvollere Methoden der physikalischen Therapie (z. B. die Gesichtsmassage und v. a. die manuelle Lymphdrainage, vgl. 10.3.6), so daß die Indikation der Periostbehandlung sinnvollerweise auf Kopfschmerzen vom Spannungstyp beschränkt bleiben sollte.

Technik

Die Technik besteht im wesentlichen darin, daß mit den Fingerkuppen eines oder zweier Finger unter ansteigendem Druck (je nach Indikation und Behandlungsort zwischen 1–15 kg!) kleine bis kleinste kreisförmige Exkursionen vorgenommen werden. Die leicht zirkelnde Technik ist zwar auch bei korrekter Ausführung zunächst schmerzhaft; diese Schmerzen dürfen jedoch keineswegs einen bohrenden Charakter annehmen. Der Behandlungspunkt wird so 2–4 min. permanent behandelt, wobei der anfängliche Schmerz rasch deutlich nachlassen muß. Steigert sich hingegen der Behandlungsschmerz schnell und zusehends, wird der Behandlungspunkt früher verlassen. Am Schluß der Behandlung sind kräftige Ausstreichungen vorzunehmen.

Bei der Behandlung des Kopfschmerzes vom Spannungstyp im Intervall wird in der Weise vorgegangen, daß zunächst an den Schulterblattgräten beginnend, über mehrere Sitzungen aufsteigend behandelt wird, bis später auch der Kopf mit einbezogen wird. Es wird dann zunächst im Bereich der Halswirbelsäule auf den Quer- und Dornfortsatz therapiert, wobei die Behandlungsintensität von kaudal und kranial abnimmt. Im weiteren Verlauf wird bei guter Verträglichkeit die Behandlung auf den Kopf (Hinterkopf und Gesicht) ausgedehnt, dabei wird nochmals die Druckintensität reduziert. Im Gesichtsbereich wird speziell der Jochbogen und der Bereich der Kiefergelenke behandelt (Abb. 10.13).

Mit einer solchen Behandlungsserie läßt sich der im Intervall zwischen 2 Migräneattacken bestehende Kopfschmerz vom Spannungstyp positiv beeinflussen. Klinische Beobachtungen sprechen dafür, daß die bei chronischem Spannungskopfschmerz erhöhte Schmerzempfindlichkeit der perikranialen Muskulatur [20] durch regelmäßig ausgeführte Periostmassage der Schmerzzonen gesenkt werden kann. Dieses Phänomen läßt sich auch bei anderen Gegenstimulationsverfahren, wie etwa der Akupressur, beobachten. Inwieweit sich damit auch die Attackenfrequenz der Migräne senken läßt, ist nicht belegt.

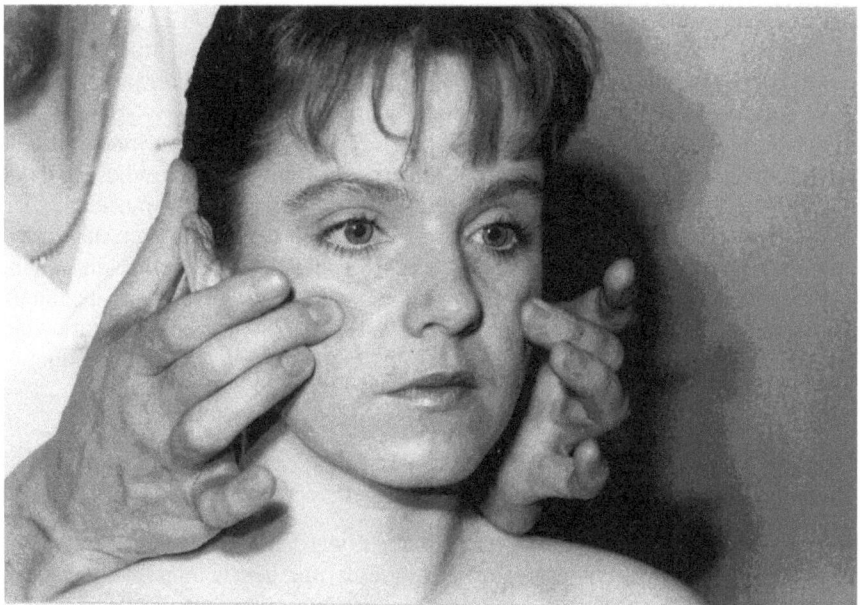

Abb. 10.13. Periostmassage. Bimanuelle Behandlung über dem Jochbogen

Kontraindikationen

Als Gegenanzeigen für die Periostmassage im Kopf- und Nackenbereich sind zu nennen die akute entzündliche Affektionen der Nasennebenhöhlen, maligne Tumoren, akute traumatische Läsionen der HWS, eine Hyperalgesie im Behandlungsgebiet (so z. B. nach Herpes zoster) sowie eine allgemeine übermäßige Schmerzempfindlichkeit des Patienten.

10.3.6.5 Schlüsselzonenmassage nach Marnitz

Technik und Art der nach ihm benannten Massagetechnik wurde von Dr. Harry Marnitz (1894-1984) entwickelt und in seinem Lehrbuch ausführlich beschrieben [35].

Physiologische Grundlagen

Marnitz hatte erkannt, daß manifeste Krankheitsgeschehen selten isoliert lokal begrenzt vorkommen. Vielmehr entstehen meist immer gleichartige, zumindest unterschwellige Reaktionen in den korrespondierenden Körperzonen, welche jeweils den erkrankten Körperabschnitten zugeordnet werden können. Diese vermutlich auf nervalem Reflexweg miteinander in Verbindung stehenden Zonen bezeichnete Marnitz als „Schlüsselzonen", woraus er die zugleich nach ihm benannte Schlüsselzonenmassage entwickelte.

Der entscheidende Unterschied gegenüber der klassischen Massage liegt darin, daß bei der Schlüsselzonenmassage nach Marnitz nicht nur im betroffenen Gewebeareal therapiert, sondern auch fern abgelegene, veränderte Gewebebezirke mit in die Behandlung einbezogen werden müssen.

So findet man bei chronischen Kombinationskopfschmerzen schmerzreflektorisch induzierte Muskelhärten nicht nur in der Kopfschwarten- und Nackenmuskulatur, sondern vielfach in der gesamten tonischen Rückenmuskulatur, ja sogar reflektorisch übermäßig tonisierte Muskel- und Gewebezonen bis in die unteren Extremitäten. Es ist das besondere Verdienst von Marnitz, diese Zusammenhänge erkannt zu haben, worauf er sein Konzept von der gezielten Tiefenmassage oder auch Schlüsselzonenmassage, die wir vom Wirkmechanismus her ebenso wie die Bindegewebsmassage zu den „Reflexzonentherapien" zählen können, aufbaute.

Technik und Wirkprinzip

Bei der Schlüsselzonenmassage nach Marnitz werden kleinflächige, punktförmige Griffe mit den Fingerkuppen ausgeführt, mit denen man sich langsam in die tieferen Gewebestrukturen vortastet, um auf veränderte Gewebebezirke einen „verweilenden Druck" auszuüben. Durch geringe Dehn- und Zugreize werden die hypertonischen Muskelfasern und damit die Muskelspindeln gedehnt. Erfolgt die Dehnung mit sanft einsetzender Intensität, wird reflektorisch über Hemmung der γ-Innervation der betroffene Muskel detonisiert; dadurch klingen Muskelhartspann und Muskelschmerz ab. Außer der örtlichen Wirkung werden von den korrespondierenden Schlüsselzonen ausgehend auch reflektorische Fernwirkung erzielt (Abb. 10.14).

In der Kopfschmerztherapie ergeben sich in der Regel folgende topographische Schwerpunkte für eine Massagebehandlung nach Marnitz:

1. BWS/Schultergürtelregion mit typischen Triggerpunkten,
2. Kopfschwarte und Subokzipitalregion,
3. Nackenregion,
4. Gesichtsschädel.

Die Behandlung von Nacken, Kopfschwarte und Gesicht erfordert einen besonders guten Tastsinn auf Seiten des Therapeuten. Es erfolgen kleinste Exkursionen (Friktionen) mit den Fingerkuppen auf dem Scheitelbein, Schläfenbein und Jochbein, ferner eine Behandlung auf dem Kiefergelenk einschließlich des M. masseter mit leicht friktionierenden Techniken (Abb. 10.15). Am Schluß der Behandlung stehen wiederholte Ausstreichungen von Stirn, Wange und Kinn in mehreren Variationen.

Ein weiteres Prinzip der Schlüsselzonenmassage nach Marnitz ist die in die Behandlung integrierte *passive Bewegungstherapie* mit Traktion der Halswirbelsäule. Hier kommen verschiedene Techniken zur Anwendung, so beispielsweise der „Schwanenhalsgriff", der „Traktionsgriff nach Nägeli", der „Erbsenbeingriff" oder auch der „Krawattengriff" (Abb. 10.16).

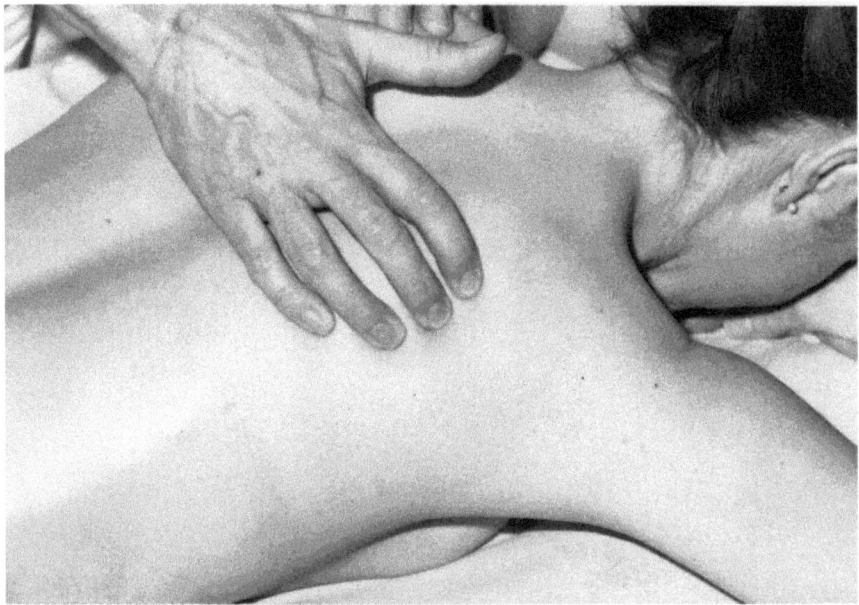

Abb. 10.14. Schlüssezonemassage nach Marnitz im Bereich der Schulterblätter

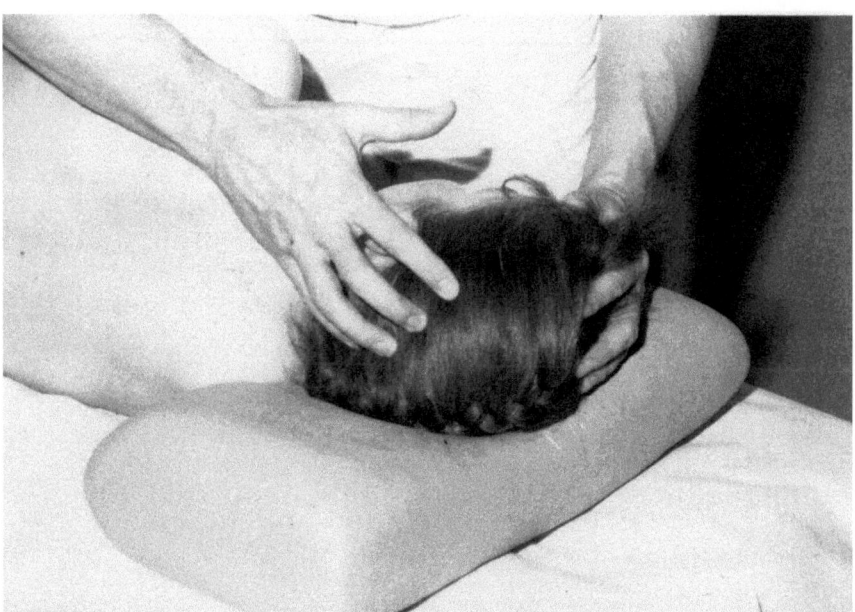

Abb. 10.15. Schlüsselzonenmassage nach Marnitz. Behandelt wird die Kopfschwarte mit leichten Friktionen

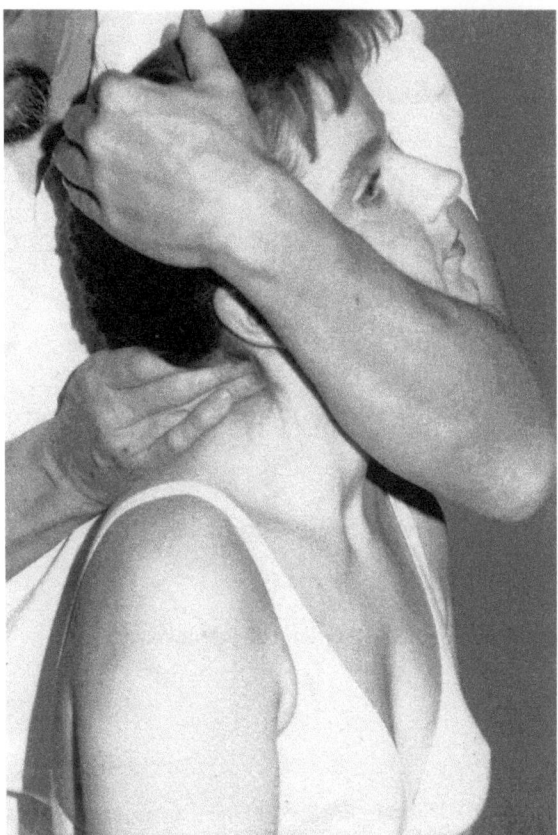

Abb. 10.16. „Krawattengriff"

Ziel dieser Traktionstechniken an der Halswirbelsäule ist es, die durch übermäßige Tonisierung verkürzte autochthone Nackenmuskulatur zu dehnen und damit eine Muskelrelaxation zu bewirken (vgl. diesbezüglich auch 10.3.6.3).

Indikationen

Angezeigt ist die Schlüsselzonenmassage nach Marnitz zur Therapie von zervikogenen Kopfschmerzen sowie von Kopfschmerzen vom Spannungstyp, die zusätzlich im Intervall zwischen einzelnen Migräneattacken auftreten.

Kontraindikationen

Für die Schlüsselzonenmassage nach Marnitz gelten die gleichen Gegenanzeigen wie für die Traktionsmassage und Extensionsbehandlung der Halswirbelsäule (auf den entsprechenden Text in Abschn. 10.3.6.3 wird verwiesen).

10.3.6.6 Bindegewebsmassage

Physiologische Grundlagen

Bei der Bindegewebsmassage handelt es sich – ähnlich wie bei der Schlüsselzonenmassage nach Marnitz auch – um eine „Reflexionszonentherapie", mit dem Unterschied, daß nicht die Muskulatur bzw. die Muskelsehnenansätze Ziel der Behandlung sind, sondern die sog. Bindegewebszonen [8]. Hierbei handelt es sich um umschriebene Bindegewebsverhärtungen bzw. -verquellungen, die durch ein Störfeld im entsprechenden Segment, so beispielsweise durch Schmerzafferenzen aus einem segmentzugehörigen inneren Organ, auf viszerokutanem Reflexweg entstehen. So findet man z. B. bei einem Gallensteinleiden mit häufigen Koliken charakteristische umschriebene Bindegewebsverhärtungen zwischen den Schulterblättern mit zugehöriger schmerzhafter Hautzone (sog. Head-Zone). Auch bei Angina pectoris sind derartige Gewebezonen an der linken Thoraxwand bekannt. Bei Kopfschmerzsyndromen lassen sich häufig ganz charakteristische Bindegewebszonen in den Weichteilregionen von Nacken, Schultergürtel, Lumbal- und Steißregion feststellen, die wir in 4 Zonen einteilen können (Abb. 10.17).

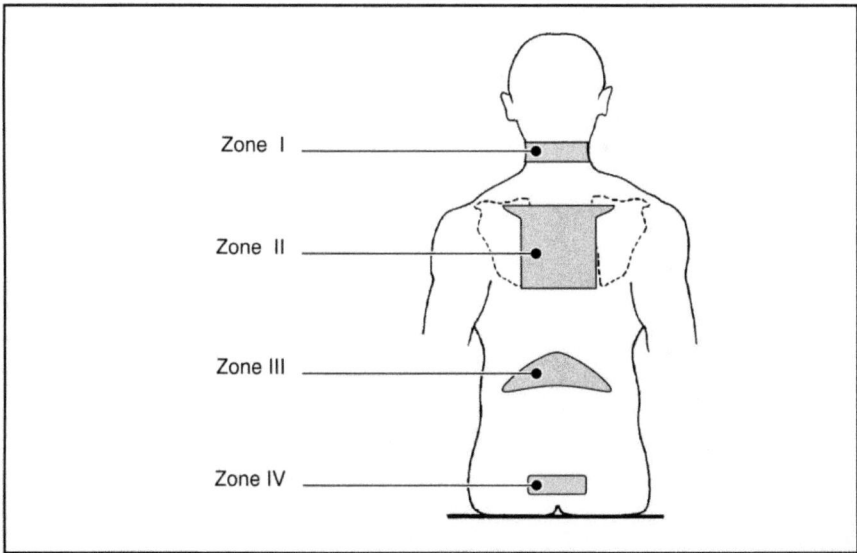

Abb. 10.17. Bindegewebszonen bei chronischen Kopfschmerzsyndromen. Die 4 „Kopfzonen" am Rücken sind schematisch dargestellt. *Zone I:* Nackenzone; *Zone II:* Vasomotorische oder neuralgische Kopfzone mit Lage des Maximalpunktes für die Kopfschmerzbehandlung im Bereich zwischen den Schulterblättern. Hier finden sich beim Migränepatienten so gut wie immer bindegewebige Verhärtungen. *Zone III und IV:* Lumbal- und Sakralzonen. Sogenannte Organzonen, die für die Kopfschmerzbehandlung oft ebenfalls von Bedeutung sind. (Aus [45], mit freundlicher Genehmigung des Ebert-Verlags)

Der Projektionsmechanismus für diese Kopfschmerzzonen ist allerdings nicht genau bekannt. Es wird angenommen, daß Schmerzafferenzen von Nozizeptoren der Kopfgefäße mit den sympathischen Zervikalganglien verschaltet sind (Ganglion cervicale superior). In den sympathischen Ganglien werden diese Afferenzen auf efferente vegetative Fasern umgeschaltet, die ihrerseits Anschluß finden an die Spinalnerven. Wiederkehrende Schmerzafferenzen, so z. B. bei wiederholten Migräneattacken, hätten zur Folge, daß auf diesem Wege die vegetative Innervation der Hautanhangsgebilde, wie Schweißdrüsen, sowie die Vasomotorik der Blutgefäße von Haut, Unterhaut und Muskulatur in den segmentzugehörigen Myotomen und Dermatomen (Projektionszonen) gestört sind. Die Folge ist eine gestörte Schweißsekretion, Veränderung des Hauttugors, eine Verquellung und schließlich Verhärtung des lockeren subfaszialen Bindegewebes sowie eine übermäßige Schmerz- und Berührungsempfindlichkeit der Haut über diesen Head-Zonen. Die Muskulatur in diesen Gebieten wird hyperton (sog. Mackenzie-Zonen). Dabei können Nacken, ventrale und dorsale Thoraxwand und Lumbalregion Projektionsgebiete für Schmerzen aus dem Kopfbereich sein, erkennbar an den charakteristischen Bindegewebszonen (Abb. 10.18).

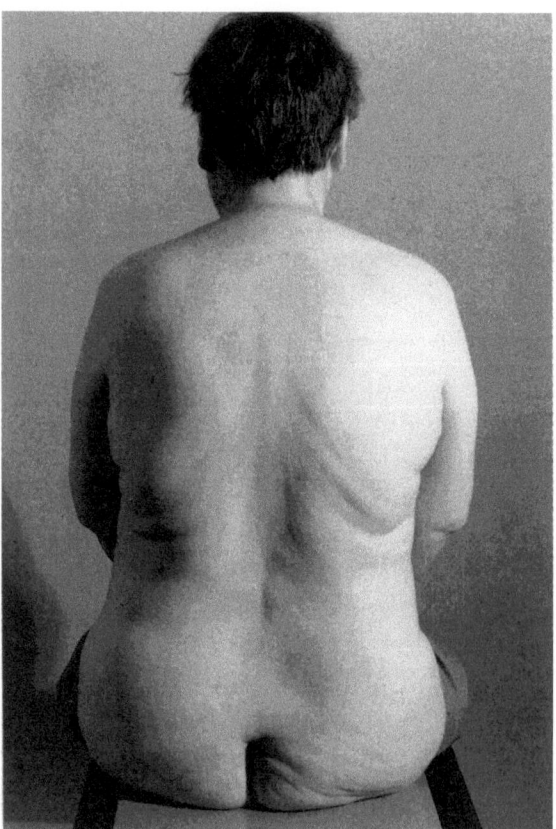

Abb. 10.18. Bindegewebszonen bei einer 55jährigen Patientin mit chronischen Kombinationskopfschmerzen. Besonders deutlich ist die bindegewebige Verquellung im Nacken („Nackenband"), die Bindegewebszone an den Rippenbögen und die sakrale Kopfzone mit Einziehung des Bindegewebes durch Fibrose

Technik und Behandlungssystematik

Anders als bei der Schlüsselzonenmassage nach Marnitz werden bei der Bindegewebsmassage mit den Fingerkuppen kräftige Zug- und Dehnreize in tieferen Gewebestrukturen gesetzt. Behandelt wird das Bindegewebe mit sog. Anhakstrichen und Ausziehungen, ohne daß dabei jedoch ein schneidender oder brennender Schmerz auftreten darf. Dadurch wird zum einen eine lokale und andererseits eine generalisierte, über das vegetative Nervensystem geschaltete Reflexantwort ausgelöst.

Prinzipiell erfolgt bei jeder Behandlungsreihe zunächst der Grundaufbau (kleiner Aufbau), an welchen sich nach etwa 4–6 Sitzungen die erste Aufbaufolge anschließt (Abb. 10.19 und 10.20).

In weitere Sitzungen wird dann die zweite Aufbaufolge durchgeführt. Im weiteren Behandlungsverlauf wird auch der Brustbereich mit in die Therapie einbezogen. Nach etwa 8–10 gut vertragenen Behandlungen schließt sich die Gesichtsbehandlung mit bindegewebigen Zügen an. Sie wird jedoch nur dann durchgeführt, wenn alle vorbereitenden Behandlungen in den fern abgelegenen

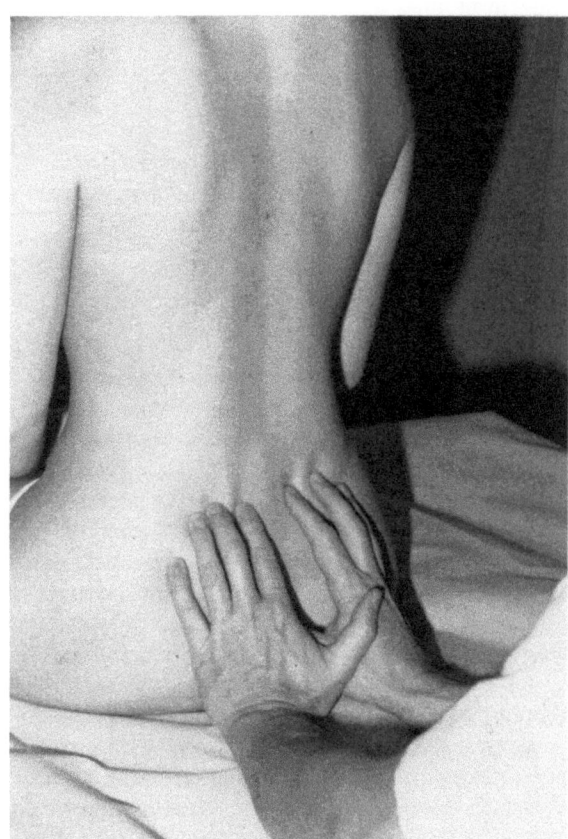

Abb. 10.19. Grundaufbau (kleiner Aufbau) von dorsal

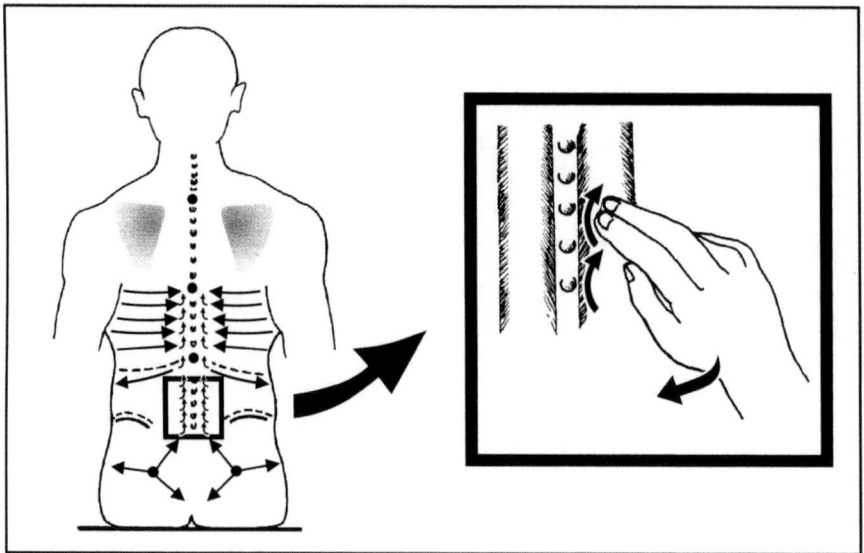

Abb. 10.20. Erste Aufbaufolge von dorsal

Bindegewebszonen gut vertragen werden (Abb. 10.21). Behandelt wird außerdem die Kopfschwartenregion mit Anhakstrichen im Bereich der Muskel-Sehnen-Ansatzstellen an der Hirnhautschuppe.

Indikation

Die Bindegewebsmassage ist indiziert sowohl zur Behandlung der Spannungskopfschmerzkomponente beim Kombinationskopfschmerz als auch im vorbeugenden Sinne gegen Migräne zur Reduktion von Häufigkeit und Intensität nachfolgender Attacken.

Aufgrund ihrer lokalen und generalisierten Wirkung auf das vegetative Nervensystem und damit auf die – vom Sympathikus gesteuerte – Gefäßinnervation läßt sich die Bindegewebsmassage mit einigen Einschränkungen auch in der akuten Migräneattacke einsetzen. Voraussetzung für die Attackenkupierung ist allerdings der sehr frühzeitige Einsatz der Bindegewebsmassage schon bei den allerersten Anzeichen einer sich anbahnenden Migräneattacke, wobei eine bestimmte Reihenfolge im Behandlungsaufbau zu beachten ist. Die Nacken- und Kopfregion bleibt in der akuten Schmerzsituation stets ausgespart.

Mehr noch als bei der Schlüsselzonenmassage nach Marnitz muß bei der Anwendung der Bindegewebsmassage die positive oder negative Reaktion des Patienten stets im Auge behalten und dementsprechend darauf reagiert werden. Folgende Punkte sind dabei zu beachten:

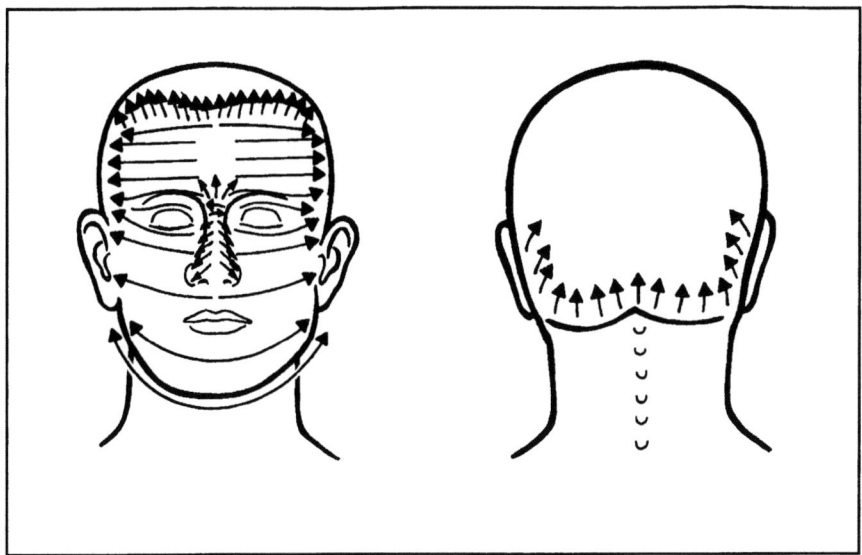

Abb. 10.21. Gesichtsbehandlung mit bindegewebigen Zügen

1. Unbedingt *Nachruhe* einhalten, damit eine (oft verzögert) einsetzende Reaktion erkannt wird und sich eine *optimale reaktive Entspannung* durch Umschaltung des Vegetativums auf den Vagotonus nach Beendigung der Bindegewebsmassage einstellt.
2. Die Behandlung sollte 2- bis 3mal pro Woche ausgeführt werden.
3. Nie mehr als 20 Behandlungssitzungen pro Serie ausführen. Ständige Reizüberflutungen begünstigen eine Gewöhnung und damit Reduktion des eigentlichen Effekts der Bindegewebsmassage. Nach jeder Serie sind deswegen etwa 3–4 Wochen Pause einzuhalten.

Ebenso wie die Schlüsselzonenmassage nach Marnitz bietet sich auch die Bindegewebsmassage vorzüglich in Kombination mit anderen Massagetechniken an, wie beispielsweise der klassischen Massage.

10.3.6.7 Manuelle Lymphdrainage

Physiologische Grundlagen

Hierbei handelt es sich um eine Massagetechnik, die ursprünglich in den Dreißiger Jahren von dem Dänen Emil Vodder speziell für die Behandlung bei „Lymphdrüsenanschwellungen" empirisch entwickelt und durch einige Abänderungen der Massagegriffe zur heute gebräuchlichen manuellen Lymphdrainage weiter verbessert wurde [3]. Ihre größte Bedeutung hat diese Technik bei der Behandlung von Lymphödemen und anderen Ödemformen erlangt.

Bei der manuellen Lymphdrainage handelt es sich um eine sanfte entstauende Massagegrifftechnik, bei der mit auspumpenden, entleerenden Kreisbewegungen der Finger bei nur geringer Druckauflage von weniger als 30 mm Hg die Lymphangiomotorik angeregt und damit Schwellungen beseitigt werden können.

Jahrzehnte klinischer Erfahrung mit der Anwendung der manuellen Lymphdrainage haben sozusagen als „Nebeneffekt" immer wieder die *schmerzlindernde* und *sedierende* Wirkung dieser Massagetechnik gezeigt. Neurophysiologisch wird dies durch die Aktivierung sog. Zuwendereflexe erklärt, da die manuelle Lymphdrainage einerseits durch die rhythmische Erregung von Mechanorezeptoren im Unterhautgewebe, andererseits über noch nicht geklärte Reflexmechanismen zu einer ausgeprägten parasympathischen Umschaltung und Sedierung führt [24, 32].

Seit längerer Zeit wird die manuelle Lymphdrainage mit großem Erfolg auch in der Migränebehandlung eingesetzt, wobei sich die Technik nicht nur für die Attackenkupierung, sondern auch für die Intervalltherapie im Sinne einer Prophylaxe durch vegetativ-dämpfende Reizsetzungen eignet.

Außer dem vagotonisierenden und sedierenden Effekt kommt bei der Kupierung der Migräneattacke mittels manueller Lymphdrainage noch ein weiterer wichtiger Gesichtspunkt zum Tragen: Das in der Migräneattacke entstehende, entzündliche Extravasat im perivaskulären Bindegewebe leptomeningealer Gefäße kann nicht über Lymphgefäße aus dem Schädelinneren entsorgt werden, da im Gehirn selbst, wie im gesamten Schädelinnenraum, kein Lymphgefäßsystem existiert, was sich anatomisch durch die besondere Beschaffenheit der Blutkapillaren zum Hirngewebe (Blut-Hirn-Schranke) und die damit bedingte Abdichtung gegenüber dem Austritt großmolekularer Bluteiweiße erklärt [13, 30].

Unter pathologischen Bedingungen, wie sie in der Migräneattacke im Rahmen einer sterilen Entzündungsreaktion an den Hirnhautgefäßen auftreten (vgl. Kap. 13), öffnet sich die Blut-Liquor-Schranke [9], und das entzündliche, eiweißreiche Extravasat kann als „lymphpflichtige Last" [13] den interstitiellen Liquorraum nur über submikroskopisch feine Spalten nach außen verlassen. Diese sog. prälymphatischen Transportwege sind zum einen die Arachnoidalscheiden der Hirnnerven, welche eine Verbindung nach außen herstellen, v. a. diejenigen der Riechnervenfäserchen über die Siebbeinplatte (Abb. 10.22), der Sehnerven und der Nn. trigemini, zum anderen sind es die sog. Virchow-Robin-Räume. Dabei handelt es sich um submikroskopisch feine Spalten in der Adventitia der den Schädel verlassenden Blutgefäße, wobei über die Vasa vasorum eine Verbindung zu den extrakranialen Lymphgefäßen geschaffen wird [13, 29, 31].

Mit manueller Lymphdrainage läßt sich nicht nur eine raschere lymphatische Entsorgung der extrakranialen Gewebestrukturen, sondern vermutlich auch ein rascherer Abtransport des perivaskulären entzündlichen Exsudates leptomeningealer Gefäße in die extrakranialen Lymphkollektoren bewirken (Abb 10.23).

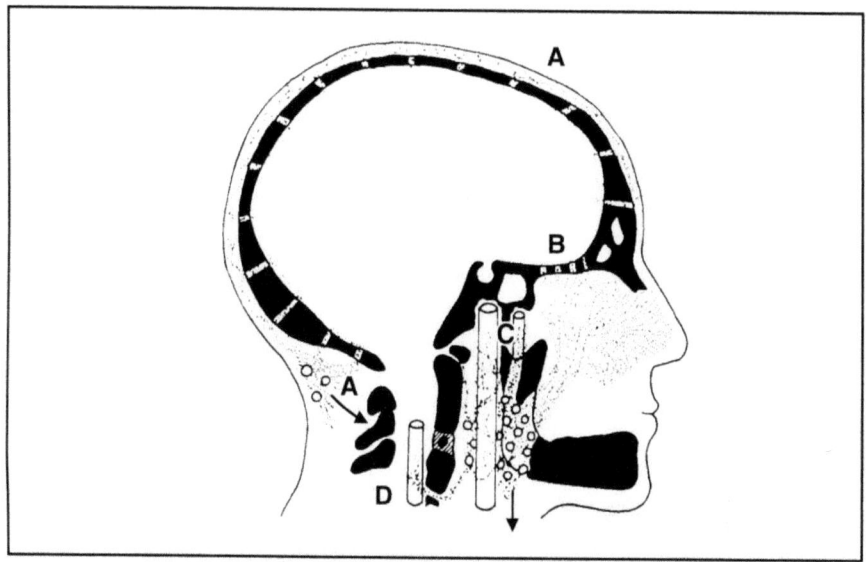

Abb. 10.22 A–D. Transportschema der lymphpflichtigen Last (Prälymphe) aus dem Schädelinnenraum in die extrakranialen Lymphabflußgebiete: **A** durch den Schädelknochen zur Kopfhaut über Kopfhautlymphgefäße, **B** über die Siebbeinplatte (Fila nervi olfactori), Nasen-Rachen-Raum und Gaumenbögen mit Schleimhäuten (40 % der Prälymphe), **C** Abfluß über die Virchow-Robin-Räume der großen Blutgefäße (A. carotis, V. jugularis, A. und V. vertebralis, Hinterhauptsvenen), **D** über Zwischenwirbellochlymphgefäße des Halses. (Aus [45], mit freundlicher Genehmigung des Ebert-Verlags)

Nach diesem Postulat müßte dies zu einem schnelleren Abklingen des Entzündungsschmerzes an den Meningen führen.

Die Patienten selbst geben bei bereits einsetzendem Migränekopfschmerz während der Behandlung mit manueller Lymphdrainage regelmäßig ein promptes Nachlassen des Kopfdrucks an. Der normalerweise zu erwartende, sehr intensive, hämmernde oder pulsierende Kopfschmerz läßt in seiner Intensität deutlich nach. Diese Beobachtung würde übereinstimmen mit älteren Tierversuchen von Földi et al. [14], denen zufolge nach Unterbindung der Lymphgefäße des Halses beim Hund sich histopathologisch ein ödematver Stau in den adventitiellen Spalten (Virchow-Robin-Raum) intrakranialer Gefäße mit perivaskulärem Ödem nachweisen ließ. Diese Befunden finden auch in aktuelleren Arbeiten ihre Bestätigung [30].

Zusammengefaßt lassen sich die postulierten Wirkmechanismen der manuellen Lymphdrainage bei der Migräneattacke wie folgt beschreiben.

1. Peripher:
   – direkte schmerzlindernde Wirkung durch Tonisierung dilatierter extrakranialer Blutgefäße (Venolen) bei gleichzeitiger Beschleunigung des lymphovenösen Abstroms über die Halsgefäße,

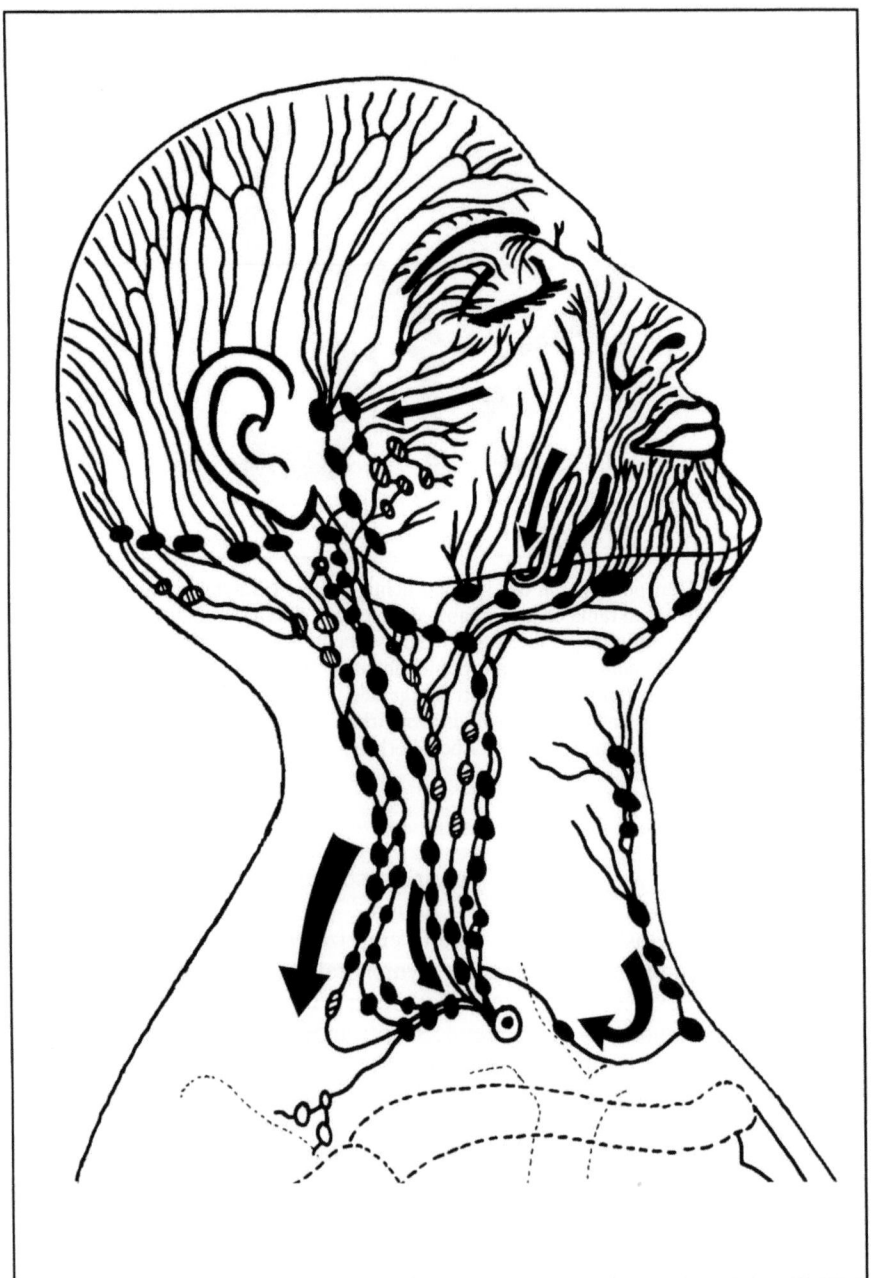

Abb. 10.23. Schematische Darstellung der lymphatischen Entsorgung der Gesichts- und Halsregion. Der Lymphabstrom erfolgt über die oberflächlichen und tiefen Lymphkollektoren der Halsregion beiderseits in den Angulus venosus. (Aus [45], mit freundlicher Genehmigung des Ebert-Verlags)

- Konzentrationsminderung von Schmerzmediatoren durch beschleunigten Abtransport des entzündlichen Extravasats leptomeningealer Gefäße,
- Herabsetzung des schmerzinduzierten Muskeltonus von Nacken- und Kopfmuskulatur durch Förderung der lymphatischen Entsorgung perikranialer Gewebestrukturen.
2. Zentral:
- Sympathikusdämpfung, Induktion parasympathischer „Zuwendereflexe",
- Aktivierung des antinoziceptiven Systems (hypothetisch).

Die zentralen Wirkmechanismen der manuellen Lymphdrainage bei Migräne sind bisher rein hypothetischer Natur. Es ist jedoch denkbar, daß durch die Induktion parasympathikotoner „Zuwendereflexe" als Folge des ausgeprägten sympathikusdämpfenden Effekts auch eine Einflußnahme auf antinoziceptive Systeme erfolgt [32]. Ähnliche Mechanismen werden ja auch bei sympathikusdämpfenden Entspannungstherapieverfahren (z. B. Biofeedback) postuliert [15].

Für die Einwirkung der manuellen Lymphdrainage auf das Vegetativum gibt es wissenschaftliche Untersuchungen [24], die anhand von Messungen des elektrischen Hautwiderstands und der Hautkapazität während und nach der Behandlung mit manueller Lymphdrainage belegen, daß es während der Therapie zu einer *vagotonen Reaktionslage* kommt (Abb. 10.24), da die Zunahme des Hautwiderstands bei gleichzeitiger Abnahme der Hautkapazität direkt mit der Zunahme des Vagotonus korreliert. Bemerkenswert ist nun, daß der vagotoni-

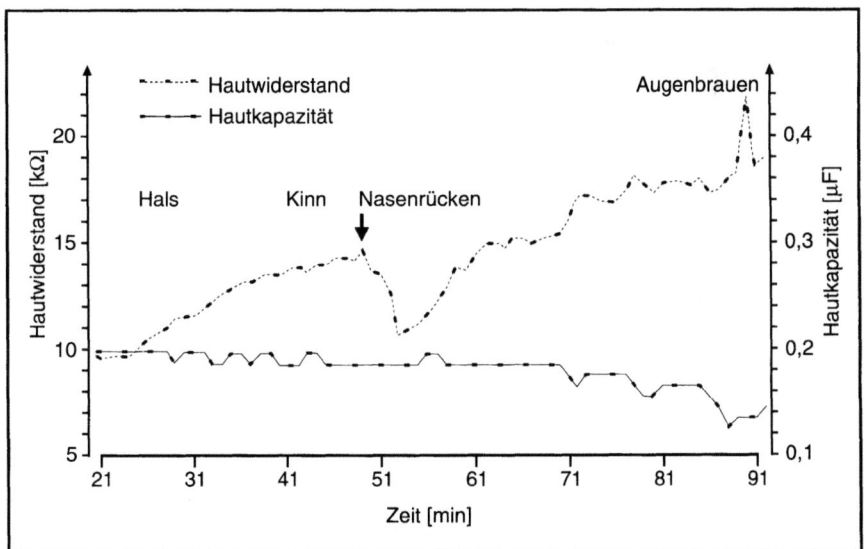

Abb. 10.24. Hautwiderstände (obere Kurve) und Hautkapazität (untere Kurve) während einer manuellen Lymphdrainage am Hals und im Gesicht bei einer gesunden Patientin. (Umgezeichnet nach Hutzschenreuter u. Ehlers [24])

sierende Effekt der manuellen Lympdrainage noch für mehrere Stunden nach der Behandlung anhält, was anhand der Hautwiderstands- und Hautkapazitätsmessungen belegt werden konnte [24].

Technik und Behandlungssystematik

Einerseits wird die manuelle Lympdrainage zur Behandlung akuter Migräneattacken eingesetzt. Voraussetzung für eine wirksame Kupierung einer beginnenden Migräneattacke ist der frühzeitige Einsatz dieser Technik, möglichst schon bei den Ankündigungssymptomen einer Attacke. Ebenso ist für die Wirksamkeit der Therapie unbedingt eine möglichst entspannende Atmosphäre während der Behandlung erforderlich. Der Behandlungsraum sollte von störenden Geräuschen abgeschirmt sein und der Therapeut selber muß Ruhe ausstrahlen, die sich auf den Patienten überträgt. Schon während der Anwendung beobachtet man regelmäßig einen vagotonen Umschalteffekt mit einer als angenehm empfundenen körperlichen Entspannung, die mit einer Detonisierung von Kopf-, Nacken- und Extremitätenmuskulatur einhergeht. Der sedierende Effekt der Behandlung erreicht manchmal eine solche Tiefe, daß der Patient trotz des Einsetzens seiner Migränekopfschmerzen noch während der Therapie einschläft (Abb. 10.25).

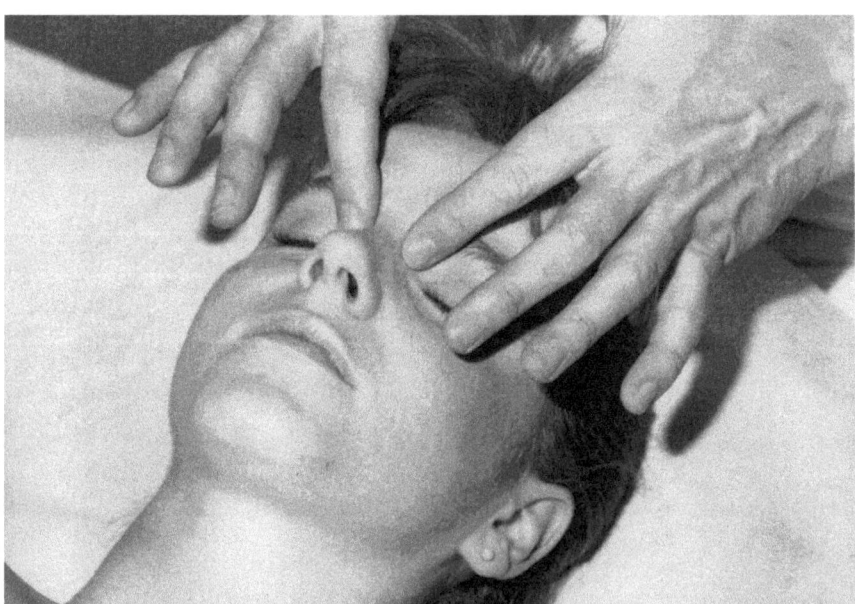

Abb. 10.25. Behandlung der Augenregion in der Migräneattacke. „Kopfschmerzschwerpunktgriff" („stehende Kreise" mit den Zeigefingern am knöchernen oberen und unteren Augenhöhlenrand und an der Nasenwurzel)

Voraussetzung für eine erfolgreiche Behandlung sind ausgeprägter Tastsinn und Einfühlungsvermögen des Therapeuten. Neben der sog. „idealen" Druckstärke von etwa 30 bis maximal 40 mm Hg wird durch die ständige Wiederholung einzelner Griffe eine Art Monotonie erreicht. Dies wiederum ist ein sehr wichtiger Bestandteil für den vagotonisierenden Effekt.

Die Behandlungssystematik sieht vor, daß folgende Reihenfolge der zu behandelnden Gebiete einzuhalten ist:

1. Basisbehandlung (Halsbehandlung)
2. Gesichtsbehandlung einschließlich Mundinnendrainage,
3. Nackenbehandlung und
4. evtl. zusätzliche Behandlung des Rückens.

Eine Kupierung einer Migräneattacke (bei Attacken mit und ohne Aura) ist zwar nur in Einzelfällen möglich; Der Schmerz und die vegetative Begleitsymptomatik lassen sich aber mit manueller Lymphdrainage ganz wesentlich abmildern.

Andererseits steht die manuelle Lymphdrainage zur Intervallbehandlung der Migräne zur Verfügung, um Häufigkeit und Schweregrad nachfolgender Migräneattacken günstig zu beeinflussen. Als Wirkmechanismus für diesen Therapieansatz wurde postuliert, daß es durch die manuelle Lympdrainage zu einer Dämpfung der Aktivität nordadrenerger Neurone durch Summation vagotonisierender Reize kommt. Dadurch soll sich ein Ausgleich der Dysbalance in der monoaminergen Neurotransmission mit einer Herabsetzung der Attackenbereitschaft einstellen.

Ob jedoch eine derartige Intervallbehandlung der Migräne mit Lympdrainage indiziert und erfolgversprechend ist, hängt in erster Linie von der Frequenz und Schwere der Attacken ab. Im allgemeinen wird man unter kurklinischen Bedingungen bei täglicher Behandlung mit manueller Lymphdrainage etwa ab der 10. Behandlung einen prophylaktischen Effekt erwarten können. Nicht so deutlich sind die Ergebnisse bei einer ambulanten Behandlung, wo der Patient vor und nach der Therapie ganz anderen Reizen ausgesetzt ist. Hier gilt um so mehr, daß der vagotone Umschalteffekt und damit die eigentliche migränestabilisierende Wirkung sich um so rascher einstellen wird, je mehr der Patient von sympathikusstimulierenden Reizen abgeschirmt werden kann. Nach jeder Behandlung mit manueller Lympdrainage ist daher konsequent eine längere Nachruhe einzuhalten. Auf die Mundinnendrainage verzichtet man in der Intervallbehandlung, da es hier ja ausschließlich auf den vegetativen und nicht den entödematisierenden Effekt dieser Massagetechnik ankommt.

Bei Kombinationskopfschmerzen kann man die manuelle Lympdrainage durchaus auch mit anderen Therapieformen, wie z. B. der Schlüsselzonenmassage nach Marnitz, einer Traktionsmassage der HWS, einer Wärmetherapie oder Elektrotherapie kombinieren, um dadurch noch effektiver den Begleitkopfschmerz abzubauen.

10.3.6.8 Verfahren der peripheren Stimulationsanalgesie: Akupressur

Die Erkenntnis, daß sich Organe auf reflektorischem Wege durch Reizsetzungen an bestimmten Körperstellen in ihrer Funktion beeinflussen lassen, ist eigentlich uralt. Schon vor mehr als 5 000 Jahren wußten die Chinesen, daß man durch Stimulation ganz bestimmter Punkte an der Körperdecke Fernwirkungen an bestimmten Organen, beispielsweise am Herzen oder an den Ausscheidungsorganen erzielen kann. Schon damals hatten sich Masseure die Kenntnis entsprechender Akupunkturpunkte zunutze gemacht, indem sie diese Punkte mit der Fingerbeere oder mit Hilfe eines Holzstäbchens reizten. Auf diesem Prinzip beruht die Jahrtausende alte Akupressur, die im folgenden als weitere Möglichkeit einer alternativen Migränebehandlung vorgestellt werden soll.

Aus der Fülle der bekannten Akupressurpunkte braucht man für die Behandlung der Migräne und anderer Kopfschmerzformen nur einige wenige zu kennen, um wirksam therapieren zu können. Als geradezu klassische Akupunktur- und Akupressurpunkte bei Kopfschmerzen gelten die Punkte „hsi-san" an der Schläfe (Abb. 10.26) und „ho-ku" zwischen Daumen und Zeigefingerstrahl (Abb. 10.27). Hierbei handelt es sich gleichzeitig um Sedativpunkte, weshalb diese Akupunktur- und Akupressurpunkte außer bei Kopfschmerzen auch bei einer ganzen Reihe anderer Störungen genadelt bzw. akupressiert werden können.

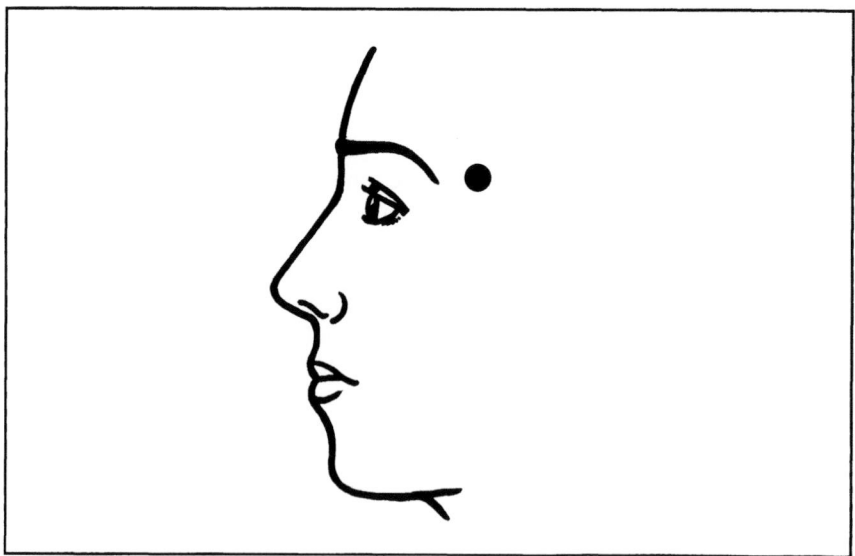

Abb. 10.26. Der Punkt „hsi-san" an der Schläfe ist ein klassischer Akupunktur- und Akupressurpunkt bei Kopfschmerzen

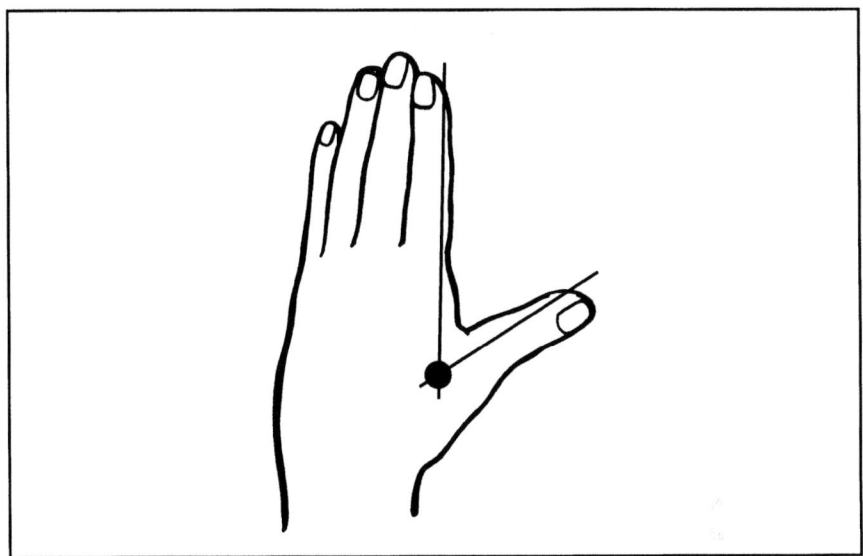

Abb. 10.27. Auch der Punkt „ho-ku" zwischen Daumen- und Zeigefingerstrahl ist ein klassischer Akupunktur- und Akupressurpunkt bei Kopfschmerzen

Weitere wichtige Akupressurpunkte für die Behandlung bei Kopfschmerzen finden sich subokzipital, ferner über der Nackenpartie paravertebral sowie auf dem Mittelscheitel und an der Nasenwurzel.

Technik und Wirkprinzip

Die Chinesen beeinflussen Schmerzen durch Akupressur auf dreierlei Weise:

1. bei akuten Schmerzen und Erstbehandlung nur leichte kreisende Massage des entsprechenden Punktes; diese wird mit der Kuppe des Zeigefingers am besten ermöglicht; Dauer der Behandlung 30 s bis maximal 3–5 min;
2. bei chronischen Schmerzen mittelstarke Punktmassage; diese kann mehrfach am Tag etwa 30 s bis maximal 3 min durchgeführt werden;
3. die stärkste Druckausführung (Pressung) wird durch den Daumen (in der traditionellen chinesischen Akupressur wird auch ein Holzstäbchen benutzt) erzeugt; diese Art der Pressur bleibt jedoch nur speziellen Einzelfällen vorbehalten.

Die Ausführung der Akupressur ist auch für den Laien leicht zu erlernen. Bedenkt man die Grundsätzlichkeiten der technischen Ausführung und findet darüber hinaus korrekt die jeweiligen Punkte, so kann diese Methode ohne große Risiken oft weiterhelfen. Der Physiotherapeut kann mit Geschick die Akupressur mit in die klassische Massage oder andere Massageformen integrieren. Die Wirkung ist dann weit intensiver als die klassische Massage allein.

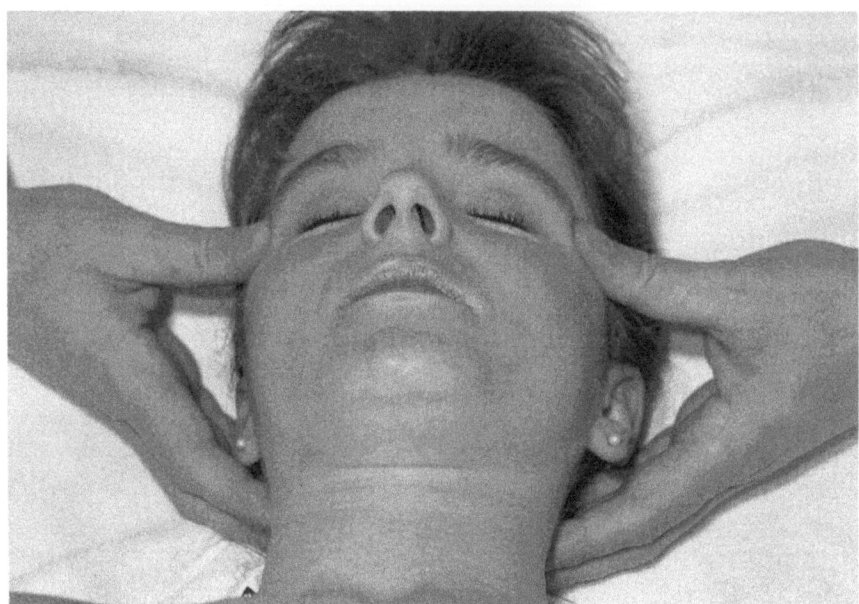

Abb. 10.28. Beidseitige Behandlung des Akupressurpunkts ,,hsi-san" an der rechten und linken Schläfe

Obwohl der Wirkmechanismus bisher nicht geklärt ist und die Akupunktur- und Akupressurbehandlung vielerorts auch heute noch als ,,paramedizinische" Therapie bzw, als reiner Plazeboeffekt gesehen wird, gibt es in der Schmerzforschung schon seit längerem Diskussionen darüber, ob nicht bei derartigen Stimulationsanalgesieverfahren eine Aktivierung des antinoziceptiven Systems durch Freisetzung körpereigener Opioide (z. B. Endorphine) induziert wird. Wie dies im einzelnen geschieht, ist aber noch nicht völlig geklärt [25, 39].

Indikationen und Kontraindikationen

In Einzelfällen kann mit der Akupressur auch in der akuten Migräneattacke eine Schmerzlinderung bei Pressur der Sedativpunkte ,,hsi-san" bzw. ,,ho-ku" (vgl. Abb. 20.26 und 10.27) erzielt werden.

Auch chronische Kombinationskopfschmerzen im Sinne einer von Kopfschmerzen des Spannungstyps begleiteten Migräne mit erhöhter Schmerzempfindlichkeit der perikranialen Muskeln können mit Akupressur erfolgreich behandelt werden.

Absolute Kontraindikationen für die Akupressur gibt es eigentlich keine. Als relative Gegenanzeigen gelten zumindest für die stärkste Ausführungsform (Pressung) mit Daumen oder Holzstäbchen schwere organische Herz-Kreislauf-Erkrankungen und Schwangerschaft.

Literatur

1. Anthony M (1981) Biochemical indices of sympathetic activity in migraine. Cephalalgia 1: 83–89
2. Appenzeller O (1969) Vasomotor function in migraine. Headache 9: 147–155
3. Asdonk J (1983) Die physikalische Lympdrainage- und Ödemtherapie der Feldbergklinik. – Eine historische Übersicht über den derzeitigen Stand der physikalisch-lymphologischen Medizin. Z Lymphol 7: 40–46
4. Baier H, Friedrich D, Hildebrand G (1974) Zur Frage der reaktiven Periodik im Kurverlauf. Z Angew Bäder Klimaheilkd 21: 97–103
5. Bärtschi-Rochaix W (1949) Migraine cervicale. Huber, Bern
6. Bernard P (1950) La thérapie diadynamique. Naîm, Paris
7. Bringezu G, Schreiner O (1991) Die Therapieform Manuelle Lymphdrainage. Ebert, Lübeck
8. Dicke E, Schliack H, Wolff A (1982) Bindegewebsmassage. 11 Aufl. Hippokrates, Stuttgart
9. Diklic V, Kovac I, Bjelicki B (1991) Blood recebrospinal fluid barrier impairment in vascular headaches. Cephalalgia [Suppl 11] 11: 34–35
10. Dirnagl K (1983) Mögliche Einflüsse des Wetters auf Migräne. In: Barolin GS, Kugler J, Soyka D (Hrsg) Kopfschmerz 1983. Enke, Stuttgart, S 114–119
11. Drexel H (1970) Hydro- und Thermotherapie. In: Grober J (Hrsg) Klinisches Lehrbuch der Physikalischen Therapie. 5. überarbeitete Aufl. Gustav Fischer, Stuttgart, S 261–332
12. Edel H (1983) Fibel der Elektrodiagnostik und Elektrotherapie. 5. Aufl. VEB Volk und Gesundheit, Berlin
13. Földi M, Kubik S (1989) Lehrbuch der Lymphologie. Gustav Fischer, Stuttgart New York, S 297–299
14. Földi M, Csanda E, Szeghy G, Varga L (1962) Histopathologische Veränderungen im Zentralnervensystem nach Unterbindung der Lymphgefäße und Lymphknoten des Halses beim Hund. Klin Wochenschr 40: 598–605
15. Gerber WD (1986) Verhaltensmedizin der Migräne. VCH Weinheim
16. Gildemeister M (1944) Untersuchungen über die Mittelfrequenzströme auf den Menschen. Pflügers Arch 247: 266–404
17. Goadsby PJ, Lambert GA, Lance JW (1985) The mechanism of cerebrovascular vasoconstriction in response to locus coeruleus stimulation. Brain Res 326: 213–218
18. Goadsby PJ, Edvinsson L, Ekman R (1990) Vasoactive peptide release in the extracerebral circulation of human during migraine headache. Ann Neurol 28: 183–187
19. Göbel H (1992) Neurotransmitter und Neuropeptide in der Pathophysiologie der Migraine. Nervenheilkunde 11: 222–232
20. Göbel H, Weigle L, Christiani K (1991) Headache characteristics in patients with tension-type headache in relationship to pericranial muscle pain sensitivity. Cephalalgia [Suppl 11] 11: 79–80
21. Günther R (1991) Balneotherapie bei Schmerz. In: Thomalske G (Hrsg) Nichtmedikamentöse Therapie bei Schmerz. Bd I. Gustav Fischer, Stuttgart Jena New York, S 52–80
22. Güttler P (1975) Ein einfaches Modell zur Beschreibung des Interferenzstrom-Verfahrens – Teil 1: Das Potentialfeld. Z Physiother 27: 443–456

23. Heyck H (1975) Der Kopfschmerz. 4. Aufl. Thieme, Stuttgart
24. Hutzschenreuter P, Ehlers R (1986) Die Einwirkung der Manuellen Lymphdrainage auf das Vegetativum. Z Lymphol 10: 58–60
25. Jellinger K (1984) Neuere biochemische Aspekte über Schmerzvermittlung und Akupunktur. Dtsch Z Akupunktur 27: 77–93
26. Kabe N, Tezuka H, Nagazumi A, Terashi A (1991) Thermographical evaluation of autonomic nervous system in migraine and tension-type headache with cold tolerance test. Cephalalgia [Suppl 11] 11: 60
27. Knapp T (1980) Psychologische Behandlung der Migräne mit Vasokonstriktions-Biofeedback der Temporalarterie und kognitivem Streßbewältigungstraining. Eine experimentelle Therapieverlaufsstudie. Med Dissertation, Universität Tübingen
28. Krauß H (1986) Periosbehandlung. 6. Aufl. Enke, Stuttgart
29. Krisch B (1986) The functional and structural borders between the CSF- and blood-dominated milieus in the chorioid plexuses and the area postrema of the rat. Cell Tissue Res 245: 101–115
30. Krisch B 81989) Die Blut-Liquor-Barriere der Pacchionischen Granulation und der gefäßbegleitenden Leptomeninx. Verh Anat Ges [Anat Anz Suppl 164] 82: 875–876
31. Krisch B, Leonhardt H (1985) Perivaskuläre Hirnhautkompartimente bei der Ratte. Verh Anat Ges 79: 447–448
32. Kuhnke E (1974) Der Schmerz als Reflex, Empfindung und Affekt. Physiotherapie 65: 220–228
33. Kuhnke E (1987) Vegetative Umstimmung durch Lymphdrainage. Z Lymphol 11: 59–62
34. Lullies H (1959) Elektrophysiologie der Erregung und Erregungsleitung in Geweben, insbesondere im Nerven. Elektromed Grenzgeb (3. Folge) 4: 45–58
35. Marnitz H (1971) Ungenutzte Wege der manuellen Behandlung. Haug, Heidelberg
36. Melzack R, Wall PD (1965) Pain mechanism. – A new theory. Science 150: 971–979
37. Nemec H (1960) Reizstromtherapie mit Interferenzströmen. Dtsch Badebetrieb 51: 320–323
38. Okayasu H, Kitagawa Y, Ebihara S, Horikawa M, Wakayama Y (1991) Muscle fatigue and stiffness of trapezius muscle in tension type headache. Cephalalgia [Suppl 11] 11: 77–78
39. Pauser G (1980) Neurophysiologische und neuropharmakologische Untersuchungen über (mögliche) Mechanismen der peripheren Stimulationsanalgesie. Wien Klin Wochenschr 92 [Suppl 113]: 214–217
40. Peters UH (1983) Die erfolgreiche Therapie des chronischen Kopfschmerzes. Perimed, Erlangen
41. Pfaffenrath V, Gerber WD (1992) Chronische Kopfschmerzen. Kohlhammer, Stuttgart Berlin Köln
42. Sakai F, Ebihara S, Horikawa M, Akiyama M (1991) Qualitative measurement of muscle stiffness in tension-type headache: development of a new method. Cephalalgia [Suppl 11] 11: 115–116
43. Sargent JD, Green EE, Walters ED (1972) The use of autogenic feedback training in a pilot study of migraine and tension headache. Headache 12: 120–124
44. Trettin H (1982) Physikalische und manualtherapeutische Verfahren bei der Behandlung der Migräne und begleitender zervikaler Schmerzsyndrome. Krankengymnastik 34: 101–105

45. Trettin H, Bringezu G (1992) Komplexe physikalische Therapie der Migräne und anderer Kopfschmerz-Syndrome. Ebert, Lübeck
46. Vogler P (1983) Physiotherapie. – Bearbeitet von J. Camrath. 3. Aufl. Thieme, Stuttgart
47. Welch KMA (1987) Migraine: a biobehavioural disorder. Arch Neurol 44: 323–327

11 Psychologische und andere nichtmedikamentöse Verfahren zur Behandlung der Migräne

Gunther Haag und Wolf-Dieter Gerber

11.1 Einleitung

Psychologische Verfahren zur Diagnostik und Therapie chronischer Schmerzsyndrome haben sich in zahlreichen wissenschaftlich kontrollierten Studien als effektiv erwiesen, so daß sie heute einen festen Platz in der Behandlung von Patienten mit chronischen Schmerzen gefunden haben. Die Anwendung dieser Verfahren setzt eine interdisziplinäre Zusammenarbeit zwischen Ärzten und Psychologen beziehungsweise Psychotherapeuten voraus. Dies gilt insbesondere für die Behandlung chronischer Kopfschmerzen, v. a. der Migräne, und kommt beispielsweise auch in den überarbeiteten Empfehlungen der Deutschen Migräne- und Kopfschmerzgesellschaft (DMKG) zum Ausdruck [10]. Hier wird einerseits zwischen medikamentöser und nichtmedikamentöser Therapie der Migräneattacke und andererseits der Prophylaxe unterschieden, wobei explizit verdeutlicht wird, daß sich beide Verfahren sinnvoll ergänzen können.

Es wird betont, daß für jeden Patienten ein individueller Behandlungsplan erarbeitet werden muß, bei dem medikamentöse und nichtmedikamentöse Therapieverfahren eingesetzt werden sollen.

Die effektiven nichtmedikamentösen Methoden zur Behandlung der Migräne beziehen sich vorwiegend auf sog. verhaltensmedizinische Verfahren, die nachfolgend beschrieben werden.

11.2 Beratung des Migränepatienten

Die Führung und Beratung des Migränepatienten sind von besonderer Bedeutung. Beim Erstkontakt sollte der Patient umfassend über seine Erkrankung informiert werden. Die modernen Erkenntnisse über Ätiologie, Pathophysiologie und Therapie der Migräne sollten in einer auch dem Laien verständlichen Form vermittelt werden. Die vielfältig bestehenden Vorurteile und Fehleinschätzungen (wie z. B. Migräne sei vererbt, oder Migräne sei v. a. wetterabhängig usw.) sollten überzeugend korrigiert werden. Bei der Information über günstige Therapieverfahren sollte v. a. auch auf die Gefahren eines Schmerzmittelmißbrauchs und der Entstehung eines Schmerzmittel-induzierten Dauerkopfschmerzes (vgl. Kap. 20) hingewiesen werden. Es sollte auch verdeutlicht werden, daß bei der Behandlung der Migräne neben den medikamentösen Strategien v. a. auch psychologisch-verhaltensmedizinische Ansätze von Bedeutung sind.

Folgende Aspekte sind bei der Beratung eines Migränepatienten unbedingt zu berücksichtigen:

1. Informationen über Ätiologie und Pathogenese der Migräne, mögliche Triggerfaktoren, Gefahr des Medikamentenmißbrauchs;
2. Ratschläge zur allgemeinen Lebensführung:
   – ausreichende Schlafquantität, regelmäßiger Schlaf-Wach-Rhythmus,
   – Vermeidung exzessiver Ernährungsgewohnheiten (Alkohol, evtl. attackenauslösende Nahrungsmittel),
   – Vermeidung exzessiver psychischer und/oder physischer Belastungen;
3. Aufzeigen ungünstiger Verhaltensmuster (z. B. Perfektionismus, Versagensangst);
4. Einleitung des Führens eines Migräne-/Kopfschmerztagebuches;
5. Information über die Möglichkeiten der medikamentösen sowie der nichtmedikamentösen Akut- und/oder Intervalltherapie und
6. Aufzeigen der Vorteile eines multimodalen Vorgehens.

Von großer Bedeutung ist die Beratung des Patienten im Hinblick auf mögliche Auslöserbedingungen der Migräne (Streß, Nahrungsmittel usw.). Dabei muß hervorgehoben werden, daß Migräneattacken in der Regel nicht durch einen speziellen Auslöser (wie z. B. Schokolade) allein bedingt sind, sondern daß vielmehr das Zusammenspiel verschiedener Triggerfaktoren zu einer Migräneattacke führen kann. Den meisten Migränepatienten ist bekannt, daß übermäßiger Genuß von Alkohol und/oder Nikotin das Auftreten von Attacken begünstigen kann. Weniger bekannt ist, daß dies auch beim übermäßigen Genuß von tyramin- und phenyläthylaminhaltigen Nahrungsmitteln (besonders Schokolade, Käse und Milchprodukten) der Fall sein kann.

Das Aufzählen von möglichen Triggerfaktoren allein ist indes für den Patienten nicht hilfreich. Vielmehr sollten ihm Ratschläge zur allgemeinen Lebensführung gegeben werden. Ein regelmäßiger Schlafrhythmus (gerade auch am Wochenende) sowie das Vermeiden eines zu krassen Wechsels zwischen Anspannungs- und Entspannungsphasen (z. B. am Feierabend) sind von besonderer Bedeutung. Während viele Patienten unter der Woche von einer eher kurzen Schlafdauer (z. B. durchschnittlich nur 6 h) berichten, schlafen sie am Wochenende dann oft 8 – 9 h. In solchen Fällen kommt es am Wochenende häufig zu Migräneattacken. Daher sollten solche Patienten ihren üblichen Schlaf-Wach-Rhythmus auch für das Wochenende möglichst konstant beibehalten.

Als bedeutsamster Auslöser für Migräneattacken gilt Streß, wobei die Attacken sowohl im Laufe der Belastungssituation, v. a. aber auch nach deren Beendigung auftreten können. Dies erklärt auch die besonders häufigen „Feierabend-" und „Wochenendmigränen". Nur wenn Migränepatienten über solche möglichen Zusammenhänge aufgeklärt werden, sind sie evtl. bereit, ihre psychosozialen Belastungen zu vermindern oder sich Hilfe von einem Streßbewältigungstraining zu versprechen. Es sollte auch darauf hingewiesen werden, daß *extreme* körperliche Belastungen wegen ihrer möglicherweise attackenauslösenden Wirkung möglichst vermieden werden sollten. Dagegen stellen regelmäßige körperliche beziehungsweise sportliche Betätigungen (insbesondere Ausdauersportarten wie z. B. Schwimmen und Joggen) eine wichtige positive Maßnahme der allgemeinen Lebensführung dar.

In einem nächsten Schritt sollte in einem ausführlichen Beratungsgespräch mit dem Patienten auch auf eventuelle ungünstige Einstellungen und Verhaltensmuster eingegangen werden. Es ist bekannt, daß den Migräneattacken häufig belastende Gedanken und Emotionen (wie z. B.: „Hoffentlich habe ich am Samstag keine Migräne") vorausgehen oder sie begleiten. Vor allem die Angst vor dem Kopfschmerz und das Gefühl der Hilflosigkeit gegenüber dieser Erkrankung sind für viele Patienten äußerst belastend. Aber auch die Unsicherheit im Umgang mit anderen Menschen, mit Kritik, Aggressionen und der Angst zu versagen und damit unangenehm aufzufallen und anderen zur Last zu fallen, sind Faktoren, die solche Patienten als belastend empfinden. Häufig lassen sich ungünstige, übertriebene Einstellungen und Verhaltensmuster erkennen. „Ich muß immer erfolgreich, ehrgeizig usw. sein" sind solche überzogenen Annahmen. Die Patienten versuchen solchen vermeintlichen oder auch tatsächlichen Erwartungen unbedingt zu genügen, indem sie beispielsweise immer pünktlich und ordentlich sind. Solche Gedanken und Einstellungen können Migräneattacken auslösen.

Wichtig für die Diagnostik und Therapie der Migräne ist das Führen eines Migräne-/Kopfschmerztagebuches (s. Abb. 11.1).

Mit Hilfe von Kopfschmerztagebüchern können die Patienten selbst die Zusammenhänge zwischen möglichen Auslösern (körperlichen wie psychischen) und dem Auftreten von Migräneattacken erkennen. Darüber hinaus erhält der Arzt ein relativ genaues Bild über die Häufigkeit und Intensität der Attacken, das Ausmaß der Medikamenteneinnahme und des evtl. vorhandenen Abhängigkeits- beziehungsweise Mißbrauchspotentials.

Das Beratungsgespräch sollte mit einer übersichtlichen Beschreibung der verschiedenen Behandlungsmöglichkeiten enden. Dabei sollten keine überhöhten Erwartungen geweckt (da ja die Migräne nicht „heilbar" ist) und die therapeutischen Ansätze auf den unterschiedlichen Ebenen (medikamentös sowie nichtmedikamentös) dargestellt werden.

11.3 Nichtmedikamentöse Behandlung der Migräneattacke

Grundsätzlich haben sich 2 psychologische Ansätze in der Behandlung der Migräneattacke bewährt: das Gefäßtraining sowie Strategien zur Schmerzbewältigung.

Migräne-/Kopfschmerz-Tagebuch   Name:

Woche vom: _____ bis: _____

Hatten Sie heute eine Migräneattacke?

	Mo.	Di.	Mi.	Do.	Fr.	Sa.	So.
	ja | nein	ja | nein	ja | nein	ja | nein	ja | nein	ja | nein	ja | nein

Zusätzliche Medikamenteneinnahme bei Attacken   (Anzahl der Tabletten)

Name des Präparates	bei ersten Anzeichen							
	im Verlauf							
Name des Präparates	bei ersten Anzeichen							
	im Verlauf							
Name des Präparates	bei ersten Anzeichen							
	im Verlauf							

Stärke der Kopfschmerzen

oben = unerträgliche Schmerzen
unten = gar keine Schmerzen

V = vormittags
N = nachmittags
A = abends

V N A   V N A   V N A   V N A   V N A   V N A   V N A

Es traten folgende Begleiterscheinungen auf   (keine Begleiterscheinungen = kein Eintrag)

Erbrechen	leicht							
	stark							
Übelkeit	leicht							
	stark							
Sehstörungen	leicht							
	stark							
Lichtempfindlichkeit	leicht							
	stark							
Lärmempfindlichkeit	leicht							
	stark							
Andere	leicht							
	stark							

Bitte kennzeichnen Sie den Beginn und das Ende der Migräneattacke (roter Stift) und der Kopfschmerzen (blauer Stift)

0
2
4
6
8
10
12
14
16
18
20
22
24

Abb. 11.1. Beispiel eines Migräne/Kopfschmerztagebuches. Mit Hilfe eines solchen klar strukturierten Hilfsmittels kann der Patient seine Beschwerdesymptomatik einfach protokollieren. Die Dokumentation sollte regelmäßig über einen längeren Zeitraum erfolgen. (Mod. nach einer Vorlage aus Pfaffenrath u. Gerber [8])

11.3.1 Gefäßtraining

Analog zur medikamentösen Kupierung von Migräneattacken mit Derivaten von Mutterkornalkaloiden (vgl. 9.6 bzw. 9.9.6) oder mit Sumatriptan (vgl. 16.2.2) soll mit Hilfe des sogenannten Gefäßtrainings (häufig auch als Vasokonstriktionstraining bezeichnet) der schmerzhaften, überschießenden Vasodilatation zerebraler Arterien im Verlauf der Migräneattacke entgegengewirkt werden. Es kann als gesichert angesehen werden, daß extrakranielle Gefäßbereiche beim migränösen Geschehen in der Attacke beteiligt sind [9], auch wenn diese Prozesse nicht maßgeblich die pathophysiologischen Abläufe repräsentieren.

Das Gefäßtraining ist ein Verfahren, bei dem der Patient eine willkürliche Steuerung und Kontrolle des Gefäßtonus der A. temporalis superficialis lernen soll. Ziel des „Temporalisfeedbacks" ist insbesondere das Erlernen der Vasokonstriktion und damit der selbstregulierenden, aktiven Kupierung der Migräneattacke durch eine vasokonstriktorische Gegenregulation. Hierzu wird die Pusamplitude der A. temporalis superficialis plethysmographisch registriert (Messung des Umfangs der Arterie während einer Pulswelle) und dem Patienten optisch und/oder akustisch rückgemeldet. Die Patienten erhalten die Aufgabe, die Schläfenarterie willkürlich zu beeinflussen, d. h. das rückgemeldete Signal

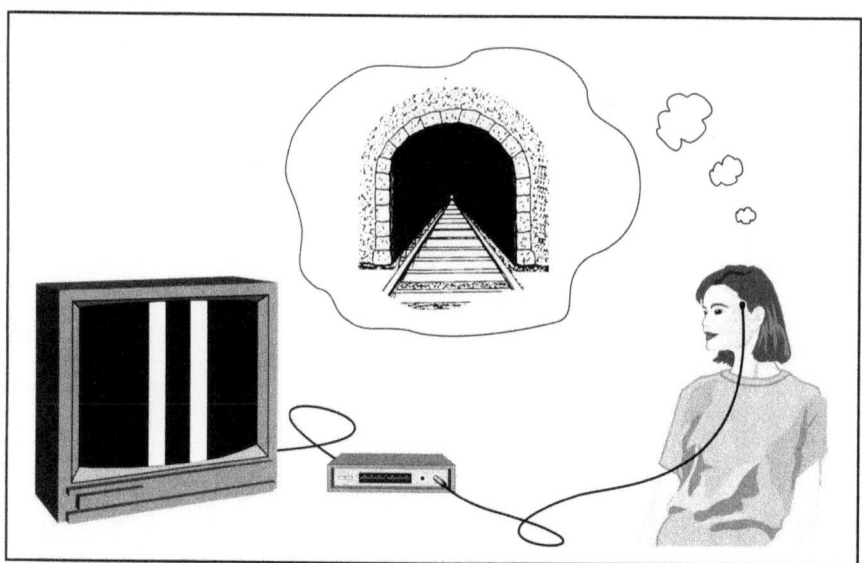

Abb. 11.2. Schematische Darstellung der apparativen Anordnung beim Vasokonstriktionstraining. Zum Erlernen der willkürlichen Kontrolle und Steuerung der Gefäßweite wird die mit Hilfe eines speziellen Aufnehmens über einer extrakraniellen Arterie registrierte Pulsamplitude verstärkt und durch 2 sich einander annähernde Balken auf einem Bildschirm visualisiert

entsprechend zu verändern (beispielsweise 2 Balken auf einem Monitor einander anzunähern, ein Quadrat zu verkleinern oder aber die Frequenz eines Tones zu senken; Abb. 11.2).

Das Ziel der willkürlichen Attackenkupierung soll mit den Therapieschritten Selbstbeobachtung, Körperwahrnehmung, Gefäßtraining und Vasokonstriktion ohne Rückmeldung erreicht werden.

In der Selbstbeobachtungsphase sollen die Patienten die physiologischen Vorgänge in ihren Kopfgefäßen während ihrer Migräneattacken möglichst genau wahrnehmen und nachfühlen. Dies kann anhand der Exploration des Patienten unter Zuhilfenahme von Kopfschmerztagebüchern sowie zusätzlicher Notizen erfolgen. Eine systematische Körperwahrnehmung beispielsweise von Volumenschwankungen in den extrakraniellen Arterien ist Voraussetzung für eine spätere optimale willkürliche Kontrolle dieser Gefäße.

In der 2. Stufe des Gefäßtrainings werden Körperwahrnehmungsübungen durchgeführt. Hierbei wird zunächst die allgemeine Wahrnehmungsfähigkeit im Kopfbereich (z. B. durch Berühren einer Wand mit dem Kopf und Nachspüren der Empfindungen) gefördert. Danach wird die Wahrnehmung des arteriellen Pulses initial am Handgelenk, später dann an der Schläfe geschult. Dieses Wahrnehmungstraining ist bei Pfaffenrath u. Gerber ausführlicher beschrieben [8].

Das eigentliche Gefäßtraining wird i. allg. in mindestens 10 Sitzungen systematisch durchgeführt. Diese Sitzungen sollten möglichst nach einem vorgegebenen Ablaufschema gestaltet werden (s. Tabelle 11.1). Nach einer Eingangsableitung (Baseline) werden die Patienten aufgefordert, ihre Schläfenarterie ohne Rückmeldung willkürlich zu beeinflussen (sog. Voluntary-control-Bedingung). Danach erfolgen mehrere Durchgänge unter Rückmeldebedingungen, jeweils von 2minütigen Erholungspausen unterbrochen. Am Ende der Sitzung wird vor der letzten Ableitung wieder die Fähigkeit zur willkürlichen Kontrolle ohne Rückmeldung überprüft. Diese Voluntary-control-Bedingungen sollten im Laufe des Trainings immer häufiger eingesetzt und die technische Rückmeldung zunehmend ausgeblendet werden. Dadurch wird der Lernvorgang verbessert.

Tabelle 11.1. Ablaufschema des Gefäßtrainings

Nr.	Phase	Dauer (min)
1.	Baseline	3
2.	Voluntary Control	2
3.	Rückmeldung	3
4.	Pause	2
5.	Rückmeldung	3
6.	Pause	2
7.	Rückmeldung	3
8.	Voluntary Control	2
9.	Baseline	3

Das Erlernen der Vasokonstriktion erfolgt über das Prinzip der operanten Konditionierung, dem Lernen am Erfolg. Daher ist es besonders wichtig, daß alle Lernfortschritte des Patienten verstärkt, d. h. durch Lob belohnt werden. Grundsätzlich ist das Erlernen der Vasokonstriktion ohne spezifische Strategien möglich, doch wenden die meisten Patienten im Laufe des Trainings bestimmte Vorgehensweisen an (z. B. die Vorstellung, in einen Tunnel zu fahren; s. Abb. 11.2), die jedoch individuell variieren können. Erfahrungsgemäß sind die meisten Patienten etwa ab der 8. Sitzung in der Lage, ihre Gefäße willkürlich ohne Rückmeldung zu beeinflussen. Das Training erfordert vom Therapeuten einige Erfahrung und viel Einfühlungsvermögen. Keinesfalls darf der Patient lediglich mit entsprechenden Instruktionen ohne therapeutische Begleitung vor das Gerät gesetzt werden.

Die empirischen Ergebnisse zeigen, daß mit dieser Methodik etwa 60 % der Migränepatienten geholfen werden kann, d. h. daß die Attacken seltener werden und/oder die Schmerzintensität während der Attacke abnimmt. Gerber et al. konnten erstmals zeigen, daß erfolgreiche Patienten tatsächlich in der Lage sind, die gelernten Strategien zur aktiven Attackenkupierung zu nutzen [5]. Es muß jedoch betont werden. daß die für dieses Verfahren notwendigen Geräte und erfahrenen Therapeuten derzeit in Deutschland nur an wenigen Orten zur Verfügung stehen. Als Alternative kann mit den Patienten ein gezieltes Schmerzbewältigungstraining durchgeführt werden.

Über ein erfolgversprechendes neues Verfahren, das sog. MCA-Training (MCA=„media cerebral artery") berichteten Gerber et al. [5] sowie Andrasik u. Gerber [1]. Dabei erhalten die Patienten mit Hilfe der transkraniellen Dopplersonographie eine Rückmeldung über den mittleren Fluß in der A. cerebri media oder über den peripheren Widerstand in kleineren Arteriolen (Resistanceindex) und somit ein Feedback über die intrakraniellen Gefäßabläufe. Diese Methode basiert auf dopplersonographischen Messungen in den intrakraniellen Gefäßabschnitten, bei denen während der Attacke eine deutlich verminderte Flußströmungsgeschwindigkeit in der A. cerebri media gefunden wurde. In den ersten Experimenten der Arbeitsgruppe um Gerber konnte gezeigt werden, daß Gesunde und Migränepatienten tatsächlich in der Lage sind, ihre intrakraniellen Gefäßprozesse zu steuern. Klinische Untersuchungen stehen bislang jedoch noch aus.

11.3.2 Schmerzbewältigung

Viele Schmerzpatienten, auch viele Migränepatienten, können trotz Ausnutzung aller zur Verfügung stehenden medikamentösen und nichtmedikamentösen Therapien nicht dauerhaft von ihren Schmerzen (Attacken) befreit werden. Sie müssen lernen, mit ihren Schmerzen, mit ihren Migräneattacken zu leben. Darüber hinaus müssen diese Patienten versuchen trotz ihrer Beschwerden und Einschränkungen ein möglichst hohes Maß an Lebensqualität zu erreichen. Gerade Migränepatienten fühlen sich den Attacken und/oder den oft mit erheblichen Nebenwirkungen behafteten Migränemedikamenten (vgl. Kap. 8 und 9) hilflos ausgeliefert. In solchen Fällen kann das Erlernen psychologischer Strategien zur Schmerzbewältigung hilfreich sein. Diese können helfen, die Schmerzen besser zu bewältigen und zu einer Verminderung des individuellen Leidens an der Migräneerkrankung führen.

Im Rahmen eines Schmerzbewältigungstrainings werden die Patienten ermuntert, eine ganze Palette von Strategien zu erproben und gezielt einzusetzen, um Migräneattacken besser als zuvor zu „bewältigen". Hierzu gehören neben den oben erwähnten körperlich-sportlichen Aktivitäten (vgl. 11.2) v. a. Methoden der Aufmerksamkeitslenkung und der Veränderung von schmerzrelevanten Kognitionen. Bei der Aufmerksamkeitslenkung werden die Patienten trainiert, während der Schmerzattacke durch gezieltes Ablenken der Aufmerksamkeit die Schmerzwahrnehmung in den Hintergrund zu drängen. Die Aufmerksamkeit kann dabei auf die äußere Umgebung (z. B. die umgebende Landschaft, Bilder usw.) oder auf innere Vorgänge (eigener Körper, Gedanken usw.) gelenkt werden. Sie kann sogar durchaus gezielt auf den schmerzhaften Bereich gelenkt werden (Schmerzfokussierung), allerdings in einer eher wissenschaftlich distanzierten Weise, die sich erfahrungsgemäß positiv auf die gefühlsmäßige Belastung durch den Schmerz auswirkt.

Ein weiteres wichtiges Element stellt das Erlernen positiver Selbstinstruktionen dar. Ziel hierbei ist, die üblicherweise während des Schmerzgeschehens ablaufenden Gedankenmuster (z. B.: „Oh je, schon wieder eine scheußliche Migräneattacke; ich glaube, ich halte das nicht mehr länger aus!" oder: „Entsetzlich, jetzt ist schon wieder das ganze Wochenende verdorben!") zu erkennen und durch positive Selbstinstruktionen zu ersetzen. Beispiele für solche positive Kognitionen könnten sein: „Ich kann diese Schmerzen bekämpfen und trotz der Migräne das Wochenende attraktiv gestalten!" oder: „Der Schmerz ist zwar scheußlich; aber ich kann und werde ihn ertragen, ich werde es schaffen!" Solche Selbstinstruktionen vermindern das Gefühl, der Migräne hilflos ausgeliefert zu sein. Gerber et. al. konnten zeigen, daß Schmerzbewältigungsverfahren in Kombination mit dem Gefäßtraining besonders effektiv sind [5].

11.4 Psychologisch-verhaltensmedizinische Migräneprophylaxe

Migräneattacken werden am häufigsten durch Streß ausgelöst. Im Mittelpunkt der nichtmedikamentösen Migräneprophylaxe steht daher das Erlernen von Strategien zur Bewältigung von Streß. Dies gilt sowohl für das Umgehen mit von außen vorgegebenen belastenden Situationen wie auch für chronische Belastungen durch intrapsychische Überforderungen. Eine psychologisch orientierte Migräneprophylaxe kann mit 3 teilweise aufeinander aufbauenden, beziehungsweise sich ergänzenden Ansätzen erfolgen: Entspannungstraining, Streßbewältigungstraining sowie kognitiv-verhaltensorientierten Verfahren.

11.4.1 Entspannungstraining

Entspannungstechniken gehören zu den grundsätzlich indizierten Verfahren bei Patienten mit chronischen Schmerzen. Bei anderen chronischen Schmerzerkrankungen hat sich v. a. der Einsatz von Entspannungstechniken in der Schmerzphase zur Unterbrechung der sich aufschaukelnden Wechselwirkung von Verspannungen und Schmerzen sowie zur Dämpfung physiologischer Hyperaktivierung bewährt. Bei der Migräne ist dagegen bei vielen Patienten die Anwendung von Entspannung während der Schmerzattacke wegen der möglichen vasodilatatorischen Wirkung der Entspannung eher ungünstig. Als prophylaktische Maßnahme gegen weitere Migräneattacken hat Entspannung jedoch – v. a. als Basis der Streßbewältigung – einen festen Platz im Therapiekonzept. Als besonders geeignet hat sich hierfür das von dem amerikanischen Neurologen Jacobson entwickelte Verfahren der progressiven Muskelrelaxation erwiesen [6]. Ziel der muskulären Relaxation ist es, über das Erleben und Erlernen systematischer Anspannung und Entspannung von Muskeln und Muskelgruppen eine möglichst tiefe Entspannung zu erreichen. Zur besseren Wahrnehmung muskulärer Verspannungen und des Unterschieds zwischen An- und Entspannung werden die Muskeln in der Übungsphase zunächst kurz angespannt und dann entspannt, wobei besonderer Wert darauf gelegt wird, den Unterschied in der Empfindung zu beobachten. Auf diese Weise wird eine größere Sensibilität der Patienten für Spannungszustände erreicht.

Nur wenn Verspannungen rechtzeitig erkannt werden, kann zur Gegenregulation frühzeitig Entspannung oder eine andere Form der Streßbewältigung eingesetzt werden. Zur Veranschaulichung des Vorgehens sind nachfolgend die einleitenden Übungsanweisungen aufgeführt (für ausführlichere Angaben sei auf das Buch von Pfaffenrath u. Gerber verwiesen [8; S. 167 ff]):

> „Setzen Sie sich bitte möglichst bequem zurecht. Schließen sie die Augen und entspannen Sie sich so gut wie möglich.
> Schließen Sie jetzt bitte Ihre rechte Hand zur Faust und achten Sie auf die Spannungen in Ihrer rechten Hand und im Unterarm – und entspannen Sie wieder.
> Achten Sie auf den Unterschied zwischen Anspannung und Entspannung und lassen Sie die Muskeln Ihrer rechten Hand wieder ganz locker. Achten Sie darauf, daß jeder einzelne Finger ganz entspannt ist, und versuchen Sie, die rechte Hand immer mehr zu entspannen."

Bei der Durchführung des Trainings ist besonderer Wert auf regelmäßiges häusliches Üben durch den Patienten zu legen (täglich 20 – 30 min) und die allmähliche Umsetzung des Erlernten in den Alltag. Zahlreiche Untersuchungen konnten eine gute Wirksamkeit einer Entspannung nachweisen, insbesondere dann, wenn sie im Rahmen eines Streßbewältigungstrainings eingesetzt wurde [2].

11.4.2 Streßbewältigung

Wie bereits erwähnt, gilt psychosozialer Streß allgemein als häufigster und wichtigster Auslöser von Migräneattacken. Streßbewältigungstraining soll daher zu einer individuellen Kontrolle und möglichst zur Ausschaltung der Reizbedingungen führen, die beim jeweiligen Patienten die Auslösung von Migräneattacken mitverursachen. Das Streßbewältigungstraining besteht aus der Streßanalyse, der progressiven Muskelrelaxation nach Jacobson (vgl. 11.4.1) und dem Prinzip der Gegenkonditionierung. Ein solches Training erscheint v. a. bei Patienten indiziert, die berufliche und/oder private Belastungen angeben.

In einem 1. Schritt werden die für den Patienten bedeutsamen Belastungssituationen systematisch exploriert (Stressorenanalyse). Die Exploration des Patienten läßt sich evtl. durch die Vorgabe eines Fragebogens ergänzen. Ziel ist die Erstellung einer Stressorenhierarchie, die dann im weiteren Therapieprozeß systematisch bearbeitet wird. Gleichzeitig wird mit den Patienten intensiv das oben beschriebene Entspannungstraining nach Jacobson durchgeführt. Die Fähigkeit zur Entspannung sowie das Erkennen und Wahrnehmen der individuellen Stressoren ist Voraussetzung für eine erfolgreiche Auseinandersetzung und Konfrontation mit den Belastungssituationen.

Dieser Behandlungsschritt wird als Gegenkonditionierung bezeichnet. Hierbei wird der Patient mit den für ihn bedeutsamen Stressoren konfrontiert (z. B. dem Klingeln eines Telefons), wobei die Wahrnehmung der körperlich-physiologischen Wirkung dieser Stressoren geübt wird. Dies soll zu einer besseren körperlichen Wahrnehmung der Belastungen durch den Patienten führen („Seismographeneffekt"). Anschließend erfolgt in einem nächsten Schritt die erfolgreiche Bewältigung dieser Stressoren (z. B. durch Entspannung während des Telefonklingelns; weitere Beispiele finden sich bei Pfaffenrath u. Gerber [8], S. 174 ff.). Gegenkonditionierung bedeutet hier, daß die bisherige Kopplung von Stressoren und starker Erregung entkoppelt und stattdessen die möglichst entspannte Bewältigung der Stressoren konditioniert werden soll. Der Erfolg des Streßbewältigungstrainings ist davon abhängig, wie gut es den Patienten gelingt, die in der Therapie gelernten Prinzipien in den Alltag umzusetzen.

11.4.3 Kognitiv-verhaltenstherapeutische Verfahren

Den kognitiv-verhaltenstherapeutischen Verfahren liegt die Annahme und Erfahrung zugrunde, daß das Auftreten von Migräneattacken u. a. auf ungünstige kognitive und verhaltensmäßige Strategien zur Bewältigung von Alltagssituationen zurückgeführt werden kann. So werden überhöhte Ansprüche an die eigene Leistungsfähigkeit, Angst vor Mißerfolgen sowie Angst vor dem Auftreten einer Attacke häufig als auffällige psychologische Merkmale bei Migränepatienten beschrieben [3].

In kognitiv-verhaltensmäßigen Therapieverfahren werden die Patienten zunächst – ähnlich wie beim Streßbewältigungstraining – angeleitet, zu beobachten und zu protokollieren, in welchen Situationen des Alltags sie nervös, unruhig oder ängstlich sind. Dabei sollen sie jedoch v. a. darauf achten, welche belastenden Gedanken kurz vor oder während dieser Situationen auftreten und welche körperlichen Empfindungen sie dabei begleiten. Im weiteren Verlauf der Behandlung erfolgt gemeinsam mit dem Patienten eine rationale Bewertung und Veränderung der belastenden Gedanken, wobei gleichzeitig auf eine Verbesserung der körperlichen Empfindungen mit Hilfe von gezielten Entspannungstechniken geachtet wird.

Ein empirisch überprüftes und als praxisorientiertes Handbuch vorliegendes verhaltenstherapeutisches Verfahren ist die sog. Konkordanztherapie [4]. Dieser Therapieansatz zielt darauf ab, den Patienten zur Wahrnehmung von Diskordanzen zwischen subjektiven, verhaltensmäßigen und physiologischen Reaktionen zu befähigen. Ferner soll der Patient therapeutische Strategien erlernen, die eine angemessene Bewältigung beziehungsweise Veränderung der Diskordanz zwischen Denken, Fühlen und Handeln ermöglichen. Solche Diskordanzen sind bei Migränepatienten häufig zu beobachten, wenn sie beispielsweise mit unbeweglicher oder heiterer Mimik über emotional zutiefst belastende Themen oder Ereignisse berichten.

Die Konkordanztherapie wurde konzipiert als eine themenzentrierte Gruppentherapie mit 30 2stündigen Sitzungen. Im Rahmen dieser Sitzungen werden vor allem die nachfolgenden neun Themenbereiche mit den Patienten erarbeitet:

1. Attributionsproblematik; Erleben von Diskordanz und Konkordanz;
2. Erleben angenehmer, positiver Gefühle, wie z. B. Lob, Dank, Komplimente; Lernen, Lob und Komplimente anzunehmen und anderen gegenüber ähnliche positive Verhaltensweisen zu zeigen;
3. Umgehen mit Körperkontakt, Nähe und Distanz; lernen, sie zu erleben und zu geben;
4. Lernen, berechtigte Forderungen zu akzeptieren beziehungsweise selbst zu äußern und unberechtigte Forderungen abzulehnen;
5. Lernen, Kritik zu ertragen und selbst zu äußern; Mißerfolgsverarbeitung;
6. Umgehen mit Aggressionen (mit eigenen und denen von anderen Personen);
7. Ertragen von Ambivalenzen; Perfektionismus, Pünktlichkeit, Ehrgeiz;
8. Erleben und Agieren in der Partnerschaft; Evaluation von Kommunikationsprozessen;
9. Erlernen von Strategien zur Bewältigung der Krankheitssymptome.

Von allen vorstehend aufgeführten Themen ist bekannt, daß sie für Patienten mit psychophysiologischen Störungen bedeutsam sein können. Die nachfolgend aufgeführten Inhalte stellen besondere Schwerpunkte der Konkordanztherapie dar:

1. Erlernen von Körperwahrnehmungen in Belastungssituationen,
2. aktive Steuerung von Körperprozessen,
3. Erkennen des Zusammenhangs zwischen Gedanken und Körperprozessen,
4. Erlernen, Gedanken zu verändern,
5. Erlernen von Verhaltensstrategien zur Beeinflussung der Körperprozesse, und

6. Erlernen der Übereinstimmung von Gedanken, Körperprozessen und Verhalten.

Zur Verdeutlichung des konkreten Vorgehens bei der Konkordanztherapie soll ein Ausschnitt aus der 9. Therapiesitzung (Streßinduktion „Körperkontakt") kurz skizziert werden. Mit dieser Übung soll der Zusammenhang zwischen Kognitionen und Körperempfindungen verdeutlicht und auf die Bedeutung von irrationalen Kognitionen eingegangen werden:

> „Der Therapeut bittet die Patienten, ihre Stühle möglichst eng im Kreis aneinanderzurücken, so daß die Stuhlkanten aneinanderstoßen und die Patienten sich mit ihren Knien gegenseitig berühren. Gleichzeitig sollen die Patienten ihre Augen schließen und die Hände der Nachbarn ertasten. Der Therapeut bittet die Patienten, sich bei dieser Übung auf die körperlichen Reaktionen zu konzentrieren. Wichtiger aber ist, daß sie darauf achten, was sie während der Berührung denken. Der Therapeut sollte die Übung einführen, indem er betont, daß es nicht darum geht, die Bereitschaft zu erhöhen, jemand anderen zu berühren, sondern darum, Körperempfindungen und Gedanken dabei wahrzunehmen. Bei der Durchführung dieser Übung lenkt der Therapeut die Aufmerksamkeit seiner Patienten zunächst auf die Reaktionen im Körper, dann im Kopfbereich und anschließend auf kognitive Prozesse, wobei er zwischen diesen Phasen lange Pausen läßt. Der Therapeut sollte darauf achten, daß die Patienten den Körperkontakt möglichst lange aushalten und die Hände erst nach längerer Zeit lösen. Nach Abschluß dieser Körperkontaktübung bittet der Therapeut die Patienten, auf dem Bogen „Beobachtungen von Körperempfindungen und Gedanken" stichwortartig zu notieren, welche Gedanken und Körperempfindungen sie während dieser Übung verspürten" (näheres bei Gerber et al. [4]).

Das konkordanztherapeutische Vorgehen hat sich in verschiedenen Untersuchungen bei Migränepatienten empirisch bewährt, doch muß betont werden, daß die Anwendung der verhaltensmedizinischen Verfahren in der Migräneprophylaxe umfassende lernpsychologische und verhaltenstherapeutische Kenntnisse und Erfahrungen seitens des Therapeuten voraussetzt.

11.5 Weitere nichtmedikamentöse Verfahren

In der wissenschaftlichen Literatur und v. a. in der Laienpresse finden sich zahlreiche Berichte über die Anwendung einer unendlichen Vielzahl unterschiedlicher Therapiemethoden zur Behandlung der Migräne. Eine abschließende, wissenschaftlich abgesicherte Bewertung der meisten dieser Verfahren fällt außerordentlich schwer.

Von vielen Therapiestudien her ist bekannt, daß bei der Behandlung der Migräne von einem besonders hohen Placebofaktor auszugehen ist. Daher muß unter wissenschaftlichen Gesichtspunkten von allen als wirksam zu klassifizierenden Therapiemethoden gefordert werden, daß sie bei deutlich mehr als einem Drittel der Patienten statistisch signifikante und nicht nur kurzfristig andauernde Effekte hervorrufen. In diesem Sinne kann es nicht genügen, wenn bestimmte Therapieverfahren bei einzelnen Patienten – manchmal durchaus auch langfristig – zu einer Reduktion der Symptomatik führen. Auch mehrere Einzelfälle lassen noch keine allgemeingültigen Aussagen über die Wirksamkeit therapeutischer Ansätze zu.

Bezüglich zahlreicher alternativer Behandlungsverfahren stellt die Deutsche Migräne- und Kopfschmerzgesellschaft fest, daß „ein wissenschaftlicher Nachweis einer längerfristigen Wirksamkeit .... bislang .... noch nicht erbracht werden" konnte. Daher bezeichnet die Deutsche Migräne- und Kopfschmerzgesellschaft die nachfolgend aufgeführten Maßnahmen in ihren aktuellen Therapieempfehlungen als unzureichend wirksam und den Placeboeffekt vermutlich nicht übertreffend [10]:

- Akupunktur, Akupressur,
- autogenes Training
- Bäder,
- chiropraktische Behandlung,
- Dauerschlaf,
- Fangopackungen,
- Frischzellentherapie
- Halskrawatte,
- Magnetströme,
- Massagen,
- Neuraltherapie,
- Ozontherapie,
- Reizstrom.

Die der physikalischen Therapie zuzurechnenden Verfahren (Wärmeapplikationen, Massagen, Fangopackungen usw.) werden in einem separaten Kapitel dieses Buches abgehandelt (Kap. 10). Diese Maßnahmen scheinen dann indiziert, wenn der Patient unter Kopfschmerzen vom Spannungstyp beziehungsweise unter einer Kombination von Migräne und Kopfschmerzen vom Spannungstyp leidet. Diese Indikationsbeschränkung gilt wahrscheinlich auch für Elektrotherapie, Kurzwellen, Ultrakurzwellen und Ultraschallbehandlung [7].

Von den übrigen in der Literatur häufiger genannten Ansätzen soll zum Abschluß dieses Kapitels nur noch auf die *Akupunktur* und die *Akupressur* kursorisch eingegangen werden. Bezüglich der transkutanen elektrischen Nervenstimulation wird auf 10.3.4.3 verwiesen.

Akupunktur und Akupressur haben durchaus eine relativ weite Verbreitung gefunden. Bisher gibt es aber nur vereinzelt methodisch akzeptable Studien zur Anwendung der Akupunktur bei Migräne, die jedoch noch keine abschließende Bewertung dieses Verfahrens zulassen (näheres bei Pfaffenrath [7]). Bei der Autoakupressur stimulieren die Patienten selbst manuell bestimmte Druckpunkte, v. a. in der Temporal- und Nackenregion. Zu diesem Verfahren liegen aber noch weniger kontrollierte Studien als zur Akupunktur vor; sie kann daher bisher ebenfalls nicht als indiziert bei der Behandlung der Migräne gelten.

11.6 Zusammenfassung

Zusammenfassend sei festgestellt, daß die psychologisch-verhaltensmedizinischen Verfahren einen hohen Stellenwert in der Migränebehandlung haben, sowohl in der Akut- als auch v. a. in der Intervalltherapie. Migränepatienten sollten daher möglichst früh auf die Möglichkeit dieses Behandlungsansatzes hingewiesen werden. Die psychologisch-verhaltensmedizinischen Verfahren sind dabei i. allg. nicht als Alternative zur medikamentösen Intervall- (vgl. Kap.8) oder Akuttherapie (vgl. Kap. 9), sondern als eine sinnvolle Ergänzung der Pharmakotherapie zu sehen. Alle medikamentösen wie nichtmedikamentösen Therapiestudien zeigen, daß mit den jeweiligen Therapiemethoden nur einem bestimmten Prozentsatz von Migränepatienten geholfen werden kann und daß auch die erfolgreich behandelten Patienten i. allg. keineswegs vollständig von ihrem Leiden befreit werden. Gleichzeitig sprechen erste Untersuchungsergebnisse dafür, daß mit einer Kombination medikamentöser und nichtmedikamentöser Strategien die Therapieeffekte nachhaltig verbessert werden können. So zeigen beispielsweise die Ergebnisse der Freiburger Migränestudie, daß durch die Kombination einer medikamentösen Intervalltherapie (mit Metoprolol) mit einer psychologischen Gruppentherapie die Therapieerfolge deutlich gesteigert werden können [11].

Die Lebensqualität von Migränepatienten ist so erheblich beeinträchtigt, daß im Interesse der Patienten alle wirksamen therapeutischen Ansätze – also auch die psychologisch-verhaltensmedizinischen Verfahren – zur Optimierung des Therapieerfolges eingesetzt werden sollten.

Literatur

1. Andrasik F, Gerber WD (1993) Biofeedback, relaxation, and stresscoping therapies. In: Olesen J. Tfelt-Hansen P, Welch KMA (eds) the headaches. Raven Press, New York, pp x – x
2. Gerber WD (1986) Verhaltensmedizin der Migräne. Edition Medizin VCH, Weinheim
3. Gerber WD, Haag G (Hrsg) (1982) Migräne – Praxis der Diagnostik und Therapie für Ärzte und Psychologen. Springer, Berlin Heidelberg New York
4. Gerber WD, Miltner W, Birbaumer N, Haag G (1989) Konkordanztherapie, Therapiemanual und Medienband für Therapeuten. Röttger, München
5. Gerber WD, Gothe L, Speckenbach U, Winzer O (1993) Psychobiological mechanisms of BVP – and MCA-selfregulation-training in migraine attacks. In: Lehmkühler A, Grotemeyer KH, Tegtmeier F (eds) Migraine: basic mechanisms and treatment. Urban & Schwarzenberg, München Baltimore, pp x – x
6. Jacobson E (1938) Progressive relaxation. University of Chicago Press, Chicago
7. Pfaffenrath V (1988) Was ist gesichert in der Therapie? Der chronische Kopfschmerz – Spannungskopfschmerz und Schmerzmittelmißbrauch. Arcis, München
8. Pfaffenrath V, Gerber WD (1992) Chronische Kopfschmerzen. Kohlhammer, Stuttgart Berlin Köln

9. Raskin NH, Appenzeller O (1982) Kopfschmerz. Fischer, Stuttgart
10. Soyka D, Diener HC, Pfaffenrath V, Gerber WD, Ziegler A (1992) Therapie und Prophylaxe der Migräne – Überarbeitete Empfehlungen der Deutschen Migräne- und Kopfschmerzgesellschaft. MMW 134:145-153
11. Thoden U, Haag G, Weinzierl R, Niederberger U (1989) Betablocker versus Psychotherapie in der Migräneprophylaxe. TW Neurol Psychiatr 3 (Sonderheft 2):35-38

12 Anatomische, physiologische, pathophysiologische und pharmakologische Aspekte des serotoninergen Systems

Manfred Göthert

12.1 Hauptentwicklungslinien und Ausgangspunkt der modernen Serotoninforschung

Besonders in den letzten 15 Jahren sind erhebliche Fortschritte auf dem Gebiet der Physiologie und Pharmakologie des serotoninergen Systems erzielt worden. Diese Fortschritte erstrecken sich auf die Erforschung der vielfältigen Funktionen, die Serotonin [5-Hydroxytryptamin (5-HT); Abb. 12.1] in zahlreichen Organsystemen, wie z. B. im zentralen und peripheren Nervensystem, im kardiovaskukären System, im Gastrointestinaltrakt und im Blut, ausübt und vor allem auf die Aufklärung der ausgeprägten Heterogenität der 5-HT-Rezeptoren, d. h. auf den Nachweis einer bemerkenswert hohen Zahl verschiedenartiger 5-HT-Rezeptorklassen, -unterklassen und -subtypen (Abb. 12.2).

Da die verschiedenen 5-HT-Rezeptoren in ihrer Organverteilung und bezüglich der durch sie vermittelten pharmakologischen Eigenschaften deutliche Abweichungen voneinander aufweisen, sind völlig neue therapeutische Ansatzpunkte bei zahlreichen Funktionsstörungen eröffnet worden. So können selektive 5-HT-Rezeptoragonisten und -antagonisten gezielt bestimmte Funktionen beeinflussen, ohne das übrige breite Spektrum der 5-HT-Effekte zu induzieren oder zu modifizieren, so daß sich unerwünschte Nebenwirkungen zumindest

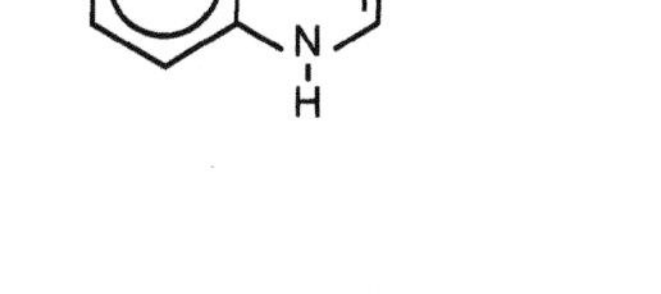

Abb. 12.1 Strukturformel von Serotonin (genaue chemische Bezeichnung: 5-Hydroxytryptamin; geläufige Abkürzung: 5-HT)

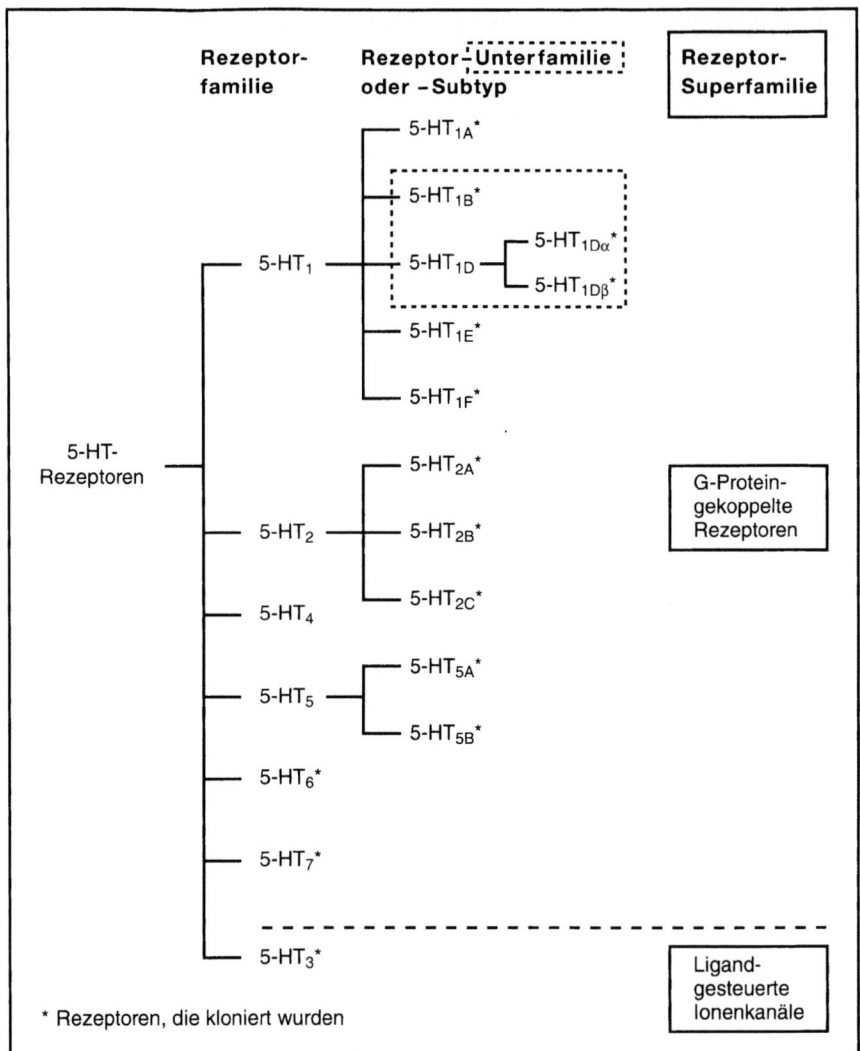

Abb. 12.2 Klassifikation und Nomenklatur der 5-HT-Rezeptoren. Das von gestrichelten Linien begrenzte Areal enthält die 5-HT_{1D}-Rezeptorunterfamilie. Diese umfaßt auch den 5-HT_{1B}-Rezeptor als speziesspezifische Variante (z. B. bei der Ratte) des 5-$HT_{1D\beta}$-Rezeptors (s. Text, 12.5.2.1). Einige wesentliche Funktionen, an denen 5-HT_1- und 5-HT_2-Rezeptorsubtypen sowie der 5-HT_3- und der 5-HT_4-Rezeptor beteiligt sind, werden unter 12.5 besprochen. Die ungewöhnlich stark ausgeprägte Heterogenität der 5-HT-Rezeptoren und ihre charakteristische Organverteilung ermöglichen es, mit Hilfe von selektiven Rezeptoragonisten und -antagonisten gezielt bestimmte Funktionen zu beeinflussen. Auf die 5-HT_{1E}-, 5-HT_{1F}-, 5-HT_{2B}-, 5-HT_5-, 5-HT_6- und 5-HT_7-Rezeptoren wird wegen der geringen oder praktisch noch ganz fehlenden Kenntnisse über ihre funktionelle Rolle im vorliegenden Text nicht näher eingegangen. Sie sind jedoch kloniert und in zellulären Systemen exprimiert worden. Radioligandbindungsstudien haben ergeben, daß sie charakteristische – von den jeweils übrigen 5-HT-Rezeptoren unterschiedliche – pharmakologische Eigenschaften aufweisen und dementsprechend zukünftig als Angriffspunkte neuer selektiver Pharmaka eine Rolle spielen können

weitgehend vermeiden lassen. Auf diese Weise zeichnen sich besonders auch auf dem Gebiet der Migränetherapie wesentliche Fortschritte ab (vgl. auch Kap. 13).

Den Ausgangspunkt für die moderne 5-HT-Forschung markiert eine Veröffentlichung von Rapport et al. (vgl. auch Kap. 2), in der über die Isolierung dieser Substanz aus dem Rinderserum sowie über die Aufklärung der wesentlichen chemischen Strukturelemente berichtet wurde [99]. Der Name Serotonin wurde von den Autoren auf Grund der Herkunft der Substanz aus dem Serum und ihrer „tonisierenden" Wirkung auf das Blutgefäßsystem abgeleitet. In den folgenden Jahren und Jahrzehnten konnte dann nachgewiesen werden, in welchen Geweben und Zellen die Substanz in hoher Konzentration vorkommt, welche funktionelle Bedeutung sie besitzt und daß ihre Effekte durch spezifische Rezeptoren vermittelt werden.

12.2 5-HT-Rezeptorheterogenität als Basis für das Verständnis von Zusammenhängen zwischen physiologischen, pathophysiologischen und pharmakologischen Aspekten des 5-HT-Systems

Die bereits erwähnte Heterogenität der 5-HT-Rezeptoren (Abb. 12.2) wurde während der letzten 15 Jahre in einer ständig zunehmenden Zahl von Publikationen bewiesen, und es ist noch kein Ende dieser Entwicklung abzusehen. Im Gegenteil ist aufgrund der methodischen Fortschritte mit einer weiter zunehmenden Komplexität des Klassifizierungsschemas der 5-HT-Rezeptoren zu

---

Auflistung der zur Verfügung stehenden Methoden zur Charakterisierung und Klassifikation von 5-HT-Rezeptoren (sowie von anderen Neurotransmitter- und Hormonrezeptoren). In Klammern wird jeweils stichwortartig genannt, welche Komponente des Rezeptorsystems untersucht wird oder was die betreffende Methodik zur Charakterisierung des Rezeptors beitragen kann

1. *Pharmakologische Methoden:*
   a) Rezeptorbindungsstudien mit Radioliganden,
   b) funktionelle Studien mit Agonisten und Antagonisten („Pharmakonerkennungsstelle"; vermittelter Effekt).
2. a) *Biochemische Methoden,*
   b) *elektrophysiologische Methoden*
   (Transduktionsmechanismen).
3. *Molekularbiologische Methoden*
   (chemische Struktur der Rezeptoren; Einbettung in die Membran).

rechnen, die es zwar immer schwerer macht, dieses Gebiet zu überblicken, die aber andererseits als Grundlage für die Entwicklung immer selektiver wirkender Arzneimittel anzusehen ist.

Die methodischen Fortschritte erstrecken sich auf pharmakologische, biochemische, elektrophysiologische und molekularbiologische Techniken.

Mit Hilfe zahlreicher mehr oder weniger selektiver Pharmaka (Rezeptoragonisten und -antagonisten) lassen sich die „Erkennungsstellen" der verschiedenen 5-HT-Rezeptoren voneinander differenzieren. Die biochemischen und elektrophysiologischen Methoden haben eine Differenzierung der Rezeptoren nach ihren Transduktionsmechanismen (Signalübertragung vom Rezeptor in der Zellmembran an die Effektorsysteme der Zelle) ermöglicht, und die Molekularbiologie hat Auskunft über die Aminosäurensequenz der Rezeptorproteine und ihre Einbettung in die Zellmembran gegeben. Besonders auf letzterem Gebiet verläuft die Entwicklung gegenwärtig sehr stürmisch. So hat sich kürzlich gezeigt, daß durch Austausch weniger Aminosäuren an für die Bindung von Agonisten und Antagonisten besonders „kritischen" Stellen einer Kette von mehr als 400 Gliedern eine erhebliche Modifikation der pharmakologischen Eigenschaften eintreten kann [53].

In diesem Kapitel soll über einige physiologische, pathophysiologische und pharmakologische Aspekte des serotoninergen Systems und seine Beziehung zur Migräne berichtet werden. Die physiologische Bedeutung des serotoninergen Systems läßt sich systematisch einerseits anhand der Wirkung von 5-HT in den einzelnen Organsystemen – so z. B. im zentralen und peripheren Nervensystem, im kardiovaskulären System, im Gastrointestinaltrakt und im Blut – darstellen. Andererseits bietet aber die Zuordnung bestimmter Wirkungen zu den einzelnen Rezeptorklassen, -unterklassen und -subtypen als Systematisierungsgrundlage für die einzelnen Effekte die Möglichkeit, auf therapeutische Ansatzpunkte selektiver Agonisten und Antagonisten der betreffenden Rezeptoren hinzuweisen. Im Hinblick auf die prospektive Bedeutung der verschiedenen 5-HT-Rezeptoren als Angriffspunkte neuer Arzneimittel werden im vorliegenden Beitrag die physiologisch oder pathophysiologisch bedeutsamen Effekte nach den verschiedenen Rezeptoren geordnet, und es wird in den betreffenden Abschnitten auf die Funktion von 5-HT in einzelnen Organsystemen hingewiesen. Die zu besprechenden funktionellen und pharmakologischen Aspekte des serotoninergen Systems und seine Beziehung zur Migräne lassen sich nur verstehen, wenn man sich über die Herkunft des 5-HT im klaren ist, das die 5-HT-Rezeptoren unter physiologischen oder pathophysiologischen Bedingungen erregt.

12.3 Vorkommen von 5-HT in verschiedenen Zellen und Geweben des Organismus

Im Zentralnervensystem spielt 5-HT als Neurotransmitter eine wesentliche Rolle. Die Zellkörper oder genauer gesagt die somadentritischen Bereiche der serotoninergen Nervenzellen sind in einer begrenzten Region des Hirnstammes, den Raphekernen, lokalisiert. Die Axone (Neuriten) der 5-HT-Neurone projizieren von dort aus in praktisch alle Teile des Gehirns und ins Rückenmark [111]. Durch ankommende Aktionspotentiale wird aus den serotoninergen Nervenendigungen mit ihren Varikositäten 5-HT exozytotisch freigesetzt, das sich dann an die prä- und postsynaptischen 5-HT-Rezeptoren (vgl. Abb. 12.3) bindet und diese stimuliert. Die Nervenendigung ist außerdem mit einem 5-HT-Transporter (chemisch ein Protein; der Transporter wurde kürzlich kloniert [56]) ausgestattet, der 5-HT aktiv aus dem synaptischen Spalt in das Zytosol der Varikosität zurücktransportiert. Dieser Mechanismus spielt eine wesentliche Rolle für die Inaktivierung des 5-HT und damit die Beendigung seiner Wirkung im synaptischen Spalt. Blockade des 5-HT-Transporters durch bestimmte Antidepressiva wie z. B. Fluoxetin, Imipramin oder Zimelidin verstärkt die serotoninerge Neurotransmission. Entsprechend dem Vorkommen von serotoninergen Nervenendigungen und 5-HT-Rezeptoren in praktisch allen Teilen des Zentralnervensystems ist das 5-HT-System an zahlreichen zentralnervösen

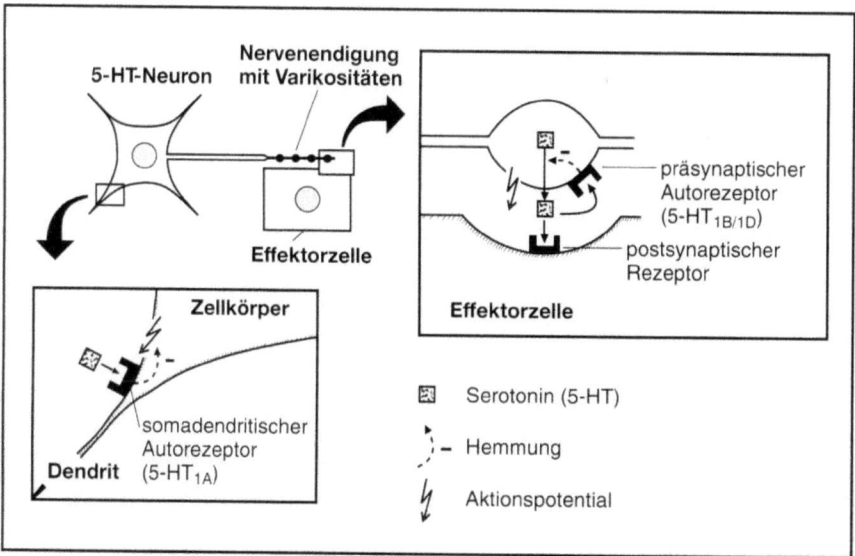

Abb. 12.3 Schematische Darstellung eines 5-HT-Neurons und seines somadentritischen und präsynaptischen 5-HT-Autorezeptors. Letzterer gehört zum 5-HT$_{1B}$-Typ bei Ratte und Maus und zu einem der 5-HT$_{1D}$-Subtypen beim Schwein, Kaninchen, Meerschweinchen und (wahrscheinlich) auch beim Menschen

Funktionen beteiligt. So spielt 5-HT beispielsweise eine Rolle für die Auslösung des Brechreflexes, die Kontrolle des emotionalen Verhaltens, des Blutdrucks, der Körpertemperatur, der endokrinen Funktion, des Appetits, des Schlaf-Wach-Rhythmus und der Schmerzwahrnehmung.

Serotoninerge Nerven sind in der Peripherie nur in sehr begrenzten Regionen vorhanden. Sie konnten im enterischen Nervensystem nachgewiesen werden und sind dementsprechend an der Steuerung der Funktion des Gastrointestinaltraktes beteiligt. 5-HT wird auch aus Neuronen freigesetzt, die Blutgefäße des Gehirns und der Hirnhäute innervierten. Bei diesen Neuronen handelt es sich teilweise um „echte" serotoninerge Nervenzellen, deren somadentritischer Bereich in den Raphekernen lokalisiert ist und in deren Varikositäten 5-HT als Neurotransmitter synthetisiert wird [51]; teilweise sind diese Neurone jedoch noradrenerge Nervenzellen, die mit Hilfe ihres nicht absolut für Noradrenalin selektiven Amintransporters 5-HT aus dem synaptischen Spalt aufgenommen haben [10]. Dieses 5-HT stammt aus nichtneuronalen Quellen (wahrscheinlich Thrombozyten; s. nachfolgender Text) und kann als „falscher" Neurotransmitter bei Stimulation der betreffenden Neurone freigesetzt werden.

Im Blutserum ist 5-HT normalerweise nur in extrem niedriger Konzentration vorhanden. Der Hauptanteil des 5-HT im Blut wird in Thrombozyten gespeichert (vgl. Abb. 12.4) [57, 114]. Die Anreicherung in den Blutplättchen erfolgt über einen „Transporter" (chemisch ein Protein), der in der Zellmembran lo-

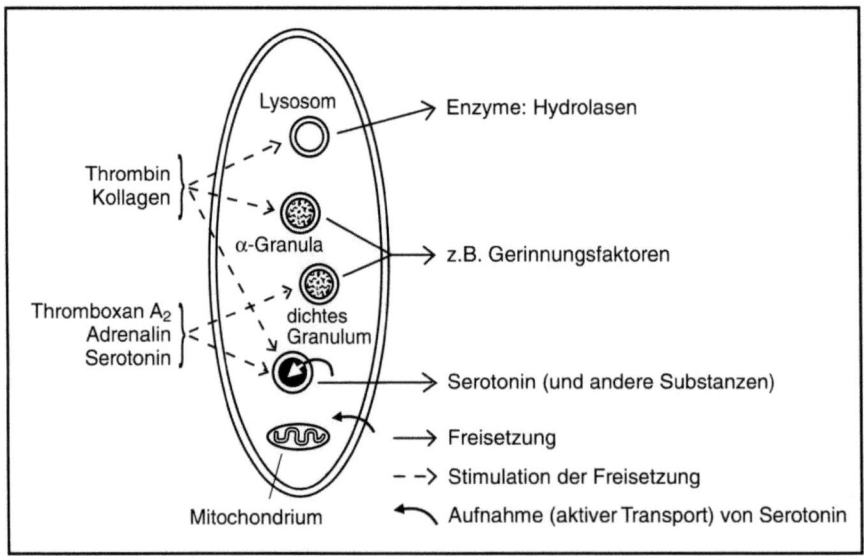

Abb. 12.4 Schematische Darstellung eines Schnittes durch einen Thrombozyten und einige seiner Organellen. Die Zellmembran ist nicht nur mit einem 5-HT-Transporter, sondern auch mit 5-HT$_{2A}$-Rezeptoren ausgestattet, deren Aktivierung die Thrombozytenaggregation und 5-HT-Freisetzung stimuliert (analog wirken z. B. auch Thrombin, Thromboxan A$_2$ und Adrenalin über spezifische Rezeptoren in der Zellmembran freisetzungsstimulierend)

kalisiert ist und in seinen pharmakologischen Eigenschaften weitgehend mit dem 5-HT-Transporter in den serotoninergen Nerven übereinstimmt; dementsprechend kann er ebenfalls durch Antidepressiva wie Fluoxetin, Imipramin und Zimelidin gehemmt werden. 5-HT kann aus den Thrombozyten auf verschiedene Reize hin freigesetzt werden. Zahlreiche Rezeptoren sind in der Thrombozytenmembran vorhanden, so z. B. auch 5-HT_{2A}-Rezeptoren. Eine besonders massive 5-HT-Freisetzung erfolgt bei der Thrombozytenaggregation.

Der größte Teil des im Organismus vorhandenen 5-HT (ca. 90 %) kommt im Darm, speziell in den enterochromaffinen Zellen der Mukosa vor [1, 114]. In diesen wird 5-HT in Vesikeln gespeichert und kann durch verschiedene Stimuli sowohl auf der luminalen als auch auf der basolateralen Seite freigesetzt werden. Die enterochromafinen Zellen werden sowohl durch efferente als auch durch afferente Neurone innerviert, die an der Regulation der 5-HT-Freisetzung beteiligt sind beziehungsweise Nervenimpulse über afferente im N. vagus verlaufende Nervenfasern zum Gehirn leiten. Die afferenten Nervenendigungen sind mit 5-HT_3-Rezeptoren ausgestattet, durch deren Stimulation es zur Erregung des betreffenden Neurons und damit zur Auslösung von Aktionspotentialen in den afferenten Nervenfasern kommt.

12.4 Hinweise auf einen ursächlichen Zusammenhang zwischen dem 5-HT-System und der Migräne

Eine Reihe anatomischer, biochemischer und pharmakologischer Befunde legt die Vermutung nahe, daß ein kausaler Zusammenhang zwischen einer Funktionsstörung des serotoninergen Systems und der Migräne besteht. Erwähnt wurde bereits, daß Blutgefäße des Gehirns und der Hirnhäute, denen in der Pathogenese der Migräne eine wesentliche Rolle zugeschrieben wird, durch serotoninerge Neurone innerviert werden [10]; eine Stimulation dieser Neurone bewirkt Änderungen des Blutflusses in den entsprechenden Gefäßregionen. Ferner konnten bestimmte 5-HT-Rezeptorklassen und -unterklassen in Blutgefäßen und Hirnregionen lokalisiert werden, die an der Entstehung und Weiterleitung von Kopfschmerzen beteiligt sind (s. 12.5.2). Weitere Hinweise auf eine Rolle des 5-HT-Systems bei der Migräne sind die Beobachtungen, daß die 5-HT-Konzentration in den Thrombozyten bei Beginn einer Migräneattacke um bis zu 40 % absinkt und daß die Ausscheidung von 5-Hydroxyindolessigsäure, des wichtigsten Metaboliten von 5-HT, im Harn bei einem beachtlichen Teil der Migränepatienten in der akuten Attacke gesteigert ist [25, 109].

Unter den pharmakologischen Befunden, die einen Kausalzusammenhang zwischen dem 5-HT-System und der Migräne nahelegen, sind folgende Beobachtungen zu nennen. Eine Migränesymptomatik läßt sich auslösen durch Pharmaka, die (wie z. B. Reserpin oder Fenfluramin) 5-HT aus serotoninergen Neuronen freisetzen [3, 17] oder die (wie z. B. Zimelidin) eine Hemmung der 5-HT-Aufnahme durch Blockade des 5-HT-Transporters in der Zellmembran der 5-HT-Neurone oder der Thrombozyten bewirken. Kürzlich wurde nachgewiesen, daß auch 1-(m-Chloro)phenylpiperazin (m-CPP), ein Metabolit des Antidepressivums Trazodon, eine Migräneattacke auslösen kann [13]; m-CPP besitzt eine hohe Affinität bevorzugt zu den 5-HT$_{2C}$-Rezeptoren [36], und es wurde dementsprechend die Vermutung geäußert, daß die migräneauslösende Wirkung auf einer Stimulation dieser Rezeptoren beruht [35a, 36]. Schließlich ist darauf hinzuweisen, daß viele Pharmaka, die zur Bekämpfung der Migränesymptomatik eingesetzt werden (wie z. B. die Mutterkornalkaloide, Methysergid, Cyproheptadin oder Pizotifen), mehr oder weniger selektiv auf 5-HT-Rezeptoren wirken [31, 88, 103]. Auch 5-HT selbst kann eine Migräneattacke beenden [68, 69]. Im nachfolgenden Kap. 13 wird noch ausführlicher auf die Zusammenhänge zwischen dem serotoninergen System und der Migräne eingegangen.

12.5 Klassifikation der 5-HT-Rezeptoren sowie ihre physiologische, pathophysiologische und pharmakologische Bedeutung

12.5.1 Allgemeine Aspekte der 5-HT-Rezeptorklassifikation

Die 5-HT-Rezeptoren im Zentralnervensystem und in der Peripherie sind, wie bereits erwähnt, sehr heterogen. Sie lassen sich auf der Grundlage pharmakologischer, biochemischer, elektrophysiologischer und molekularbiologischer Befunde (vgl. Auflistung der Methoden auf S. 303) in 7 Klassen einteilen, die als 5-HT$_1$, 5-HT$_2$, 5-HT$_3$, 5-HT$_4$, 5-HT$_5$, 5-HT$_6$ und 5-HT$_7$ bezeichnet werden (vgl. Abb. 12.2; s. auch entsprechende Übersichtsarbeiten [38, 45, 60a, 63a, 91, 92]).

Die 5-HT$_1$-Klasse ist in sich heterogen, denn sie repräsentiert eine „Familie" von mindestens 5 verschiedenen, aber miteinander verwandten Rezeptoren, nämlich den 5-HT$_{1A}$- 5-HT$_{1B}$- 5-HT$_{1D}$- 5-HT$_{1E}$- und 5-HT$_{1F}$-Rezeptoren. Die 5-HT$_{1D}$-Rezeptoren liegen ihrerseits in unterschiedlichen Subtypen vor, unter denen die 5-HT$_{1D\alpha}$- und 5-HT$_{1D\beta}$-Subtypen molekularbiologisch definiert werden konnten (vgl. Abb. 12.2). Daneben ließen sich mit Hilfe pharmakologischer Methoden „5-HT$_{1D}$-ähnliche" Rezeptoren identifizieren, d. h. Rezeptoren, die in ihren pharmakologischen Eigenschaften weitgehend, aber nicht vollständig, mit den 5-HT$_{1D\alpha}$- und 5-HT$_{1D\beta}$-Rezeptoren sowie mit den 5-HT$_{1D}$-Bindungsstellen an Membranen aus Hirngewebe (diese sind als Erkennungsstellen von 5-HT-Rezeptorsystemen anzusehen) übereinstimmen. Solche „5-HT$_{1D}$-ähnliche Rezeptoren" repräsentieren vermutlich weitere 5-HT$_{1D}$-Rezeptorsubtypen, so daß innerhalb dieser Gruppe heterogener 5-HT$_{1D}$-Rezeptoren differenzierte pharmakologisch-therapeutische Einflußmöglichkeiten denkbar sind. Einer oder mehrere solcher 5-HT$_{1D}$-Subtypen ist/sind wahrscheinlich auch als der/die Angriffspunkt(e) von Sumatriptan anzusehen (vgl. Kap. 16) – eine Substanz, die sich in klinischen Studien als sehr wirksam zur Behandlung von Migräneattacken erwiesen hat.

Man kann davon ausgehen, daß auch die übrigen 5-HT-Rezeptorklassen heterogen sind. Dies gilt beispielsweise für die 5-HT$_2$-Klasse, die als übergeordnete „Rezeptorfamilie" nach neueren Erkenntnissen 3 Rezeptorsubtypen umfaßt, die als 5-HT$_{2A}$, 5-HT$_{2B}$ und 5-HT$_{2C}$ bezeichnet werden (vgl. 12.5.2.2). Die zuletzt genannten Rezeptoren waren aufgrund bestimmter pharmakologischer Eigenschaften zunächst in die Familie der 5-HT$_1$-Rezeptoren eingeordnet worden. Es stellte sich aber später heraus, daß die 5-HT$_{1C}$-Rezeptoren aufgrund biochemischer und molekularbiologischer Befunde mit den klassischen 5-HT$_2$-Rezeptoren, die kürzlich in 5-HT$_{2A}$ umbenannt wurden, wesentlich enger verwandt sind als mit den 5-HT$_1$-Rezeptorsubtypen (vgl. Abb. 12.2). Es ist auch durchaus denkbar, daß einzelne Effekte innerhalb des Gesamtkomplexes von zentralnervösen und peripheren Wirkungen, die den 5-HT$_{2A}$-Rezeptoren zugeordnet werden, über mehrere 5-HT$_2$-Rezeptorsubtypen vermittelt werden. Für die 5-HT$_3$-Rezeptoren konnten unterschiedlich pharmakologische Eigenschaften bei verschiedenen Tierspezies nachgewiesen werden. Die 5-HT$_4$-Rezeptoren sind erst vor relativ kurzer Zeit entdeckt worden, so daß auf diesem Gebiet z. Z. noch grundsätzlichere Probleme, wie z. B. die Organverteilung und die Aufklärung der Funktion in verschiedenen Organen, bearbeitet werden und die Frage nach Subtypen noch nicht in den Mittelpunkt der Forschung gerückt ist.

In den letzten Jahren sind über die bisher beschriebenen 5-HT-Rezeptoren hinaus mit Hilfe molekularbiologischer Techniken drei weitere Klassen, die 5-HT$_5$- [29 a], 5-HT$_6$- [83 a] und 5-HT$_7$-Rezeptoren [100 a] identifiziert worden (vgl. Abb. 12.2). Diese weisen charakteristische, von den übrigen 5-HT-Rezeptoren unterschiedliche pharmakologische Eigenschaften auf. Abgesehen von Hinweisen auf die Transduktionsmechanismen, an die sie gekoppelt sind (s. Abb. 12.5; S. 308), ist ihre funktionelle Rolle jedoch praktisch noch unbekannt.

Aus den bisherigen Ausführungen kann man ableiten, daß durch Integration pharmakologischer, biochemischer, elektrophysiologischer und molekularbiologischer Ergebnisse für die Klassifikation der 5-HT-Rezeptoren eine verläßliche Grundlage geschaffen wurde. Die Fortschritte der Rezeptorenforschung führten besonders auch zu der Erkenntnis, daß die 5-HT-Rezeptoren in nur 2 „Superfamilien" (Abb. 12.2) eingeordnet werden können, denen auch die Rezeptoren für andere Neurotransmitter und Hormone angehören.

Das gemeinsame Merkmal der Superfamilie der G-Protein-gekoppelten Rezeptoren besteht darin, daß diese Rezeptorproteine mit ihrer Erkennungsstelle für den endogenen Liganden (in diesem Falle 5-HT) und exogene Pharmaka (hier 5-HT-Rezeptoragonisten und -antagonisten) über G-Proteine ohne weitere Zwischenschritte oder über eine Kaskade biochemischer Reaktionen an einen Ionenkanal gekoppelt sind (vgl. Abb. 12.5). Diese Komponenten sind an der Übermittlung (Transduktion) des durch Rezeptoraktivierung ausgelösten Signals an die Effektorsysteme der Zelle beteiligt. Auf diese Weise kommt es schließlich zum charakteristischen Effekt. Zu den G-Protein-gekoppelten Re-

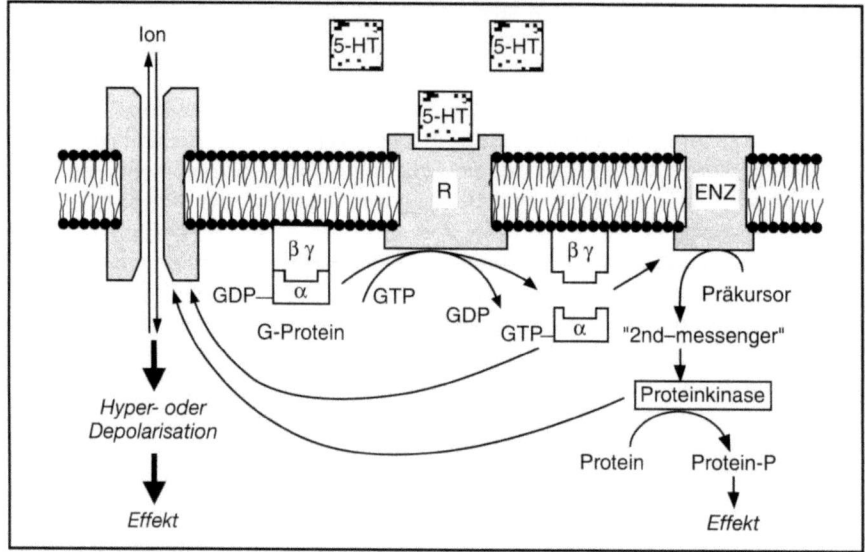

Abb. 12.5. Schematische Darstellung eines zur Superfamilie der G-Protein-gekoppelten Rezeptoren gehörigen 5-HT-Rezeptors und der Signaltransduktion in der Zellmembran. *5-HT* Serotonin, *R* Rezeptor, *ENZ* Enzym, α, β, γ Untereinheiten der G-Proteine, *GDP* Guanosin-5'-diphosphat, *GTP* Guanosin-5'-triphosphat. Als Folge der Rezeptoraktivierung durch 5-HT kann es entweder direkt oder über einen „2nd-messenger" und eine Proteinkinase zu einer Änderung der Leitfähigkeit eines Ionenkanals kommen. Dieser ist durch eine Selektivität für bestimmte Ionen (z. B. K^+- oder Cl^--Ionen) gekennzeichnet, und es kann je nach beteiligtem Ion oder je nachdem, ob die Leitfähigkeit gesteigert oder gehemmt wird, zu einer Hyper- oder Depolarisation kommen, die ihrerseits den entsprechenden Effekt auslöst. Ein spezifischer zellulärer Effekt kann auch durch die Phosphorylierung eines intrazellulären Proteins (Protein-P) als Folge der Aktivierung einer Proteinkinase durch einen „2nd-messenger" induziert werden

zeptoren gehören die 5-HT_1-, 5-HT_2-, 5-HT_4-, 5-HT_5-, 5-HT_6 und 5-HT_7-Rezeptoren (vgl. Abb. 12.2). Das Hauptmerkmal der 2. Rezeptorsuperfamilie, nämlich der ligandgesteuerten Ionenkanäle, besteht darin, daß der Ionenkanal selbst (ein Protein) mit einer Erkennungsstelle für den Liganden (im vorliegenden Falle 5-HT oder einen 5-HT-Rezeptoragonisten oder -antagonisten) ausgestattet ist (Abb. 12.6). Dieser Rezeptorsuperfamilie gehört nur ein 5-HT-Rezeptor an, nämlich der 5-HT_3-Rezeptor. Die Veränderung der Leitfähigkeit dieses Kanals für Ionen, die durch Bindung eines spezifischen Agonisten an die Erkennungsstelle ausgelöst wird, führt zu einer direkten Beeinflussung des Effektorsystems der Zelle.

Im Rahmen dieses Buches ist eine Gesamtübersicht über die physiologische, pathophysiologische und pharmakologische Bedeutung der einzelnen 5-HT-Rezeptoren aus Platzgründen nicht möglich. Für umfassendere Darstellungen

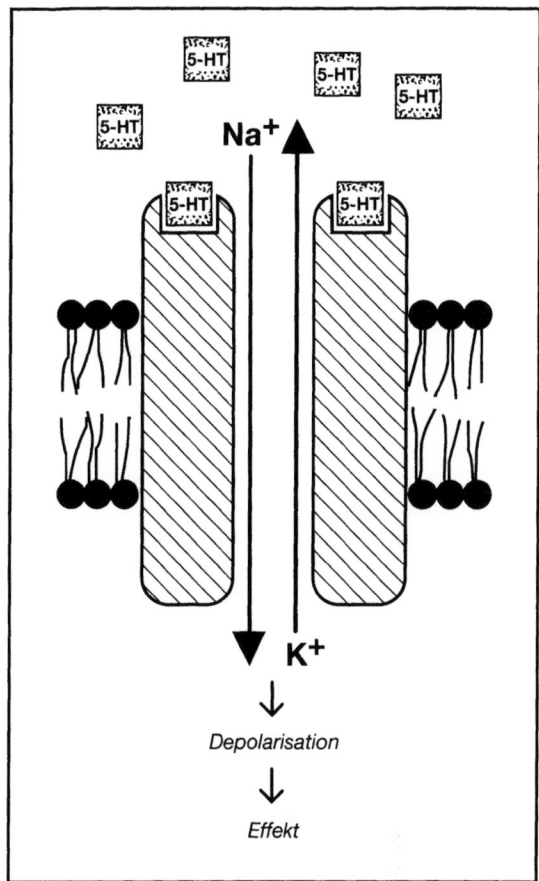

Abb. 12.6 Schematische Darstellung eines Längsschnitts durch einen 5-HT$_3$-Rezeptor, der in die Zellmembran eines Neurons eingebettet ist. Der 5-HT$_3$-Rezeptor gehört zur Rezeptorsuperfamilie der ligandgesteuerten Ionenkanäle: Das Rezeptorprotein ist nicht nur mit Erkennungsstellen für den Neurotransmitter 5-HT ausgestattet, sondern es bildet auch den Ionenkanal, der die Signaltransduktion an das Effektorsystem der Zelle vermittelt. Der Kanal leitet nichtselektiv monovalente Kationen. Unter den Bedingungen in situ bewirkt eine Stimulation des 5-HT-Rezeptors eine Zunahme der Na$^+$-Leitfähigkeit und als Folge davon eine Depolarisation der Zellmembran. Als charakteristischer Effekt kommt es zu einer Erregung des betreffenden Neurons

dieses Gebietes wird auf einige kürzlich erschienene Übersichtsarbeiten verwiesen [38, 45, 60a, 63a, 91, 92]. Im vorliegenden Kapitel können nur einige aus der physiologischen und pathophysiologischen Rolle einzelner 5-HT-Rezeptoren abgeleitete Beispiele für therapeutische Anwendungsmöglichkeiten von 5-HT-Rezeptoragonisten und -antagonisten angeführt werden. Dabei soll der Beziehung zur Migränetherapie eine Priorität eingeräumt werden, und es wird in diesem Zusammenhang auf die 5-HT_{1D}-Rezeptoren ein gewisses Schwergewicht gelegt.

12.5.2 Spezielle Aspekte der 5-HT-Rezeptorklassifikation

12.5.2.1 5-HT_1-Rezeptorfamilie

Bis 1986 war innerhalb von 6–8 Jahren mit der Einführung der ersten, zumindest relativ selektiven 5-HT-Rezeptoragonisten und -antagonisten [z. B. 5-Carboxamidotryptamin (5-CT), 8-Hydroxy-(2-di-n-propylamino)tetralin (8-OH-DPAT), Ketanserin, $1\alpha H$, 3α, $5\alpha H$-Tropan-3yl-3,5-dichlorobenzoat (MDL 72222)] überwiegend mit Hilfe pharmakologischer Methoden (vgl. Auflistung auf S. 303) eine Fülle neuer Daten mit eindeutigen Hinweisen auf das Vorliegen unterschiedlicher 5-HT-Rezeptoren gewonnen worden. Diese Ergebnisse versetzten Bradley et al. in die Lage, einen ersten fundierten Vorschlag für die Klassifikation und Nomenklatur von funktionellen 5-HT-Rezeptoren vorzulegen [12]. In dieses Klassifikationsschema sind die vorangehenden Überlegungen zur Klassifizierung auf der Basis von Ergebnissen funktioneller Untersuchungen [39] und von Radioligandbindungsstudien [95] eingeflossen. Entsprechend dem Klassifikationsvorschlag von Bradley et al. [12], der Grundlage für die Fortentwicklung der Klassifikation und Nomenklatur der 5-HT-Rezeptoren bis zum heutigen Tage war und ist, müssen bestimmte Kriterien erfüllt sein, um einen gegebenen Effekt als 5-HT_1-Rezeptor-vermittelt (vgl. Abb. 12.2) einordnen zu können (s. auch die Arbeit von Göthert u. Schlicker [47]). Der betreffende Effekt von 5-HT muß sich durch Metitepin (andere Bezeichnung: Methiothepin) – einen Antagonisten an 5-HT_1-und 5-HT_2-Rezeptoren – blockieren lassen, nicht aber durch selektive 5-HT_2-Rezeptorantagonisten (vgl. auch Kap. 14). Der Agonist 5-CT sollte potenter sein als (oder muß zumindest etwa gleiche Potenz aufweisen wie) 5-HT, das seinerseits im nanomolaren Konzentrationsbereich wirksam sein muß.

Durch die Entwicklung von Pharmaka, die nur zu einer bestimmten Unterklasse von 5-HT_1-Rezeptoren eine Affinität besitzen, wurde die Subklassifikation des 5-HT_1-Rezeptors gefördert. Solche Substanzen wie z. B. 8-OH-DPAT [50] und Ipsapiron [41] binden sich in Radioligandbindungsstudien an eine einzige Erkennungsstelle und sind dementsprechend als „Schlüsselpharmaka" für die Zuordnung bestimmter Effekte zu der betreffenden 5-HT_1-Rezeptorunterklasse anzusehen. Biochemische und molekularbiologische Untersuchungen in den letzten 6 Jahren haben bewiesen, daß die 5-HT_{1A}-, $5\text{-HT}_{1B/1D}$-, 5-HT_{1E}-

und 5-HT$_{1F}$-Rezeptoren nicht nur in Anbetracht bestimmter pharmakologischer Eigenschaften, sondern auch in bezug auf ihre molekularbiologischen Merkmale und die nachgeschalteten Transduktionsmechanismen miteinander verwandt sind und somit einer Familie von Rezeptoren, den 5-HT$_1$-Rezeptoren, angehören [60a, 63a]. Diese Verwandtschaft läßt sich aus der über 50 %igen Homologie der Aminosäurensequenz der in die Zellmembran eingebetteten Rezeptordomänen (s. Tabelle 12.1 für die 5-HT$_{1A}$- und 5-HT$_{1B/D}$-Rezeptoren) sowie aus der Tatsache ableiten, daß die genannten 5-HT$_1$-Rezeptoren an die Adenylatzyklase als für diese Rezeptorfamilie wichtigstes Transduktionssystem gekoppelt sind (Tabelle 12.2).

Tabelle 12.1 Homologie (Angaben in %) der Aminosäurensequenz der in die Zellmembran eingebetteten Domänen von klonierten G-Protein-gekoppelten 5-HT-Rezeptoren.

Spezies	Rezeptor	5-HT$_{1A}$	5-HT$_{1B}$	5-HT$_{1D\alpha}$	5-HT$_{1D\beta}$	RDC4	5-HT$_{2A}$	5-HT$_{2C}$
Mensch	5-HT$_{1A}$	–	53	54	53	55	39	37
Ratte	5-HT$_{1B}$		–	**74**	**96**	**76**	42	39
Mensch	5-HT$_{1D\alpha}$			–	**77**	**93**	41	43
	5-HT$_{1D\beta}$				–	**80**	39	39
Hund	RDC4					–	41	41
Ratte	5-HT$_{2A}$						–	**78**
	5-HT$_{2C}$							–

Fettgedruckt sind besonders hohe Prozentwerte, die die Zugehörigkeit zur 5-HT$_{1D}$-Rezeptorunterfamilie, beziehungsweise zur 5-HT$_2$-Rezeptorfamilie kennzeichnen. (Nach Hartig et al. [53])

Tabelle 12.2 Signaltransduktionsmechanismen nach Aktivierung von 5-HT-Rezeptoren, die zur Superfamilie der G-Protein-gekoppelten Rezeptoren gehören

		„2nd-messenger"
5-HT$_1$-Rezeptorfamilie	5-HT$_{1A}$	Modulation der Adenylatzyklase
	5-HT$_{1B}$ 5-HT$_{1D}$	Hemmung der Adenylatzyklase
5-HT$_2$-Rezeptorfamilie	5-HT$_{2A}$ 5-HT$_{2C}$	Stimulation des Phosphatidylinositolstoffwechsels
5-HT$_4$-Rezeptor	5-HT$_4$	Stimulation der Adenylatzyklase

5-HT$_{1A}$-Rezeptoren

Im Hippokampus, einer Region, die für die Steuerung des emotionalen Verhaltens eine große Rolle spielt, und im Hirnstammbereich in den Raphekernen konnten 5-HT$_{1A}$-Rezeptoren eindeutig identifiziert werden. Im Hippokampus wurden sie postsynaptisch nachgewiesen, und in den Raphekernen kommen sie an den Zellkörpern der 5-HT-Neurone selbst als sog. somadendritische 5-HT-Autorezeptoren vor (vg. Abb. 12.3). Durch diese Rezeptoren wird eine Hemmung der neuronalen Aktivität vermittelt. 5-HT$_{1A}$-Rezeptoren werden durch Agonisten wie 8-OH-DPAT, Ipsapiron und Gepiron selektiv stimuliert. Die beiden zuletzt genannten Substanzen besitzen anxiolytische und antidepressive Eigenschaften und werden als Arzneimittel mit entsprechender Indikation klinisch geprüft. Ein partialagonistischer Effekt am postsynaptischen 5-HT$_{1A}$-Rezeptor in Verbindung mit der vollagonistischen Wirkung auf die somadendritischen Autorezeptoren wird für die anxiolytische und antidepressive Wirkung verantwortlich gemacht [28]. Der Vorteil dieser neuen Substanzen (im Vergleich zu den Benzodiazepinen) liegt anscheinend darin, daß sie nicht zur Abhängigkeit führen. Eine bereits klinisch verfügbare Substanz, das Buspiron, wirkt teilweise über den geschilderten Mechanismus; allerdings ist Buspiron in bezug auf die beteiligten Rezeptoren nicht so selektiv wie Ipsapiron und Gepiron. Auch zentral blutdrucksenkende Effekte können durch 5-HT$_{1A}$-Rezeptoragonisten ausgelöst werden. So ist der hypotensive Effekt von Urapidil, der zunächst nur auf die α_1-Adrenozeptor-blockierende Wirkung bezogen worden war, nach neueren Untersuchungen durch die Stimulation von 5-HT$_{1A}$-Rezeptoren im Hirnstamm wesentlich mitbedingt [101]. 5-HT$_{1A}$-Rezeptoren spielen auch eine Rolle in der Regulation des Hormonhaushaltes. So bewirkt eine Stimulation dieser Rezeptoren eine Steigerung der Freisetzung von adrenokortikotropem Hormon [24].

Der 5-HT$_{1A}$-Rezeptor besteht aus 421 Aminosäuren und weist als charakteristisches Merkmal G-Protein-gekoppelter Rezeptoren 7 hydrophobe transmembranale Domänen auf [30]. Eine Modulation der Adenylatzyklaseaktivität spielt eine wesentliche Rolle für die Signaltransduktion nach 5-HT$_{1A}$-Rezeptoraktiviertung (Tabelle 12.2); sowohl eine Hemmung der Adenylatzyklase [7, 74] als auch eine Stimulation der Aktivität dieses Enzyms [76] sind beobachtet worden. Ein weiteres „2nd-messenger-Kopplungssystem", das an der Signaltransduktion beteiligt ist, besteht in der Änderung der Leitfähigkeit des Kaliumkanals, der entweder unter Vermittlung der Adenylatzyklasekaskade oder ohne weitere Zwischenschritte über ein G-Protein an den Rezeptor gekoppelt ist. Außerdem sind als Kopplungssysteme die Stimulation der Phospholipase C-Proteinkinase C-Kalzium-Kaskade und die Stimulation der Na$^+$/K$^+$-ATPase-Aktivität beschrieben worden. Kürzlich sind die agonistisch-antagonistischen Eigenschaften von 5-HT$_{1A}$-Rezeptorliganden wie 8-OH-DPAT und Ipsapiron (s. oben) als Ausdruck von Unterschieden der intrinsischen Aktivität in Abhängigkeit vom Rezeptor-Effektor-System an transfizierten Zellinien unter Anwendung molekularbiologischer Techniken genauer analysiert worden [9, 113].

5-HT$_{1B/1D}$-Rezeptoren

Durch neuere molekularbiologische Ergebnisse ist die bereits seit einigen Jahren gehegte Vermutung einer sehr nahen Verwandtschaft zwischen 5-HT$_{1B}$- und 5-HT$_{1D}$-Rezeptoren bestätigt worden. Diese bilden eine komplexe Unterfamilie von 5-HT$_1$-Rezeptoren, wobei der 5-HT$_{1B}$-Rezeptor eine speziesspezifische homologe Variante des 5-HT$_{1D}$-Rezeptors darstellt (Abb. 12.2). Dieser wiederum liegt allein beim Menschen in 2 Subtypen vor, die als 5-HT$_{1D\alpha}$ und 5-HT$_{1D\beta}$ bezeichnet werden (s. Abb. 12.7). Außerdem wurde beim Hund eine speziesspezifische homologe Rezeptorvariante mit den pharmakologischen Eigenschaften eines 5-HT$_{1D}$-Rezeptors identifiziert; diese wird nach dem kodierenden cDNS-Clon als RDC 4 bezeichnet [53].

Die zur 5-HT$_{1B/1D}$-Subfamilie gehörenden Subtypen und Spezieshomologen sind durch eine 74 – 96 %ige Homologie der Aminosäurensequenz der in die Zellmembran eingebetteten hydrophoben Domänen gekennzeichnet (vgl. Tabelle 12.1). Die Bezeichnung 5-HT$_{1B}$- oder 5-HT$_{1D}$-Rezeptor wird durch die pharmakologischen Eigenschaften festgelegt, die sich deutlich voneinander unterscheiden. Dabei ist bemerkenswert, daß diese Unterschiede trotz einer 96 %igen Homologie der Aminosäurensequenz des 5-HT$_{1B}$-Rezeptors der Ratte und des 5-HT$_{1D\beta}$-Rezeptors des Menschen bestehen (die Unterschiede werden durch nur 7 unterschiedliche Aminosäuren in den transmembranalen Sequenzen der Rezeptoren der beiden Spezies bedingt), während die pharmakologischen Eigenschaften der humanen 5-HT$_{1D\alpha}$- und 5-HT$_{1D\beta}$-Rezeptorsubtypen trotz einer „nur" 77 %igen Homologie bei Anwendung der gegenwärtig verfügbaren 5-HT-Rezeptorliganden praktisch identisch sind (vgl. Tabelle 12.2).

Es liegt auf der Hand, daß sich in Anbetracht der Heterogenität der 5-HT$_{1D}$-Rezeptoren, die wahrscheinlich in mehr Subtypen vorkommen als die bisher genannten (vgl. die vorangehenden Absätze und charakterisierten (Abb. 12.2 und Tabelle 12.1), bei anzunehmender unterschiedlicher Organverteilung sehr gezielt neue therapeutische Angriffspunkte und Einsatzmöglichkeiten für selektive Agonisten und Antagonisten eröffnen. Einer (oder mehrere) der 5-HT$_{1D}$-Rezeptorsubtypen ist (sind) als der (die) Angriffspunkt(e) des neuen gegen die akute Migränesymptomatik wirksamen Pharmakons Sumatriptan anzusehen.

Die durch die skizzierten molekularbiologischen Befunde bestätigte Vermutung, daß der bei Ratte und Maus zuerst identifizierte sowie pharmakologisch und funktionell charakterisierte 5-HT$_{1B}$-Rezeptor nichts anderes ist als die Speziesvariante eines der später entdeckten und charakterisierten 5-HT$_{1D}$-Rezeptorsubtypen bei anderen Spezies (wie zum Beispiel Rind, Schwein und Meerschweinchen), stimmt auch mit der Beobachtung überein, daß alle diese 5-HT$_{1B/1D}$-Rezeptoren durch (zumindest fast) identische regionale Organverteilung, Transduktionsmechanismen und Funktion bei den betreffenden Spezies gekennzeichnet sind.

Sowohl 5-HT$_{1B}$- als auch 5-HT$_{1D}$-Rezeptoren sind negativ an die Adenylatzyklase gekoppelt (Tabelle 12.2 [11, 105, 107]). Sie kommen in zahlreichen Hirnregionen vor (in besonders hoher Dichte im Nucleus caudatus, in der Substantia nigra und im Kortex [53, 60, 81]) und konnten auch in der Körperpe-

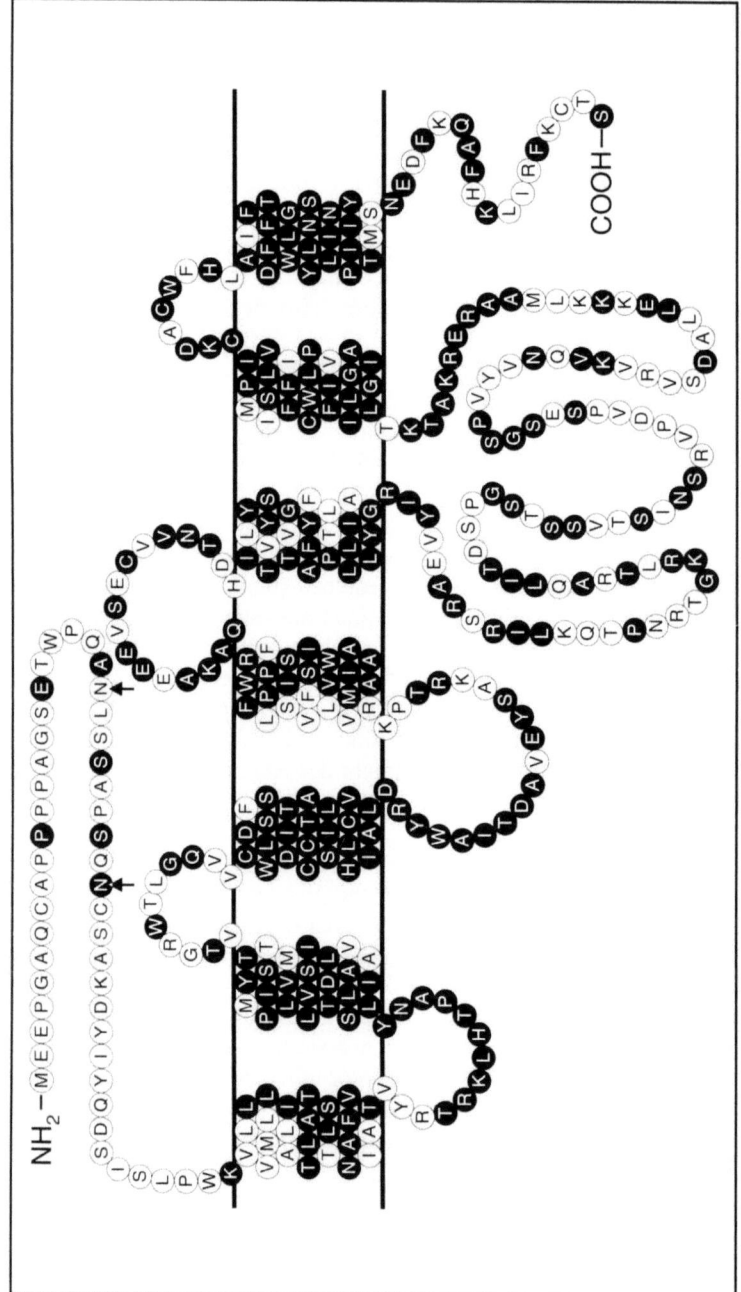

Abb. 12.7 Aminosäurensequenz des menschlichen 5-HT$_{1D\beta}$-Rezeptors mit seinen für G-Protein-gekoppelten Rezeptoren charakteristischen 7 transmembranalen Domänen. Die *dunklen Kreise* markieren Aminosäuren, die an identischen Stellen auch beim menschlichen 5-HT$_{1D\alpha}$-Rezeptor vorkommen (Subtyp-Homologie). Die *Pfeile* kennzeichnen mögliche Glykosylierungsstellen. (Umgezeichnet nach Hartig et al. [53])

ripherie, so z. B. in Blutgefäßen und an Nerven, nachgewiesen werden. Die meisten im Gehirn identifizierten 5-HT$_{1B/1D}$-Bindungsstellen sind zwar postsynaptisch an den serotoninerg innervierten Neuronen lokalisiert, es soll jedoch betont werden, daß ein kleiner Anteil funktionell bedeutsamer 5-HT$_{1B/1D}$-Rezeptoren als präsynaptische Autorezeptoren an den serotoninergen Varikositäten selbst (vgl. Abb. 12.3) in praktisch allen Teilen des Gehirns und im Rückenmark identifiziert wurden [43, 80, 110]. Funktionell analoge präsynaptische 5-HT$_{1B/1D}$-Rezeptoren, die (wie die 5-HT-Autorezeptoren) eine Hemmung der Neurotransmitterfreisetzung bedingen, konnten an postganglionären sympathischen Varikositäten (s. Abb. 12.8 [49, 82, 83]) und an den Endigungen afferenter Nervenfasern nachgewiesen werden, aus denen Substanz P, Neurokinin A und Calcitonin-gene-related-peptide (CGRP) freigesetzt werden [16, 85, 87] (vgl. in diesen Zusammenhang auch 13.5).

In bezug auf die Übertragbarkeit tierexperimenteller Befunde auf den Menschen sind 2 Aspekte zu beachten: zur Analyse der Pharmakodynamik können 5-HT$_{1B}$-Rezeptor-vermittelte Effekte bei der Ratte zur Aufklärung der physiologischen und pathophysiologischen Bedeutung der 5-HT$_{1B/1D}$-Rezeptorunterfamilie mit aller in Anbetracht der 5-HT$_{1D}$-Rezeptorherterogenität gebotenen

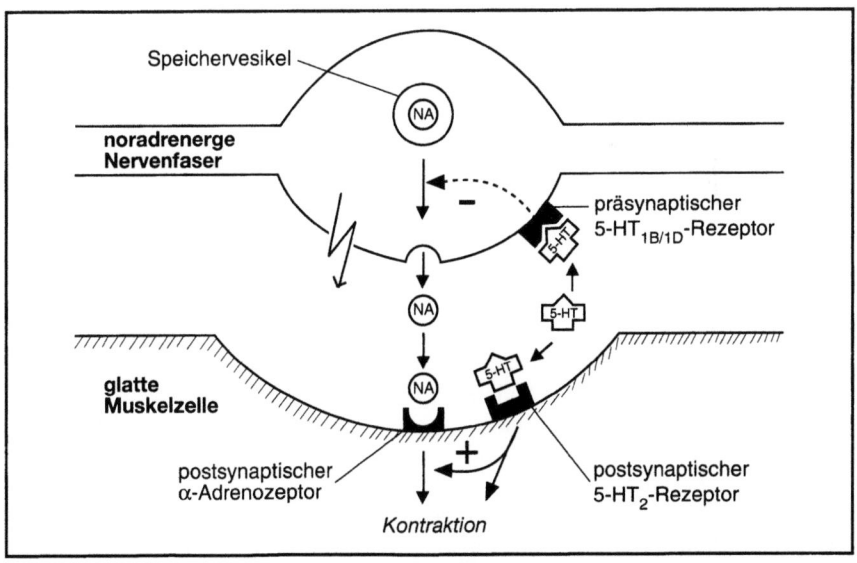

Abb. 12.8 Schematische Darstellung einer Synapse zwischen einer Varikosität einer noradrenergen Nervenendigung und einer glatten Muskelzelle eines Blutgefäßes sowie der prä- und postsynaptischen 5-HT-Rezeptoren. Der präsynaptische 5-HT-Rezeptor gehört zum 5-HT$_{1B}$-Typ bei der Ratte und zu einem der 5-HT$_{1D}$-Subtypen beim Menschen. In der hier dargestellten Synapse ist der postsynaptische 5-HT-Rezeptor ein 5-HT$_2$-Rezeptor (neue Nomenklatur: 5-HT$_{2A}$-Rezeptor), in bestimmten anderen Synpapsen kann er auch der 5-HT$_{1D}$-Unterklasse angehören *(NA* Noradrenalin, - Hemmung, + Signalverstärkung)

Vorsicht herangezogen werden, jedoch ist diese Tierspezies für die Entwicklung von therapeutisch beim Menschen einsetzbaren selektiven 5-HT$_{1D}$-Rezeptorliganden wegen der unterschiedlichen pharmakologischen Eigenschaften der 5-HT$_{1B}$- und 5-HT$_{1D}$-Rezeptoren ungeeignet.

Wie bereits erwähnt, wird die Beseitigung oder Abschwächung der Migränesymptomatik durch das neue Pharmakon Sumatriptan (vgl. Kap. 16–19) mit seiner agonistischen Wirkung auf einen (oder evtl. mehrere) Subtyp(en) des 5-HT$_{1D}$-Rezeptors in Zusammenhang gebracht. Da bestimmte neuronale und vaskuläre Effekte von Sumatriptan durch Rezeptoren vermittelt werden, die in ihren pharmakologischen Eigenschaften denen des menschlichen 5-HT$_{1D\alpha}$- und 5-HT$_{1D\beta}$-Rezeptors stark ähneln, aber keineswegs mit ihnen absolut identisch sind, muß in Betracht gezogen werden, daß es sich hierbei um noch nicht genau definierte und charakterisierte 5-HT$_{1D}$-Rezeptorsubtypen handelt. Diese werden in der Literatur als ,,5-HT$_{1D}$-ähnlich" (,,5-HT$_{1D}$-like") bezeichnet. Sumatriptan besitzt eine hohe Affinität zu den 5-HT$_{1D\alpha}$- und 5-HT$_{1D\beta}$-Rezeptoren sowie zu den ,,5-HT$_{1D}$-ähnlichen" Rezeptoren und ist durch eine relative 5-HT$_{1D}$-Rezeptorselektivität im Vergleich zur Affinität zu 5-HT$_{1A}$-, 5-HT$_{1B}$- und 5-HT$_{1C}$-Rezeptoren gekennzeichnet [31, 93, 94, 106].

Die Wirksamkeit von Sumatriptan bei Migräneattacken wird auf vaskuläre (vgl. 16.2.2) und neuronale (vgl. 16.2.3) Effekte der Substanz bezogen [26, 62]. Kraniale Blutgefäße werden von einem dichten Netzwerk perivaskulärer sensorischer Nerven umsponnen. Diese können durch Dehnung der Gefäßwand aktiviert werden, die ihrerseits mit modernen Techniken im Bereich der großen zuführenden intrakraniellen zerebralen Gefäße während der Kopfschmerzphase einer Migräneattacke beobachtet werden konnte. Der N. trigeminus mit seinen afferenten Axonen innerviert nicht nur diese großen zuführenden Arterien (Abb. 12.9), sondern auch meningeale Arterien, von denen ebenfalls bekannt ist, daß sie auf bestimmte Reize zum Ausgangspunkt von Schmerzempfindung werden können; über den N. trigeminus werden die im perivaskulären Nervengeflecht entstandenen nozizeptiven afferenten Impulse ins Gehirn mit seinen für die Schmerzempfindung wesentlichen Regionen wie den Thalamus und den Kortex geleitet (vgl. Abbildung 12.9). Für die Wirkung von Sumatriptan wesentlich ist die Tatsache, daß die großen zuführenden Zerebralgefäße mit bestimmten ,,5-HT$_{1D}$-ähnlichen", eine Vasokonstriktion vermittelnden Rezeptoren ausgestattet sind, die in anderen Abschnitten der Zerebralzirkulation und in Blutgefäßen anderer Organe in der Regel fehlen. Auf diese Weise kann aufgrund der am 5-HT$_{1D}$-Rezeptor agonistischen Wirkung von Sumatriptan eine gezielte konstriktorische Wirkung auf diejenigen Hirnarterien ausgeübt werden, in denen wahrscheinlich bei einer (mit einer Wanddistension einhergehenden) Vasodilatation die Schmerzsymptomatik in der Migräneattacke ausgelöst wird. Dabei lassen sich unerwünschte Wirkungen aufgrund der spezifischen Verteilung der beteiligten 5-HT$_{1D}$-ähnlichen Rezeptoren (bevorzugtes Vorkommen in den genannten Zerebral- und Meningealarterien) weitgehend vermeiden; dies gilt besonders auch im Vergleich mit den klassischen Mutterkornalkaloiden wie Ergotamin, die nichtselektiv auf diese Rezeptoren wirken und dementsprechend ein breiteres Wirkungsspektrum aufweisen.

Klassifikation der 5-HT-Rezeptoren 317

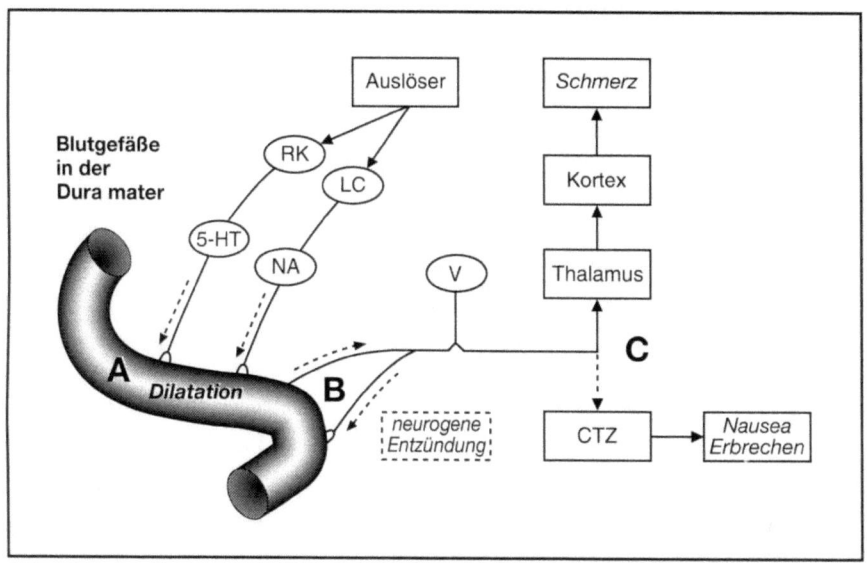

Abb. 12.9 Hypothetische Kette neuronaler und vaskulärer Vorgänge, die für die Pathophysiologie der Migräne von Bedeutung sein können.
Am Anfang könnten Änderungen der Aktivität serotoninerger (*5-HT*) und/oder noradrenerger (*NA*) Neurone mit ihren Zellkörpern in den Raphekernen (*RK*) bzw. dem Locus coeruleus (*LC*) stehen; speziell könnte die Aura durch eine Zunahme und die Schmerzphase durch eine Abnahme der Aktivität gekennzeichnet sein; letztere könnte eine Dilatation der großen zuführenden Hirnarterien und der Blutgefäße der Dura mater bedingen.
Durch die Distension der Gefäßwand könnte es zu einer Stimulation vaskulärer und perivaskulärer sensorischer afferenter Fasern des V. Hirnnerven (*V*) kommen, wodurch unter Zwischenschaltung weiterer Neurone im Gehirn schließlich Schmerzempfindung, Übelkeit und Erbrechen ausgelöst werden (CTZ Chemorezeptortriggerzone).
In der Pathophysiologie der Migräne scheint außerdem eine neurogene Entzündung eine wesentliche Rolle zu spielen, die ihrerseits durch antidrome Impulsausbreitung über Axonkollateralen und Freisetzung vasoaktiver Neuropeptide wie Substanz P und CGRP zustandekommt. Substanzen, die zur Behandlung von Migräneattacken geeignet sind, scheinen durch Konstriktion dilatierter Blutgefäße (*A*) und eine Beseitigung der Abschwächung der neurogenen Entzündung durch Hemmung der Neuropeptidfreisetzung (*B*) zu wirken; auch eine Hemmwirkung auf neuronale Vorgänge in der CTZ (*C*) ist denkbar. (Modifiziertes Schema nach Saxena u. Ferrari [104] sowie Saxena u. Den Boer [103])

Ein weiterer wesentlicher Angriffspunkt von Sumatriptan besteht in der Unterdrückung axonaler Reflexe, die nach Auslösung nozizeptiver afferenter Impulse im N. trigeminus ablaufen und den Impulsfluß antidrom über Kollateralen dieser Nerven in Richtung auf die Zerebral- und Meningealgefäße zurückleiten (vgl. Abb. 12.9). Auf diese Weise kann es zu einer Freisetzung von Substanz P, Neurokinin A und CGRP (3 Neuropeptide, die als Neurotransmitter dieser afferenten Nerven fungieren) aus den Endigungen der Axonkollateralen in die Gefäßwand kommen. Diese Peptide üben eine starke vasodilatorische Wirkung

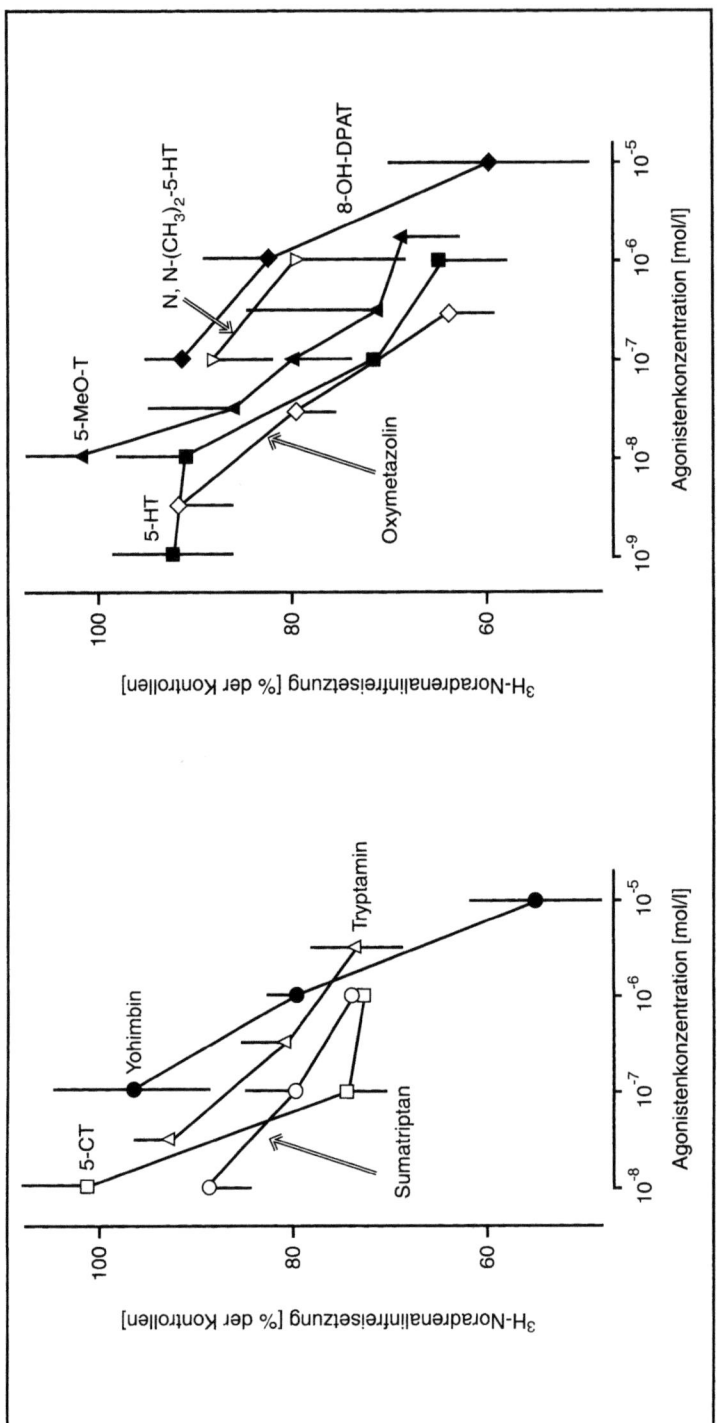

Abb. 12.10 Hemmwirkung verschiedener 5-HT-Rezeptoragonisten auf die ^{3}H-Noradrenalinfreisetzung in der V. saphena des Menschen (Oxymetazolin und Yohimbin wurden in Gegenwart von 1 μmol/l Idazoxan untersucht). Die Experimente wurden an 3H-Noradrenalin-vorinkubierten Venenstreifen durchgeführt, bei denen die durch elektrische Impulse (0,66 Hz, 150 mA, 0,3 ms) induzierte Tritiumabgabe die Freisetzung von ^{3}H-markiertem und nicht-markiertem endogenen Noradrenalin widerspiegelt. *5-CT* 5-Carboxamidotryptamin, *5-MeO-T* 5-Methoxytryptamin, *N, N-(CH$_3$)$_2$-5-HT* N,N-Dimethyl-5-hydroxytryptamin, *8-OH-DPAT* 8-Hydroxy-2-(di-n-propylamino)tetralin. (Umgezeichnet nach Ergebnissen von Göthert et al. [48] und von Molderings et al. [83])

aus [71, 86], wodurch die (entsprechend der hier skizzierten Hypothese) den Migränekopfschmerz auslösende nozizeptive Vasodilatation mit Gefäßwanddehnung aufrechterhalten und möglicherweise sogar verstärkt werden könnte. Außerdem bedingen sie eine „neurogene" vaskuläre und perivaskuläre Entzündung, die durch Austritt von Blutplasma einschließlich darin enthaltener Proteine aus dem intravasalen Raum in diese Gewebe gekennzeichnet ist [86] und die für die Schmerzsymptomatik in der Migräneattacke wahrscheinlich ebenfalls eine wesentliche Rolle spielt. Nach neueren Erkenntnissen sind die Neuropeptid-freisetzenden Axonkollateralen an ihren Endigungen bei der Ratte mit inhibitorischen 5-HT_{1B}-Rezeptoren und beim Meerschweinchen (noch nicht in gleichem Maße gesichert, aber doch wahrscheinlich) mit inhibitorischen 5-HT_{1D}-Rezeptoren ausgestattet [77, 87]. Wegen der Analogie in bezug auf die Funktion und Verteilung von $5\text{-HT}_{1D/1B}$-Rezeptoren bei Ratte, Meerschweinchen und Mensch (vgl. die vorangehenden Absätze) ist zu vermuten, daß solche „präsynaptischen" 5-HT_{1D}-Rezeptoren auch beim Menschen an den die Hirn- und Meningealarterien innervierenden Axonkollateralen des N. trigeminus vorhanden sind. 5-HT_{1D}-Rezeptor-Agonisten wie Sumatriptan aktivieren diese Rezeptoren und können auf diese Weise die Freisetzung der vasodilatatorischen und neurogen inflammatorischen Neuropeptide hemmen. Damit wird ein weiterer pathophysiologisch für den Migränekopfschmerz wesentlicher Mechanismus ausgeschaltet (vgl. 13.5). Die Hemmung der neurogenen Entzündung durch Sumatriptan und eine durch Sumatriptan bedingte Abnahme der CGRP-Konzentration im Blutplasma des sagittalen Sinus venosus während elektrischer Stimulation des Ganglion trigeminale (Gasseri) konnte experimentell nachgewiesen werden [15, 16, 77, 87].

Es wird diskutiert, daß Sumatriptan, abgesehen von seiner konstriktorischen Wirkung auf die großen zuführenden Zerebralarterien und auf die Meningealgefäße, zu einer Dilatation zerebraler Arteriolen führen kann [63, 102] und daß auch diese Komponente möglicherweise zur günstigen therapeutischen Wirkung von Sumatriptan in der Migräneattacke beitragen kann. Diese dilatorische Komponente könnte z. T. auch auf der inhibitorischen Wirkung von Sumatriptan auf die Noradrenalinfreisetzung (s. Abb. 12.10) beruhen. Sie wird bedingt durch Aktivierung präsynaptischer inhibitorischer 5-HT_{1D}-Rezeptoren, die in Blutgefäßen des Menschen an den postganglionären sympathischen Nervenendigungen nachgewiesen werden konnten [49, 83].

5-HT_{1D}-Rezeptoren im Gehirn spielen eine wesentliche Rolle in der Feinregulation der 5-HT-Freisetzung und sind Angriffspunkte regulatorischer Vorgänge in serotoninergen Synapsen nach Behandlung mit nichtselektiven oder selektiven Aufnahmehemmern, die klinisch als Antidepressiva angewandt werden (vgl. auch 12.3). Die präsynaptischen 5-HT-Autorezeptoren an den serotoninergen Neuronen, die als wichtiges Glied eines negativen Rückkopplungsmechanismus bei ihrer Stimulation durch 5-HT selbst oder durch andere Agonisten eine Hemmung der 5-HT-Freisetzung bedingen, gehören beim Menschen und bei verschiedenen Tierspezies der $5\text{-HT}_{1B/1D}$-Unterfamilie an (vgl. Abb. 12.3 [43, 80, 110]). Eine Blockade dieser Rezeptoren bedingt eine Steigerung der 5-HT-Freisetzung. Eine Langzeitbehandlung mit nichtselektiven oder selektiven Inhibitoren des 5-HT-Transporters an den serotoninergen Varikositäten führt zu einer „Downregulation" der präsynaptischen Autorezeptoren [18, 78, 84, 108]. Die verminderte Autorezeptorfunktion verursacht eine Steigerung der serotoninergen Neurotransmission, die ihrerseits wahrscheinlich für die psychotrope Wirkung dieser Antidepressiva von hoher Relevanz ist. Als künftige Entwicklungsstrategie neuer Antidepressiva könnte die Suche nach autorezeptorblockierenden selektiven 5-HT_{1D}-Rezeptorantagonisten Bedeutung erlangen, die durch einen schnelleren Wirkungseintritt als Vorteil gegenüber den herkömmlichen Antidepressiva gekennzeichnet sein könnten [44].

12.5.2.2 5-HT_2-Rezeptorfamilie

5-HT_{2A}-Rezeptoren

In Radioligandbindungsstudien konnte ein wesentlicher Fortschritt auf dem Wege zur Aufklärung der Heterogenität der 5-HT-Rezeptoren dadurch erzielt werden, daß in bestimmten Hirnregionen mit Hilfe von [^{3}H]-Spiperon eine 5-HT-Erkennungsstelle identifiziert wurde [95], zu der 5-HT nur eine geringe Affinität aufweist, und sie wurde bereits 1979 als 5-HT_2-Rezeptor bezeichnet. Für den Nachweis, daß ein bestimmter Effekt über diesen 5-HT_2-Rezeptor vermittelt wird, konnten in den folgenden Jahren mehrere pharmakologische Kriterien erarbeitet werden [12]. So sollte S(+)-α-Methyl-5-HT ein relativ potenter Agonist sein, und als wichtiges Unterscheidungsmerkmal vom 5-HT_{2C}-Rezeptor (s. unten) sollte Ketanserin, das eine wichtige Rolle für die Klassifizierung der 5-HT-Rezeptoren gespielt hat, im nanomolaren Konzentrationsbereich antagonistisch wirken. In der Zwischenzeit ist eine Reihe weiterer sehr selektiver 5-HT_2-Rezeptorenantagonisten synthetisiert worden. 4-Brom-2,5-dimethoxyamphetamin (DOB) und strukturverwandte Phenylalkylaminderivate sind Agonisten am 5-HT_2-Rezeptor [42, 54]. Dieser „klassische" 5-HT_2-Rezeptor wird entsprechend der neuen Nomenklatur als 5-HT_{2A}-Rezeptor bezeichnet, da inzwischen zwei weitere mit diesem verwandte Subtypen der 5-HT_2-Rezeptorfamilie identifiziert wurden (Abb. 12.2). Eine davon ist der 5-HT_{2C}-Rezeptor, der ursprünglich als 5-HT_{1C} bezeichnet wurde. Als einer der ersten 5-HT-Rezeptoren wurde der 5-HT_{2A}-Rezeptor kloniert [65, 98], und es wurde nachgewiesen, daß die Signaltransduktion durch Stimulation des Phosphatidylinositol-Stoffwechsels erfolgt [21, 73].

In Experimenten an Ratten wurde festgestellt, daß 5-HT_{2A}-Rezeptoren im Gehirn an verschiedenen Änderungen des Verhaltens und der Motorik (so z. B. Zuckungen des Kopfes, grobschlägiger Tremor des Körpers), die durch 5-HT_{2A}-Rezeptoragonisten ausgelöst werden, beteiligt sind. Beim Menschen lassen sich durch DOB und Lysergid (LSD), das ebenfalls agonistische Eigenschaften an 5-HT_{2A}-Rezeptoren besitzt, Halluzinationen und lebhafte Träume auslösen [72]. 5-HT_{2A}-Rezeptoren können an antipsychotischen Effekten bestimmter atypischer Neuroleptika beteiligt sein [79]. In Anbetracht dieser beispielhaft skizzierten Bedeutung zentralnervöser 5-HT_{2A}-Rezeptoren ist es nicht verwunderlich, daß 5-HT_{2A}-Rezeptorantagonisten gegenwärtig als Anxiolytika,

Antidepressiva und Neuroleptika klinisch geprüft werden [72]. Auch die Eigenschaft bestimmter 5-HT$_{2A}$-Rezeptorantagonisten, den δ-Tiefschlaf beim Menschen zu verlängern, ist Grundlage für die Prüfung solcher Substanzen als Hypnotika.

Außerhalb des Zentralnervensystems kommen 5-HT$_{2A}$-Rezeptoren in der glatten Muskulatur der Blutgefäße (vgl. Abb. 12.8) und in der Membran der Thrombozyten vor. Die 5-HT$_{2A}$-Rezeptoren in den Blutgefäßen vermitteln den Anstieg des Tonus der glatten Muskulatur, d. h. den Effekt, der dem 5-Hydroxytryptamin den Namen Serotonin einbrachte (vgl. Kap. 2 und 12.1) und der bei systemischer Applikation der Substanz zur Blutdrucksteigerung führt.

Die 5-HT$_{2A}$-Rezeptoren der Thrombozyten fördern – wie in diesem Kapitel bereits beschrieben – die Aggregation. Dieser Vorgang ist von einer Freisetzung von 5-HT, Thromboxan A$_2$ und anderen vasoaktiven Substanzen (vgl. Abb. 12.4) begleitet. Entsprechend der vasokonstriktorischen und thrombozytenaggregationsfördernden Wirkung von 5-HT unter Vermittlung von 5-HT$_{2A}$-Rezeptoren ergeben sich eine Reihe von klinischen Anwendungsmöglichkeiten von 5-HT$_2$-Rezeptorantagonisten. Als Beispiele seien in diesem Zusammenhang genannt: antihypertensive Therapie, Thromboseprophylaxe sowie Behandlung des Morbus Raynaud und anderer Blutgefäßspasmen bei Endothelschäden.

Der 5-HT$_{2A}$-Rezeptor ist auch als wesentlicher Angriffspunkt von Arzneimitteln, die gegen Migräne wirksam sind, in Erwägung gezogen worden. Pharmaka wie Methysergid, Cyproheptadin und Pizotifen, die in der Migräneprophylaxe eingesetzt werden, besitzen antagonistische Eigenschaften sowohl an 5-HT$_{2A}$- als auch an 5-HT$_{2C}$-Rezeptoren. Diese Pharmaka waren in der Tat unter Zugrundelegung der Vorstellung entwickelt worden, daß die Migräeattacke durch eine Überschuß von 5-HT hervorgerufen werde. Als 5-HT2A-Rezeptorvermittelte Wirkungen, die bei der Pathogenese der Migräne relevant sein könnten, sind kraniale Vasokonstriktion, gesteigerte kraniale Kapillarpermeabilität, Thrombozytenaggregation und bestimmte zentralnervöse Effekte genannt worden [88]. Allerdings scheint für die migräneprophylaktische Wirkung der genannten Pharmaka die Blockade der 5-HT$_{2C}$-Rezeptoren bedeutsamer zu sein als die der 5-HT$_{2A}$-Rezeptoren, denn selektive 5-HT$_{2A}$-Rezeptorantagonisten (d.h. Pharmaka, die 5-HT$_{2C}$-Rezeptoren weitgehend unbeeinflußt lassen) wie z. B. Ketanserin sind als Migräneprophylaktika unwirksam. Für eine ausführlichere Diskussion dieser Problematik sei auf Kap. 14 dieses Buches verwiesen.

5-HT$_{2C}$-Rezeptoren

In den ersten Klassifikationsschemata (z. B. in dem von Bradley et al. [12]) wurde eine niedrige Affinität zu 5-HT als ein Hauptcharakteristikum der 5-HT$_2$-Rezeptoren angesehen. Dieses Kriterium sprach dagegen, daß der zuerst in Radioligandbindungsstudien am Plexus choroideus identifizierte 5-HT$_{2C}$-Rezeptor [90] zur 5-HT$_2$-Hauptklasse gehören könnte. Die Bezeichnung „5-HT$_{1C}$-Rezeptor" schien auch deshalb angemessen zu sein, weil Ketanserin (eines der „Schlüsselpharmaka" für die Identifizierung des 5-HT$_2$-Rezeptors) am 5-

HT_{2C}-Rezeptor beträchtlich weniger potent ist als am klassischen 5-HT_2-Rezeptor (5-HT_{2A} nach heutiger Nomenklatur, s. oben). Andererseits wurde in Radioligandbindungsstudien eine niedrige Affinität des Agonisten 5-CT zur 5-HT_{2C}-Erkennungsstelle gemessen, was nicht zu den pharmakologischen Kriterien der 5-HT_1-Rezeptorfamilie paßt. Die Klassifizierung des 5-HT_{2C}-Rezeptors als Subtyp der 5-HT_1-Rezeptorfamilie erschien auch deshalb zweifelhaft, weil der 5-HT_{2C}-Rezeptor mehrere pharmakologische Eigenschaften mit dem 5-HT_{2A}-Rezeptor gemeinsam hat. Der Agonist S(+)-α-Methyl-5-HT und bestimmte Antagonisten, wie z. B. Mesulergin und Ritanserin (s. auch Kap. 14), weisen eine hohe Affinität zu beiden Rezeptoren auf.

Die Vermutung, daß der 5-HT_{2C}-Rezeptor als Mitglied der 5-HT_2-Rezeptorfamilie anzusehen ist, wird vor allem durch molekularbiologische Befunde unterstützt (s. Tabelle 12.1 [53]): Verglichen mit dem 5-HT_{1A}-Rezeptor sowie den in der 5-HT_{1D}-Unterfamilie zusammengefaßten Rezeptoren beträgt die Homologie der Aminosäurensequenz der in die Zellmembran eingebetteten Domänen des 5-HT_{2C}-Rezeptors nur etwa 40 %. Jedoch liegt sie – bezogen auf den 5-HT_{2A}-Rezeptor – bei 78 %. Die Zugehörigkeit des 5-HT_{2C}- und des 5-HT_{2A}-Rezeptors zu einer Familie läßt sich auch daraus ableiten, daß beide über denselben Transduktionsmechanismus wirken, nämlich über die Stimulation des Phosphatidylinositolstoffwechsels (s. Tabelle 12.2 [53, 58]).

Die ursprüngliche Unstimmigkeit in der Nomenklatur – Bezeichnung als 5-HT_{1C}-Rezeptor und Zugehörigkeit zur 5-HT_2-Rezeptorfamilie – ist inzwischen beseitigt worden; sie war auf eine zu frühzeitige Benennung des Rezeptors gleich nach seiner Identifizierung in Radioligandbindungsstudien zurückzuführen. Inzwischen wurde ein weiterer verwandter Rezeptor, der 5-HT_{2B}-Rezeptor, nicht nur pharmakologisch charakterisiert, sondern auch kloniert (Abb. 12.2). Zusammen bilden diese 3 Rezeptoren die 5-HT_2-Rezeptorfamilie. Mit Hilfe bestimmter pharmakologischer Werkzeuge lassen sich jedoch die 5-HT_{2A}- und 5-HT_{2C}-Rezeptoren als selbständige, mit charakteristischen Merkmalen ausgestattete Mitglieder der 5-HT_2-Rezeptorfamilie voneinander unterscheiden (s. oben, 5-HT_{2A}-Rezeptoren). So weisen neben Ketanserin auch Cinanserin, Pirenperon und Spiperon eine deutlich geringere Affinität zu 5-HT_{2C}- als zu 5-HT_{2A}-Erkennungsstellen auf, während – wie bereits erwähnt – für 5-HT selbst das umgekehrte Affinitätsverhältnis zu den beiden Rezeptoren nachgewiesen wurde [92]. Radioligandbindungsstudien, autoradiographische Untersuchungen sowie die Anwendung der In-situ-Hybridisierungstechnik haben ergeben, daß 5-HT_{2C}-Rezeptoren im Plexus choroideus, in limbischen Strukturen, in Basalganglien und im Hypothalamus vorkommen [52]. Aus der relativ hohen Dichte von 5-HT_{2C}-Rezeptoren im limbischen System kann abgeleitet werden, daß sie die Stimmungslage sowie das Verhalten beeinflussen könnten. Entsprechend dem Vorkommen von 5-HT_{2C}-Rezeptoren im Plexus choroideus könnten sie an der Regulation der Sekretion des Liquor cerebrospinalis und an bidirektionalen Transportvorgängen zwischen Blut und Gehirn beteiligt sein [52].

In bezug auf die mögliche Bedeutung von 5-HT_{2C}-Rezeptoren für die Pathophysiologie und medikamentöse Therapie der Migräne ist die bereits oben skizzierte Beobachtung bedeutungsvoll, daß der 5-HT$_{2C}$-Rezeptoragonist m-CPP, ein Hauptmetabolit des Antidepressivums Trazodon, beim Menschen migräneähnliche Kopfschmerzen auslösen kann [13, 36]. Die daraus ableitbare Vermutung, daß die Aktivierung dieses Rezeptors durch endogenes 5-HT einen wesentlichen Schritt bei der Auslösung von Migräneattacken darstellt, ist eine attraktive Hypothese [35a, 36a]. Den 5-HT$_{2C}$-Rezeptorantagonisten käme in diesem Falle eine wichtige therapeutische Bedeutung zu. Die Intensität der durch m-CPP ausgelösten Kopfschmerzen ist zwar proportional zur Höhe des Plasmaspiegels der Substanz, jedoch besteht keine zeitliche Beziehung zur Plasmakonzentration dieses Pharmakons. Gegen eine wesentliche Beteiligung von 5-HT$_{2C}$-Rezeptoren an der Pathogenese spricht auch, daß Ergotamin und Dihydroergotamin – d. h. Pharmaka, die keineswegs Migräneattacken auslösen, sondern kupieren – agonistische Eigenschaften am 5-HT$_{2C}$-Rezeptor besitzen. Allerdings ist in diesem Zusammenhang erwähnenswert, daß zur Migräneprophylaxe eingesetzte 5-HT-Rezeptorantagonisten – wie Methysergid, Pizotifen und Cyproheptadin – eine etwa gleich hohe Affinität zu 5-HT$_{2C}$ – wie zu 5-HT$_{2A}$-Rezeptoren aufweisen. Zusammenfassend läßt sich feststellen, daß die Bedeutung der 5-HT$_{2C}$-Rezeptoren für die Pathogenese und die medikamentöse Therapie der Migräne noch nicht endgültig beurteilt werden kann.

12.5.2.3 5-HT$_4$-Rezeptoren

Vor wenigen Jahren wurde zuerst in Colliculineuronen des embryonalen Gehirns der Maus ein 5-HT-Rezeptor identifiziert, dessen pharmakologische Eigenschaften nicht zu denen der bisher charakterisierten 5-HT-Rezeptorfamilien paßt und der als 5-HT$_4$-Rezeptor bezeichnet wurde. Dieser Rezeptor ist zwar nicht kloniert worden, er ist aber positiv an Adenylatzyklase gekoppelt (Tabelle 12.2) und gehört somit der Superfamilie der G-Protein-gekoppelten Rezeptoren an [29]. Inzwischen konnten bereits wichtige pharmakologische Eigenschaften dieses Rezeptors ermittelt werden, so besitzt z. B. 5-HT selbst nur eine relativ geringe Potenz. 5-Methoxytryptamin, 5-CT und bestimmte gastrointestinal prokinetische Benzamidderivate, wie Cisaprid, Renzaprid, Zacoprid und Metoclopramid, weisen agonistische Eigenschaften auf, während der 5-HT$_3$-Rezeptoragonist 2-Methyl-5-HT am 5-HT$_4$-Rezeptor unwirksam ist. Inzwischen konnten auch 2 Antagonisten synthetisiert werden, die bevorzugt 5-HT$_4$-Rezeptoren blockieren („DAU 6285" und „SDZ 205 557"; Übersicht bei Bockaert et al. [8]).

5-HT$_4$-Rezeptoren wurden auch im Hippokampus des Meerschweinchens und der Ratte, im Ileum und Colon ascendens des Meerschweinchens, im Ösophagus der Ratte, im rechten Herzvorhof des Menschen im sinuatrialen Gewebe des Schweins und in adrenokortikalem Gewebe des Frosches und des Menschen nachgewiesen (s. entsprechende Übersichtsarbeiten [8, 20, 59]; vgl. auch [70]). Die Funktion dieses Rezeptors im Darm, im Herzen und in der Nebennierenrinde ist zumindest teilweise bekannt. Es kommt zu einer cholinerg vermittelten Kontraktion der glatten Muskulatur, zu einem positiv-chronotropen und inotropen Effekt beziehungsweise zu einer Stimulation der Cortisolsekretion. Der

5-HT$_4$-Rezeptoragonist Cisaprid wurde zur Behandlung von Motilitätsstörungen des Magen-Darm-Traktes in die Klinik eingeführt. Cisaprid besitzt eine prokinetische Wirkung und führt zu einer Beschleunigung der Magenentleerung. Auch im Gehirn könnten 5-HT$_4$-Rezeptoren (analog der Acetylcholinfreisetzung aus cholinergen Neuronen des enterischen Nervensystems) an der Transmitterfreisetzung beteiligt sein [8], jedoch ist diese Annahme gegenwärtig noch sehr spekulativ.

Zur Zeit gibt es keinerlei Hinweise darauf, daß 5-HT$_4$-Rezeptoren eine Rolle in der Pathophysiologie der Migräne spielen könnten. Auch für die Möglichkeit einer prophylaktischen oder therapeutischen Bedeutung von 5-HT$_4$-Rezeptorliganden bei Migräne liegen keine Anhaltspunkte vor. Deshalb wird in diesem Buch auf den 5-HT$_4$-Rezeptor nicht weiter eingegangen.

12.5.2.4 5-HT$_3$-Rezeptoren

Von den anderen bisher besprochenen 5-HT-Rezeptoren unterscheidet sich der 5-HT$_3$-Rezeptor darin, daß das Rezeptorprotein nicht nur mit der Erkennungsstelle für 5-HT (oder für exogene 5-HT$_3$-Rezeptoragonisten und -antagonisten) ausgestattet ist, sondern auch einen Ionenkanal bildet, der die Zellmembran durchdringt (vgl. Abb. 12.6). Somit gehört dieser Rezeptor im Gegensatz zu allen anderen bisher besprochenen 5-HT-Rezeptoren und -Rezeptorfamilien zur Superfamilie der ligandgesteuerten Ionenkanäle (Abb. 12.2).

Kürzlich ist es gelungen, den 5-HT$_3$-Rezeptor zu klonieren und somit dessen Aminosäurensequenz zu bestimmen (487 Aminosäuren und 4 transmembranale Sequenzen wie bei andern ligandgesteuerten Ionenkanälen [75]).

Der 5-HT$_3$-Rezeptor konnte nur an Nervenzellen nachgewiesen werden. Seine Stimulation führt zu einer Steigerung der Leitfähigkeit des Kanals für Natrium- und Kaliumionen. Die aus dem gesteigerten Na$^+$-Influx resultierende Membrandepolarisation bedingt als charakteristische 5-HT$_3$-Rezeptor-vermittelte Wirkung eine neuronale Erregung (s. entsprechende Übersichtsarbeiten [59, 67, 96]). Weiterhin ist es charakteristisch für 5-HT$_3$-Rezeptoren, daß sie schnell desensibilisieren. Damit im Zusammenhang steht die häufig beobachtete Glockenform der Dosis-Wirkungs-Kurve von Agonisten für 5-HT$_3$-Rezeptor-vermittelte Effekte.

Die pharmakologischen Eigenschaften des 5-HT$_3$-Rezeptors lassen sich durch die jetzt verfügbaren 5-HT-Rezeptorliganden eindeutig definieren. 2-Methyl-5-HT, Phenylbiguanid und m-Chlorphenylbiguanid sind Agonisten an diesen Rezeptoren. In den letzten 10 Jahren ist es auch gelungen, zahlreiche sehr selektive kompetitive 5-HT$_3$-Rezeptorantagonisten zu entwickeln. Als Beispiele sollen hier genannt werden MDL 72222, das nicht in der Klinik eingeführt wurde, aber eine Rolle als pharmakologisches Werkzeug in der Grundlagenforschung spielt, ferner Tropisetron (ICS 205-930), Granisetron und Ondansetron, die für die antiemetische Therapie bei zytotoxischem und strahlenbedingtem Erbrechen zur Verfügung stehen. Im Zusammenhang mit der antiemitischen Wirkung von 5-HT$_3$-Rezeptorantagonisten ist es erwähnenswert, daß auch der Dopamin-D_2-Rezeptorantagonist Metoclopramid schwach antagonistische Eigenschaften am 5-HT_3-Rezeptor besitzt.

5-HT_3-Rezeptoren kommen an peripheren afferenten und efferenten Nervenendigungen vor. So wurden 5-HT_3-Rezeptoren an afferenten, vagalen Nerven der Ratte (Auslösung des Bezold-Jarisch-Reflexes) und an den postganglionären sympathischen Nervenendigungen des Kaninchenherzens (Stimulation der Noradrenalinfreisetzung) zunächst mit Hilfe relativ nichtselektiver Pharmaka entdeckt und die Zugehörigkeit zur Familie der 5-HT_3-Rezeptoren später mit selektiven 5-HT-Liganden gesichert [33, 37, 46]. Außerdem konnte nachgewiesen werden, daß sich an oberflächlichen sensiblen Nervenendigungen der Haut (nach Freilegung der Nerven durch Abtragen einer experimentell erzeugten intrakutanen Blase) durch 5-HT ein brennender Schmerz auslösen läßt, der durch Tropisetron in geringen Konzentrationen aufzuheben ist [100]. Auch im Zentralnervensystem wurden von Kilpatrick et al. [66] wenig später mit Hilfe von Radioligandbindungsstudien 5-HT_3-Rezeptoren identifiziert. Diese Autoren und andere Arbeitsgruppen konnten in Bindungsexperimenten an Membranfragmenten und mit autoradiographischen Bestimmungen zeigen, daß bei allen untersuchten Spezies einschließlich des Menschen die Area postrema, d h. die Region der Chemorezeptortriggerzone, reich mit 5-HT_3-Rezeptoren ausgestattet ist. Solche Rezeptoren kommen außerdem im Nucleus tractus solitarii, im Hippokampus, im Nucleus accumbens, im Corpus amygdaloideum sowie in bestimmten Kortexarealen und in der Substantia gelatinosa des Rückenmark vor [67]. Somit sind die Rezeptoren in Regionen des Zentralnervensystems konzentriert, die an der Integration des Brechreflexes oder der Schmerzverarbeitung beteiligt sind. An isoliertem Hirngewebe ließ sich in funktionellen Experimenten demonstrieren, daß 5-HT_3-Rezeptoren auch im Zentralnervensystem eine neuronale Erregung hervorrufen. 5-HT_3-Rezeptoragonisten stimulieren die Dopaminfreisetzung in superfundierten Schnitten des Corpus striatum, ein Effekt, der durch 5-HT_3-Rezeptorantagonisten blockiert werden kann [5]. Inzwischen wurden an isolierten Hirnpräparaten weitere 5-HT_3-Rezeptor-vermittelte Effekte auf die Freisetzung verschiedener Neurotransmitter (Acetylcholin, Noradrenalin, Cholezystokinin (CCK) und 5-Hydroxytryptamin) beschrieben [4, 6, 40, 89].

Entsprechend einer plausiblen und bisher nicht widerlegten Hypothese wird den 5-HT_3-Rezeptoren eine wesentliche Rolle in der Pathogenese der Migräne zugeschrieben. So könnte durch 5-HT, das aus den serotoninergen Nerven der Blutgefäße des Gehirns sowie der Hirnhäute [10, 51] und/oder aus Thrombozyten [2] freigesetzt wird, eine Aktivierung von 5-HT_3-Rezeptoren an den Endigungen afferenter Trigeminusneurone hervorgerufen werden (vgl. Abb. 12.9 [34]). Durch das freigesetzte 5-HT könnte es direkt oder durch Verstärkung der Wirkung anderer nozizeptiver Mediatoren zu einer Schmerzempfindung kommen, oder es könnte der oben beschriebene (s. 12.5.2.1) axonale Reflex mit Freisetzung von Neuropeptiden (Substanz P und CGRP) sowie der damit verbundenen neurogenen vaskulären und perivaskuläre Entzündung ausgelöst werden [34, 86]. Auf der Grundlage dieser Hypothese ist es verständlich, daß 5-HT_3-Rezeptorantagonisten zur Behandlung der Migräne klinisch geprüft wurden, jedoch hat sich bisher die Wirksamkeit solcher Substanzen gegen den Migränekopfschmerz nicht beweisen lassen (vgl. Kap. 15). Unspezifische, nicht zu den 5-HT$_3$-Rezeptoren in Beziehung stehende toxikologische Probleme oder eine inverse Beziehung zwischen Dosis und Effekt (beste Wirkung bei der niedrigsten untersuchten Dosis) erschweren eine endgültige Beurteilung des therapeutischen Wertes von 5-HT$_3$-Rezeptorantagonisten [32]. Für eine ausführlichere Bewertung der Rolle der 5-HT$_3$-Rezeptoren in der Pathophysiologie der Migräne und der möglichen therapeutischen Bedeutung von 5-HT$_3$-Rezeptorantagonisten sei auf Kap. 15 dieses Buches verwiesen.

Im Zusammenhang mit der gesamten Migränesymptomatik sind 5-HT$_3$-Rezeptorantagonisten auch wegen ihrer antiemetischen Eigenschaft von Interesse. Dieser Effekt ist allerdings bei Erbrechen infolge von Zytostatikabehandlung oder Bestrahlung auf spezifische pathophysiologische Faktoren zurückzuführen [14, 35], die nicht ohne weiteres auf die Übelkeit und das Erbrechen bei Migräne übertragen werden dürfen. Grundlage für die emetogene Wirkung von Zytostatika oder Bestrahlung ist die Tatsache, daß 5-HT$_3$-Rezeptoren an den peripheren Endigungen afferenter im Vagus verlaufender Nervenfasern in der Umgebung der enterochromaffinen Zellen vorhanden sind. Zytostatika (z. B. Cisplatin) und Bestrahlung können durch Stimulation der enterochromaffinen Zellen eine massive Freisetzung von 5-HT bedingen, das die 5-HT$_3$-Rezeptoren an den genannten vagalen Afferenzen stimuliert und auf diese Weise den Brechreflex auslöst [64]. Dieser Mechanismus kann durch 5-HT$_3$-Rezeptorantagonisten verhindert werden.

Für das Verständnis der Wirkungsweise, die dem antiemetischen Effekt dieser Substanzen zugrunde liegt, ist auch bedeutsam, daß serotoninerge Nervenendigungen in der für die Auslösung des Brechreflexes wesentlichen, außerhalb der Blut-Hirn-Schranke gelegenen Chemorezeptortriggerzone der Area postrema des Hirnstammes vorkommen [97] und daß hier 5-HT$_3$-Rezeptoren in hoher Dichte nachgewiesen wurden [115]. Die 5-HT$_3$-Rezeptoren in der Area postrema könnten für den antiemetischen Effekt der 5-HT$_3$-Rezeptorantagonisten ebenfalls bedeutsam sein, denn Ondansetron unterdrückt das durch Cisplatin bedingte Erbrechen bei Frettchen nicht nur bei intravenöser, sondern auch bei lokaler Injektion in die Area postrema [55, 112]. Dieser Sachverhalt könnte einerseits darauf beruhen, daß aus dem Blut in die Area postrema gelangtes 5-HT die dort vorhandenen 5-HT$_3$-Rezeptoren stimuliert und so Übelkeit und Erbrechen hervorruft, ein Effekt, der durch die 5-HT$_3$-Rezeptorantagonisten blockiert werden kann. Andererseits könnte eine solche zentralvervöse Komponente der antiemetischen Wirkung von 5-HT$_3$-Rezeptorantagonisten auf einer Blockade der serotoninergen Neurotransmission beruhen. Diese müßte bei Behandlung mit Cisplatin gesteigert sein, wobei allerdings der hierfür verantwortliche Mechanismus unbekannt wäre. Nach dem gegenwärtigen Kenntnisstand werden jedoch die peripheren 5-HT$_3$-Rezeptoren an den vagalen Afferenzen als Hauptangriffspunkt für die antiemetische Wirkung angesehen.

5-HT$_3$-Rezeptorantagonisten werden gegenwärtig auch bei Patienten mit Drogen- (einschließlich Alkohol- und Nikotin-) oder Medikamentenabhängigkeit im Entzug zur Linderung der damit verbundenen Symptomatik klinisch geprüft.

Grundlage hierfür sind tierexperimentelle Untersuchungen, die ergaben, daß 5-HT$_3$-Rezeptorantagonisten die Verhaltensänderung bei Entzug nach chronischer Behandlung mit ,,suchterzeugenden" Stoffen wie Alkohol, Nikotin, Amphetamin, Kokain oder Benzodiazepinen vollständig unterdrücken können [22, 23]. In diesem Zusammenhang ist es auch von Interesse, daß Tiere, die (analog zur Alkoholabhängigkeit beim Menschen) auf die Bevorzugung alkoholhaltigen Trinkwassers konditioniert wurden, nach Behandlung mit einem 5-HT$_3$-Rezeptorantagonisten weniger Alkohol konsumierten.

Klinische Studien wurden mit 5-HT$_3$-Rezeptorantagonisten auch aufgrund ihrer potentiell günstigen Wirkung bei Schizophrenie, Depression und Angst durchgeführt. Am besten durch experimentelle Befunde abgesichert erscheint in diesem Zusammenhang die anxiolytische Wirkung. So konnte beispielsweise an Synaptosomen (d. h. an isolierten Nervenendigungen, die durch Homogenisierung von Hirngewebe und Differentialzentrifugation gewonnen wurden) des Cortex cerebri und des Nucleus accumbens der Ratte nachgewiesen werden, daß die in diesen Hirnregionen enthaltenen Cholecystokinin (CCK)-freisetzenden Nervenendigungen mit 5-HT$_3$-Rezeptoren ausgestattet sind. Bei deren Stimulation kommt es zu einer Steigerung der CCK-Freisetzung, ein Effekt, der durch 5-HT$_3$-Rezeptorantagonisten gehemmt wird [89]. Diese Befunde sind deshalb von besonderem Interesse, weil eine gesteigerte serotoninerge Neurotransmission eine wesentliche Rolle bei der Entstehung von Angst zu spielen scheint [19], ferner weil eine CCK-Injektion beim Menschen Angst auslöst [27] und schließlich weil CCK-(speziell CCK-B-)Rezeptorantagonisten anxiolytische Eigenschaften besitzen [61]. Entsprechend den oben geschilderten Befunden scheinen sowohl 5-HT$_3$- als auch CCK-B-Rezeptoren an der Auslösung von Angst beteiligt zu sein, und sowohl 5-HT$_3$-Rezeptorantagonisten als auch CCK-B-Rezeptorantagonisten könnten sich als neue Klassen von Anxiolytika mit günstigeren Eigenschaften als die bisher verfügbaren bewähren.

12.6 Schlußfolgerungen

Ziel der vorangehenden Ausführungen war es, einen Eindruck von dem sprunghaften Fortschritt zu vermitteln, der auf dem Gebiet der Serotoninforschung in den vergangenen 15 Jahren erzielt wurde. Wesentliche neue Erkenntnisse wurden zur physiologischen und pathophysiologischen Bedeutung des serotoninergen Systems gewonnen. Diese erstrecken sich u. a. auch auf Hinweise auf eine wichtige Rolle des Serotonins in der Pathogenese der Migräne. Ein solcher Kausalzusammenhang läßt sich aus neuen anatomischen, biochemischen und v. a. auch pharmakologischen Befunden ableiten, die bereits länger bekannte diesbezügliche Fakten ergänzen. Für die Entwicklung neuer Pharmaka zur Behandlung der Migräne, aber auch zahlreicher anderer Funktionsstörungen war die Aufklärung der Heterogenität der 5-HT-Rezeptoren eine wesentliche Voraussetzung. Die Klassifikation der 5-HT-Rezeptoren wurde durch Anwendung pharmakologischer, biochemischer, elektrophysiologischer und molekularbiologischer Methoden ermöglicht.

Die Entwicklung von Agonisten und Antagonisten, die selektiv nur eine bestimmte 5-HT-Rezeptorklasse oder einen bestimmten 5-HT-Rezeptorsubtyp stimulieren beziehungsweise blockieren, ermöglicht eine relativ gezielte Beeinflussung von Funktionen, die durch die Verteilung des betreffenden Rezeptors determiniert sind. Da somit nur einzelne Effekte des 5-HT imitiert oder aufgehoben werden, lassen sich unerwünschte Wirkungen („Nebenwirkungen") im Vergleich zu nichtselektiv wirksamen 5-HT-Rezeptoragonisten oder -antagonisten zurückdrängen. Fortschritte in der Behandlung akuter Migränesymptome, vor allem des Kopfschmerzes in der Attacke, sind gegenwärtig durch neu entwickelte Agonisten für bestimmte Subtypen der 5-HT_{1D}-Rezeptorunterfamilie zu erwarten. Sumatriptan ist ein solches Pharmakon, das anscheinend über diesen Angriffspunkt seine Wirkung entfaltet. Außerdem wurde Sumatriptan als pharmakologisches Werkzeug in der Migräneforschung eingesetzt. Auf diese Weise konnten neue Erkenntnisse zur Pathogenese dieser Krankheit gewonnen werden, wodurch die Formulierung neuer Hypothesen ermöglicht wurde. Noch nicht endgültig beurteilt werden kann, ob auch neue 5-HT_{2A}-, 5-HT_{2C}- und/oder 5-HT_3-Rezeptorantagonisten therapeutische Bedeutung bei der Migräne erlangen können.

Literatur

1. Ahlmann H, Dahlström A (1982) Storage and release of 5-hydroxytryptamine in enterochromaffin cells of the small intestine. In: De Clerck F, Vanhoutte PM (eds) 5-Hydroxytryptamine in peripheral reactions. Raven Press, New York, pp 1–9
2. Anthony M (1986) The biochemistry of migraine. In: Vinken PJ, Bruyn GW, Clifford Rose F (eds) Handbook of clinical neurology, vol 4 (48): Headache. Elsevier, Amsterdam, pp 85–105
3. Anthony M, Hinterberger H, Lance JW (1967) Plasma serotonin in migraine and stress. Arch Neurol 16:544–552
4. Barnes JM, Barnes NM, Costall B, Naylor RJ, Tyers MB (1989) 5-HT_3 receptors mediate inhibition of acetylcholine release in cortical tissue. Nature 338:762–763
5. Blandina P, Goldfarb J, Craddock-Royal B, Green JP (1989) Release of endogenous dopamine by stimulation of 5-hydroxytryptamine$_3$ receptors in rat striatum. J Pharmacol Exp Ther 251:803–809
6. Blandina P, Goldfarb J, Walcott J, Green JP (1991) Serotonergic modulation of the release of endogenous norepinephrine from rat hypothalamic slices. J Pharmacol Exp Ther 256:341–347
7. Bockaert J, Dumuis A, Bouhelal R, Sebben M, Cory RN (1987) Piperazine derivatives including the putative anxiolytic drugs, buspirone and ipsapirone, are agonists at 5-HT_{1A} receptors negatively coupled with adenylate cyclase in hippocampal neurons. Naunyn-Schmiedeberg's Arch Phamacol 335:588–592
8. Bockaert J, Fozard JR, Dumuis A, Clarke DE (1992) The 5-HT_4 receptor: a place in the sun. Trends Pharmacol Sci 13:141–145

9. Boddeke HWGM, Fargin A, Raymond JR, Schoeffter P, Hoyer D (1992) Agonist/antagonist interactions with cloned human 5-HT$_{1A}$ receptors: variations in intrinsic activity studied in transfected HeLa cells. Naunyn-Schmiedeberg's Arch Pharmacol 345:257–263
10. Bonvento G, MacKenzie ET, Edvinsson L (1991) Serotonergic intervention of the cerebral vasculature: relevance to migraine and ischaemia. Brain Res Rev 16:257–263
11. Bouhelal R, Smounya L, Bockaert J (1988) 5-HT$_{1B}$ receptors are negatively coupled with adenylate cyclase in rat substantia nigra. Eur J Pharmacol 151:189–196
12. Bradley PB, Engel G, Feniuk W, Fozard JR, Humphrey PPA, Middlemiss DN, Mylecharane EJ, Richardson BP, Saxena PR (1986) Proposals for the classification and nomenclature of functional receptors for 5-hydroxytryptamine. Neuropharmacology 25:563–576
13. Brewerton TD, Murphy DL, Mueller EA, Jimerson DC (1988) Induction of migraine-like headache by the serotonin agoinst m-chlorophenylpiperazine. Clin Pharmacol Ther 43:605–609
14. Bunce K, Tyers M, Beranek P (1991) Clinical evaluation of 5-HT$_3$ receptor antagonists as anti-emetics. Trends Pharmacol Sci 12:46–48
15. Buzzi MG, Moskowitz MA (1990) The antimigraine drug, sumatriptan (GR 43175), selectively blocks neurogenic plasma extravasation from blood vessels in dura mater. Br J Pharmacol 99:202–206
16. Buzzi MG, Carter WB, Shimizu T, Heath H, Moskowitz MA (1991) Dihydroergotamine and sumatriptan attenuate levels of CGRP in plasma in rat superior sagittal sinus during electrical stimulation of the trigeminal ganglion. Neuropharmacology 30:1193–1200
17. Carrol JD, Hilton Bp (1974) The effects of reserpine injection on methysergide treated control and migrainous subjects. Headache 14:149–156
18. Chaput Y, de Montigny C, Blier P (1986) Effects of a selective 5-HT reuptake blocker, citalopram, on the sensitivity of 5-HT autoreceptors: electrophysiological studies in the brain. Naunyn-Schmiedeberg's Arch Pharmacol 333:342–348
19. Chopin P, Briley M (1987) Animal models of anxiety: The effects of compounds that modify 5-HT neurotransmission. Trends Pharmacol Sci 8:383–388
20. Clarke DE, Craig DA, Fozard JR (1989) The 5-HT$_4$ receptor, naughty but nice. Trends Pharmacol Sci 10:385–386
21. Conn PJ, Sanders-Bush E (1987) Central serotonin receptors: effector systems, physiological roles and regulation. Psychopharmacology 92:267–277
22. Costall B, Naylor RJ (1992) Serotonin and psychiatric disorders. A key to new therapeutic approaches. Arzneimittelforschung/Drug Res 42:246–249
23. Costall B, Naylor RJ, Tyers MB (1988) Recent advances in the neuropharmacology of 5-HT$_3$ agonists and antagonists. Rev Neurosci 2:41–65
24. Cowen PJ, Anderson IM, Gartside SE (1990) Endocrinological responses to 5-HT. Ann N Y Acad Sci 600:250–257
25. Curran DA, Hinterberger H, Lance JW (1965) Total plasma serotonin, 5-hydroxyindoleacetic acid and p-hydroxy-m-methoxymandelic acid excretion in normal and migrainous subjects. Brain 88:997–1007
26. Dechant KL, Clissold SP (1992) Sumatriptan. A review of its pharmacodynamic and pharmacokinetic properies, and therapeutic efficacy in the acute treatment of migraine and cluster headache. Drugs 43:776–798
27. De Montigny C (1989) Cholecystokinin tetrapeptide induces panic-like attacks in healthy volunteers. Arch Gen Psychiatry 46:511–517

28. De Vry J, Glaser T, Schuurman T, Schreiber R, Traber J (1991) 5-HT$_{1A}$ receptors in anxiety. In: Briley M, File SE (eds) New concepts in anxiety. Macmillan, London, pp 94–129
29. Dumius A, Bouhelal R, Sebben M, Cory R, Bockaert J (1988) A nonclassical 5-hydrosytryptamine receptor positively coupled with adenylate cyclase in the central nervous system. Mol Pharmacol 34:880–887
29a. Erlander MG, Lovenberg TW, Baron BM, de Lecea L, Danielson PE, Racke M, Slone AL, Siegel BW, Foye PE, Cannon K, Burns JE, Sutcliffe JG (1993) Two members of a distinct subfamily of 5-hydroxytryptamine receptors differentially expressed in rat brain. Proc Natl Acad Sci USA 90:3452–3456
30. Fargin A, Raymond JR, Lohse MJ, Kobilka BK, Caron MG, Lefkowitz RJ (1988) The genomic clone G-21 which resembles a β-adrenergic receptor sequence encodes the 5-HT$_{1A}$ receptor. Nature 335:358–360
31. Feniuk W, Humphrey PPA, Perren MJ, Connor HE, Whalley ET (1991) Rationale for the use of 5-HT$_1$-like agonists in the treatment of migraine. J Neurol 238 [Suppl 1]: S 57–S 61
32. Ferrari MD (1991) 5-HT$_3$ receptor antagonists and migraine therapy. J Neurol 238 [Suppl 1] S 53–S 56
33. Fozard JR (1984) MDL 72222, a potent and highly selective antagonist at neuronal 5-hydroxytryptamine receptors. Naunyn-Schmiedeberg's Arch Pharmacol 326:36–44
34. Fozard JR (1985) 5-Hydroxytryptamine in the pathophysiology of migraine. In: Bevan JA, Godfraind T, Maxwell RA, Stoclet JC, Worcel M (eds) Vascular neuroeffector mechanisms. Elsevier, Amsterdam, pp 321–328
35. Fozard JR (1987) 5-HT$_3$ receptors and cytotoxic drug-induced vomiting. Trends Pharmacol Sci 8:44–45
35a. Fozard JR (1992) 5-HT$_{1C}$ receptor agonism as an initiating event in migraine. In: Olesen J, Saxena PR (eds) 5-Hydroxytryptamine mechanisms in primary headache. Raven Press, New York, pp 200–212
36. Fozard JR, Gray JA (1989) 5-HT$_{1C}$ receptor activation: a key step in the initation of migraine? Trends Pharmacol Sci 10:307–309
36a. Fozard JR, Kalkman HO (1994) 5-Hydroxytryptamine (5-HT) and the initiation of migraine: new perspectives. Naunyn-Schmiedeberg's Arch Pharmacol (im Druck)
37. Fozard JR, Mwaluko GMP (1976) Mechanism of the indirect sympahtomimetic effect of 5-hydroxytryptamine on the isolated heart of the rabbit. Br J Pharmacol 57:115–125
38. Frazer A, Maayani S, Wolfe BB (1990) Subtypes of receptors for serotonin. Annu Rev Pharmacol Toxicol 30:307–348
39. Gaddum JN, Picarelli ZP (1957) Two kinds of tryptamine receptor. Br J Pharmacol 12:323–328
40. Galzin AM, Langer SZ (1991) Modulation of 5-HT release by presynaptic inhibitory and facilitatory 5-HT receptors in brain slices. In: Langer SZ, Galzin AM, Costentin J (eds) Advances in the biosciences, vol 82. Pergamon Press, Oxford New York, pp 59–62
41 Glaser T, Traber J (1985) Binding of the putative anxiolytic TVX Q 7821 to hippocampal 5-hydroxytryptamine (5-HT) recognition sites. Naunyn-Schmiedeberg's Arch Pharmacol 329:211–215

42. Glennon RA, Titeler M, Seggel MR, Lyon RA (1987) N-methylderivatives of the 5-HT$_2$ agonist 1-(4-bromo-2,5-dimethoxyphenyl)2-aminopropane. J Med Chem 30:930–932
43. Göthert M (1990) Presynaptic serotonin receptors in the central nervous system. Ann N Y Acad Sci 603:102–112
44. Göthert M (1991) Presynaptic effects of 5-HT. In : Stone TW (ed) Aspects of synaptic transmission, vol 1:LTP, galanin, opioids, autonomic. Taylor & Francis, London New York Philadelphia, pp 314–329
45. Göthert M (1992) 5-Hydroxytryptamine receptors. An example for the complexitiy of chemical transmission of information in the brain. Arzneimittelforschung/Drug Res 42:238–246
46. Göthert M, Dührsen U (1979) Effects of 5-hydroxytryptamine and related compounds on the sympathetic nerves of the rabbit heart. Naunyn-Schmiedeberg's Arch Pharmacol 308:9–18
47. Göthert M, Schlicker E (1987) Classification of serotonin receptors. J Cardiovasc Pharmacol 10 [Suppl 3]:S3–S7
48. Göthert M, Kollecker P, Rohm N, Zerkowski HR (1986) Inhibitory presynaptic 5-hydroxytryptamine (5-HT) receptors on the sympathetic nerves of the human saphenous vein. Naunyn-Schmiedeberg's Arch Pharmacol 332:317–323
49. Göthert M, Molderings GJ, Fink K, Schlicker E (1991) Heterogeneity of presynaptic serotonin receptors on sympathetic neurones in blood vessels. Blood Vessels 28:11–18
50. Gozlan H, El Mestikawy S, Pichat L, Glowinski J, Hamon M (1983) Identification of presynaptic serotonin autoreceptors using a new ligand: ^{3}H-PAT. Nature 305:140–142
51. Griffith SG, Burnstock G (1983) Immunohistochemical demonstration of serotonin in nerves supplying human cerebral and mesenteric vessels. Lancet I:561–562
52. Hartig P, Hoffman BJ, Kaufman MJ, Hirata F (1990) The 5-HT$_{1C}$ receptor. Ann N Y Acad Sci 600:149–167
53. Hartig PR, Branchek TA, Weinshank RL (1992) A subfamiliy of 5-HT$_{1D}$ receptor genes. Trends Pharmacol Sci 13:152–159
54. Heller WA, Baraban JM (1987) Potent agonist activity of DOB at 5-HT$_2$ receptors in guinea pig trachea. Eur J Pharmacol 138:115–117
55. Higgins GA, Kilpatrick GJ, Bunce KT, Jones BJ, Tyers MB (1989) 5-HT$_3$ receptor antagonists injected into the area postrema inhibit cisplatin-induced emesis in the ferret. Br J Pharmacol 97:247–255
56. Hoffmann BJ, Mezey E, Brownstein MJ (1991) Cloning of a serotonin transporter affected by antidepressants. Science 254:579–580
57. Holmsen H (1985) Platelet activation and serotonin. In: Vanhoutte PM (ed) Serotonin and the cardiovascular system: Raven Press, New York, pp 75–86
58. Hoyer D (1988) Molecular pharmacology and biology of 5-HT$_{1C}$ receptors. Trends Pharmacol Sci 9:89–94
59. Hoyer D (1990) Serotonin 5-HT$_3$, 5-HT$_4$, and 5-HT-M receptors. Neuropsychopharmacology 3:371–383
60. Hoyer D, Schoeffter P, Waeber C, Palacios JM (1990) Serotonin 5-HT$_{1D}$ receptors. Ann N Y Acad Sci 600:168–182
60a.Hoyer D, Fozard JR, Saxena PR, Mylecharane EJ, Clarke DE, Martin GR, Humphrey PPA (1994) A new classification of receptors for 5-hydroxytryptamine (serotonin). Pharmacol Rev (in press)

61. Hughes J, Woodruff GN (1992) Neuropeptides. Function and clinical applications. Arzneimittelforschung/Drug Res 42:250–255
62. Humphrey PPA, Feniuk W (1991) Mode of action of the anti-migraine drug sumatriptan. Trends Pharmacol Sci 12:444–446
63. Humphrey PPA, Apperley E, Feniuk W, Perren MJ (1990) A rational approach to identifying a fundamentally new drug for the treatment of migraine.In: Saxena PR, Wallis DI, Wouters W, Bevan JA (eds) Cardiovascular pharmacology of 5-hydroxytryptamine. Prospective therapeutic applications. Kluwer, Dordrecht, pp 417–431
63a. Humphrey PPA, Hartig P, Hoyer D (1993) A proposed new nomenclature for 5-HT receptors. Trends Pharmacol Sci 14:233–236
64. Ireland SJ, Tyers MB (1987) Pharmacological characterization of 5-hydroxytryptamine-induced depolarisation of the rat isolated vagus nerve. Br J Pharmacol 90:229–238
65. Kao HT, Olsen MA, Hartig PR (1989) Isolation and characterization of a human 5-HT$_2$ receptor clone. Soc Neurosci Abstr 15:486
66. Kilpatrick GJ, Jones BJ, Tyers MB (1987) The identification and distribution of 5-HT$_3$ receptors in rat brain using radioligand binding. Nature 330:746–748
67. Kilpatrick GJ, Bunce KT, Tyers MB (1990) 5-HT$_3$ Receptors. Med Res Rev 10:441–475
68. Kimball RW, Friedman AP, Vallejo E (1960) Effect of serotonin in migraine patients. Neurology 10:107–111
69. Lance JW, Anthony M, Hinterberger H (1967) The control of cranial arteries by humoral mechanisms and its relation to the migraine syndrome. Headache 7:93–102
70. Lefebvre H, Contesse V, Delarue C, Feuilloley M, Hery F, Grise P, Raynaud G, Verhofstad AAJ, Wolf LM, Vaudry H (1992) Serotonin-induced stimulation of cortisol secretion from human adrenocortical tissue is mediated through activation of a serotonin receptor subtype. Neuroscience 47:999–1007
71. Lembeck F, Holzer P (1979) Substance P as neurogenic mediator of antidromic vasodilatation and neurogenic plasma extravasation. Naunyn-Schmiedeberg's Arch Pharmacol 310:175–193
72. Leysen JE (1990) Gaps and peculiarities in 5-HT$_2$ receptor studies. Neuropsychopharmacology 3:361–369
73. Leysen JE, Pauwels PJ (1990) 5-HT$_2$ receptors, roles and regulation. Ann N Y Acad Sci 600:183–193
74. Maayani S, Sherman MR (1990) Adenylate cyclase-linked 5-hydroxytryptamine receptors in the brain. In: Paoletti R, Vanhoutte PM, Brunello N, Maggi FM (eds) Serotonin. From cell biology to pharmacology and therapeutics. Kluwer, Dordrecht, pp 39–52
75. Maricq AV, Peterson AS, Brake AJ, Myers RM, Julius D (1991) Primary structure and functional expression of the 5-HT$_3$ receptor, a serotonin-gated ion channel. Science 254:432–436
76. Markstein R, Hoyer D, Engel G (1986) 5-HT$_{1A}$ receptors mediate stimulation of adenylate cyclase in rat hippocampus. Naunyn-Schmiedeberg's Arch Pharmacol 333:335–341
77. Matsubara T, Moskowitz MA, Byun B (1991) CP-93, 129, a potent and selective 5-HT$_{1B}$ receptor agonist, blocks neurogenic plasma extravasation within rat but not giunea-pig dura mater. Br J Pharmacol 104:3–4

78. Maura G, Raiteri M (1984) Functional evidence that chronic drugs induce adaptive changes of central autoreceptors regulating serotonin release. Eur J Pharmacol 97:309–313
79. Meltzer HY, Matsubara S, Lee JC (1989) Classification of typical and atypical antipsychotic drugs on the basis of dopamine D-1, D-2 and serotonin$_2$ pK$_i$ values. J Pharmacol Exp Ther 251:238–246
80. Middlemiss DN (1988) Autoreceptors regulating serotonin release. In: Sanders-Bush E (ed) The serotonin receptors. Humana Press, Clifton New York, pp 201–224
81. Middlemiss DN, Hutson PH (1990) The 5-HT$_{1B}$ receptors. Ann N Y Acad Sci 600:132–148
82. Molderings GJ, Fink K, Schlicker E, Göthert M (1987) Inhibition of noradrenaline release via presynaptic 5-HT$_{1B}$ receptors of the rat vena cava. Naunyn-Schmiedeberg's Arch Pharmacol 336:245–250
83. Molderings GJ, Werner K, Likungu J, Göthert M (1990) Inhibition of noradrenaline release from the sympathetic nerves of the human saphenous vein via presynaptic 5-HT receptors similar to the 5-HT$_{1D}$ subtype. Naunyn-Schmiedeberg's Arch Pharmacol 342:371–377
83a. Monsma FJ, Shen Y, Ward RP, Hamblin MW, Sibley DR (1993) Cloning and expression of a novel serotonin receptor with high affinity for tricyclic psychotropic drugs. Mol Pharmacol 43:320–327
84. Moret C, Briley M (1990) Serotonin autoreceptor subsensitivity and antidepressant activity. Eur J Pharmacol 180:351–356
85. Moskowitz MA (1992) Neurogenic versus vascular mechanisms of sumatriptan and ergot alkaloids in migraine. Trends Pharmacol Sci 13:307–311
86. Moskowitz MA Buzzi MG (1991) Neuroeffector functions of sensory fibres: Implications for headache mechanisms and drug actions. J Neurol 238 [Suppl 1]:S18–S22
87. Moskowitz MA, Matsubara T, Buzzi MG (1991) Sensory prejunctional 5-HT$_{1B}$ receptors mediate blockade of neurogenic plasma extravasation within rat but not guinea pig dura mater. Soc Neurosci Abstr 17:721
88. Mylecharane EJ (1991) 5-HT$_2$ receptor antagonists and migraine therapy. J Neurol 238 [Suppl 1]:S45–S52
89. Paudice P, Raiteri M (1991) Cholecystokinin release mediated by 5-HT$_3$ receptors in rat cerebral cortex and nucleus accumbens. Br J Pharmacol 103:1790–1794
90. Pazos A, Hoyer D, Palacios JM (1984) The binding of serotonergic ligands to the porcine choroid plexus: characterization of an new type of serotonin recognition site. Eur J Pharmacol 106:593–546
91. Peroutka SJ (1988) 5-Hydroxytryptamine receptor subtypes. Ann Rev Neurosci 11:496–500
92. Peroutka SJ (1990) 5-Hydroxytryptamine receptor subtypes. Pharmacol Toxicol 67:373–383
93. Peroutka SJ (1991) VI. Serotonin receptor subtypes and neuropsychiatric diseases: Focus on 5-HT$_{1D}$ and 5-HT$_3$ receptor agents. Pharmacol Rev 43:579–586
94. Peroutka SJ, McCarthy BG (1989) Sumatriptan (GR43175) interacts selectively with 5-HT$_{1B}$ and 5-HT$_{1D}$ binding sites. Eur J Pharmacol 163:133–136
95. Peroutka SJ, Snyder SH (1979) Multiple serotonin receptors: differential binding of [^{3}H]5-hydroxytryptamine, [^{3}H] lysergic acid diethylamide and [^{3}H] spiroperidol. Mol Pharmacol 16:687–699
96. Peters JA, Lambert JJ (1989) Electrophysiology of 5-HT$_3$ receptors in neuronal cell lines. Trends Pharmacol Sci 10:172–175

97. Pickel VM, Armstrong DM (1984) Ultrastructural localisation of monoamines and peptides in rat area postrema. Fed Proc 43:2929–2951
98. Pritchett DB, Bach AWJ, Wozny M, Taleb O, Dal Toso R, Shih JC, Seeburg PH (1988) Stucture and functional expression of cloned rat serotonin 5-HT_2 receptor. EMBO J 7:4135–4140
99. Rapport MM, Green AA, Page IH (1948) Serum vascoconstrictor (serotonin). IV. Isolation and characterization. J Biol Chem 176:1243–1251
100. Richardson BP, Engel G, Donatsch P, Stadler PA (1985) Identification of serotonin M-receptor subtypes and their specific blockade by a new class of drugs. Nature 316:126–131
100a. Ruat M, Traiffort E, Leurs R, Tardivel-Lacombe J, Diaz J, Arrang JM, Schwartz J-Ch (1993) Molecular cloning, characterization, and localization of a high-affinity serotonin receptor (5-HT_7) activating cAMP formation. Proc Natl Acad Sci 90:8547–8551
101. Sanders KH, Beller KD, Kolassa N (1990) Involvement of 5-HT_{1A} receptors in blood pressure reduction by 8-OH-DPAT and urapidil in cats. J Cardiovasc Pharmacol 15:S86–S93
102. Saxena PR (1990) 5-Hydroxytryptamine and migraine. In: Saxena PR, Wallis DI, Wouters W, Bevan JA (eds) Cardiovascular pharmacology of 5-hydroxytryptamine: Prospective therapeutic applications. Kluwer, Dordrecht, pp 407–416
103. Saxena PR, Den Boer MO (1991) Pharmacology of antimigraine drugs. J Neurol 238 [Suppl 1]:S28–S35
104. Saxena PR, Ferrari MD (1989) 5-HT_1-like receptor agonists and the pathophysiology of migraine. Trends Pharmacol Sci 10:200–204
105. Schlicker E, Werner U, Hamon M, Gozlan H, Nickel B, Szelenyi I, Göthert M (1992) Anpirtoline, a novel, highly potent 5-HT_{1B} receptor agonist with antinociceptive/antidepressant-like actions in rodents. Br J Pharmacol 105:732–738
106. Schoeffter P, Hoyer D (1989) How selective is GR43175? Interactions with functional 5-HT_{1A}, 5-HT_{1B}, 5-HT_{1C} and 5-HT_{1D} receptors. Naunyn-Schmiedeberg's Arch Pharmacol 340:135–138
107. Schoeffter P, Waeber C, Palacios JM (1988) The 5-hydroxytryptamine 5-HT_{1D} receptor subtype is negatively coupled to adenylate cyclase in calf substantia nigra. Naunyn-Schmiedeberg's Arch Pharmacol 337:602–608
108. Schoups AA, De Potter WP (1988) Species dependence of adaptations at the pre- and postsynaptic serotonergic receptors following long-term antidepressant drug treatment. Biochem Pharmacol 37:4451–4460
109. Sicuteri F, Testi A, Anselmi B (1961) Biochemical investigations in headache: increase in the hydroxyindoleacetic acid excretion during migraine attacks. Int Arch Allergy 19:55–58
110. Starke K, Göthert M, Kilbinger H (1989) Modulation of neurotransmitter release by presynaptic autoreceptors. Physiol Rev 69:864–989
111. Törk I (1990) Anatomy of the serotonergic system. Ann N Y Acad Sci 600:9–35
112. Tyers MB, Bunce KT, Humphrey PPA (1989) Pharmacological and antiemetic properties of ondansetron. Eur J Cancer Clin Oncol 25:S15–S19
113. Varrault A, Bockaert J (1992) Differential coupling of 5-HT_{1A} receptors occupied by 5-HT or 8-OH-DPAT to adenylyl cylase. Naunyn-Schmiedeberg's Arch Pharmacol 346:367–374

114. Verbeuren TJ (1989) Synthesis, storage, release, and metabolism of 5-hydroxytryptamine in peripheral tissues. In: Fozard JR (ed) The peripheral actions of 5-hydroxytryptamine. Oxford University Press, Oxford, pp 1–25
115. Waeber C, Hoyer D, Palacios JM (1989) 5-Hydroxytryptamine$_3$ receptors in the human brain: autoradiographic visualization using [^{3}H]ICS 205–930. Neuroscience 31:393–400

13 Bedeutung des serotoninergen Systems für die Pathophysiologie der Migräne

Volker Limmroth und Hans-Christoph Diener

13.1 Einleitung

Die Beteiligung von Serotonin, auch als 5-Hydroxytryptamin (5-HT) bzeichnet, an der Ätiopathologie der Migräne wird bereits seit Ende der 50er Jahre diskutiert [55]. Obwohl in den letzen Jahren auf dem Feld der 5-HT-Rezeptorforschung eine Spezifizierung der Rezeptorsubtypen [6, 48], die Lokalisierung der einzelnen Subtypen [46, 47] sowie die Entwicklung spezifischer Agonisten und Antagonisten gelang (vgl. Kap. 12) ist die Rolle von 5-HT in der Migräneentstehung weitgehend unklar geblieben. Handelt es sich bei der Migräne tatsächlich um ein „Serotoninmangelsyndrom", wie bereits vor 30 Jahren vermutet [30], oder ist die ursächliche Beteiligung von 5-HT bei der Migräneentstehung, trotz der überzeugenden attackenkupierenden Wirkung der 5-HT$_{1D}$-Agonisten, unbedeutend bzw. nur ein Bestandteil in einer Kaskade von mehreren aufeinanderfolgenden Prozessen? Im folgenden soll die Rolle des Serotonins aus der Sicht des Klinikers unter Berücksichtigung neuester Ergebnisse aus der Migräneforschung kritisch diskutiert werden.

13.2 Allgemeines zu Serotonin

5-HT ist ein Neurotransmitter mit der Fähigkeit, vielfach, voneinander völlig unterschiedliche, ja sogar gegensätzliche Effekte in verschiedenen Organen auszulösen. Seinen Namen – Serotonin – erhielt 5-HT, wie in Kap. 2 ausgeführt, 1948 aufgrund seiner starken vasokonstriktorischen Wirkung [49]. Serotonin wird in den Nervenendigungen aus Tryptophan gebildet, das wiederum aus dem Blut stammt. Dabei hängt die Synthesegeschwindigkeit überwiegend von der Tryptophankonzentration im Serum ab. Der Abbau erfolgt, wie bei den Katecholaminen auch, durch die Monoaminooxidase und Aldehyddehydrogenase unter Bildung von 5-Hydroxyindolessigsäure (5-HIES), die im Harn ausgeschieden wird. Der größte Teil des im menschlichen Körper vorhandenen 5-HT (nahezu 90 %) ist in den enterochromaffinen Zellen des Gastrointestinaltrakts zu finden, wo es an ATP gebunden in Granula gespeichert ist. Ferner enthalten Thrombozyten 5-HT, das sie aus dem Serum aufnehmen. Die thrombozytäre 5-HT-Konzentration beträgt 20 – 130 mg/10^8 Zellen. Im Serum selbst sind jedoch nur Spuren von 5-HT nachweisbar. Im Kreislauf entfaltet Serotonin vasokonstriktorische Wirkungen v. a. im Bereich der Lungengefäße und verursacht so eine Druckerhöhung im pulmonalen Kreislauf. Als stärkste Nebenwirkung kommt es infolge einer intravenösen 5-HT-Applikation zu einer ausgeprägten Dyspnoe. 5-HT wirkt ferner stark vasokonstriktorisch an den Nierengefäßen, so daß im Tierversuch nach Serotoninapplikation sogar Parenchymnekrosen festgestellt wurden.

In andern Gefäßgebieten wirkt 5-HT hingegen – ähnlich wie Adrenalin – vasodilatierend und damit widerstandssenkend, so z. B. in der Skelettmuskulatur. An periphere Nervenendigungen appliziert löst 5-HT Schmerzimpulse aus [27]. Die schmerzauslösende Wirkung wird insbesondere durch das gleichzeitige Vorhandensein von Bradykininen potenziert [44, 57].

13.3 Funktion von Serotonin im Gehirn

Die Funktion des Serotonins als Neurotransmitter in bestimmten Bahnsystemen des Gehirns ist schon länger bekannt. Eine hohe Dichte von serotoninergen Neuronen findet sich insbesondere im Nucleus raphe und im Hypothalamus. Das serotoninerge System projiziert, ausgehend vom Nucleus raphe, v. a. in Bereiche des Hypothalamus, durch die Capsula interna zum Amygdalum, zum Striatum sowie in laterale und kaudale Abschnitte des Neokortex [5]. Ferner erreichen die Projektionsbahnen des serotoninergen Systems eine große Zahl präoptischer Zentren und Bereiche der Stammganglien [4]. Afferent erhalten die Nuclei raphes serotoninerge Fasern insbesondere aus den limbischen Verschaltungen, dem präfrontalen Kortex (Area 6, 9 und 10), dem Hypothalamus sowie dem Hippokampus [33]. Die Vermittlung dieser Fasern kann postsynaptisch exzitatorisch wie inhibitorisch sein. Damit übt das System serotoninerger Projektionsbahnen einen modulierenden Einfluß auf die Schlaf-/Wachregulation, die Funktionen des limbischen Systems und der zentralen Schmerzvermittlung aus. Vor diesem Hintergrund stellt das serotoninerge System bei der Therapie verschiedener chronischer Schmerzformen und bei Depressionen das pharmakologische Zielorgan der schon seit längerer Zeit eingeführten 5-HT-„Reuptake"-Hemmer (Amitriptylin, Doxepin, Imipramin, Clomipramin) dar. Die Wirkung dieser Medikamente resultiert aus einer verminderten Rückaufnahme von 5-HT in die Vesikel und der damit einhergehenden Konzentrationserhöhung des Neurotransmitters im synaptischen Spalt.

Erst in den letzten Jahren sind mehrere 5-HT-Rezeptorsubtypen nachgewiesen worden, die je nach Lokalisation, Dichte sowie je nach spezifischem Agonisten und Antagonisten differente Reaktionen auslösen können (vgl. Kap. 12). Bislang existierte eine Einteilung [53] in 4 Rezeptorgruppen (5-HT_1, 5-HT_2, 5-HT_3, 5-HT_4), wobei die Gruppe der 5-HT_1-Rezeptoren wiederum in 4 Subgruppen unterteilt wurde (5-HT$_{1A}$, 5-HT$_{1B}$, 5-HT$_{1C}$, 5-HT$_{1D}$). Inzwischen wurde die Klassifikation und Nomenklatur serotoninerger Rezeptoren aktualisiert (vgl. Abb. 12.2; S. 302). Die in diesem Kapitel noch als 5-HT$_{1C}$- bzw. als 5-HT$_2$-Rezeptoren angesprochenen Strukturen wären demzufolge nunmehr als 5-HT$_{2C}$- bzw. 5-HT$_{2A}$-Rezeptoren zu bezeichnen (Vgl. Abschnitt 12.5.2.2).

Während die 5-HT$_1$-Rezeptoren überwiegend im Bereich der Laminae 1 und 2 des Kortex, dem hinteren Hypothalamus, im zentralen Grau sowie im Nucleus raphe und der Substantia gelatinosa [46] zu finden sind und hauptsächlich inhibitorisch wirken, konnten 5-HT$_2$-Rezeptoren v. a. in den Laminae 3 und 5 des Kortex, im subkortikalen Grau, im Hirnstamm sowie im Rückenmark nachgewiesen werden und wirken überwiegend exzitatorisch [47]. 5-HT$_3$-Rezeptoren finden sich hauptsächlich im Bereich des unteren Hirnstamms sowie der Substantia gelatinosa [62]. Der Rezeptortyp 5-HT$_4$ wurde zwar im Gastrointestinaltrakt und im Gehirn nachgewiesen, scheint jedoch überwiegend nur Verdauungsfunktionen zu beeinflussen [13].

Im Bereich der zerebralen Arterien finden sich überwiegend 5-HT$_{1D}$-Rezeptoren, während die Temporalarterien, also die Äste des Externakreislaufs, überwiegend 5-HT$_2$-Rezeptoren enthalten. Meningealarterien enthalten wiederum alle Rezeptortypen (außer 5-HT$_4$) [15]. Tierexperimentell verursacht 5-HT konstriktorische Effekte an großen Arterien und Venen, dilatiert jedoch Arteriolen [30]. Beim Affen wirkt 5-HT als starker Vasokonstriktor an den kraniellen Arterien, besonders jenen im Bereich des Carotis-externa-Kreislaufs [58]. Analoge Wirkungen werden für den Menschen angenommen. Auch bezüglich der Physiologie der verschiedenen 5-HT-Rezeptoren wird für weiterführende Angabe auf Kap. 12 verwiesen.

13.4 Was hat Serotonin mit Migräne zu tun?

Aufgrund seiner vasokonstriktorischen Wirkung und der Tatsache, daß alle Organe, in denen 5-HT hauptsächlich nachgewiesen werden konnte – also Gehirn und Gastrointestinaltrakt – bei einer akuten Migräneattacke betroffen sind, wurde schon vor Jahren ein Zusammenhang zwischen 5-HT und Migräne hergestellt. Seither stellt die Rolle des serotoninergen Systems für die Pathophysiologie der Migräne einen Gegenstand intensiver Forschung dar. Unter der Vorstellung, daß der Migränkopfschmerz das Resultat einer Vasodilatation sei, wurde in diesem Zusammenhang ein 5-HT-Mangel als Ursache einer akuten Migräneattacke vermutet.

Sicuteri et al. [56] berichteten bereits 1961 über einen deutlichen Anstieg der Ausscheidung von 5-Hydroxyindolessigsäure im Urin während einer Migräneattacke. Kimball et al. [28] applizierten Migränepatienten mit akuter Kopfschmerzsymptomatik intravenös 0,1 %iges Serotonin und konnten konsekutiv eine deutliche Reduktion der Kopfschmerzintensität bei diesen Patienten feststellen. Aufgrund der gleichzeitig beobachteten Nebenwirkungen (v. a. Dyspnoe und Übelkeit) sahen die Autoren aber keine Umsetzbarkeit dieser Beobachtung für die klinische Routinetherapie.

Kurz darauf wiesen Curran et al. [10] einen signifikanten Abfall des 5-HT-Gehalts in Thrombozyten während der Migräneattacke nach Dieser Abfall erwies sich als migränespezifisch und konnte bei anderen Schmerzformen oder Streß nicht beobachtet werden [2]. Migräne erschien damit als ein „low - 5-HT-syndrome", wobei Lance et al. [30] als Pathomechanismus einen absinkenden 5-HT-Spiegel im Plasma vermuteten, der eine Dilatation der extrakraniellen Gefäße und eine Konstriktion der Kapillaren zur Folge habe [30]. Die dadurch entstehende Erhöhung des Blutflusses wiederum sollte zu einer stärkeren Dehnung der Gefäße führen, die dann letztlich den Schmerz verursachen würde. Die 5-HT-Plasmakonzentration ist unter physiologischen Bedingungen verschwindend gering, so daß die von Curran et al. [10] beobachtete Verringerung des 5-HT-Gehalts der Thrombozyten ursächlich für die Entstehung einer Migräneattacke sein müßte. Als möglicher Auslöser akuter Migräneattacken wurde daher eine plötzliche 5-HT-Freisetzung aus den Thrombozyten diskutiert, die möglicherweise zu einer plötzlichen massiven Erhöhung des 5-HT-Spiegels im Plasma führen könnte. Auch zeigte sich, daß nach intramuskulärer Applikation von Substanzen wie Reserpin oder Fenfluramin, die eine verstärkte Freisetzung von 5-HT aus den Thrombozyten bewirken können, bei Migränepatienten innerhalb weniger Stunden die typischen migräneartigen Kopfschmerzen ausgelöst werden können [2]. Interessanterweise ließ sich dieser induzierte Migränekopfschmerz durch intravenöse 5-HT-Infusionen relativ schnell beseitigen [2].

An der Tatsache einer intravasalen 5-HT-Freisetzung im Rahmen akuter Migräneattacken war angesichts der referierten Befunde nicht mehr zu zweifeln. Doch was könnte einen solchen Prozeß auslösen und währe der Mechanismus wirklich relevant für die Pathogenese der Migräne? So wurde zunächst ein endogener 5-HT-Releasingfaktor diskutiert [14, 39], der jedoch nicht eindeutig identifiziert werden konnte. Auch ein spezifischer Defekt der Thrombozytenfunktion bei Migränepatienten wurde in diesem Zusammenhang vermutet. Diese Hypothese konnte inzwischen widerlegt werden [60]. Hohe 5-HT-Spiegel im Plasma allein scheinen nicht als Ursache für Migräneattacken in Frage zu kommen. Patienten mit Karzinoidsyndrom, bei dem extrem hohe Mengen freien Serotonins im Serum vorkommen, weisen keine erhöhte Kopfschmerzinzidenz auf. Der direkte Einfluß eines allgemein veränderten 5-HT-Spiegels im Plasma auf die Ätiopathologie der Migräne erscheint also nicht plausibel. Abgesehen von den fehlenden Kopfschmerzen bei Karzinoidpatienten und der schmerzreduzierenden Wirkung intravenöser Serotoninapplikationen würde eine allgemeine 5-HT-Spiegelveränderung nicht erklären können, warum die Migränekopfschmerzen häufig nur halbseitig auftreten. Ferner zeigt sich, daß die 5-HT-Spiegel im Plasma auch nach der Kopfschmerzphase – also noch im anschließenden kopfschmerzfreien Intervall – deutlich erniedrigt bleiben können [2], so daß ein unmittelbarer Zusammenhang zwischen der Höhe der 5-HT-Spiegel und der Kopfschmerzintensität unwahrscheinlich ist.

13.5 Neuere Überlegungen zur Rolle von Serotonin

Auf der Suche nach den Zusammenhängen zwischen veränderten 5-HT-Spiegeln im Plasma und der Schmerzentstehung konzentrierte sich das Interesse – auch als Folge der methodischen Möglichkeiten – im wesentlichen auf Änderungen der vaskulären Bedingungen wie Wandspannung und Vasodilatation bzw. -konstriktion der zerebralen und intrakraniellen Gefäße. Schon Graham u. Wolf [23] hatten 1938 eine mögliche Beteiligung der Meningealgefäße diskutiert und hatten zeigen können, daß die elektrische Reizung von Meningealarterien zu Kopfschmerzen führt [51]. Zur weiteren Überprüfung dieses Ansatzes fehlten damals jedoch die methodischen Voraussetzungen. Die Einführung neuer experimenteller Techniken bzw. Tiermodelle in die Kopfschmerzforschung brachte daher eine Fülle neuer Erkenntnisse. Die Einordnung der Rolle des Serotonins in der Ätiopathologie der Migräne muß diesen Ergebnissen also Rechnung tragen.

Moskowitz et al. [36] hatten 1979 darauf hingewiesen, daß zur Frage möglicher *afferenter sensorischer perivaskulär verlaufender Fasern* im Bereich der kraniellen Arterien weder neuroanatomische noch neurophysiologische Studien existierten. Axonale Tracingstudien durch Mayberg et al. [34] konnten dann die Existenz *perivaskulärer Fasern* im Bereich des Circulus Willisi sowie in pialen Gefäßen – ausgehend vom oberen ipsilateralen Trigeminusganglion – bestätigen. Damit war der Nachweis erbracht, daß – wie bereits 130 Jahre zuvor schon diskutiert [32] – der *V. Hirnnerv die wichtigste schmerzübertragende Nervenbahn* der Hirnhäute darstellt. Das entsprach auch frühen Beobachtungen von White u. Sweet [63] die über eine deutliche Reduktion von Migränekopfschmerzen nach neurochirurgischen Eingriffen in Form von Trigeminusrhizotomien bzw. nach Durchtrennung einzelner Trigeminusäste berichteten [63].

In der Folgezeit wurde bei vielen Spezies (z. B. Ratte, Katze, Affe) die Existenz dieser Fasern trigeminalen Ursprungs auch im Bereich der meningealen und pialen Gefäße [38] sowie in großen Arterien, im Sinus sagittalis superior und in extrakraniellen Gefäßen bestätigt [35].

Dies erklärte jedoch immer noch nicht Entstehung und Art der Reizung, die zur Affektion der afferenten Fasern – bzw. klinisch zu Kopfschmerzen – führen sollte. Die Arbeitsgruppe um Moskowitz [37] stellte daraufhin ein Tiermodell vor, an dem nach Reizung des Trigeminusganglions vaskuläre und perivaskuläre Veränderungen im Bereich der Meningen studiert werden konnten. Durch eine solche experimentelle Reizung des Trigeminusganglions zeigte sich eine strenge ipsilaterale Exsudation von Proteinen im Bereich der Duragefäße sowie eine Freisetzung von vasoaktiven Neuropeptiden mit den typischen Zeichen einer aseptischen Entzündung: Vasodilatation, Permeabilitätserhöhung und perivaskuläre Gewebeschwellung. Diese Ergebnisse brachten v. a. eine fundamentale Erkenntnis: offensichtlich gibt es nicht nur eine Beeinflussung vom Nerv zum Gefäß, sondern auch in der anderen Richtung, vom Gefäß zum Nerv. Erfolgte die Trigeminusstimulation bei Tieren, die neonatal mit Capsaicin behandelt worden waren – denen also unmyelinisierte C-Fasern fehlten –, konnte eine Freisetzung der zuvor erwähnten Neuropeptide nicht nachgewiesen werden.

Darüber hinaus zeigte sich, daß Nervenfasern aus der gleichen Ganglienzellgruppe in divergierend verlaufende Axonkollateralen projizieren, die sowohl Meningealgefäße (also Äste des Externakreislaufs) als auch Äste der A. cerebri media (also Äste des Internakreislaufs) innervieren [41]. Damit besteht offensichtlich ein im Hirnstamm gelegenes Zentrum zur Kontrolle und Beeinflußung der zerebralen Durchblutung, das insbesondere auf das Zusammenspiel zwischen Interna- und Externakreislauf Einfluß nehmen kann (das sog. ,,trigeminovaskuläre System") [38].

Die umfangreichsten endothelialen Veränderungen im Rahmen der Trigeminusreizung zeigten sich im Bereich der postkapillären Venole in Form von Vakuolen- und Vesikelbildung, Thrombozytenanheftung und -verklumpung sowie Mastzelldegranulation [12]. Die endothelialen Veränderungen erscheinen wesentlich ausgedehnter als bisher angenommen, waren in den Arteriolen aber nicht feststellbar. Diese Ergebnisse könnten möglicherweise zum erstenmal eine plausible Erklärung für die Tatsache liefern, daß die Migränekopfschmerzen häufig nur einseitig auftreten.

Bei den freigesetzten Neuropeptiden handelt es sich um die Substanz P, das sog. ,,calcitonin gene related peptide" (CGRP), sowie um Neurokinin A und Cholecystokinin-Oktapeptid [31, 52]. Subtanz P ist wie Neurokinin A ein Tachykinin, das neben einer Dilatation der Gefäße eine Albuminfreisetzung aus den Gefäßen bewirken kann. Die Albuminfreistzung vollzieht sich dabei in der postkapillären Venole. Die Freisetzung von Substanz P ist abhängig vom Kalziumspiegel und kann durch eine kaliuminduzierte Depolarisation ausgelöst werden. Morphin und Opiate können diese kaliuminduzierte Freisetzung blockieren [26]. CGRP ist ein wesentlich potenterer Vasodilatator als Substaz P. Selber jedoch nicht in der Lage, die Albuminfreisetzung auszulösen, potenziert es die Wirkung der Tachykinine, indem es u. a. deren Halbwertszeit durch die Inhibition der Tachykinin-inactivating-Endopeptidase verlängert. Die Rolle, die Cholecystokinin-Oktapeptid in diesem Geschehen spielt, ist bislang noch unklar.

In diesem Zusammenhang muß jedoch daran erinnert werden, daß die referierten Erkenntnisse an einem Tiermodell gewonnen wurden und damit (noch) keine zwangsläufige Übertragbarkeit auf die Kopfschmerzpathogenense beim Menschen gegeben ist. Darüber hinaus kann mit den vorliegenden Befunden derzeit auch die eigentliche Reizung der efferenten Fasern noch nicht erklärt werden. Es wird daher in der Literatur bislang nur von der neurogene ,,Theorie" gesprochen.

Welche Rolle könnte nun Serotonin im Rahmen dieser Prozesse haben?

Die durch die Neuropeptidfreisetzung verursachten endothelialen Veränderungen sind komplex, entsprechen im Detail aber grundsätzlich den Prozessen, die von ,,normalen" Entzündungen bekannt sind. Dort hat 5-HT die Aufgabe, nach Adhäsion und Verklumpung der Thrombozyten vasokonstriktorisch und blustillend zu wirken. Die Wirkung von 5-HT im Bereich der postkapillären Venole nach Freisetzung aus den Thrombozyten und Mastzellen kann nicht viel anders sein. Folglich würde Serotonin – über die 5-HT-Rezeptoren des Endothels – den durch die Neuropeptide ausgelösten Prozessen entgegenwirken. Neuere Untersuchungen zeigten ferner, daß Substanz P die Ausschüttung von 5-HT aus den Mastzellen induzieren kann [3]. $5-HT_1$-Rezeptoragonisten sind in der Lage, diese Mastzelldegranulation zu unterbinden [9]. Demnach wäre die Funktion des Serotonins im Sinne eines negativen Feedbackmechanismus auf die Neuropeptidfreisetzung zu sehen. Vor diesem Hintergrund wären auch 3 frühere Beobachtungen zu erklären, die bisher nicht recht zusammenpaßten: 1) die schmerzreduzierende Wirkung intravenöser 5-HT-Applikation, 2) die erhöhte Ausscheidung von 5-HIES im Urin während der Attacke und 3) die Verringerung des 5-HT-Spiegels in den Thrombozyten. Die vermittelten Effekte können dann von Gefäß zu Gefäß variieren, je nach spezifischer Verteilung und Dichte der Rezeptorsubtypen.

Welchen Einfluß hat Serotonin auf die eigentliche Schmerzentstehung?

Als ursächlicher Mechanismus für die Auslösung der mit einer akuten Migräneattacke einhergehenden Schmerzen war immer die Vasodilatation angesehen worden. Dies erschien um so plausibler, als damit auch der relativ zuverlässige therapeutische Effekt der vasokonstriktorisch wirkenden Ergotaminpräparate erklärt werden konnte. Dennoch blieb unklar, weshalb andere starke Vasokonstriktoren (z. B. Angiotensin) den Migränekopfschmerz nur unwesentlich beeinflußten. Olson u. Olesen [43] zeigten 1988, daß eine medikamentös erzeugte Vasodilatation nicht zwangsläufig mit Schmerzen einhergeht. Ferner vermag die Applikation von Vasodilatatoren zwar diffuse Kopfschmerzen auszulösen, nicht jedoch typische Migräneattacken. Damit scheint die Schmerzentstehung nicht ursächlich mit der Vasodilatation zusammenzuhängen, sondern das Ergebnis anderer Vorgänge zu sein [50].

Aus der Untersuchung nichtmigräneartiger Schmerzzustände ist inzwischen bekannt, daß insbesondere Substanz P in Verbindung mit den übrigen Neuropeptiden eine der wichtigsten schmerzerzeugenden Agenzien darstellt [26]. Goadsby et al. [21] wiesen nach, daß die Serumspiegel von Substanz P und CGRP bei Thermokoagulation des Trigeminusganglions deutlich ansteigen. Während der Migräneattacke ließ sich jedoch nur ein erhöhter CGRP-Spiegel feststellen [22].

Buzzi u. Moskowitz [7] konnten zeigen, daß der $5-HT_{1D}$-Agonist Sumatriptan in der Lage ist, die durch Stimulation des Trigeminusganglions induzierte Plasmaexsudation zu blockieren. Hierzu paßt die Beobachtung von Goadsby u. Edvinsson [20], die einen deutlich erhöhten CGRP-Spiegel in Jugularvenen während der Migräneattacke registrierten, der nach Applikation von Sumatriptan wieder abfiel. Wie oben bereits erläutert, wirkt CGRP zwar vasodilatierend, nicht jedoch plasmaexsudativ. Allerdings potenziert CGRP die Effekte (auch die Plasmaexsudativen) der Tachykinine, so daß wahrscheinlich den Tachykininen die Schlüsselrolle für die eigentliche Entstehung der Migränekopfschmerzen zukommt.

Es ist zwar bekannt, daß 5-HT bei peripherer Applikation, insbesondere im Zusammenspiel mit Bradykininen, Schmerzen auslösen kann [27, 51], bei intravenöser Gabe ist Serotonin aber offensichtlich in der Lage, Migränekopfschmerzen zu lindern. Ein möglicher – konzentrationsabhängiger – Einfluß im Sinn einer Schmerzverstärkung erscheint von daher zwar denkbar, aber nicht wahrscheinlich. Die lokale Injektion von 5-HT in gedehnte, entzündete extrakranielle Gefäße während einer Attacke hatte jedoch keine schmerzverstärkende Wirkung [57].

Ein weiteres Tiermodell weist ebenfalls in diese Richtung. Hunt et al. [25] wiesen 1987 nach, daß nach spinaler Stimulation ein unspezifisches „Stimulationsprotein" gebildet wird, das sog. c-fos-Protein. Dieses Protein ist insbesondere im Nucleus trigeminus caudalis nachweisbar, einem der wichtigsten nozizeptiven Hirnstammkerne. Auch die experimentelle Erzeugung einer Subarachnoidalblutung im Tierversuch – ein Zustand, der beim Menschen bekanntermaßen mit heftigsten Kopfschmerzen einhergeht – führt zur Bildung eben dieses Proteins. Als wesentliche Erkenntnis dieser tierexperimentellen Untersuchung ergibt sich, daß die c-fos-Proteinbildung durch $5-HT_1$-Rezeptoragonisten ($5-HT_{1B/D}$ wie Sumatriptan, Erogtamin oder CP-93, 129) reduziert wird [40]. Interessanterweise kommen alle diese Veränderungen bei neonatal mit Capsaicin behandelten Ratten (also Tieren ohne unmyelinisierte C-Fasern) nicht vor.

Unter der Prämisse, daß die tierexperimentellen Befunde der aktuellen Migräneforschung sich auf das pathophysiologische Geschehen einer Migräneattacke beim Menschen übertragen lassen, dürfte intravasal freigesetztem Serotonin kein wesentlicher Einfluß auf die Auslösung der Migränekopfschmerzen zukommen. Vielmehr deutet sich an, daß 5-HT im Rahmen der Schmerzentstehung bei der Migräne genau *die* Funktion hat, die es physiologischerweise auch bei anderen Entzündungen hat, nämlich die lokale Begrenzung des Entzündungsprozesses.

5-HT, zerebrale Durchblutung und therapeutische Mechanismen

Ausgehend von der Überlegung, daß die Vasodilatation Ursache allen Übels bei der Migräne sei, standen lange Zeit v. a. Änderungen der zerebralen Durchblutung im Zentrum des wissenschaftlichen Interesses. Trotz der inzwischen zur Verfügung stehenden Methoden [Positronenemissionstomographie (PET), Singlephotonemissions-Computertomographie (SPECT), transkranielle Dopplersonographie (TCD) etc.] leisteten die bisher durchgeführten Studien nur geringe, teilweise widersprüchliche Beiträge zur Ätiopathologie der Migräne. So ermittelten unter anderen Olesen et al. unter Verwendung der ^{133}Xe-Clearencetechnik (Applikation in die A. carotis) eine Reduktion der Perfusion während (ausschließlich) der Auraphase [42]. Diese als „Oligämie" bezeichnete Perfusionsminderung durchwanderte den Kortex von okzipital nach frontal mit einer Geschwindigkeit von 2–3 mm/min ohne topographische Beziehungen zu den Versorgungsarealen der zerebralen Gefäße zu zeigen. Im Laufe der noch bestehenden Kopfschmerzphase normalisierte sich diese Beobachtung jedoch wieder. Mit Hilfe von SPECT-Untersuchungen stellten Andersen et al. [1] bei Migränepatienten, die eine akute Attacke mit Aura hatten, ferner eine verspätete Hyperperfusion während der Kopfschmerzphase fest. Aus methodenkritischen Erwägungen blieben jedoch die Auswertbarkeit der vorgelegten Ergebnisse und die daraus abgeleiteten möglichen Zusammenhänge mit der Schmerzentwicklung insgesamt umstritten [18].

Auch die Ergebisse der dopplersonographischen Untersuchungen sind nicht einheitlich. Zwetsloot et al. [64] berichteten bei Patienten währed einer Migräneattacke ohne Aura über eine beidseitigen Reduktion der Strömungsgeschwindigkeit in den Aa. carotes communes, nicht jedoch in den intrazerebralen Arterien. Friberg et al. [19] ermittelten hingegen eine Reduktion der Strömungsgeschwindigkeit auf der Kopfschmerzseite ausschließlich in der A. cerebri media, nicht jedoch in extrazerebralen Gefäßen bzw. in den Karotiden. Unter Anwendung von attackenkupierenden – vermeintlich vasoaktiven – Therapeutika waren die Ergebnisse der dopplersonographischen Messungen ebenfalls uneinheitlich. Während Diener et al. [11] weder nach Ergotamin- noch nach Sumatriptangabe signifikante Veränderungen der Strömungsgeschwindigkeit feststellen konnten, fanden Ferrari et al. [16] nach Sumatriptangabe einen Anstieg der Strömungsgeschwindigkeit im Bereich der A. carotis interna und Friberg et al. [19] einen Anstieg in der A. cerebri media auf der Kopfschmerzseite. Tabelle 13.1 gibt einen Überblick über die wichtigsten transkraniellen Dopplerstudien zur Migränepathophysiologie.

Ausgehend von den – inzwischen weitgehend anerkannten – Beobachtungen von Olsen u. Olesen [43], daß die Vasodilatation nicht die Schmerzursache darstellt und der Erkenntnis, daß Sumatriptan und Ergotamin, nicht jedoch Vasokonstriktoren wie Angiotensin, die Plasmaexsudation blockieren, sprechen auch die uneinheitlichen Ergebnisse insgesamt für eine eher sekundäre Bedeutung der zerebralen Blutflußänderungen im Rahmen der Migräne.

Damit deutet sich auch der Wirkungsmechanismus der bei Migräneattacken wirksamen Therapeutika an: nicht die Beeinflussung der Vasodilatation ist entscheidend, sondern die Blockierung der Plasmaexsudation und die damit verminderte Neuropeptidfreisetzung in Gefäßen, die mit 5-HT_{1B}- und 5-HT_{1D}-Rezeptoren besetzt sind. Ergotamin, Sumatriptan und Dihydroergotamin blockieren experimentell die durch Capsaicin freigesetzte Subtanz P, jedoch nur die Freisetzung und nicht die dadurch ausgelöste Wirkung. Damit scheint der Rezeptoransatzpunkt für diese Substanzen präsynaptisch zu liegen [8]. Auch Acetylsalicylsäure und Indometacin blockieren die experimentell erzeugte Plasmaextravasation, allerdings nur in sehr hohen Dosen (vgl. 9.9.1), weshalb die Wirkung dieser Substanzen direkt am Gefäß, also postsynaptisch erfogen könnte [8].

Je nach spezifischer Rezeptorbesetzung der einzelnen Gefäße und Organstrukturen müssen dann auch die zu erwartenden Reaktionen unterschiedlich ausfallen. So wirkt reines Serotonin. parenteral appliziert, unspezifisch auf alle

Tabelle 13.1 Chronologische Auflistung transkranieller dopplersonographischer Untersuchungen zur Migräne

Studie	n	oA/mA	Stromgebiet	Ergebnis	Literatur
A	12	12/0	ACM, ACA, ACP	Strömungszunahme bei 9 Patienten, Strömungsabnahme bei einem Patienten, keine Veränderung bei 3 Patienten	[17]
B	21	19/2	ACM	Strömungszunahme bei 9 Patienten, Strömungsabnahme bei 7 Patienten, keine Veränderung bei 5 Patienten	[45]
C	29/20	23/6	ACM, AB	keine Veränderung unter Gabe von Ergotamin, Flunarizin und Sumatriptan	[11]
D	44/10	kA	ACC, ACI, ACE, ACM	Strömungszunahme in ACM und ACI nach Gabe von Sumatriptan	[16]
E	10	4/6	ACM	Strömungsabnahme auf Kopfschmerzseite, „Strömungsnormalisierung" nach Gabe von Sumatriptan	[19]
F	18	13/5	ACA, ACM, ACP	Strömungsabnahme bei Patienten ohne Aura, Strömungszunahme bei Patienten mit Aura, Seitendifferenz ohne Korrelation zur Schmerzseite	[61]
G	31	27/4	ACC, ACI, ACE, ACA, ACM	Strömungsabnahme in ACC während Attacke, kein sonstigen Veränderungen, keine Seitendifferenz	[64]
H	23	23/0	AB, AV, ACM	Keine Veränderungen	[65]

(AB A. basilaris, *ACA* A.cerebri anterior, *ACC* A. carotis communis, *ACE* A. carotis externa, *ACI* A. carotis interna, *ACM* A. cerebri media, *ACP* A. cerbri posterior, *AV* A. vertebralis; *oA* ohne Aura, *mA* mit Aura, *kA* keine Angaben)

5-HT-Rezeptoren: Schmerzreduktion durch agonistische Wirkung an den 5-HT_{1B}- und 5-HT_{1D}-Rezeptoren in den Meningealgefäßen, Übelkeit durch 5-HT_3-Antagonisten eben nicht schmerzreduzierend in der akuten Migräneattacke, sondern nur antiemetisch über die Rezeptoren der Area postrema. Darüber hinaus sind interindividuelle Unterschiede in der Rezeptorbesetzung (natürlich auch in den Meningealgefäßen) wahrscheinlich. Aus diesen Umstand heraus ließe sich erklären, weshalb nur etwa 80 % der Migränepatienten mit dem erwünschten therapeutischen Erfolg auf die Gabe von Ergotamin oder Sumatriptan reagieren.

13.6 Bedeutung des Systems serotoninerger Projektionsbahnen

Unabhängig von der Rolle des aus Thrombozyten oder Mastzellen freigesetzten Serotonins, also der „peripheren Rolle", hat möglicherweise das System serotoninerger Projektionsbahnen und damit 5-HT in seiner „zentralen" Funktion als exzitatorischer bzw. inhibitorischer Neurotransmitter eine große Bedeutung im Rahmen der Migränepathophysiologie. Durch die eindrucksvolle vasokonstriktorische Wirkung ist 5-HT auch wissenschaftlich überwiegend nur unter dem Gesichtspunkt seiner „peripheren Wirkungen" gesehen worden, so daß eine klare Trennung zwischen den „peripheren" bzw. den „zentralen" Funktionsbereichen in der Literatur (bisher) nur selten erfolgte. Die Funktionen des Systems serotoninerger Projektionsbahnen sind daher im Zusammenhang mit der Ätiopathologie der Migräne nur unzureichend untersucht. Die Tatsache, daß neben 5-HT-Agonisten (5-HT$_{1D}$) auch 5-HT-Antagonisten (5-HT$_2$) eine – allerdings prophylaktische – Wirkung auf die Migräne zeigen (vgl. Kap. 14), deutet auf unterschiedliche Ansatzpunkte bzw. Wirkorte der jeweiligen Substanzen hin. Während die Agonisten der 5-HT$_{1B}$- und 5-HT$_{1D}$-Rezeptoren, wie oben erläutert, „peripher" auf den eigentlichen Entzündungsprozeß wirken, könnten die 5-HT$_2$-Antagonisten „zentral" auf die exzitatorischen Neuronen des Systems serotoninerger Bahnen Einfluß nehmen [29].

Die Bedeutung der serotoninergen Projektionsbahnen liegt also eher bei der Entstehung einer Migräneattacke. Stimuliert durch externe (Nahrung, Wetter, Photostimulation, akustische oder olfaktorische Belastungen) wie interne (Streß, Entspannung, Umstellung des Schlaf-/Wachrythmus, hormonelle Änderungen) Triggerfaktorn (vgl. Tabelle 4.3), dabei moduliert durch die „biologische Uhr", kommt es zu einer neuronalen Überfunktion in den Neuronen bestimmter monoaminerger Hirnstammareale. Betroffen sind davon die noradrenergen Bahnen, ausgehend vom Locus coeruleus, und die serotoninergen Bahnen der Nuclei raphes.

Verfolgt man diese Bahnen in die Hirnareale, in die sie projizieren, findet man die morphologisch-anatomischen Korrelate für die Prodromi einer Migräneattacke (vgl. 4.1.1) sowie für die Symptome und Begleiterscheinungen, die typischerweise in der Attacke selbst auftreten vgl. 4.1.2 und 4.1.3): Stimmungsschwankungen, Heißhunger, Müdigkeit oder Gähnen als Zeichen einer veränderten Neuronenaktivität im Bereich von Hypothalamus [24] und limbischen Arealen; Übelkeit, Erbrechen durch serotoninerge Fasern in der Area postrema sowie Ödemen, Oligurie bzw. Polyurie durch veränderte Aktivität der noradrenergen Fasern.

Es bleibt aber die Kardinalfrage: Wie kommt es von der Übererregbarkeit dieser Neurone zu den eigentlichen Migränekopfschmerzen? Während wir die Details der Schmerzentstehung inzwischen – wie oben dargelegt – relativ gut kennen, bleibt dieser Zwischenschritt weiterhin unklar. Möglich wäre die Affektion der kranialen oder meningealen Gefäße durch die serotoninergen Projektionsbahnen. Das könnte dann – afferent vom trigeminovaskulären System registiert – als efferente Reaktion die Ausschüttung der Neurotransmitter mit den bekannten Details zur Folge haben [54]. Detaillierte Mappingstudien [59] ergaben, daß serotoninerge Projektionen im Locus coeruleus, in der Substantia nigra und in den Kernen des N. trigeminus zu finden sind. Demnach wäre auch eine direkte Stimulation von Trigeminusneuronen denkbar, so daß die Neuropeptidausschüttung durch Reizung des trigeminovaskulären Systems direkt stimuliert würde. Alle diese Überlegungen bedürfen jedoch noch einer experimentellen Überprüfung, um irgendwann – in hoffentlich nicht ferner Zukunft – zur letztlichen Klärung der Migränepathogenese beizutragen.

13.7 Zusammenfassung

Die Bedeutung des Serotonins für die Pathophysiologie der Migräne erfordert eine klare Differenzierung in 2 Funktionsbereiche. Zu unterscheiden ist die „periphere" Funktion von Serotonin bei Freisetzung aus Thrombozyten und Mastzellen von seiner „zentralen" Funktion als Neurotransmitter im Bereich des Systems serotoninerger Projektionsbahnen.

Während die Funktion des aus Thrombozyten und Mastzellen freigesetzten 5-HT überwiegend im Rahmen eines hemmenden Einflusses auf den perivaskulären Entzündungsprozeß zu sehen ist, hat Serotonin auf zentraler Ebene eine modulierende Wirkung im Bereich der serotoninergen Bahnen und vermittelt die Impulse der im Hirnstamm gelegenen „überreagierenden" Neuronen der Nuclei raphes und des Locus coeruleus.

Diese Einteilung entspricht auch den Zielorten der bei der Migräne – attackenkupierend sowie prophylaktisch – wirksamen Substanzen. Die 5-HT$_1$-Agonisten blockieren präsynaptisch am Gefäß selber die Plasmaexsudation bzw. die Neuropeptidfreisetzung und erzielen damit eine gute attackenkupierende Wirkung. Die 5-HT$_2$-Antagonisten hingegen entfalten ihre Wirkung „zentral" über die Beeinflussung der exzitatorischen Neurone des Systems serotoninerger Projektionsbahnen.

Die Bedeutung des Serotonins liegt damit nicht peripher im Bereich des Gefäßsystems, wie aufgrund seiner vasokonstriktorischen Wirkung jahrzehntelang vermutet wurde. Migräne stellt somit kein „low 5-HT syndrome" dar. Vielmehr resultiert die Relevanz von 5-HT aus seiner Transmitterfunktion zentral im Bereich des Systems serotoninerger Bahnen, wobei es eine erhebliche Rolle in der Vermittlung und Generierung von Impulsen aus im Hirnstamm gelegenen Neuronen der Nuclei raphes und des Locus coeruleus spielt.

Literatur

1. Andersen AR, Friber HH, Schmiedt JF, Hasselbach SG (1988) Quantitative measurements of cerebral blood flow using SPECT and [^{99m}Tc]-d,I-HM-PAO compared to xenon-133. J Cereb Blood Flow Metab 8:69-81
2. Anthony M, Hinterberger H, Lance JW (1969) The possible relationship of serotonin to the migraine syndrome. Res Clin Stud Headache 2:29-59
3. Aubineau P, Henry F, Reynier-Rebuffel AM, Callebert J, Issertial O, Seylaz J (1991) Mast cell degranulation and 5-HT secretion are induced by neuropeptides in rat dura mater and in rabbit cerebral vessels. Cephalalgia [Suppl 11] 11:11-12
4. Bobillier P, Seguin S, Petitjean F, Salveert D, Touret M, Jouvet M (1976) The raphe nuclei of the cat brain stem: a topographical atlas of their afferent projections as revealed by autoradiography. Brain Res 113:449-486
5. Bobillier P, Seguin S, Degueurce A, Lewis BD, Pujol JF (1979) The efferent connections of the nucleus raphe centralis superior in the rat as revealed by autoradiography. Brain Res 166:1-8
6. Bradley PB, Engel G, Feniuk W, Fozard JR, Humphrey PPA, Middlemiss DN, Mylecharane EJ, Richardson BP, Saxena PR (1986) Proposals for the classification and nomenclature of functional receptors fpr 5-hydroxytryptamine. Neuropharmacology 25:563-575
7. Buzzi MG, Moskowitz MA (1990) The anti-migraine drug sumatriptan (GR43175) selectively blocks neurogenic plasma extravasation from blood vessels in dura mater. Br J Pharmacol 99:202-206
8. Buzzi MG, Sakas DE, Moskowitz MA (1989) Indomethacin and acetylsalicylic acid block plasma protein extravasation in rat dura mater, followin electrical stimulation of the rat trigeminal ganglia. Eur J Pharmacol 165:252-258
9. Buzzi MG, Dimitriadou V, Theroharides TC, Moskowitz MA (1992) 5-Hydroxytryptamine receptor agonists for the abortive treatment of vascular headaches block mast cell, endothelial and platelet activation within the rat dura mater after trigeminal stimulation. Brain Res 583:137-149
10. Curran DA, Hinterberger H, Lance JW (1965) Total plasma serotonin, 5-hydroxyindoleacetic acid and p-hydroxy-m-methosymandelic acid excretion in normal and migrainous subjects. Brain 88:997-1010
11. Diener HC, Peters C, Rudzio M, Noe A, Dichtgans J, Haux R, Ehrmann R, Tfelt-Hansen P (1991) Ergotamine, flunarizine and sumatriptan do not change blood flow velocity in normal subjects and migraineurs. J Neurol 238:245-250
12. Dimitriadou V, Buzzi MG, Moskowitz MA, Theoharides TC (1991) Trigeminal sensory fiber stimulation induces morpholocic changes in rat dura mast cells. Neuroscience 44:97-112
13. Dumuis A, Sebben M, Bockaert J (1989) The gastrontestinal prokinetic benzamide derivatives are agonists at the non-classical 5-HT receptor (5-HT$_4$) positively coupled to adenylate cyclase in neurons. Naunyn Schmiedebergs Arch Pharmacol 340:403-410
14. Dvilansky A, Rishpon S, Nathan I, Zolotw Z, Korczyn AD (1976) Release of platelet 5-hydroxytryptamin by plasma taken from patients during and between migraine attacks. Pain 2:315-318
15. Edvinson L, Jansen I (1989) Characterisation of 5-HT receptors mediating contraction of human cerebral, meningeal and temporal arteries: target for GR 43175 in acute treatment of migraine? Cephalalgia [Suppl 10] 9:39-40

16. Ferrari MD, Caekabeke JFV, Haan J, Blokland JAK, Minnee P, Zwindermann KH, Saxena PR (1991) Effect of sumatriptan on cerebral blood flow during and outside migraine attacks: a Tc-99m HMPAO SPECT and transcranial Doppler study. Cephalalgia [Suppl 11] 11:205
17. Formisano R, Zanette E, Cerbo R (1989) Transcranial Doppler on spontaneous and induced attacks in migrain patients. Cephalalgia [Suppl 10] 9:68-69
18. Friberg L (1991) Cerebral blood flow changes in migraine: methods, observations and hypotheses. J Neurol [Suppl 1] 238:S12-S17
19. Friberg L, Olesen J, Iversen HK, Sperling B (1991) Migraine pain associated with middle cerebral artery dilatation: reversal by sumatriptan. Lancet 238:13-17
20. Goadsby PJ, Edvinson L , Ekman R (1988) Release of vasoactive peptide in the extracerebral circulation of man and the cat during activation of the trigeminovascular system. Ann Neurol 23:193-196
22. Goadsby PJ, Edvinson L, Exman R (1990) Vasoactive peptide release in the extracerebral circulation of humans during migraine headache. Ann Neurol 28:183-187
23. Graham JR, Wolf HG (1938) Mechanism of migraine headache and action of ergotamine trartrate. Arch Neurol Psychiatry 39:737-763
24. Humphrey PPA (1991) 5-Hydroxytryptamine and the pathophysiology of migraine. J Neurol [Suppl 1] 238:S38-S44
25. Hunt SP, Pini A, Evan G (1987) Induction of c-fos-like protein in spinal cord neurons following sensory stimulation. Nature 328:632-634
26. Jessel TM, Iversen LL (1977) Opiate analgesics inhibit substance P release from rat trigeminal nucleus. Nature 268:549-551
27. Keele CD, Amstrong D (1964) Substances producing pain and itch. Williams & Wilkins, Baltimore
28. Kimball RW, Friedmann AP, Valeejo E (1960) Effect of serotonin in migraine patients. Neurology 10:107-111
29. Lance JW (1991) 5-Hydroxytryptamine and its role in migraine. Eur Neurol 31:279-281
30. Lance JW, Anthony M, Hinterberger H (1967) The control of cranial arteries by humoral mechanisms and its relation to the migraine syndrome. Headache 7:93-102
31. Lembeck F, Holzer P (1979) Substance P as neurogenic mediator of antidromic vasodilation and neurogenic plasma extravasation. Nunyn Schmiedebergs Arch Pharmacol 301:175-183
32. Luschka H von (1850) Die Nerven der harten Hirnhaut. Laupp, Tübingen
33. Maciewicz R, Taber-Pierce E, Ronner S, Foote WE (1981) Afferents to the central superior nucleus raphe in the cat. Brain Res 216:414-421
34. Mayberg MR, Langer RS, Zervas NT Moskowitz MA (1981) Perivascular meningeal projections from cat trigeminal ganglia: possible pathway for vascular headaches in man. Science 213:228-230
35. Moskowitz MA (1987) The sensory innervation of cephalic blood vessels and its possible importance to vascular headaches. In: Clifford Rose F (ed) Advances in headache research. Libbey, London, pp 87-93
36. Moskowitz MA, Reinhardt JF, Romero J, Pettibon DJ (1979) Neurotransmitters and the fifth cranial nerve: is there a relationship to headache phase of migraine? Lancet II:883-885
37. Moskowitz MA, Brody M, Lin-Chen LY (1983) In vitro release of immunoreactive substance P from putative afferent nerve endings in bovine pia arachnoid. Neuroscience 9:809-814

38. Moskowitz MA, Buzzi MG, Sakas DE, Linnik MD (1989) Pain mechanisms underlying vascular headache. Rev Neurol 145:181-193
39. Muck-Seler MA, Deanovic Z, Dupelj M (1979) Platelet serotonin (5-HT) and 5-HT releasing factor in plasma of migrainous patients. Headache 19:14-17
40. Nozaki K, Moskowitz MA, Bjoccalini P (1992) CP-93, 129, sumatriptan, dihydroergotamine block c-fos expression within rat trigeminal nucleus caudalis caused by chemical stimulation of the meninges. Br J Pharmacol 106:409-415
41. O'Conner TP, van der Kooy D (1986) Pattern of intercranial and extracranial projections of trigeminal ganglion cells. J Neurosci 6:2200-2207
42. Olesen J, Larsen B, Lauritzen M (1981) Fokal hyperemia followed by spreading oligemia and impaired activation of rCBF in classic migraine. Ann Neurol 9:344-352
43. Olsen TS, Olesen J (1988) Regional cerebral blood flow in migraine and cluster headache. In: Olesen J, Edvinsson L (eds) Basic mechanismus of headache. Elsevier, Amsterdam, pp 377-391
44. Ostfeld AM, Chapman LF, Goodell H, Wolff HG (1957) Studies in headache: summery of evidence concerning an noxius agent active locally during migraine headache. Pychosom Med 19:100-208
45 Pavy-le-Traon A, Cesari JB, Fabre N, Morales MP, Géraud G, Bés A (1989) Contribution of transcranial Doppler to the study of cerebral circulation in the migraneur. In: Clifford Rose F (ed) New advances in headache research. Smith-Gordon, London, pp 157-161
46. Pazos A, Propst A, Placios JM (1987) Serotonin receptors in the human brain. III. Autoradiographic mapping of serotonin-1 receptors. Neuroscience 21:97-122
47. Pazos A, Propst A, Placios JM (1987) Serotonin receptors in the human brain. IV. Autoradiographic mapping of serotonin-2 receptors. Neuroscience 21:123-139
48. Peroutka SJ, Snyder SH (1979) Multiple serotonin receptors: differential binding of [^{3}H]5-hydroxytryptamin, [^{3}H]lysergic acid diethylamide and [^{3}H]spiroperidol. Mol Pharmacol 16:687-699
49. Rapport MM, Green AA, Page IH (1948) Serum vasoconstrictor (serotonin)- IV. Isolation and characterization. J Biol Chem 176:1243-1251
50. Raskin NH (1991) Serotonin receptors and headache. N Engl J Med 325:353-354
51. Ray BS, Wolf HG (1940) Experimental studies on headache: pain structures of the head and their significance in headache. Arch Surg 41:813-856
52. Saria A, Gamse R, Petermann J, Fischer JA, Therodorsson-Norheim E, Lundberg JM (1986) Simultaneous release of several tachykinins and calcitonin gene-related peptide from rat spinal cord slices. Neurosci Lett 63:310-314
53. Saxena Pr (1991) 5-HT in migraine: an intoduction. J Neurol [Suppl 1] 238:S36-S38
54. Saxena PR, Ferrari MD (1989) 5-HT$_1$-like receptor agonists and the pathophysiology of migraine. Trends Pharmacol Sci 10:200-204
55. Sicuteri F (1959) Prophylactic and therapeutical properties of 1-methyl-lysergic acid butanolamide in migraine-preliminary report. Int Arch Allergy 15:300-307
56. Sicuteri F, Testi A, Anselmi B (1961) Biochemical investigations in headache: increase in hydroxyindoleacetic acid excretion during migraine attacks. Int Arch Allergy 19:55-58
57. Sicuteri F (1967) Vasoneuroactive substances and their implication in vascular pain. Res Clin Stud Headache 1:6-45
58. Spira PJ, Mylecharane EJ, Misbach J, Duckworth JW, Lance JW (1978) Internal and external carotid vascular responses to vasoactive agents in the monkey. Neurology 28:162-173

59. Steinbusch HWM (1981) Distribution of serotonin-immunoreaktivity in the central nervous system of the rat. Cell bodies and terminals. Neuroscience 6:557-618
60. Steiner TJ, Joseph R, Cliford-Rose F (1985) Migraine is not a platelet disorder. Headache 25:434-440
61. Thie A (1991) Transcranial Doppler studies during migraine and other headaches. In: Olesen J (ed) Migraine and other headaches. Raven Press, New York, pp 263-274
62. Waeber C, Hoyer D, Palacios JM (1989) 5-Hydroxytryptamin-3 receptors in the human brain: autoradiographic visualization using [^{3}H]ICS 205-930. Neuroscience 31:393-400
63. White JC, Sweet Wh (1955) Pain: its mechansims and neurosurgical control. Thomas, Springfield, Ill
64. Zwetsloot CP, Caekebeke JFV, Jansen JC, Odnik J, Ferrari MD (1991) Blood flow velocity changes in migraine attacks – a transcranial Doppler study. Cephalalgia 11:103-107
65. Zwetsloot CP, Caekebeke JFV, Jansen JC, Odink J, Ferrari MD (1992) Blood flow velocites in the vertebrobasilar system during migraine attacks – a transcranial Doppler study. Cephalalgia 12:29-32

14 Überblick zur Rolle der 5-HT$_2$-Rezeptorantagonisten in der Migränetherapie*

Ewan J. Mylecharane und Franz Bernhard M. Ensink

14.1 Einleitung

Die Pathogenese der Migräne muß nach wie vor als im Grunde immer noch ungeklärt betrachtet werden. In Kapitel 2, besonders in Abschnitt 2.5, wird die historische Entwicklung bei der Aufklärung der Bedeutung des serotoninergen Systems für die Pathophysiologie der Migräne dargestellt.

Die überragende Rolle des Neurotransmitters 5-Hydroxytryptamin (5-HT bzw. Serotonin) in der Pathophysiologie der Migräne wird daran ersichtlich, daß in der akuten Migräneattacke sowohl aus den Thrombozyten (vgl. 2.5.3.1) als auch im Zentralnervensystem 5-HT (vgl. 2.5.3.3) freigesetzt wird. Durch das so freigesetzte 5-HT werden unterschiedliche vaskuläre und neuronale Effekte hervorgerufen, wobei die resultierenden Befunde ja häufig gerade das eigentliche Krankheitsbild der Migräne ausmachen. Rückschlüsse auf die Bedeutung des serotoninergen Systems für die Pathogenese der Migräne ergeben sich aber auch aus der Beobachtung des Krankheitsgeschehens bei Patienten, die Medikamente einnehmen, welche ihrerseits Aufnahme, Speicherung, Freisetzung und Metabolismus von Serotonin beeinflussen, seine Wirkungen nachahmen, oder aber auch blockieren können [30, 46].

Die Frage, ob die geschilderten Zusammenhänge nur als Hinweis, oder aber als eindeutiges Indiz für die Rolle des Serotonins in der Pathophysiologie der Migräne angesehen werden dürfen, ist nach wie vor Gegenstand wissenschaftlicher Diskussion. Insbesondere ist noch unklar, ob die bisherigen Beobachtungen im Bereich des serotoninergen Systems tatsächlich definitive Ursache oder letztlich nur Auswirkung der pathogenetischen Vorgänge sind (vgl. Kap. 12 und 13).

Schon seit längerem werden 5-HT$_2$-Rezeptorantagonisten, wie Methysergid und Pizotifen, als wirksame Mittel zur prophylaktischen Behandlung der Migräne angesehen (vgl. Kap. 8) [16, 77]. Der prophylaktische Effekt dieser

---

* Die in diesem Kapitel als 5-HT$_2$-Rezeptoren angesprochenen Strukturen sind gemäß aktualisierter Klassifikation und Nomenklatur serotoninerger Rezeptoren (vgl. Abb. 12.2; S. 302) als 5-HT$_{2A}$-Rezeptoren zu bezeichnen (vgl. Abschnitt 12.5.2.2; S. 321–323); die im Kapitel noch als 5-HT$_{1C}$-Rezeptoren angesprochenen Strukturen wurden dieser Änderung zufolge in 5-HT$_{2C}$-Rezeptoren umbenannt (vgl. Abschnitt 12.5.2.2; S. 323–324).

Medikamente ergibt sich vermutlich aus multiplen Interaktionen innerhalb des serotoninergen Systems. Ihre Wirkung entfalten Methysergid und Pizotifen nämlich keineswegs nur an den 5-HT$_2$-Rezeptoren: Vielmehr beeinflussen sie *zusätzlich zu* ihren oder *anstatt* ihrer antagonistischen Effekte am 5-HT$_2$-Rezeptor auch andere 5-HT-Rezeptoren.

Ziel der nachfolgenden Ausführungen ist es deshalb, zunächst die Funktionsweise der 5-HT$_2$-Rezeptoren i. allg. aufzuzeigen und dann den Einsatz der 5-HT$_2$-Rezeptorantagonisten zur medikamentösen Migräneprophylaxe zu beschreiben. Anschließend sollen ausführlich die Mechanismen erläutert werden, die die therapeutische Wirksamkeit dieser Medikamente erklären.

14.2 Pharmakologie der 5-HT$_2$-Rezeptoren

Wie schon im Abschnitt 2.5.3.4 erläutert, wurden bereits 1957 2 Rezeptortypen identifiziert, die verschiedene, serotoninerg vermittelte Effekte hervorriefen. Gaddum u. Picarelli unterschieden einen *D-Rezeptor,* der durch Dibenzylin (Wirkstoff: Phenoxybenzamin) zu blockieren war, von einem *M-Rezeptor,* der durch Morphin zu blockieren war [33].

Durch die Einführung von Arzneimitteln, denen einen blockierende Wirkung am D-Rezeptor unterstellt wurde, fand man jedoch bald heraus, daß diese Medikamente differente „Blockierungsmuster" hervorrufen können [44]. Darüber hinaus waren einige serotoninerg vermittelte Effekte weder durch D- noch durch M-Rezeptorblocker zu unterdrücken [44].

Mit Hilfe radioaktiv markierter Liganden entdeckte man 1979 bei Studien am ZNS 2 unterschiedliche Bindungsstellen für 5-HT (5-HT$_1$ und 5-HT$_2$) [81]. Der Nachweis solcher Bindungsstellen ließ sich allerdings nicht mit den – bestimmten Serotoninrezeptoren zuzuordnenden – Wirkungen von 5-HT in Einklang bringen [44].

In der letzten Dekade wurden neue spezifische Agonisten und Antagonisten für 5-HT-Rezeptoren entwickelt; außerdem wurden die entsprechenden älteren Arzneimittel nochmals systematisch überprüft. Diese Untersuchungen haben zu einem wesentlich besseren Verständnis der Funktionen von 5-HT geführt, insbesondere bzgl. seiner Wirkungsweise am Rezeptor. Basierend auf diesen Erkenntnissen legte 1986 eine internationale Konsensusarbeitsgruppe einen Nomenklaturvorschlag vor (vgl. 2.5.3.4), der 3 unterschiedliche Rezeptortypen (5-HT$_1$-ähnlich, 5-HT$_2$, 5-HT$_3$) charakterisierte [4]. Die 5-HT$_1$-ähnlichen Rezeptoren sind selbst wiederum heterogen. Die Beziehungen zwischen den Wirkungen dieser Rezeptorsubtypen und den 4 verschiedenen Bindungsstellen (5-HT$_{1A}$, 5-HT$_{1B}$, 5-HT$_{1C}$, 5-HT$_{1D}$) sind allerdings bislang noch keineswegs geklärt [65, 79]. Inzwischen wird in der Literatur auch die mögliche Existenz eines weiteren 5-HT-Rezeptortyps (5-HT$_4$) beschrieben ([11], vgl. diesbezüglich auch 2.5.3.4).

Zur Bestimmung der unmittelbar durch den 5-HT$_2$-Rezeptor ausgelösten Funktionen werden spezifische Antagonisten, wie beispielsweise Cyproheptadin und Pizotifen eingesetzt [4, 65, 66]. Arzneimittel, wie z. B. Methysergid und

Metitepin (im angelsächsischen Sprachraum als Methiothepin bezeichnet), die als starke Antagonisten auf die 5-HT$_2$-Rezeptoren wirken, weisen auch eine deutliche Affinität zur heterogenen Bindungsstelle des 5-HT$_1$-Rezeptors im ZNS auf, allerdings 7- bis 38-fach geringer als zu den Bindungsstellen des 5-HT$_2$-Rezeptor) [81, 56]. Folglich können Methysergid und Metitepin auch Wirkungen blockieren, die unmittelbar durch 5-HT$_1$-ähnliche Rezeptoren vermittelt werden; allerdings sind dazu deutlich höhere Dosierungen erforderlich als zur Blockierung der 5-HT$_2$-Rezeptoren.

α-Methyl-5-HT ist ein nützlicher spezifischer Agonist, um 5-HT$_2$-Rezeptoren durch die über ihn vermittelten Wirkungen zu erkennen, weil die Wirkungskraft dieses Agonisten am 5-HT$_2$-Rezeptor etwa jener von Serotonin entspricht [24, 45]. Allerdings ist die Affinität von α-Methyl-5-HT für die 5-HT$_2$-Bindungsstelle auch jener für die 5-HT$_{1A}$- und 5-HT$_{1C}$-Bindungsstellen ähnlich [23]. Außerdem verhält sich dieser Agonist in bezug auf eine Dilatation der V. jugularis (ausgelöst durch Freisetzung von EDRF, dem sog. „endothelium-derived relaxing factor") - zumindest im Kaninchenexperiment - als äquipotent verglichen mit 5-HT; dieser Effekt dürfte durch 5-HT$_1$-ähnliche Rezeptoren vermittelt sein [54, 58].

Die Halluzinogene Dimethoxyjodophenylaminopropan (DOJ) sowie die zur gleichen Gruppe gehörenden Derivate 4-Bromophenyl (DOB) und 4-Methylphenyl (DOM) sind spezifische Agonisten für den 5-HT$_2$-Rezeptor; darüber hinaus sind diese beiden Substanzen wirksamer als der biogene Transmitter 5-HT. Die Freisetzung von Glutamat kann durch DOJ gehemmt werden [59]; DOB und DOM verhalten sich wie partielle Agonisten an den 5-HT$_2$-Rezeptoren, die an der Meerschweinchentrachea Kontraktionen hervorrufen [39]. Allerdings ist die Affinität von DOJ und DOB für die 5-HT$_{1C}$-Bindungsstelle in etwa gleich groß wie (bzw. sogar noch größer als) jene für die 5-HT$_2$-Bindungsstelle [42, 90, 91].

Die durch 5-HT$_2$-Rezeptoren vermittelten physiologischen Reaktionen bei Mensch und Tier sind in Tabelle 14.1 zusammengestellt. Viele dieser Wirkungen spielen möglicherweise auch bei der Migräne eine Rolle. In diesem Zusammenhang sind v. a. die folgenden Effekte zu nennen: Vasokonstriktion der kranialen Blutgefäße, erhöhte Kapillardurchlässigkeit, Thrombozytenaggregation, einige neuroexzitatorische Reaktionen auf das ZNS, sowie Verhaltens- und neuroendokrine Einflüsse.

Alle diese Auswirkungen werden noch ausführlicher in einem nachfolgenden Teil dieser Abhandlung über die Wirkungsmechanismen der 5-HT$_2$-Rezeptorantagonisten bei der Migränetherapie behandelt (vgl. 14.5).

In Tabelle 14.2 werden zahlreiche verschiedene 5-HT$_2$-Rezeptorantagonisten aufgelistet. Geordnet wurden diese Antagonisten gemäß ihrer Wirkungskraft, wie sie sich aus den absteigenden pA$_2$-Werten in Spalte 2 ergibt. Man geht davon aus, daß diese Zahlenwerte nahezu exakt den pK_B-Werten entsprechen, d. h. dem negativen Logarithmus der Dissoziationskonstante des Antagonisten. Die pA$_2$-Werte sind Mittelwerte, wie sie sich aus Experimenten ergeben, die mit Präparationen glatter Muskulatur durchgeführt wurden, von denen bekannt ist, daß ihre serotoninerg vermittelten Kontraktionen ausschließlich auf 5-HT$_2$-

Tabelle 14.1. Aufstellung der bei Mensch und Tier durch 5-HT$_2$-Rezeptoren vermittelten physiologischen Reaktionen. Die aufgeführten Angaben wurden aus der Literatur zusammengestellt [4, 66]

Kontraktion der glatten Muskulatur:	– in vielen Blutgefäßen – in Bronchien, Uterus und Blase – in einigen Abschnitten des Gastrointestinaltrakts
Erhöhte Kapillardurchlässigkeit	
Thrombozytenaggregation	
Freisetzung von Adrenalin	
Neuroexzitatorische Effekte:	– in den Pyramidenzellkörpern – in den Raphezellkörpern
Hemmung der Glutamatausschüttung im Kleinhirn	
Verhaltenssyndrome bei Nagetieren:	– Zuckungen des Kopfs – „wet dog shakes" – Beeinflussung des Unterscheidungsvermögens und Lernverhaltens
Neuroendokrine Einflüsse:	– Freisetzung von β-Endorphin – Freisetzung von Kortikosteron – Freisetzung von Prolaktin – Erhöhte Freisetzung von luteinisierendem Hormon

Rezeptoren zurückzuführen sind. Daten über Wechselwirkungen zwischen Agonisten und Antagonisten, die keinem einfachen kompetitiven Mechanismus folgen, wurden für die Aufstellung der pA$_2$-Werte in Tabelle 14.2 nicht berücksichtigt. Wie sich aus Tabelle 14.2 jedoch ebenfalls ergibt, zeigen viele dieser Antagonisten in einigen Geweben einen wirkungsvollen, aber keinesfalls einen kompetitiven Antagonismus.

In Tabelle 14.2 wurde neben dem Mittelwert außerdem der Bereich der in der Literatur angegebenen pA$_2$-Werte aufgeführt, soweit dies möglich war. Diese Bereiche umfassen in mehreren Fällen (LY 53857, Spiperon, Ketanserin, Methysergid und Trazodon) eine relativ große Spanne; die Einzeldaten führten jedoch zu der Annahme, daß es möglicherweise 2 funktionelle Subtypen des 5-HT$_2$-Rezeptors gibt, da die pA$_2$-Werte dieser Antagonisten in einer Untergruppe von Präparaten der glatten Muskulatur (Schwanz- und Femoralarterie, Jugularvene und Uterus von Ratten) i. allg. höher lagen als in anderen Gewebepräparaten von Ratten, Meerschweinchen, Kaninchen und Hunden [66].

Neuere Ergebnisse mit Ketanserin und Methysergid legen jedoch nahe, daß eine cocainempfindliche Aufnahme von 5-HT bei der Rattenaorta möglicherweise zu einer Unterschätzung der pA$_2$-Werte für dieses Gewebe geführt hat [51]. Dieser Schluß findet seine Bestätigung durch einen systematischen Vergleich der pA$_2$-Werte von Spiperon und Trazodon an der Aorta, der Schwanzarterie und der Jugularvene von Ratten sowie an der Aorta von Kaninchen

Tabelle 14.2. Aufstellung der pA$_2$-Werte (entsprechend dem jeweiligen pK_B-Wert, dem negativen Logarithmus der Dissoziationskonstante des Antagonisten) und der pK_i-Werte (d. h. dem negativen Logarithmus der Dissoziationskonstante des Inhibitors) der 5-HT$_2$-Rezeptorantagonisten, geordnet nach der Wirkungskraft auf die 5-HT$_2$-Rezeptoren in absteigender Reihenfolge. Bei diesen Werten handelt es sich um Mittelwerte; soweit dies möglich ist, wird in Klammern jeweils auch der entsprechende Bereich dargestellt. Die aufgeführten Angaben wurden aus der Literatur zusammengestellt [2, 7, 12–14, 21,23, 26, 28, 32, 39, 40, 43, 52, 56, 66, 72, 73, 81, 91]

Substanz	pA$_2$-Wert (am 5-HT$_2$-Rezeptor)[a]	pK_i-Wert (an der 5-HT$_2$-Bindungsstelle)[b]
Ritanserin	9,9[c]	9,1 (8,5–9,3)
LY 53857	9,5 (8,4–10,4)	7,7 (7,3–8,2)
Metergolin	9,5	9,0 (9,0–9,0)
Spiperon	9,5 (8,6–10,1)[c]	8,6 (5,0–9,4)
Mianserin	9,3	8,1 (7,9–8,3)
Pirenperon	9,3	8,8
Lysergid (LSD)	9,2[c]	8,2 (7,9–8,6)
Pizotifen	9,2 (8,8–9,4)[c]	8,6 (7,8–9,6)
Sergolexol	9,1	–
Ketanerin	8,9 (8,1–10,4)[c]	8,5 (6,5–9,4)
Cyproheptatin	8,8 (8,4–9,2)[c]	8,6 (8,1–9,4)
Metitepin	8,8[c]	8,8 (8,7–8,8)
Methysergid	8,6 (8,0–10,4)[c]	8,0 (5,3–9,0)
Mesulergin	8,0[d]	8,0 (7,6–8,4)
Trazodon	8,0 (7,2–8,7)	7,7 (7,6–7,8)
SCH 23390	7,8 (7,5–8,2)	8,1
Lisurid	–	8,3

[a] Die pA$_2$-Werte stehen gegen die durch 5-HT auslösbare Kontraktion in der glatten Muskulatur in folgenden Präparationen: Aorta, Schwanz- und Femoralarterie, Jugular- und Portalvene sowie Uterus der Ratte; Trachea des Meerschweinchens; Aorta, A. carotis communis und Femoralarterie des Kaninchens; extrakraniale Arterien der Katze; sowie extrakraniale Arterien, Femoralarterie und V. gastrolienalis des Hundes.
[b] Die pK_i-Werte geben die Inhibition der Radioligandenbindung an zellulären Membranen der folgenden Gewebepräparationen an: Kortex, Striatum und Uterus der Ratte; Thrombozyten der Katze; Kortex des Schweins und der Wüstenrennmaus; sowie Kortex und Thrombozyten des Menschen.
[c] Diese Substanz zeigt zumindest in einem der untersuchten Gewebe einen wirkungsvollen aber keinesfalls einen kompetitiven Antagonismus.
[d] Persönliche Mitteilung von D. Prentice und G. R. Martin.

[68]. Inzwischen wurden von Mylecharane u. Martin auch für Ketanserin vergleichbare Ergebnisse erzielt (bislang unveröffentlicht). Aus den dargestellten Beobachtungen ergibt sich, daß die Heterogenität der 5-HT$_2$-Rezeptoren auch von der Spezies abhängen könnte.

Abweichende pA$_2$-Werte von einigen anderen Gewebepräparationen (Koronararterie vom Hund sowie der V. saphena, der Umbilikalarterie und -vene vom Menschen) weisen darauf hin, daß sowohl die durch 5-HT$_1$-ähnliche- als auch die durch 5-HT$_2$-Rezeptoren vermittelten Anteile bei der von 5-HT auslösbaren Kontraktion in der glatten Muskulatur eine Rolle spielen [66]. In

Abschnitt 14.5 über die Wirkmechanismen der 5-HT$_2$-Rezeptorantagonisten bei der Migränetherapie wird noch ausführlicher dargestellt, in welchem Umfang diese beiden Rezeptortypen in den verschiedenen Präparationen von kranialen Gefäßen serotoninerg vermittelte Veränderungen hervorrufen.

In Tabelle 14.2 sind zu Vergleichszwecken außerdem auch die durchschnittlichen pK_i-Werte für die 5-HT$_2$-Bindungsstellen – also der negative Logarithmus der Dissoziationskonstante des jeweiligen Inhibitors – in Präparationen verschiedener zellulärer Membranen aufgelistet. Allerdings fehlt in der Tabelle 14.2 die entsprechende Angabe eines pK_i-Wertes für Sergolexol. Der einzige bislang publizierte 5-HT$_2$-Bindungswert für Sergolexol ist die Angabe eines IC$_{50}$-Wertes[1] von 2,2 nmol/l im Kortex der Ratte [14]. Aufgrund unzureichender Detailinformationen in der zitierten Arbeit ist aus dieser Angabe die Kalkulation eines pK_i-Wertes aber nicht möglich.

Im allgemeinen entsprechen die in Tabelle 14.2 aufgeführten pK_i-Werte recht gut den pA$_2$-Werten in Spalte 2. Eine Ausnahme stellen allerdings die Werte für LY 53857 dar. Bei dieser Substanz liegt der durchschnittliche pK_i-Wert 1,8 log-Einheiten unter dem entsprechenden pA$_2$-Wert. Da Lisurid zur medikamentösen Migräneprophylaxe eingesetzt wird (vgl. Kap. 8), wurde der entsprechende pK_i-Wert ebenfalls in Tabelle 14.2 aufgenommen. Obwohl Lisurid am 5-HT$_2$-Rezeptor antagonistisch wirkt, finden sich in der Literatur bislang noch keine Angaben für den pA$_2$-Wert.

14.3 Einsatz von 5-HT$_2$-Rezeptorantagonisten zur Behandlung der Migräne

Als wirksame Migränetherapeutika werden die folgenden 5-HT$_2$-Rezeptorantagonisten angesehen: Methysergid, Pizotifen, Cyproheptadin und Mianserin [31, 76, 77]. Diese Antagonisten werden jedoch nur zur *Migräneprophylaxe* eingesetzt. Sie sind langfristig oral einzunehmen, in aller Regel immer dann, wenn der Patient 2 und mehr Attacken pro Monat erleidet (vgl. Kap. 8). Ursprünglich hatte es auch Berichte gegeben, daß Methysergid – parenteral verabreicht – auch akute Migräneattacken kupieren könnte; die inzwischen gemachten Erfahrungen haben diese Vorstellung aber widerlegt [16].

Bezüglich der Wirksamkeitsbeurteilung einer jeden prophylaktischen Migränetherapie muß man sich vor Augen führen, daß recht differente Kriterien für die Begriffe „Besserung" und „sprach auf die Behandlung an" in den verschiedenen Untersuchungen benutzt wurden, so daß Vergleiche der Resultate aus unterschiedlichen Studien zu falschen Schlüssen führen könnten. Nur unter der Voraussetzung, daß in kontrollierten Studien vernünftige und identische Kriterien angewandt werden, kann die tatsächliche Wirksamkeit vergleichend beurteilt werden.

---

[1] Der IC$_{50}$-Wert beschreibt diejenige Konzentration eines Wirkstoffs, die eine 50 %ige Inhibition der Bindung von radioaktiv markiertem Spiperon bewirkt.

Am ehesten lassen sich die Ergebnisse unterschiedlicher Studien miteinander vergleichen, wenn man die Empfehlungen der Internationalen Kopfschmerz-Gesellschaft (International Headache Society, IHS) befolgt, daß nur diejenigen Studienteilnehmer als Responder einer Therapie eingestuft werden sollen, die einen Rückgang von über 50 % ihrer vorherigen Attackenhäufigkeit innerhalb einer zuvor festgelegten Periode registrieren [47]. Weiterhin empfiehlt die IHS, daß in jedem Fall ein doppelblindes Studiendesign mit Plazebokontrolle in Parallelgruppen für solche Untersuchungen verwendet werden sollte.

Nur bei völlig neuen Medikamenten kann von dieser Vorgabe abgewichen werden. In diesen Fällen kann der Vorteil der Neuentwicklung gegen eine etablierte Medikation mit bereits erwiesener Wirksamkeit getestet werden; d. h. der ansonsten für den Studienaufbau empfohlene Plazeboarm kann notfalls entfallen. Selbstverständlich sind aber auch solche Vergleichsuntersuchungen gegen eine etablierte Standardmedikation doppelblind durchzuführen.

Viele der bislang mit 5-HT$_2$-Rezeptorantagonisten durchgeführten Untersuchungen erfüllen die zuvor genannten Forderungen leider nicht. Die in den Studien zur Evaluation von Therapieschemata zur medikamentösen Migräneprophylaxe beobachteten Plazeboerfolgsraten von bis zu 40 % können gleichermaßen durch ungeeignete Kriterien für den Begriff „Besserung" wie auch durch die besonderen Begleitumstände beeinflußt sein, die sich durch den Beginn einer medikamentösen Dauertherapie im Rahmen einer klinischen Prüfung ergeben [76].

14.3.1 Methysergid

Seit seiner Markteinführung im Jahre 1959 [85] wurde Methysergid v. a. in offenen, d. h. entweder in nicht plazebokontrollierten oder in unverblindeten Studien untersucht. Curran et al. [16] berichten in ihrer ausführlichen Übersichtsarbeit aus dem Jahr 1967 über eine durchschnittliche Besserungsrate von 61 %. In diesen Zahlenwerten fanden alle Studien Eingang, die in den vorangegangenen 6 Jahren mit Methysergid als Migräneprophylaktikum durchgeführt worden waren. Wurde Methysergid zur Prophylaxe von Clusterkopfschmerzen gegeben, errechnete sich als kumulatives Ergebnis eine durchschnittliche Besserungsrate von 72 % [16].

14.3.2 Pizotifen

Die Wirksamkeit von Pizotifen zur Prophylaxe von Migräneattacken wurde erstmals 1967 getestet [86]. Seitdem wurden zahlreiche offene und kontrollierte Studien zur Evaluation dieses Therapieansatzes durchgeführt. Dabei bewegen sich die Erfolgsraten zwischen 40 und 79 % [77]. Ekbom [22] wies die Wirksamkeit von Pizotifen auch für die Indikation Clusterkopfschmerz nach. Seine Untersuchungen waren vom Studiendesign her zwar nur einfachblind, wiesen aber zumindest eine Plazebokontrollgruppe auf. Darüber hinaus wird Pizotifen auch weitverbreitet bei pädiatrischen Patienten eingesetzt. Während einige offen durchgeführte Studien gute Ergebnisse erbracht hatten [18, 64], kam eine in der zweiten Hälfte der Achtziger Jahre durchgeführte doppelblinde, plazebokontrollierte Untersuchung zu gegenteiligen Resultaten [34].

14.3.3 Cyproheptadin

Die Eignung von Cyproheptadin zur medikamentösen Migräneprophylaxe wurde bislang nur in wenigen klinischen Studien evaluiert. Dennoch wird es klinisch recht häufig u. a. auch bei pädiatrischen Patienten eingesetzt. Lance et al. [53] haben eine umfangreiche mehrarmige, plazebokontrollierte Studie zur vergleichenden Bewertung der zuvor besprochenen Medikamente durchgeführt. Sie kommen zu dem Ergebnis, daß Cyproheptadin weniger wirksam zur Prophylaxe von Migräneattacken ist als Methysergid und Pizotifen [53].

14.3.4 Mianserin

In weiteren doppelblinden, plazebokontrollierten Studien konnte auch die Wirksamkeit von Mianserin zur Prophylaxe von Migräneattacken nachgewiesen werden [19, 60]. Monro et al. [60] weisen darauf hin, daß dieser Effekt unabhängig von der antidepressiven Wirkung dieses Medikaments sei.

14.3.5 Lisurid, Metergolin und LY 53857

Von den anderen in Tabelle 14.2 aufgeführten 5-HT$_2$-Rezeptorantagonisten wurden zur medikamentösen Migräneprophylaxe bislang Lisurid, Metergolin, LY 53857, Ketanserin, Sergolexol und Ritanserin eingesetzt.

Lisurid wurde in offenen und kontrollierten Studien getestet; diese haben allerdings zu widersprüchlichen Resultaten geführt [41, 53, 87]. Aus einer offenen Untersuchung wurde eine prophylaktische Wirksamkeit für Migräne im Kindesalter abgeleitet [18]. Die starke dopaminerg vermittelte neuroendokrine Aktivität von Lisurid wird auch zur Unterdrückung der Laktation und zur medikamentösen Therapie bei Hyperprolaktinämie eingesetzt.

Auch Metergolin wurde für die gleichen neuroendokrinologischen Indikationen in den Handel gebracht. In einigen Ländern wird es auch für die medikamentöse Migräneprophylaxe vertrieben. In der Literatur finden sich allerdings keine gesicherten Ergebnisse aus klinischen Prüfungen für diese Indikation.

LY 53857 wurde in der letzten Zeit im Rahmen der klinischen Prüfung sog. Phase-II-Untersuchungen unterzogen, doch wurden bislang noch keine Ergebnisse publiziert.

14.3.6 Ketanserin, Sergolexol und Ritanserin

Ketanserin wurde bislang nur an sehr wenigen Patienten in einer offenen Studie untersucht. Hieraus kann derzeit kein sicherer prophylaktischer Effekt abgeleitet werden [92].

Ähnlich verhält es sich mit Sergolexol; in einer doppelblinden, plazebokontrollierten Untersuchung hat sich zwischen Sergolexol und der Kontrollgruppe kein signifikanter Unterschied ergeben [10]. Diese Negativaussage muß nach Ansicht der Autoren allerdings wegen einer hohen Plazeboresponderrate relativiert werden. In der Untersuchung hatten 26 % der Patienten der Plazebogruppe eine Reduktion ihrer Attackenfrequenz um wenigstens 50 % erfahren und waren den Empfehlungen der Internationalen Kopfschmerz-Gesellschaft entsprechend [47] als Responder einzustufen.

Ritanserin wurde in einer doppelblinden Untersuchung mit Amitriptylin an depressiven Patienten mit chronischen Kopfschmerzen vom Spannungstyp bzw. an solchen Probanden verglichen, die sowohl an Migräne als auch an Kopfschmerzen vom Spannungstyp litten [71]. Beide Medikamente erwiesen sich in dieser Studie in etwa gleich effektiv hinsichtlich Besserung der Depression und des Schweregrads der chronischen Kopfschmerzen vom Spannungstyp. Da das Design dieser Studie aber keine gezielte Evaluation des Medikationseffekts speziell auf die Migräne vorgesehen hatte, konnten auch keine entsprechenden Beobachtungen mitgeteilt werden. Nachdem in der Literatur jedoch bislang keine Abschlußresultate weiterer Studien mit Ritanserin zur Migränebehandlung vorgelegt wurden, muß die Wirksamkeit von Ritanserin zur medikamentösen Migräneprophylaxe folglich noch als nicht validiert angesehen werden.

Auch für alle übrigen in Tabelle 14.2 aufgelisteten Antagonisten finden sich keine Hinweise in der Literatur, daß sie für die Indikation Migräneprophylaxe getestet worden wären.

14.4 Nebenwirkungen und Gegenanzeigen einer Behandlung mit 5-HT$_2$-Rezeptorantagonisten

14.4.1 Methysergid

Ein bedeutsames Problem bzgl. der breiten klinischen Anwendung von Methysergid ist die hohe Inzidenz der assoziierten Nebenwirkungen [16]. Besonders müssen hier Übelkeit, Erbrechen, epigastrische Schmerzen, Schwindel, Schläfrigkeit sowie Steigerung des Appetits und Gewichtszunahme genannt werden, aber auch Vasokonstriktion wird beobachtet [16]. Die durch Einnahme von Methysergid hervorgerufene retroperitoneale, kardiale bzw. pleuropulmonale Fibrose (vgl. 2.5.2, 8.7.3.1 und 20.7) gehört glücklicherweise zu den recht selten auftretenden Nebenwirkungen. Nach Absetzen des Medikaments bildet sich die Fibrose in aller Regel wieder zurück. Aus Sicherheitsgründen wird deshalb für alle Patienten gleichermaßen empfohlen, jedes halbe Jahr wenigstens einen Monat die prophylaktische Therapie mit Methysergid zu unterbrechen.

Weitere Nebenwirkungen, die unter der regelmäßigen Einnahme von Methysergid beobachtet werden, sind Diarrhö, Obstipation, Stimmungsschwankungen, Schlaflosigkeit, Schwäche, Gelenk- und Muskelschmerzen, Hautreaktionen sowie Haarausfall.

Methysergid ist kontraindiziert in Schwangerschaft und Stillperiode, bei Dysfunktionen von Leber und Nieren, bei peptischen Ulzerationen, Thrombophlebitis, ausgeprägter Hypertonie, peripheren Gefäßkrankheiten, Erkrankungen der Koronararterien bzw. der Herzklappen sowie Lungenleiden und Kollagenosen.

Werden neben einer Dauerbehandlung mit Methysergid zur Migräneprophylaxe zur Akuttherapie in der Attacke außerdem Ergotamin bzw. Dihydroergotamin verordnet, empfiehlt es sich, die Dosierung dieser Medikamente zu reduzieren.

14.4.2 Pizotifen, Cyproheptadin und Mianserin

Verglichen mit den meisten der vorgenannten Nebenwirkungen sind die unter einer Prophylaxe mit Pizotifen, Cyproheptadin und Mianserin auftretenden als relativ harmlos anzusehen. Alle 3 Medikamente regen i. allg. den Appetit an, bewirken dadurch Gewichtszunahme und verursachen Schläfrigkeit, die typisch ist für viele Histamin-H_1-Rezeptorantagonisten. Daher ist bei Einnahme von Pizotifen, Cyproheptadin und Mianserin, insbesondere bei gleichzeitiger Applikation von Beruhigungsmitteln bzw. bei Alkoholgenuß, außerordentliche Vorsicht geboten. Alle 3 5-HT_2-Rezeptorantagonisten haben gleichermaßen starke antagonistische Eigenschaften an den Histamin-H_1-Rezeptoren; weitergehende diesbezügliche Informationen finden sich im nachfolgenden Abschnitt.

Pizotifen und Cyproheptadin können auch typische anticholinerge Effekte hervorrufen. Pizotifen wirkt außerdem noch antidepressiv. Von Mianserin weiß man, daß es zumindest gelegentlich auch Epilepsien sowie Schwankungen des Blutzuckerspiegels und Dyskrasien des Bluts auslösen kann.

14.5 Wirkmechanismen der 5-HT_2-Rezeptorantagonisten bei der Migränebehandlung

Wie auch bei ihren Wirkungen an den 5-HT_2-Rezeptoren zeigen Pizotifen und Cyproheptadin ähnliche, ausgeprägte Affinitäten für die dopaminergen, die muskarinisch-cholinergen sowie die α_1-adrenergen Bindungsstellen im ZNS, geringer ist die Affinität für die α_2-adrenergen Bindungsstellen. Höher ist hingegen die Affinität für die Histamin-H_1-Bindungsstellen, die in etwa jener für die 5-HT_2-Stellen entspricht bzw. diese noch übertrifft [56]. Mianserin hat ebenfalls eine starke Affinität zu den Histamin-H_1-Bindungsstellen sowie eine deutliche für die α_1- und α_2-adrenergen Stellen. Schwächer ausgeprägt ist jedoch seine Affinität zu den dopaminergen Bindungsstellen und gegenüber den muskarinisch-cholinergen Stellen verhält sich Mianserin inaktiv. Im Gegensatz dazu zeigt Methysergid eine gewisse Affinität für die dopaminergen, jedoch zu keinen anderen Bindungsstellen im ZNS, die nicht zur Gruppe der serotoninergen Stellen gehören.

Die hemmende Wirkung von Pizotifen und Cyproheptadin an den peripheren muskarinisch-cholinergen sowie an den Histamin-H_1-Rezeptoren wurde eindeutig nachgewiesen [29]. Die Tatsache, daß die verschiedenen zuvor besprochenen Substanzen alle eine bevorzugte Affinität für unterschiedliche Bindungsstellen – außerhalb der Gruppe der serotoninergen Stellen – besitzen, und mit spezifisch an diesen Bindungsstellen wirkenden Arzneimitteln kein vorbeugender Effekt gegen Migräne zu erzielen ist [30], legt den Schluß nahe, daß es ganz bestimmte Wirkungen auf die 5-HT-Rezeptoren sein müssen, die für die therapeutische Wirkung der 5-HT_2-Rezeptorantagonisten in der Migräneprophylaxe verantwortlich zeichnen.

Die Wirksamkeit dieser Medikamente bei der Durchführung einer Migräneprophylaxe besteht vermutlich darin, daß sie diejenigen durch 5-HT_2-Rezeptoren vermittelten Reaktionen hemmen, denen bei der Pathophysiologie der Migräne Bedeutung zukommen dürfte: Vasokonstriktion und gesteigerte Kapillarpermeabilität in den kranialen Gefäßabschnitten, vermehrte Aggregationsneigung der Thrombozyten sowie Beeinflussung einiger ZNS- und neuroendokriner Funktionen (vgl. 2.5.3.1 bis 2.5.3.3). Ausgehend von dieser Möglichkeit läßt sich ableiten, daß – wie Fozard [30] ausgeführt hat – 5-HT zumindest teilweise an den der Migräne zugrundeliegenden pathophysiologischen Vorgängen beteiligt ist, auch wenn die thrombozytäre Freisetzung von 5-HT wohl kaum als auslösender Faktor angesehen werden kann. Der Frage, ob das in der akuten Migräneattacke freigesetzte Serotonin aus Thrombozyten, aus serotoninergen Nervenenden kranialer Gefäßwände oder direkt aus serotoninergen Neuronen im ZNS stammt, kommt in diesem Zusammenhang letztendlich keine entscheidende Bedeutung zu, da sie ohnehin kaum einen Rückschluß auf die Orte (kraniales Gefäßsystem, ZNS, oder beides) erlaubt, an denen die 5-HT_2-Rezeptorantagonisten am wahrscheinlichsten wirken. Die Tatsache, daß sympathische Fasern aus dem Ganglion zervikale superior, die auch Hirngefäße innervieren, 5-HT aktiv aus der Blutbahn aufnehmen, speichern und bei Bedarf wieder freisetzen können [37], vergrößert eher noch die Ungewißheit über den Ursprung des in der Migräneattacke freigesetzten Serotonins. Humphrey et al. [46] postulieren in ihrem Übersichtsartikel, daß eine Migräneattacke sicher nicht durch thrombozytäre Freisetzung von 5-HT per se ausgelöst wird. Sie stellen sogar fest, daß man bei einer ausführlichen Analyse aller diesbezüglich bekannten Befunde zu dem Schluß gelangen kann, daß Serotonin überhaupt nur eine untergeordnete Rolle bei der Migräne spielen könnte.

Tabelle 14.3. 5-HT-Rezeptortypen, die an kranialen Gefäßen vasokonstriktive Effekte vermitteln (*AVAs* arteriovenöse Anastomosen)

Gefäßabschnitt	Spezies	Vorherrschender 5-HT-Rezeptortyp	Referenz	
Basilararterie	Ratte	5-HT$_2$	Hardebo et al., 1989	[37]
Basilararterie	Meerschweinchen	5-HT$_1$-ähnlich	Hardebo et al., 1989	[37]
Basilararterie	Kaninchen	5-HT$_1$-ähnlich	Bradley et al., 1986	[4]
Basilararterie	Hund	5-HT$_1$-ähnlich, 5-HT$_2$	Connor et al., 1989	[15]
Basilararterie	Grüne Meerkatze *(Aethiops)*	5-HT$_2$	Hardebo et al., 1989	[37]
Basilararterie	Javaneraffe *(Cynomolgus)*	5-HT$_1$-ähnlich	Connor et al., 1989	[15]
Basilararterie	Mensch	5-HT$_1$-ähnlich	Parsons et al., 1989	[75]
Intrakraniale Arterie	Katze	5-HT$_1$-ähnlich, 5-HT$_2$	Lamar u. Edvinsson, 1980	[52][a]
Intrakraniale Arterie	Hund	5-HT$_1$-ähnlich, 5-HT$_2$	Lamar u. Edvinsson, 1980	[52][a]
A. carotis interna	Schweinsaffe *(Nemestrina)*	5-HT$_1$-ähnlich, 5-HT$_2$	Mylecharane et al., 1978	[70][a]
Zerebrale Arterie	Mensch	5-HT$_1$-ähnlich	Edvinsson u. Jansen, 1989	[20]
Piaarteriole	Mensch	5-HT$_1$-ähnlich	Hamel u. Bouchard, 1991	[36]
Extrakraniale Arterie	Katze	5-HT$_2$	Edvinsson et al., 1978; Lamar u. Edvinsson, 1980	[21][a] [52][a]
Extrakraniale Arterie	Hund	5-HT$_2$	Edvinsson et al., 1978; Lamar u. Edvinsson, 1980	[21][a] [52][a]
Extrazerebrales Gefäß	Schwein	5-HT$_2$	Saxena et al., 1986	[84]
A. carotis externa	Schweinsaffe *(Nemestrina)*	5-HT$_1$-ähnlich, 5-HT$_2$	Mylecharane et al., 1978	[70][a]
A. temporalis	Mensch	5-HT$_2$	Edvinsson u. Jansen, 1989	[20]
AVAs kranialer Gefäße	Schwein	5-HT$_1$-ähnlich	Saxena et al., 1986	[84]
A. carotis	Hund	5-HT$_1$-ähnlich	Saxena, 1972; Feniuk et al., 1989	[82][a] [25]

[a] Ergebnisse bereits vor 1986 publiziert, folglich mußten die mitgeteilten Originalbefunde und Schlußfolgerungen der Autoren unter Zugrundelegung der 1986 von Bradley et al., [4] vorgeschlagenen 5-HT-Rezeptorklassifikation neu interpretiert und bewertet werden.

Die Mechanismen, welche über die 5-HT-Rezeptoren an den kranialen Gefäßen eine Vasokonstriktion hervorrufen, wurden am Menschen und zahlreichen anderen Spezies untersucht. In Tabelle 14.3 findet sich ein zusammenfassender Überblick dieser Studienresultate. In einigen Fällen, die in der Tabelle durch den Buchstaben „a" hinter der entsprechenden Referenz markiert wurden, stammen die einzigen verfügbaren Befunde von Untersuchungen, die bereits vor der Einführung geeigneterer selektiver Substanzen durchgeführt wurden. Vor diesem Hintergrund wurden die durch den damaligen Autor gezogenen Schlüsse unter Berücksichtigung der derzeitigen Rezeptorklassifikation neu interpretiert. Zudem muß darauf hingewiesen werden, daß die bezüglich A. cerebri und A. temporalis des Menschen getroffenen Feststellungen nur auf vorläufigen Befunden beruhen [20]. Betrachtet man sowohl die Gefäßregion als auch die Spezies, von der die jeweils untersuchten Proben stammen, wird eine deutliche Variabilität im Verteilungsmuster der unterschiedlichen 5-HT-Rezeptoren offenkundig.

Wie in der Tabelle 14.3 angegeben, ist inzwischen eindeutig geklärt, daß bei der serotoninerg vermittelten Vasokonstriktion an der Basilararterie des Hundes *sowohl* die $5-HT_1$-ähnlichen- *als auch* die $5-HT_2$-Rezeptoren eine Rolle spielen, auch wenn dies in der Vergangenheit umstritten war [66]. In den Basilararterien anderer Spezies herrschen *entweder* die $5-HT_1$-ähnlichen- *oder* die $5-HT_2$-Rezeptoren vor. Diese Unterschiede zwischen den einzelnen Spezies zeigen sich sogar jeweils innerhalb der Gruppe der Primaten [Mensch und Philippinenmakak (Javaneraffe, *Cynomolgus*) verglichen gegen die Grüne Meerkatze (*Cercopithecus aethiops*)] und der Nager (Meerschweinchen und Kaninchen verglichen mit der Ratte).

Im Bereich der intrakranialen Gefäße scheint die Vasokonstriktion bei den verschiedenen Rassen ziemlich einheitlich sowohl durch $5-HT_1$-ähnliche- und durch $5-HT_2$-Rezeptoren vermittelt; einzige Ausnahme stellt hier der Mensch dar, bei dem eindeutig die $5-HT_1$-ähnlichen-Rezeptoren vorherrschen. In den extrakranialen Gefäßen wird die entsprechende Reaktion bei allen Spezies über $5-HT_2$-Rezeptoren gesteuert, lediglich beim Schweinsaffen (*Nemestrina*) spielen die $5-HT_1$-ähnlichen-Rezeptoren zusätzlich eine begleitende Rolle. Dieser Rezeptor ist zugleich der vorherrschende Typ der, zumindest bei Schweinen, die serotoninerg ausgelöste Vasokonstriktion im Bereich kranialer AVAs steuert. Auch an der Katze wurde die Bedeutung der $5-HT_1$-ähnlichen-Rezeptoren für die serotoninerg ausgelöste Vasokonstriktion an kranialen AVAs demonstriert [78]; jedoch wurde bislang nicht nachgewiesen, daß die anderen 5-HT-Rezeptortypen in diesem Zusammenhang keine Rolle spielen.

Es ist schwierig, die potentielle Bedeutung der über 5-HT auslösbaren Vasokonstriktion (vermittelt durch $5-HT_1$-ähnliche- sowie durch $5-HT_2$-Rezeptoren) zu beurteilen, da Serotonin in vielen Gefäßabschnitten, einschließlich der kranialen Strombahn, gleichermaßen eine über $5-HT_1$-ähnliche-Rezeptoren vermittelte Vasodilatation – sowohl über eine direkte Relaxation der glatten Gefäßmuskulatur als auch über Freisetzung von EDRF und eine präsynaptische Hemmung des sympathischen Gefäßtonus [67, 69] – induzieren kann. Während einer Migräneattacke können beide Effekte, Vasodilatation und Vasokonstriktion, an kranialen Gefäßabschnitten beobachtet werden [30, 35, 46]. Während die durch 5-HT$_1$-ähnliche-Rezeptoren vermittelte Vasokonstriktion einiger kranialer Blutgefäße zweifellos zu einer Linderung der Migränekopfschmerzen führen kann [46], ist die Konstriktion anderer kranialer Gefäßabschnitte (durch 5-HT$_2$-Rezeptoren) vermutlich eher unerwünscht. Von daher erscheint es sinnvoll, diese durch Serotonin auslösbare Reaktion durch die Gabe von 5-HT$_2$-Rezeptorantagonisten zu verhindern.

Buzzi u. Moskowitz [8] berichten, daß es bei ihren Studien – über die durch Reizung des N. trigeminus auslösbare neurogene Entzündung – im Bereich der Gefäße der Dura mater nach Serotonin zu einer Zunahme der Kapillarpermeabilität komme; wobei sie diesen Effekt nur bei Ratten, nicht aber bei Meerschweinchen beobachten konnten. Das Ausmaß dieser durch 5-HT zu induzierenden Steigerung der Kapillarpermeabilität entspricht in etwa jenem, das auch durch Neurokinin A und Bradykinin hervorzurufen ist. Verglichen gegen die durch Capsaicin, Substanz P bzw. durch Reizung des N. trigeminus auslösbare Zunahme der Kapillarpermeabilität, erweist sich die Serotonin-induzierte Beeinflussung als geringer. Sumatriptan, ein selektiv an den 5-HT$_1$-ähnlichen-Rezeptoren wirkender Agonist (vgl. Kap. 12 und 16), kann die durch Reizung des N. trigeminus induzierbare Reaktion unterdrücken, ohne aber selbst einen direkten Einfluß auf die Kapillarpermeabilität zu besitzen. Daher könnte der Rezeptor, über den die serotoninerg vermittelte Steigerung der Kapillarpermeabilität ausgelöst wird, durchaus auch der 5-HT$_2$-Rezeptor sein, wie dies zumindest an peripheren Gefäßen schon belegt wurde [76]. Dieser Serotonineffekt schließt wahrscheinlich eher eine direkte als eine indirekte kontraktile Wirkung auf die Endothelzellen ein. Diese Einschätzung folgt aus der Beobachtung, daß die durch 5-HT auszulösende Freisetzung von Eicosanoiden – die ihrerseits durch 5-HT$_2$-Rezeptorblocker leicht unterdrückt werden kann – nur relativ schwach ausgeprägt, jene von Thromboxan A2 hingegen aber deutlich ist [30, 46].

Eine durch Serotonin ausgelöste Thrombozytenaggregation sowie die Verstärkung des Effekts anderer aggregatorisch wirkender Substanzen basiert eindeutig auf 5-HT$_2$-Rezeptoraktivitäten [17]. Es erscheint durchaus denkbar, daß durch diesen serotoninerg vermittelten Effekt die Auswirkungen einer sterilen neurogenen Entzündung im Bereich kranialer Gefäße (mit Vasodilatation, gesteigerter Kapillarpermeabilität und Reizung afferenter Schmerzfasern des N. trigeminus), wie sie für die Pathophysiologie der Migräne vermutet wird [30, 35, 61], verschlimmert werden, indem es zu einer Verstärkung der entzündungsfördernden Eigenschaften von 5-HT selbst und/oder von anderen Mediatoren thrombozytären Ursprungs kommt. Aus dem Umstand, daß die 5-HT$_2$-Rezeptorantagonisten nicht im ganzen Körper eine generalisierte, antiinflammatorische Wirkung entfalten, läßt sich auf eine eher untergeordnete Rolle serotoninerger Mechanismen bei den meisten Entzündungskrankheiten rückschließen; bei der sterilen neurogenen Entzündung im Bereich kranialer Gefäße könnte dessenungeachtet eine besondere Empfindlichkeit für eine serotoninerg induzierte Verstärkung des Vorgangs vorliegen[2].

Bisher hat man kaum versucht zu untersuchen, ob die serotoninerge Beeinflussung von ZNS- und neuroendokrinen Funktionen bei Migräne durch 5-HT$_2$-Rezeptorantagonisten therapeutisch wirksam angegangen werden kann. Alle 4 der zur medikamentösen Migräneprophylaxe etablierten 5-HT$_2$-Rezeptorantagonisten, Cyproheptadin, Methysergid, Mianserin und Pizotifen, können bei klinischer Anwendung – vermutlich über eine zentralnervöse Beeinflussung – appetitanregend wirken und zu Gewichtszunahme führen. Interessanterweise haben Tierversuche keine Bestätigung für die Rolle der 5-HT$_2$-Rezeptoren bei der Steuerung der Nahrungsaufnahme ergeben [89]. Wie bereits zuvor festgestellt, gilt Mianserin als Antidepressivum; bei seinem migräneprophylaktischen Effekt scheint es sich jedoch um eine zusätzliche, von der stimmungsaufhellenden Komponente verschiedene Wirkung zu handeln. Bei der Blockierung zentraler Schmerzbahnen durch Serotonin spielen die 5-HT$_2$-Rezeptoren möglicherweise eine besondere Rolle, da 5-HT$_2$-Rezeptorantagonisten erwiesenermaßen eine Hyperalgesie hervorrufen können [30]. Nach derzeitigem Kenntnisstand kann auch die Bedeutung weiterer 5-HT$_2$-Rezeptor-vermittelter ZNS- und neuroendokriner Effekte als mitverursachender Faktoren im Migränegeschehen nicht ausgeschlossen werden.

Die Beobachtung, daß nicht alle 5-HT$_2$-Rezeptorantagonisten sich als effiziente Migräneprophylaktika erweisen, legt die Vermutung nahe, daß für die prophylaktische Wirksamkeit von Cyproheptadin, Methysergid, Mianserin und Pizotifen die gleichzeitige Beeinflussung weiterer 5-HT-Rezeptoren entscheidend sein könnte – vorausgesetzt Serotonin spielt überhaupt eine kausale Rolle im pathophysiologischen Geschehen der Migräne (vgl. obige Ausführungen über die Arbeit von Humphrey et al. [46] zu Beginn dieses Abschnitts). Von Fozard u. Gray [31] stammt die Idee, daß die Blockierung der 5-HT$_{1C}$-Rezeptoren möglicherweise die entscheidende Zusatzeigenschaft der oben genannten 4 Substanzen darstelle, da diese 4 Substanzen alle zugleich auch eine hohe Affinität für die 5-HT$_{1C}$-Bindungsstellen besitzen, vergleichbar jener, die sie für die 5-HT$_2$-Stellen entfalten [43]. Demgegenüber hat das für die Migräneprophylaxe unwirksame Ketanserin eine wesentlich schwächere Affinität zu den 5-HT$_{1C}$-Bindungsstellen als zu den 5-HT$_2$-Stellen (vgl. Tabelle 14.4). Im Gegensatz zu den übrigen Migräneprophylaktika besitzt Methysergid noch eine

---

[2] In diesen Zusammenhang paßt die Beobachtung von Fontes Ribeiro et al. [27], daß bei Patienten mit Aura auch im attackenfreien Intervall die Serumspiegel von Serotonin (+45 %) und seinem Hauptabbauprodukt, der 5-Hydroxyindolessigsäure (+112 %) signifikant höher sind als bei Kontrollpersonen ohne Migräne, während die Maximalwerte einer Bindung von ^{3}H-Spiperon an der Thrombozytenmembran bei den Migränepatienten außerhalb der Attacke sich als signifikant niedriger (–58 %) erwies [27]. Da entsprechende Messungen bei Patienten mit einer Migräne ohne Aura keine signifikanten Unterschiede gegenüber den gesunden Kontrollpersonen ergaben, liegt die Vermutung nahe, daß Serotonin bei einer Migräne mit Aura anders als im Falle einer Migräne ohne Aura die Zahl thrombozytärer 5-HT$_2$-Rezeptoren im Sinne einer „Downregulation" verändert. Ein solcher Sachverhalt würde bei diesen Patienten vermutlich wiederum das Ausmaß der serotoninerg vermittelten Thrombozytenaggregation und der neurogenen Entzündung im Bereich der kranialen Gefäße beeinflussen.

hohe Affinität für weitere Subtypen der 5-HT$_1$-Bindungsstellen und kann so durch 5-HT$_1$-ähnliche-Rezeptoren vermittelte Effekte blockieren. Trotz der vorangehenden Erörterungen haben aber Ketanserin sowie auch – ungeachtet ihrer zusätzlichen Affinität für die 5-HT$_{1C}$-Bindungsstellen – Cyroheptadin und Pizotifen als hochselektive 5-HT$_2$-Rezeptorantagonisten zu gelten.

Die zuvor erörterte Hypothese von Fozard u. Gray [31] leitet sich ab aus einer von Brewerton et al. [5] in einer Doppelblinduntersuchung am Menschen gemachten Beobachtung, derzufolge m-Chlorophenylpiperazin (m-CPP), ein Hauptabbauprodukt des Trazodons und zugleich ein Agonist an den 5-HT$_1$-ähnlichen-Rezeptoren (mit relativ selektiver Affinität für die 5-HT$_{1C}$-Bindungsstellen) bei 54 % der Probanden migräneähnliche Kopfschmerzen auslöst, verglichen mit keinem einzigen Fall in der Plazebogruppe [5]. Zu Vergleichszwecken findet sich in Tabelle 14.4 eine Gegenüberstellung der ganzen bekanntermaßen am 5-HT$_2$-Rezeptor wirksamen Antagonisten und Agonisten unter Angabe ihrer jeweiligen Affinitäten für die verschiedenen Subtypen der 5-HT$_1$- sowie für die 5-HT$_2$-Bindungsstellen.

Aus der Beobachtung von Brewerton et al. [5] folgerten nun Fozard u. Gray [31], daß die Aktivierung der 5-HT$_{1C}$-Rezeptoren ein wichtiger Schritt für die Pathogenese der Migräne sein müsse. Es ist bislang nicht bekannt, welche der 5-HT$_{1C}$-Rezeptor-vermittelten, serotoninergen Reaktionen für die Pathophysiologie der Migräne von Bedeutung sind, am ehesten scheint diesbezüglich aber eine Beeinflussung von Verhaltensmustern in Frage zu kommen (vgl. auch Tabelle 14.1). Entsprechende – bei der Ratte durch m-CPP auslösbare und vermutlich durch 5-HT$_{1C}$-Rezeptoren vermittelte – Effekte umfassen Reduktion der Nahrungsaufnahme, Hypoaktivität und Auslösung von Angstzuständen [48–50]. Auch die Steuerung der Chloridkanäle des Plexus choroideus und des Liquortransports scheinen eine Abhängigkeit von den 5-HT$_{1C}$-Rezeptoren aufzuweisen [38]. Eine weitere physiologische Reaktion, die zumindest in einigen Gefäßen über 5-HT$_{1C}$-Bindungsstellen bewirkt wird, stellt die serotoninerg über Freisetzung von EDRF ausgelöste Vasodilatation dar [54, 58, 67, 88]. Dieser Effekt dürfte v. a. durch 5-HT$_1$-ähnliche-Rezeptoren vermittelt sein, aber α-Methyl-5-HT weist in diesem Zusammenhang eine ähnliche Wirkstärke auf wie 5-HT, während 5-Carboxamidotryptamin sich deutlich schwächer zeigt, als 5-HT und Cyroheptadin den Effekt bereits in so niedriger Dosis blockiert, daß dies mit einem Antagonismus an den 5-HT$_{1C}$-Rezeptoren in Einklang steht. Die Affinitätswerte der genannten Substanzen für die verschiedenen Subtypen der 5-HT$_1$-Bindungsstellen und für die 5-HT$_2$-Stelle sind ebenfalls in der Tabelle 14.4 angegeben.

Gegen die Hypothese von Fozard u. Gray [31], derzufolge die Aktivierung von 5-HT$_{1C}$-Rezeptoren für die Pathophysiologie der Migräne eine Bedeutung haben könnte, wurde allerdings auch Einspruch erhoben [6]. Es wurde gezeigt, daß die in der akuten Migräneattacke wirksamen Medikamente Ergotamin und Dihydroergotamin reine Agonisten für die durch 5-HT$_{1C}$-Rezeptoren vermittelte Phosphoinositolhydrolyse im Plexus choroideus beim Schwein darstellen. Inwieweit diese Befunde jedoch als Argument gegen die 5-HT$_{1C}$-Hypothese [31] zählen, bleibt sehr fragwürdig. Erstens könnten die für die pathophysiologischen

Tabelle 14.4. Aufstellung der pK_i-Werte (negativer Logarithmus der Dissoziationskonstante des Inhibitors) der 5-HT$_2$-Rezeptorantagonisten und Agonisten an den 5-HT$_1$- bzw. den 5-HT$_2$-Bindungsstellen, geordnet nach ihrer potentiellen Bedeutung für die Migränetherapie. Mit Ausnahme der Werte für Trazodon [13, 55], α-Methyl-5-HT [23] und Sumatriptan [80] wurde alle aufgeführten Angaben einer Arbeit von Hoyer entnommen [43], sofern keine Werte genannt werden, finden sich keine Angaben in der Literatur.

Substanz	\multicolumn{5}{c}{pK_i-Werte an der Bindungsstelle[a]}
	5-HT$_{1A}$	5-HT$_{1B}$	5-HT$_{1C}$	HT$_{1D}$	5-HT$_2$
Erwiesenermaßen effektiv zur Migräneprophylaxe					
Methysergid	7,6	5,8	**8,6**	**8,4**	**8,6**
Pizotifen	6,2	5,5	**8,1**	5,6	**7,8**
Cyproheptadin	6,5	5,3	**7,9**	–	**8,5**
Mianserin	6,0	5,2	**8,0**	6,4	**8,1**
Fraglich effektiv zur Migräneprophylaxe					
Lisurid	**9,1**	6,7	**7,7**	7,5	**8,3**
Metergolin	**8,1**	7,4	**9,2**	**9,1**	**9,0**
LY 53857	6,4	5,5	**8,1**	–	7,3
Vermutlich ineffektiv zur Migräneprophylaxe					
Ketanerin	5,9	5,7	7,0	6,0	**8,9**
Sergolexol	–	–	–	–	–
Effektivität bislang nicht getestet					
Lysergid	**8,6**	6,8	**7,9**	**8,2**	**8,6**
Mesulergin	6,2	4,9	**8,8**	5,2	**8,4**
Metitepin	7,1	7,3	7,6	7,3	**8,8**
Pirenperon	5,9	5,3	7,3	–	**8,8**
Ritanserin	5,4	4,0	**8,6**	–	**9,3**
SCH 23390	6,5	4,9	**8,3**	5,5	**8,1**
Spiperon	7,2	5,3	5,9	5,3	**8,8**
Trazodon	–	–	–	–	**7,7**
Agonisten zu Vergleichszwecken					
5-HT	**8,5**	7,6	7,5	**8,4**	5,5
5-Carboxamidotryptamin	**9,5**	**8,3**	6,2	**8,6**	4,7
α-Methyl-5-HT	7,1	6,0	7,2	–	6,9
m-Chlorophenylpiperazin	6,5	6,6	**7,7**	5,8	6,7
Sumatriptan	7,0	7,6	4,9	**7,8**	<4,0
Ergotamin	**8,4**	**8,7**	7,3	7,6	**7,7**
Dihydroergotamin	**8,9**	**9,1**	7,5	**7,7**	**8,6**
Methylergometrin	**8,5**	6,7	7,6	–	7,6

[a] Die pK_i-Werte geben die Inhibition der Radioligandenbindung an zellulären Membranen der folgenden Gewebepräparationen an: Kortex der Ratte; Kortex und Plexus choroideus des Schweins; sowie Nucleus caudatus des Kalbs; hervorgehoben sind alle pK_i-Werte $\geq 7{,}7$ (entsprechend $K_i \leq 20$ nmol/L).

Vorgänge bei der Migräne möglicherweise bedeutsamen 5-HT$_{1C}$-Rezeptoren an anderen Strukturen als dem Plexus choroideus lokalisiert sein, wo auch ihre Kopplung an „Second-messenger-Systeme" verschieden sein könnte. Daraus ergibt sich die Möglichkeit, daß Ergotamin und Dihydroergotamin auch als partielle Agonisten und Antagonisten wirken könnten, wie dies bereits für serotoninerge, dopaminerge und α-adrenerge Rezeptoren in ganz verschiedenen Geweben gezeigt wurde [62]. Zweitens beruht die Beurteilung des antimigränösen Effekts von Ergotamin und Dihydroergotamin, wie auch bei dem für 5-HT$_1$-ähnliche-Rezeptoren selektiven vasokonstriktiv wirkenden Agonisten Sumatriptan, auf deren therapeutischer Effektivität bei *akuten* Migräneattacken. Dieser Wirkmechanismus ist aber different von dem der serotoninergen Migräneprophylaktika und kann folglich ohne jeden Belang für die über 5-HT$_{1C}$-Rezeptoren auslösbaren Effekte sein. Tatsächlich erweisen sich – wie in Tabelle 14.4 wiedergegeben – die Affinitäten von Ergotamin und Dihydroergotamin für die 5-HT$_{1C}$-Bindungsstellen als deutlich niedriger als jene für die 5-HT$_2$-Stelle aber auch niedriger als für alle übrigen Subtypen der 5-HT$_1$-Bindungsstellen. Noch niedriger sind die Affinitätswerte von Sumatriptan für die 5-HT$_{1C}$- und für die 5-HT$_2$-Bindungsstellen, folglich ist auch die Differenz gegenüber den übrigen Subtypen der 5-HT$_1$-Bindungsstellen noch ausgeprägter. Alle 3 Substanzen, Ergotamin, Dihydroergotamin und Sumatriptan, können die durch Reizung des N. trigeminus vermittelte, neurogene Entzündung in der Dura mater der Ratte unterbinden; der dafür verantwortliche Rezeptor muß aber erst noch identifiziert werden [9]. Ähnlich verhält es sich mit der durch Ergotamin und Dihydroergotamin auslösbaren Vasokonstriktion an zerebralen Gefäßen; auch der diesbezüglich ausschlaggebende Rezeptor muß als noch nicht eindeutig identifiziert angesehen werden [3]. Diese akuten antimigränösen Effekte überwiegen aber möglicherweise jede mutmaßliche migränefördernde Mitbeteiligung durch 5-HT$_{1C}$-Rezeptoraktivität.

Wenn aber tatsächlich den 5-HT$_{1C}$-vermittelten im Vergleich zu den 5-HT$_2$-Rezeptor-vermittelten Effekten eine größere Bedeutung für die Pathogenese der Migräne zukäme, könnten sich auch andere 5-HT$_2$-Rezeptorantagonisten mit hoher Affinität für die 5-HT$_{1C}$-Bindungsstellen als wirksame Migräneprophylaktika erweisen. Tabelle 14.4 führt von daher auch weitere 5-HT$_2$-Rezeptorantagonisten auf, deren diesbezügliche Effektivität bislang nicht getestet wurde, bzw. noch nicht abschließend zu beurteilen ist, und gibt deren jeweilige Affinität für die verschiedenen Subtypen der 5-HT$_1$-Bindungsstellen und für die 5-HT$_2$-Stelle an. Von den Substanzen, deren therapeutischer Nutzen zur Durchführung einer medikamentösen Migräneprophylaxe derzeit nicht untersucht wird, besitzen Metergolin und LY 53857 eine hohe Affinität zu den 5-HT$_{1C}$-Bindungsstellen; nicht so ausgeprägt ist die Affinität von Lisurid, dessen prophylaktische Wirksamkeit in der Literatur auch recht kontrovers beurteilt wird. Auch der offensichtliche Mangel einer prophylaktischen Wirkung von Sergolexol gegen Migräne (vgl. Abschn. 14.3.6) führt an diesem Punkt nicht weiter, da bislang keine pK_i-Werte für die 5-HT$_1$- und 5-HT$_2$-Bindungsstellen veröffentlicht wurden. Folglich erlaubt auch der Kenntnisstand über diese Substanz derzeit keine verläßlichen, für die Diskussion um die Bedeutung der

5-HT$_{1C}$- und 5-HT$_2$-Rezeptoren für die Migränepathogenese nutzbaren Schlußfolgerungen.

Die hohe Affinität von Mesulergin, Ritanserin und SCH 23390 für die 5-HT$_{1C}$-Bindungsstellen (vgl. Tabelle 14.4) legen es eigentlich nahe, daß die Überprüfung ihres Einsatzes für die Indikation Migräneprophylaxe lohnenswert sein könnte; weniger aussichtsreich erscheint ein entsprechender Einsatz von Metitepin, Pirenperon und Spiperon. Trazodon ist – wahrscheinlich aufgrund seiner antagonistischen Wirkung am 5-HT$_2$-Rezeptor – ein effektives Antidepressivum ebenso wie Mianserin. Unabhängig von dem Umstand, daß derzeit der pK_i-Wert von Trazodon für die 5-HT$_{1C}$-Bindungsstelle noch nicht bekannt ist, dürfte die Substanz zur Migräneprophylaxe untauglich sein, weil ihr Hauptabbauprodukt, m-CPP, migräneähnliche Kopfschmerzen auslösen kann, die ja auch als bekannte Nebenwirkung einer Therapie mit Trazodon auftreten.

Viel der serotoninergen Effekte, die vermutlich auch zur Pathophysiologie der Migräne beitragen, scheinen auch von den 5-HT$_1$-ähnlichen-Rezeptoren beeinflußt. Die partiell agonistische Wirkung von Methysergid an verschiedenen 5-HT$_1$-ähnlichen-Rezeptoren einschließlich derjenigen, welche die Vasokonstriktion an kranialen Gefäßen vermitteln [83], könnte für seinen überzeugenden therapeutischen Nutzen zur Migräneprophylaxe ausschlaggebend sein, auch wenn sich der vasokonstriktive Effekt in vivo als unzureichend zur Kupierung akuter Migräneattacken erweist. Zum Teil dürfte das Wirken von Methysergid auf seinen raschen Metabolismus zu Methylergometrin [63] zurückzuführen sein, das eine höhere Affinität und Wirksamkeit an den kontraktil wirkenden 5-HT$_1$-ähnlichen-Rezeptoren aufweist als Methysergid [57] und bekanntermaßen selbst Migräneattacken kupieren kann [1]. Eine weitere bedeutsame Eigenschaft von Methysergid in der Migränebehandlung ist die Hemmung einer durch 5-HT$_{1C}$-Rezeptoren vermittelten neurogenen Entzündung. Es wurde vermutet [57], daß die diesbezügliche Wirksamkeit von Methysergid an Gefäßen der Dura mater von Ratten, die nur bei chronischer, nicht jedoch bei akuter Applikation zu sichern war [8], wahrscheinlich ebenfalls auf die Umwandlung von Methysergid auf sein Abbauprodukt Methylergometrin zurückzuführen ist. Dabei ist die Affinität von Methylergometrin für die 5-HT$_{1C}$- und die 5-HT$_2$-Bindungsstellen, wie in Tabelle 14.4 wiedergegeben, wesentlich niedriger als die von Methysergid.

14.6 Zusammenfassende Bewertung

Die 5-HT$_2$-Rezeptorantagonisten Methysergid, Pizotifen, Cyproheptadin und Mianserin sind erwiesenermaßen wirksame Therapeutika zur Durchführung einer medikamentösen Migräneprophylaxe. Von diesen 4 Substanzen wird Pizotifen am häufigsten verschrieben: einerseits wegen seiner Wirksamkeit, die jener von Cyproheptadin überlegen ist, und andererseits weil Häufigkeit und Schweregrad der durch eine entsprechende Dauertherapie ausgelösten Nebenwirkungen sich deutlich günstiger darstellen als bei Einnahme von Methysergid und Mianserin. Weitere 5-HT$_2$-Rezeptorantagonisten könnten sich ebenso als nützlich für die medikamentöse Migräneprophylaxe erweisen, besonders jene, die eine hohe Affinität für die 5-HT$_{1C}$-Bindungsstellen besitzen, wie LY 53857, Metergolin, Mesulergin, Ritanserin und SCH 23390; seine niedrige Affinität für diese Bindungsstelle erklärt vermutlich die offensichtliche Wirkungslosigkeit von Ketanserin für die Migräneprophylaxe.

Die 5-HT$_2$-Rezeptor-vermittelten Effekte, die durch die vorgenannten Substanzen zu blockieren sind, um auf diese Weise vorbeugend gegen Migräneattacken zu wirken, umfassen Vasokonstriktion und gesteigerte Kapillarpermeabilität in kranialen Gefäßabschnitten, Thrombozytenaggregation sowie Effekte auf das ZNS und neuroendokrine Funktionen. Möglicherweise sind ebenso auch 5-HT$_{1C}$-Rezeptor-vermittelte Effekte beteiligt, diese sind aber bislang nicht genau bekannt; vermutlich gehören hierzu Auswirkungen auf das ZNS sowie eine durch EDRF ausgelöste Vasodilatation. Über 5-HT$_{1C}$-Rezeptoren induzierbare Reaktionen, wie Vasokonstriktion und Blockierung einer neurogenen Entzündung in kranialen Gefäßabschnitten, tragen möglicherweise zur Effektivität von Methysergid bei. Die erwiesene therapeutische Wirksamkeit der zuvor besprochenen 5-HT$_2$-Rezeptorantagonisten zur Durchführung einer medikamentösen Migräneprophylaxe belegt, daß dem serotoninergen System – zumindest partiell – kausale Bedeutung für die mit der Migräne einhergehenden pathophysiologischen Vorgänge zukommt.

Literatur

1. Bianchine JR, Eade NR (1969) Vasoactive substances and fibrosis. Res Clin Stud Headache 2: 60–85
2. Black JW, Brazenor RM, Gerskowitch VP, Leff P (1983) The problem of insurmountable antagonism in 5-hydroxytryptamine receptor classification. Br J Pharmacol 80: 607P
3. Boer MO den, Heiligers JPC, Saxena PR (1991) Carotid vascular effects of ergotamine and dihydroergotamine in the pig: no exclusive mediation via 5-HT$_1$-like receptors. Br J Pharmacol 104: 183–189
4. Bradley PB, Engel G, Feniuk W, Fozard JR, Humphrey PPA, Middlemiss DN, Mylecharane EJ, Richardson BP, Saxena PR (1986) Proposals for the classification and nomenclature of functional receptors for 5-hydroxytryptamine. Neuropharmacology 25: 563–576
5. Brewerton TD, Murphy DL, Mueller EA, Jimerson DC (1988) Induction of migrainelike headaches by the serotonin agonist m-chlorphenylpiperazine. Clin Pharmacol Ther 43: 605–609
6. Brown AM, Patch TL, Kaumann AJ (1991) The antimigraine drugs ergotamine and dihydroergotamine are potent 5-HT$_{1C}$ receptor agonists in piglet choroid plexus. Br J Pharmacol 104: 45–48
7. Brown CM, Kilpatrick AT, Martin A, Spedding M (1988) Cerebral ischaemia reduces the density of 5-HT$_2$ binding sites in the frontal cortex of the gerbil. Neuropharmacology 27: 831–836

8. Buzzi MG, Moskowitz MA (1990) The antimigraine drug, sumatriptan (GR43175), selectively blocks neurogenic plasma extravasation from blood vessels in dura mater. Br J Pharmacol 99: 202–206
9. Buzzi MG, Moskowitz MA, Peroutka SJ, Byun B (1991) Further characterization of the putative 5-HT receptor which mediates blockade of neurogenic plasma extravasation in rat dura mater. Br J Pharmacol 103: 1421–1428
10. Chappell AS, Bay JM, Botzum GD (1991) Sergolexole maleate and placebo for migraine prophylaxis. Cephalalgia 11 [Suppl 11]: 170–171
11. Clarke DE, Craig DA, Fozard JR (1989) The 5-HT$_4$ receptor: naughty, but nice. Trends Pharmacol Sci 10: 385–386
12. Clineschmidt BV, Reiss DR, Pettibone DJ, Robinson JL (1985) Characterization of 5-hydroxytryptamine receptors in rat stomach fundus. J Pharmacol Exp Ther 235: 696–708
13. Cohen ML, Mason N, Wiley KS, Fuller RW (1983) Further evidence that vascular serotonin receptors are of the 5HT$_2$ type. Biochem Pharmacol 32: 567–570
14. Cohen ML, Fuller RW, Kurz KD, Parli CJ, Mason NR, Meyers DB, Smallwood JK, Toomey RE (1988) Preclinical pharmacology of a new serotonergic receptor antagonist, LY281067. J Pharmacol Exp Ther 244: 106–112
15. Connor HE, Feniuk W, Humphrey PPA (1989) Characterization of 5-HT receptors mediating contraction of canine and primate basilar artery by use of GR43175, a selective 5-HT$_1$-like receptor agonist. Br J Pharmacol 96: 379–387
16. Curran DA, Hinterberger H, Lance JW (1967) Methysergide. Res Clin Stud Headache 1: 74–122
17. De Clerk F, Xhonneux B, Leysen J, Janssen PAJ (1984) The involvement of 5-HT$_2$-receptor sites in the activation of cat platelets. Thromb Res 33: 305–321
18. Del Bene E, Poggioni M, Michelacci S (1983) Lisuride as a migraine prophylactic in children: an open clinical trial. Int J Clin Pharmacol Res 3: 137–141
19. Denaro A, Martucci N, Ruggieri S, Manna V, Agnoli A (1985) Headache and noradrenergic involvement: the effects of α_2-stimulants and α_2-antagonists. Acta Psychiatr Scand 72 [Suppl 320]: 20–25
20. Edvinsson L, Jansen I (1989) Characterization of 5-HT receptors mediating contraction of human cerebral, meningeal and temporal arteries: target for GR43175 in acute treatment of migraine? Cephalagia 9 [Suppl 10]: 39–40
21. Edvinsson L, Hardebo JE, Owman C (1978) Pharmacological analysis of 5-hydroxytryptamine receptors in isolated intracranial and extracranial vessels of cat and man. Circ Res 42: 143–151
22. Ekbom K (1969) Prophylactic treatment of cluster headache with a new serotonin antagonist, BC 105. Acta Neurol Scand 45: 601–610
23. Engel G, Göthert M, Hoyer D, Schlicker E, Hillenbrand K (1986) Identity of inhibitory presynaptic 5-hydroxytryptamine (5-HT) autoreceptors in the rat brain cortex with 5-HT$_{1B}$ binding sites. Naunyn Schmiedebergs Arch Pharmacol 332: 1–7
24. Feniuk W, Humphrey PPA, Perren MJ, Watts AD (1985) A comparison of 5-hydroxytryptamine receptors mediating contraction in rabbit aorta and dog saphenous vein: evidence for different receptor types obtained by use of selective agonists and antagonists. Br J Pharmacol 86: 697–704
25. Feniuk W, Humphrey PPA, Perren MJ (1989) The selective carotid arterial vasoconstrictor action of GR 43175 in anaesthetized dogs. Br J Pharmacol 96: 83–90

26. Fong I, Phillips CA, Mylecharane EJ (1987) 5-Hydroxytryptamine receptor subtypes in rabbit common carotid artery, guinea-pig trachea and rat stomach fundus preparations. Clin Exp Pharmacol Physiol [Suppl] 11: 189
27. Fontes Ribeiro CA, Cotrim MD, Morgadinho MT, Ramos MI, Santos ES, Macedo TRA (1990) Migraine, serum serotonin and platelet 5-HT$_2$ receptors. Cephalalgia 10: 213–219
28. Forster C, Whalley ET (1982) Analysis of the 5-hydroxytryptamine induced contraction of the human basilar arterial strip compared with the rat aortic strip in vitro. Naunyn Schmiedebergs Arch Pharmacol 319: 12–17
29. Fozard JR (1975) The animal pharmacology of drugs used in the treatment of migraine. J Pharm Pharmacol 27: 297–321
30. Fozard JR (1990) 5-HT in migraine: evidence from 5-HT receptor antagonists for a neuronal aetiology. In: Sandler M, Collins GM (eds) Migraine: a spectrum of ideas. Oxford Univ. Press, Oxford, pp 128–146
31. Fozard JR, Gray JA (1989) 5-HT$_{1C}$ receptor activation: a key step in the initiation of migraine? Trends Pharmacol Sci 10: 307–309
32. Frenken M, Kaumann AJ (1987) Allosteric properties of the 5-HT$_2$ receptor system of the rat tail artery. – Ritanserin and methysergide are not competitive 5-HT$_2$ receptor antagonists but allosteric modulators. Naunyn Schmiedebergs Arch Pharmacol 335: 359–366
33. Gaddum JH, Picarelli ZP (1957) Two kinds of tryptamine receptor. Br J Pharmacol 12: 323–328
34. Gillies D, Sills M, Forsythe I (1986) Pizotifen (Sanomigran) in childhood migraine. – A double-blind controlled trial. Eur Neurol 25: 32–35
35. Glover V, Sandler M (1989) Can the vascular and neurogenic theories of migraine finally be reconciled? Trends Pharmacol Sci 10: 1–3
36. Hamel E, Bouchard D (1991) Contractile 5-HT$_1$ receptors in human isolated pial arterioles: correlation with 5-HT$_{1D}$ binding sites. Br J Pharmacol 102: 227–233
37. Hardebo JE, Chang JY, Owman C (1989) Sympathetic nerves associated with brain vessels store and release serotonin which interacts with noradrenaline in cerebrovascular contraction. In: Mylecharane EJ, Angus JA, Lande IS de la, Humphrey PPA (eds) Serotonin: actions, receptors, pathophysiology. Macmillan, Basingstoke, pp 233–240
38. Hartig PR (1989) Serotonin 5-HT$_{1C}$ receptors: what do they do? In: Mylecharane EJ, Angus JA, Landes IS de la, Humphrey PPA (eds) Serotonin: actions, receptors, pathophysiology. Macmillan, Basingstoke, pp 180–187
39. Heller WA, Baraban JM (1987) Potent agonist activity of DOB at 5-HT$_2$ receptors in guinea pig trachea. Eur J Pharmacol 138: 115–117
40. Hicks PE, Schoemaker H, Langer SZ (1984) 5HT-receptor antagonist properties of SCH 23390 in vascular smooth muscle and brain. Eur J Pharmacol 105: 339–342
41. Horowski R (1982) Some aspects of the dopaminergic action of ergot derivatives and their role in the treatment of migraine. Adv Neurol 33: 325–334
42. Hoyer D (1988) Molecular pharmacology and biology of 5-HT$_{1C}$ receptors. Trends Pharmacol Sci: 89–94
43. Hoyer D (1989) 5-Hydroxytryptamine receptors and effector coupling mechanisms in peripheral tissues. In: Fozard JR (ed) The peripheral actions of 5-hydroxytryptamine. Oxford Univ. Press, Oxford, pp 72–99
44. Humphrey PPA (1984) Peripheral 5-hydroxytryptamine receptors and their classification. Neuropharmacology 23: 1503–1510

45. Humphrey PPA, Feniuk W (1987) Classification of functional 5-hydroxytryptamine receptors. In: Rand MJ, Raper C (eds) Pharmacology: Proceedings of the 10th International Congress of Pharmacology. Elsevier Science, Amsterdam New York, pp 277–280
46. Humphrey PPA, Feniuk W, Perren MJ (1990) 5-HT in migraine: evidence from 5-HT$_1$-like receptor agonists for a vascular aetiology. In: Sandler M, Collins GM (eds) Migraine: a spectrum if ideas. Oxford Univ. Press, Oxford, pp 147–172
47. International Headache Society Committee on Clinical Trials in Migraine (1991) Guidelines for controlled trials of drugs in migraine – first edition. Cephalagia 11: 1–12
48. Kennett GA, Curzon G (1988) Evidence that mCPP may have behavioural effects mediated by central 5-HT$_{1C}$ receptors. Br J Pharmacol 94: 137–147
49. Kennett GA, Curzon G (1988) Evidence that hypophagia induced by mCPP and TFMPP requires 5-HT$_{1C}$ and 5-HT$_{1B}$ receptors; hypophagia induced by RU 24969 only requires 5-HT$_{1B}$ receptors. Psychopharmacology 96: 93–100
50. Kennett GA, Whitton P, Shah K, Curzon G (1989) Anxiogenic-like effects of mCPP and TFMPP in animal models are opposed by 5-HT$_{1C}$ receptor antagonists. Eur J Pharmacol 164: 445–454
51. Killam AL, Nikam SS, Lambert GM, Martin AR, Nelson DL (1990) Comparison of two different arterial tissues suggests possible 5-hydroxytryptamine$_2$ receptor heterogeneity. J Pharmacol Exp Ther 252: 1083–1089
52. Lamar JC, Edvinsson L (1980) 5-Hydroxytryptamine receptors. Contractile activity and mode of inhibition by methysergide in mammalian intracranial and extracranial vessels. Arch Int Pharmacodyn Ther 243: 245–254
53. Lance JW, Anthony M, Somerville B (1970) Comparative trial of serotonin antagonists in the management of migraine. Br Med J 2: 327–330
54. Leff P, Martin GR, Morse JM (1987) Differential classification of vascular smooth muscle and endothelial cell 5-HT receptors by use of tryptamine analogues. Br J Pharmacol 91: 321–331
55. Lemberger HF, Mason N, Cohen ML (1984) 5HT$_2$ receptors in the rat portal vein: desensitization following cumulative serotonin addition. Life Sci 35: 71–77
56. Leysen JE, Awouters F, Kennis L, Laduron PM, Vandenberk J, Janssen PAJ (1981) Receptor binding profile of R 41 468, a novel antagonist at 5-HT$_2$ receptors. Life Sci 28: 1015–1022
57. MacLennan SJ, Martin GR (1990) Actions of non-peptide ergot alkaloids at 5-HT$_1$-like and 5-HT$_2$ receptors mediating vascular smooth muscle contraction. Naunyn Schmiedbergs Arch Pharmacol 342: 120–129
58. Martin GR, Leff P, Cambridge D, Barrett VJ (1987) Comparative analysis of two types of 5-hydroxytryptamine receptor mediating vasorelaxation: differential classification using tryptamines. Naunyn Schmiedebergs Arch Pharmacol 336: 365–373
59. Maura G, Roccatagliata E, Ulivi M, Raiteri M (1988) Serotonin-glutamate interaction in rat cerebellum: involvement of 5-HT$_1$ and 5-HT$_2$ receptors. Eur J Pharmacol 145: 31–38
60. Monro P, Swade C, Coppen A (1985) Mianserin in the prophylaxis of migraine: a double-blind study. Acta Psychiatr Scand 72 [Suppl 320]: 98–103
61. Moskowitz M (1984) The neurobiology of vascular head pain. Ann Neurol 16: 157–168
62. Müller-Schweinitzer E, Weidmann H (1978) Basic pharmacological properties. – With contributions by Salzmann R, Hauser D, Weber HP, Petcher TJ, Bucher T.

In: Berde B, Schild HO (eds) Ergot alkaloids and related compounds. Springer, Berlin Heidelberg New York, pp 87–232
63. Müller-Schweinitzer E, Tapparelli C (1986) Methylergometrine, and active metabolite of methysergide. Cephalalgia 6: 35–41
64. Muszkat M, Vergani MIC, Torres DM (1988) Cefaléia na infância: diagnóstico e terapêutica. – Estudo prospectivo de 77 casos [Headache in childhood: diagnosis and therapy. – A prospective study of 77 cases]. Arq Neuropsiquiatr 46: 254–257
65. Mylecharane EJ (1989) The classification of 5-hydroxytryptamine receptors. Clin Exp Pharmacol Physiol 16: 517–522
66. Mylecharane EJ (1990) Agonists and antagonists of 5-HT$_2$ receptors. In: Saxena PR, Wallis DI, Wouters W, Bevan P (eds) Cardiovascular pharmacology of 5-hydroxytryptamine: prospective therapeutic applications. Kluwer Academic, Dordrecht Boston London, pp 81–100
67. Mylecharane EJ (1990) Mechanisms involved in serotonin-induced vasodilatation. Blood Vessels 27: 116–126
68. Mylecharane EJ, Martin GR (1991) The apparent heterogeneity in functional 5-HT$_2$ receptors revealed by antagonists may be species-related. Br J Pharmacol 104: 107P
69. Mylecharane EJ, Phillips CA (1989) Mechanisms of 5-hydroxytryptamine-induced vasodilatation. In: Fozard JR (ed) The peripheral actions of 5-hydroxytryptamine. Oxford Univ. Press, Oxford, pp 147–181
70. Mylecharane EJ, Spira PJ, Misbach J, Duckworth JW, Lance JW (1978) Effects of methysergide, pizotifen and ergotamine in the monkey cranial circulation. Eur J Pharmacol 48: 1–9
71. Nappi G, Sandrini G, Granella F, Ruiz L, Cerutti G, Facchinetti F, Blandini F, Manzoni GC (1990) A new 5-HT$_2$ antagonist (ritanserin) in the treatment of chronic headache with depression. A double-blind study vs amitriptyline. Headache 30: 439–444
72. Nueten JM van, Schuurkes JAJ, Ridder JE de, Kuyps JJMD, Janssens WJ (1986) Comparative pharmacological profile of ritanserin and ketanserin. Drug Dev Res 8: 187–195
73. Ohlstein EH, Berkowitz BA (1985) SCH 23390 and SK&F 83566 are antagonists at vascular dopamine and serotonin receptors. Eur J Pharmacol 108: 205–208
74. Ortmann R, Bischoff S, Radeke E, Buech O, Delini-Stula A (1982) Correlations between different measures of antiserotonin activity of drugs. – Study with neuroleptics and serotonin receptor blockers. Naunyn Schmiedebergs Arch Pharmacol 321: 265–270
75. Parsons AA, Whalley ET, Feniuk W, Connor HE, Humphrey PPA (1989) 5-HT$_1$-like receptors mediate 5-hydroxytryptamine-induced contraction of human isolated basilar artery. Br J Pharmacol 96: 434–449
76. Peatfield R (1986) Headache. Springer, Berlin Heidelberg New York Tokyo, pp 125–142
77. Peatfield RC, Fozard JR, Clifford Rose F (1986) Drug treatment of migraine. In: Vinken PJ, Bruyn GW, Klawans HL, Clifford Rose F (eds) Headache. (Handbook of clinical neurology, vol 4 [48]). Elsevier Science, Amsterdam New York, pp 173–216
78. Perren MJ, Feniuk W, Humphrey PPA (1989) The selective closure of feline carotid arteriovenous anastomoses (AVAs) by GR43175. Cephalalgia 9 [Suppl 9]: 41–46
79. Peroutka SJ (1988) 5-Hydroxytryptamine receptor subtypes: molecular, biochemical and physiological characterization. Trends Neurosci 11: 496–500

80. Peroutka SJ, McCarthy BG (1989) Sumatriptan (GR 43175) interacts selectively with 5-HT_{1B} and 5-HT_{1D} bindings sites. Eur J Pharmacol 163: 133–136
81. Peroutka SJ, Snyder SH (1979) Multiple serotonin receptors: differential binding of [^{3}H]5-hydroxytryptamine, [^{3}H]lysergic acid diethylamide and [^{3}H]spiroperidol. Mol Pharmacol 16: 687–699
82. Saxena PR (1972) The effects of antimigraine drugs on the vascular responses by 5-hydroxytryptamine and related biogenic substances on the external carotid bed of dogs: possible pharmacological implications to their antimigraine action. Headache 12: 44–54
83. Saxena PR, Verdouw PD (1984) Effects of methysergide and 5-hydroxytryptamine on carotid blood flow distribution in pigs. further evidence for the presence of atypical 5-HT receptors. Br J Pharmacol 82: 817–826
84. Saxena PR, Duncker DJ, Bom AH, Heiligers J, Verdouw PD (1986) Effects of MDL 72222 and methiothepin in carotid vascular responses to 5-hydroxytryptamine in the pig: evidence for the presence of „5-hydroxytryptamine$_1$-like" receptors. Naunyn Schmiedebergs Arch Pharmacol 333: 198–204
85. Sicuteri F (1959) Prophylactic and therapeutic properties of l-methyl-lysergic acid butanolamide in migraine. Int Arch Allergy 15: 300–307
86. Sicuteri F, Franchi G, Del Bianco PL (1967) An antaminic drug, BC 105, in the prophylaxis of migraine. Int Arch Allergy 31: 78–93
87. Soyka D, Frieling B (1989) Lisurid in der Migräneprophylaxe. – Ergebnisse einer multizentrischen Studie. Fortschr Med 107: 763–766
88. Sumner MJ, Humphrey PPA (1988) Characterisation of the endothelial-dependent relaxation of neonatal porcine vena cava evoked by 5-hydroxytryptanine. Br J Pharmacol 95: 788P
89. Tricklebank MD (1989) Behavioural correlates of the activation of 5-HT receptors. In: Mylecharane EJ, Angus JA, Lande IS de la, Humphrey PPA (eds) Serotonin: actions, receptors, pathophysiology. Macmillan, Basingstoke, pp 87–94
90. Wang SS, Pertouka SJ (1987) 2,5-Dimethoxy-4-bromoamphetamine (DOB) interactions with 5-HT receptor subtypes. Soc Neurosci Abstr 13: 1237
91. Wijngaarden I van, Tulp MTM, Soudijn W (1990) The concept of selectivity in 5-HT receptor research. Eur J Pharmacol 188: 301–312
92. Winther K (1985) Ketanserin a selective serotonin antagonist, in relation to platelet aggregation and migraine attack rate. Cephalalgia 5 [Suppl 3]: 402–403

15 Überblick zur Rolle der 5-HT$_3$-Rezeptorantagonisten in der Migränetherapie

Michel Dominique Ferrari und Franz Bernhard M. Ensink

15.1 Einleitung

Wie bereits in Kap. 13 ausführlich dargestellt, spielt 5-Hydroxytryptamin vermutlich eine entscheidende Rolle bei der Pathophysiologie der Migräne [27, 31]. Infolge der Entdeckung sogenannter 5-HT$_3$-Rezeptoren (vgl. 2.5.3.4), einer speziellen Untergruppe innerhalb des serotoninergen Systems (vgl. Kap. 12), wurde die Hypothese aufgestellt, daß eine Aktivierung dieser Rezeptorstrukturen eine Kettenreaktion induziert, die letztendlich zu den typischen Migränebeschwerden führen könnte. Vor diesem Hintergrund wurden bislang 4 selektive 5-HT$_3$-Rezeptorantagonisten zur symptomatischen und prophylaktischen Migränetherapie untersucht. In diesem Beitrag sollen die folgenden 4 Punkte abgehandelt werden:

1. Darstellung der Pharmakologie der 5-HT$_3$-Rezeptoren, soweit sie für das Verständnis der Pathogenese der Migräne von Bedeutung ist;
2. Erörterung des gedanklichen Konzepts, durch Blockade von 5-HT$_3$-Rezeptoren das Migränegeschehen therapeutisch beeinflussen zu wollen;
3. Präsentation und kritische Würdigung der in der Migränetherapie mit 5-HT$_3$-Rezeptorantagonisten erzielten klinischen Resultate;
4. Diskussion des zukünftigen Stellenwerts der 5-HT$_3$-Rezeptorantagonisten für die Migränetherapie.

15.2 Kurze Übersicht zur Pharmakologie der 5-HT$_3$-Rezeptoren

15.2.1 Geschichte der 5-HT$_3$-Rezeptoren

Wie unter 2.5.3.4 dargestellt, beginnt die Geschichte der 5-HT$_3$-Rezeptorantagonisten eigentlich 1957. In diesem Jahr konnten Gaddum u. Picarelli [20] nämlich zeigen, daß Serotonin durch 2 unterschiedliche Mechanismen eine Kontraktion am Ileum des Meerschweinchens hervorrufen kann. Zum einen handelt es sich hier um einen direkten Einfluß auf die glatte Muskulatur. Da dieser Effekt durch Phenoxybenzamin (Dibenzylin[1]) geblockt werden konnte, wurde der entsprechende Mechanismus als durch einen *D-Rezeptor* vermittelt bezeichnet. Zum anderen konnten Gaddum u. Picarelli einen indirekten Einfluß auf die Ileummuskulatur nachweisen. Dieser wurde durch die Freisetzung von Acetylcholin aus parasympathischen Nervenenden hervorgerufen. Durch Applikation von Morphin ließ sich auch dieser Effekt blocken, deshalb wurde die hierbei beteiligte Struktur *M-Rezeptor* benannt [20].

Später konnten dann Fozard et al. [19] zeigen, daß auch Cocain sowie Metoclopramid [18] schwache Antagonisten für diesen M-Rezeptor darstellen. Seit 1984 wurden diverse hochselektive und potente 5-HT-M-Rezeptorantagonisten identifiziert [3, 14, 41, 43, 47]. Von einem internationalen Expertengremium unter der Führung von Bradley [2] wurde 1986 ein Konsensusvorschlag zur Klassifikation und Nomenklatur der 5-HT-Rezeptoren vorgelegt. In diesem Rahmen erfolgte eine Umbenennung der früheren 5-HT-M- in 5-HT$_3$-Rezeptoren. Allerdings sei in diesem Zusammenhang angemerkt, daß die nach derzeitiger internationaler Übereinkunft als 5-HT$_3$-Rezeptoren definierten Strukturen nicht vollkommen identisch mit den ursprünglich von Gaddum u. Picarelli [20] beschriebenen 5-HT-M-Rezeptoren sind.

15.2.2 Definitionskriterien der 5-HT$_3$-Rezeptoren

Effekte, die als durch 5-HT$_3$-Rezeptoren vermittelt gelten sollen, haben folgende Definitionskriterien zu erfüllen:
- sie müssen durch 5-HT$_3$-Rezeptorantagonisten zu blockieren sein;
- sie dürfen sich durch gemischte 5-HT$_1$- und 5-HT$_2$-Rezeptorantagonisten, wie z. B. Metitepin, sowie durch reine 5-HT$_2$-Rezeptorantagonisten, wie z. B. Ketanserin, nicht blockieren lassen;
- sie müssen sich durch 2-Methyl-5-HT sowie durch Phenylbiguanid auslösen lassen;
- sie dürfen sich jedoch nicht durch 5-HT$_1$-Rezeptoragonisten, wie z. B. 8-Hydroxy-2-(di-n-propylamino-)tetralin, 5-Carboxamidotryptamin und 5-Methoxytryptamin hervorrufen lassen [2, 16, 40].

15.2.3 Lage und Funktion der 5-HT$_3$-Rezeptoren

5-HT$_3$-Rezeptoren finden sich sowohl im peripheren als auch im Zentralnervensystem (ZNS), wo sie ausnahmslos schnelle Depolarisationsvorgänge mit nachfolgender Transmitterfreisetzung hervorrufen [16, 17, 29]. Im Bereich des peripheren Nervensystems wurden 5-HT$_3$-Rezeptoren an sensorischen Neuronen sowie in autonomen Nervengeflechten und im Bereich der efferenten Ver-

---
[1] In Deutschland unter dem Markennamen Dibenzyran erhältlich.

sorgung des Darms gefunden. Die 5-HT$_3$-Rezeptoren spielen insbesondere eine wesentliche Rolle bei den Vorgängen der Nozizeption und des Erbrechens [5, 16, 30, 40]. Im ZNS wurden 5-HT$_3$-Rezeptoren in recht unterschiedlichen Regionen wie der Area postrema und dem Nucleus tractus solitarius sowie in diversen an der Schmerzverarbeitung beteiligten Arealen nachgewiesen [37]. Es ist daher davon auszugehen, daß 5-HT$_3$-Rezeptoren sowohl für die Nozizeption als auch für den Vorgang des Erbrechens und für die Stimmungslage eine wichtige Rolle spielen [23, 28, 29, 39]. Für detailliertere Angaben zur Pharmakologie der 5-HT$_3$-Rezeptoren und ihrer Antagonisten sei auf die entsprechenden Übersichtsarbeiten von Fozard [16], King u. Sanger [30] sowie von Richardson u. Engel [40] verwiesen.

15.2.4 Migräneelevante Eigenschaften der 5-HT$_3$-Rezeptoren

Von besonderer Bedeutung für die Migräne ist die Beobachtung, daß durch 5-HT$_3$-Rezeptorantagonisten, wie z. B. ICS 205-930, MDL 72222 oder Ondansetron, die folgenden Vorgänge zu blockieren sind:

- Schmerzentwicklung und -ausdehnung beim Menschen, wie sie sich normalerweise nach topischer Applikation von 5-HT auf eine Hautblase einstellt [41];
- Verstärkung von bradykinininduzierten Schmerzen beim Menschen durch 5-HT [41, 46];
- Schmerzen, die beim Tier üblicherweise durch Entzündungsvorgänge hervorgerufen werden [21, 22].

Solche Beobachtungen legen eine Beteiligung der 5-HT$_3$-Rezeptorstrukturen bei der Schmerzwahrnehmung und -verarbeitung nahe. Darüber hinaus wurden 5-HT$_3$-Rezeptoren in zahlreichen Hirnregionen sowie in Bereichen des peripheren Nervensystems gefunden, von denen bekannt ist, daß ihnen eine Bedeutung beim Vorgang des Erbrechens [5, 30, 39] bzw. bei der Schmerzleitung und -verarbeitung zukommt. In diesem Zusammenhang sind insbesondere die primären C-Faser-Afferenzen [15] sowie die äußeren Anteile des Hinterhorns [23] zu nennen.

15.3 Bedeutung der 5-HT$_3$-Rezeptoren für die Migräne und ihre therapeutische Beeinflussung

Während der letzten Jahre wurden von den verschiedenen Forschergruppen immer mehr Ergebnisse zusammengetragen, aus denen sich die überragende Rolle des serotoninergen Systems für die Pathogenese der Migräne ableitet (vgl. 2.5 sowie Kap. 12 und 13). Abbildung 12.9 zeigt eine schematische

Darstellung, aus der sich die Bedeutung des serotoninergen Systems für die Pathophysiologie der Migräne ergibt.

Insbesondere durch Fozard [13], Moskowitz et al. [34, 35] sowie durch Richardson u. Engel [40] wurde die Hypothese aufgestellt, daß Serotonin für die mit der Migräne vergesellschafteten Kopfschmerzen verantwortlich ist, unabhängig davon ob 5-HT nun aus den Thrombozyten freigesetzt wird [1] oder aus metabolischen Veränderungen resultiert [9], ob das Serotonin aus perivaskulären Nervenendigungen stammt [7, 25, 45], deren Zellen aus den Raphekernen hervorgehen, oder ob letztlich eine Kombination aller dieser Faktoren verantwortlich ist.

Ausgelöst werden könnten die entsprechenden Reaktionen durch Erregung neuronaler 5-HT$_3$-Rezeptoren an afferenten Schmerzbahnen, die aus den Wänden des kranialen Mikrogefäßsystems sowie von Gefäßen der Pia mater kommen. Diese Schmerzafferenzen ziehen in den ophthalmischen Ast des N. trigeminus, der bei Aktivierung durch eine via Axonreflex vermittelte lokale Freisetzung vasoaktiver Neuropeptide eine Vasodilatation und Steigerung der Gefäßpermeabilität im Bereich der kranialen Strombahn hervorrufen kann. Dieser Vorgang (vgl. auch Kap. 12 und 13) würde zu einer perivaskulär lokalisierten, neurogenen Entzündung mit Hirnhautödem und Schmerzen führen [12, 34, 35]. Eine solche Entwicklung mit konsekutiver Abfolge der geschilderten Ereignisse läßt sich durch Blockade der 5-HT$_3$-Rezeptoren verhindern, wodurch gleichzeitig der in der Migräneattacke auftretende Kopfschmerz verhindert oder zumindest gelindert werden kann.

15.4 Klinische Erfahrungen mit 5-HT$_3$-Rezeptorenblockern zur Migränetherapie

15.4.1 Metoclopramid

Der erste Hinweis, daß ein 5-HT$_3$-Rezeptorantagonist bei der Migränebehandlung möglicherweise von Nutzen sein könnte, kam von Hughes [26], der 4 Migränepatienten mit ausgeprägten Beschwerden jeweils 10 mg Metoclopramid langsam intravenös injizierte. In 3 der 4 Fälle hatte diese Maßnahme ein unmittelbares und vollständiges Abklingen der vorbestehenden Symptomatik zur Folge [26]. Dieser Effekt wurde der eher schwach ausgeprägten Hemmung des 5-HT$_3$-Rezeptors als der Blockierung des Dopaminrezeptors zugeschrieben [13]. Seither wurden viele Patienten mit akuter Migränesymptomatik, v. a. in Großbritannien und den USA, mit intramuskulären Injektionen von Metoclopramid behandelt, auch wenn der therapeutische Nutzen einer solchen Vorgehensweise – formal im Rahmen einer klinischen Prüfung – nie gesichert wurde.

15.4.2 MDL 72222

Der erste klinisch einsetzbare, selektive 5-HT$_3$-Rezeptorantagonist war MDL 72222. Seine Fähigkeit, Migränebeschwerden in der akuten Attacke zu lindern, wurde mit einer randomisierten, doppelblinden, plazebokontrollierten Studie in Parallelgruppendesign untersucht [33]. Im Rahmen dieser Studie wurde 24 Patienten jeweils 20 mg MDL 72222 langsam (über einen Zeitraum von 3–5 min) intravenös injiziert, weitere 23 erhielten Plazebo, nachdem der Schweregrad ihrer Attacke einerseits von den Patienten selbst mit Hilfe einer visuellen Analogskala und andererseits mit einer 3stufigen Verbalskala durch den Untersucher bewertet worden war. Die klinische Wirkung wurde sowohl über die vom Patienten markierte Verschiebung des Analogskalenwertes erfaßt als auch im Sinne einer vom Untersucher festzulegenden prozentualen Verbesserung (bezogen auf den Ausgangswert der Verbalskala). Hatte sich das Befinden des Patienten innerhalb von 30–120 min nicht um wenigstens 80 % verbessert, erfolgte eine weitere Nachinjektion der schon ursprünglich applizierten Substanz. Zum ,,endgültigen Bewertungszeitpunkt" (s. hierzu nachfolgenden Kommentar) zeigten 15 der 24 mit MDL 72222 behandelten Patienten (62,5 %) eine wenigstens 75 %ige Besserung verglichen mit 5 von 23 Plazebopatienten (22 %; $p < 0{,}02$; [33]).

Bestimmte Aspekte der Methodik dieser wichtigen Studie (s. die nachfolgenden Punkte 1–6) geben jedoch Veranlassung, den aus den scheinbar sehr offensichtlichen Ergebnissen gezogenen Schlußfolgerungen mit großer Vorsicht zu begegnen.

1. Bei der Untersuchung war der primäre Wirksamkeitsparameter nicht eindeutig definiert.
2. Die klinische Bewertung erfolgte an mehr als 10 konsekutiven Zeitpunkten nach der Initialbehandlung, während die vom Patienten vorgenommene Befundung zeitlich stark variierte und ohne entsprechende Festlegung durch das Studienprotokoll an nicht näher spezifizierten Meßpunkten stattfand.
3. Aus der Publikation läßt sich nicht eindeutig nachvollziehen, wann genau (innerhalb des angegebenen Zeitraumes von 30–120 min) wieviele Patienten eine 2. Injektion der Prüfmedikation erhielten und auf welchem exakten Kriterium die Entscheidung zu dieser Nachinjektion basierte. Aus den wiedergegebenen Ergebnissen wird nur deutlich, daß 17 Patienten der Plazebogruppe und 15 der mit MDL 72222 behandelten Patienten zumindest nach der Initialbehandlung als ,,Therapieversager" betrachtet wurden, mit einer nur geringen Differenz zwischen Verum- und Plazebobehandlung zu diesem Zeitpunkt. Gemäß Studienprotokoll hätten eigentlich alle diese Patienten eine 2. Injektion der Prüfmedikation erhalten müssen; tatsächlich ist dies aber nur bei 15 Patienten der Plazebogruppe und bei 10 der mit MDL 72222 behandelten Patienten erfolgt. Ein etwas überraschender Unterschied im Ansprechverhalten auf die beiden Medikationen zeigte sich dann plötzlich am ,,endgültigen Bewertungszeitpunkt" (dem sog. ,,final as-

sessment", über dessen zeitlichen Bezug zu der/den voraufgehenden Injektion/en jedoch keine präzisen Angaben gemacht werden).
4. Ebenso läßt sich aus der Publikation nicht exakt erkennen, welche Patienten in die Studie aufgenommen wurden: es fehlen klinische Angaben zur Beschreibung der Erkrankung der Studienpopulation; aus den in der Arbeit gegebenen Hinweisen läßt sich allerdings erschließen, daß wenigstens 10 Patienten an ,,psychogenen Kopfschmerzen" litten.
5. Darüber hinaus werden in der Publikation auch keine Angaben darüber gemacht, zu welchem Zeitpunkt im Verlauf der Migräneattacken bei den einzelnen Patienten die jeweilige Behandlung erfolgte, d. h. es fehlt die Information, wie lange im Einzelfall die Migränesymptomatik bei der Injektion bereits bestand.
6. Sechs der im Rahmen der Studie behandelten Migräneattacken waren nach Angaben der Autoren eher geringeren Schweregrades. Ein solcher – als Beurteilungsbasis einer therapeutischen Intervention dienender – sehr niedriger Ausgangswert des Schweregrades gilt als relativ problematisch.

Angesichts der genannten Kritikpunkte hinsichtlich ihrer Studienmethodik muß die Untersuchung zusammenfassend als mangelhaft durchgeführt bewertet werden. Trotz dieses Umstands wurden die so erzielten Resultate als Beleg für die Mutmaßung angesehen, daß möglicherweise akute Migräneattacken mit 5-HT$_3$-Rezeptorantagonisten effektiv zu therapieren seien. Diese Annahme hat zur Entwicklung und Einführung weiterer 5-HT$_3$-Rezeptorantagonisten geführt. Eigentlich hätten im Hinblick auf die besprochenen Kritikpunkte die vorgelegten Studienergebnisse allenfalls als ,,ermutigend" bezeichnet werden dürfen und der tatsächliche Beweis der Wirksamkeit von MDL 72222 wäre durch Folgestudien zu erbringen gewesen. Dazu kam es im weiteren Verlauf aber leider nicht mehr, weil MDL 72222 aufgrund von Toxizitätsproblemen zurückgezogen wurde und so auch keine neueren, besser geplanten Studien mehr durchgeführt wurden. Folglich muß das Konzept, akute Migräneattacken mit 5-HT$_3$-Rezeptorantagonisten behandeln zu wollen, nach wie vor als nicht hinreichend belegt angesehen werden.

15.4.3 ICS 205-903

Angeregt durch die Studie mit MDL 72222, wurde auch die Wirksamkeit eines weiteren, weitaus stärkeren 5-HT$_3$-Rezeptorantagonisten, ICS 205-930, geprüft, zunächst als Therapeutikum in der akuten Migräneattacke, später dann auch als Medikament zur prophylaktischen Intervallbehandlung.

Akuttherapie

In einer offenen Dosisfindungsstudie wurden bei 62 Patienten insgesamt 298 Migräneattacken mit oralen Dosen von 15–200 mg ICS 205-930 behandelt. Eine nennenswerte Besserung der Migränesymptomatik stellte sich dabei nur bei 57 Attacken (19 %) ein (unveröffentlichte Ergebnisse von Ferrari u. Lataste, zit. nach [10]). Darüber hinaus kehrten die Beschwerden häufig innerhalb von 2–3 h nach der Behandlung wieder zurück.

Um sicher auszuschließen, daß der fehlende klinische Effekt von ICS 205-930 bei der Akutbehandlung der Migräne nur auf einer zu langsamen Resorption der Substanz beruht, wurde bei 26 Patienten im Rahmen einer doppelblinden und plazebokontrollierten Studie die Prüfmedikation intravenös verabreicht. Durch Cross-over-Design war bei der Studie gewährleistet, daß alle Patienten randomisiert in wechselnder Abfolge Plazebo sowie eine der folgenden Dosen von ICS 205-930 (20, 40 oder 60 mg) erhielten. Hierbei zeigte sich der 5-HT_3-Rezeptorantagonist nur bei 3 Patienten der Plazebomedikation überlegen, in 9 Fällen erwies er sich als weniger effektiv, bei den verbleibenden 14 Patienten ergab sich kein klarer Unterschied zwischen Verum- und Plazebomedikation. Ebenso war für die 3 geprüften Dosierungen von ICS 205-930 keine Dosis-Wirkungs-Beziehung erkennbar (unveröffentlichte Ergebnisse von Ferrari u. Lataste, zit. nach [10]).

Aufgrund dieser Befunde läßt sich eindeutig feststellen, daß ICS 205-930 – zumindest im Dosisbereich 20–60 mg – keinerlei therapeutische Wirkung bei der Akutbehandlung der Migräne aufweist. Diese Ergebnisse stehen allerdings im krassen Widerspruch zu den beschriebenen positiven Effekten, die bei dieser Indikation mit dem weitaus schwächeren 5-HT_3-Rezeptorantagonisten MDL 72222 zu erzielen sind.

Prophylaktische Behandlung

Um zu untersuchen, ob ICS 205-930 aber möglicherweise bei Durchführung einer medikamentösen Migräneprophylaxe von Nutzen ist, wurden zwei randomisierte, doppelblinde, plazebokontrollierte, multizentrische und multinationale Studien durchgeführt, in die insgesamt 204 Patienten mit Migräne ohne und mit Aura einbezogen wurden [11, 32]. Beide Untersuchungen hatten das gleiche Studiendesign (Ausgangsbeobachtung über den Zeitraum von 1 Monat mit einer anschließenden 3monatigen Behandlungsphase) und erzielten erstaunlich ähnliche Ergebnisse. Als primärer Wirksamkeitsparameter war in beiden Fällen die proportionale Abnahme der Attackenfrequenz definiert, die am Ende der Behandlungsphase beobachtet wurde.

Etwa 50 % der mit Verum therapierten Patienten stellten im Behandlungsverlauf eine mäßige bis schwere Obstipation fest. In diesen Fällen war strenggenommen natürlich keine echte „doppelblinde" Bewertung des Behandlungserfolges möglich. Dessenungeachtet führten aber alle der verabreichten Dosierungen von ICS 205-930 (15, 25 und 50 mg) zu keiner statistisch signifikanten Abnahme der Attackenfrequenz gegenüber Plazebo.

Ungewöhnlich ist die Beobachtung, daß bei allen Wirksamkeitsparametern stets die niedrigste Dosierung die besten, die höchste hingegen die schlechtesten Resultate lieferte, während die Ergebnisse der mit 25 mg ICS 205-930 behandelten Patienten dazwischen lagen. Diese inverse Dosis-Wirkungs-Beziehung könnte ein Hinweis auf eine „glockenförmige" Verlaufsform dieser Abhängigkeit sein [16, 24, 36], bei der mit niedrigeren Dosen von ICS 205-930 evtl. wesentlich bessere Resultate zu erzielen wären.

Zusammenfassend läßt sich feststellen, daß die dargestellten Studien keinen schlüssigen Nachweis erbracht haben, ob mit ICS 205-930 eine wirksame Migräneprophylaxe betrieben werden kann. Wie schon bei MDL 72222, kam es in Tierversuchen unter Langzeitanwendung von ICS 205-930 zu toxischen Effekten. Von daher konnten mit der Substanz keine Folgestudien mehr durchgeführt werden, so daß die Möglichkeit einer „glockenförmigen" Dosis-Wirkungs-Beziehung von ICS 205-930 mit einer dann zu vermutenden höheren Wirksamkeit niedrigerer Dosen bis heute Hypothese geblieben ist und voraussichtlich auch weiterhin bleiben muß.

15.4.4 Granisetron (BRL 43694)

Auch BRL 43694, ein weiterer, etwa 50- bis 100mal so starker 5-HT_3-Rezeptorantagonist wie MDL 72222, wurde hinsichtlich seiner Fähigkeit untersucht, akute Migräneattacken zu kupieren.

Über die ersten diesbezüglichen Erfahrungen berichteten Couturier et al. [4], die im Rahmen einer offenen Pilotstudie 6 Patienten bei insgesamt 7 Migräneattacken jeweils BRL 43694 (40 µg/kg KG) langsam (über 15 min) intravenös infundierten. Bei 5 der Patienten kam es unter dieser Medikation innerhalb von 60 min zu einer signifikanten Besserung der Migränesymptomatik. Beim 6. Patienten stellte sich lediglich eine Linderung der zuvor bestehenden Symptome „Übelkeit" und „Erbrechen" ein. Nach Angaben der Untersucher war die durch BRL 43694 zu erzielende Beeinflussung der Migränesymptomatik „recht beeindruckend".

Zu einer ähnlich positiven Einschätzung kamen bei einer weiteren Untersuchung mit doppelblindem, plazebokontrolliertem Studiendesign, in die insgesamt 28 Patienten einbezogen wurden, auch Rowat et al. [42]. Bei dieser Studie kam neben Plazebo auch Granisetron in 2 unterschiedlichen Dosierungen zum Einsatz (40 und 80 µg/kg KG); dabei erwies sich die höhere Dosis der Plazebobehandlung als signifikant überlegen ($p < 0,05$). Die jeweilige Prüfmedikation wurde bei dieser Studie den Patienten innerhalb von nur 3 min intravenös injiziert; trotz dieser vergleichsweise kurzen Injektionszeit wurde die Substanz nach Aussage der Untersucher aber gut vertragen [42].

Angesichts der referierten Resultate wären zur Bestätigung dieses therapeutischen Ansatzes in der Folgezeit noch größer dimensionierte Anschlußstudien wünschenswert gewesen. Dazu kam es aber nicht mehr, weil sich in parallelen Tierversuchen (Ratte) mit repetitiver Anwendung von BRL 43694 über längere Zeiträume auch bei dieser Substanz gewisse Anhaltspunkte für toxische Effekte ergeben hatten.

15.5 Zusammenfassende Bewertung und Ausblick

Aus den bislang durchgeführten klinischen Untersuchungen läßt sich bezüglich der Wirksamkeit der 5-HT$_3$-Rezeptorenblocker zur Migränetherapie weder in bezug auf den Einsatz als Akutmedikation noch in Hinsicht auf eine prophylaktische Dauerbehandlung eine eindeutige Aussage ableiten. Eine Interpretation der referierten Studienergebnisse wird besonders erschwert durch das vielschichtige Dosis-Wirkungs-Verhältnis dieser Substanzklasse. Es erscheint durchaus vorstellbar, daß 5-HT$_3$-Rezeptorantagonisten in der Migränetherapie wirksam sein könnten, wenn sie in deutlich niedrigeren Dosen verabreicht würden, als man sie bislang studiert hat. Unglücklicherweise haben sich alle bislang als Migränetherapeutika untersuchten 5-HT$_3$-Rezeptorantagonisten in Tierversuchen mit Langzeitanwendung der jeweiligen Substanz als onkogen erwiesen. Dieser Umstand hat natürlich auch weitere Folgestudien mit diesen 5-HT$_3$-Rezeptorantagonisten am Menschen verhindert.

Vor diesem Hintergrund und angesichts der vielversprechenden Resultate, wie sie zwischenzeitig mit 5-HT$_1$-Rezeptoragonisten erzielt wurden [6, 8, 38, 44] (vgl. diesbezüglich auch Kap. 16–19), werden die 5-HT$_3$-Rezeptorantagonisten wahrscheinlich nie eine entscheidende Bedeutung für die Migränetherapie erlangen, obwohl ihr antiemetischer Effekt sowohl bei migränebedingtem als auch bei zytostatikainduziertem Erbrechen [5] unbestreitbar ist.

Literatur

1. Anthony M (1986) The biochemistry of migraine. In: Vinken PJ, Bruyn GW, Klawans HL, Clifford Rose F (eds) Headache. (Handbook of clinical neurology, vol 4 [48]). Elsevier Science, Amsterdam New York, pp 85–105
2. Bradley PB, Engel G, Feniuk W, Fozard JR, Humphrey PPA, Middlemiss DN, Mylecharane EJ, Richardson BP, Saxena PR (1986) Proposals for the classification and nomenclature of functional receptors for 5-hydroxytryptamine. Neuropharmacology 25: 563–576
3. Butler A, Hill JM, Ireland SJ, Jordan CC, Tyers MB (1988) Pharmacological properties of GR38032F, a novel antagonist at 5-HT$_3$ receptors. Br J Pharmacol 94: 397–412
4. Couturier EGM, Hering R, Foster CA, Steiner TJ, Clifford Rose F (1991) First clinical study of the selective 5-HT$_3$ antagonist, granisetron (BRL 43694), in the acute treatment of migraine headache. Headache 31: 296–297
5. Cubeddu LX, Hoffmann IS, Fuenmayor NT, Finn AL (1990) Efficacy of ondansetron (GR 38032F) and the role of serotonin in cisplatin-induced nausea and vomiting. N Engl J Med 322: 810–816
6. Dahlöf C, Winter P, Ludlow S (1989) Oral GR43175, a 5-HT$_1$-like agonist, for treatment of the acute migraine attack: an international study – preliminary results. Cephalalgia 9 [Suppl 10]: 351–352
7. Edvinsson L, Degueurce A, Duverger D, MacKenzie ET, Scatton B (1983) Central serotonergic nerves project to the pial vessels of the brain. Nature 306: 55–57

8. Ferrari MD (1991) 5-HT$_3$ receptor antagonists and migraine therapy. J Neurol 238 [Suppl 1]: S53–S56
9. Ferrari M, Bayliss EM, Ludlow S, Pilgrim AJ (1989) Subcutaneous GR43175 in the treatment of acute migraine: an international study. Cephalalgia 9 [Suppl 10]: 348
10. Ferrari MD, Odink J, Tapparelli C, Kempen GMJ van, Pennings EJM, Bruyn GW (1989) Serotonin metabolism in migraine. Neurology 39: 1239–1242
11. Ferrari MD, Wilkinson M, Hirt D, Lataste X, Notter M [and the ICS 205-930 migraine study group] (1991) Efficacy of ICS 205-930, a novel 5-hydroxytryptamine$_3$ (5-HT$_3$) receptor antagonist, in the prevention of migraine attacks. A complex answer to a simple question. Pain 45: 283–291
12. Fitzgerald M (1989) Arthritis and the nervous system. Trends Pharmacol Sci 12: 86–87
13. Fozard JR (1982) Basic mechanism of antimigraine drugs. Adv Neurol 33: 295–307
14. Fozard JR (1984) MDL 72222: a potent and highly selective antagonist at neuronal 5-hydroxytryptamine receptors. Naunyn Schmiedebergs Arch Pharmacol 326: 36–44
15. Fozard JR (1984) Neuronal 5-HT receptors in the periphery. Neuropharmacology 23: 1473–1486
16. Fozard JR (1990) Agonists and antagonists of 5-HT$_3$ receptors. In: Saxena PR, Wallis DI, Wouters W, Bevan P (eds) Cardiovascular pharmacology of 5-hydroxytryptamine: prospective therapeutic applications. Kluwer, Dordrecht Boston, pp 101–115
17. Fozard JR (1990) 5-HT$_3$ receptors. In: Paoletti R, Vanhoutte PM, Brunello N, Maggi FM (eds) Serotonin: from cell biology to pharmacology and therapeutics. Kluwer, Dordrecht Boston, pp 331–338
18. Fozard JR, Mobarok Ali ATM (1978) Blockade of neuronal tryptamine receptors by metoclopramide. Eur J Pharmacol 49: 109–112
19. Fozard JR, Mobarok Ali ATM, Newgrosh G (1979) Blockade of serotonin receptors on autonomic neurones by (–)-cocaine and some related compounds. Eur J Pharmacol 59: 195–210
20. Gaddum JH, Picarelli ZP (1957) Two kinds of tryptamine receptor. Br J Pharmacol 12: 323–328
21. Giordano J, Dyche J (1989) Differential analgesic actions of serotonin 5-HT$_3$ receptor antagonists in the mouse. Neuropharmacology 28: 423–427
22. Giordano J, Rogers LV (1989) Peripherally administered serotonin 5-HT$_3$ receptor antagonists reduce inflammatory pain in rats. Eur J Pharmacol 170: 83–86
23. Glaum SR, Anderson EG (1988) Identification of 5-HT$_3$ binding sites in rat spinal cord synaptosomal membranes. Eur J Pharmacol 156: 287–290
24. Gralla RJ, Kris MG, Clark RA, Tyson LB (1988) Random-assignment antiemetic trial of different dosage schedules of the serotonin antagonist GR-C507/75 (38032F) in patients receiving high dose cisplatin. Proc Am Soc Clin Oncol 7: 296
25. Griffith SG, Burnstock G (1983) Immunohistochemical demonstration of serotonin in nerves supplying human cerebral and mesenteric blood-vessels. Lancet I: 561–562
26. Hughes JB (1977) Metoclopramide in migraine treatment. Med J Aust 2: 580
27. Humphrey PPA (1991) 5-Hydroxytryptamine and the pathophysiology of migraine. J Neurol 238 [Suppl 1]: S38–S44
28. Kilpatrick GJ, Jones BJ, Tyers MB (1987) Identification and distribution of 5-HT$_3$ receptors in rat brain using radioligand binding. Nature 330: 746–748

29. Kilpatrick GJ, Jones BJ, Tyers MB (1990) Brain 5-HT$_3$ receptors. In: Paoletti R, Vanhoutte PM, Brunello N, Maggi FM (eds) Serotonin: from cell biology to pharmacology and therapeutics. Kluwer, Dordrecht Boston, pp 339–345
30. King FD, Sanger GJ (1989) 5-HT$_3$ receptor antagonists. Drugs Future 14: 875–889
31. Lance JW, Lambert GA, Goadsby PJ, Zagami AS (1989) 5-Hydroxytryptamine and its putative aetiological involvement in migraine. Cephalalgia 9 [Suppl 9]: 7–13
32. Lataste X, Ferrari MD, Hirt D, Notter M, Wilkinson M (1989) Efficacy and tolerability of ICS 205-930, a 5-HT$_3$ receptor antagonist in migraine prophylaxis. Cephalalgia 9 [Suppl 10]: 346–347
33. Loisy C, Beorchia S, Centonze V, Fozard JR, Schlechter PJ, Tell GP (1985) Effects on migraine headache of MDL 72222, an antagonist at neuronal 5-HT receptors. Double-blind, placebo controlled study. Cephalalgia 5: 79–82
34. Moskowitz MA, Buzzi MG (1991) Neuroeffector functions of sensory fibres: implications for headache mechanisms and drug actions. J Neurol 238 [Suppl 1]: S18–S22
35. Moskowitz MA, Henrikson BM, Markowitz S, Saito K (1988) In: Olesen J, Edvinsson L (eds) Basic mechanisms of headache. Elsevier, Amsterdam New York, pp 429–437
36. Moss HE, Sanger GJ (1987) Antagonism by BRL 43694 of the pseudoaffective reflex induced by duodenal distension. Br J Pharmacol 92: 531P
37. Nieuwenhuys R (1985) Chemoarchitecture of the brain. Springer, Berlin Heidelberg New York Tokyo, S 33–41
38. Patten JP [For the oral sumatriptan dose-defining study group] (1991) Clinical experience with oral sumatriptan: a placebo-controlled, dose-ranging study. J Neurol 238 [Suppl 1]: S62–S65
39. Pratt GD, Bowery NG, Kilpatrick GJ et al. (1990) Consensus meeting agrees distribution of 5-HT$_3$ receptors in mammalian hindbrain. Trends Pharmacol Sci 11: 135–137
40. Richardson BP, Engel G (1986) The pharmacology and function of 5-HT$_3$ receptors. Trends Neurosci 9: 424–428
41. Richardson BP, Engel G, Donatsch P, Stadler PA (1985) Identification of serotonin M-receptor subtypes and their specific blockade by a new class of drugs. Nature 316: 126–131
42. Rowat BMT, Merrill CF, Davis A, South V (1991) A double-blind comparison of granisetron and placebo for the treatment of acute migraine in the emergency department. Cephalalgia 11: 207–213
43. Sanger GJ (1987) Increased gut cholinergic activity and antagonism of 5-hydroxytryptamine M-receptors by BRL 24924: potential clinical importance of BRL 24924. Br J Pharmacol 91: 77–87
44. Saxena PR, Ferrari MD (1989) 5-HT$_1$-like receptor agonists the pathophysiology of migraine. Trends Pharmacol Sci 10: 200–204
45. Scatton B, Duverger D, L'Heureux R, Serrano A, Fage D, Nowicki JP, MacKenzie ET (1985) Neurochemical studies in the existence, origin and characteristics of the serotoninergic innervation of small pial vessels. Brain Res 345: 219–229
46. Sicuteri F, Fanciullacci M, Franchi G, Del Bianco PL (1965) Serotonin-bradykinin potentiation on the pain receptors in man. Life Sci 4: 309–316
47. Smith WW, Sancilio LF, Owera-Atepo JB, Naylor RJ, Lambert L (1988) Zacopride, a potent 5-HT$_3$ antagonist. J Pharm Pharmacol 40: 301–302

16 Pharmakologie von Sumatriptan

Martin J. Lohse und Franz Bernhard M. Ensink

16.1 Einleitung

Die Entwicklung von Sumatriptan basierte ganz wesentlich auf der Hypothese einer vaskulären Genese der Migräne, wie sie in den klassischen Untersuchungen von Graham u. Wolff [26] postuliert wurde. Zentraler Punkt in der Auslösung einer Migräneattacke ist nach dieser Theorie die Dilatation großer meningealer Gefäße, die zur Stimulation afferenter Fasern des N. trigeminus führt. Dicht innervierte Gefäßwände finden sich intrakraniell besonders in der Dura mater, die demnach der Ort der schmerzhaften Dilatation sein müßte. Daß eine Reizung solcher Gefäße Schmerzen erzeugen kann, ist seit langem bekannt [41, 46]. Darüber hinaus konnte kürzlich gezeigt werden, daß die experimentelle Ballondilatation intrakranieller Gefäße in der Tat schmerzhaft ist [38]. Schließlich wiesen Friberg et al. [22] mit transkranieller Dopplersonographie und Single-photon-emissions-Computertomographie nach, daß große intrakranielle Gefäße während einer Migräneattacke dilatiert sind und daß die erfolgreiche Therapie der Attacke mit einem Verschwinden der Dilatation einhergeht (vgl. Tabelle 13.1).

Aus pharmakologischer Sicht wird diese Hypothese dadurch unterstützt, daß die wesentlichen in einer Migräneattacke eingesetzten Arzneimittel vasokonstringierende Pharmaka sind. Hierzu gehören in erster Linie Ergotamin und seine Derivate sowie Koffein. Saxena postulierte, daß für den pharmakologischen Effekt solcher Substanzen keine generelle Vasokonstriktion erforderlich ist, sondern daß möglicherweise eine lokale Wirkung im Versorgungsbereich der A. carotis ausreicht, da dieser Bereich sowohl durch Ergotamin als auch durch Methysergid besonders stark beeinflußt wird [48, 49]. Serotonin (5-Hydroxytryptamin) scheint bei der Kontrolle des vaskulären Tonus in diesem Gefäßbereich eine wichtige Rolle zu spielen. In einer Reihe von Blutgefäßen kann Serotonin eine Vasokonstriktion auslösen; dies gilt auch für den Versorgungsbereich der A. carotis, insbesondere für seinen intrakraniellen Anteil (vgl. Kap. 12). Therapeutisch ist es möglich, eine akute Migräneattacke durch langsame intravenöse Infusion von Serotonin zu kupieren [33, 34]. Begrenzt wird diese therapeutische Möglichkeit jedoch durch ihre Nebenwirkungen. Aus diesen Befunden war zu schließen, daß eine durch selektiv wirkende Serotoninanaloga ausgelöste intrakranielle Vasokonstriktion ein sinnvolles therapeutisches Prinzip zur Behandlung der Migräneattacke darstellen könnte.

Auf diesen Vorstellungen basierte die Entwicklung von Sumatriptan, und im Verlauf dieser Entwicklungen haben sich – ganz wesentlich auch aufgrund von Ergebnissen, die mit dieser Substanz erarbeitet wurden – die hier skizzierten Gedankengänge bestätigt. Insbesondere zeigte sich, daß es spezifische Serotoninrezeptoren gibt, deren Stimulation zur Vasokonstriktion intrakranieller Blutgefäße führt. Für diese Rezeptoren stellt Sumatriptan einen relativ selektiven Agonisten dar. Neben dieser vaskulären Lokalisation kommen dieselben – oder sehr ähnliche Rezeptoren (vgl. Kap. 12) – wohl auch auf den sensorischen Nervenendungen an diesen Blutgefäßen vor, wo sie wahrscheinlich die Freisetzung vasoaktiver Transmitter nach antidromer Stimulation hemmen können. Auch dieser Effekt könnte zur therapeutischen Wirksamkeit beitragen.

Nach den bisher vorliegenden Daten – zusammengefaßt etwa bei Dechant u. Clissold [12] sowie Brown et al. [4] – stellt Sumatriptan ein Pharmakon dar, das mindestens ebenso wirksam in der Kupierung von Migräneattacken ist wie bisherige Standardtherapien (vgl. 18.4.5 und 18.4.6), das jedoch ein günstigeres Nebenwirkungsprofil aufweist.

16.2 Pharmakodynamik von Sumatriptan

16.2.1 Wirkungen von Sumatriptan auf Rezeptoren und „2nd-messenger"-Systeme

Sumatriptan ist ein Analogon des Serotonins (Abb. 16.1). In Position 5 findet sich anstelle der Hydroxygruppe ein Methylsulfonamidsubstituent, und in der Seitenkette in der Position 3 ist die Aminogruppe doppelt methyliert. Durch diese Substitution verliert Sumatriptan gegenüber Serotonin erheblich an Affinität für eine ganze Reihe von Serotoninrezeptoren, so daß es zu einem selektiven Agonisten an den $5-HT_{1D}$-Rezeptorsubtypen wird.

In Kap. 12 ist die Unterteilung der Serotoninrezeptoren im Detail dargestellt. Diese Unterteilung ist noch im Fluß, zumal für viele Rezeptorsubtypen entweder nur molekularbiologische oder nur pharmakologische Befunde vorliegen, und es in anderen Fällen noch nicht klar ist, wie die Daten verschiedener Disziplinen zur Deckung zu bringen sind. Sicher ist, daß es eine große Zahl von Rezeptorsubtypen gibt – wahrscheinlich noch mehr, als wir gegenwärtig vermuten. Diese Rezeptoren können in verschiedenen Tierspezies ganz unterschiedliche pharmakologische Eigenschaften aufweisen, so daß eine zuverlässige Klassifizierung nur aufgrund der Primärstruktur möglich ist; deshalb sind auch die bei einigen Tierspezies (z. B. Ratten) erarbeiteten Ergebnisse ohnehin nur schwer auf den Menschen übertragbar. Die pharmakologische Klassifizierung dagegen entspricht zwar nicht der Entwicklung der Rezeptorsubtypen, sondern ist von den Zufälligkeiten der für die Klassifizierung zur Verfügung stehenden

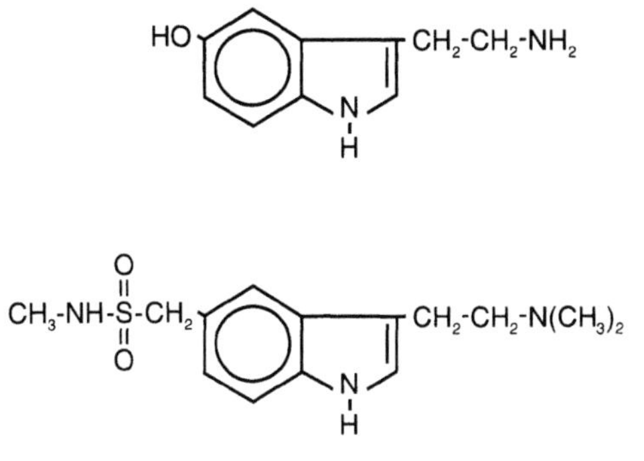

Abb. 16.1. Strukturformeln von Serotonin (*oben*) und Sumatriptan (*unten*) Entwicklungsbezeichnung: GR 43175; chemische Bezeichnung: 3-[2-(Dimethylamino)ethyl]-N-methyl-1H-indol-5-methansulfonamid)

Substanzen abhängig; dafür ist sie aber für die Einteilung von Wirkungen von Substanzen an diesen Rezeptoren günstiger.

Bislang wurden 4 Rezeptorfamilien unterschieden, die als 5-HT_1-, 5-HT_2-*, 5-HT_3- und 5-HT_4-Rezeptoren bezeichnet wurden [42], inzwischen sind weitere Rezeptorfamilien hinzu gekommen (vgl. Kap. 12). Innerhalb dieser „Familien" gibt es weitere Unterteilungen. Bei den 5-HT_1-Rezeptoren werden die Subtypen 5-HT_{1A}, 5-HT_{1B}, 5-HT_{1C}* und 5-HT_{1D} unterschieden. Dabei ist der 5-HT_{1B}-Subtyp wahrscheinlich als eine Tierspeziesvariante anzusehen. Molekularbiologisch, d. h. aufgrund seiner Primärstruktur, stellt er in der Ratte das Pendant zu den 5-HT_{1D}-Rezeptoren anderer Tierspezies dar, jedoch zeigt er pharmakologisch einige deutliche Unterschiede. Der 5-HT_{1C}-Subtyp steht aufgrund seiner Primärstruktur dem 5-HT_2-Rezeptor viel näher als den anderen 5-HT_1-Rezeptoren, mit denen er pharmakologisch mehr Gemeinsamkeiten hat. Die Existenz weiterer Subtypen innerhalb der 5-HT_1-familie wird vermutet; 2 Isoformen des 5-HT_{1D}-Rezeptors wurden beim Menschen nachgewiesen, sie werden mit 5-$HT_{1D\alpha}$ und 5-$HT_{1D\beta}$ bezeichnet (vgl. Kap. 12). Der 5-$HT_{1D\beta}$-Rezeptor stellt nach anderer Lesart jedoch das menschliche Pendant zum 5-HT_{1B}-Rezeptor dar [42].

---

* Die in diesem Kapitel als 5-HT_2-Rezeptoren angesprochenen Strukturen sind gemäß aktualisierter Klassifikation und Nomenklatur serotoninerger Rezeptoren (vgl. Abb. 12.2; S. 302) als 5-HT_{2A}-Rezeptoren zu bezeichnen (vgl. Abschnitt 12.5.2.2; S. 321–323); die im Kapitel noch als 5-HT_{1C}-Rezeptoren angesprochenen Strukturen wurden dieser Änderung zufolge in 5-HT_{2C}-Rezeptoren umbenannt (vgl. Abschnitt 12.5.2.2; S. 323–324).

Tabelle 16.1 Affinitäten von Sumatriptan und Dihydroergotamin für verschiedene Rezeptoren in Bindungsstudien mit Radioliganden. Streuungsbereiche geben die Werte verschiedener Autoren wieder (*n. g.* nicht gemessen). Für zahlreiche andere Rezeptoren haben weder Dihydroergotamin noch Sumatriptan eine signifikante Affinität (K_i-Wert größer 10 000 nmol/l: muskarinische Actylcholinrezeptoren, Benzodiazepinrezeptoren, GABA-Rezeptoren, Glycinrezeptoren und andere). Zusammengestellt aus Angaben in der Literatur [35, 43, 51, 64]

Rezeptor		Affinität (K_i-Wert, nmol/l)	
		Sumatriptan	Dihydroergotamin
Serotonin	5-HT_{1D}	17– 63	14–19
	5-HT_{1B}	27–450	4
	5-HT_{1A}	100–740	1– 3
	5-HT_{1C}	>10 000	39–55
	5-HT_2	>10 000	80
	5-HT_3	>10 000	>10 000
Adrenerg	α_1	>10 000	7
	α_2	>10 000	3
	β	>10 000	960
Dopamin	D_1	>10 000	700
	D_2	>10 000	100
Opiat	μ	800	n. g.
	κ	>10 000	n. g.
	δ	>10 000	n. g.

Wenn man die Affinität des Sumatriptan für verschiedene Rezeptoren dadurch bestimmt, daß man mißt, wie gut es spezifische radioaktiv markierte Liganden von den einzelnen Rezeptoren verdrängt, dann erweist es sich als spezifischer Ligand für die 5-HT_{1D}-Rezeptoren – wobei in diesen Untersuchungen bisher die Heterogenität dieser 5-HT_{1D}-Rezeptoren unberücksichtigt blieb (Tabelle 16.1).

Für die Bewertung der in dieser Tabelle aufgeführten Zahlen ist es wichtig, sich zu vergegenwärtigen, daß die therapeutisch erreichten Konzentrationen von Sumatriptan maximal etwa 200 nmol/l betragen (s. 16.3). Besonders beim Vergleich mit den Ergotalkaloiden wie z. B. Dihydroergotamin imponiert die hohe Selektivität des Sumatriptans. Während Sumatriptan nur für $5\text{-HT}_{1B/D}$-Rezeptoren signifikante Affinität zeigt sowie geringe Affinität zu 5-HT_{1A}-Rezeptoren, ist Dihydroergotamin an einer ganzen Reihe von Rezeptoren sehr wirksam, darunter nicht nur an Serotoninrezeptoren (5-HT_{1A} ebenso wie $5\text{-HT}_{1B/D}$) sondern besonders auch an den α-adrenergen Rezeptoren. Wegen dieser Wirkung auf die ubiquitär vasokonstriktorisch wirkenden α-adrenergen Rezeptoren sowie – in geringem Maße – die ebenfalls vasokonstriktorischen 5-HT_2-Rezeptoren führen die Ergotalkaloide zu einer wesentlich generalisierteren Vasokonstriktion (s. 16.2.2, 16.2.4 und 16.2.5).

Sumatriptan hat auch eine geringe Affinität zu μ-Opiatrezeptoren. Dies scheint jedoch für die therapeutische Wirkung keine wesentliche Bedeutung zu haben, denn in einer Reihe von tierexperimentellen Modellen zeigte Sumatriptan keine analgetische Wirkung (s. 16.2.4). Eine Ursache hierfür könnte auch sein, daß Sumatriptan die Blut-Hirn-Schranke nur sehr schlecht überwindet, so daß es praktisch keine zentralen Wirkungen zeigt (s. 16.2.3).

Die 5-HT$_{1D}$-Rezeptoren (bzw. 5-HT$_{1B}$-Rezeptoren bei der Ratte) gehören zu den inhibitorischen Rezeptoren, die ähnlich wie die Familie der α_2-adrenergen Rezeptoren in erster Linie inhibitorisch an die Adenylcyclase gekoppelt sind, also eine Hemmung der cAMP-Bildung bewirken [53]. Daneben wird für solche Rezeptoren eine geringe Stimulation der Phospholipase C (die zu einem Anstieg der intrazellulären Kalziumkonzentration führt) sowie die Öffnung von Kaliumkanälen diskutiert. Es scheint durchaus möglich, daß verschiedene für solche Rezeptoren beobachtete Effekte über verschiedene intrazelluläre sog. ,,2nd-messenger" vermittelt sind (vgl. Kap. 12). Für eine Hemmung der Freisetzung von Transmittern ist die mit der Öffnung von Kaliumkanälen einhergehende Hyperpolarisation wahrscheinlich die wesentliche Ursache. Zur Vasokonstriktion könnte einerseits die deutliche Hemmung der cAMP-Bildung beitragen – womit solche Rezeptoren physiologische Antagonisten der cAMP-erhöhenden, vasodilatierenden β_2-adrenergen Rezeptoren darstellen. Andererseits führt auch eine Stimulation der Phospholipase C zur Vasokonstriktion; hierfür sind die α_1-adrenergen Rezeptoren die Prototypen. Eine Hemmung der cAMP-Bildung durch Sumatriptan wurde auch in der V. saphena des Hundes gezeigt [58], einem Blutgefäß, in dem sich – wie in den intrakraniellen Arterien – eine Vasokonstriktion mit Sumatriptan auslösen läßt. Auch wenn die Hemmung des cAMP-Spiegels eine plausible Ursache für die Vasokonstriktion zu sein scheint, kann die kausale Beziehung zwischen diesen beiden Beobachtungen noch nicht als definitiv gesichert gelten.

Einige vorläufige Befunde sprechen dafür, daß – zumindest an präsynaptischen Rezeptoren – Sumatriptan im Vergleich zu Serotonin selbst nur ein partieller Agonist sein könnte [3]. Trotzdem kann mit Sumatriptan in einigen Modellen die gleiche maximale Vasokonstriktion wie mit Serotonin ausgelöst werden, was entweder durch eine hohe Zahl der entsprechenden Rezeptoren in den Gefäßen (d. h. eine Rezeptorreserve) oder durch besonders effiziente Kopplung der Rezeptoren an ihre ,,2nd-messenger" bedingt sein kann.

5-HT$_{1B/D}$-Rezeptoren finden sich v. a. im Zentralnervensystem, wo sie besonders im Nucleus caudatus, in der Substantia nigra und im Kortex in hoher Dichte vorkommen [65]. Sie sind in erster Linie postsynaptisch lokalisiert, bewirken daneben aber auch in präsynaptischer Lokalisation eine Hemmung der Neurotransmitterfreisetzung [28]. Diese zentralen 5-HT$_{1B/D}$-Rezeptoren werden jedoch bei intakter Blut-Hirn-Schranke von peripher appliziertem Sumatriptan nicht erreicht (s. 16.3). Peripher sind v. a. 2 Lokalisationen dieser Rezeptoren durch funktionelle Untersuchungen gut dokumentiert: in einigen Blutgefäßen, so besonders in Arterien des Karotisbereiches, wo sie vasokonstriktorisch wirken [18], und präsynaptisch an bestimmten Nervenendungen, wo sie – wie im Zentralnervensystem – die Freisetzung von Transmittern verhindern [15]. Die Vermutungen, daß diese peripher nachgewiesenen Rezeptoren vom 5-HT$_{1B/D}$-Typ sind (also dem zentralen Rezeptor entsprechen), beruhen bisher auf ähnlichen pharmakologischen Eigenschaften. Es sind jedoch verschiedentlich pharmakologische Unterschiede dokumentiert worden (diskutiert in Humphrey u. Feniuk [29]), die zu der vorsichtigeren Terminologie eines „5-HT$_1$-ähnlichen" („5-HT$_1$-like") Rezeptors geführt haben.

16.2.2 Wirkungen von Sumatriptan auf Blutgefäße

Zwei Effekte von Sumatriptan sind in vitro besonders gut untersucht: Vasokonstriktion und präsynaptische Hemmung der Neurotransmitterfreisetzung. Als Modellsystem für die Vasokonstriktion diente zunächst – paradoxerweise – die V. saphena des Hundes [30]. Dieses Modellsystem bezieht seine Relevanz aus der Hypothese, daß die Serotoninrezeptoren, die zur Vasokonstriktion der V. saphena führen, dieselben (oder ähnliche) sind wie diejenigen, die eine Vasokonstriktion im Versorgungsbereich der A. carotis vermitteln, daß sie sich aber von den Serotoninrezeptoren unterscheiden, die in vielen anderen Blutgefäßen eine Vasokonstriktion bewirken [1, 16]. Diese Hypothese hat sich – ganz wesentlich durch Arbeiten mit Sumatriptan – bestätigt. Vasokonstriktorisch wirkende 5-HT$_2$-Rezeptoren finden sich in einer Vielzahl von Blutgefäßen, während vasokonstriktorische 5-HT$_{1D}$-ähnliche Rezeptoren in der V. saphena sowie im intrakraniellen arteriellen Versorgungsbereich der A. carotis vorkommen (Tabelle 16.2).

Demnach bewirkt die Stimulation von 5-HT$_2$-Rezeptoren eine generalisierte Vasokonstriktion, während die Stimulation von 5-HT$_{1D}$-ähnlichen Rezeptoren

Tabelle 16.2. Lokalisation vasokonstriktorischer Serotoninrezeptoren. Die Speziesangaben beziehen sich auf die in der Literatur untersuchten Spezies. Zusammengestellt aus Angaben in der Literatur [8, 10, 18, 19, 30, 40]

5-HT$_1$-ähnliche-Rezeptoren	5-HT$_2$-Rezeptoren
A. basilaris (Mensch, Affe, Hund)	A. temporalis (Mensch)
Arterien der Dura (Mensch)	Koronararterien (Hund, Schwein, Rind)
A. cerebri media (Mensch, Hund)	A. mammaria (Mensch)
	Aorta (Ratte, Kaninchen)
	A. femoralis (Hund, Kaninchen)
V. saphena (Hund)	Portalvene (Ratte)
	Mesenterialvenen (Ratte)

im wesentlichen die intrakraniellen Arterien konstringiert. Die für die Vasokonstriktion verantwortlichen 5-HT$_{1D}$-ähnlichen-Rezeptoren unterscheiden sich in ihrer Pharmakologie geringfügig von den 5-HT$_{1D}$-Rezeptoren, wie sie im Zentralnervensystem definiert wurden, da einige Antagonisten, insbesondere Metergolin, die vasokonstriktorischen Effekte von Sumatriptan nur schlecht blockieren [45]. Ob es sich nach diesen Beobachtungen um einen neuartigen 5-HT$_{1D}$-ähnlichen-Rezeptortyp handelt, um Speziesdifferenzen (die Vasokonstriktion wurde an Hunden, die Radioligandenbindungsstudien an Hirngewebe von Rindern gemessen) oder um experimentelle Unterschiede, läßt sich derzeit noch nicht abschließend beurteilen. In isolierten Arteriolen der menschlichen Pia beobachteten Hamel u. Bouchard [27] konstringierende Effekte mit der typischen Pharmakologie von 5-HT$_{1D}$-Rezeptoren.

5-HT$_{1D}$-ähnliche-Rezeptoren vermitteln in den oben genannten Gefäßen nicht nur eine Vasokonstriktion. In isolierten Koronarien des Schweines fanden Schoeffter u. Hoyer [50] eine 5-HT$_{1D}$-Rezeptor-vermittelte endothelabhängige Relaxation, wenn die Koronarien mit Prostaglandin F$_{2\alpha}$ vorkontrahiert wurden. Im Gegensatz zu diesen Befunden bewirkt Sumatriptan an nichtvorkontraktierten Koronarien eine leichte Konstriktion [7, 9]. Diese Konstriktion, die bis zu 30 % der durch Serotonin selbst induzierbaren ausmachen kann, scheint im wesentlichen durch Stimulation von 5-HT$_{1D}$-Rezeptoren bedingt zu sein, während Serotonin die Koronarien überwiegend über 5-HT$_2$-Rezeptoren konstringiert [9]. Inwieweit dieser Wirkung des Sumatriptans auf Koronarien unter therapeutischen Bedingungen eine klinische Relevanz (im Sinne einer Provokation von Myokardischämien) zukommt, ist noch unklar. Da Sumatriptan jedoch im Gegensatz zu den Ergotalkaloiden keine Wirkungen auf die stärker die Koronarien kostringierenden 5-HT$_2$-, α_1- und α_2-adrenergen Rezeptoren hat (s. Tabelle 16.1), ist es diesen Substanzen hierin sicher überlegen.

Relaxation von Blutgefäßen durch Stimulation 5-HT$_1$-ähnlicher-Rezeptoren wurde auch in der V. saphena von Katzen gemessen [30]. Im Gegensatz zum Serotonin hat Sumatriptan in diesem Modell keine Wirkungen, so daß es sich hier um einen anderen Rezeptortyp handeln muß. Auch dieser Befund unterstreicht die Selektivität des Sumatriptans.

16.2.3 Präsynaptische Wirkungen von Sumatriptan

An präsynaptischen 5-HT$_{1D}$-Rezeptoren hemmt Sumatriptan die Freisetzung von Neurotransmittern. Dies wurde sowohl an peripheren wie auch an zentralen Nervenendigungen gefunden. Peripher wurden diese Wirkungen zunächst – wie auch die vaskulären Effekte – an der V. saphena des Hundes nachgewiesen [30]. An diesem Präparat kann durch elektrische Reizung zuführender Nerven eine Konstriktion ausgelöst werden, die wahrscheinlich durch Freisetzung von Noradrenalin aus Nervenendungen bedingt ist; Sumatriptan hemmt diese Konstritktion, wahrscheinlich durch Hemmung der Noradrenalinfreisetzung. Somit hat Sumatriptan an der V. saphena 2 entgegengesetzte Wirkungen: eine direkte Konstriktion und eine indirekte Relaxation.

Von besonderer therapeutischer Relevanz könnten die Effekte des Sumatriptans auf die Freisetzung von Transmittern aus afferenten Nervenfasern des N. trigeminus sein. Antidrome Erregung dieser Fasern führt zur Freisetzung von Substanz P, Neurokinin A und sog. „calcitonin gene-related peptide" (CGRP) – vasoaktiven Substanzen, die zu Vasodilatation und Plasmaextravasation aus Blutgefäßen führen und die nach der Hypothese von Moskowitz [37] als Mediatoren einer sterilen neurogenen Entzündung eine zentrale Rolle in der Pathogenese der Migräne spielen sollen (vgl. Kap. 13). Stimulation des N. trigeminus in narkotisierten Ratten führt zur Plasamextravasation in der Dura mater, und dieser Effekt kann durch Sumatriptan [5] ebenso wie durch Dihydroergotamin [47] blockiert werden. Stimulation des N. trigeminus führt darüber hinaus zu einem Anstieg der CGRP-Konzentration im Sinus sagittalis superior. Dieser Anstieg kann ebenfalls durch Sumatriptan und noch besser durch Dihydrogergotamin blockiert werden [6]. Allerdings ist bei diesen Befunden unklar, ob wirklich eine präsynaptische Hemmung durch Sumatriptan erfolgte, oder ob nicht im wesentlichen die Vasokonstriktion die Beobachtungen erklären könnte. Eine Klärung dieser Frage ist mit der bisher eingesetzten Methodik nicht zu erwarten, sondern setzt die direkte Bestimmung der Freisetzung voraus.

Präsynaptische hemmende Effekte von Sumatriptan sind auch im Zentralnervensystem beobachtet worden, beispielsweise als Hemmung der Serotoninfreisetzung über $5\text{-HT}_{1B/D}$-Autorezeptoren [28, 50]. Da Sumatriptan die Blut-Hirn-Schranke nur schlecht überwindet, sind diese Effekte nur am isolierten Präparat zu beobachten [36, 50]. Am ganzen Tier treten sie nur dann ein, wenn Sumatriptan intrazerebral appliziert wird; bei peripherer Gabe bleiben sie aus [56]. Für die therapeutischen Wirkungen des Sumatriptan sind diese zentralen Effekte demnach ohne Bedeutung.

16.2.4 Andere Wirkungen von Sumatriptan

In einer Reihe von Untersuchungen wurden Wirkungen des Sumatriptans mit dem weiten Spektrum der Wirkungen von Ergotalkaloiden verglichen. Wie schon aus den Ergebnissen der Rezeptorbindungsstudien zu erwarten ist (vgl. 16.2.1), fehlen Sumatriptan die meisten der unerwünschten Wirkungen der Ergotalkaloide. dies gilt in erster Linie für die generalisierte Vasokonstriktion, die über α-adrenerge und 5-HT_2-Rezeptoren vermittelt ist (vgl. 16.2.2). Darüber hinaus fehlt dem Sumatriptan die Uterus-kontrahierende Wirkung der Ergotalkaloide [17]. Sumatriptan zeigte in einer Reihe von Tiermodellen keine analgetische Wirkung [55]. Dies bedeutet u. a., daß seiner geringen Affinität zu μ-Opiatrezeptoren (s. Tabelle 16.1) kaum therapeutische Relevanz zukommt.

In mehreren Modellen an isolierten Organen hatte Sumatriptan keine funktionellen Wirkungen an Opiatrezeptoren [19].

Da Sumatriptan bei der Behandlung einer Migräneattacke auch Nausea und Erbrechen günstig zu beeinflussen scheint, wurde es auf mögliche antiemetische Effekte hin untersucht. Dabei wurde keine Beeinflussung des durch Cisplatin oder durch 16,16-Dimethylprostaglandin E_2 ausgelösten Erbrechens gefunden [31].

16.2.5 In-vivo-Pharmakologie von Sumatriptan

Untersuchungen über die Effekte von Sumatriptan in vivo haben in erster Linie die Veränderungen des Blutflusses in verschiedenen Regionen behandelt. Die Ergebnisse entsprechen im wesentlichen denen, die mit isolierten Präparaten gefunden wurden. In Untersuchungen an narkotisierten Hunden kam es hauptsächlich zu einer Erhöhung des peripheren Widerstandes im Versorgungsgebiet der A. carotis mit entsprechender Reduktion des Blutflusses [18]. Im Bereich anderer Arterien – Mesenterialarterien, Koronarien, A. vertebralis sowie Aorta ascendens – traten keine wesentlichen Veränderungen auf; im Versorgungsbereich der A. femoralis erzeugten niedrige Dosen eine leichte Dilatation, höhere dagegen einen leichten Anstieg des Widerstands.

In Experimenten mit radioaktiv markierten Partikeln zeigte sich eine selektive Reduktion des Blutflusses durch arteriovenöse Anastomosen im Bereich der A. carotis. Diese Effekte waren bei narkotisierten Katzen [44] stärker ausgeprägt als bei narkotisierten Schweinen [2]. Nach den an Katzen gefundenen Ergebnissen basiert die Zunahme des Gefäßwiderstands im Karotisbereich ausschließlich auf einer Konstriktion dieser Anastomosen, während der nutritive Blutfluß im Hirn wie im extrazerebralen Bereich nicht verändert war. Wie weit diese Befunde für den Menschen relevant sind, muß noch weiter untersucht werden, da die funktionelle Bedeutung solcher arteriovenöser Anastomosen – wie sie auch beim Menschen in der Dura mater vorkommen [32] – noch unklar ist.

Im Kontrast zu der in vitro beobachteten Konstriktion von A. basilaris und A. cerebri media waren in vivo im Versorgungsgebiet der A. vertebralis keine Veränderungen von Widerstand oder Blutfluß nachzuweisen. Eine mögliche Erklärung hierfür könnte darin liegen, daß die im Versorgungsbereich der A. vertebralis durch Sumatriptan konstringierbaren großen Gefäße keine Widerstandsgefäße darstellen, so daß ihre Konstriktion nicht mit einer Erhöhung des Widerstands und einer Reduktion des Blutflusses einhergeht. Eine andere Erklärung wäre, daß Sumatriptan in vivo nur auf solche Gefäße wirkt, in denen keine Blut-Hirn-Schranke ausgebildet ist, so daß es die Lamina muscularis der Gefäße erreicht, wo es die Kontraktion der glatten Muskeln auslöst. In diesem Fall dürften entweder die bei akuten Migräneattacken relevanten Gefäße keine solche Intimabarriere besitzen, oder aber es müßte im Verlauf einer solchen

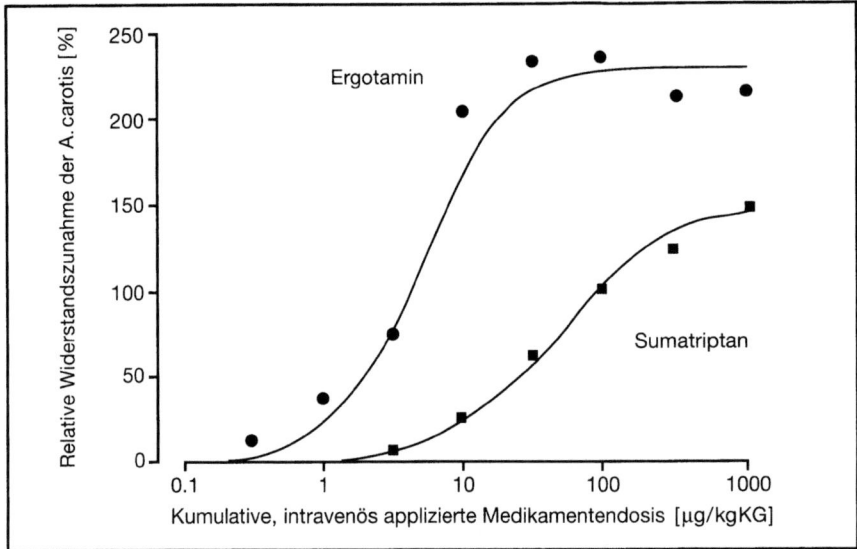

Abb. 16.2. Wirkungen von Sumatriptan und Ergotamin auf den Gefäßwiderstand im Versorgungsbereich der A. carotis. Die Werte wurden an 3 (Sumatriptan) bzw. 5 (Ergotamin) narkotisierten Hunden bei kumulativer Gabe der Substanzen gemessen. (Umgezeichnet nach Daten von Feniuk et al. [17])

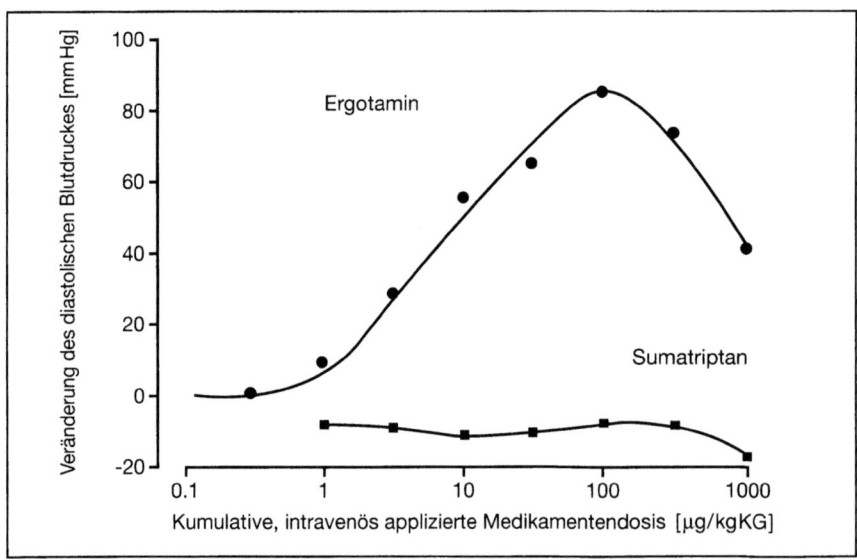

Abb. 16.3. Wirkungen von Sumatriptan und Ergotamin auf den Blutdruck. Die Werte wurden an 3 (Sumatriptan) bzw. 5 (Ergotamin) narkotisierten Hunden bei kumulativer Gabe der Substanzen gemessen. (Umgezeichnet nach Daten von Feniuk et al. [17])

Attacke zu einer Störung dieser Barriere kommen – wofür auch die unter 16.2.3 diskutierte Plasmaextravasation ein Beleg sein könnte.

In den In-vivo-Untersuchungen ließ sich auch die Selektivität der Wirkungen des Sumatriptan im Vergleich zu den Ergotalkaloiden dokumentieren. So zeigt Abb. 16.2, daß Sumatriptan und Ergotamin bei anästhesierten Hunden zwar beide zu einer Zunahme des Widerstandes im Versorgungsbereich der A. carotis führen (bei Ergotamin ausgeprägter als bei Sumatriptan), daß jedoch (vgl. Abb. 16.3) Ergotamin gleichzeitig den Blutdruck massiv erhöhte während Sumatriptan hier keine Veränderung mit sich brachte. Dies zeigt, daß Sumatriptan im wesentlichen eine Vasokonstriktion im erwünschten Bereich erzeugt, während Ergotamin daneben generalisiert vasokonstriktorisch wirkt, wie dies auch im einzelnen für eine Anzahl von Gefäßen – insbesondere für die Koronarien – belegt ist.

In-vivo-Untersuchungen über hemmende Effekte von Sumatriptan auf die Freisetzung vasoaktiver Substanzen aus den Terminalien des N. trigeminus sind in 16.2.3 erwähnt. Auch wenn die Bedeutung dieser Effekte im Vergleich zur Vasokonstriktion noch unklar ist, so sind sie doch immerhin mit einer therapeutischen Wirkung von Sumatriptan in Einklang zu bringen.

16.3 Pharmakokinetik von Sumatriptan

Daten zur Pharmakokinetik von Sumatriptan stammen überwiegend aus Phase-I-Untersuchungen, die an jüngeren Probanden durchgeführt wurden, aus einigen Untersuchungen an älteren Personen sowie aus den ersten Therapieversuchen der Phasen II und III [11, 20, 21]. Im einzelnen unveröffentliche Daten der Fa. Glaxo wurden darüber hinaus in einer aktuellen Übersicht von Dechant u. Clissold zusammengefaßt [12]. Die wesentlichen pharmakokinetischen Parameter sind in Tabelle 16.3 angegeben. Dabei ist allerdings zu berücksichtigen, daß die Daten für die orale Applikationsform für Tabletten gelten, die wegen ihres Geschmacks nicht auf den Markt gekommen sind; für die tatsächlich eingeführten Filmtabletten liegen noch keine publizierten Daten vor.

Bedeutsam erscheinen die folgenden Punkte: Die orale Bioverfügbarkeit ist gering; sie wird aber duch gastrische Stase, wie sie in einer Migräneattacke vorkommen kann, und durch Nahrungsaufnahme nicht beeinflußt [21]. Diese geringe Bioverfügbarkeit ist wohl im wesentlichen auf einen ,,First-pass-Metabolismus" in der Leber – und nicht auf geringe Resorption – zurückzuführen [31]. Das Erreichen der höchsten Plasmakonzentration nach oraler Gabe ist sehr variabel, was im Einzelfall durch multiple Konzentrationsspitzen bedingt sein kann, wie sie in Abb. 16.4 dargestellt sind.

Der scheinbare Verteilungsraum von Sumatriptan ist mit 170 l deutlich größer als das Gesamtkörperwasser, was für eine Anreicherung im Gewebe spricht. Die Plasmaproteinbindung ist mit 14–21 % niedrig; Interferenzen mit Medi-

Tabelle 16.3. Pharmakokinetische Parameter von Sumatriptan (Mittelwerte und Streubereiche). (Nach Fowler et al. [21])

Parameter	Mittelwert	Streubereich
Bioverfügbarkeit [%]		
– subkutan	96	68–134
– oral	14	10– 26
t_{max} (min)		
– subkutan	10	5– 20
– oral	90	30–270
C_{max} (mg/l)		
– subkutan (6 mg)	73	55–108
– oral (100 mg)	54	26–137
Verteilungsvolumen (l)	170	90–320
Plasmahalbwertszeit (h)	2	1– 4
Clearance (ml/min)		
– total	1200	640–1600
– renal	260	140– 470

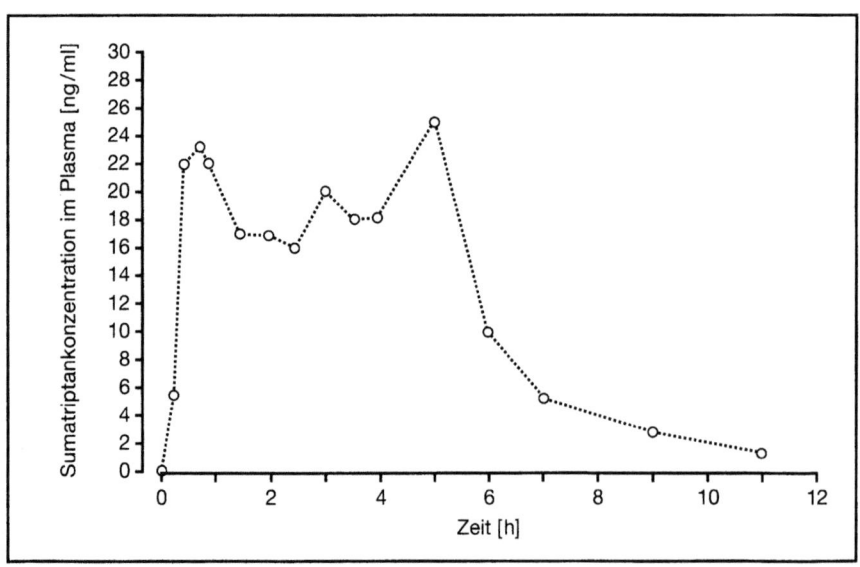

Abb. 16.4. Pharmakokinetik von Sumatriptan. Multiple Spitzen der Plasmaspiegel bei einem gesunden Probanden nach Gabe einer Tablette mit 100 mg Wirkstoff. (Umgezeichnet nach Daten von Fowler et al. [20])

kamenten mit starker Plasmaproteinbindung sind daher nicht zu erwarten. Die Blut-Hirn-Schranke wird in therapeutischer Dosierung nicht wesentlich überwunden: bei Hunden erreichen die Konzentrationen im Liquor nicht mehr als 10–20 % der Plasmakonzentration, bei Ratten und Mäusen liegen sie noch niedriger. Daten für den Menschen liegen hierzu allerdings nicht vor.

Eliminiert wird Sumatriptan überwiegend (zu etwa 80 %) extrarenal, im wesentlichen durch Metabolisierung in der Leber. Hauptmetabolit ist – wie beim Serotonin selbst – das 3-Indolessigsäureanalogon, das pharmakologisch nicht mehr aktiv ist, und das vor der Ausscheidung noch glukuronidiert werden kann. Für rasche hepatische Metabolisierung spricht die starke Anreicherung des Metaboliten nach oraler Gabe, dessen Konzentration 6- bis 7fach höher ist als die des Sumatriptans. Diese rasche Metabolisierung erklärt die geringe orale Bioverfügbarkeit (s. unter 16.3). Nach oraler Gabe werden bis zu 40 % der Gesamtdosis mit den Fäzes ausgeschieden, der Rest über die Niere. Von den im Harn gefundenen Derivaten machten unmetabolisiertes Sumatriptan, der Indolessigsäuremetabolit und sein Glukuronidkonjugat 3 %, 35 % und 8 % der Gesamtdosis aus [21]. Auch in den Fäzes überwiegen die Metaboliten, so daß es sich hier nicht um unabsorbiertes Material handelt. Die renale Sumatriptanclearance liegt mit 260 ml/min deutlich über dem Wert des Glomerulumfiltrats, so daß eine aktive Sekretion angenommen werden muß.

Da Sumatriptan im wesentlichen hepatisch eliminiert wird, sind beim Nierenversagen keine wesentlichen Änderungen seiner Pharmakokinetik zu erwarten; Untersuchungen hierzu stehen aber noch aus. Bei Lebererkrankungen könnte dagegen die Ausscheidung verlangsamt sein; auch hierzu fehlen bisher Daten.

Interferenzen in der Pharmakokinetik von Sumatriptan bei gleichzeitiger Gabe anderer Medikamente – insbesondere solcher, die in der Migräneprophylaxe Verwendung finden – wurden bisher nicht beobachtet. So war die Pharmakokinetik von Sumatriptan nicht verändert durch den β-Rezeptorenblocker Propranolol, den Kalziumkanalblocker Flunarizin, den nichtselektiven 5-HT$_2$-Rezeptorantagonisten Pizotifen sowie durch Alkohol [21, 54]. Die Gabe von Sumatriptan (8 mg subkutan) zusätzlich zu Ergotamin (0,25 mg intravenös) verursachte in einer kleinen Pilotstudie keine anderen peripheren Kreislaufeffekte als Ergotamin allein [57].

Ein therapeutisch wahrscheinlich sehr bedeutsamer Punkt liegt in der kurzen Halbwertszeit des Sumatriptan (ca. 2 h). Dies bedeutet, daß wirksame Plasmaspiegel nur über einige Stunden aufrecht erhalten werden. Wie in Abb. 16.5 gezeigt wird, ist dies besonders bei parenteraler Gabe ausgeprägt, während bei oraler Gabe durch die langsamere Absorption die Plasmaspiegel bereits 1 h nach Einnahme höher liegen als bei intravenöser oder subkutaner Applikation. Diese kurze Halbwertszeit könnte erklären, warum in klinischen Studien häufiger nach initialer Besserung durch Sumatriptan ein Wiederkehren der Symptomatik nach einigen Stunden beobachtet wurde (s. 16.4.3). Es wird zu klären sein, ob dieses Problem durch wiederholte Gabe oder durch Entwicklung einer Retardform gelöst werden kann.

Eine interessante Alternative zur oralen Gabe ist die intranasale Applikation von Sumatriptan, da hierbei der First-pass-Metabolismus im wesentlichen um-

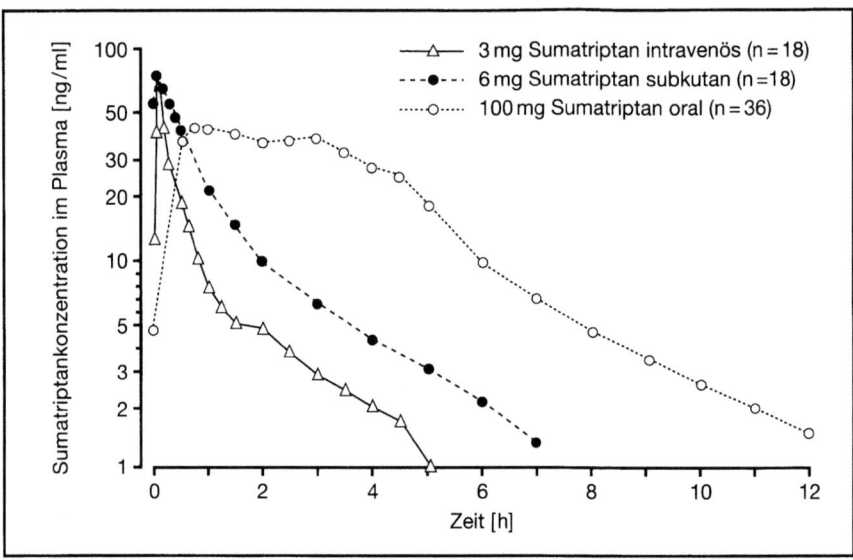

Abb. 16.5. Pharmakokinetik von Sumatriptan. Plasmaspiegel von Sumatriptan bei gesunden Probanden nach intravenöser Gabe (3 mg über 15 min, n = 18), sowie nach subkutaner (6 mg, n = 18) und oraler Applikation (100 mg-Tablette). Umgezeichnet nach Daten von Fowler et al. [21])

gangen werden kann. In der Tat konnte in einer Pilotstudie gezeigt werden, daß die intranasale Applikation von Sumatriptan (20 mg in jedes Nasenloch im Abstand von 15 min) mit einer Responderquote von 75 % der subkutanen Gabe ebenbürtig und Placebo deutlich überlegen war [60]. Auch hier war – wie oben diskutiert – die Rückfallquote hoch, so daß die Frage der initialen Dosierung und der klinische Verlauf nach repetitiver Gabe noch geklärt werden muß.

16.4 Wirkungen von Sumatriptan am Menschen

16.4.1 Parmakodynamik von Sumatriptan

Sumatriptan ist in einer Reihe von klinischen Studien bisher bei einigen tausend Patienten sowie im Rahmen von Phase-I-Studien bei gesunden Probanden angewandt worden. Die am Menschen durchgeführten Untersuchungen haben sich naturgemäß in erster Linie mit der Frage therapeutischer Effekte befaßt, über die in den nachfolgenden Kap. 17 und 18 berichtet wird. Fragen zum Wirkungsmechanismus standen demgegenüber im Hintergrund. Aus den bisher verfügbaren Daten gibt es zumindest keine Erkenntnisse, die den oben geschilderten in vitro und in vivo an Tieren erhobenen Ergebnissen widersprechen. Demnach ist der Sumatriptaneffekt auch am Menschen v. a. ein vasokonstriktorischer, wobei auch hier das Versorgungsgebiet der A. carotis bevorzugt betroffen wird. Periphere Arterien werden dagegen nach einer kleinen Studie von Nielsen u. Tfelt-Hansen [39] von Sumatriptan nicht beeinflußt.

In vitro kann Sumatriptan kranielle Arterien des Menschen über einen $5-HT_1$-Rezeptor kontrahieren, wobei der Subtyp nicht näher charakterisiert wurde [13, 14]. Diese Kontraktion erfolgt bei der A. meningea media in niedrigeren Konzentrationen (halbmaximaler Effekt (EC_{50}) bei 250 nmol/l) als bei zerebralen Arterien (EC_{50} 900 nmol/l) und der extrakranialen A. temporalis (EC_{50} 1 600 nmol/l). Da Sumatriptan in therapeutischer Dosierung maximale Plasmakonzentrationen von etwa 200 nmol/l erreicht, wären diese Befunde mit einer präferentiellen Wirkung auf meningeale Gefäße vereinbar. Wenn allerdings beim Menschen ähnliche Verhältnisse wie bei den bisher untersuchten Tierspezies vorliegen (vgl. 16.2.2), dann hat die Konstriktion dieser Gefäße keine Wirkung auf den Blutfluß, da es sich hier nicht um Widerstandsgefäße handelt.

Friberg et al. [22] zeigten mit transkranieller Dopplersonograpie und Photonenemissionstomographie, daß große intrakranielle Gefäße (spezifisch die A. cerebri media) während einer Migräneattacke dilatiert sind (vgl. 13.5). In dieser Untersuchung führte die Gabe von Sumatriptan zu einem Verschwinden der Dilatation wie auch der Migränesymptomatik (vgl. Tabelle 13.1). Aus dieser Korrelation kann zwar nicht auf einen kausalen Zusammenhang geschlossen werden; dennoch scheinen 2 Punkte erwähnenswert. Erstens konnte eine Dilatation von Arterien in der akuten Migräneattacke nachgewiesen werden, auch wenn dies bei zerebralen Arterien wohl kaum zur Schmerzwahrnehmung führt. Zweitens hatte Sumatriptan in der Migräneattacke einen Effekt auf eine zerebrale Arterie, was eine Durchbrechung der Intimabarriere voraussetzt. Wenn sich diese Ergebnisse bestätigen, dann könnten sie ein gewichtiges Argument für die vaskuläre Genese der Migräne darstellen.

Nach der Hypothese von Moskowitz [37] spielt eine durch vasoaktive Substanzen ausgelöste sterile Entzündung im Bereich der Blutgefäße der Hirnhäute eine wesentliche Rolle bei einer Migräneattacke. Diese Substanzen werden als Mediatoren bei antidromer Reizung des N. trigeminus aus dessen afferenten Nervenendigungen im Gefäßbereich freigesetzt (Abb. 16.6). Die durch diese Substanzen erzeugte Vasodilatation, Plasmaextravasation und nachfolgende Entzündung im Gefäßbereich reizt wiederum den N. trigeminus und erhält somit einen Circulus vitiosus aufrecht.

Im Tierexperiment läßt sich die Freisetzung solcher Mediatoren nach Stimulation des N. trigeminus durch Sumatriptan wahrscheinlich über Stimulation präsynaptischer $5-HT_{1D}$-Rezeptoren unterdrücken (vgl. 16.2.3 und Abb. 16.6). Auch beim Menschen führt eine Stimulation des N. trigeminus zur Freisetzung von CGRP und Substanz P in kranielle Blutgefäße [24]. Während einer Migräneattacke kommt es zu einer erhöhten Freisetzung dieser Mediatoren [25]. Dies unterstreicht eine mögliche pathogenetische Beteiligung der durch Trige-

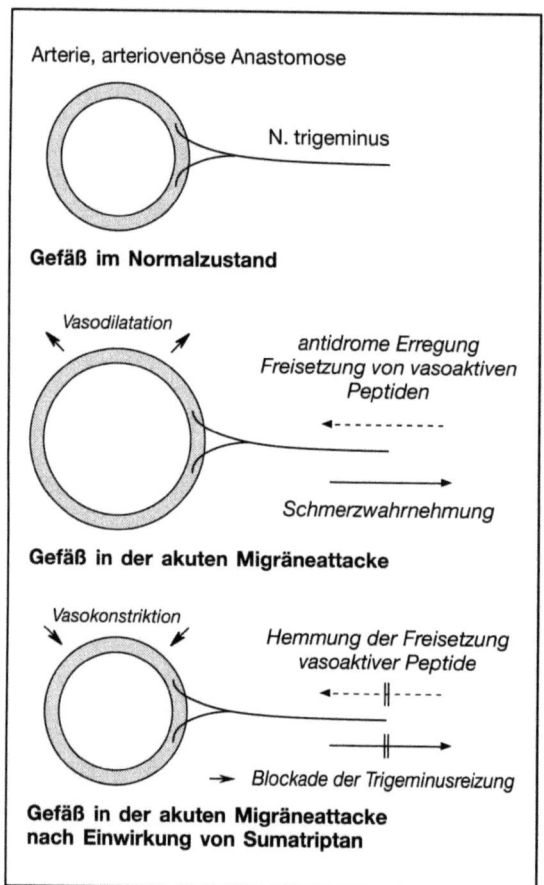

Abb. 16.6. Modell der Wirkung von Sumatriptan bei Migräne. Nach diesem Modell könnte zur Auslösung und Aufrechterhaltung einer akuten Migräneattacke beitragen: zum einen eine Vasodilatation von meningealen vom Trigeminus innervierten Blutgefäßen und zum anderen die Freisetzung von vasoaktiven Peptiden aus den Nervenendigungen des gereizten Trigeminusnervs. Diese Peptide führen zu einer Vasodilatation und einer „neurogenen Entzündung" (vgl. Kap. 13). Sumatriptan führt zu einer Vasokonstriktion und möglicherweise darüber hinaus zur Hemmung der Freisetzung der vasoaktiven Mediatoren und beendet damit die Migräneattacke

minusreizung induzierten Freisetzung vasoaktiver Mediatoren an der Entstehung einer Migräneattacke (Abb. 16.6). Die in der Migräneattacke erhöhte Freisetzung von CGRP kehrte nach Gabe von Sumatriptan wieder in den Normbereich zurück [23]. Wie schon bei den tierexperimentellen Untersuchungen kritisiert wurde (s. 16.2.3), ist auch bei diesem Effekt nicht klar, inwieweit wirklich eine präsynaptische Hemmung – also tatsächlich eine Verminderung der Freisetzung aus den Nervenendigungen – erzeugt wurde, oder inwieweit die Vasokonstriktion nur den Abtransport des CGRP verändert hat.

16.4.2 Applikation und Dosierung von Sumatriptan

Pharmakokinetisch in etwa äquivalente Dosierungen von Sumatriptan bei intravenöser, subkutaner und oraler Applikation sind in Abb. 16.5 dargestellt.

Demnach führen 3 mg Sumatriptan intravenös (bei Infusion über 15 min, 6 mg subkutan und 100 mg oral zu vergleichbaren maximalen Plasmakonzentrationen von 77 µg/l, 73 µg/l beziehungsweise von 54 µg/l [21]. Diese Dosierungen wurden in klinischen Studien für wirksam befunden (vgl. 16.4.3 sowie Kap. 17 und 18). Die verzögerte Resorption nach oraler Gabe führt jedoch wahrscheinlich zu unterschiedlich langer Wirkdauer. So wird der Plasmaspiegel von 10 µg/l bei intravenöser Gabe bereits nach weniger als 1 h unterschritten, bei subkutaner Gabe nach etwa 2 h, bei oraler Gabe dagegen erst nach 6 h (Abb. 16.5). Eine genaue klinische Bestimmung der Wirkdauer steht jedoch noch aus.

Empfohlen wird gegenwärtig subkutan eine Erstdosis von 6 mg Sumatriptan, die so bald wie möglich nach Beginn der Kopfschmerzen während einer Migräneattacke gegeben werden sollte. Bei wiederkehrenden Kopfschmerzen können nach einem Mindestabstand von üblicherweise 2 h weitere 6 mg Sumatriptan subkutan appliziert werden. Die Gesamtdosis von 12 mg Sumatriptan pro 24 h sollte nicht überschritten werden.

Die orale Standarddosis beträgt 100 mg, die ebenfalls so bald wie möglich nach Einsetzen der Kopfschmerzen während einer Migräneattacke eingenommen werden sollte. Bei Wiederkehr der Symptome können bis zu 2mal weitere 100 mg Sumatriptan oral eingenommen werden, d. h. bis zum Erreichen der empfohlenen Maximaldosis von 300 mg Sumatriptan oral pro 24 h.

Die intravenöse Infusion (2 mg über 10–15 min) war nur für die initialen Studien von Bedeutung; sie wurde klinisch nicht weiter geprüft und sollte entsprechend sorgfältig vermieden werden. Die intranasale Applikation von 2 mal 20 mg Sumatriptan im Abstand von 15 min in jeweils ein Nasenloch wurde in einer Pilotstudie als gut wirksam befunden [60]; weitere Untersuchungen über diese – wegen der Umgehung des First-pass-Metabolismus – zumindest aus theoretischer Sicht sehr interessante Anwendungsform stehen noch aus.

16.4.3 Therapeutische Wirkungen von Sumatriptan

Auf die Studien zur Frage der Wirksamkeit des Sumatriptan bei der Behandlung akuter Migräneattacken wird in den nachfolgenden Kap. 17 und 18 im Detail eingegangen werden, so daß sie hier nur kurz zusammengefaßt werden sollen.

In verschiedenen randomisierten Doppelblindstudien (zusammengefaßt bei Dechant u. Clissold [12]) wurde gezeigt, daß Sumatriptan sehr effektiv die Symptome einer akuten Migräneattacke beseitigen oder deutlich mildern kann. Die Gabe von 100–200 mg Sumatriptan oral führte bei 50–73 % der behandelten Attacken innerhalb von 2 h zu weitgehender bis vollständiger Symptomfreiheit [12] (vgl. auch Kap. 18). Subkutane Gabe von 6 mg Sumatriptan zeigte innerhalb von nur 60 min mit 70–77 % eine noch höhere Erfolgsquote [12] (vgl. auch Kap. 17). Mit der intranasalen Applikation von 2mal 20 mg Sumatriptan liegen die Resultate bei 75 % [12]. Durchschnittliche Vergleichszahlen bei der Gabe von Placebo liegen nach jeweils entsprechenden Zeiträumen bei 10–33 % in den Studien mit oraler Medikation, beziehungsweise bei 22–31 % bei subkutaner Applikation der Prüfsubstanz [12]. In 2 großen Vergleichsstudien mit oraler Medikation erwies sich Sumatriptan (100 mg oral) auch der Kombination von Ergotamin (2 mg) und Koffein (200 mg) beziehungsweise der Kombination von Acetylsalicylsäure (900 mg) und Metoclopramid (10 mg) als signifikant überlegen [12, 61, 62].

In allen Studien fiel auf, daß bei etwa 40 % der mit Sumatriptan behandelten Patienten die Symptome innerhalb von 24 h (in einigen Studien innerhalb von 48 h) wiederkehrten. Auf die mögliche Bedeutung der kurzen Halbwertzeit des Sumatriptan wurde bereits in 16.3 hingewiesen. Detaillierte Untersuchungen über wiederholte Gaben von Sumatriptan zur Vermeidung der Symptomwiederkehr stehen noch aus.

Sumatriptan scheint auch bei längerfristiger intermittierender Einnahme seine Wirksamkeit nicht zu verlieren. In einer Studie an 365 Patienten war es nach 6 Monaten ebenso wirksam in der Attackenbekämpfung wie zu Beginn der Studie [59]. Ergänzende Angaben bezüglich der längerfristigen intermittierenden Einnahme finden sich in Kap. 19.

Nach einer ersten randomisierten Doppelblindstudie mit Cross-over-Design ist Sumatriptan (6 mg subkutan) auch bei Clusterkopfschmerz erfolgreich einsetzbar; innerhalb von 15 min war in 74 % der Attacken Symptomfreiheit erreicht, verglichen mit 26 % nach Gabe von Placebo [63].

16.5 Unerwünschte Wirkungen und Toxizität von Sumatriptan

16.5.1 Unerwünschte Wirkungen von Sumatriptan am Patienten

Das Spektrum unerwünschter Wirkungen des Sumatriptans wurde aus den Daten von insgesamt 4859 bisher in kontrollierten Studien mit Sumatriptan behandelten Patienten und 1164 mit Placebo behandelten Patienten von Brown et al. zusammengefaßt [4]. In Tabelle 16.4 sind die wesentlichen unerwünschten

Tabelle 16.4. Unerwünschte Wirkungen von Sumatriptan (oral 100–300 mg, subkutan 4–8 mg). Angaben in % (Nach Brown et al. [4])

Unerwünschte Wirkung	Sumatriptan	Placebo
Oral	(n = 1456)	(n = 296)
Übelkeit, Erbrechen	14	7
Geschmacksstörungen	11	3
Müdigkeit	9	3
Schwindel	6	2
Sedation	3	1
Schweregefühl	3	1
Schwächegefühl	3	< 1
Intrathorakales Druckgefühl	3	< 1
Globusgefühl	3	0
Nackensteifigkeit	3	0
Subkutan	(n = 1924)	(n = 868)
Unerwünschte Wirkungen an Injektionsstelle	40	17
Übelkeit, Erbrechen	10	10
Prickelgefühl	9	3
Hitzegefühl	9	3
Schwindel	8	4
Schweregefühl	8	1
Intrathorakales Druckgefühl	6	1
Flush	6	2
Druckgefühl in Herzgegend	5	1
Brennende Mißempfindungen	5	< 1
Nackensteifigkeit	3	< 1
Engegefühl	3	< 1

Wirkungen, die bei subkutaner und oraler Gabe auftraten, im Vergleich zu Placebo aufgeführt.

Die häufigsten bei oraler Gabe von Sumatriptan auftretenden Störungen (Geschmacksstörungen und zu einem Teil wohl auch Übelkeit und Erbrechen) dürften auf die ursprüngliche Zubereitungsform der verwendeten Tabletten zurückzuführen sein. Seit einiger Zeit wird Sumatriptan aber in Form von Filmtabletten eingesetzt, so daß diese Probleme in Zukunft wahrscheinlich vermieden werden können. Einige der unter Sumatriptan beobachteten Wirkungen wie Übelkeit und Erbrechen, Müdigkeit und Schwindel können auch Symptome der Migräneattacke selbst sein, während andere wie Müdigkeit und Schwächegefühl häufig nach Ende einer Migräneattacke zu beobachten sind. Einige relativ unspezifische unerwünschte Wirkungen wie Schweregefühl und Nackensteifigkeit scheinen auf Sumatriptan zurückzuführen zu sein, zumal sie unter Placebo praktisch nie beobachtet wurden.

Neben einer erhöhten Anzahl von Reaktionen an der Einstichstelle (im wesentlichen Rötungen und Schmerz für bis zu 60 min) kam es bei subkutaner

Gabe häufiger zu den oben genannten relativ unspezifischen unerwünschten Wirkungen.

Intrathorakales Druck- bzw. Engegefühl wurde sowohl bei oraler wie bei subkutaner Gabe gegenüber Placebo deutlich vermehrt beobachtet; im EKG-Monitoring konnte eine mögliche Myokardischämie (nach einem ersten möglichen Fall im Rahmen einer intravenösen Bolusinjektion) allerdings nicht objektiviert werden, selbst dann nicht, wenn während des Auftretens des Druck- bzw. Engegefühls ein EKG abgeleitet wurde [4]. Trotz der geringen koronarkonstringierenden Wirkungen von Sumatriptan (vgl. 16.2.2) ist hier aber Aufmerksamkeit angezeigt, auch wenn Sumatriptan in dieser Hinsicht sicher weniger problematisch ist als die stärker koronarkonstringierenden Ergotalkaloide. Ergänzende Studien zur Klärung dieser Frage werden gegenwärtig durchgeführt. Bis zum Vorliegen dieser Resultate sollten Patienten mit koronarer Herzkrankheit nicht mit Sumatriptan behandelt werden. Außerdem ist bei allen Patienten mit unbehandeltem Bluthochdruck Vorsicht anzuraten, da Sumatriptan gelegentlich einen leichten Blutdruckanstieg auslösen kann.

Insgesamt sind die bisher beobachteten unerwünschten Wirkungen von Sumatriptan also von mildem Schweregrad und meist recht kurzlebiger Dauer (unter 1 h). Eine mögliche Provokation von Myokardischämien wird weiter untersucht. Aber auch unter diesem Aspekt sind die Verhältnisse bei Applikation von Sumatriptan sicher günstiger zu bewerten als bei den Ergotalkaloiden. Klinisch relevante laborchemische Veränderungen wurden bisher nicht beobachtet.

16.5.2 Toxizitätsuntersuchungen von Sumatriptan

Die Ergebnisse von Untersuchungen zu unerwünschten und toxischen Wirkungen von Sumatriptan wurden von Humphrey et al. zusammengefaßt [31]. Unerwünschte Wirkungen treten erst bei höheren Dosierungen auf, so Erbrechen bei Affen (ab 20 mg Sumatriptan oral pro kg KG) sowie Verhaltensänderungen und Tachykardie bei (offensichtlich empfindlicher reagierenden) Hunden ab 3 mg/kg KG beobachtet.

Kurzfristige Blutdruckanstiege um bis zu 45 mm Hg wurden bei narkotisierten Katzen, aber nicht bei Hunden bei Dosen von bis zu 1 mg Sumatriptan intravenös pro kg KG gesehen. Eine hämodynamisch wirksame Koronarkonstriktion konnte bei Hunden nicht gefunden werden, auch wenn bei intravenösen Dosen über 30 µg/kg KG leichte EKG-Veränderungen auftraten.

Toxische Wirkungen treten offenbar erst bei sehr hohen Dosen auf. Zu letalen Wirkungen führen erst orale Dosen von über 2 g Sumatriptan pro kg KG bei Ratten beziehungsweise von 500 mg Suamtriptan pro kg KG bei Hunden. Die akute Toxizität besteht in erster Linie in Verhaltensstörungen, Tremor und Erythemen. Damit besitzt Sumatriptan offensichtlich eine hohe therapeutische Breite.

Langfristige Anwendung hoher Sumatriptandosen im Tierversuch (oral 500 mg/kg KG bei Ratten, 50 mg/kg KG bei Hunden) hatte keine wesentlich anderen Auswirkungen als die einmalige Gabe. Es ergaben sich insbesondere keine Hinweise für teratogene, mutagene und karzinogene Wirkungen [31].

16.6 Zusammenfassung

Sumatriptan stellt einen selektiven Agonisten an 5-HT$_{1D}$-Rezeptoren dar. Durch Stimulation dieser (oder sehr ähnlicher) Rezeptoren im Versorgungsgebiet der A. carotis bewirkt es eine selektive Konstriktion von intrakraniellen Arterien und arteriovenösen Anastomosen. Da Sumatriptan die Blut-Hirn-Schranke nur schlecht überwindet, ist dieser Effekt wahrscheinlich besonders bei solchen Gefäßen ausgeprägt, die keine solche Barriere haben; dies könnte v. a. auf meningeale Gefäße zutreffen, möglicherweise aber auch für andere Gefäße gelten, die im Verlauf einer akuten Migräneattacke dilatiert sind. Daneben könnte Sumatriptan die Freisetzung vasoaktiver Peptide aus Nervenendigungen des N. trigeminus in der Migräneattacke hemmen. Konstriktion dilatierter Gefäße und Hemmung der Mediatorfreisetzung gelten als Mechanismen der Wirkungen von Sumatriptan in der Migräneattacke.

Sumatriptan wird nach oraler Gabe gut resorbiert, unterliegt aber einem starken First-pass-Metabolismus in der Leber. Aus diesem Grund ist die orale Bioverfügbarkeit gering (14 %). Inaktiviert wird Sumatriptan überwiegend (zu ca. 80 %) durch Metabolisierung in der Leber zum inaktiven Indolessigsäureanalogon. Die Plasmahalbwertszeit von Sumatriptan beträgt etwa 2 h.

In Dosen von 100 mg oral oder 6 mg subkutan bewirkt Sumatriptan völlige oder weitgehende Symptomfreiheit bei 50–80 % aller Migräneattacken. Wahrscheinlich bedingt durch die kurze Halbwertszeit kommt es jedoch bei bis zu 40 % der Patienten zum Wiederauftreten der Symptome. Sumatriptan wird im wesentlichen gut vertragen und erwies sich im Rahmen der klinischen Prüfung bis auf eine mögliche geringgradige Myokardischämie frei von ernsten unerwünschten Wirkungen. Akute und chronische Toxizität sind gering; teratogene, mutagene und karzinogene Wirkungen scheinen zu fehlen.

Damit stellt Sumatriptan den Prototyp einer neuen Klasse von Substanzen dar, die in der Therapie akuter Migräneattacken Verwendung finden können (vgl. Kap. 9). Effektivität und Verträglichkeit von Sumatriptan scheinen es vor etablierten Therapiemöglichkeiten auszuzeichnen. Sumatriptan stellt folglich für alle Fälle, in denen diese Behandlungsmaßnahmen sich als unzureichend erweisen, eine wertvolle Alternative zu den herkömmlichen Therapiemaßnahmen dar. Noch offene Fragen betreffen die häufig zu kurze Wirkdauer einer Einzeldosis von Sumatriptan sowie die unerwünschten Wirkungen dieser Substanz.

Literatur

1. Apperley E, Feniuk W, Humphrey PPA, Levy GP (1980) Evidence for two types of excitatory receptor for 5-hydroxytryptamine in dog isolated vasculature. Br J Pharmacol 68:215-224
2. Boer MO den, Villalón CM, Heiligers JPC, Humphrey PPA, Saxena PR (1992) Role of 5-HT_1-like receptors in the reduction of porcine cranial arteriovenous anastomotic shunting by sumatriptan. Br J Pharmacol 102:323-330
3. Bond RA, Craig DA, Charlton KG, Ornstein AG, Clarke DE (1989) Partial agonistic activity of GR 43175 at the inhibitory prejunctional 5-HT_1-like receptor in rat kidney. J Auton Pharmacol 9:201-210
4. Brown EG, Endersby CA, Smith RN, Talbot JCC (1991) The safety and tolerability of sumatriptan: an overview. Eur Neurol 31:339-344
5. Buzzi MG, Moskowitz MA (1990) The antimigraine drug, sumatriptan (GR 43175), selectively blocks neurogenic plasma extravasation from blood vessels in dura mater. Br J Pharmacdol 99:202-206
6. Buzzi MG, Moskowitz MA (1991) Evidence for 5-$HT_{1B/1D}$ receptors mediating the antimigraine effect of sumatriptan and dihydroergotamine. Cephalalgia 11:165-168
7. Chester AH, Martin GR, Bodelsson M, Arneklo-Nobin B, Tadjkarimi S, Tornebrandt K, Yacoub MH (1990) 5-Hydroxytryptamine receptor profile in healthy and diseased human epicardial coronary arteries. Cardiovasc Res 24:932-937
8. Connor HE, Feniuk W, Humphrey PPA (1989) Characterisation of 5-HT-receptors mediating contraction of canine and primate basilar artery using GR 43175, a selective 5-HT_1-like receptor agonist. Br J Pharmacol 96:379-387
9. Connor HE, Feniuk W, Humphrey PPA (1989) 5-Hydroxytryptamine contracts human coronary arteries predominantly via 5-HT_2 receptor activation. Eur J Pharmacol 161:91-94
10. Conti A, Monopoli A, Forlani A, Ongini E, Antona C, Biglioli P (1990) Role of 5-HT_2 receptors in serotonin-induced contraction in the human mammary artery. Eur J Pharmacol 176:207-212
11. Cutler NR, Hussey EK, Sramek JJ, Clements BD, Paulsgrove LA, Busch MA, Donn KH (1991) Oral sumatriptan in pharmacokinetics in the migrainous state. Cephalalgia 11 [Suppl 11]: 222-223
12. Dechant KL, Clissold SP (1992) Sumatriptan. A review of its pharmacodynamic and pharmacoklinetic properites, and therapeutic efficacy in the acute treatment of migraine and cluster headache. Drugs 43:776-798
13. Edvinsson L, Jansen I (1989) Characterization of 5-HT receptors mediating contraction of human cerebral, meningeal and temporal arteries: target for GR 43175 in acute treatment of migraine? Cephalalgia 9 [Suppl 10]: 39-40
14. Edvinsson L, Jansen I, Olesen J (1991) Analysis of the vasoconstrictor effects of sumatriptan on human cranial arteries. Cephalalgia 11 [Suppl 11]: 210-21
15. Engel G, Göthert M, Müller-Schweinitzer E, Schlicker E, Sistonen L, Stadler PA (1983) Evidence for common pharmacological properties of [^{3}H]-5-hydroxytryptamine binding sites, presynaptic 5-hydroxytryptamine autoreceptors in CNS and inhibitory presynaptic 5-hydroxytryptamine receptors on sympathetic nerves. Naunyn Schmiedebergs Arch Pharmacol 324:116-124
16. Feniuk W, Humphrey PPA, Perren MJ, Watts AD (1985) A comparison of 5-hydroxytryptamine receptors mediating contraction in rabbit aorta and dog saphenous

vein: evidence for different receptor types obtained by use of selective agonists and antagonists. Br J Pharmacol 86:697-704
17. Feniuk W, Humphrey PPA, Perren MJ (1989) GR 43175 does not share the complex pharmacology of the ergots. Cephalalgia 9 [Suppl 9]: 35-39
18. Feniuk W, Humphrey PPA, Perren MJ (1989) The selective carotid arterial vasoconstrictor action of GR 43175 in anaesthetized dogs. Br J Pharmacol 96:83-90
19. Feniuk W, Humphrey PPA, Perren MJ, Connor HE, Whalley ET (1991) Rationale for the use of 5-HT_1-like agonists in the treatment of migraine. J Neurol 238 [Suppl 1]: S57-S61
20. Fowler PA, Thomas M, Lacey LF, Andrew P, Dallas FAA (1989) Early studies with the novel 5-HT_1-like agonist GR 43175 in healthy volunteers. Cephalalgia 9 [Suppl 9]: 57–62
21. Fowler PA, Lacey LF, Thomas M, Keene ON, Tanner RJN, Baber NS (1991) The clinical pharmacology, pharmacokinetics and metabolism of sumatriptan. Eur Neurol 31:291-294
22. Friberg L, Olesen J, Iversen HK, Sperling B (1991) Migraine pain associated with middle cerebral artery dilatation: reversal by sumatriptan. Lancet 338:13-17
23. Goadsby PJ, Edvinsson L (1991) Sumatriptan reverses the changes in calcitonin gene-related peptide seen in the headache phase of migraine. Cephalalgia 11 [Suppl 11]: 3-4
24. Goadsby PJ, Edvinsson L, Ekman R (1988) Release of vasoactive peptides in the extracerebral circulation of man and the cat during activation of the trigeminovascular system. Ann Neurol 23:193-196
25. Goadsby PJ, Edvinsson L, Ekman R (1990) Vasoactive peptide release in the extracerebral circulation of humans during migraine headache. Ann Neurol 28:183-187
26. Graham JR, Wolff HG (1938) Mechanism of migraine headache and action of ergotamine tartrate. Arch Neurol Psychiatry 39:737-763
27. Hamel E, Bouchard D (1991) Contractile 5-HT_1 receptors in human isolated pial arterioles: correlation with HT_{1D} binding sites. Br J Parmacol 102:227-233
28. Hoyer D, Middlemiss DN (1989) Species differences in the pharmacology of terminal 5-HT autoreceptors in mammalian brain. Trends Pharmacol Sci 10:130-132
29. Humphrey PPA, Feniuk W (1991) Mode of action of the anti-migraine drug sumatriptan. Trends Pharmacol Sci 12:444-446
30. Humphrey PPA, Feniuk W, Perren MJ, Connor HE, Oxford AW, Coates IH, Butina D (1988) GR 43175, a selective agonist for the 5-HT_1-like receptor in dog isolated saphenous vein. Br J Pharmacol 94:1123-1132
31. Humphrey PPA, Feniuk W, Marriott AS, Tanner RJN, Jackson MR, Tucker ML (1991) Preclinical studies on the anti-migraine drug, sumatriptan. Eur Neurol 31:282-290
32. Kerber CW, Newton TH (1973) The macro- and microvasculature of the dura mater. Neuroradiology 6:175-179
33. Kimball RW, Friedman AP, Vallejo E (1960) Effect of serotonin in migraine patients. Neurology 10:107-111
34. Lance JW, Anthony M, Hinterberger H (1967) The control of cranial arteries by humoral mechanisms and its relation to the migraine syndrome. Headache 7:93-102
35. McCarthy BG, Peroutka SJ (1989) Comparative neuropharmacology of dihydroergotamine and sumatriptan (GR 43175). Headache 29:420-422

36. Middlemiss DN, Bremer ME, Smith SM (1988) A pharmacological analysis of the 5-HT receptor mediating inhibition of 5-HT release in the guinea-pig frontal cortex. Eur J Pharmacol 157:101-107
37. Moskowitz MA (1984) The neurobiology of vascular head pain. Ann Neurol 16:157-168
38. Nichols FT, Mawad M, Mohr JP, Stein B, Hilal S, Michelsen WJ (1990) Focal headache during balloon inflation in the internal carotid and middle cerebral arteries. Stroke 21:555-559
39. Nielsen TH, Tfelt-Hansen I (1989) Lack of effect of GR 43175 on peripheral arteries in man. Cephalalgia 9 [Suppl 9]: 93-95
40. Parsons AA, Whalley ET, Feniuk W, Connor HE, Humphrey PPA (1989) $5-HT_1$-like receptors mediate 5-hydroxytryptamine-induced contraction of human isolated basilar artery. Br J Pharmacol 96:434-449
41. Penfield W (1935) A contribution to the mechanism of intracranial pain. Proc Assoc Res Nerv Ment Dis 15:399-416
42. Peroutka SJ (1992) Phylogenetic tree analysis of G-protein-coupled 5-HT receptors: implications for receptor nomenclature. Neuropharmacology 31:609-613
43. Peroutka SJ, McCarthy BG (1989) Sumatriptan (GR 43175) interacts selectively with $5-HT_{1B}$ and HT_{1D} binding sites. Eur J Pharmacol 163:133-136
44. Perren MJ, Feniuk W, Humphrey PPA (1989) The selective closure of feline arteriovenous anastomoses (AVAs) by GR 43175. Cephalalgia 9 [Suppl 9]: 41-46
45. Perren MJ, Feniuk W, Humphrey PPA (1991) Vascular $5-HT_1$-like receptors which mediate contraction of the isolated dog saphenous vein and carotid arterial vasoconstriction in anaesthetised dogs are not of the $5-HT_{1A}$ or HT_{1D} subtype. Br J Pharmacol 102:191-197
46. Ray BS, Wolff HG (1940) Experimental studies on headache. Painsensitive structures of the head and their significance in headache. Arch Surg 41:813-856
47. Saito K, Markowitz S, Moskowitz MA (1988) Ergot alkaloids block neurogenic extravasation in dura mater: proposed action in vascular headaches. Ann Neurol 24:732-737
48. Saxena PR (1972) The effects of antimigraine drugs on the vascular responses evoked by 5-hydroxytryptamine and related biogenic substances on the external carotid bed of dogs: Possible pharmacological implications to their antimigraine action. Headache 12:44-54
49. Saxena PR (1974) Selective vasoconstriction in carotid vascular bed by methysergide: possible relevance to its antimigraine effect. Eur J Pharmacol 27:99-105
50. Schlicker E, Fink K, Göthert M, Hoyer D, Molderings G, Roschke I, Schoeffter P (1989) The pharmacological properties of the presynaptic autoreceptor in the guinea-pig brain cortex conform to the HT_{1D} receptor subtype. Naunyn Schmiedebergs Arch Pharmacol 340:45-51
51. Schoeffter P, Hoyer D (1989) How selective is GR 43175 ? Interactions with functional $5-HT_{1A}$, $5HT_{1B}$, $5-HT_{1C}$ and HT_{1D} receptors. Naunyn Schmiedebergs Arch Pharmacol 340:135-138
52. Schoeffter P, Hoyer D (1990) 5-Hydroxytryptamin (5-HT)-induced endothelium-dependent relaxation of pig coronary arteries is mediated by 5-HT receptors similar to the $5-HT_{1D}$ receptor subtype. J Pharmacol Exp Ther 252:387-395
53. Schoeffter PC, Waeber C, Palacios JM, Hoyer D (1988) The 5-hydroxytryptamine HT_{1D} receptor subtype is negatively coupled to adenylate cyclase in calf substantia nigra. Naunyn Schmiedebergs Arch Pharmacol 337:602-608

54. Scott AK, Walley T, Breckenridge AM, Lacey LF, Fowler PA (1991) Lack of an interaction between propranolol and sumatriptan. Br J Pharmacol 32:581-584
55. Skingle M, Birch PJ, Leighton GE, Humphrey PPA (1990) Lack of antinociceptive activity of sumatriptan in rodents. Cephalalgia 10:207-212
56. Sleight AJ, Cervenka A, Peroutka SJ (1990) In vivo effects of sumatriptan (GR 43175) on extracellular levels of 5-HT in the guinea pig. Neuropharmacology 29:522-523
57. Sperling B, Tfelt-Hansen P, Winter PDO'B (1991) Initial study of the peripheral vascular effects of a combination of sumatriptan and ergotamine in man. Cephalalgia 11 [Suppl 11]: 230-231
58. Sumner MJ, Humphrey PPA (1990) Sumatriptan (GR 43175) inhibits cyclic-AMP accumulation in dog isolated sapheneous vein. Br J Pharmacol 99:219-220
59. Tansey MJB (1991) Sumatriptan – long term data and future developments (Abstract). Proceedings Vth Int. Headache Congress, Washington DC
60. The Finnish Sumatriptan Group and the Cardiovascular Clinical Research Group (1991) A placebo-controlled study of intranasal sumatriptan for the acute treatment of migraine. Eur Neurol 31:332-338
61. The Multinational Oral Sumatriptan and Cafergot Comparative Study Group (1991) A randomized, double-blind comparison of sumatriptan and cafergot in the acute treatment of migraine. Eur Neurol 31:314-322
62. The Oral Sumatriptan and Aspirin plus Metoclopramide Comparative Study Group (1992) A study to compare oral sumatriptan with oral aspirin plus oral metoclopramide in the acute treatment of migraine. Eur J Pharmacol 32:177-184
63. The Sumatriptan Cluster Headache Study Group (1991) Treatment of acute cluster headache with sumatriptan. N Engl J Med 325:322-326
64. Van Wijngaarden I, Tulp MTLM, Soudijn W (1990) The concept of selectivity in 5-HT receptor research. Eur J Pharmacol 188:301-312
65. Waeber C, Dietl MM, Hoyer D, Probst A, Palacios JM (1988) Visualization of a novel serotonin recognition site (HT_{1D}) in the human brain by autoradiography. Neurosci Lett 88:11-16

17 Ergebnisse der initialen klinischen Prüfung mit parenteraler Sumatriptanapplikation

Christoph Riemasch-Becker und Franz Bernhard M. Ensink

17.1 Einleitung

Im Rahmen der Kapitel 2, 4 und 13 wird auf die Bedeutung des serotoninergen Systems für die Pathogenese der Migräne hingewiesen. Eine ausführliche Darstellung der Physiologie und Pharmakologie dieses Systems findet sich in Kap. 12. Dort werden auch die verschiedenen Rezeptoren und Rezeptorsubtypen des serotoninergen Systems vorgestellt.

Mit *Sumatriptan* steht seit einigen Jahren ein Pharmakon zur Verfügung, das selektiv an einem dieser Rezeptorsubtypen, dem sog. 5-HT$_1$-ähnlichen Rezeptor, agonistische Wirkung entfaltet. Die Pharmakologie von Sumatriptan wird in Kap. 16 vorgestellt.

In zahlreichen klinischen Studien konnte inzwischen gesichert werden, daß Sumatriptan ein potentes Therapeutikum zur Behandlung akuter Migräneattacken ist. Berichte über solche Studien finden sich verstreut in der gesamten internationalen medizinischen Fachliteratur. Dieses Kapitel versucht dem Leser einen komprimierten Eindruck über die initialen Studienergebnisse zu vermitteln, die weltweit im Rahmen der klinischen Prüfung mit parenteraler Applikation von Sumatriptan und seinem Vorläufer AB 25086 B erhoben wurden.

17.2 Ergebnisse mit intravenöser Applikation von AH 25086 B und Sumatriptan

Zu Beginn der klinischen Prüfung wurden die Serotoninagonisten zunächst nur intravenös verabreicht. Auch wenn diese Anwendungsform inzwischen völlig verlassen wurde – bei späteren Studien mit parenteraler Applikationsform wurde Sumatriptan entweder nur noch subkutan oder intranasal verabreicht – sollen hier einleitend die Studienergebnisse mit i. v.-Anwendung vorgestellt werden, da über sie auch zuerst in der Fachliteratur berichtet wurde.

17.2.1 Pilotstudie mit Vorläufersubstanz

Die weltweit ersten mit einem 5-HT_1-Agonisten (vgl. Abb. 17.1) behandelten Patienten wurden 1987 von Doenicke u. Siegel [7] in München untersucht. Im Rahmen einer offenen unkontrollierten Pilotstudie sollte an 12 Migränepatienten die Wirksamkeit von intravenös verabreichtem AH 25086 B zur Behandlung akuter Migräneattacken nachgewiesen werden. Gleichzeitig sollte auch der Bereich der optimalen therapeutischen Dosis ermittelt und die Verträglichkeit des Medikaments überprüft werden [7].

Bei dieser Studie wurden den 12 Patienten bei insgesamt 21 behandelten akuten Migräneattacken über eine jeweils 10 min dauernde intravenöse Kurzinfusion die folgenden Dosen von AH 25086 B verabreicht: 7, 28, 48 oder 96 µg/kg KG. Die Wirkung dieser Medikamentenapplikation wurde anhand der in Tabelle 17.2 wiedergegebenen Parameter und Skalierungen erfaßt. Diese Beurteilungskriterien wurden auch bei allen weiteren Studien mit Sumatriptan angewandt, über die in diesem Kapitel berichtet wird. Generell wurden die 5-HT_1-Agonisten immer nur dann angewandt, wenn die Ausgangsintensität der Kopfschmerzen als wenigstens „mittelschwer" beschrieben wurde, d. h. nur bei Vorliegen von Kopfschmerzen mit Schweregrad 2 oder 3 (gemäß Tabelle 17.1).

Anhand der in Tabelle 17.1 angegebenen Beurteilungskriterien ließ sich in der Pilotstudie von Doenicke u. Siegel [7] bei 14 aller 21 behandelten Migräneattacken ein sehr gutes sowie bei weiteren 6 Attacken ein gutes bis befriedigendes Behandlungsergebnis sichern. Dieses positive Resultat wurde als außerhalb der Zufallsgrenzen liegend interpretiert. Der Kopfschmerzschweregrad 0 wurde bei den 14 mit sehr gutem Erfolg behandelten Attacken in längstens 60 min im kürzesten Fall nach nur 10 min und durchschnittlich nach

Tabelle 17.1. Standardisierte Kritierien zur Beurteilung der Symptomatologie akuter Migräneattacken sowie zur Erfassung von Therapieeffekten. Anhand dieser Kriterien und der vorgegebenen verbalen Skalierungsmöglichkeiten wurde die Befundung zu den verschiedenen Zeitpunkten von den Patienten stets als Eigenbeurteilung vorgenommen

1.	Beurteilungskriterium:	*Schweregrad der Kopfschmerzen*
	Grad 0:	keine Kopfschmerzen
	Grad 1:	geringe Kopfschmerzen
	Grad 2:	mittelschwere Kopfschmerzen
	Grad 3:	starke Kopfschmerzen
2.	Beurteilungskriterium:	*Beeinträchtigung der Arbeitsfähigkeit*
	Grad 0:	keine Beeinträchtigung, arbeitsfähig
	Grad 1:	teilweise eingeschränkte Arbeitsfähigkeit
	Grad 2:	stark eingeschränkte Arbeitsfähigkeit
	Grad 3:	nicht arbeitsfähig, Bettruhe erforderlich
3.	Beurteilungskriterium:	*Erfassung der Begleitsymptomatik*
	Übelkeit:	vorhanden ja/nein
	Erbrechen:	vorhanden ja/nein
	Photo- und/oder Phonophobie:	vorhanden ja/nein

31 min erreicht. Bei allen diesen Migräneattacken verschwanden die Begleitsymptome Übelkeit, Erbrechen, Licht- und Lärmempfindlichkeit restlos.

Ein dosisabhängiger Effekt auf die Beseitigung der Kopfschmerzen und ihrer Begleitsymptome konnte im Rahmen dieser Studie nicht nachgewiesen werden, so daß aus diesen Ergebnissen auch noch kein für die Therapie optimaler Dosisbereich ermittelt werden konnte.

Nach dem Ende der Infusion von AH 25086 B wurden keine Reboundphänomene beobachtet. An Nebenwirkungen imponierten v. a. Flush, tränende Augen, Kribbel- und Druckgefühle am Kopf, Magenbrennen sowie kurzzeitige Verstärkung der Übelkeit. Alle diese Symptome waren aber überwiegend von leichtem Schweregrad und entweder bereits mit dem Ende der Infusion oder längstens innerhalb von 20–30 min wieder verschwunden. Bis zu einer Infusionsrate von 1,6 µg/kg KG/min wurden auch keine Veränderungen der Herzfrequenz und des Blutdrucks festgestellt, so daß die Substanz insgesamt als gut verträglich bewertet wurde.

17.2.2 Erste Dosisfindungsstudie mit Sumatriptan

Auch Sumatriptan (vgl. Abb. 17.1) wurde erstmals in einer offenen Dosisfindungsstudie mittels intravenöser Kurzinfusion an 34 Patienten bei insgesamt 46 schweren Migräneattacken (vgl. Tabelle 17.1) angewandt [8]. Die geprüften Dosierungen von 4, 8, 16, 24 und 32 µg/kg KG führten alle zu einer Symptomverbesserung. Bei dieser Studie erwies sich aber, daß die Wirksamkeit von Sumatriptan dosisabhängig zunahm; die besten Resultate wurden nach Applikation von 24 bzw. 32 µg/kg KG erzielt. Die höchste Gesamtdosis von 2 mg, bei 24 Attacken über jeweils 10 min infundiert, führte bei 17 Attacken zu einer schnellen (innerhalb von 10–20 min) und kompletten Beschwerdefreiheit (71 %). Bei den restlichen 7 Attacken kam es immerhin noch zu einer deutlichen Schmerzlinderung, d. h. einem Rückgang der Kopfschmerzintensität auf Grad 1 (vgl. Tabelle 17.1). Die Behandlung mit Sumatriptan im Rahmen dieser zweiten Pilotstudie wurde ebenfalls gut vertragen. An Nebenwirkungen wurde von den Patienten nur über Schwere- und Druckgefühl – vorwiegend im Kopfbereich – und gelegentlich über Wärmeempfindungen berichtet.

17.2.3 Englische Probandenstudien mit Sumatriptan zum Vergleich unterschiedlicher Applikationsmodi

Über die ersten englischen Studien an gesunden Freiwilligen – mit z. T. allerdings sehr geringen Probandenzahlen – wurde 1988 von der Arbeitsgruppe um Fowler auf dem 7. Internationalen Symposium des *Migraine Trust* in London berichtet [13]. Dabei wurde die Verträglichkeit und Sicherheit verschiedener Applikationsformen (intravenös, subkutan und oral) von Sumatriptan untersucht (Tabelle 17.2).

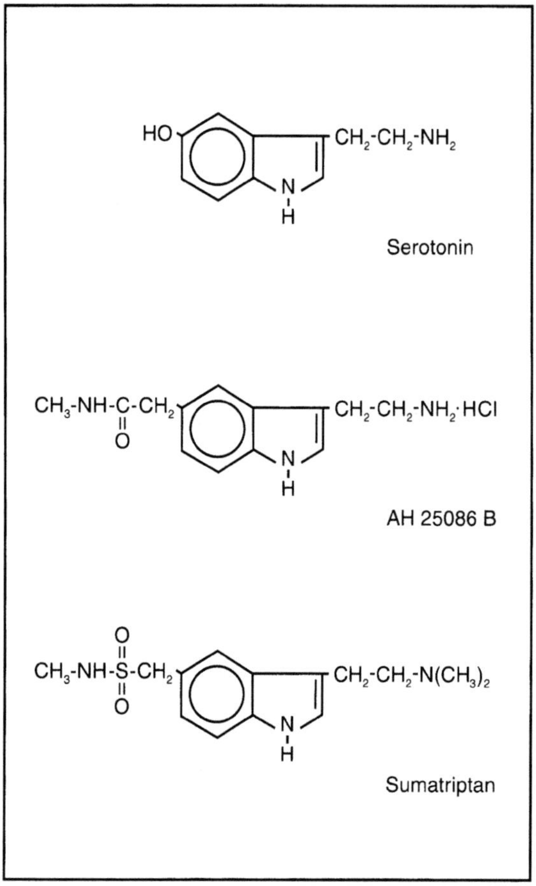

Abb. 17.1. Vergleichende Gegenüberstellung der Strukturformeln des biogenen Neurotransmitters Serotonin sowie der beiden synthetischen 5-HT_1-Agonisten AH 25086 B und Sumatriptan

Tabelle 17.2. Zusammenfassende Gegenüberstellung englischer Studien an freiwilligen Probanden mit unterschiedlichen Applikationsmodi und Studiendesigns (*i.v.* intravenös; *s.c.* subkutan; *eb* einfach blind; *db* doppelblind; *pk* plazebokontrolliert). (Aus [13])

Studie	A	B	C	D	E
Applikationsform	i.v.	oral	oral	s.c.	i.v./oral
Studiendesign	eb, pk	eb, pk	offen	db, pk	offen
Probanden (n)	10	6	6	3	6
Geprüfter Sumatriptandosierungsbereich	0,5–64 µg/kg KG	32–500 µg/kg KG	70–280 µg/kg KG	16–64 µg/kg KG	2/100 mg

Bei allen zuvor genannten Applikationsformen zeigte sich eine gute Verträglichkeit von Sumatriptan. Die von den Probanden berichteten leichten Nebenwirkungen wie Prickeln der Kopfhaut, Schwindel- und Wärmegefühl sowie Druckempfinden im Bereich von Kopf, Hals und/oder Brust waren bei allen Applikationsformen ähnlich, am häufigsten aber bei intravenöser Anwendung und in ihrer Stärke offensichtlich dosisabhängig.

Die genannten Symptome entwickelten sich bei intravenöser Applikation innerhalb von 2–5 min nach Infusionsbeginn und dauerten in der Regel bis zu 15 min an. Dabei zeigte sich ab einer intravenösen Dosierung von 8 µg/kg KG aufwärts eine leichte bis mäßige systolische und diastolische Blutdruckerhöhung, die auch bei subkutaner Gabe ähnlich ausfiel und selbst bei einigen Fällen mit oraler Verabreichung von Sumatriptan gesehen wurde. Die Herzfrequenz und der EKG-Kurvenverlauf wurden hingegen durch die Applikation von Sumatriptan nicht beeinflußt, ebenso wurden keine signifikanten Veränderungen der Blutlaborwerte beobachtet.

Die subkutane Verabreichung von Sumatriptan führte bei allen geprüften Dosierungen und bei allen Patienten zu einem leichten, kurzdauernden Brennschmerz an der Injektionsstelle.

17.2.4 Doppelblinde, plazebokontrollierte Vergleichsstudie

In einer weiteren plazebokontrollierten Studie mit randomisiert, doppelblind verabreichten intravenösen Sumatriptandosierungen von bis zu 64 µg/kg KG berichteten 14 von 15 Patienten (93 %) einen vollständigen oder zumindest nahezu vollständigen Rückgang ihrer vorbestehenden Kopfschmerzen 20 min nach Applikation der Substanz. In der Plazebogruppe berichteten nur 2 von 15 Patienten (13 %) von einem entsprechenden Effekt [18].

Mit zunehmenden Sumatriptandosen nahm allerdings auch die Inzidenz von Nebenwirkungen zu, jedoch handelte es sich meist um leichte und innerhalb kurzer Zeit spontan abklingende Erscheinungen. Bei einem Patienten kam es jedoch – nach einer versehentlichen Bolusinjektion – zu EKG-Veränderungen im Sinne einer koronaren Minderperfusion, die als Folge durch die Medikamentenapplikation ausgelöster Vasospasmen im Bereich der Koronararterien gedeutet wurden. Es ist anzunehmen, daß diese Nebenwirkung in ursächlichem Zusammenhang mit dem extrem schnellen Anstieg des Plasmaspiegels von Sumatriptan nach der intravenösen Bolusinjektion stand.

17.3 Ergebnisse mit subkutaner Sumatriptanapplikation

Angesichts der vorgenannten Beobachtung haben prinzipielle Sicherheitsüberlegungen dazu geführt, daß im weiteren Verlauf der klinischen Prüfung die Untersuchung intravenöser Sumatriptanapplikationen völlig verlassen wurde.

Stattdessen hat man sich in der Folgezeit – neben der Prüfung oraler Sumatriptananwendungen (vgl. Kap. 18) – äußerst intensiv der Untersuchung subkutan aber auch nasal verabreichten Sumatriptans zugewandt. Diese Entscheidung beruhte auf der Vorstellung, daß bei diesen beiden parenteralen Applikationswegen – durch die nach Verabreichung des Medikaments zunächst erforderliche Resorption – zu schnell ansteigende Plasmaspiegel von Sumatriptan und damit auch die abschließend unter 17.2 erwähnte EKG-Alteration zu vermeiden sein sollte.

Seit dieser Grundsatzentscheidung steht der subkutane Applikationsweg von Sumatriptan im Mittelpunkt des allgemeinen Interesses. Dieser Umstand scheint nicht verwunderlich, da diese Darreichungsform der speziellen Situation des Migränepatienten während der akuten Attacke gerecht wird, indem sie eine rasche – aber nicht bolusartige – Resorption des Pharmakons garantiert. Vor diesem Hintergrund erscheint es auch kaum erstaunlich, daß sich die meisten der bisher erschienenen internationalen Publikationen zu Sumatriptan mit dem subkutanen Applikationsweg dieses Pharmakons beschäftigen.

Auf die vorausgegangenen Studien an freiwilligen gesunden Probanden zur Bestimmung der Sicherheit und Verträglichkeit intravenös, subkutan und oral applizierten Sumatriptans [13] soll an dieser Stelle nicht noch einmal eingegangen werden (vgl. 17.2).

Tabelle 17.3 gibt einen Überblick über die ersten größeren Studien, die international mit subkutan appliziertem Sumatriptan durchgeführt wurden. Diese Ergebnisse sollen nachfolgend näher erläutert werden.

17.3.1 Resultate der klinischen Prüfung mit offenem Studiendesign

Tfelt-Hansen et al. [19] fassen in ihrer Übersicht die Ergebnisse einer offenen Dosisfindungsstudie zusammen, die parallel an 6 europäischen Zentren erfolgte. Dabei wurde 111 Migränepatienten während einer akuten Attacke mit mittelschweren oder starken Kopfschmerzen (vgl. Tabelle 17.1) 1–4 mg Sumatriptan subkutan verabreicht. Die demographischen Daten dieser Patienten finden sich in Tabelle 17.4.

Als Erfolgskriterium war bei dieser Studie der Rückgang der Kopfschmerzintensität 20–30 min nach Applikation von Sumatriptan von einem initialen Grad 3 (starke Kopfschmerzen) bzw. 2 (mittelschwere Kopfschmerzen) der in Tabelle 17.1 wiedergegebenen Verbalskala auf Grad 0 (keine Kopfschmerzen) bzw. 1 (geringe Kopfschmerzen) zu Grunde gelegt worden. In Abbildung 17.2 sind die jeweiligen Prozentzahlen derjenigen Patienten in Abhängigkeit der verabreichten Medikamentendosis aufgetragen, die entsprechend dem zuvor genannten Erfolgskriterium positiv auf die Behandlung angesprochen haben.

Neben der Gesamtauswertung aller Patienten (linkes Diagramm) wurde auch eine separate Darstellung der Ergebnisse für die Behandlung von Migräneattacken mit (mittleres Diagramm) und ohne Aura (rechtes Diagramm) vorge-

Tabelle 17.3. Zusammenfassende Gegenüberstellung der Ergebnisse diverser offen und doppelblind durchgeführter Studien mit subkutaner Applikation von bis zu 8 mg Sumatriptan

Autor	Design	Dosis	Responder Quote	Prozent
Baar et al. [1]	offen	1–4 mg	31/45[a]	69
Baar et al. [1]	offen	2–4 mg	42/46[a]	91
Brion et al. [2]	offen	2–3 mg[b]	13/15	87
Tfelt-Hansen et al. [19]	offen	1–4 mg	72/122	59
Tfelt-Hansen et al. [19]	offen	2–8 mg[b]	31/38	82
Ensink [9]	doppelblind	1–3 mg	113/211	54
Ensink [9]	doppelblind	1–8 mg	108/180	60
Gesamt:			410/657	62

[a] Nur die mit Dosisrepetition behandelten Migräneattacken.
[b] Unter Einschluß der mit Dosisrepetition behandelten Migräneattacken

Tabelle 17.4. Demographische Daten der 111 Patienten, die Eingang in die multizentrische Untersuchung gefunden haben, über die 1989 Tfelt-Hansen et al. [19] berichtet haben

Geschlechtsverteilung:	77 Frauen mit Durchschnittsalter 37 Jahre (19–63 Jahre)	
	34 Männer mit Durchschnittsalter 27 Jahre (20–46 Jahre)	
Migräneform:	Migräne ohne Aura:	77 Patienten
	Migräne mit Aura:	34 Patienten
Migränedauer:	Im Mittel 6 h (30 min bis 5 Tage)	
Attackenhäufigkeit:	weniger als einmal pro Monat:	7 Patienten
	1- bis 3mal pro Monat:	63 Patienten
	einmal pro Woche:	30 Patienten
	mehr als einmal pro Woche:	8 Patienten
	keine Angaben:	3 Patienten

nommen. In allen Fällen zeigte sich gleichermaßen eine deutliche Dosisabhängigkeit der Wirkung von Sumatriptan.

In einer weiteren Aufstellung konnten die Autoren [19] für die Dosierungen 2–4 mg Sumatriptan zeigen, daß die Behandlungsergebnisse noch deutlich besser ausfallen, wenn man die Evaluation erst 60 min nach dem Injektionszeitpunkt durchführt (Tabelle 17.5).

Bei dieser Untersuchung wurde auch der Grad der Beeinträchtigung der Arbeitsfähigkeit des Patienten vor und nach Einnahme der Studienmedikation evaluiert. Dieser Betrachtung wurde die unter Punkt 2 der Tabelle 17.1 angegebene vierstufige Verbalskala zu Grunde gelegt. Bei der subkutanen Gabe von 3 mg Sumatriptan fiel der Anteil der Patienten mit stark eingeschränkter

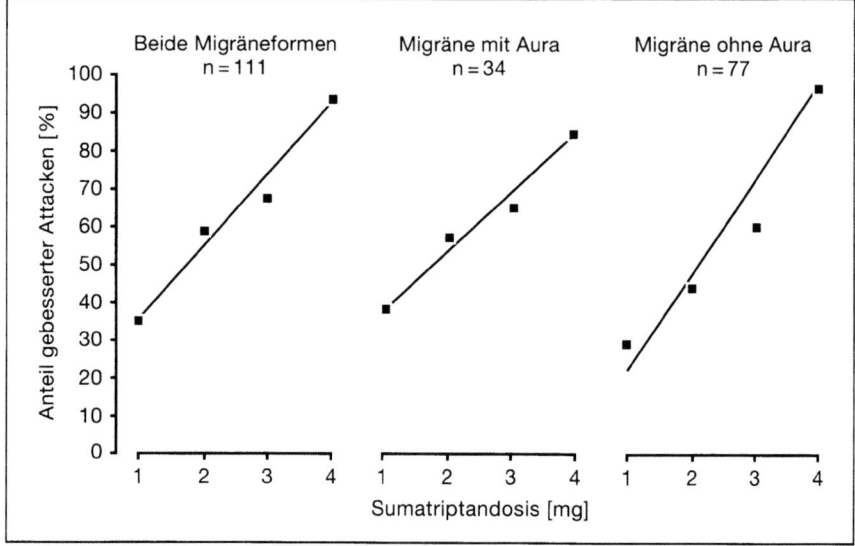

Abb. 17.2. Die Wirkung ansteigender subkutaner Sumatriptangaben (1–4 mg) bei 111 Migräneattacken. Das *linke Diagramm* zeigt die Gesamtergebnisse aller Attacken. Daneben wurde auch eine separate Darstellung der Ergebnisse für die Behandlung von Migräneattacken mit Aura *(mittleres Diagramm)* und ohne Aura *(rechtes Diagramm)* vorgenommen. In allen Fällen zeigte sich gleichermaßen eine deutliche Dosisabhängigkeit der Wirkung von Sumatriptan. (Nach [19])

Tabelle 17.5. Kopfschmerzintensität vor, sowie 30 und 60 min nach einer einmaligen subkutanen Applikation von 2 mg, 3 mg oder 4 mg Sumatriptan

Dosierung	Kopfschmerz-intensität	Anzahl der Migräneattacken mit entsprechender Symptomatik		
		vor Behandlung	30 min	60 min
2 mg	Grad 3	6	0	0
	Grad 2	3	2	1
	Grad 1	0	5	1
	Grad 0	0	2	7
3 mg	Grad 3	16	2	1
	Grad 2	15	8	3
	Grad 1	0	13	7
	Grad 0	0	8	20
4 mg	Grad 3	8	0	0
	Grad 2	13	1	0
	Grad 1	0	9	1
	Grad 0	0	11	20

Arbeitsfähigkeit (Grad 2) bzw. derjenigen, bei denen sogar Bettruhe erforderlich war (Grad 3), innerhalb von 60 min von 81 auf 5 %. Bei den mit 4 mg Sumatriptan behandelten Patienten fiel dieses Ergebnis mit einem Rückgang von 90 auf 0 % innerhalb von nur 30 min sogar noch eindrucksvoller aus.

In einem der 6 an dieser Untersuchung beteiligten Studienzentren wurde außerdem die Frage nach der Wiederkehr der Migränesymptomatik nach zunächst erfolgreicher Behandlung einbezogen. Dabei zeigte sich, daß von 10 behandelten Patienten die Hälfte über ein Wiederauftreten der Kopfschmerzen innerhalb eines Zeitraums von 4–15 h nach der Injektion von 2 oder 3 mg Sumatriptan berichteten. Die nähere Auswertung dieser Resultate ergab, daß die Rückkehr der Symptomatik in eine Zeit fiel, in der bei diesen Patienten die sonstigen Attacken für gewöhnlich auch noch anhielten. Folglich wurde die Beobachtung mit der recht kurzen Halbwertzeit von Sumatriptan von 2–2,5 h [13] erklärt.

Die Analyse der Sumatriptanplasmaspiegel zeigte einen raschen Anstieg mit dosisabhängigen Spitzenwerten von 14–49 µg/ml innerhalb der ersten 15–20 min nach subkutaner Applikation der Substanz.

Bei rund einem Drittel der Patienten wurde ein Brennschmerz an der Injektionsstelle registriert, der allerdings nach 30 s wieder abgeklungen war. In der von Tfelt-Hansen et al. [19] publizierten Untersuchung beschrieben 9 der insgesamt 111 Migränepatienten Druck- oder Schweregefühl in verschiedenen Körperregionen. Diese Beobachtungen erwiesen sich in ihrem Ausprägungsgrad als unabhängig von der Höhe der Sumatriptandosis. Die registrierten Symptome ließen stets nach einigen Minuten nach.

Die französische Arbeitsgruppe um Brion et al. [2] kommt in ihrer ebenfalls offen durchgeführten Studie an 7 Patienten mit Migräneattacken ohne Aura sowie an 3 weiteren Patienten, die an einer Migräne mit Aura litten, anhand von insgesamt 15 ausgewerteten Attacken (vgl. Tabelle 17.3) zu ähnlichen Ergebnissen wie Tfelt-Hansen et al. [19]. Die von der französischen Arbeitsgruppe eingesetzte Dosierung betrug 1–3 mg Sumatriptan subkutan. Bei 2 Patienten, die zunächst 1 mg Sumatriptan erhalten hatten, sowie bei 5 Patienten, denen initial 2 mg Sumatriptan verabreicht worden waren, wurde jeweils nach 20 min noch eine Repetitionsdosis von 1 mg Sumatriptan subkutan appliziert. Die Bestimmung des Behandlungserfolgs entsprechend den bereits zuvor erläuterten Kriterien nach insgesamt 40 min zeigte eine Responderrate von 87 %. Das bedeutet, daß die Patienten bei 13 der 15 behandelten Attacken entweder keinen oder nur noch einen leichten Kopfschmerz aufwiesen.

Bei fast allen Patienten in dieser Untersuchung bildeten sich Übelkeit, Erbrechen und Lichtempfindlichkeit innerhalb von 20 min nach Applikation der subkutanen Medikation zurück. Auch Brion et al. berichteten über einen von allen Patienten registrierten, z. T. mehrere Minuten anhaltenden Injektionsschmerz bei ansonsten guter Verträglichkeit des Präparats.

Die deutsche Studiengruppe von Baar et al. [1] kommt bei ihren Untersuchungen an 82 Migränepatienten, bei denen insgesamt 91 Attacken behandelt wurden, zu ähnlich guten Ergebnissen, wie in der Studie von Tfelt-Hansen et al. [19]. Baar et al. [1] beschreiben die besten Behandlungserfolge bei den

Dosierungen von 3 und 4 mg Sumatriptan subkutan. Diese Aussage trifft auch auf die Beseitigung der Begleitsymptome einer Migräneattacke (Übelkeit, Erbrechen, Lichtempfindlichkeit und körperliche Funktionseinschränkung) zu. Die Ergebnisse der Plasmakonzentrationsbestimmungen dieser Untersuchung gleichen denen der vorgenannten Studiengruppen [1].

Baar et al. [1] beschreiben bei 27 % der behandelten Migräneattacken eine nur Minuten andauernde Mißempfindung an der Injektionsstelle. Nur wenige Patienten berichteten über leichtes Schwere-, Druck- oder Wärmegefühl in Kopf oder Extremitäten, das nach kurzer Zeit wieder vollständig verschwunden war. So wie die Autorengruppen Tfelt-Hansen et al. [19] und Brion et al. [2] fanden auch Baar et al. [1] keine Sumatriptan-spezifischen Veränderungen der Pulsfrequenz, des Blutdrucks, der EKG-Ableitungen sowie der durchgeführten Laboruntersuchungen [1].

17.3.2 Resultate von Dosisfindungsstudien mit doppelblindem und plazebokontrolliertem Untersuchungsdesign

17.3.2.1 Europäische Vergleichsuntersuchung im Dosisbereich 1–3 mg

Die Resultate einer bereits vor Studienbeginn geplanten Zwischenanalyse einer umfangreichen europäischen Dosisvergleichsstudie mit doppelblindem und plazebokontrolliertem Studiendesign wurden von Ferrari et al. [12] bzw. von Ensink et al. [9, 10] veröffentlicht. Bei dieser Untersuchung wurden den Patienten in der Klinik entweder 1, 2 oder 3 mg Sumatriptan bzw. Plazebo subkutan injiziert und die Entwicklung der Kopfschmerzintensität sowie der Begleitsymptome nach 30 min kontrolliert. Bei unzureichender Wirksamkeit erhielten die Patienten eine weitere Injektion mit 3 mg Sumatriptan. Puls und Blutdruck wurden regelmäßig gemessen, ein EKG abgeleitet sowie vor und nach der Behandlung Blut entnommen zur nachfolgenden Bestimmung routinemäßiger Laborparameter.

Die Zwischenergebnisse basierten auf der Auswertung von 279 Patienten, von denen 277 in die Analyse eingingen. Eine Kopfschmerzreduktion – gemäß der in Abschnitt 17.3.1 erläuterten Erfolgsdefinition – wurde nach Plazebo bei 26 % der Patienten beobachtet, nach 1 mg Sumatriptan bei 48 %, nach 2 mg bei 54 % und nach 3 mg Sumatriptan bei 59 % der nach Zufallskriterien in die Zwischenauswertung einbezogenen Patienten [9, 10, 12]. Die Unterschiede zwischen den Verumgruppen untereinander erwiesen sich als nichtsignifikant; alle geprüften Sumatriptandosierungen erwiesen sich aber der Plazebogabe als signifikant überlegen. Diejenigen Patienten, die eine zweite Injektion von 3 mg Sumatriptan erhielten, zeigten eine weitere Besserung, so daß letztlich insgesamt 80 % der mit Verum behandelten Patienten zufriedenstellend auf diese Therapie ansprachen. Schwerwiegende Nebenwirkungen wurden bei dieser Studie nicht beobachtet. Insgesamt wurde die Verträglichkeit von Sumatriptan als gut bewertet [9, 10, 12].

17.3.2.2 Internationale Vergleichsuntersuchung im Dosisbereich 6–8 mg

Ebenfalls mit doppelblindem und plazebokontrolliertem Studiendesign wurde auch der höhere Dosisbereich von 6–8 mg Sumatriptan subkutan untersucht. Die Resultate dieser großen Untersuchung einer internationalen Studiengruppe unter Führung von Ferrari wurden 1991 vorgelegt [21]. Hierbei zeigte sich, daß 60 min nach 6 mg Sumatriptan 72 % und nach 8 mg Sumatriptan 79 % der Patienten einen Rückgang der Kopfschmerzintensität verspürten. Unter Einschluß auch der Patienten, die 60 min nach der initialen Dosis von 6 mg Sumatriptan nochmals eine solche Repetitionsdosis erhalten hatten, stieg der Anteil aller Patienten mit Rückgang der Kopfschmerzintensität auf 86–92 % [21]. Auch in dieser Studie wurde Sumatriptan insgesamt als hochwirksames Medikament mit raschem Wirkungseintritt und guter Verträglichkeit bewertet [21].

17.3.2.3 Amerikanische Vergleichsuntersuchung im Dosisbereich 1–8 mg

Eine weitere doppelblinde Dosisfindungsstudie über den gesamten Dosisbereich der zuvor erörterten Studien wurde in Amerika durchgeführt. Obgleich auch bei dieser Untersuchung gute Ergebnisse bereits bei Sumatriptandosierungen bis zu 4 mg erzielt wurden, zeigte sich die beste Wirksamkeit hinsichtlich Rückbildung der Kopfschmerzintensität sowie der übrigen Symptome einer Migräneattacke nach subkutaner Applikation von 6–8 mg Sumatriptan [3, 9]. Als Nebenwirkung einer Behandlung mit Sumatriptan wurden von Byer et al. [3] fast ausschließlich milde und innerhalb von weniger als 30 min vorübergehende Begleiterscheinungen beschrieben.

17.3.3 Weitere Ergebnisse aus der klinischen Prüfung

17.3.3.1 Ergebnisse einer Studie mit Autoinjektor

In einer weiteren Studie, mit via Autoinjektor durch die Patienten selbst subkutan verabreichtem Sumatriptan, zeigte sich eine Linderung des Migränekopfschmerzes bei 77 % der Patienten nach 60 min und bei 83 % nach 120 min [22]. Eine entsprechend positive Rückbildungstendenz zeigten auch die Begleitsymptome Übelkeit, Erbrechen und Photophobie.

Bei der Bewertung der Studienergebnisse kommt Pearce [16] zu dem Schluß, daß es sich bei Sumatriptan um ein effektives, rasch wirksames und sicheres Medikament zur Akutbehandlung von Migräneattacken handelt.

17.3.3.2 Der Aspekt wiederkehrender Kopfschmerzen

Besonders auf das Problem wiederkehrender Kopfschmerzen geht eine weitere von Dahlöf [5] vorgelegte Studie aus Schweden ein. Auch dort spricht die Mehrzahl aller mit Sumatriptan behandelten Patienten (48 von 50) zunächst gut auf die Behandlung an. Jedoch erleiden 26 der zunächst erfolgreich behandelten Patienten (54 %) innerhalb von 24 h einen Rückfall [5]. Die Beobachtung wiederkehrender Kopfschmerzen stellt kein Sumatriptan-spezifisches Phänomen dar [11], vielmehr ist der recht hohe Anteil von Patienten mit solchen Beschwerden nach ursprünglich erfolgreicher Behandlung mit Sumatriptan als klinischer Ausdruck der mit nur etwa 2 h recht kurzen Halbwertszeit der Substanz anzusehen (vgl. Kap. 16).

Rund 96 % der Patienten mit wiederkehrenden Kopfschmerzen konnten ihre Migräneattacke dann aber durch eine zweite Sumatriptandosis dauerhaft beenden [5]; zwischen beiden Spritzen wurde der zeitliche Mindestabstand von wenigstens einer Stunde eingehalten. Nur bei einem Patienten kam es innerhalb der 24 Stundenfrist zu einem weiteren Rückfall [5]. Da mehr als 2 subkutane Injektionen zu je 6 mg Sumatriptan nach bisherigem Erfahrungsstand aber nicht zulässig sind, wurde bei dieser Studie keine nochmalige Wiederholung der Dosisrepetition vorgenommen.

Die Verabreichung einer Wiederholungsdosis zur Wirkungsoptimierung in solchen Fällen, bei denen die Initialbehandlung nicht den erhofften Erfolg gebracht hat, kann aufgrund der Studienergebnisse von Callaghan [4] sowie der internationalen Studiengruppe unter Führung von Ferrari [21] nicht empfohlen werden.

17.3.3.3 Kontraindikationen

MacIntyre et al. [15] haben die Beeinflussung zentraler hämodynamischer Parameter sowie der Koronarzirkulation nach intravenös appliziertem Sumatriptan am Patienten untersucht [15]. In ihrer Arbeit aus dem Jahr 1992 zeigt sich, daß es sowohl zu einem Anstieg des systemischen und des pulmonalarteriellen Blutdrucks als auch zu einer Abnahme des Koronardurchmessers kommt. In keinem der 10 untersuchten Fällen ging diese Beobachtung allerdings mit einer Veränderung der Herzfrequenz bzw. des EKGs einher [15]. Dagegen beobachteten Willett et al. [23] bei Routineanwendung der Substanz (im Rahmen einer Clusterattacke) einen Angina-pectoris-Anfall mit ausgeprägten ST-Erhöhungen in den inferioren und anterolateralen Ableitungen, der auf die Gabe von Nitroglyzerin nicht ansprach, im weiteren Verlauf dann aber ohne Residuen abklang [23] vgl. diesbezüglich auch Abschnitt 19.2.3.

Vor diesem Hintergrund sollten aus Sicherheitserwägungen unbedingt die nachfolgenden Kontraindikationen bei einer Therapie mit Sumatriptan eingehalten werden. Die Substanz sollte nicht bei Patienten angewendet werden, die an einer kardiovaskulären Erkrankung leiden, bzw. die gleichzeitig Ergotaminpräparate einnehmen [14]. Diese Beschränkung eines Sumatriptaneinsatzes parallel zur Applikation von Ergotamin gilt für jede Routineanwendung, auch wenn Diener et al. [6] zeigen konnten, daß Sumatriptan unter klinisch kontrollierten Bedingungen mit großem Nutzen auch in der Entzugsphase nach chronischem Analgetika- und Ergotaminabusus verordnet werden kann.

Außerdem sollte darauf geachtet werden, daß Sumatriptan – insbesondere in seiner subkutanen Applikationsform – nicht bereits während der Auraphase appliziert wird. MacGregor [14] hält eine Anwendung von Sumatriptan aus prinzipiellen Gründen auch bei gleichzeitiger Therapie mit MAO-Hemmstoffen, selektiven 5-HT-Wiederaufnahmehemmstoffen und Lithium für kontraindiziert. Für weitergehende Ausführungen zum Thema Sicherheitsaspekte der Therapie mit Sumatriptan wird auf Kap. 19, hinsichtlich Anwendungshinweise insbesondere auf Abschnitt 19.4 (S. 457 ff.) verwiesen.

17.4 Ergebnisse mit intranasaler Sumatriptanapplikation

Viele Patienten leiden einerseits bereits in der frühen Migräneattacke unter einer ausgeprägten Übelkeit, so daß der orale Verabreichungsweg eher kontraindiziert ist, andererseits scheuen sie aber den mit einer Injektion verbundenen Punktionsschmerz. In diesen Fällen stellt eine intranasale Medikamentenapplikation prinzipiell eine probate Möglichkeit der parenteralen Zufuhr dar.

Inwieweit ein solches Vorgehen sich auch mit Sumatriptan klinisch bewährt, war Gegenstand einer plazebokontrollierten Untersuchung, über die eine Studiengruppe aus Finnland 1991 berichtete [20]. An dieser klinischen Prüfung nahmen 74 Migränepatienten teil. Bei der Akutbehandlung in der Attacke inhalierten sie 2mal im Abstand von 15 min die jeweilige Prüfmedikation. Hierbei erwies sich Sumatriptan im Vergleich mit Plazebo sowohl im Hinblick auf die Kupierung der Kopfschmerzen als auch hinsichtlich der Beeinflussung der Begleiterscheinungen einer Migräneattacke (Übelkeit, Erbrechen und Photophobie) als wesentlich effektiver [20]. Nach 120 min beschrieben 75 % der mit Verum behandelten Patienten eine Linderung des Kopfschmerzes, dagegen nur 32 % der mit Plazebo behandelten. Völlig beschwerdefrei waren nach diesen 2 h bereits 53 % der Patienten der Sumatriptangruppe verglichen mit 11 % der Plazebogruppe [20].

Diese guten Ergebnisse sprechen dafür, daß es sich bei dem Versuch einer intranasalen Sumatriptanapplikation um ein sinnvolles und erfolgversprechendes Procedere handelt. Die bisher vorliegenden Resultate basieren allerdings nur auf einer eher kleiner dimensionierten nationalen Untersuchung. Von daher erscheint es wünschenswert, daß internationale Folgestudien mit größeren Stichproben vorangetrieben werden, um die mit nasaler Sumatriptanapplikation erzielbaren Resultate baldmöglichst zu bestätigen.

17.5 Zusammenfassung

Die klinische Prüfung von Sumatriptan hat insgesamt eine hohe Effektivität dieses Medikaments für die Akutbehandlung von Migräneattacken belegen können [17]. Auch wenn der genaue Wirkmechanismus der Substanz derzeit noch nicht vollständig verstanden wird [11, 17], legen wissenschaftliche Untersuchungen aus Labor und Klinik dennoch nahe, daß der Angriffspunkt dieses neuartigen selektiven Serotoninrezeptoragonisten in der Wand der kranialen Gefäße zu suchen ist, die in der akuten Migräneattacke überdehnt, für Plasmabestandteile durchlässig und von einer perivaskulären unspezifischen Entzündung umgeben sind.

Die bis zum Erscheinen dieses Buchs im Rahmen der klinischen Prüfung durchgeführten Studien mit weit mehr als 10 000 Patienten haben neben der hohen Wirksamkeit von Sumatriptan aber auch – für die gegebene Studienpopulation – eine ausreichende therapeutische Breite sichern können. Die beobachteten Nebenwirkungen waren in aller Regel nur von milder Intensität und kurzem Bestand (vgl. auch Abschnitt 16.5).

Aufgabe zukünftiger Untersuchungen muß es sein, den Wert der Substanz auch bei modifizierten Therapieschemata zu überprüfen, z. B. bei der konsekutiven Gabe von zunächst subkutaner Applikationsform, der im Bedarfsfall orale Repetitionsdosen folgen. Mit der Markteinführung von Sumatriptan erscheint die Fortentwicklung in diesem Bereich nicht abgeschlossen, sondern noch ganz am Anfang eines interessanten und vielversprechenden Wegs.

Literatur

1. Baar HA, Brand J, Doenicke A, Melchart D, Lüben V, Tryba M, Sahlender HM (1989) Treatment of acute migraine with subcutaneous GR43175 in West Germany. Cephalalgia 9 [Suppl 9]:83–87
2. Brion N, Bons J, Plas J, Bayliss EM, Advenier C (1989) Initial clinical experience with the use of subcutaneous GR 43175 in treating acute migraine. Cephalalgia 9 [Suppl 9]:79–82
3. Byer J, Gutterman DL, Plachetka JR, Bhattacharyya H (1989) Dose response study for subcutaneous GR43175 in the treatment of acute migraine. Cephalalgia 9 [Suppl 10]:349–350
4. Callaghan N (1992) Management of migraine. Ir Med J 85:4–6
5. Dahlöf C (1992) Headache recurrence after subcutaneous sumatriptan – Letter to the editor. Lancet 339:425–426
6. Diener HC, Peters C, Rudzio M, Noe A, Dichgans J, Haux R, Ehrmann R, Tfelt-Hansen P (1991) Ergotamine, flunarizine and sumatriptan do not change cerebral blood flow velocity in normal subjects and migraneurs. J Neurol 238: 245–250
7. Doenicke A, Siegel E (1987) Pilotstudie mit einem Serotonin-Agonisten (AH 25086 B). Schmerz 1:29–34
8. Doenicke A, Brand J, Perrin VL (1988) Possible benefit of GR 43175, a novel 5-HT$_1$-like receptor agonist, for the acute treatment of severe migraine. Lancet I:1309–1311

9. Ensink FBM, for the Sumatriptan International Study Group (1991) Subcutaneous sumatriptan in the acute treatment of migraine. J Neurol 238 [Suppl 1]:S66–S69
10. Ensink FBM, Hanekop GG, Bautz M, Weyland A, Teichmann AE, Hildebrandt J (1991) GR 43.175 (Sumatriptan) zur Behandlung akuter Migräneattacken – I.: Zwischenanalyse der Ergebnisse einer internationalen Multicenterstudie mit subkutaner Applikation. Nervenheilkunde 10:202–206
11. Ferrari MD, Saxena PR (1993) Clinical and experimental effects of sumatriptan in humans. Trends Pharmacol Sci 14:129–133
12. Ferrari M, Bayliss EM, Ludlow S, Pilgrim AJ (1989) Subcutaneous GR 43175 in the treatment of acute migraine: an international study. Cephalalgia 9 [Suppl 10]: 348
13. Fowler PA, Thomas M, Lacey LF, Andrew P, Dallas FAA (1989) Early studies with the novel 5-HT$_1$-like agonist GR 43175 in healthy volunteers. Cephalalgia 9 [Suppl 9]: 57–62
14. MacGregor EA (1992) Migraine and its treatment. Pharm J 248:285–288
15. MacIntyre P, Gemmill J, Hogg K, Bhargava B, Hillis S (1992) The effect of subcutaneous sumatriptan (GR 43175) on central haemodynamics and the coronary circulation. Clin Pharmacol Ther 51:152
16. Pearce JMS (1991) Sumatriptan in migraine. – May be better than aspirin and metoclopramide. BMJ 303:1491
17. Peroutka SJ (1990) Sumatriptan in acute migraine: pharmacology and review of world experience. Headache 30 [Suppl 2]:554–560
18. Perrin VL, Färkkilä M, Goasguen J, Doenicke A, Brand J, Tfelt-Hansen P (1989) Overview of initial clinical studies with intravenous and oral GR 43175 in acute migraine. Cephalalgia 9 [Suppl 9]:63–72
19. Tfelt-Hansen P, Brand J, Dano P, Doenicke A, Findley LJ, Iversen HK, Melchart D, Sahlender HM (1989) Early clinical experience with subcutaneous GR 43175 in acute migraine: an overview. Cephalalgia 9 [Suppl 9]:73–77
20. The Finnish Sumatriptan Group and the Cardiovascular Clinical Research Group (1991) A placebo-controlled study of intranasal sumatriptan for the acute treatment of migraine. Eur Neurol 31:332–338
21. The Subcutaneous Sumatriptan International Study Group (1991) Treatment of migraine attacks with sumatriptan. N Engl J Med 325:316–321
22. The Sumatriptan Auto-Injector Study Group (1991) Self-treatment of acute migraine with subcutaneous sumatriptan using an auto-injector device. Eur Neurol 31: 323–331
23. Willett F, Curzen N, Adams J, Armitage M (1992) Coronary vasospasm induced by subcutaneous sumatriptan. BMJ 304:1415

18 Ergebnisse der klinischen Prüfung mit oraler Sumatriptanapplikation

Karl-Heinz Grotemeyer

18.1 Einführung

Nachdem durch Pilotuntersuchungen darauf hingewiesen wurde, daß Sumatriptan nicht nur als subkutane Injektion, sondern auch oral resorbiert wird, konnten Doenicke et al. [3] in einer Pilotstudie sowie Perrin et al. [12] in einer ersten Übersicht zeigen, daß Sumatriptan in einer akuten Migräneattacke oral verabreicht die Beschwerdesymptomatik rasch bessern kann. Seither wurden bis zur Drucklegung dieses Buches unter anderem 2 monozentrische sowie 4 weitere multizentrische Studien mit oraler Sumatriptanapplikation abgeschlossen und publiziert, die unterschiedlichen Einzelfragen in Zusammenhang mit dieser Anwendungsform nachgingen. Nachfolgend sollen die bereits publizierten Studienergebnisse, die im Rahmen der klinischen Prüfung mit oraler Sumatriptananwendung erzielt wurden, dargestellt werden; bezüglich einer entsprechenden Übersicht der Studienergebnisse mit parenteraler Sumatriptananwendung wird auf Kap. 17 verwiesen.

18.2 Klinische Voruntersuchungen

Untersuchungen von Doenicke et al. [3] mit 70 mg, 140 mg und 280 mg Sumatriptan in auflösbaren Tabletten von je 35 mg zeigten bereits bei oraler Applikation von 70 mg Sumatriptan eindeutige Verbesserungen der akuten Migränesymptomatik. Der Schweregrad der Symptomatik vor und nach Therapie wurde von den Autoren anhand bestimmter Kriterien (s. nachfolgende Seite) an 9 Patienten erfaßt.
Auch wenn die Gesamtzahl der in dieser Studie untersuchten Patienten (n = 9) recht klein war, ergaben sich Anhaltspunkte für eine Dosisabhängigkeit des Therapieeffekts von Sumatriptan. Dosen von 140 mg und 280 mg Sumatriptan führten innerhalb von 2 h zu einer vollständigen Rückbildung der Kopfschmerzen. Auch die Begleitsymptome Übelkeit und Photophobie bildeten sich innerhalb von 1,5 h zurück. Alle Patienten, die entweder 140 mg oder 280 mg Sumatriptan erhalten hatten, waren nach 1,5 h wieder normal arbeitsfähig. Es war nur einer der Patienten mit der 70mg-Dosierung nach Ablauf von 2 h vollständig kopfschmerzfrei (Abb. 18.1).

434 Ergebnisse der klinischen Prüfung mit oraler Sumatriptanapplikation

1. Beurteilungskriterium: Schweregrad der Kopfschmerzen
   - Grad 0: keine Kopfschmerzen
   - Grad 1: geringe Kopfschmerzen
   - Grad 2: mittelschwere Kopfschmerzen
   - Grad 3: starke Kopfschmerzen

2. Beurteilungskriterium: Beeinträchtigung der Arbeitsfähigkeit
   - Grad 0: keine Beeinträchtigung, arbeitsfähig
   - Grad 1: teilweise eingeschränkte Arbeitsfähigkeit
   - Grad 2: stark eingeschränkte Arbeitsfähigkeit
   - Grad 3: nicht arbeitsfähig, Bettruhe erforderlich

3. Beurteilungskriterium: Erfassung der Begleitsymptomatik
   - Übelkeit: vorhanden ja/nein
   - Photophobie: vorhanden ja/nein

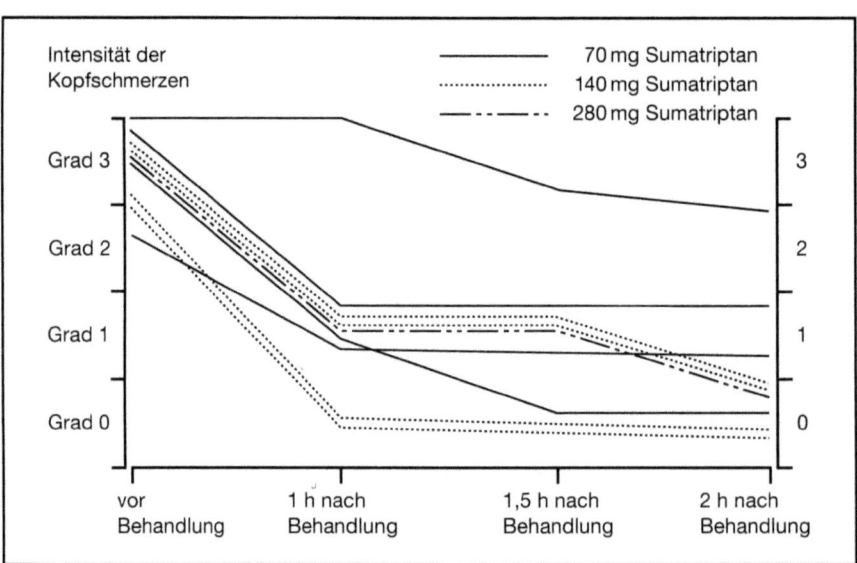

Abb. 18.1. Verlauf der Kopfschmerzintensität von 9 Migränepatienten während der ersten 2 h nach Applikation unterschiedlicher Dosen von oral verabreichtem Sumatriptan (nach [3]). Jede Linie gibt den Verlauf der Beschwerden eines individuellen Patienten wieder. Die Befundung der Kopfschmerzintensität erfolgte anhand einer 4-stufigen Verbalskala (siehe oben: 1. Beurteilungskriterium). Um Überschneidungen der z. T. parallelen Verlaufskurven zu vermeiden, wurden die Kopfschmerzintensitätsgrade nicht als Punkte, sondern als Bereiche auf der entsprechenden Achse angegeben. Das bedeutet, daß der besseren Übersicht halber die Kurven auch bei identischen Ausgangswerten mit einem kleinen vertikalen Versatz voneinander aufgetragen sind.

18.3 Das Kriterium zur Schmerzevaluation

In den nachfolgenden Studien wurde immer wieder auf die einfache 4-stufige Verbalskala zur Erfassung der Kopfschmerzintensität zurückgegriffen, die im Abschnitt 18.2 (S. 434) wiedergegeben ist. Als eindeutige Besserung vorbestehender Kopfschmerzen war allgemein die Reduktion einer Ausgangsschmerzintensität von Grad 3 oder 2 auf der zuvor genannten Skala auf Grad 1 oder 0 innerhalb eines Zeitraumes von 2 bzw. 4 h definiert worden. Jede der Studien (18.4.1–18.4.6) verfolgte neben dem allgemeinen Wirkungsnachweis noch ein zusätzliches ergänzendes Studienziel. Solche Nebenzielgrößen waren z. B. die Erfassung des Rückgangs der Begleitsymptome einer Migräneattacke oder die Registrierung der Kopfschmerzsituation über den gesamten Verlauf der ersten 48 h nach Applikation der Prüfsubstanz.

18.4 Klinische Primärfragen der einzelnen Studien

18.4.1 Studie A

Ziel der placebokontrollierten Studie [10] war die Festlegung der wirksamsten und nebenwirkungsärmsten Sumatriptandosis bei Einmalgabe des Medikaments. Geprüft wurden 100 mg, 200 mg und 300 mg Sumatriptan. Bemerkenswert ist bei dieser Untersuchung die hohe Rate der in die Studie eingeschlossenen Patienten mit Aura (mehr als zwei Drittel aller Patienten). Die Autoren kommen nach Analyse von Wirkung und Nebenwirkung zum Schluß, daß 100 mg Sumatriptan als Einzeldosis ausreichend sein dürften (Tabelle 18.2).

18.4.2 Studie B

In dieser Studie [12] sollte überprüft werden, ob eine mehrfache Gabe von 100 mg Sumatriptan während einer Attacke im Vergleich zur Einmalgabe Vorteile erbringt. Die Inzidenz 7 verschiedener Nebenwirkungen wird von den Autoren nur summarisch angegeben. Die Möglichkeit der Einnahme einer 2. Gabe von Prüfmedikation nahmen 59 % der Patienten wahr. Unter diesem flexiblen therapeutischen Regime waren die Kopfschmerzen in der Placebogruppe nach 2 h bei 19 % und nach 4 h bei 30 % der Patienten gebessert. In der Sumatriptangruppe hatten nach 2 h 50 % und nach 4 h 75 % der Patienten einen entsprechenden Rückgang ihrer Kopfschmerzintensität erfahren. Die Autoren kommen zu der Feststellung, daß eine flexible wiederholbare Gabe von 100 mg Sumatriptan wirksam und auch verträglich ist.

18.4.3 Studie C

Die Migräne mit Aura wird von einigen Autoren als nicht mit der Migräne ohne Aura vergleichbar angesehen. Im Rahmen dieser noch offenen Diskussion gingen Banerjee et al. [1] der Frage der Wirksamkeit von Sumatriptan bei Migräne mit Aura nach. Von den in die Untersuchung einbezogenen 94 Patienten im Alter von 35–65 Jahren behandelten 39 Patienten randomisiert 93 Attacken mit 200 mg Sumatriptan und 37 andere Patienten parallel dazu 93 Attacken mit Placebo. 2 h nach Einnahme der 1. Dosis war vom Studiendesign her die Applikation einer weiteren Medikation gestattet. Verglichen werden konnten für die 1. Attacke 37 dokumentierte Fälle unter Placebo und 34 unter Sumatriptan, für die 2. Attacke 33 unter Placebo und 28 unter Verum sowie für die 3. Attacke 27 bzw. 22 Fälle.

Während sich für die 1. Attacke zwischen Sumatriptan und Placebo eine signifikante Differenz zwischen Verum und Placebogruppe zeigen ließ ($p < 0,023$), gilt dies nicht mehr für die beiden nachfolgenden Attacken. In diesem Zusammenhang ist weiterhin bemerkenswert, daß bei der 1. Attacke nach Applikation der Medikation 18 % unter Placebo, aber nur 9 % unter Sumatriptan erbrachen. Bei der 2. Attacke erbrachen unter Placebo nur 3 %, unter Sumatriptan aber 19 %. Bei der 3. Attacke erbrachen nach Applikation der Medikation 15 % unter Placebo, aber 43 % unter Sumatriptan.

18.4.4 Studie D

Ein doppelblindes Cross-over-Studiendesign wurde von Goadsby et al. [6] für ihre Untersuchung gewählt. Die Arbeitsgruppe nahm nur 10 männliche und 51 weibliche Migränepatienten im Alter von 39 Jahren (± 10 Jahre) in die Studie auf. Jeder der Probanden sollte jeweils 2 Attacken mit 100 mg Sumatriptan und 2 Attacken mit Placebo behandeln. 14 Patienten mußten aus verschiedenen Gründen (ungenaue Dokumentation, aber auch Erbrechen nach Applikation der Prüfmedikation) vor Evaluation der Daten wieder ausgeschlossen werden. Bei den verbleibenden 47 Patienten – von denen 30 % gleichzeitig unter einer medikamentösen Intervallbehandlung ihrer Migräne standen – wurden insgesamt 188 Attacken ausgewertet. Die Autoren beobachteten für die Behandlung mit Sumatriptan eine signifikante Überlegenheit ($p < 0,01$) gegenüber Placebo.

18.4.5 Studie E

Diese Studie vergleicht randomisiert in parallelen Gruppen die Wirksamkeit einer Behandlung mit Ergotamin (2 mg) + Coffein (200 mg) (2 Kapseln Cafergot N) gegen die Einnahme von Sumatriptan (100 mg) [8]. Das Studiendesign sah zwar die Behandlung von 3 konsekutiven Attacken durch die Patienten vor, für die Beurteilung der Wirksamkeit wurden aber nur die Ergebnisse der jeweils 1. behandelten Attacke herangezogen.

Entsprechend dem Wirksamkeitskriterium hatten 2 h nach Applikation der Prüfmedikation 66 % der Patienten der Sumatriptangruppe (145/220) positiv auf die Behandlung angesprochen, verglichen mit 48 % der Patienten aus der mit Ergotamin + Coffein therapierten Gruppe (Tabelle 18.4). Eine weitere Analyse bei dieser Untersuchung zeigt, daß die Wirkung bei Sumatriptan schneller eintritt ($p < 0,014$) als bei der Kombinationsbehandlung mit Ergotamin und Coffein. Ob allerdings die Behandlungsmaßnahmen in beiden Studiengruppen durchschnittlich im gleichen Abstand zum Attackenbeginn erfolgte, geht aus der Publikation nicht hervor.

Die Beschreibung der Patienten ist bei dieser Studie umfassender als in den vorhergehend dargestellten Untersuchungen, die beobachteten Nebenwirkungen werden allerdings nur summarisch präsentiert.

18.4.6 Studie F

Eine weitere Vergleichsuntersuchung stellt die Behandlung akuter Migräneattacken mit gleichzeitiger Gabe von 900 mg Acetylsalicylsäure und 10 mg Metoclopramid einer solchen mit einmaliger Applikation von 100 mg Sumatriptan gegenüber [10]. Auch bei dieser Studie sollten die Patienten (n = 358) 3 konsekutive Migräneattacken behandeln. Die Publikation präsentiert die Behandlungsergebnisse separat für diese 3 Attacken.

In der 1. Attacke hatten 2 h nach Einnahme der Prüfmedikation 56 % der Patienten in der Sumatriptangruppe und 45 % der Probanden in der Vergleichsgruppe entsprechend dem in Abschnitt 18.3 dargelegten Wirksamkeitskriterium auf die Behandlung angesprochen. Dieser Unterschied erwies sich als statistisch nicht signifikant (Tabelle 18.4). Bei allen 3 Attacken ergibt sich für die Behandlung mit Sumatriptan jedoch ein signifikant schnellerer Wirkungseintritt ($p < 0,018$, $p < 0,004$ bzw. $p < 0,001$) verglichen mit der Kombinationsbehandlung mit Acetylsalicylsäure und Metoclopramid. Nicht ganz unwesentlich dürfte bei der Interpretation dieser Ergebnisse allerdings sein, daß Sumatriptan im Durchschnitt bereits 35 min nach Beginn der Migränesymptomatik eingenommen wurde, Acetylsalicylsäure und Metoclopramid aber durchschnittlich erst nach 60 min.

Diese Vergleichsstudie gibt die bei weitem differenzierteste Liste beobachteter Nebenwirkungen an. Allerdings sind nicht alle registrierten Ereignisse unbedingt als Auswirkung der beiden Prüfmedikationen zu werten. Auch die Beschreibung der in die Studie einbezogenen Patienten erfolgt bei dieser Untersuchung sehr ausführlich.

18.5 Das Design der Studien

Die Grunddaten der Studien lassen durchaus eine vergleichende Betrachtung einzelner Aspekte zu, wenngleich alle Studien verschiedene Teilaspekte berücksichtigen. Nur die Studie von Goadsby et al. [6] verfolgte ein doppelblindes Cross-over Design. Alle übrigen Studien wählten ein doppelblindes Paralleldesign.

In allen Studien wurde der χ^2-Test mit einem Level von 2-seitig 5% angewendet, bei einigen der Untersuchungen kamen auch Sonderformen dieses Testverfahrens (Mantel-Haenszel) zum Einsatz.

18.6 Studienpopulationen

Wenngleich die Grunddaten (Tabelle 18.1) nicht aus allen Studien gleich gut zu entnehmen sind, so ergeben die Multizenterstudien doch weitgehende Auskunft. Erstaunlich ist allerdings, daß es in der Dosisfindungsstudie [9] gelungen ist, ein Kollektiv von 1092 Patienten, davon 720 (!) mit der eher seltenen

Tabelle 18.1. Grunddaten der 6 referierten Untersuchungen soweit sie in den Originalpublikationen über die Studien A [10], B [11], C [1], D [6], E [8] und F [9] angegeben sind.

Studie	[A]	[B]	[C]	[D]	[E]	[F]
Anzahl	1092	232	76	41	577	382
Ausschluß [%]	0,3	0,4	19	23	0,3	1,06
Beteiligte Zentren	51 (52)[a]	25	1	1	47	37
Anteil Männer/Frauen [%]	17/83	15/85	15/85	16/84	17/83	20/80
Alter (Bereich) [Jahre]	18–60	18–65	18–65	18–60	18–65	18–65
Alter (MW ± SD) [Jahre]	41±?	41±10	35±?	39±10	39±10	42±12
Erkrankungsdauer [Jahre]	>1	>1	?	>1	?	>1
Mittlere Erkrankungsdauer [Jahre]	?	?	?	?	17,5	19
Attacken/Monat	1–6	0–31	?	?	0–31	0–4
Migräne mit Aura [%]	66	33	100	?	30	17
Migräne ohne Aura [%]	34	67	–	?	60	72
Migräne mit und ohne Aura [%]	?	?	–	?	10	11
Zielgröße: Besserung nach [h]	2	2 + 4	2	2	2	2

MW Mittelwert, *SD* einfache Standardabweichung, *J* Jahre, *[A]–[F]* beziehen sich auf die verschiedenen Studien, die im Text unter 18.4.1–18.4.6 referiert werden

[a] In einem Zwischenbericht über die Studie wurden noch 52 Zentren genannt [4].

Migräne mit Aura [2], zusammenzustellen und dies, obgleich die Einschlußkriterien nicht anders als in den anderen Multizenterstudien waren [8, 9, 11].

Bei Vergleich der Multizenterstudien mit den beiden monozentrischen Untersuchungen [1, 6] fällt auf, daß die erstgenannten nur ausgesprochen wenige Patienten wieder ausschließen mußten. Problematisch ist in 2 der referierten Studien [8, 11], daß hier offensichtlich auch einige Patienten mit ,,täglicher Migräne" aufgenommen wurden. Ein solches Beschwerdebild ist aus der klinischen Erfahrung mit der exakten Diagnose ,,Migräne" (vgl. Kap. 5) eigentlich nicht zu vereinbaren [2].

18.7 Nebenwirkungen

Tabelle 18.2 verdeutlicht, daß die Nebenwirkungen – soweit sie angegeben wurden – eher als nebensächlich anzusehen sind. Bei dieser Aussage ist allerdings zu berücksichtigen, daß bestimmte Patienten von einer Studienteilnahme ausgeschlossen waren. So durften insbesondere alle Patienten mit Hypertonus (diastolische Blutdruckwerte über 100 mm Hg) sowie solche mit Verdacht auf koronare Herzerkrankung nicht an den Untersuchungen im Rahmen der klinischen Prüfung von Sumatriptan teilnehmen.

Dennoch kam es bei durchschnittlich 2 % der Patienten zu einem vorübergehenden Gefühl der Brustenge. Dieses Symptom bedarf sicher auch zukünftig der sorgfältigen Beobachtung. Bis zum Vorliegen umfangreicherer Erfahrungen

Tabelle 18.2. Auswahl von Nebenwirkungen der 6 referierten Untersuchungen, soweit sie in den Originalpublikationen über die Studien A [10], B [11], C [1], D [6], E [8] und F [9] angegeben sind.

Nebenwirkungen [%]	[A][a]	[B]	[C][b]	[D]	[E]	[F]
Schlechter Geschmack	5/8/14	4,6	–	*	9	5
Müdigkeit	6/9/10	5	–	*	7	1
Schwäche	4/4/ 2	2	–	*	–	2
Kopfschmerz	–	1,3	–	*	–	3
Brustenge	2/1/5	2,6	–	*	–	2
Magensymptome	–	–	24	*	<1	5
Erbrechen/Übelkeit	11/17/15	5	24	*	5	10
Schwindel	6/5/6	3,3	–	*	2	5

[a] Jeweils getrennt für die Dosierungen 100 mg, 200 mg und 300 mg angegeben,
[b] Nebenwirkung = 35 %, Medikamenteneffekt = 35 %, mittelmäßig und schwer = 24 %, schwer = 16 %,*,,only a few side effects".
[A]–[F] beziehen sich auf die verschiedenen Studien, die im Text unter 18.4.1–18.4.6 referiert werden

sollten deshalb auch die koronare Herzkrankheit und ein ausgeprägter Hypertonus als Gegenanzeigen für eine orale Sumatriptanapplikation angesehen werden.

18.8 Wirksamkeit

Soweit die Studien die Behandlung mit Placebo als Vergleichsbasis herangezogen haben [1, 6, 10, 11], ergibt sich für diese Gruppe eine durchschnittliche Responderrate von 23 %. Diese liegt deutlich unter der für Sumatriptan angegebenen Wirksamkeit im Bereich von 62 % bis 68 % (Tabelle 18.3).
Wie bereits in Abschnitt 18.3 ausgeführt, war die Wirksamkeit bei allen Studien jeweils als Reduktion vorbestehender Kopfschmerzen mit einer Intensität von Grad 3 oder 2 auf einer 4stufigen Verbalskala (vgl. S. 434) auf Grad 1 oder 0 innerhalb eines bestimmten Zeitraums definiert worden. In einzelnen Studien wurde auch der Therapieeffekt der Prüfmedikation auf die Begleitsymptome einer akuten Migräneattacke untersucht und beschrieben [9]. Der Gegenüberstellung von Sumatriptan mit Placebo dürfte langfristig nur historisches

Tabelle 18.3. Wirksamkeit in % der Behandelten im Rahmen der 6 referierten Untersuchungen entsprechend der Angaben in den Originalpublikationen über die Studien A [10], B [11], C [1], D [6], E [8] und F [9].

Studie	Vergleichssubstanz [%]	Sumatriptan 100 mg [%]	200 mg [%]	300 mg [%]
[A]	P, 27 (a.n=205)	67 (a.n=305)	73 (a.n=283)	67 (a.n=299)
[B]	P, 19 (a.n=75)	50 (a.n=120)	–	–
[C] 1. Attacke	P, 33 (a.n=37)	–	63 (a.n=34)	–
[C] 2. Attacke	P, 52 (a.n=33)	–	50 (a.n=28)	–
[C] 3. Attacke	P, 38 (a.n=27)	–	47 (a.n=22)	–
[D]	P, 10 (a.n=93)	51 (a.n=89)	–	–
[E]	E/C, 48 (a.n=246)	66 (a.n=220)	–	–
[F] 1. Attacke	A/M, 45 (a.n=138)	56 (a.n=133)	–	–
[F] 2. Attacke	A/M, 36 (a.n=130)	58 (a.n=112)	–	–
[F] 3. Attacke	A/M, 34 (a.n=116)	65 (a.n=116)	–	–
Summarische Beurteilung aus allen 6 Studien	P, 23 (a.n=470) E/C, 48 (a.n=246) A/M, 39 (a.n=384)	62 (a.n=1095) – –	68 (a.n=367) – –	67 (a.n=299) – –

P Placebo, *E/C* 2 mg Ergotamin + 200 mg Coffein, *A/M* 900 mg Acetylsalicylsäure + 10 mg Metoclopramid, *a.n* aus der Anzahl von n beobachteten Fällen, *[A] - [F]* beziehen sich auf die verschiedenen Studien, die im Text unter 18.4.1–18.4.6 referiert werden

Interesse zukommen. Allenfalls dürfte die Information zur Höhe der Placebowirkung in der Akutsituation mit Erfolgsraten zwischen 10 % und 52 % eine ständige Mahnung zur Vorsicht bei der Einschätzung der effektiven Wirksamkeit einzelner Therapieverfahren und Medikationen bleiben (Tabelle 18.3).

Von direkter praktischer Bedeutung ist jedoch die Gegenüberstellung von Sumatriptan mit Ergotamin beziehungsweise mit Acetylsalicylsäure + Metoclopramid (Tabelle 18.4), den beiden derzeitigen Standardmedikationen akuter Migräneattacken (vgl. Kapitel 9). Wenngleich Sumatriptan nach 2 h den beiden Vergleichsbehandlungen eindeutig überlegen scheint, ist nach 48 h der Kopfschmerzverlauf der nicht mit Sumatriptan behandelten Patienten günstiger [8, 9]. Offen bleibt bei dieser Betrachtung allerdings, ob diese Beobachtung nicht der häufigeren Applikation einer Alternativmedikation in den nicht mit Sumatriptan behandelten Gruppen zuzurechnen ist, die bei beiden Studien nach Ablauf von 2 h vom Prüfprotokoll her zugelassen war und beobachtet werden konnte [9].

Das erneute Auftreten von Kopfschmerzen nach zunächst erfolgreicher Therapie der Attacke mit Sumatriptan könnte auch auf die kurze Halbwertszeit der Substanz zurückzuführen sein [9]. Gegen diese Annahme spricht allerdings, daß die Halbwertszeit der Acetylsalicylsäure noch deutlich unter jener von Sumatriptan bleibt [5]. Interpretationsfähig bleibt auch die Beobachtung, daß die Kombinationsbehandlung mit Acetylsalicylsäure und Metoclopramid bei

Tabelle 18.4. Vergleichende Gegenüberstellung der Wirkung von Sumatriptan mit den Kombinationsbehandlungen Ergotamin + Coffein bzw. Acetylsalicylsäure (*ASS*) + Metoclopramid (*MCP*).

Studie	[E] Ergotamin 2 mg + Coffein 200 mg	Sumatriptan 100 mg	[F] ASS 900 mg + MCP 10 mg	Sumatriptan 100 mg
SK-Patienten (n)	289	288	177	170
WK-Patienten (n)	246	220	138	133
Durchschnittsalter[Jahre]	39±10	40±10	39±11	42±12
Wirksamkeit 1. Attacke	48 % ($p < 0{,}001$)	66 %	45 % (n. s.)	56 %
Wirksamkeit 2. Attacke	durchgeführt aber		36 % ($p < 0{,}001$)	58 %
Wirksamkeit 3. Attacke	keine Mitteilung		34 % ($p < 0{,}001$)	65 %
Schmerzfrei nach 2 h	13 % ($p < 0{,}001$)	35 %	14 % ($p < 0{,}016$)	26 %
Schmerzfrei nach 48 h	70 % ($p < 0{,}009$)	59 %	67 % (n.s)	58 %
Zusätzliche Medikamente	44 % ($p < 0{,}001$)	24 %	56 % ($p < 0{,}001$)	34 %
Geklagte Nebenwirkungen	39 % (n.s.)	45 %	29 % ($p < 0{,}009$)	42 %

SK „Sicherheitskollektiv", alle Patienten, deren Daten für die Sicherheitsanalyse Eingang gefunden haben, *WK* „Wirksamkeitskollektiv", alle Patienten, deren Daten für die Wirksamkeitsanalyse Eingang gefunden haben, *n. s.* nicht signifikant [E] + [F] im Text erwähnte Studien [E] und [F]

der 2. und 3. Attacke, nicht jedoch bei der allerersten mit Prüfmedikation behandelten Akutsymptomatik signifikant weniger wirksam war als die Behandlung mit Sumatriptan.

Es ist bekannt, daß bei der Migräneattacke eine verminderte Darmperistaltik besteht [14]. Deshalb wird allgemein zur Verbesserung der Resorption von Acetylsalicylsäure empfohlen, diese Behandlung mit einem Antiemetikum (vgl. 9.5 und 9.9.5) zu kombinieren. Warum diese unterstützende medikamentöse Maßnahme in der referierten Vergleichsstudie nur der Substanz Acetylsalicylsäure eingeräumt wurde, bleibt offen. Es erscheint zumindest vorstellbar, daß der Unterschied im Behandlungsergebnis deutlicher zutage getreten wäre, wenn nicht nur Acetylsalicylsäure, sondern auch Sumatriptan mit einem Antiemetikum kombiniert worden wäre, denn unterschiedliche Resorptionsbedingungen könnten auch unterschiedliche Ergebnisse hervorrufen. Selbst unter der Befürchtung einer kompetitiven Hemmung am Serotoninrezeptor könnte mit Sumatriptan statt mit Metoclopramid oder Domperidon (vgl. 9.9.5), das im wesentlichen über den D_2-Rezeptor wirksam ist [7], für gleiche ,,Ausgangsbedingungen" in der akuten Migräneattacke gesorgt werden.

Ohne solche ergänzenden Vergleichsuntersuchungen bleibt derzeit nur die Feststellung, daß die Kombinationsbehandlung mit Acetylsalicylsäure und Metoclopramid – besonders wenn man die Wirksamkeit nach 48 h mitberücksichtigt – nicht als eindeutig der Behandlung mit Sumatriptan unterlegen angesehen werden kann.

18.9 Zusammenfassung und Ausblick

Zweifelsfrei ist oral verabreichtes Sumatriptan – genauso wie die subkutane Applikation der Substanz – eine wirksame Medikation zur Kupierung akuter Migräneattacken. Die Nebenwirkungen einer oralen Sumatriptananwendung – soweit dies derzeit abzuschätzen ist – sind zumindest für die 100 mg-Dosierung auch bei wiederholter Gabe zu vernachlässigen. Diese Aussage gilt allerdings nur, wenn auch in der täglichen klinischen Routine diejenigen Begleiterkrankungen sorgsam als Kontraindikationen beachtet werden, die in den klinischen Prüfungen Ausschlußkriterien waren. Als Gegenanzeigen sind in diesem Zusammenhang insbesondere eine koronare Herzerkrankung sowie auch ein Hypertonus mit diastolischen Werten über 100 mm Hg anzuführen (vgl. diesbezüglich auch Kap. 19, insbesondere Abschnitt 19.4).

Fraglos ist Sumatriptan eine Substanz mit schnellem Wirkungseintritt, wenngleich die Überlegenheit im Vergleich zu Acetylsalicylsäure + Metoclopramid für den Zeitpunkt 48 h nach Therapie nicht überzeugt. Auch die schwankenden Wirksamkeitsraten zwischen verschiedenen Attacken, aber innerhalb ein und derselben Untersuchung – Studie C (vgl. 18.4.3) und Studie F (vgl. 18.4.6) – lassen eine endgültige Beurteilung der oralen Applikationsform von Sumatriptan noch unsicher erscheinen. Möglicherweise sollte auch Sumatriptan als orale Medikation mit einem Antiemetikum zur Resorptionsverbesserung kombiniert werden.

Literatur

1. Banerjee M, Findley LJ (1991) Sumatriptan in the treatment of acute migraine with aura. Cephalalgia 12:39–44
2. Blau JN (1991) The clinical diagnosis of migraine: the beginning of therapy. J Neurol 238 [Suppl 1]:S6–S11
3. Doenicke A, Melchart D, Bayliss EM (1989) Effective improvement of symptoms in patients with acute migraine by GR 43175 administered in dispersible tablets. Cephalalgia 9 [Suppl 9]:89–92
4. Ensink FBM, Bautz M, Hanekop GG, Weyland W, Pieper U, Hildebrandt J (1991) GR 43.175 (Sumatriptan) zur Behandlung akuter Migräneattacken.-II.: Zwischenanalyse der Ergebnisse einer internationalen Multizenterstudie mit oraler Applikation. Nervenheilkunde 10:241–245
5. Fowler PA, Lacey LF, Thomas M, Keene ON, Tanner RJN, Baber NS (1991) The clinical pharmacology, pharmacokinetics and metabolism of sumatriptan. Eur Neurol 31:291–294
6. Goadsby PJ, Zagami AS, Donnan GA, Symington G, Anthony M, Bladini PF, Lance JW (1991) Oral sumatriptan in acute migraine. Lancet 338:782–783
7. Laduron PM, Leysen JE (1979) Domperidone, a specific in-vitro dopamin antagonist devoid of in-vivo central dopaminergic activity. Biochem Pharmacol 28:2161–2165
8. Multinational Oral Sumatriptan and Cafergot Comparative Study Group (1991) A randomized, double-blind comparison of sumatriptan and cafergot in the acute treatment of migraine. Eur Neurol 31:314–322
9. Oral Sumatriptan and Aspirin plus Metoclopramide Comparative Study Group (1992) A study to compare oral sumatriptan with oral aspirin plus oral metoclopramide in the acute treatment of migraine. Eur Neurol 32:177–184
10. Oral Sumatriptan Dose-Defining Study Group (1991) Sumatriptan – an oral dose-defining study. Eur Neurol 31:300–305
11. Oral Sumatriptan International Multiple-Dose Study Group (1991) Evaluation of a multiple-dose regimen of oral sumatriptan for the acute treatment of migraine. Eur Neurol 31:306–313
12. Perrin VL, Färkkilä M, Goasguen J, Doenicke A, Brand J, Tfelt-Hansen P (1989) Overview of initial clinical studies with intravenous and oral GR 43175 in acute migraine. Cephalalgia 9 [Suppl 9]:63–72
13. Vane R, Flower JR, Booting R (1990) History of aspirin and its mechanisms of action. Stroke 21 [Suppl IV]:12–23
14. Volans GN (1975) The effect of metoclopramide on the absorption of efferevscent aspirin in migraine. Br J Clin Pharmacol 2:57–63

19 Ergänzende Sicherheitsaspekte und Ergebnisse erster Langzeitstudien mit Sumatriptan*

Franz Bernhard M. Ensink

19.1 Einleitung

Kein wirksames Medikament ist – auch bei bestimmungsgemäßem Gebrauch – völlig frei von Nebenwirkungen. Daher hat der verschreibende Arzt bei jeder Verordnung stets eine sorgfältige Bewertung von Nutzen und Risiko der intendierten Anwendung eines Wirkstoffes vorzunehmen. Handelt es sich um eine neuartige Substanz, muß in diese Abwägung auch die Nutzen-Risiko-Bewertung bereits etablierter Standardtherapeutika einbezogen werden. Vor diesem Hintergrund wird durch die Einführung bzw. Anwendung neuer Medikamente nicht nur dem Hersteller, sondern auch dem verordnenden Arzt ein hohes Maß an Verantwortung auferlegt.

Bei der Migräne handelt es sich um eine „nur" attackenartig auftretende Erkrankung (vgl. Kap. 4 und 5). Bei der Bewertung von Migränetherapeutika ist daher zu berücksichtigen, daß während dieser Attacken zwar viele der Patienten unter starken Beschwerden und erheblichen Beeinträchtigungen leiden, andererseits die Attacken in aller Regel aber auch ohne spezifische Therapie von allein vorübergehen und keine bleibende Behinderung hinterlassen. Umso mehr ist an ein Medikament, das üblicherweise ohne ärztliche Supervision vom Patienten zu Hause und eventuell – aufgrund des chronisch rezidivierenden Verlaufs der Erkrankung – über viele Jahre hin immer wieder angewandt wird, ein hoher Sicherheits- und Verträglichkeitsanspruch zu stellen.

Das gesamte sicherheitsbezogene Datenmaterial zu Sumatriptan entstammt im wesentlichen 5 unterschiedlichen Quellen: tierpharmakologischen und tiertoxikologischen Untersuchungen, Studien mit gesunden Freiwilligen, der Erfassung unerwünschter Ereignisse[1] während der klinischen Prüfung sowie der

---

* In Liebe gewidmet meinen Kindern, *Stephanie Franziska* (*10. September 1990), *Amelie Marietta* und *Helge Sebastian* (beide *22. Mai 1992), verbunden mit der Hoffnung, daß sie alle – trotz ihrer familiären Disposition – von dem stark die Lebensqualität beeinflussenden Leiden „Migräne" verschont bleiben mögen.

[1] Um zu vermeiden, daß scheinbar nicht mit der Medikation in Zusammenhang stehende, dennoch aber relevante Effekte sich aufgrund eventueller Voreingenommenheiten sowohl seitens der Prüfärzte als auch der Probanden einer Erfassung entziehen, wurden bei der klinischen Prüfung keineswegs nur offensichtliche Nebenwirkungen („side effects") sondern *alle* unerwünschten Ereignisse („adverse events") dokumentiert, auch wenn primär kein Anlaß zu der Annahme bestand, daß das jeweilige Ereignis einen kausalen Zusammenhang mit der Prüfmedikation aufweist.

weiteren Überwachung nach Zulassung der Substanz durch die Behörden. Alle 5 Quellen zusammen stellen eine relativ verläßliche Basis für eine *vorläufige* Abschätzung des Sicherheitsprofils von Sumatriptan dar.

Auf die Befunde tierexperimenteller Untersuchungen und die Resultate von Studien mit gesunden Freiwilligen soll in diesem Kapitel nicht näher eingegangen werden. Hier sei auf Kap. 16 sowie auf entsprechende Arbeiten von Fowler et al. [19–21] und Humphrey et al. [24, 25] verwiesen.

Ebensowenig soll in diesem Kapitel nochmals auf die kumulativen Sicherheitsdaten eingegangen werden, die sich aus den im Rahmen der klinischen Prüfung von Sumatriptan sorgfältig dokumentierten unerwünschten Ereignissen ergeben [7], zumal dieser Aspekt in Kap. 16 abgehandelt wird, wie er sich vor allem gemäß einer Übersichtsarbeit von Dechant u. Clissold [12] darstellt. Das aus dieser Publikation abzuleitende Sicherheitsprofil von Sumatriptan wurde hinsichtlich Qualität und Intensität der zu erwartenden Nebenwirkungen auch durch eine spätere Arbeit von Tansey [47] nochmals bestätigt, bei der auf die Angaben einer noch größeren Stichprobe (mehr als 10 500 Patienten, die über 48 000 Attacken behandelt hatten) zurückgegriffen werden konnte.

In Ergänzung zu den Ausführungen in Kap. 16 soll nachfolgend (vgl. 19.2) gezielt auf einige spezielle Sicherheitsaspekte eingegangen werden, die sich aus (z. T. gesammelten) Einzelbeobachtungen ergeben, welche nach der Zulassung des Präparates erhoben und in der internationalen Literatur publiziert wurden. Unter 19.3 werden die Ergebnisse erster Langzeitstudien mit Sumatriptan [18, 47, 48] kurz zusammengefaßt.

19.2 Aspekte der Verträglichkeit von Sumatriptan

In diesem Abschnitt sollen die in der Literatur berichteten Beobachtungen und Einzelfallschilderungen – geordnet nach symptomatologischen Gesichtspunkten – dargestellt und diskutiert werden.

19.2.1 Asthma

Beobachtung

Inman u. Kubota [26] berichten von 25 Patienten (aus 1 881, für die ein ausgefüllter Fragebogen zur Anwendungsbeobachtung an eine staatliche Stelle in Großbritannien zurückgeschickt wurde), bei denen ein thorakales Engegefühl registriert wurde. Bei 4 dieser Patienten stellte sich zugleich Dyspnoe ein, 2 weitere erlitten einen Bronchospasmus. Eine 26jährige Patientin, bei der anamnestisch Asthma bekannt war, die ansonsten aber als relativ gesund galt, verstarb plötzlich und unerwartet. Ein Zusammenhang mit einer Sumatriptaninjektion ließ sich nicht bestätigen; der postmortale Befund ergab eindeutige Hinweise auf ein asthmatisches Geschehen [26]. Inman u. Kubota schließen mit der Feststellung, daß es keine inakzeptablen Risiken für die Anwendung von Sumatriptan gäbe, solange die Patienten nicht an koronarer Herzerkrankung (KHK), Arrhythmie oder Asthma leiden würden.

Kommentar

In direkter Antwort auf die Beobachtungen von Inman u. Kubota führen Pilgrim et al. [40] aus, daß es keine Anhaltspunkte für ein erhöhtes Risiko durch Einnahme von Sumatriptan für Asthmatiker gäbe. Zur Absicherung dieser Einschätzung wurden in der Folgezeit nochmals alle verfügbaren Unterlagen aus der klinischen Prüfung gezielt unter diesem Gesichtspunkt kritisch überprüft [29]. Anhand der Daten von insgesamt 75 abgeschlossenen Studien wurden 375 Asthmatiker identifiziert, die insgesamt 1 214 Migräneattacken unter Studienbedingungen behandelt hatten. Dabei wurden 6 Fälle von Asthmaattacken berichtet; in nur einem einzigen Fall hielt der Prüfarzt eine Beziehung zur Studienmedikation für gegeben. Insgesamt aber entsprach das Auftreten unerwünschter Ereignisse in der Studiensubpopulation der Asthmatiker sowohl in qualitativer als auch in quantitativer Hinsicht dem Gesamtkollektiv. Vor diesem Hintergrund stellen Lloyd u. Pilgrim fest, daß es keinen klinischen oder pharmakologischen Anhaltspunkt dafür gebe, die Risikobeurteilung von Sumatriptan im Hinblick auf Asthmatiker einschränkend abzuändern. Hillis u. MacIntyre [23] sehen das thorakale Engegefühl auch eher als einen Ausdruck der Stimulation von vaskulären Rezeptoren im Bereich der Lungenstrombahn, denn als Beleg für eine Bronchokonstriktion.

19.2.2 Zerebrale Vasospasmen

Fallschilderung

Im *Arznei-Telegramm* [2] wird von einem 24jährigen sonst gesunden Migränepatienten aus Schweden berichtet, bei dem die kombinierte Anwendung von Ergotamin und Sumatriptan zunächst zu Gangstörungen, Schwindel, Bradykardie, Schweißausbruch und Erbrechen, sowie am 3. Tag zu Sprachschwierigkeiten und zeitweise gestörter Ansprechbarkeit geführt habe. Eine durchgeführte anschließende Computertomographie zeigte einen Infarkt im Kleinhirnbereich [2].

Kommentar

Nach den Ausführungen im *Arznei-Telegramm* warnt die schwedische Arzneimittelbehörde aufgrund des geschilderten Falles davor, am selben Tag zuerst ein Ergotaminpräparat, dessen Gefäßwirkung bis zu 24 h anhalten könne, und dann Sumatriptan anzuwenden [2]. Diese Warnung bestätigt nochmals die Berechtigung eines entsprechenden Hinweises, wie er sich zumindest in Deutschland auf jeder Gebrauchsinformation findet (vgl. auch entsprechende Passagen unter 19.4). *Die sorgfältige Beachtung dieses Warnhinweises sei jedem verschreibenden Arzt – unabhängig davon, ob er nun gerade Sumatriptan oder Ergotamin rezeptiert – dringlich angeraten.* Unverzichtbarer Bestandteil dieser Sorgfaltspflicht ist natürlich auch die entsprechende Aufklärung des Patienten.

19.2.3 Koronare Vasospasmen

Fallschilderung

Willett et al. [55] berichten aus Großbritannien von einem 47jährigen Patienten mit Clusterkopfschmerzen. Diese Beschwerden wurden mit Methysergid und Ergotamin behandelt. Er wurde wegen Brustschmerzen in einem Krankenhaus stationär aufgenommen; die Beschwerden wiesen keinen Zusammenhang zu körperlicher Belastung auf. Der Patient hatte anamnestisch keine KHK, rauchte allerdings 30 Zigaretten täglich. Die körperliche Untersuchung, EKG und Bestimmung der Herzenzyme ergab keinen pathologischen Befund.

Über ein halbes Jahr später wurde der Patient erneut aufgenommen, nachdem er an den 10 vorhergehenden Tagen erneut Clusterkopfschmerzen hatte, die auf die ehemalige Medikation mit Methysergid und Ergotamin nicht ansprachen. Deswegen wurde dem Patienten *zusätzlich* zu dieser Medikation Sumatriptan verordnet. Bei den ersten subkutanen Applikationen der Substanz kam es innerhalb von wenigen Minuten jeweils zu heftigen Brustschmerzen. Bei der Aufnahme erwiesen sich EKG und Herzenzyme wiederum als unauffällig.

Nach vorübergehender Unterbrechung seiner Medikation erhielt der Patient unter elektrokardiographischer Überwachung dann erneut 6 mg Sumatriptan subkutan; 4 min später stellten sich wieder Brustschmerzen ein, das EKG zeigte deutliche ST-Senkungen in den inferioren und anterolateralen Ableitungen. Diese Beschwerden sprachen nicht auf die sublinguale Gabe von Glyceroltrinitrat an; 18 min nach Beginn der Symptomatik sistierten die Brustschmerzen und das EKG war wieder normal; auch die Bestimmung des CK/MB-Spiegels 4 h später ergab unauffällige Werte [55]. Willett et al. schließen aus der Fallschilderung auf die Möglichkeit der Auslösung koronarer Vasospasmen durch Sumatriptan.

Kommentar

Die Schlußfolgerung der Autoren, daß Sumatriptan unter bestimmten Bedingungen koronare Vasospasmen auslösen könne, scheint plausibel. In einer Stellungnahme zu dem Bericht von Willett et al. [55] führen Castle u. Simmons [9] allerdings aus, daß dieser Patient vergleichbare Brustschmerzen auch beim Aufwachen verspürte. Die als „atypische Brustschmerzen" klassifizierten Beschwerden wurden als Ausdruck einer Prinzmetal-Angina gesehen [9], die wiederum eine Kontraindikation für die Anwendung von Sumatriptan darstelle (vgl. auch 19.4).

Bei dem Fallbericht von Willett et al. fehlt leider auch eine exakte Zeitangabe, die aussagt, für wie lange die Medikation (Ergotamin + Sumatriptan!) vor Durchführung der Reexposition unter kontrollierten Bedingungen unterbrochen wurde. Von daher bleibt es fraglich, ob der Patient zum Zeitpunkt der Reexposition tatsächlich keine Spiegel von Ergotamin und seiner z. T. pharmakologisch wirksamen Abbauprodukte mehr aufwies. Wie in 19.4 ausgeführt wird, darf Sumatriptan aber keinesfalls gleichzeitig mit Ergotamin eingenommen werden; ein Mindestabstand von 24 h zwischen Applikation von Sumatriptan und vorausgehender Ergotaminanwendung muß in jedem Fall gewährleistet sein. Der vom Patienten betriebene Nikotinabusus – zumal bei der Vorgeschichte mit Brustschmerzen unter Einnahme von Methysergid und Ergotamin bereits ein halbes Jahr zuvor – ist darüber hinaus als relative Kontraindikation anzusehen.

In diesem Zusammenhang sei auch auf eine Arbeit von Leon-Sotomayor [28] verwiesen, der bereits im Jahr 1974 einen Zusammenhang zwischen Migränekopfschmerzen, koronaren Vasospasmen und Myokardinfarkt auch ohne zusätzliche Beeinflussung durch Medikamente vermutete.

19.2.4 Angina pectoris

Beobachtungen

Stricker [45] berichtet aus Holland kumulativ von 12 weiteren Patienten, die überwiegend nach Exposition mit oralem Sumatriptan – meist innerhalb von etwa 30 min nach Medikamenteneinnahme – ebenfalls Episoden mit z. T. heftigen thorakalen Schmerzen erlitten. In 4 der 12 Fälle wurden die Symptome von den behandelnden Ärzten als „Angina-pectoris-ähnlich" klassifiziert, in 2 weiteren wurden sie im Sinne einer „klassischen" Angina pectoris gesehen [45]. Nur ein Patient hatte bereits in der Vergangenheit nach Einnahme von Ergotamin ähnliche Symptome bei sich beobachtet; bei allen übrigen traten die Beschwerden erstmals nach Anwendung von Sumatriptan auf.

Kommentar

Stricker selbst [45] geht nur bei einigen der berichteten Fälle von einer koronaren Ursache aus. In den übrigen Fällen könnten Beschwerden vorgelegen haben, die bereits 1952 von Briggs u. Bellomo [6] als „präkordiale Migräne" bezeichnet worden waren. Hierbei handelt es sich um *Angina-pectoris-ähnliche* Symptome, bei denen es aber keinen Anhalt für eine koronare Minderperfusion gab und die sich mithin dem üblichen Erklärungsmuster entzogen. Solche Fälle waren innerhalb der von Briggs u. Bellomo [6] vorgestellten Stichprobe erstaunlich häufig.

Unbestreitbar sind dennoch die klinisch eindeutigen Hinweise, daß Sumatriptan als Agonist an den 5-HT_1-ähnlichen-Rezeptoren eben doch auch in gewissem Umfang die Koronarperfusion beeinflussen kann, die ja vornehmlich durch 5-HT_2-Rezeptoren gesteuert wird. Zusätzlich wurden von der Arbeitsgruppe um MacIntyre [32] auch entsprechende experimentelle Befunde vorgelegt. In diesem Zusammenhang wurde von Chester et al. [10] eine sehr plausible Erklärung dafür vorgestellt, warum Sumatriptan an arteriosklerotischen Koronargefäßen sehr wohl klinisch relevante Myokardischämien hervorrufen könnte, obwohl sich bei Koronargesunden kein Anhalt für eine durch Sumatriptan auslösbare Vasokonstriktion an diesen Gefäßen ergibt. Eine völlig unterschiedliche Reaktionsbereitschaft der Herzkranzgefäße von Gesunden und Koronarpatienten war auch bereits von Kalsner [27] gezeigt worden. Diesem Umstand ist auf jeden Fall durch konsequenten Ausschluß solcher Patienten von einer Behandlung mit Sumatriptan Rechnung zu tragen (vgl. 19.4). Entsprechende Sicherheitsauflagen treffen natürlich für Ergotamin entsprechend zu; bekanntermaßen sind auch durch Applikation dieser Substanz pektanginöse Anfälle und Myokardinfarkte auszulösen (z. B. [22, 56]).

19.2.5 Hypertension

Fallbericht

In der unter 19.2.4 dargestellten holländischen Patientengruppe mit thorakaler Beschwerdesymptomatik war auch ein Patient, bei dem es nach 6 mg Sumatriptan subkutan zu einem vorübergehenden Blutdruckanstieg auf 200/120 mm Hg kam, der sich später spontan auf 160/90 mm Hg zurückbildete [45].

Kommentar

In diesem Zusammenhang ist auf die Befunde der Studien zu verweisen, die von der Arbeitsgruppe um MacIntyre zunächst mit intravenöser [30], später dann auch mit subkutaner Sumatriptanapplikation [31, 32] an Patienten durchgeführt wurden, die zu einer diagnostischen Koronarangiographie anstanden. Bei diesen Patienten, die in der Regel allerdings einen pathologischen Koronarbefund aufwiesen, führte Sumatriptan zu einem vorübergehenden (maximal meist etwa 30 min anhaltenden) Anstieg des systolischen und diastolischen Druckes in der Aorta (17–20 % bzw. 12–16 % sowie in der Pulmonalarterie (40–50 % bzw. 33–77 %) [23, 32]. Zwar bekunden MacIntyre et al. [32], daß es durch diesen Blutdruckanstieg in keinem Fall zu klinisch relevanten Folgen gekommen sei, dennoch sollte angesichts dieser pharmakodynamischen Eigenschaften von Sumatriptan die Substanz – wie auf der Gebrauchsinformation ausgewiesen (vgl. 19.4) – *nicht* bei Patienten, die bereits hypertensive Ausgangswerte aufweisen, angewandt werden.

Bezüglich des von Stricker [45] beschriebenen Falles erscheint erwähnenswert, daß in der zur Arbeit gehörenden Tabelle für diesen Patienten eine Begleitmedikation von 100 µg Clonidin (pro Tag?) angegeben wird. Daher kann unterstellt werden, daß es sich bei diesem Patienten um einen bekannten Hypertoniker gehandelt hat; Angaben zu seinem regulären Blutdruck unter dieser Therapie finden sich in der Arbeit allerdings nicht.

19.2.6 Rhythmusstörungen

Fallberichte

Curtin et al. [11] berichten von 2 Fällen aus Großbritannien, bei denen es nach Sumatriptan zu lebensbedrohlichen Rhythmusstörungen gekommen ist.

Im ersten Fall handelte es sich um eine 42jährige Patientin, die seit vielen Jahren an Migräne litt und – abgesehen von einer mäßigen Hypertonie – keine Herz-Kreislauf-Beschwerden hatte. Innerhalb von 3 min nach Erstanwendung von Sumatriptan kollabierte diese Patientin. Bei Ankunft des Ambulanzteams zeigte sich eine ventrikuläre Tachykardie. Nach einmaliger Defibrillation stellte sich bei der Patientin wieder ein stabiler Sinusrhythmus ein. Bei der Nachuntersuchung zeigten sich im 24-h-Langzeit-EKG keine Auffälligkeiten; ein Belastungstest ergab aber Hinweise für eine myokardiale Minderperfusion und bei der anschließenden Koronarangiographie wurde eine 40%ige Stenose im Bereich der linken Herzkranzarterie dokumentiert [11].

Beim zweiten Fall handelte es sich um einen 67jährigen Patienten mit „lebenslänglicher" Migräneanamnese, der 1944 an rheumatischem Fieber erkrankt war und 1985 einen Mitralklappenersatz wegen Klappeninsuffizienz erhalten hatte. Dieser Patient wurde mit ventrikulärer Tachykardie ohne begleitende pektanginöse Symptomatik eingeliefert, nachdem er 30 Tage zuvor begonnen hatte, Sumatriptan zu benutzen. Im Vorfeld war es, wie sich hinterher herausstellte, bei allen 8 vorausgegangenen Injektionen bereits jeweils zu Hitzewallungen gekommen, 4mal mit nachfolgenden Palpitationen. Auch der Rhythmus dieses Patienten ließ sich durch eine Kardioversion und die Applikation von Amiodaron stabilisieren [11].

Kommentar

Von Pilgrim et al. [40] wird zu den Berichten von Curtin et al. [11] ausgeführt, daß es sich im Fall 1 vermutlich um die Folge eines koronaren Vasospasmus gehandelt haben dürfte (vgl. 19.2.3). Inwieweit auch die (mäßige) Hypertension hier eine Rolle gespielt haben mag, muß offen bleiben, ebenso wie die Antwort auf die von Pilgrim et al. erhobene Frage nach der klinischen Bedeutung des Umstands, daß eine doch relativ junge Frau überhaupt einen Hypertonus aufweist.

Im Fall 2 scheint die Relevanz des kardialen Grundleidens für die beobachtete Komplikation allerdings recht offenkundig, da ein anerkannter Zusammenhang zwischen rheumatischen Mitralklappenfehlern und dem Auftreten ventrikulärer Arrhythmien besteht [40]. Der Applikation von Sumatriptan dürfte in diesem Zusammenhang allenfalls eine attribuierende Bedeutung zukommen, zumal die Palpitationen, die auch bei dem berichteten Zwischenfall der ventrikulären Tachykardie vorausgingen, zwar mehrfach, keineswegs aber regelmäßig bei allen vorhergehenden Anwendungen der Substanz auftraten. Um aber dennoch entsprechende Gefährdungen von herzkranken Patienten zuverlässig auszuschließen, sollten Patienten mit organischen Herzfehlern auf keinen Fall Sumatriptan erhalten.

Weitere Beobachtungen

In der bereits unter 19.2.1 zitierten Zusammenstellung von Inman u. Kubota [26] wird auch summarisch von Patienten mit Rhythmusstörungen berichtet: bei 3 Patienten war es zu einer Tachykardie gekommen, 2 weitere klagten über Palpitationen und ein Patient erlitt bei der Erstanwendung von Sumatriptan eine Synkope, während die Folgeapplikation unbeschadet überstanden wurde.

Kommentar

Leider fehlen in der Zusammenstellung von Inman u. Kubota [26] genauere Angaben zu den Vorerkrankungen der Patienten und den Begleitumständen, unter denen es zu den Komplikationen kam. Von daher ist eine Bewertung dieser Beobachtungen kaum möglich. An dieser Stelle sollte aber nicht der Hinweis versäumt werden, daß entsprechende Sensationen (paroxysmale Tachykardien und Arrhythmien, Palpitationen und thorakale Schmerzen) während einer Migräneattacke gelegentlich auch ohne Medikamenteneinwirkung beobachtet werden [4, 6, 28, 35, 38, 52]. Wie unter 19.2.3 ausgeführt, unterstellt Leon-Sotomayor sogar einen (kausalen?) Zusammenhang zwischen Migränekopfschmerzen und koronaren Vasospasmen. Dieser Hypothese käme angesichts einer Veröffentlichung von Myerburg et al. [34] erhebliche Bedeutung zu, in der der Nachweis erbracht wurde, daß stumme Myokardischämien lebensbedrohliche ventrikuläre Arrhythmien (vgl. 19.2.6) hervorrufen können. Vor diesem Hintergrund wird die Quantifizierung des ursächlichen Anteils von Sumatriptan an der Auslösung solcher Rhythmusstörungen zunächst offenbleiben müssen.

19.2.7 Myokardinfarkt

Fallbericht

Ottervanger et al. [37] berichten aus den Niederlanden von einer 47jährigen Patientin, bei der zweimal nach jeweils einer subkutanen Injektion von 6 mg

Sumatriptan thorakale Schmerzen auftraten, die beidemale nach etwa 20 min spontan abklangen. In Zusammenhang mit wiederholt vorausgegangenen Ergotaminanwendungen hatte die Patientin nie vergleichbare Beschwerden entwickelt. Nach einer weiteren Injektion traten die Schmerzen (substernal mit Ausstrahlung in die Schulter und verbunden mit Übelkeit) erneut auf und persistierten über mehrere Stunden. Dies führte zur Hospitalisation der Patientin; bei Aufnahme wurde ein Hinterwandinfarkt diagnostiziert, von dem sich die Patientin nach einigen Tagen ohne Komplikationen erholte. Die Patientin bot anamnestisch keinen Anhalt für eine koronare Herzerkrankung bzw. eine Prinzmetal-Angina; als Risikofaktor wies sie lediglich einen Nikotinkonsum von 10 Zigaretten pro Tag auf.

Vor Entlassung aus dem Krankenhaus wurde bei der Patientin ein Belastungs-EKG durchgeführt. Nach den Ausführungen von Ottervanger et al. [37] bot dieser Test Anhaltspunkte für eine koronare Minderperfusion (ST-Senkung um 1,5 mm in I, V_5 und V_6) ohne daß die Patientin währenddessen pektanginöse Beschwerden verspürt hätte.

Kommentar

Der positive Belastungstest weist darauf hin, daß bei der Patientin trotz unauffälliger Anamnese vermutlich eben doch eine koronare Herzkrankheit vorlag. In diesem Fall würde dann wieder die in 19.2.4 erörterte erhöhte Empfindlichkeit von arteriosklerotisch vorgeschädigten Koronararterien auch auf Sumatriptan klinisch relevant (vgl. [10]).

Diese Empfindlichkeit besteht natürlich auch gegenüber Ergotamin. Von daher ist beachtenswert, daß nach Ansicht von Bax u. Saxena [5] auch keine voreiligen, pharmakologisch unzutreffenden Schlüsse aus der Tatsache gezogen werden sollten, daß die Patientin bei früheren Ergotaminanwendungen nicht mit pektanginösen Beschwerden bzw. mit einem Myokardinfarkt reagiert habe.

Möglicherweise wäre der erlittene Myokardinfarkt überhaupt vermeidbar gewesen, wenn angesichts der bei den vorausgegangenen Sumatriptanapplikationen erlittenen reversiblen Symptomen vor einer erneuten Anwendung des Medikaments eine genauere Abklärung der kardialen Situation der Patientin – ggf. auch unter Einbeziehung eines Belastungs-EKG – erfolgt wäre.

Der geschilderte Fall dokumentiert zum einen die Wichtigkeit der Vorgabe, die Erstanwendung von subkutanem Sumatriptan prinzipiell unter ärztlicher Aufsicht vorzunehmen, zum anderen die Bedeutung einer umfassenden Patientenaufklärung. Diese müssen wissen, daß sie – wie in 19.4 dargestellt – bei bestimmten Symptomen umgehend den Arzt benachrichtigen sollten.

Auch in Zusammenhang mit dem Auftreten eines Myokardinfarkts nach Anwendung von Sumatriptan sei der Vollständigkeit halber nochmals auf die bereits unter 19.2.3 zitierte Arbeit von Leon-Sotomayor [28] verwiesen, der bereits im Jahr 1974 einen (kausalen?) Zusammenhang zwischen Migränekopfschmerzen, koronaren Vasospasmen und Myokardinfarkt auch ohne zusätzliche Beeinflussung durch Medikamente vermutete.

19.2.8 Medikamentenabhängigkeit

Fallschilderung

Osborne et al. [36] berichteten von einem 62jährigen Patienten, der über viele Jahre hinweg etwa einmal monatlich eine schwere Migräneattacke erlitten hat. Die Therapie dieses Patienten wurde auf subkutanes Sumatriptan umgestellt, das ihm jeweils innerhalb von etwa 25 min zuverlässig Linderung verschaffte. Nach etwa 10 Monaten stellte der Patient fest, daß er allmorgendlich mit milden Kopfschmerzen aufwachte, die sich im weiteren Tagesverlauf oft zu einer Migräneattacke weiterentwickelten. In der Folgezeit ging der Patient dazu über, orales Sumatriptan einzunehmen, dessen Wirkung zwar langsamer einsetzte, ihm aber ebenso zuverlässig Linderung verschaffte. Im weiteren Verlauf stellte sich bei dem Patienten die Gewohnheit ein, jeden Morgen eine Tablette Sumatriptan einzunehmen, um schon vorab dem Auftreten von „Migräneattacken" vorzubeugen. Jeder Versuch, die weitere Einnahme von Sumatriptan zu unterlassen, resultierte in starken Kopfschmerzen, die den Patienten zu weiterer Einnahme veranlaßten. Erst eine Entziehung unter stationären Bedingungen konnte diese Situation ändern.

Kommentar

Die Fallschilderung dokumentiert auf klassische Weise die Entwicklung medikamenteninduzierter Dauerkopfschmerzen auf der Grundlage eines mißbräuchlichen Einnahmeverhaltens des Patienten. Es ist gängige klinische Erfahrung, daß einige an chronischen Schmerzsyndromen leidende Patientin stets gefährdet sind, auch verschriebene Medikamente zu mißbrauchen [54]. Die Gefahr der Entwicklung medikamenteninduzierter Dauerkopfschmerzen auf der Basis eines solchen mißbräuchlichen Einnahmeverhaltens ist von allen etablierten Migräneakuttherapeutika bereits seit längerer Zeit hinlänglich bekannt (vgl. Kap. 20 und z. B. die Übersichtsarbeit von Elkind [15]). Von daher ist es eigentlich nicht erstaunlich, wenn es infolge mißbräuchlicher Sumatriptananwendung prinzipiell ebenso zu solchen Beobachtungen kommen sollte, auch wenn die Ergebnisse der bislang publizierten Langzeitstudien (vgl. 19.3) dafür keinen Anhaltspunkt bieten. Vielmehr konnte dort gezeigt werden, daß sich die Frequenz der Attacken im Gesamtdurchschnitt im Verlauf von bis zu 12 Monaten nicht änderte [48]; hierbei ist allerdings zu berücksichtigen, daß die Studienpatienten üblicherweise von in der Migränetherapie erfahrenen Prüfärzten bei regelmäßigen Kontrollbesuchen sorgfältig überwacht wurden.

Ungleich häufiger als die Entwicklung sumatriptaninduzierter Dauerkopfschmerzen scheint nach bisherigem Erfahrungsstand[2] allerdings der Fall, daß Patienten von der bereits vorbestehenden mißbräuchlichen Einnahme einer anderen Substanz (hier vor allem Ergotamin) auf die mißbräuchliche Anwendung

---

[2] Eigene unveröffentlichte Beobachtungen sowie entsprechende persönliche Mitteilungen bzw. Diskussionsbeiträge von Diener/Essen, Pfaffenrath/München und Taneri/Duisburg.

von Sumatriptan „umsteigen". Ein solcher Medikamentenwechsel ist bei Vorliegen von Anhaltspunkten für einen medikamenteninduzierten Dauerkopfschmerz aus therapeutischer Sicht abzulehnen; in solchen Fällen gibt es auch gemäß der Empfehlungen der Deutschen Migräne- und Kopfschmerzgesellschaft [13, 14] keine Alternative zur Durchführung eines konsequenten Entzugs (vgl. Kap. 20).

Das Abususpotential von Sumatriptan per se wird aufgrund der Ergebnisse einer speziellen diesbezüglichen Untersuchung von Sullivan et al. [46] eher als gering eingeschätzt, auch wenn die Substanz von den Patienten wegen „psychoaktiver Effekte" eindeutig von Plazebo unterschieden werden konnte. Für eine abschließende Wertung in dieser Angelegenheit (Abususpotential und Inzidenz medikamenteninduzierter Dauerkopfschmerzen) dürfte Sumatriptan aber derzeit noch zu kurz am Markt eingeführt sein. In jedem Fall – d. h. ebenso wie bei der *Verordnung* von Ergotamin – obliegt es dem verschreibenden Arzt, den Patienten hinsichtlich der Gefahren eines mißbräuchlichen Medikamentenkonsums umfassend aufzuklären und in der Folgezeit sorgsam zu überwachen.

19.3 Ergebnisse erster Langzeitstudien mit Sumatriptan

Da es sich bei der Migräne um eine chronisch rezidivierende Erkrankung handelt, bei der die wiederkehrenden Attacken meist immer wieder einer therapeutischen Intervention bedürfen, sind eine gleichbleibend zuverlässige Wirksamkeit und eine gute Verträglichkeit wichtige Qualitätskriterien jedes Akuttherapeutikums.

19.3.1 Langzeitwirksamkeit

In einer offenen Studie mit 288 Patienten, bei der über einen Zeitraum von 12 Monaten zusammen 8 094 Migräneattacken mit *oralen* Einzeldosen von jeweils 100 mg Sumatriptan behandelt wurden, kam es zu keiner Wirkungsabschwächung der Substanz im Verlauf der Zeit [48]. Identische Sumatriptanmengen erwiesen sich gegen Ende dieser Studie aus genauso effektiv wie zum Zeitpunkt des Studienbeginns.

Ein vergleichbares Ergebnis zeigte sich auch bei einer ersten Zwischenauswertung einer offenen Langzeitstudie mit *subkutaner* Medikamentenapplikation in Deutschland, bei der die Patienten über einen Zeitraum von bis zu 18 Monaten ihre Attacken mit jeweils 6 mg Sumatriptan behandelten [18]. Die bislang vorgelegte Zwischenauswertung für die ersten 6 Monate basiert auf den Daten von 364 Patienten, die zusammen 5 523 Attacken behandelten. Diesen Befunden zufolge erwies sich Sumatriptan gegen Ende der Sechsmonatsfrist als genauso wirksam wie zu Beginn der Studie. Während dieser Phase zeigte sich auch keinerlei Änderung der Inzidenz der von den Patienten erlittenen Attacken [18].

19.3.2 Langzeitverträglichkeit

Die Verträglichkeitsbeurteilung einer längerfristigen Sumatriptananwendung basiert vornehmlich auf den von Tansey et al. [48] vorgelegten Ergebnissen von 3 Studien (zwei mit oraler, eine mit subkutaner Applikationsform) mit insgesamt 849 Patienten, die in Untersuchungszeiträumen von bis zu einem Jahr zusammen 24 907 Attacken behandelt haben [47, 48].

Ebenso wie bei den Untersuchungen mit maximal 6maliger Medikamentenexposition zeigte sich auch bei den Langzeitstudien keine erkennbare, klinisch relevante Beeinflussung der hämatologischen und biochemischen Laborparameter, der Herzfrequenz, des Blutdrucks bzw. des EKG [4, 47].

Unerwünschte Ereignisse („adverse events") wurden bei insgesamt 3 892 Attacken (16 %) registriert [47, 48]. Dabei entsprachen Intensität und relative Häufigkeit dieser Beobachtungen dem Ausmaß, wie es von anderen publizierten Studien (vgl. Tabelle 16.4) mit subkutaner [33, 51, 53] sowie mit einmaliger oraler [50] bzw. mit repetitiver oraler [17] Sumatriptananwendung her bereits bekannt ist. Im gleichen Rahmen bewegt sich die Inzidenz unerwünschter Ereignisse auch bei der einzigen bislang publizierten Studie mit der konsekutiven Anwendung von Sumatriptan in subkutaner und oraler Applikationsform, die allerdings als Kurzzeitstudie angelegt war [16].

Über eine deutlich höhere Inzidenz an unerwünschten Ereignissen (602 Berichte bezogen auf 1 136 Attacken = 53 %) in Relation zu den von Tansey et al. [47, 48] publizierten 16 % berichten Schoenen et al. [41] aus einer weiteren offenen Studie, die in Belgien über einen Zeitraum von allerdings nur 3 Monaten durchgeführt wurde. Diese vergleichsweise hohe Zahl relativiert sich allerdings angesichts des Umstandes, daß die Rate der Studienabbrüche (6 %) gerade bei dieser Studie noch *geringer* als bei den von Tansey et al. publizierten Langzeituntersuchungen war (s. unten). Die Rate der Studienabbrüche wegen sumatriptanbedingter unerwünschter Ereignisse bei gleichzeitiger Ineffektivität der Medikation lag bei der Untersuchung von Schoenen et al. sogar nur bei 1 % [41].

Aus den bislang vorliegenden Daten ergibt sich kein Anhalt, daß sich das Verträglichkeitsprofil von Sumatriptan mit wiederholter Anwendung bei konsekutiven Attacken verändern würde [18, 47, 48]. Auch die repetitive Anwendung von Sumatriptan bei ein und derselben Migräneattacke geht nach den Befunden von Tansey et al. [47] nicht mit einer erhöhten Inzidenz für unerwünschte Ereignisse einher, solange sich die Gesamtapplikationsmenge innerhalb der empfohlenen Tageshöchstdosis[3] (maximal 3mal 100 mg Sumatriptan oral bzw. 2mal 6 mg Sumatriptan innerhalb von 24 h) bewegt.

Besonders empfehlenswert ist die Tatsache, daß in allen 3 von Tansey et al. [48] referierten Langzeitstudien keine *schwerwiegenden unerwünschten Er-*

---

[3] Eine repetitive Anwendung von Sumatriptan ist nach neueren Studienergebnissen von Ensink nur zur Behandlung wiederkehrender Kopfschmerzen zu empfehlen – nicht bei mangelndem Therapieerfolg der Initialdosis [16]; bezüglich wiederkehrender Kopfschmerzen vgl. auch Abschnitt 17.3.3.2.

eignisse[4] beobachtet wurden, für die ein Zusammenhang mit der medikamentösen Behandlung („serious treatment related adverse events") zu unterstellen gewesen wäre.

Relativ gering erscheint in den von Tansey et al. [48] besprochenen Langzeitstudien auch die Rate derjenigen Patienten, die wegen zwischenzeitlich erlittener unerwünschter Ereignisse vorzeitig aus der jeweiligen Studie ausschieden. Je nach Studie bewegte sich diese Rate zwischen 7 % und 9 %, wobei der überwiegende Anteil der Studienabbrüche bereits in einer frühen Studienphase – meist nach weniger als 10 behandelten Attacken – erfolgte; beide Befunde dürften zu einer guten Patientencompliance bei Langzeitanwendung der Substanz beitragen.

19.4 Schlußbemerkungen und Anwendungshinweise

In Übereinstimmung mit zusammenfassenden Bewertungen von Dechant u. Clissold [12] sowie von Tfelt-Hansen [49] läßt sich feststellen, daß Sumatriptan eine wesentliche Bereicherung der medikamentösen Behandlungsmöglichkeiten darstellt, da es bei der überwiegenden Anzahl von Patienten eine rasche und zuverlässige Linderung der Migränesymptome bewirkt. Auch wenn ergänzende Untersuchungen zur Erweiterung der klinischen Erfahrung hinsichtlich Verträglichkeit – insbesondere bei Langzeitanwendung – wünschenswert erscheinen, muß nach aktuellem Kenntnisstand das Verhältnis von Wirksamkeit und Verträglichkeit, wie es im Rahmen der weltweit erfolgten klinischen Prüfung – unter Beachtung rigider Ein- und Ausschlußkriterien – etabliert wurde, als günstig angesehen werden [12, 49]. An dieser Einschätzung dürften auch die zwischenzeitig publizierten, unter 19.2 zum Teil referierten Berichte nichts ändern. Sie belegen aber eindringlich die Notwendigkeit zur absolut sorgfältigen Beachtung der in den jeweiligen Gebrauchsinformationen (Packungsbeilagen)[5] aufgeführten Sicherheitsmaßnahmen und Kontraindikationen, wie sie sich entsprechend aus den bei der klinischen Prüfung berücksichtigten Ausschlußkriterien ergeben.

So sollte Sumatriptan prinzipiell nicht zum Einsatz kommen bei bekannter Überempfindlichkeit gegen einen oder mehrere Bestandteile des Präparates. Kontraindiziert ist die Substanz auch bei allen Patienten mit folgenden Er-

---

[4] Als *schwerwiegende unerwünschte Ereignisse* („serious adverse events") waren alle nachfolgenden Vorfälle und Beobachtungen definiert:
- lebensbedrohliche Ereignisse und Todesfälle,
- Ereignisse, welche zu dauernder oder schwerer Behinderung führten,
- Ereignisse, welche einen stationären Krankenhausaufenthalt erforderlich machten oder verlängerten,
- Fälle, bei denen im Gefolge einer Einnahme erstmals Krebs oder angeborene Mißbildungen beobachtet wurden, sowie
- Fälle von Überdosierung der Prüfmedikation.

[5] Gebrauchsinformationen der Firma Glaxo/Bad Oldesloe zu Imigran Filmtabletten sowie Imigran s.c. (beide: Stand März 1993).

krankungen in der Anamnese: Hypertonus, manifeste Herzinsuffizienz, symptomatische ischämische Herzkrankheit, Prinzmetal-Angina, Myokardinfarkt, Neigung zu peripheren Vasospasmen (insbesondere im Sinne eines Morbus Raynaud; [1, 3, 39]). Nur mit Vorsicht sollte Sumatriptan auch bei allen Patienten ohne Symptome eingesetzt werden, bei denen aber ein oder mehrere klinisch bedeutsame Risikofaktoren für eine koronare Herzerkrankung auszumachen sind ([39]; vgl. auch [23]).

Die erste Anwendung von subkutanem Sumatriptan hat aus Sicherheitsgründen prinzipiell unter ärztlicher Aufsicht zu erfolgen. Für den Folgezeitraum sind alle Patienten darüber aufzuklären, daß sie bei Auftreten von heftigen oder anhaltenden Schmerzen im Brustkorb (evtl. auch mit Ausstrahlung in den Halsbereich, Engegefühl) umgehend einen Arzt benachrichtigen sollten.

Kontraindiziert ist Sumatriptan nach derzeitigem Kenntnisstand auch bei Patienten unter 18 Jahren, insbesondere bei Kindern, und bei älteren Patienten über 65 Jahren sowie bei Schwangeren und Stillenden, da diesbezüglich noch keine ausreichenden Erfahrungen vorliegen. Nur mit Vorsicht darf Sumatriptan eingesetzt werden bei Patienten mit Leber- und/oder Nierenfunktionsstörungen, da in diesen Fällen Umwandlung, Abbau und Ausscheidung von Sumatriptan beeinflußt werden kann. Strikt einzuhalten sind die bereits unter 19.3.2 angegebenen Tageshöchstdosen (maximal 3mal 100 mg Sumatriptan oral bzw. 2mal 6 mg Sumatriptan innerhalb von 24 h).

Die zahlreichen vorstehenden Anwendungsbeschränkungen sollten aber nicht den Eindruck erwecken, als sei Sumatriptan in dieser Hinsicht gegenüber den etablierten Standardmedikationen [43] problematischer. Es ist unbestreitbar, daß auch unter Standardtherapie Nebenwirkungen auftreten können [39]. Insbesondere nach Anwendung von Ergotamin sind gleichermaßen periphere und koronare Vasospasmen sowie Myokardinfarkte beschrieben worden [z. B. 22, 56], so daß im Prinzip alle oben aufgeführten Kontraindikationen seit über 50 Jahren bereits ebenso für diese Substanz gelten ([44], vgl. diesbezüglich auch 2.4.1).

Wegen möglicher synergistischer Effekte am $5-HT_1$-ähnlichen-Rezeptor ist – wie in der Gebrauchinformation erwähnt und vom *Arznei-Telegramm* [2] kürzlich nochmals hervorgehoben – eine gleichzeitige Anwendung von Ergotamin und Sumatriptan *absolut kontraindiziert*. Frühestens 24 h nach erfolgter Ergotaminanwendung darf Sumatriptan eingesetzt werden. Nach älteren Empfehlungen aus dem Jahr 1992 sollte als Sicherheitsabstand sogar eine Frist von 72 h für die konsekutive Gabe von Sumatriptan nach vorausgegangener Ergotaminanwendung eingehalten werden [1].

Von einer Konsensusarbeitsgruppe, bestehend aus Mitgliedern der Deutschen Migräne- und Kopfschmerzgesellschaft [39], wurden 1993 Empfehlungen veröffentlicht, wann der Einsatz von Sumatriptan indiziert sei.[6] Diesen Ausfüh-

---

[6] Als Hilfestellung zur Einordnung der Konsensusempfehlungen wird zum einen auf eine Arbeit von Selbmann [42] verwiesen, aus der sich Kriterien zur Beurteilung solcher Konsensuskonferenzen ergeben, zum anderen auf eine Arbeit von Buchborn [8], die sich mit dem normativen Charakter ärztlicher Standards beschäftigt.

rungen zufolge erscheint Sumatriptan wegen seines raschen Wirkungseintritts und seiner hohen Effektivität bei Patienten indiziert, die auf eine lege artis durchgeführte Therapie nach den Richtlinien der Deutschen Migräne- und Kopfschmerzgesellschaft ([43]; vgl. auch Kap. 9) nicht ansprechen oder trotzdem immer wieder arbeitsunfähig werden. In diesen Fällen sei vor allem der Einsatz von Sumatriptan oral angezeigt [39]. Eine *relative Indikation* sei bei solchen Migränepatienten gegeben, die aufgrund ihrer beruflichen oder sozialen Situation auf einen raschen Wirkungseintritt angewiesen sind (z. B. im Beruf, auf Reisen oder in familiären Belastungssituationen). Eine *absolute Indikation* für Sumatriptan subkutan besteht gemäß dieser Konsensus-Empfehlungen [39] bei Patienten, die aufgrund von frühzeitigem Erbrechen nicht in der Lage sind, Tabletten zu schlucken oder die wegen initialer Durchfälle keine Suppositorien applizieren können. Sinnvoll erscheint der Einsatz von Sumatriptan auch bei „menstrueller Migräne", sofern die übliche Dauer der Attacke 3 Tage hintereinander nicht überschreitet [39].

Literatur

1. Anonym (1992) Sumatriptan: A new approach to migraine. Drug Ther Bull 30: 85–87
2. Anonym (1994) Warnhinweis: Cave Ergotamin (Migrexa u. a.) plus Sumatriptan (Imigran). Arznei-Telegramm Heft 3/93: 32
3. Arzneimittelkommission der deutschen Ärzteschaft (1993) Nebenwirkungen auf das kardiale Gefäßsystem nach Anwendung von Sumariptan [Arzneimittel-Schnellinformation (ASI 7/1993) des Bundesgesundheitsamtes]. Dtsch Ärztebl 90: B1571
4. Baborier D, Blanc PL, Berthou JD (1985) Association migraine et troubles du rythme cardiaque. J Med Strasb 16: 589
5. Bax WA, Saxena PR (1993) Sumatriptan and ischaemic heart disease – Letter to the editor. Lancet 2341: 1420
6. Briggs JF, Bellomo J (1952) Precordial migraine. Dis Chest 21: 635–640
7. Brown EG, Endersby CA, Smith RN, Talbot JCC (1991) The safety and tolerability of sumatriptan: an overview. Eur Neurol 31: 339–344
8. Buchborn E (1993) Der Ärztliche Standard. Dtsch Ärztebl 90: B1446–B1449
9. Castle WM, Simmons VE (1992) Coronary vasospasm and sumatriptan – Letter to the editor. BMJ 305: 117–118
10. Chester AH, O'Neil GS, Yacoub MH (1993) Sumatriptan and ischaemic heart disease – Letter to the editor. Lancet 341: 1419–1420
11. Curtin T, Brooks AP, Roberts JA (1992) Cardiorespiratory distress after sumatriptan given by injection – Letter to the editor. BMJ 305: 713–714
12. Dechant KL, Clissold SP (1992) Sumatriptan. – A review of its pharmacodynamic and pharmacokinetic properties, and therapeutic efficacy in the acute treatment of migraine and cluster headache. Drugs 43: 776–798
13. Diener HC, Pfaffenrath V, Soyka D, Gerber WD (1992) Therapie des medikamenteninduzierten Dauerkopfschmerzes. – Empfehlungen der Deutschen Migräne- und Kopfschmerzgesellschaft. Arzneimitteltherapie 10: 115–118

14. Diener HC, Pfaffenrath V, Soyka D, Gerber WD (1992) Therapie des medikamenteninduzierten Dauerkopfschmerzes. – Empfehlungen der Deutschen Migräne- und Kopfschmerzgesellschaft. Münch Med Wochenschr 134: 159–162
15. Elkind AH (1991) Drug abuse and headache. Med Clin North Am 75: 717–732
16. Ensink FB [For the clinical trial study group] (1992) Using subcutaneous and oral sumatriptan in a flexible regimen. In: The Migraine Trust + Clifford Rose F, Ekbom K, Lance J, Raskin N (eds) 9th Migraine Trust International Symposium 7–10 September 1992: Abstracts of papers presented. London: pp 24–25
17. Ensink FBM, Dahlöf C, Tournilhac M, Havanka H, Ludlow S, Mellor C, Pilgrim AJ, Rawlinson J [Publication committee for: The oral sumatriptan international multiple-dose study group] (1991) Evaluation of a multiple-dose regimen of oral sumatriptan for the acute treatment of migraine. Eur Neurol 31: 306–313
18. Föh M, Göbel H, Ensink FBM [For the study group] (1993) Longterm efficacy of s.c. sumatriptan (German multicentre study). In: Einhäupl KM, Harms L, Weber JR (eds) Abstracts – 1993 Meeting of the European Federation of Neurological Societies, Berlin, December 8–11, 1993. Charité – Medizinische Fakultät, Humboldt Universität: Berlin, p M-11
19. Fowler PA, Thomas M, Lacey LF, Andrew P, Dallas FAA (1989) Early studies with the novel 5-HT_1-like agonist GR 43175 in healthy volunteers. Cephalalgia 9 (Suppl 9): 57–62
20. Fowler PA, Lacey LF, Keene ON, Thomas M (1991) Effect of prophylactic migraine medications on the pharmacokinetic and pharmacodynamic profiles of sumatriptan. Cephalalgia 11 (Suppl 11): 228–229
21. Fowler PA, Lacey LF, Thomas M, Keene ON, Tanner RJN, Baber NS (1991) The clinical pharmacology, pharmacokinetics and metabolism of sumatriptan. Eur Neurol 31: 291–294
22. Goldfischer JD (1960) Acute myocardial infarction secondary to ergot therapy. N Engl J Med 262: 860–863
23. Hillis WS, MacIntyre PD (1993) Sumatriptan and chest pain. Lancet 341: 1564–1565
24. Humphrey PPA, Feniuk W, Perren MJ, Connor HE, Oxford AW (1989) The pharmacology of the novel 5-HT_1-like receptor agonist, GR 43175. Cephalalgia 9 (Suppl 9): 23–33
25. Humphrey PPA, Feniuk W, Marriott AS, Tanner RJN, Jackson MR, Tucker ML (1991) Preclinical studies on the antimigraine drug, sumatriptan. Eur Neurol 31: 282–290
26. Inman W, Kubota K (1992) Cardiorespiratory distress after sumatriptan given by injection – Letter to the editor. BMJ 305: 714
27. Kalsner S (1985) Coronary artery reactivity in human vessels: some questions and some answers. Fed Proc 44: 321–325
28. Leon-Sotomayor LA (1974) Cardiac migraine – report of twelve cases. Angiology 25: 161–171
29. Lloyd DK, Pilgrim AJ (1993) The safety of sumatriptan in asthmatic migraineurs. Cephalalgia 13: 201–204
30. MacIntyre PD, Bhargava B, Hogg KJ, Gemmill JD, Hillis WS (1992) The effect of i.v. sumatriptan, a selective 5-HT_1-receptor agonist on central haemodynamics and the coronary circulation. Br J Clin Pharmacol 34: 541–546
31. MacIntyre P, Gemmill J, Hogg K, Bhargava B, Hillis S (1992) The effect of subcutaneous sumatriptan (GR 43175) on central haemodynamics and the coronary circulation. Clin Pharmacol Ther 51: 152

32. MacIntyre PD, Bhargava B, Hogg KJ, Gemmill JD, Hillis WS (1993) Effect of subcutaneous sumatriptan, a selective $5HT_1$ agonist, on the systemic, pulmonary and coronary circulation. Circulation 87: 401–405
33. Mathew NT, Dexter J, Couch J, Flamenbaum W, Goldstein J, Rapoport A, Sheftell F, Saper J, Silberstein S, Solomon S, Welch K [on behalf of the US Sumatriptan Research Group] (1992) Dose ranging efficacy and safety of subcutaneous sumatriptan in the acute treatment of migraine. Arch Neurol 49: 1271–1276
34. Myerburg RJ, Kessler KM, Mallon SM, Cox MM, deMarchena E, Interian Jr A, Castellanos A (1992) Lifethreatening ventricular arrhythmias in patients with silent myocardial ischemia due to coronary artery spasm. N Engl J Med 326: 1451–1455
35. Myhrman G (1947) Migrän och paroxysmal tachykardi. Nord Med 35: 1577–1578
36. Osborne MJ, Austin RCT, Dawson KJ, Lange L (1994) Is there a problem with long term use of sumatriptan in acute migraine? BMJ 308: 113
37. Ottervanger JP, Paalman HJA, Boxma GL, Stricker BHC (1993) Transmural myocardial infarction with sumatriptan. Lancet 341: 861–862
38. Perera GA (1971) Paroxysmal arrhythmias and migraine – Letter to the editor. JAMA 215: 488
39. Pfaffenrath V, Baar HA, Soyka D, Diener HC (1993) Consensus zur Migräneattackenbehandlung mit Sumatriptan. Münch Med Wochenschr 135: 343–345
40. Pilgrim AJ, Lloyd DK, Simmons VE (1992) Cardiorespiratory distress after sumatriptan given by injection – Letter to the editor. BMJ 305: 714
41. Schoenen J, Bulcke J, Caekebeke J, Dehaene I, De Keyser J, Hildebrand G, Joffroy A, Laloux P, Lois P, Monseu G, Pierre P, Vanderlinden C, Sautois D, Vandenberghe A (1994) Self-treatment of acute migraine with subcutaneous sumatriptan using an auto-injector device: comparison with customary treatment in an open, longitudinal study. Cephalalgia 14: 55–63
42. Selbmann HK (1992) Kriterien für die Beurteilung von Konsensuskonferenzen in der Medizin. Fortschr Med 110: 377–378
43. Soyka D, Diener HC, Pfaffenrath V, Gerber WD, Ziegler A (1992) Therapie und Prophylaxe der Migräne. – Überarbeitete Empfehlungen der Deutschen Migräne- und Kopfschmerzgesellschaft. Münch Med Wochenschr 134: 145–153
44. Storch TJC von (1937) Über die Behandlung des Migräneanfalls mit Ergotamintartrat (Gynergen). Nervenarzt 10: 469–474
45. Stricker BHC (1992) Coronary vasospasm and sumatriptan – Letter to the editor. BMJ 305: 118
46. Sullivan JT, Preston KL, Testa MP, Busch M, Jasinski DR (1992) Psychoactivity and abuse potential of sumatriptan. Clin Pharmacol Ther 52: 635–642
47. Tansey M (1993) Safety profile of Imigran. In: Edmeads J (ed) Migraine – A brighter future. Perspectives from the 1st International Imigran Symposium, Paris 14–15 March 1992. Worthing, West Sussex: Cambridge Medical Publications, pp 94–104
48. Tansey MJB, Pilgrim AJ, Martin PM (1993) Long-term experience with sumatriptan in the treatment of migraine. Eur Neurol 33: 310–315
49. Tfelt-Hansen P (1993) Sumatriptan for the treatment of migraine attacks – a review of controlled clinical trials. Cephalalgia 13: 238–244
50. The oral sumatriptan dose-defining study group (1991) Sumatriptan – an oral dose-defining study. Eur Neurol 31: 300–305
51. The subcutaneous sumatriptan international study group (1991) Treatment of migraine attacks with sumatriptan. N Engl J Med 325: 316–321

52. Thomas WA, Post WE (1925) Paroxysmal tachycardia in migraine. JAMA 84: 569–570
53. Visser WH, Ferrari MD, Bayliss EM, Ludlow S, Pilgrim AJ [For the subcutaneous sumatriptan international study group] (1992) Treatment of migraine attacks with subcutaneous sumatriptan: first placebo-controlled study. Cephalalgia 12: 308–313
54. Waldman SD (1993) Recent advances in analgesic therapy – sumatriptan. Pain Dig 3: 260–263
55. Willett F, Curzen N, Adams J, Armitage M (1992) Coronary vasospasm induced by subcutaneous sumatriptan. BMJ 304: 1415
56. Wollersheim H, Pijls N, Thien T, Werf T van der (1987) Multiple vasospastic manifestations during ergot therapy. Neth J Med 30: 75–79

20 Medikamenteninduzierter Dauerkopfschmerz

Hans-Christoph Diener

20.1 Einleitung

Jeder Arzt, der sich mit Kopfschmerzpatienten beschäftigt, kennt den berüchtigten Kranken, der das Sprechzimmer betritt und auf die Frage, welches Problem er habe, antwortet: „Ich habe jeden Tag Kopfschmerzen". Zwei weitere Fragen und Antworten darauf klären dann bereits die Diagnose. Die erste Frage lautet: „Was machen Sie gegen Ihre Kopfschmerzen?", die dazugehörige Antwort: „Ich nehme Schmerzmittel". Die nächste Frage lautet: „Wie häufig nehmen Sie Schmerzmittel?", darauf die eindeutige Antwort des Patienten: „Jeden Tag!"

Allein aufgrund dieses kurzen gestellten Gesprächsverlaufs kann bereits die Verdachtsdiagnose gestellt werden, daß es sich bei den vom Patienten geklagten Beschwerden um einen medikamenteninduzierten Dauerkopfschmerz handelt. Endgültig bewiesen wird diese Diagnose durch die Angabe des Patienten, er habe bereits eine Vielzahl von Therapiemaßnahmen ohne Erfolg versucht, die ihn aber alle nicht von seinen Kopfschmerzen befreit hätten. Im folgenden soll versucht werden, die klinische Charakteristik und Pathophysiologie dieses Krankheitsbildes darzulegen und therapeutische Empfehlungen zu geben. Dabei orientieren sich die vorgeschlagenen Therapiemaßnahmen an den Empfehlungen der Deutschen Migräne- und Kopfschmerzgesellschaft [9].

Definition medikamenteninduzierter Dauerkopfschmerzen

Die Internationale Kopfschmerzgesellschaft (International Headache Society, IHS) unterscheidet den *akuten* medikamenteninduzierten Kopfschmerz vom *chronischen* medikamenteninduzierten Dauerkopfschmerz [13]. Subsumiert sind diese beiden Kopfschmerztypen in der Gruppe 8 des internationalen Klassifikationsschemas.

Der akute medikamenteninduzierte Kopfschmerz tritt auf bei erstmaliger Einnahme eines neuen Präparates. Bekannt ist diese Kopfschmerzform für Nitrate, bestimmte Kalziumantagonisten, einige Antibiotika und nach Absetzen von Kortison.

Hiervon wird der chronische medikamenteninduzierte Dauerkopfschmerz unterschieden, der täglich oder fast täglich auftritt, den ganzen Tag anhält und mit täglicher, zumindest aber häufiger Einnahme von Schmerz- bzw. Migränemitteln einhergeht.

20.2 Epidemiologie medikamenteninduzierter Kopfschmerzen

Genaue epidemiologische Daten zur Häufigkeit des medikamenteninduzierten Dauerkopfschmerzes liegen nicht vor. Im Patientenklientel von Kopfschmerz- und Schmerzambulanzen machen diese Patienten etwa 15 % der Klienten aus. Etwa 85 % der Betroffenen sind Frauen [4, 6, 17]. Die häufigste vorbestehende Kopfschmerzform ist die Migräne, danach folgen in abnehmender Häufigkeit Kopfschmerzen vom Spannungstyp und posttraumatische Kopfschmerzen.

Das Durchschnittsalter der betroffenen Patienten zum Zeitpunkt ihrer Vorstellung in einer Kopfschmerzambulanz beträgt etwa 40 Jahre. Zu diesem Zeitpunkt bestehen diese Dauerkopfschmerzen in der Regel bereits seit 5 Jahren, der diesbezügliche Streubereich liegt aber zwischen 6 Monaten und 40 Jahren (!).

Retrospektive Untersuchungen zeigen, daß es im Schnitt 15 Jahre nach Beginn des primären Kopfschmerzes (Migräne oder Kopfschmerz vom Spannungstyp) dauert, bis die Patienten fast täglich Schmerzmittel einnehmen. Danach vergehen in der Regel bis zu weiteren 5 Jahren mit mißbräuchlicher Medikamenteneinnahme, bis das Vollbild der Erkrankung erreicht ist [7].

20.3 Charakteristik medikamenteninduzierter Kopfschmerzen

Die Patienten berichten über einen täglichen dumpf-drückenden Kopfschmerz mit einem Punktum maximum im Bereich der Stirn, der Schläfe und des Hinterkopfes, wobei diese Kopfschmerzen bereits morgens beim Aufwachen vorhanden sind und den ganzen Tag über anhalten [3, 5, 20, 25]. Gelegentlich treten pulsierende und pochende Schmerzen hinzu. Patienten, die ursprünglich an einer Migräne litten, können in aller Regel zusätzlich auftretende Migräneattacken von dem Dauerkopfschmerz unterscheiden. Die typischen vegetativen Begleiterscheinungen der Migräne, wie Übelkeit, Erbrechen, Lichtscheu und Lärmempfindlichkeit, sind beim schmerzmittelinduzierten Kopfschmerz nicht vorhanden oder allenfalls gering ausgeprägt. Typisch für die regelmäßige Einnahme von Ergotamintartrat ist der Beginn medikamenteninduzierter Kopfschmerzen bereits in der 2. Hälfte der Nacht, so daß die Patienten häufig gezwungen sind, schon zu dieser Zeit die nächste Dosis einzunehmen.

20.4 Mißbräuchlich eingenommene Substanzen beim medikamenteninduzierten Kopfschmerz

Ursprünglich wurde angenommen, daß nur der Mißbrauch von Ergotamintartrat zur Induktion täglicher Kopfschmerzen führen könne [1, 10, 15, 24, 27].

In der Zwischenzeit haben sowohl retrospektive als auch prospektive Studien anhand der Auswertung von Kopfschmerztagebüchern zeigen können, daß potentiell jede der in den handelsüblichen Schmerz- und Migränemitteln enthaltenen Substanzen zu dem in 20.3 geschilderten Krankheitsbild führen kann. Dies gilt insbesondere für Ergotamin, Dihydroergotamin, nichtsteroidale Antirheumatika und Coffein [2, 4, 16, 17, 23, 28]. Epidemiologische Studien zeigen dabei zweifelsfrei (vgl. 20.2), daß offenbar die Kombination analgetisch wirksamer Substanzen mit Barbituraten und Ergotamin das Risiko der Entwicklung eines medikamenteninduzierten Kopfschmerzes deutlich erhöht. Nur selten tritt ein medikamenteninduzierter Dauerkopfschmerz auf, werden – auch regelmäßig über längere Zeit – nichtopioide Analgetika wie Ibuprofen, Acetylsalicylsäure und Paracetamol nur als *Monosubstanzen* eingenommen.

Tabelle 20.1 zeigt welche Substanzen wie häufig in den Präparaten enthalten waren, die von einer Patientengruppe (n=90) mit medikamenteninduzierten Kopfschmerzen mißbräuchlich konsumiert wurden [5]. Das Einnahmeverhalten von Patienten, die nur unter Migräne, und solchen, die auch an medikamenteninduziertem Dauerkopfschmerz leiden, unterscheidet sich nicht bezüglich

Tabelle 20.1. Eingenommene Substanzen bei 90 Patienten mit medikamenteninduzierten Dauerkopfschmerzen. Mehrfachnennungen möglich. (Aus [5])

Substanz	Relative Häufigkeit der Medikamenteneinnahme [%]
Mutterkornalkaloide	100
– Ergotamintartrat	61
– Dihydroergotamin	42
Coffein	94
Barbiturate	72
Aminophenole	45
– Paracetamol	40
– Phenacetin	4
Pyrazolonderivate	44
Codein	34
Acetylsalicylsäure	20

Tabelle 20.2. Kumulative Wochendosen sowie Minimal- und Maximalwerte der eingenommenen Dosierung von solchen Substanzen, die in Migränemitteln enthalten sind. Die Werte ergeben sich aus den Angaben einer Stichprobe von 90 Patienten mit medikamenteninduzierten Dauerkopfschmerzen. Für jede der aufgeführten Substanzen ist diesen Angaben die *kritische Wochendosis* gegenübergestellt. Hierbei handelt es sich um einen empirischen Wert, bei dessen Überschreiten die Induktion eines medikamenteninduzierten Dauerkopfschmerzes droht. (Aus [5, 7])

Substanz	Mittlere Dosis pro Woche [mg]	Minimal- und Maximaldosierungen pro Woche [mg]	Kritische kumulative Wochendosen [mg]
Ergotamintartrat	19	2– 60	5
Dihydroergotamin	28	3– 140	7
Coffein	1 967	150–11 900	340
Barbiturate	1 397	31–10 000	210
Paracetamol	12 551	1 200–84 000	1 875
Pyrazolonderivate	5 199	250–64 400	1 025
Codein	282	36– 900	60
Acetylsalicylsäure	9 504	1 750–29 750	1 750

der Zusammensetzung der verabreichten Präparate. Einziges Unterscheidungskriterium beider Patientengruppen ist die kumulative Menge der von ihnen pro Zeiteinheit eingenommenen Substanzen. In der Tabelle 20.2 sind die kumulativen Wochendosen dargestellt, die von einer Patientengruppe mit medikamenteninduzierten Dauerkopfschmerzen im Durchschnitt tatsächlich eingenommen wurden. Diesen Angaben ist für jede der aufgeführten Substanzen der Wert gegenübergestellt, bei dessen Überschreiten die Entwicklung eines medikamenteninduzierten Dauerkopfschmerzes droht.

20.5 Pathophysiologie medikamenteninduzierter Dauerkopfschmerzen

Der genaue Entstehungsmechanismus medikamenteninduzierter Dauerkopfschmerzen ist bislang noch nicht geklärt. Interessant ist, daß Patienten mit primären Kopfschmerzen wie Migräne oder Kopfschmerz vom Spannungstyp das Krankheitsbild relativ häufig bekommen, während Patienten mit ebenso regelmäßigem Schmerzmittelkonsum, aber anderer Schmerzätiologie (z. B. Rückenschmerzen) nur selten Dauerkopfschmerzen entwickeln. Auch bei Patienten mit Clusterkopfschmerz (Kap. 22) kommt es trotz regelmäßiger Einnahme von Ergotamintartrat nur relativ sporadisch zu medikamenteninduzierten Dauerkopfschmerzen. Dies spricht dafür, daß es offenbar eine Disposition zur Entwicklung des Krankheitsbildes „medikamenteninduzierter Dauerkopfschmerz" gibt.

Ein weiterer wichtiger Faktor für die Induktion des medikamenteninduzierten Dauerkopfschmerzes ist offenbar die Zusammensetzung der Migränemittel. Viele der in Deutschland verkauften Substanzen enthalten psychotrope Komponenten wie Coffein und Codein. Hier muß man unterstellen, daß durch die regelmäßige Einnahme dieser Substanzen eine Abhängigkeitsentwicklung gefördert wird.

Die regelmäßig Einnahme von Analgetika könnte die zentrale Schmerzwelle senken und so zu einer Überempfindlichkeit des Schmerzsystems führen. Ergotamin hat möglicherweise bei chronischer Einnahme einen Effekt auf Schmerzrezeptoren in Gefäßwänden, so daß bereits eine leichte Dilatation des Gefäßes bei Absinken des Ergotaminspiegels den Kopfschmerz wieder provozieren kann.

Im psychologischen Bereich liegen die Faktoren, die zur Abhängigkeit führen können, in einer Erwartungsangst vor Schmerz und Versagen im Beruf und einer erhöhten Leistungsmotivation bei Selbstunsicherheit. Zu Beginn der Therapie besteht auch ein positiver Verstärkungsfaktor für den Wirkungskreis zwischen akutem Schmerz und Schmerzlinderung durch das eingenommene Präparat [11, 14].

Viele Patienten berichten auch, daß insbesondere die Angst vor einer drohenden Migräneattacke sie dazu bringe, Migränemittel bereits „prophylaktisch" vor Einsetzen der Schmerzen oder der vegetativen Symptome einzunehmen (vgl. 9.3). Entwickeln die Patienten dann unter regelmäßiger Einnahme der Schmerzmittel das Vollbild des medikamenteninduzierten Dauerkopfschmerzes und setzen sie die Medikamente ab, werden sie durch die – im Rahmen des Entzugskopfschmerzes dann auftretende – meist massive Verstärkung ihrer Beschwerden darin bestärkt, daß es ihnen mit Medikamenten besser gehe als ohne (vgl. 9.10).

20.6 Spätfolgen des chronischen Schmerzmittelmißbrauchs

Im Jahr 1950 beschrieben Spühler u. Zollinger [26] erstmals den Zusammenhang zwischen der Einnahme großer Mengen von Schmerzmitteln und der Entwicklung einer chronischen Nephropathie. Die Prävalenz der typischen Analgetikanephropathie liegt in der Schweiz zwischen 1,8 und 3 % [22]. Zwischen 0,9 und 33,5 % aller Patienten, die regelmäßig dialysiert werden müssen oder zu einer Nierentransplantation anstehen, sind Patienten mit schmerzmittelinduzierter Nierenschädigung [12]. Der angenommene Zusammenhang zwischen analgetischen Mischpräparaten und der Entstehung einer Nephropathie wird durch die beobachtete Abnahme dieser Erkrankung nach dem Verbot analgetischer Mischpräparate in England, Dänemark, Schweden, Kanada und Australien gestützt [21].

Patienten mit Analgetikamißbrauch haben darüber hinaus ein 5- bis 10fach höheres Risiko, an malignen Tumoren der ableitenden Harnwege zu erkranken, als die Vergleichsbevölkerung. Neuere Studien legen nahe, daß auch die bei Patienten recht beliebte fixe Kombination von Acetylsalicylsäure und Paracetamol sowie die Einnahme von nichtsteroidalen Antirheumatika zu Nierenschäden führen kann.

Unter der regelmäßigen Einnahme von Analgetika und Migränemitteln kommt es auch zu einer Reihe von hämatologischen Erkrankungen wie z. B. zu einer chronischen Anämie, die toxischer Genese sein kann, aber auch durch einen unbemerkten chronischen Blutverlust über gastrointestinale Blutungen bei der Einnahme von Acetylsalicylsäure zustande kommen kann. Hohe Dosen von Paracetamol können zu Leberschäden führen (vgl. 9.9.2). Außerdem haben Patienten mit Analgetikaabusus ein höheres Risiko, an kardiovaskulären Erkrankungen zu sterben.

Unter der regelmäßigen Einnahme von Ergotamin oder Dihydroergotamin kann es darüber hinaus zum Ergotismus kommen (vgl. 9.9.6 „Nebenwirkungen"). Klinisch imponiert dieses Krankheitsbild mit einer Akrozyanose und einer Claudicatio intermittens, Muskelkrämpfen und gastrointestinalen Krämpfen [29]. Diese Beschwerden werden dann leider häufig als vegetative Begleitsymptome der Migräne fehlinterpretiert. Neuere neurophysiologische Untersuchungen zeigen, daß die chronische Ergotamineinnahme auch zu einer Polyneuropathie, zu einer Schädigung der Hinterstränge und zu meßbaren psychischen Veränderungen führen kann [18].

20.7 Behandlung medikamenteninduzierter Dauerkopfschmerzen

Patienten mit medikamenteninduzierten Dauerkopfschmerzen müssen von der/den auslösenden Noxe/n entzogen werden. Diese Behandlungsmaßnahme ist komplex und erfordert eine geschickte Patientenführung. Die wichtigsten Schritte, die bei der Durchführung eines Medikamentenentzuges berücksichtigt werden müssen, sind:

1. Aufklärung über Mechanismen und therapeutische Möglichkeiten,
2. zunächst Führen eines Kopfschmerztagebuches und Registrierung eingenommener Medikamente (einschließlich frei verkäuflicher Präparate)
3. Entscheidung über ambulanten oder stationären Entzug,
4. Analgetika und Ergotamin abrupt absetzen,
5. Überbrückung mit 2mal 500 mg Naproxen (Proxen) oral pro Tag oder in schweren Fällen 500–1000 mg Lysinacetylsalicylat (Aspisol) alle 8 h intravenös,
6. bei Bedarf Antiemetika (Metoclopramid, Domperidon),
7. begleitende oder nachfolgende Verhaltenstherapie,
8. nach dem Entzug Einleitung und konsequente Durchführung einer medikamentösen Prophylaxe der Migräne (vgl. 8.4) bzw. des Kopfschmerzes vom Spannungstyp (vgl. 8.6).

20.7.1 Aufklärung und Motivation

Besteht nach der Anamnese ein medikamenteninduzierter Dauerkopfschmerz, muß der Patient zunächst über den Zusammenhang zwischen mißbräuchlicher Medikamenteneinnahme und Kopfschmerz aufgeklärt werden. Danach ist es erforderlich, den Patienten zu einer Entzugsbehandlung zu motivieren. Die bloße Weigerung des Arztes, das bisher eingenommene Medikament weiter zu verschreiben, bewirkt lediglich einen Arztwechsel! Nach klarer Absprache zwischen Arzt und Patient über die Durchführung eines Medikamentenentzugs können die bisher mißbräuchlich eingenommenen Substanzen bis zum Beginn des Entzugs notfalls weiter verschrieben werden.

Viele Patienten können durch den Hinweis auf fehlende Behandlungsalternativen (die in der Regel alle schon zuvor erprobt wurden) zum Entzug motiviert werden. Üblicherweise stehen die Betroffenen allerdings dem intendierten Schmerzmittelentzug ängstlich gegenüber, da sie ähnliche Therapiestrategien wie beim Alkoholentzug erwarten und zusätzliche Entzugserscheinungen befürchten. Deshalb ist eine umfassende Aufklärung über den Ablauf der geplanten Entzugsmaßnahme und die nachfolgenden Therapieschritte besonders wichtig. Alle Patienten sollten vor dem Beginn des eigentlichen Medikamentenentzugs über einen bestimmten Zeitraum die bislang praktizierte aktuelle Medikamenteneinnahme protokollieren (vgl. 20.7). Danach fällt dann die Entscheidung, ob bei dem Patienten ein ambulanter Medikamentenentzug versucht werden kann oder ob man sich sinnvollerweise gleich zur stationären Durchführung dieser Maßnahme entschließen muß. Unabhängig davon für welchen Durchführungsmodus man sich entscheidet, während des Entzugs ist die Applikation aller Präparate strikt zu vermeiden, die Ergotamintartrat, Dihydroergotamin, zentral wirksame Analgetika oder Opioide enthalten.

20.7.2 Ambulante Durchführung des Medikamentenentzugs

Der Versuch eines ambulanten Medikamentenentzuges scheint beim Vorliegen der folgenden Voraussetzungen gerechtfertigt:

- Einnahme von analgetischen Mischpräparaten ohne gleichzeitige Einnahme von Barbituraten oder Tranquilizern,
- hohe Eigenmotivation des Patienten,
- Mithilfe (insbesondere motivationelle Unterstützung) durch die Familie oder durch Freunde des Patienten.

Die weiteren Schritte des ambulant durchgeführten Medikamentenentzugs gestalten sich folgendermaßen (vgl. 20.7):

- Psychotrope Substanzen (Barbiturate, Tranquilizer) müssen in Abhängigkeit von der Ausgangsdosis über einen Zeitraum von 10 Tagen bis zu 6 Wochen schrittweise reduziert werden.

- Analgetika und Ergotamin werden abrupt abgesetzt, dies bedeutet, daß zu Beginn des Medikamentenentzugs (bevorzugt an einem Freitag) keine Schmerzmittel mehr für den Patienten zugänglich sein dürfen.
- Als ergänzende Maßnahme empfiehlt sich die Verordnung von oral zu verabreichendem Metoclopramid (Paspertin) 3mal 20 Tropfen/Tag oder Domperidon (Motilium) 3mal 1 Tablette (à 10 mg) pro Tag als Bedarfsmedikation gegen Übelkeit und Erbrechen.
- Die auftretenden Entzugskopfschmerzen werden üblicherweise mit oraler Applikation eines nichtsteroidalen Antirheumatikums, z. B. 2mal 500 mg Naproxen (Proxen) pro Tag [19], über einen Zeitraum von bis zu 10 Tagen behandelt.
- Für Patienten, bei denen dies indiziert erscheint, sollte – falls möglich – die Teilnahme an einer Verhaltenstherapie eingeleitet werden.
- Der Patient wird spätestens 10 Tage nach Einleitung des ambulanten Medikamentenentzugs zur Wiedervorstellung einbestellt.
- In zeitlichem Kontext mit der Durchführung der vorgenannten Entzugsmaßnahmen ist auch die Einleitung einer medikamentösen Kopfschmerzprophylaxe erforderlich.

In Abhängigkeit davon, unter welchem Kopfschmerztyp der Patient ursprünglich, d. h. vor dem zusätzlichen Auftreten medikamenteninduzierter Kopfschmerzen, gelitten hat, ergeben sich hier allerdings gewisse Unterschiede bezüglich der zu verordnenden Therapeutika.

- *Vorgehen bei Migräne als Ausgangsbefund:*
  Hat bei dem Patienten früher bereits Migräne bestanden, wird eine medikamentöse Intervallbehandlung nach den Therapieempfehlungen der Deutschen Migräne- und Kopfschmerzgesellschaft eingeleitet. Diesbezüglich wird auf die entsprechenden Ausführungen in Kap. 8 verwiesen (vgl. insbesondere Abb. 8.1).
- *Vorgehen bei Kopfschmerz vom Spannungstyp als Ausgangsbefund:*
  Bei solchen Patienten sollte eine Prophylaxe vorzugsweise mit dem trizyklischen Thymoleptikum Amitriptylin (Saroten retard 25–50 mg) begonnen werden (Abb. 8.2). Gegebenenfalls kann alternativ auch auf Amitriptylinoxid (Equilibrin 30–60 mg) zurückgegriffen werden (vgl. 8.6). In beiden Fällen sollte die Medikation in Form einer Einzeldosis abends vor dem Zubettgehen eingenommen werden.

20.7.3 Stationäre Durchführung des Medikamentenentzugs

Sind die unter 20.7.2 genannten günstigen Voraussetzungen zur Durchführung eines ambulanten Entzugs nicht gegeben, muß die entsprechende Maßnahme unter stationären Bedingungen stattfinden. Die Einleitung eines stationären Medikamentenentzuges ist in jedem Fall dann angezeigt, wenn auch nur eine der nachfolgenden Feststellungen auf den Patienten zutrifft:

- Langjähriges Bestehen eines medikamenteninduzierten Dauerkopfschmerzes,
- zusätzliche Einnahme psychotroper Substanzen (Schlafmittel, Tranquilizer, Anxiolytika),
- regelmäßige Einnahme von Migränemitteln, die auch Codein oder Barbiturate enthalten,
- mehrfacher erfolgloser Versuch des Patienten, sich „selbst zu entziehen",
- Angst des Patienten vor dem ambulanten Entzug,
- hoher Leistungsanspruch des Patienten und Angst, am Arbeitsplatz auszufallen,
- ungünstige familiäre Begleitumstände,
- Bestehen einer ausgeprägten Begleitdepression.

Hat der Patient mißbräuchlich barbiturathaltige Medikamente eingenommen, müssen diese langsam – in Abhängigkeit von der Ausgangsdosis – über einen Zeitraum von 10 Tagen bis zu 6 Wochen reduziert werden. Wegen der Gefahr der Auslösung eines Medikamentendelirs oder epileptischer Anfälle bei allzu abruptem Absetzen ist ein analoges Vorgehen auch dann erforderlich, wenn der Patient zuvor regelmäßig Tranquilizer und Anxiolytika eingenommen hat. Analgetika und ergotaminhaltige Medikamente werden hingegen abrupt abgesetzt.

Für die Phase der akuten Entzugssymptome empfehlen sich die nachfolgend aufgeführten symptomatischen Maßnahmen, die die Akzeptanz der Behandlung durch den Patienten ausgesprochen positiv beeinflussen können.

- Kommt es beim Patienten während des Entzugs zu einer ausgeprägten Übelkeit, sollte eine parenterale Applikation eines Antiemetikums vorgenommen werden, z. B. 3mal tägl. 1 Amp. Metoclopramid (Paspertin).
- Zusätzlich kann in solchen Fällen mit ausgeprägter Übelkeit eine Flüssigkeitssubstitution per infusionem stattfinden. Zwingend erscheint diese Maßnahme dann, wenn es durch heftiges Erbrechen zur Exsikkose beim Patienten kommt, da sie ihrerseits den Kopfschmerz verstärken kann.
- Bei mittelschweren Entzugskopfschmerzen sollte während der ersten 10 Tage der Entzugsphase ein nichtsteroidales Antirheumatikum, z. B. 2mal 500 mg Naproxen (Proxen) pro Tag zur oralen Applikation verordnet werden.
- Beim Auftreten starker Entzugskopfschmerzen können maximal alle 8 h 500–1000 mg Lysinacetylsalicylat (Aspisol) intravenös appliziert werden.
- Kommt es im Rahmen des Medikamentenentzugs zu stärksten Entzugskopfschmerzen, kann als Ultima ratio auf die wiederholte subkutane Injektion von 6 mg Sumatriptan (Imigran) zurückgegriffen werden [8].
- Erscheint eine Sedierung des Patienten zur zeitlichen Überbrückung der Phase mit akuten Entzugssymptomen unverzichtbar, sollten niedrigpotente Neuroleptika wie Thioridazin (z. B. 30–60 mg Melleril retard) eingesetzt werden.

Die Dauer des stationären Aufenthalts sollte je nach Schwere der Entzugssymptomatik zwischen 5 und 14 Tagen betragen.

20.7.4 Verhaltenstherapeutische Begleittherapie

Es ist eine bekannte Tatsache, daß eine adäquate Patientenbetreuung durch Arzt und Psychotherapeuten in aller Regel die Patientencompliance für therapheutische Maßnahmen verbessert. Dies gilt in ganz besonderem Maße auch für die Durchführung eines Medikamentenentzugs.

Neben allgemein aufklärenden und motivationsstützenden Gesprächen können an Tagen, an denen die Entzugssymptomatik nicht zu ausgeprägt ist, darüber hinaus spezifische verhaltenstherapeutische Behandlungsstrategien (z. B. Streßbewältigungstraining, progressive Muskelrelaxation) eingeleitet werden.

Die allgemeine Beratung sollte unbedingt auch die Aufklärung des Lebenspartners einschließen. Häufig wissen die Partner der Patienten zum Beispiel nicht, daß es sich bei der Migräne um keine rein psychosomatische Erkrankung handelt (vgl. Kap. 4). Die Vermittlung dieses Sachverhaltes an Patient und Partner erweist sich meist als relevant in bezug auf die Selbsteinschätzung und das Selbstwertgefühl des Patienten, aber auch auf interaktionelle Prozesse der jeweiligen Lebensgemeinschaft.

20.8 Anschlußbehandlung nach Durchführung eines Medikamentenentzugs

Bereits vor der Einleitung der eigentlichen Entzugsmaßnahmen muß der Patient ausführlich beraten werden, welche Möglichkeiten einer medikamentösen und nichtmedikamentösen Prophylaxe nach Abschluß des Medikamentenentzug zur Verfügung stehen. Zwar kommen einige Patienten nach Durchführung eines Medikamentenentzugs im weiteren Verlauf ihres Lebens völlig ohne Akuttherapeutika gegen erneut auftretende Kopfschmerzen aus, dennoch ist in aller Regel eine prophylaktische Behandlung dieser Beschwerden zu empfehlen, um der Entwicklung eines erneuten Medikamentenmißbrauchs vorzubeugen.

Auf nichtmedikamentöse Verfahren, die in diesem Zusammenhang versucht werden können, wird in Kap. 10 und 11 eingegangen. Besonders erwähnt werden sollte in diesem Zusammenhang die Einleitung einer Verhaltenstherapie, da sie erwiesenermaßen helfen kann, einen erneuten Medikamentenmißbrauch zu vermeiden. Die einzuleitende medikamentöse Prophylaxe sollte den diesbezüglichen Empfehlungen der Deutschen Migräne- und Kopfschmerzgesellschaft entsprechen (vgl. Kap. 8).

Zur Dokumentation der Wirksamkeit der betriebenen prophylaktischen Nachbehandlung sollte der Patient unbedingt ein Kopfschmerztagebuch führen. Alle 4–6 Wochen ist der Patient zur Überprüfung des Therapieerfolgs zu einer Kontrolluntersuchung einzubestellen. Außerdem ist dem Patienten eine Telefonnummer mitzuteilen, unter der er bei Rückfallgefahr jederzeit während des Entzugs, aber auch in der Anschlußphase mit dem Therapeuten Kontakt aufnehmen kann.

Die prophylaktische Behandlung wird über einen Zeitraum von mindestens 3–6 Monaten nach Abschluß des Medikamentenentzugs fortgesetzt. Nach Ablauf dieser Frist ist ein „Auslaßversuch" indiziert, um den Spontanverlauf der Erkrankung beurteilen zu können. Dazu sollte die prophylaktische Behandlung nicht abrupt, sondern ausschleichend abgesetzt werden.

Treten nach Durchführung eines Medikamentenentzugs trotz konsequenter Durchführung einer medikamentösen Prophylaxe bei dem Patienten wieder Migräneattacken oder Kopfschmerzen vom Spannungstyp auf, sollten auch diese akuten Beschwerden genau nach den Therapieempfehlungen der Deutschen Migräne- und Kopfschmerzgesellschaft behandelt werden (vgl. Kap. 9). Bei dieser Akuttherapie müssen unbedingt die kritischen kumulativen Monatsdosen (vgl. Tabelle 20.2) der einzelnen Schmerzmittel beachtet werden, um eine erneute Medikamentenabhängigkeit des Patienten zu vermeiden. Die kritischen kumulativen Wochendosen betragen 4–6 mg Ergotamintartrat (2–3 Suppositorien oder 4–6 Tabletten eines handelsüblichen Migränemittels), wobei – nicht zuletzt aus verhaltenstherapeutischer Sicht – maximal 2mal pro Woche Schmerzmittel eingesetzt werden dürfen.

Prognose

Etwa 70 % der Patienten sind nach durchlaufenem Medikamentenentzug frei von Dauerkopfschmerzen und leiden nur noch unter gelegentlichen Migräneattacken. Die übrigen 30 % der Patienten werden rückfällig [2,7].
Als günstige Voraussetzungen für einen zu erzielenden Therapieerfolg haben sich herausgestellt:

- Migräne als primärer Kopfschmerz,
- Phase mit täglichen Kopfschmerzen besteht noch nicht länger als 5 Jahre,
- Einnahme von ergotamin- bzw. dihydroergotaminhaltigen Monopräparaten.

Hingegen haben sich die folgenden Faktoren als Prädiktoren für spätere Therapieversager erwiesen:

- mangelnde Einsichtsfähigkeit des Patienten,
- Kombination von Analgetika mit Benzodiazepinen,
- Phase mit täglichen Kopfschmerzen besteht bereits länger als 5 Jahre,
- chronischer Kopfschmerz vom Spannungstyp als primärer Kopfschmerz,
- Patienten mit Anhaltspunkten für einen sekundären Krankheitsgewinn,
- Patienten mit einer chronischen-neurotischen Fehlentwicklung,
- mehrfacher erfolgloser Versuch des Patienten, sich „selbst zu entziehen",
- mangelnde Unterstützung des Patienten durch Angehörige und Freunde,
- nicht abgeschlossenes Renten- und Versicherungsverfahren bei posttraumatischen Kopfschmerzen als ursächlichem Ausgangsbefund.

Trotz der immer wieder enttäuschenden Fälle, in denen Patienten nach Durchlaufen eines Medikamentenentzugs rückfällig werden, bleibt zusammenzufassen, daß die Durchführung einer solchen Therapie eine unverzichtbare und lohnende Behandlungsmaßnahme darstellt. Auch wenn der sachgerecht durchgeführte Medikamentenentzug recht zeitaufwendig ist und das Verfahren zugleich hohe Anforderungen an die menschliche Qualifikation und Einsatzbereitschaft des Therapeuten stellt, ist dieser Aufwand in jedem Fall gerechtfertigt angesichts des individuellen Nutzens, den der Patient davon hat, sowie angesichts des volkswirtschaftlichen Nutzens für die Gesellschaft durch Vermeidung von Folgekosten gesundheitlicher Spätfolgen eines weiter betriebenen Medikamentenmißbrauchs. Es ist deshalb Aufgabe aller Ärzte, in der Sprechstunde solche Patienten zu erkennen, bei denen ein medikamenteninduzierter Kopfschmerz vorliegt, damit sie einer gezielten Behandlung zugeführt werden können.

Literatur

1. Ala-Hurula V, Myllylae V, Hokkanen E (1982) Ergotamine abuse: results of ergotamine discontinuation, with special reference to the plasma concentrations. Cephalalgia 2:189–195
2. Baumgartner C, Wessely P, Bingöl C, Maly J, Holzner F (1989) Longterm prognosis of analgesic withdrawal in patients with drug-induced headaches. Headache 29:510–514
3. Dichgans J, Diener HC (1988) Clinical manifestations of excessive use of analgesic medication. In: Diener HC, Wilkinson M (eds) Drug-induced headache. Springer Berlin Heidelberg New York Tokyo, pp 8–15
4. Dichgans J, Diener HC, Gerber WD, Verspohl EJ, Kukiolka H, Kluck M (1984) Analgetika-induzierter Dauerkopfschmerz. Dtsch Med Wochenschr 109:369–373
5. Diener HC, Bühler K-U, Dichgans J, Geiselhart S, Gerber WD, Scholz E (1988) Analgetikainduzierter Dauerkopfschmerz. Existiert eine kritische Dosis? Arzneimitteltherapie 6:156–164
6. Diener HC, Gerber WD, Geiselhart D, Dichgans J, Scholz E (1988) Short and long term effects of withdrawal therapy in drug-induced headache. In: Diener HC, Wilkinson M (eds) Drug-induced headache. Springer Berlin Heidelberg New York Tokyo, pp 133–142
7. Diener HC, Dichgans J, Scholz E, Geiselhart S, Gerber WD, Bille A (1989) Analgesic-induced chronic headache: long-term results of withdrawal therapy. J Neurol 236:9–14
8. Diener HC, Haab J, Peters C, Ried S, Dichgans J, Pilgrim A (1990) Subcutaneous sumatriptan in the treatment of headache during withdrawal from drug-induced headache. Headache 31:205–209
9. Diener HC, Pfaffenrath V, Soyka D, Gerber WD (1992) Therapie des medikamenteninduzierten Dauerkopfschmerzes. – Empfehlungen der Deutschen Migräne- und Kopfschmerzgesellschaft. MMW 134:159–162
10. Dige-Petersen H, Lassen NA, Noer J, Toennesen KH, Olesen J (1977) Subclinical ergotism. Lancet II:65–66
11. Gerber WD, Miltner W, Niederberger U (1988) The role of behavioral and social factors in the development of drug-induced headache. In: Diener HC, Wilkinson M (eds) Drug-induced headache. Springer Berlin Heidelberg New York Tokyo, pp 65–74

12. Gutzwiller F, Zemp E (1986) Der Analgetikakonsum in der Bevölkerung und sozioökonomische Aspekte des Analgetikaabusus. In: Mihatsch MJ (Hrsg) Das Analgetikasyndrom. Thieme Stuttgart, S 197–205
13. Headache Classification Committee of the International Headache Society (1988) Classification and diagnostic criteria for headache disorders, cranial neuralgias and facial pain. Cephalalgia [Suppl 7] 8:1–93
14. Henry P, Daubech JF, Lucas J, Gagnon M (1988) Dependence of analgesic medication in chronic headache sufferers: psychological analysis. In: Diener HC, Wilkinson M (eds) Drug-induced headache. Springer Berlin Heidelberg New York Tokyo, pp 75–79
15. Horton BT, Peters GA (1963) Clinical manifestations of excessive use of ergotamine preparations and management of withdrawal effect: report of 52 cases. Headache 3: 214–226
16. Isler H (1982) Migraine treatment as a cause of chronic migraine. In: Clifford Rose F (ed) Advances in migraine research. Raven Press, New York, pp 159–164
17. Kudrow L (1982) Paradoxical effects of frequent analgesic use. In: Critchley M, Fridman AP, Gorini S, Sicuteri F (eds), Advances in neurology, vol 33. Raven Press New York, pp 335–341
18. Ludolph AC, Husstedt IW, Schlake HP, Grotemeyer KH, Brune GG (1988) Chronic ergotamine abuse: evidence of functional impairment of long ascending spinal tracts. Eur Neurol 28:311–316
19. Mathew NT (1988) Amelioration of ergotamine withdrawal symptoms with the use of nonsteroidal anti-inflammatory agent naproxen. In: Diener HC, Wilkinson M (eds) Drug-induced headache. Springer Berlin Heidelberg New York Tokyo, pp 150–156
20. Micieli G, Manzoni GC, Granella F, Martignoni E, Malferrari G, Nappi G (1988) Clinical and epidemiological observations on drug abuse in headache patients. In: Diener HC, Wilkinson M (eds) Drug-induced headache. Springer Berlin Heidelberg New York Tokyo, pp 20–28
21. Mihatsch MJ (1986) Das Analgetikasyndrom. Thieme Stuttgart New York
22. Mihatsch MJ, Hofer HO, Gutzwiller F, Brunner FP, Zollinger HU (1980) Phenacetinabusus. I. Häufigkeit, Pro-Kopf-Verbrauch und Folgekosten. Schweiz Med Wochenschr 110:108–115
23. Pfaffenrath V, Niederberger U (1988) What kind of drugs are taken by patients with primary headaches. In: Diener HC, Wilkinson M (eds) Drug-induced headache. Springer Berlin Heidelberg New York Tokyo, pp 44–64
24. Rowsell AR, Neylan C, Wilkinson M (1973) Ergotamine induced headaches in migrainous patients. Headache 13:65–67
25. Saper JR (1988) Daily chronic headache – tension headaches, migraine, and combined headaches. The transformation concept. In: Diener HC, Wilkinson M (eds) Drug-induced headache. Springer Berlin Heidelberg New York Tokyo, pp 5–8
26. Spühler O, Zollinger HU (1950) Die chronisch interstitielle Nephritis. Helv Med Acta 17:564–567
27. Tfelt-Hansen P (1988) Clinical pharmacology of ergotamine. An overview. In: Diener HC, Wilkinson M (eds) Drug-induced headache. Springer Berlin Heidelberg New York Tokyo, pp 105–116
28. Wörz R (1983) Effects and risks of psychotropic and analgesic combinations. Am J Med 75:139–140
29. Zschiedrich M, Heidrich H, Dienes HP (1985) Ergotismus: Epidemiologie, Pathogenese, Histomorphologie, Diagnostik und Therapie. Med Klin 80:721–727

21 Migräne bei Kindern

Raymund Pothmann

21.1 Einleitung

Nach Gerber gehört die Migräne zu den empirisch ausführlich untersuchten Krankheiten bei Erwachsenen [20, S. 266]. Auffallend ist dabei jedoch das breite Spektrum der Angaben zur Prävalenz, das zwischen 0,06 % und 23 % liegt und im Laufe der letzten 60 Jahre zugenommen hat [10]. Für die erwachsene Bevölkerung in der Bundesrepublik Deutschland wurde über den Gießener Beschwerdebogen [9] herausgefunden, daß 51,6 % der Männer und 31,3 % der Frauen über Kopfschmerzen klagen, die insgesamt für 27 % der Befragten ein nicht zu vernachlässigendes Problem sind. 10 % leiden sehr stark darunter, wobei Frauen stärker und häufiger betroffen sind als Männer. Nach Zenz et al. unterscheiden sich bei Jugendlichen in der Pubertät diese Zahlen nicht [72]. Goldstein u. Chen gehen allerdings davon aus, daß Erwachsene (Männer 9,1 %, Frauen 16,1 %) – vgl. in diesem Zusammenhang auch Kap. 7 – mit höherer Wahrscheinlichkeit an Migräne erkranken als Kinder (Jungen 3,4 %, Mädchen 4,0 %) [23].

Vor gut 30 Jahren veröffentlichte Bille in Schweden die erste große epidemiologische Studie zu Kopfschmerzen bei Kindern [5]. Danach litten bis zu 45 % der Kinder an Kopfschmerzen, davon 4,5 % an Migräne. Die durchschnittlichen Angaben verschiedener Autoren schwanken relativ wenig, und zwar zwischen 3 % und 7 % [23]. Die Erstmanifestation betrifft zunächst mit durchschnittlich 10,2 Jahren die Jungen. Mädchen sind bei Ausbruch der Erkrankung 14,1 Jahre alt [11]. Ende der 70er Jahre stellte Sillanpää einen Anstieg der Kopfschmerzprävalenz bei 14jährigen Schülern in Finnland auf 69 % fest [62]. Auch einige neuere Untersuchungen aus Italien bestätigen den Trend, daß die Kopfschmerzhäufigkeit bei Kindern ansteigt [31, 35, 45, 57].

Die epidemiologischen Daten verbergen das eigentliche gesundheitspolitische Problem, das sich z. B. in häufigen Arztkonsultationen und Krankschreibungen niederschlägt, und das, obwohl nur jeder 5. Kopfschmerzpatient sich wegen der Kopfschmerzen ärztlich behandeln läßt [7, S. 251]. Ähnliches läßt sich für Kopfschmerzen bei Kindern und Jugendlichen vermuten.

Die Vernachlässigung des kindlichen Kopfschmerzes erklärt sich teilweise dadurch, daß Kopfschmerzen als unvermeidbare Störung angesehen werden. Die Verhaltens- und damit Leistungsbeeinträchtigung infolge von Kopfschmerzen [29, S.7] zwingen jedoch, nach Ursachen und Therapiemöglichkeiten zu suchen. Gerade für Kinder und Jugendliche ist dies notwendig, um frühzeitig und wirkungsvoll negative Lernmuster bezüglich Krankheitsverhalten und speziell Tablettenkonsum entgegentreten zu können.

21.2 Epidemiologische Daten aus Deutschland

21.2.1 Material und Methodik der Wuppertaler Studie

Bei fehlenden epidemiologischen Daten für Deutschland wurde eine Erhebung über die Kopfschmerzsituation an Schulen einer mitteldeutschen Großstadt und Umgebung geplant. Hierzu wurde ein spezieller Fragebogen entworfen, dem operationalisierte Kriterien zur Beschreibung von Kopfschmerzen zugrundelagen. Diese Kriterien waren vorab von einigen Experten für Kinderkopfschmerzen evaluiert worden, indem sie an mehreren Hundert Kindern der verschiedenen Altersstufen auf sprachliches und inhaltliches Verständnis hin überprüft und angepaßt wurden.

5 283 Schüler aus Wuppertal (Einwohnerzahl ca. 350 000), der 3. (8–9 Jahre), der 6. (12–13 Jahre) und der 9. Klasse (15–16 Jahre), wurden schriftlich befragt. Es handelte sich um Grundschüler, Hauptschüler, Realschüler, Gymnasiasten und Gesamtschüler, 2 662 davon weiblichen und 2 576 männlichen Geschlechts. Eine repräsentative Drittelauswahl aller Wuppertaler der 3., 6. und 9. Klasse, d. h. von insgesamt 3 178 Schülern, wurde der weiteren Berechnung zugrunde gelegt.

Darüber hinaus wurden 1 657 Schüler aus dem Wuppertal benachbarten Landkreis Mettmann untersucht: Grundschüler, Hauptschüler, Realschüler, Gymnasiasten, davon 849 weiblichen und 808 männlichen Geschlechts. Dies entspricht einer ca. 20 %igen Auswahl, wobei nur Schulen in ländlichen Gegenden herangezogen wurden.

Die Untersuchung erfolgte im Zeitraum Oktober 1989 bis zum Februar 1991. Der Kopfschmerzfragebogen wurde im Klassenverband unter Anleitung von 1–2 Betreuern während einer Schulstunde ausgefüllt.

Klassifikation der Kopfschmerzformen

Die Klassifikation der verschiedenen Kopfschmerzformen erfolgte in Anlehnung an die Kriterien der Internationalen Kopfschmerz-Gesellschaft (International Headache Society, IHS) [25, 28]. Für eine ausführliche Erörterung dieser Klassifikationskriterien wird auf Kap. 5 verwiesen. Die im Rahmen der vorzustellenden Studie differenzierten Kopfschmerzformen sind nachfolgend aufgezählt und zur Erinnerung nochmals mit einer Kurzbeschreibung versehen.

– Kopfschmerz vom Spannungstyp: bilateraler Kopfschmerz, langsamer Beginn, keine vegetativen oder neurologischen Begleiterscheinungen;

– Migräne ohne Aura: attackenartige Kopfschmerzen, betont einseitig, vegetative Begleitsymptome wie Übelkeit, Erbrechen, Photophobie, Phonophobie;
– Migräne mit Aura: wie Migräne ohne Aura, plus neurologische Zusatzsymptome wie Augenflimmern, Ataxie, Aphasie, Parästhesien oder Paresen.

Kriterien für ausgeprägten Leidensdruck

Die Behandlungsbedürftigkeit von Kopfschmerzen richtet sich unabhängig vom Kopfschmerztyp wesentlich nach der Häufigkeit des Auftretens und der Schmerzintensität. Um die Notwendigkeit für therapeutische Interventionen abschätzen zu können, ist es somit erforderlich, den Anteil der Kinder und Jugendlichen festzustellen, die an Kopfschmerzen leiden. Hierzu wurden folgende Items herangezogen:

– Schmerzintensität (stark oder nicht auszuhalten),
– Häufigkeit (täglich oder wöchentlich),
– Dauer (ganzer Tag und länger) sowie
– Schmerzmitteleinnahme.

Ein ausgeprägter Leidensdruck wurde angenommen, wenn 2–4 dieser Kriterien erfüllt waren.

21.2.2 Ergebnisse der Wuppertaler Studie

21.2.2.1 Kopfschmerzprävalenz

Von den insgesamt 6 895 untersuchten Schülern gaben in der repräsentativen Stichprobe (n = 4835) 90,2 % in Wuppertal bzw. 86,1 % in Mettmann an, bereits Kopfschmerzerfahrungen zu haben (p < 0,001). Diese 4 293 Schüler bildeten die Berechnungsgrundlage.

Wie aus Abb. 21.1 ersichtlich ist, haben sich ca. 83 % der Schüler im Alter von 8–9 Jahren in beiden Untersuchungsgebieten daran erinnert, mindestens einmal im Leben an Kopfschmerzen gelitten zu haben. Mit 11–12 Jahren sind es dann schon etwa 90 % und mit 15–16 Jahren ca. 93 % (p < 0,001). Kopfschmerzen vom Spannungstyp haben etwa 50 % dieser Kinder in Wuppertal (W) und 47 % in Mettmann (M); 11,3 % (W) beziehungsweise 10,5 % (M) der Kinder fallen unter die Diagnose „Migräne" (n. s.). Kopfschmerzen vom Spannungstyp steigen mit zunehmendem Alter an (3. Klasse 42,0 %, 9. Klasse 52,5 %), wobei Jungen signifikant häufiger unter dieser Kopfschmerzform leiden als Mädchen. Bei den Kopfschmerzen vom Migränetyp lassen sich keine so eindeutigen Veränderungen bezüglich der Altersentwicklung feststellen, doch sind Mädchen in allen Altersgruppen fast doppelt so häufig wie Jungen vertreten.

480 Migräne bei Kindern

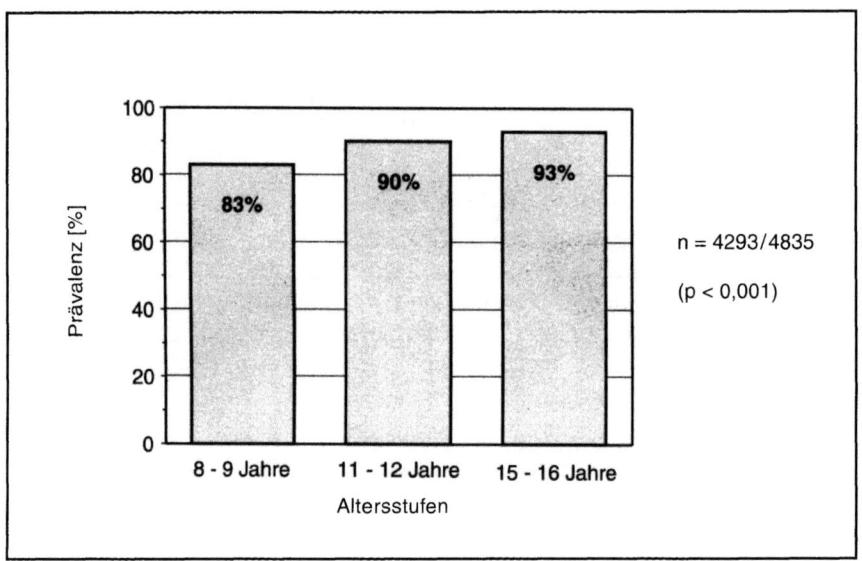

Abb. 21.1. Repräsentative Stichprobe zur Kopfschmerzprävalenz bei Kindern und Jugendlichen in Wuppertal und Mettmann

21.2.2.2 Auslöser für Kopfschmerzen

Die häufigsten Auslösemomente für Kopfschmerzen sind neben Erkältungskrankheiten (38,2–40,7 %) die „Schule" (33,1–37,2 %), Situationen, in denen Ärger empfunden wird (27,1–30,3 %), Wetterwechsel (29,8–30,2 %) und Schlafmangel (26,9–28,2 %). Hinterfragt man die schulischen und die ärgerlichen Situationen weiter, so zeigt sich, daß Ärger in der Familie (jeweils etwa 41 %) und Klassenarbeiten (35,2–40,5 %) als besonders belastend angesehen werden. Daneben werden traurige/enttäuschende Empfindungen von 35,6– 39,6 % der Schüler als auslösende Bedingungen von Kopfschmerzen genannt.

Differenziert man diese Ergebnisse nach *Geschlechtern*, sehen Mädchen weitaus häufiger als Jungen Schule (40,6 % vs. 28,2 %) als auslösendes Moment für ihre Kopfschmerzen an, wie auch Wetterwechsel (34,8 % vs. 24,9 %) und Ärger (32,5 % vs. 25,7 %). Ebenso reagieren Mädchen stärker mit Kopfschmerzen auf Ärger in der Familie (43,7 % vs. 38,3 %) und auf Klassenarbeiten (41,0 % vs. 31,7 %), so daß anzunehmen ist, daß Mädchen soziale Anforderungen stärker bewerten als Jungen. Auch sind Mädchen emotional gesehen auffälliger, wenn sie leichter mit Enttäuschung und Traurigkeit auf Ärger oder belastende Schulsituationen reagieren (41,1 % vs. 31,4 %).

Mit höherem *Alter* nehmen die Auslöser Schule (28,7 bis 36,8 %), Schlafmangel (23 bis 32,6 %), Wetterwechsel (19,2 bis 36,8 %), Ärger in der Familie (39,5 bis 46,6 %), Klassenarbeiten (28,7 bis 45,8 %) und Ärger mit dem Lehrer (9,7 bis 19 %) an Gewicht zu. Gleichzeitig nimmt das Gewicht von Freude (4,3 bis 0,8 %) oder Süßigkeiten (4,5 bis 0,7 %) mit zunehmenden Alter ab.

Schlechte Zensuren werden in allen Altersstufen fast gleich eingestuft, während das Gewicht von Streit mit Schülern abnimmt (23,7 bis 12,8 %; p < 0,001). Banale Erkältungen allein verursachen nur in 4,5 % der Fälle Kopfschmerzen, wobei keine Alters- oder Geschlechtsabhängigkeiten bestehen.

Wenn auch nicht sehr deutlich, liegen die *Mädchen* mit Kopfschmerzerfahrungen in 90,4 % der Fälle vor den Jungen mit 87,2 % (p < 0,001). Bezogen auf Alter und Schulart zeigen sich keine deutlichen Geschlechtsunterschiede. Bei Betrachtung der Frequenz von Kopfschmerzen zeigt sich, daß Mädchen deutlich häufiger unter diesen Beschwerden leiden als Jungen: täglich: 8,2 % der Mädchen, dagegen nur 3,2 % der Jungen; jede Woche: 19,2 % der Mädchen, 11,8 % der Jungen (p < 0,001). Die Dauer der Kopfschmerzen wird von 42,9 % der Jungen mit kurz angegeben und von 50,6 % der Mädchen. Eine Kopfschmerzdauer von länger als einem Tag geben 7,0 % der Mädchen an, aber nur 4,9 % der Jungen (p < 0,001).

21.2.2.3 Leidensdruck durch Kopfschmerzen

Bemerkenswerte Unterschiede zeigen sich auch bei der Frage nach der Schmerzstärke. Leichte Schmerzen gaben 12,8 % der Mädchen an, während 19,2 % der Jungen diese Schmerzstufe angaben. Der mittlere Schmerzbereich lag mit jeweils ca. einem Drittel ungefähr gleich, während Jungen mit 14 % starke Schmerzen häufiger angaben als Mädchen mit 12 % (p < 0,001).

Wie bereits zuvor ausgeführt, kann der individuelle Leidensdruck an verschiedenen Kriterien ausgemacht werden. Die 5,7 % Schüler, die unter täglichen Kopfschmerzen leiden, oder die 15,5 %, die als Kopfschmerzfrequenz wöchentlich angaben, jene Schüler, die unter starken (13 %) oder nicht auszuhaltenden Kopfschmerzen leiden (6,1 %), beziehungsweise deren Kopfschmerzen einen Tag (14,4 %) oder länger als einen Tag dauern (6 %), sowie die 22,4 % der Schüler, die Schmerzmittel einnehmen, sind vermutlich jener Anteil der Kinder, deren Leidensdruck hoch ist. Sie dürften somit also zu jener Gruppe der untersuchten Schüler zählen, die als behandlungsbedürftig eingestuft werden muß. Wurden 2 oder mehr der 4 oben angegebenen Kriterien angestrichen, kann man von einer ausgesprochenen Belastung durch die Kopfschmerzen und von fehlendem Bewältigungsverhalten ausgehen, wie bei 19 % der Schüler. Darüber hinaus können nur 26,5 % der Schüler bei Kopfschmerzen ohne Beeinträchtigung weitermachen, 7,5 % hören mit der aktuellen Tätigkeit auf, 30,5 % machen zumindest eine kleine Pause und 35 % müssen sich sogar hinlegen.

21.2.2.4 Behandlung der Kopfschmerzen

Betrachtet man die sogenannten „Copingstrategien", die Schüler zu Beginn ihrer Kopfschmerzen einsetzen, so überwiegen entspannende Maßnahmen deutlich. Hinlegen (39,5 %) und Entspannen (32,7 %) stehen dabei deutlich im Vordergrund. Bei der geschlechtlichen Differenzierung ist der Unterschied in den Bewältigungsstrategien unbedeutend und zeigt nur beim Hinlegen ein Überwiegen des weiblichen Geschlechts (p < 0,01). Mit zunehmendem *Alter* lassen sich allerdings bei allen Strategien statistisch bedeutsame Unterschiede ausmachen. Während in der 3. Klasse immer noch sehr häufig mit Kopfkühlen (42 %) und Hinlegen (40,5 %) gearbeitet wird, gehen diese Maßnahmen im 9. Schuljahr deutlich zurück (15,1 % bzw. 36 %). Die älteren Schüler entspannen sich andererseits häufiger (24,5 bis 39,5 %) beziehungsweise lenken sich ab (7,9 bis 20 %). 28,4 % der Neuntklässler greifen bei Kopfschmerzen allerdings zu Schmerzmitteln, während dies im Vergleich erst 17,6 % der Drittklässler tun ($p < 0,01$).

21.2.2.5 Einflüsse des sozialen Umfeldes auf die Kopfschmerzen

In dieser Untersuchung sollte auch der soziale Hintergrund von Kindern mit Kopfschmerzen näher beleuchtet werden. In beiden Stichproben fast gleich vertreten sind Einzelkindfamilien mit 18,9 %, Zweikindfamilien mit 46,1 %, Dreikindfamilien mit 19,1 % und 17,9 % aus Vier- und Mehrkindfamilien. 85,5 % der Kinder mit Kopfschmerzen kamen aus kompletten Familien und 14,5 % aus Familien mit getrennt lebenden Elternteilen. Damit sind Kinder aus geschiedenen bzw. getrennt lebenden Familien nicht überrepräsentiert.

Die soziale Wahrnehmung der Kinder und der damit einbezogene Lerneffekt, den Krankheit haben kann, zeigt sich in den folgenden Ergebnissen. Nichts über Kopfschmerzen in der Familie wissen 39 % der Mädchen gegenüber 42 % der Jungen. Keine Kopfschmerzen liegen nach Angaben der Mädchen in 14 % der Fälle vor, während diese Frage 23 % der Jungen verneinen. 46,0 % der Mädchen wissen von Kopfschmerzen in der Familie, hingegen nur 34,5 % der Jungen. Differenziert man diese Frage weiter danach, welche Familienmitglieder Kopfschmerzen haben, so zeigt sich, daß mehr Väter bei den befragten Jungen unter Kopfschmerzen leiden als Mütter. Bei den befragten Mädchen hingegen sind die Mütter mit Kopfschmerzen stärker vertreten als die dazugehörigen Väter. Das bedeutet, daß die Töchter sehr viel stärker die Kopfschmerzen ihrer Mütter wahrnehmen als die ihrer Väter und umgekehrt, daß die Söhne stärker die Kopfschmerzen ihrer Väter als die ihrer Mütter beachten. Insgesamt aber liegt das Ergebnis so, daß Mütter mit Kopfschmerzen nach Einschätzung der Schüler mit 59,8 % weitaus häufiger vorkommen als Väter, die nur zu 22,6 % Kopfschmerzen hatten.

Kinder aus dem 3. Schuljahr wissen allerdings noch weniger über Kopfschmerzen in ihrer Familie Bescheid als Schüler aus den höheren Schuljahren. In der Familie kommen bei der 3. Klasse in 32,3 % Kopfschmerzen vor, während in der 9. Klasse 46,1 % der befragten Schüler angaben, von Kopfschmerzen in der eigenen Familie zu wissen.

21.2.3 Schlußfolgerungen aus der Wuppertaler Studie

Aufgrund der epidemiologischen Untersuchungsbefunde konnte grundsätzlich der Trend zur Zunahme der Kopfschmerzprävalenz auch für mitteldeutsche Verhältnisse belegt werden. Die Häufigkeit kindlicher Kopfschmerzen liegt allerdings noch deutlich über den bisherigen skandinavischen Angaben von Bille [5] und Sillanpää [62]. Das vergleichsweise leichte, wenn auch signifikante Gefälle zwischen der Prävalenz im großstädtischen Wohngebiet und im benachbarten Landkreis deutet auf einen Zusammenhang hin zwischen auslösenden Umweltbedingungen (im allgemeinsten Sinne) und dem Auftreten von Kopfschmerzen. Sillanpää wies auf diesen Umstand in einer Erhebung über Kopfschmerzen bei 5jährigen finnischen Kindern hin [63]. Er fand unter anderem einen deutlichen Zusammenhang zwischen der Enge der Wohnverhältnisse bzw. der Höhe der Bebauung und der Kopfschmerzhäufigkeit.

Am auffälligsten sind bei Kopfschmerzen immer wieder die *Geschlechtsunterschiede*, wobei Frauen häufiger sowohl unter Migräne als auch unter Kopfschmerzen vom Spannungstyp leiden als Männer [9]. Diese Beobachtung führt häufig zu der Überlegung, ob z. B. die Migräne eine erbliche Genese hat. Eine größere Häufigkeit bei Mädchen findet sich in der vorgestellten Untersuchung bei Kindern nur partiell, deutlich wird sie jedoch in der doppelt so hohen Prävalenz für Migräne und dem höheren Leidensdruck durch die Kopfschmerzen. Vergleicht man bei den mehr sozial bedeutsamen Punkten die jeweilige Geschlechtszugehörigkeit, dann fällt auf, daß die Mädchen gegenüber den Jungen sehr viel stärker unter jenen Momenten des Lebens leiden, die soziale Anforderungen an sie stellen. „Ärger mit anderen", speziell „Ärger mit der Familie", „Ärger mit Klassenkameraden", „Traurigkeit" und „Klassenarbeiten" spielen bei Mädchen eine wesentlichere Rolle als bei Jungen, während die Belastung durch Noten kaum einen geschlechtsspezifischen Unterschied bewirkt. Auch durch das Autofahren fühlen sich Mädchen verstärkt beeinträchtigt ebenso wie durch Schlafmangel, wobei nicht feststellbar ist, worauf der Schlafmangel zurückzuführen ist. Mädchen sind nur in Wuppertal weniger durch Fernsehen beziehungsweise durch Computerspiele beeinträchtigt als Jungen. Hier spielt möglicherweise das Stadt-Land-Gefälle eine gewisse Rolle.

Diese Phänomene lassen sich kaum genetisch und bei präpubertären Mädchen auch nicht hormonell erklären. Hier muß vielmehr eine verstärkte psychosoziale Belastung der Mädchen durch frühzeitiger wahrgenommene Verantwortlichkeit entsprechend ihrer Rollenzuschreibung vermutet werden. Eine eindeutige Aussage über eine soziologische Korrelation von Schichtzugehörigkeit und Kopfschmerzprävalenz gelang im vorgegebenen Ansatz nicht. Die schon von Bille angesprochene Frage, ob Kopfschmerzen, besonders Migräne, nicht ein Krankheitsbild intellektueller Kinder oder besser gestellter Angehöriger der Gesellschaft ist [5], kann durch die vorliegenden Daten ebensowenig bestätigt werden. So gesehen ist Kopfschmerz keine Krankheit, die einer bestimmten Sozialschicht in der Gesellschaft zugeordnet werden könnte. Auch die familiären Lebensumstände der Schüler geben keinen Aufschluß über eine Prädisposition zu Kopfschmerzen in unvollständigen Familien.

Der Umstand, daß Kopfschmerzen bei *Vätern* weniger von ihren Kindern wahrgenommen werden, ist wahrscheinlich darauf zurückzuführen, daß die Väter überwiegend durch ihre beruflichen Tätigkeiten weniger zuhause sind und Klagen über Kopfschmerzen den Kindern auch entsprechend seltener zu Gehör kommen. Andererseits kann sich dahinter aber auch ein grundlegend anderes Krankheitsverhalten verbergen, das den Vätern nicht erlaubt, über Kopfschmerzen zu klagen.

Dessen ungeachtet bleibt jedoch das Faktum bestehen, daß in der sozialen Wahrnehmung von Kopfschmerzen bei den Eltern eine stärkere Orientierung am gleichgeschlechtlichen Elternteil besteht, wobei mit zunehmendem Alter auch die soziale Wahrnehmung deutlicher wird. Man kann also davon ausgehen, daß Alter und Geschlecht wesentlich entscheidende Momente im Lernen von Krankheit sind.

Die Beeinträchtigung durch Kopfschmerzen ist bei den jüngeren Kindern deutlich höher. Zeigt sich bei leichten und mittelstarken Schmerzen noch keine große altersmäßige Differenzierung, so liegen die Drittklässler bei starken und nicht auszuhaltenden Schmerzen deutlich höher als die Schüler im 6. und 9. Schuljahr. Jüngere Schüler leiden besonders stark unter den Begleitsymptomen ihrer Kopfschmerzen wie Übelkeit, Erbrechen und Bauchschmerzen. Die Bedeutung dieser Symptome geht bei den Schülern höherer Klassenstufen zurück. Die mit zunehmendem Alter zu beobachtende „Abhärtung" gegen die Schmerzen entspricht somit der bekannten kognitiven Entwicklung, wie sie von Piaget beschrieben wurde [44]. Erst bei Licht- und Lautstärkeempfindlichkeit sowie bei „Sternchen vor den Augen" sind die Beschwerden bei den Schülern älterer Jahrgänge deutlich stärker.

Die Entwicklung im Verhalten während der Kopfschmerzen bei den älteren Schülern zeigt eine Abnahme von bestimmten Bewältigungsstrategien wie „Stirne kühlen" oder „Hinlegen", die bei den Drittklässlern noch überwiegen, hin zu einer verstärkten Medikamenteneinnahme. Diese zunehmende Tendenz entspricht auch den Ergebnissen anderer Untersuchungen, in denen „Kopfschmerzmittel" fast die Hälfte aller eingenommenen Medikamente unter Jugendlichen ausmachen [27]. Aus den vorliegenden Daten lassen sich auch Rückschlüsse auf das soziale Krankheitslernen ziehen. Je älter die Kinder werden, desto mehr kopieren sie offensichtlich das Verhalten der Erwachsenen, hier das der eigenen Mutter beziehungsweise des Vaters.

Die vorliegenden Ergebnisse bedürfen noch einer qualitativen Absicherung durch eine Interviewstichprobe. Aber schon jetzt läßt sich ein umfangreicher therapeutischer und präventiver Ansatz für die Problembewältigung ableiten, v. a. um eine zunehmende Chronifizierung der Kopfschmerzen mit ihren psychischen, sozialen und organischen Folgen aufzuhalten. Die Bemühungen zur Eindämmung der Kopfschmerzen müssen auf allen Ebenen ansetzen. Angesichts der drängenden Problematik ist rasches und effektives Beraten und Behandeln gefordert. Dies schließt alle zur Verfügung stehenden bewährten psychologischen und medizinischen Verfahren ein, die angesichts der Größenordnung des Problems v. a. auch unter ökonomischen Gesichtspunkten zum Einsatz kommen müssen. Inwieweit auch frühe Aufklärung in der Schule über die Zusammenhänge von Disstreß und Kopfschmerzen sowie das Einüben von streßabbauenden Strategien (vgl. Kap. 11) wie der progressiven Muskelrelaxation nach Jacobson oder dem autogenen Training im Sinne der Vorbeugung wirksam sind, sollte baldmöglich überprüft werden.

21.3 Diagnostik

Die Diagnostik kindlicher Kopfschmerzen bereitet allgemein keine besonderen Probleme, soweit sie sich auf den Ausschluß organischer Ursachen bezieht [8]. Grundsätzlich ist die Abklärung mit Hilfe einer ausführlichen Anamnese, einer neurologischen Untersuchung und der Ableitung eines Elektroenzephalogramms (EEG) ausreichend, um symptomatische Kopfschmerzen auszuschließen. Nur selten ist bei kurzer Vorgeschichte oder untypischer Symptomatik, beziehungsweise bei einem Fokus im EEG, eine Computertomographie oder eine Kernspintomographie des Gehirns anzustreben. Spezielle Techniken wie visuell evozierte Potentiale, topographisches EEG-Mapping oder dopplersonographische Untersuchungen sind in der Kombination zur Absicherung der nach wie vor klinisch zu stellenden Diagnose u. U. sinnvoll, jedoch meist speziellen Zentren vorbehalten. Zur Zeit liegen auch immer noch zu wenige abgesicherte Ergebnisse dieser Untersuchungstechniken für das Kindesalter vor.

21.4 Klassifikation

Die Definition und Einteilung kindlicher Kopfschmerzen orientiert sich an den Vorschlägen zur Klassifikation und Diagnostik der Internationalen Kopfschmerz-Gesellschaft [25, 28], die im Kap. 5 ausführlich erörtert werden. Zu beachten ist dabei, daß die Klassifikation der kindlichen Migräne an die Besonderheiten dieser Altersgruppen angepaßt wurde. Danach wird eine kürzere Migräneattacke auch dann berücksichtigt, wenn das Kind anschließend einschläft und nach wenigstens 4 h kopfschmerzfrei erwacht.

21.5 Therapieindikationen

Die Behandlung akuter und v. a. symptomatischer Kopfschmerzen bereitet allgemein keine Schwierigkeiten. Dagegen stellt eine adäquate Therapie der Migräne viele Kollegen in der kinderärztlichen Praxis weiterhin vor Probleme. Der Zuwachs an Erkenntnissen aus den letzten Jahren erlaubt inzwischen in der Behandlung der Migräne auch bei Kindern ein pragmatisches Vorgehen analog zu dem bei Erwachsenen [65], vgl. in diesem Zusammenhang auch Kap. 9.

In der Langzeitperspektive muß beachtet werden, daß z. B. die Migräne bei ca. 60 % der Kinder im Erwachsenenalter weiterbesteht [5, 6]. Familiäre Häufung und langzeitiger Verlauf von Kopfschmerzen bergen das Risiko des Analgetikamißbrauchs bis hin zum medikamenteninduzierten Dauerkopfschmerz (Kap. 20) und Nierenversagen in sich. Kopfschmerzen müssen deshalb schon sehr grundlegend und frühzeitig wirksam behandelt werden, um die langfristig ungünstige Prognose zu verbessern.

Entscheidend für eine therapeutische Intervention ist ein starker Leidensdruck, der bei ca. 20 % der Kinder mit Kopfschmerzen vorliegt (vgl. 21.2.2.3). Weiterhin ist zu berücksichtigen, daß es während der Adoleszenz in etwa 60 % der Fälle zu einer spontanen, oft nur vorübergehenden Remission für mindestens 2 Jahre kommt. Glücklicherweise treten schwere Verlaufsformen mit Hirninfarktbildung wie im Erwachsenenalter bei Kindern noch nicht auf.

21.6 Dokumentation: spezielles Migränetagebuch für Kinder

Durch die psychomentale Entwicklung bedingt, können Kinder nicht mit denselben einheitlichen Methoden wie Erwachsene untersucht werden. Vor allem Kleinkinder stellen aufgrund von emotional gefärbten und nonverbalen Schmerzäußerungen selbst den nichtspezialisierten Kinderarzt vor diagnostische Probleme. Die Unterschätzung der Schmerzintensität führt auch heute noch dazu, daß Kindern zuviel Schmerzen zugemutet werden. Während bei jungen Kleinkindern halbstandardisierte Beobachtungsverfahren das Ausmaß der Schmerzen abzuschätzen ermöglichen, stehen ab dem 3. Lebensjahr Methoden wie Farbskalen [60] oder sog. „Smileys" [36] zur Verfügung. Eine 5teilige Smileyanalogskala (SAS) korreliert bei 3- bis 12jährigen Kindern sehr gut mit der visuellen Analogskala (VAS) [49, 51]. Für das Kindesalter sind jedoch möglichst mehrdimensionale Tests zur Schmerzdiagnostik und Dokumentation anzustreben, um das Ausmaß von Schmerzen besser erfassen und die Behandlungseffizienz genauer dokumentieren zu können [68]. Hierfür eignen sich ansprechende Wochen- und Monatskalender, in die das Kind Zeitpunkt, Dauer, Stärke, Schmerzlokalisation und die verschiedensten Auswirkungen auf den Alltagsablauf selbständig einträgt. Eltern sollten einen getrennten Schmerzkalender über die Schmerzen ihres Kindes führen, um Verzerrungen in der familiären Wahrnehmung bzw. Interaktion aufzudecken und therapeutisch angehen zu können. Erste Erfahrungen mit einem selbstentwickelten Migränetagebuch für Kinder sollen im folgenden dargestellt werden [54, 55].

21.6.1 Methodik zur Überprüfung des Migränetagebuches für Kinder

Das spezielle Migränetagebuch für Kinder setzt sich aus einem Anamnesefragebogen für das Kind und für die Eltern sowie 20 Wochenblättern zur Dokumentation der Kopfschmerzen zusammen. Ansprechende Bären und Mäuse, die eigens von Janosch gezeichnet wurden, begleiten durch das Tagebuch und motivieren, ebenso wie bunte Aufkleber, die Kinder zum regelmäßigen Ausfüllen. Das Kopfschmerztagebuch erfaßt in standardisierter Weise das Kopfschmerzverhalten auf verschiedenen Ebenen und orientiert sich an den Forderungen von Bartling [2], Schultz [59] sowie Thompson u. Varni [68].

Die Kinder erhielten den Kalender bereits in einer 4- bis 6-wöchigen Vorphase, um die Behandlungswürdigkeit ihrer Beschwerden festzustellen. Lagen wenigstens 2 Kopfschmerzereignisse pro Monat vor, wurden die Kinder mit Migräne einem prophylaktischen Behandlungsregime mit dem β-Rezeptorenblocker Metoprolol (Beloc) unterzogen, beziehungsweise bei überwiegenden Kopfschmerzen vom Spannungstyp verhaltenstherapeutisch versorgt.

21.6.2 Evaluationsergebnisse des Migränetagebuches für Kinder

Mit dem unter 21.6.1 vorgestellten Meßinstrument wurden an etwa 100 Kindern Erfahrungen aus über 1 300 dokumentierten Wochen gewonnen. Bereits in der therapeutisch noch unbeeinflußten Ausgangsphase (Baseline) kam es gelegentlich schon zu einem Sistieren der Beschwerden. Die durchschnittliche *Kopfschmerzfrequenz* in einer Gruppe von Kindern vor der Behandlung lag bei durchschnittlich 13,8 Tagen mit Kopfschmerzen pro Monat (entsprechend 46,6 % aller Tage), während die Eltern in der gleichen Zeit nur 11,8 Tage (entsprechend 39,5 %) bemerkten (p = 0,05). Abbildung 21.2 gibt die Resultate der Untersuchungen in der Baselinephase getrennt für die 1. und 4. Woche an.

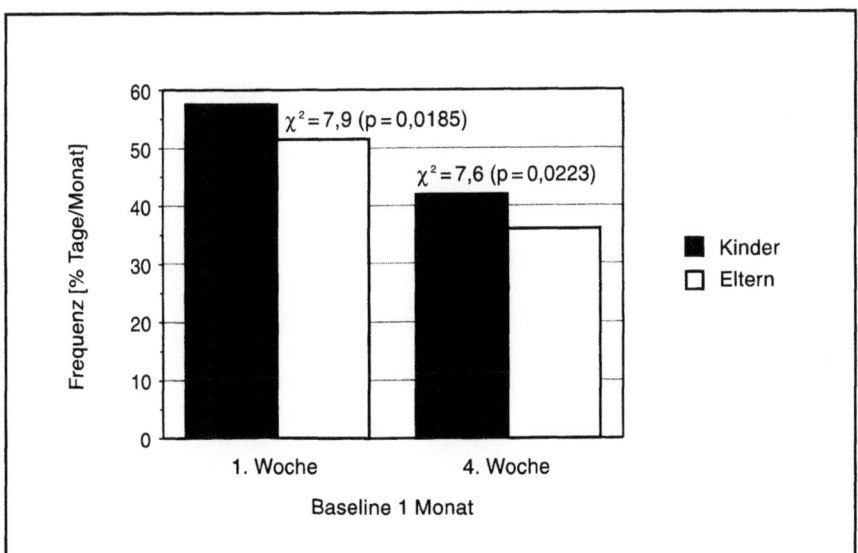

Abb. 21.2. Kopfschmerzfrequenz in der Baselinephase, angegeben als prozentualer Anteil aller Tage eines Monats, an denen Kopfschmerzen auftraten. Ergebnisse eigener Untersuchungen mit einem speziellen Migränetagebuch für Kinder. Getrennte Darstellung der sich aus den Aufzeichnungen der Kinder beziehungsweise der Eltern ergebenden Resultate

Die *Kopfschmerzdauer* lag nach Angaben der Kinder in der Baseline bei durchschnittlich 8,3 h, während die Eltern im Mittel 6,95 h registrierten (p = 0,01). Die Einschätzung der Kopfschmerzstärke ergab einen signifikanten Unterschied zwischen Eltern und Kindern (4,35 vs. 4,87 von maximal 10; p = 0,05), der jedoch im Laufe der (Verhaltens-)therapie verschwand. Während der Baseline kam es allerdings zu einer leichten Zunahme der *Kopfschmerzstärke*, möglicherweise aufgrund der absinkenden Kopfschmerzfrequenz.

Aus der Distanz der Außenbeobachter fiel das Urteil der Eltern bei der Einschätzung der Beeinträchtigung der Kinder durch die Kopfschmerzen etwas höher als durch die Kinder selbst aus (1,4 vs. 1,0). Zum anderen schätzten die Kinder den Behandlungserfolg, z. B. einer medikamentösen Migräneprophylaxe mit Metoprolol (Beloc), insgesamt höher als ihre Eltern ein, was sich in höheren Signifikanzniveaus ausdrückt [4].

21.6.3 Schlußfolgerung aus der Überprüfung des Migränetagebuches für Kinder

Aufgrund der vorliegenden Erfahrungen, in die auch die Empirie der Erhebung bei den Schulkindern in Wuppertal und Umgebung einfloß [17] (vgl. auch 21.2), kann das vorgestellte Migränetagebuch als ein valides und praktikables Dokumentationsinstrument bezeichnet werden. Es eignet sich sowohl für die Indikationsstellung als auch für die Beschreibung des Therapieverlaufs insbesondere zur Dokumentation der Effizienz der eingeleiteten Behandlungsmaßnahmen. Die Akzeptanz des Migränetagebuchs ist bei den Kindern aufgrund der kindgerechten Aufmachung durch motivierende Figuren und Belohnungsabziehbilder sehr gut. Allein der therapeutische Baselineeffekt sollte im verhaltenstherapeutischen Sinn genutzt werden, um unnötige Therapieaufwendungen zu vermeiden.

21.7 Allgemeine Maßnahmen

Für die meisten Kinder ist bei leichten Verlaufsformen mit seltenen Beschwerden ein abwartendes Verhalten sinnvoll. Häufig helfen schon reizabschirmende Maßnahmen wie Hinlegen in einem abgedunkelten und akustisch gedämpften Raum. Unterstützend wirkt sich oft ein kalter Lappen auf der Stirn aus. Häufig fallen die Kinder in Schlaf und erwachen nach Stunden oder am nächsten Morgen schmerzfrei.

Auslöser einer Migräne wie Fernsehen, „Computersucht", sportliche Betätigung im Übermaß, aber auch unregelmäßige oder einseitige Ernährung (Süßigkeiten!) oder zu langer Schlaf sollten erfragt werden, um diese möglichst zu vermeiden. Kopfschmerzkinder mit niedrigem Blutdruck und orthostatischer Dysregulation sind selten anzutreffen; sie profitieren von Wechselduschen und Bürstenmassagen oder isometrischen Muskelübungen und Schwimmen ohne

Wettkampfcharakter. Schulische Überforderung, ehrgeizige Arbeitshaltung, verspannter Arbeitsstil beziehungsweise ängstliche Erwartungshaltung oder zeitliche Überforderung bei den Schulaufgaben sind mit psychologischer Hilfe anzugehen. Aber auch schon eine ambulante neurologische Untersuchung mit einer EEG-Ableitung führt zu einer Entlastung von Eltern und Kindern, die sich in einer signifikanten Verminderung der Kopfschmerzen ausdrücken kann [50, 55].

21.8 Akutbehandlung

Bei Versagen von reizabschirmenden Maßnahmen sind in erster Linie nichtopioide Analgetika wie Paracetamol oder Acetylsalicylsäure als Akuttherapeutika der Wahl anzusehen (s. nachfolgende Übersicht). Bei der Auswahl der zu verordnenden Medikamente gilt es auf alle Fälle als oberstes Prinzip zu beachten, daß nur Monosubstanzen zum Einsatz kommen. Eine optimale Wirkung ist durch eine frühe und ausreichend hoch dosierte Anwendung der nichtopioiden Analgetika zu gewährleisten. Bei nicht ausreichendem oder gar fehlendem Ansprechen auf eine erfolgte Medikamentenapplikation kann nach einer halben beziehungsweise nach einer Stunde die Gabe wiederholt werden (s. nachfolgende Übersicht). Kinder mit frühzeitigem Erbrechen erhalten am besten Pa-

---

Maßnahmen zur Akuttherapie bei kindlichen Migräneattacken

Allgemeine Maßnahmen:
- Reizabschirmung,
- Schlaf.

Medikamentöse Maßnahmen:
Antiemetikum:
- Domperidon   5– 10 mg   (Tropfen);
Analgetika:
- Acetylsalicylsäure 250–1 000 mg (Tabletten),
- Paracetamol   250–1 000 mg (Tabletten, Saft oder Suppositorien),
- Ibuprofen   200– 400 mg (Tabletten oder Suppositorien),
- Naproxen   100– 500 mg (Tabletten, Saft oder Suppositorien);

Spezifische Migränetherapeutika:
- Ergotamintartrat   1 mg   (Dragees oder Suppositorien),
- Sumatriptan   50–100 mg   (Filmtabletten) als Reservemedikation.

Ergänzende Maßnahmen in der Klinik:
- Lysinacetylsalicylat 100–400 mg (intravenöse Injektion),
- Metamizol   100–200 mg (intravenöse Injektion),
- Dihydroergotamin   0,5 mg (intravenöse Injektion) bzw.
  Dihydroergotamin   1– 2 mg (subkutane Injektion),
- Dexamethason   4 mg (intravenöse Injektion)
                                  beim Status migraenosus.

racetamolsuppositorien. Neben Paracetamol und Acetylsalicylsäure kommen auch nichtsteroidale Antirheumatika wie Ibuprofen und Naproxen in Frage, die sich bei Rheumakindern bereits gut bewährt haben und gut verträglich sind [41].

Erst bei fehlenden Ansprechen des pädiatrischen Migränepatienten auf die zuvor genannten Terapieempfehlungen kommt eine Verordnung von Mutterkornalkaloiden, in der Regel Ergotamintartrat, in Betracht. Auch in diesem Fall sollten möglichst nur Monopräparate zur Anwendung gelangen. Alternativ zur oralen und rektalen Applikationsform steht auch eine Sprayzubereitung zur Verfügung (Ergotamin Medihaler), die jedoch bei jüngeren Kindern wegen mangelnder Mitarbeit und durch den Substanzeigengeschmack nicht immer auf Gegenliebe stößt. Die sublinguale Anwendungsform (z. B. ergo sanol SL) erfordert ebenfalls eine gewisse Kooperationsfähigkeit, um die Vorteile der schnelleren Resorption adäquat nutzen zu können.

Trotz guter Wirksamkeit von Ergotamintartrat muß allerdings frühzeitig darauf hingewiesen werden, daß im Einzelfall schon der einmalige Gebrauch dieser Substanzgruppe die Gefahr eines ergotamininduzierten Kopfschmerzes mit sich bringen kann.

Durch rechtzeitigen Einsatz von nichtopioiden Analgetika oder Ergotamin läßt sich das spätere Erbrechen oft schon vermeiden. Anderenfalls kann auf bewährte Antiemetika wie Domperidon (zum Beispiel Motilium-Tropfen) zurückgegriffen werden (1 Tropfen/kg KG, maximal 33 Tropfen).

Bei therapieresistenten Migräneattacken kann gegebenenfalls auch auf den spezifischen Serotoninagonisten Sumatriptan (vgl. Kap. 16) zurückgegriffen werden, der neben der subkutanen Applikationsform auch in oralen Einzeldosen von 100 mg zur Verfügung steht. Seine Wirksamkeit kann nach vorliegenden Untersuchungen bei Erwachsenen (vgl. auch Kap. 17 und 18) mit 50–80 % innerhalb von 2–4 h nach Einnahme beziffert werden [67]. Wegen der relativ kurzen Halbwertszeit dieses Medikamentes sind innerhalb eines Zeitraumes von 24–48 h allerdings Rezidive möglich. Vorläufig sollte Sumatriptan für Jugendliche unter 18 Jahren reserviert bleiben, die auf die bisherige Therapie nur unzureichend angesprochen haben.

Bei besonders schweren Migräneattacken mit Basilarissymptomatik oder komplizierter Verlaufsform kann eine parenterale Therapie notwendig werden. Hierzu eignet sich auch noch im fortgeschrittenen Stadium einer Attacke eine Kombination von Lysinacetylsalicylat (Aspisol) und Dihydroergotamin (Dihydergot), die dem liegenden Patienten langsam intravenös zu injizieren ist. Alternativ kommt bei fehlendem Ansprechen auf die vorgenannten Therapieempfehlungen sowie in schweren Fällen auch die intravenöse Applikation von Metamizol in Betracht. Zur Abschwellung eines Gefäßödems im Rahmen einer länger anhaltenden Migräneattacke kann auch die intravenöse Verabreichung von Dexamethason dienen. Im Anschluß an eine intravenöse Therapie sollte das Kind immer bis zum vollständigen Abklingen der Migränesymptomatik überwacht werden.

21.9 Medikamentöse Migräneprophylaxe

Die Indikation zur Durchführung einer Migräneprophylaxe ist bei einer Frequenz von mehr als 2 Migräneattacken pro Monat, bei hohem Leidensdruck (z. B. durch häufiges Schulversäumnis), sowie bei sehr starken Schmerzen oder langer Attackendauer (über 48 h) zu stellen. Die vorgenannten Kriterien sind durch die Auswertung eines vom Patienten geführten Migränekalenders (vgl. 21.6) hinreichend zu belegen.

Zur Durchführung einer medikamentösen Prophylaxe kommen solche Substanzen in Frage, die wirksam, gut verträglich und über einen Zeitraum von einem viertel bis halben Jahr oral eingenommen werden können. Substanzzubereitungen ohne bisher nachgewiesene Wirkung bei Kindern, wie bei den landläufigen Dihydroergotamintropfen, werden hier deshalb nicht weiter abgehandelt.

21.9.1 β-Rezeptorenblocker

β-Rezeptorenblocker vom Typ des Propranolols (Dociton) wurden 1973 in den skandinavischen Ländern durch Ludvigsson in die Prophylaxe der kindlichen Migräne eingeführt [33]. Als effektiv gelten allerdings nur wenige Vertreter dieser Wirkgruppe, neben Propranolol v. a. noch der $β_1$-spezifische Rezeptorenblocker Metoprolol (Beloc). Metoprolol scheint dabei einen leicht überlegenen Effekt im Vergleich zu Propranolol zu haben [58]. In einer eigenen Untersuchung ließ sich die Wirksamkeit von $β_1$-Rezeptorenblockern auch bei Kindern belegen. Unter doppelblinden Bedingungen zeigte Metoprolol in einer Dosis von 1–1,5 mg/kg KG gegenüber Dihydroergotamin einen signifikant überlegenen Phaseneffekt, der sich in der Nachbeobachtungsphase noch ausweitete. Die prophylaktische Wirkung von Metoprolol kam insbesondere in der prozentualen Besserung der Migränefrequenz, der Kopfschmerzintensität und in der Abnahme des Analgetikakonsums zum Ausdruck. Der β-Rezeptorenblocker war auch besonders günstig hinsichtlich seiner Langzeitverträglichkeit einzustufen [3] (vgl. Abb. 21.3 sowie Übersicht auf Seite 492).

21.9.2 Kalziumeintrittsblocker

Flunarizin (Sibelium) ist in Deutschland vom Bundesgesundheitsamt zur Durchführung einer medikamentösen Migräneprophylaxe trotz seiner hirnspezifischen Eigenschaften nicht zugelassen, hat sich jedoch seit Beginn der 80er Jahre für diese Indikation bewährt [43, 71]. Im Vergleich zur Alternativsubstanz Pizotifen wies Flunarizin in kontrollierten Studien bei Erwachsenen keinen signifikanten Unterschied auf; Nebenwirkungen wie Müdigkeit und Gewichtszunahme treten jedoch geringer in Erscheinung [39].

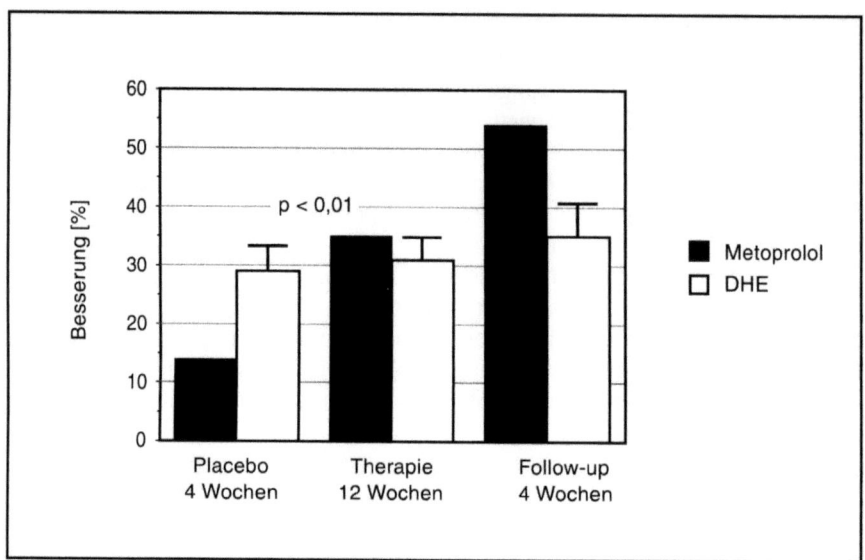

Abb. 21.3. Besserung der Migränefrequenz (dargestellt als Zunahme der kopfschmerzfreien Tage) unter Prophylaxe mit Metoprolol im Vergleich zu Plazebo und Dihydroergotamin (DHE)

Prinzipien und Dosierungen zur Durchführung einer medikamentösen und nichtmedikamentösen Migräneprophylaxe bei Kindern

β–Rezeptorenblockade:
– z. B. mit Metoprolol: 1–2 mg / kg KG (mit einschleichender Dosierung).

Kalziumantagonismus:
– mit Flunarizin: 5–10 mg/Tag.

„Low-dose-Acetylsalicylsäure":
– mit 50–200 mg Acetylsalicylsäure/Tag.

Serotoninantagonismus
– z. B. mit Pizotifen: 0,5–1,0 mg/Tag.

Verhaltenstherapie:
– Relaxationsverfahren: progressive Muskelrelaxation nach Jacobson,
– autogenes Training,
– Biofeedbacktherapie (EMG- oder Vasokonstriktionstraining),
– Streßimmunisierung,
– kognitive Umstrukturierung.

Auslaßdiät:
– Vermeidung speziell von Lebensmittelzusatzstoffen.

Akupunktur:
– versuchsweise als „Reservemethode".

In einer eigenen kontrollierten, doppelblind durchgeführten Studie an 30 Kindern zwischen 6 und 14 Jahren, die an Migräne ohne beziehungsweise mit Aura litten, wurde Flunarizin im Vergleich zu niedrigdosierter Acetylsalicylsäure untersucht [48]. Die Dosierung betrug für Kinder mit einem Körpergewicht von 20–39 kg eine Kapsel Flunarizin zu 5 mg, ab 40 kg KG 2 Kapseln (vgl. Übersicht auf S. 492), jeweils in einer Gabe abends appliziert. Die niedrige („Thromboxan-A-hemmende") Dosis von Acetylsalicylsäure lag bei 2–3 mg/kg KG. Die monatliche Migränefrequenz reduzierte sich von durchschnittlich 8 auf 2 Attacken (Abb. 21.4). Die globale klinische Einschätzung belegte eine signifikante Besserung bei 71 % der Patienten (Attackenfreiheit und eine Verminderung von Attackenfrequenz und -schwere um mehr als die Hälfte). Diese Ergebnisse bestätigen die Wirkung in einer vorausgegangenen placebokontrollierten Studie bei Kindern [64].

Die Ergebnisse einer Prophylaxe mit Acetylsalicylsäure (vgl. Übersicht auf S. 492) unterschieden sich nicht signifikant von der Wirkung durch Flunarizin; Acetylsalicylsäure schneidet damit im Vergleich zum Einsatz bei Erwachsenen günstiger ab [24].

Die eher selten auftretende Nebenwirkung „leichte Müdigkeit" läßt sich durch die späte abendliche Gabe von Flunarizin vermeiden. Auf die Möglichkeit einer Gewichtszunahme sollte insbesondere bei entsprechender Disposition geachtet werden. Gastrointestinale Nebenwirkungen spielen im Gegensatz zur Prophylaxe mit niedrigdosierter Acetylsalicylsäure keine Rolle. Auf die bei Erwachsenen bisher nicht beschriebene vereinzelte Zunahme nicht-migräneartiger Kopfschmerzen sollte geachtet werden.

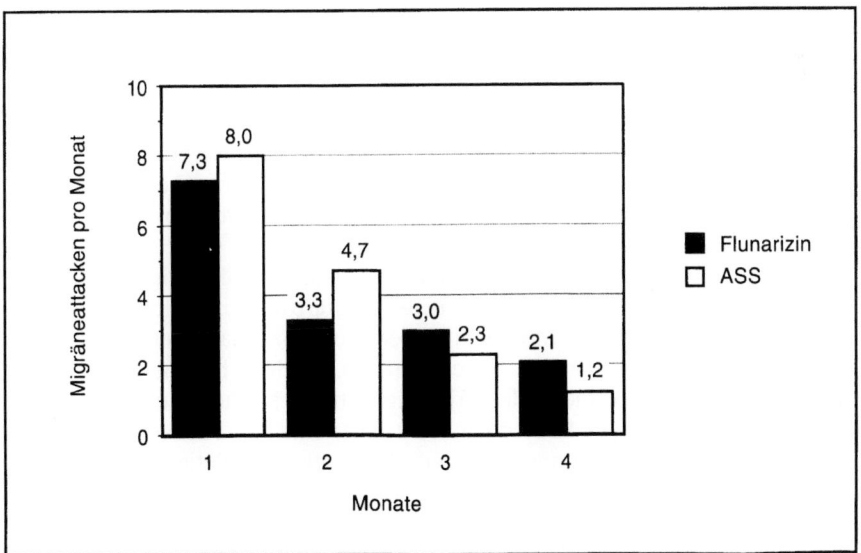

Abb. 21.4. Reduktion der Migräneattacken während einer 3monatigen Prophylaxe mit Flunarizin und niedrigdosierter Acetylsalicylsäure (ASS)

21.9.3 Serotoninantagonisten

In den angelsächsischen Ländern spielt Pizotifen (Sandomigran) zur Durchführung einer medikamentösen Migräneprophylaxe eine größere Rolle als in Deutschland. Als limitierend für den breiten Einsatz in der Pädiatrie haben sich Nebenwirkungen, wie Müdigkeit und Appetitzunahme, erwiesen. Die Dosierungsempfehlung (vgl. Übersicht auf S. 492) trägt diesem Umstand Rechnung und empfiehlt deshalb die Gabe von 1-2 Tabletten nur noch abends [66].

21.10 Diät

Bei der Auslösung kindlicher Migräneattacken spielt weniger das Problem der Nahrungsmittelintoleranz als vielmehr eine Unverträglichkeit von Zusatzstoffen eine Rolle [14, 26]. Die hieraus erwachsenden Möglichkeiten einer diätetischen Behandlung der Migräne dürften sich allerdings auf möglicherweise 2-7 % der Migränepatienten beschränken [70]. Kinder mit einer Migräne, der eine Nahrungsmittelunverträglichkeit zugrundeliegt, leiden typischerweise an sehr häufigen und schweren migräneartigen Attacken. Ein Zusammenhang kann auch bei bei medikamentöser Therapieresistenz und rascher Rezidivneigung vermutet werden. Häufig bestehen zusätzliche Auffälligkeiten, wie gastrointestinale Beschwerden, (hyperkinetische) Verhaltensstörungen, Schmerzen in Armen und Beinen, atopische Erscheinungsformen wie Asthma oder Ekzem und sogar zerebrale Krampfanfälle [14]. Eine oligoantigene Diät, bestehend aus einer Fleischsorte (Lamm oder Huhn), einem Kohlenhydrat (Reis oder Kartoffeln), einer Fruchtsorte (Banane oder Apfel), einem Gemüse, Wasser und Vitaminen, führte innerhalb eines Zeitraums von 4 Wochen bei 88 von 99 Kindern, die die Diät durchhielten, zu einer vollständigen „Ausheilung". Gleichzeitig kam es zu einer signifikanten Abnahme der assoziierten Beschwerden. Die den zuvor geklagten Beschwerden zugrundeliegenden unverträglichen Nahrungsmitteln wurden durch wochenweise Wiedereinführung einzelner Nahrungsbestandteile indentifiziert. Die meisten Kinder reagierten auf mehrere Stoffe mit erneutem Auftreten der früheren Symptome.

Die häufigsten nahrungsmittelbedingten Auslöser migräneartiger Beschwerden sind Konservierungsstoffe und Lebensmittelfarbstoffe, die sich u. a. in bunten Süssigkeiten befinden. In abnehmender Frequenz spielen auch Kuhmilch, Eier, Schokolade, Weizenmehl, Käse, Tomaten, Fisch, Schweinefleisch, Rindfleisch, Mais und Soya eine Rolle [15]. Diagnostische Methoden und Labortests, wie IgE-Bestimmung, RAST- oder Prick-Test, sind als Suchverfahren nicht geeignet. Schwierig bleibt die anhaltende Motivation der Patienten zur Durchführung der strengen Diät. Sie ist deshalb in erster Linie auf eine Migräne mit hoher Frequenz (1 Attacke und mehr pro Woche) und therapieresistente Verläufe zu beschränken. Nach eigenen Erfahrungen ist bei vorliegender Indikation und Motivation allerdings das Therapieergebnis durchweg als überzeugend zu bezeichnen.

21.11 Verhaltenstherapie

Psychotherapeutische Ansätze bei Migräne sind in einer Kombination von Entspannungsverfahren, wie der progressiven Muskelrelaxation nach Jacobson und Biofeedback [30], sowie einem Streßbewältigungstraining zu sehen. Dieses Verfahren ist unter dem Namen Konkordanztherapie bei Erwachsenen und ersten Kindergruppen erfolgreich erprobt worden und zeichnet sich durch einen guten Langzeiteffekt aus [19, 21, 46]. Eine Kurzintervention mit einem Entspannungsverfahren oder EMG-Biofeedback (vgl. Übersicht auf S. 492) scheint nach kanadischen und eigenen Erfahrungen aufwendigeren klinischen Therapieansätzen vergleichbar und ist deshalb vorzuziehen [36, 46]. Derzeit begrenzen jedoch immer noch zeitlicher Aufwand und spezielle Ausbildung der Therapeuten einen breiteren Einsatz.

Auch Hypnosetherapie kann selbst bei Kindern mit Migräne mit Aura im Vergleich zu β-Rezeptorenblockern vorteilhaft sein [40].

21.12 Transkutane elektrische Nervenstimulation

Die erste Beschreibung des Einsatzes der transkutanen elektrischen Nervenstimulation, TENS (vgl. 10.3.4.3), bei Migränepatienten geht auf eine Untersuchung von Appenzeller u. Atkinson [1] zurück. Die Autoren konnten bei 35 Patienten, z. T. auch in der Migräneattacke eine Schmerzlinderung erzielen; 6 Patienten blieben nach TENS-Anwendung sogar über 9 Monate beschwerdefrei. Eigene Erfahrungen bei 34 erwachsenen Migränepatienten zeigten nach einer Probetherapie über 1 Monat in etwa der Hälfte der Fälle ein klinisch ebenfalls befriedigendes Ansprechen auf TENS. Nach einem Jahr lag die Erfolgsrate unter fortgesetzter TENS-Therapie bei ca. 30 % [22]. Damit liegt die Effizienz der transkutanen elektrischen Nervenstimulation bei Migräne unterhalb der von anderen Indikationsgebieten – v. a. im muskulo-skeletalen Anwendungsbereich – her bekannten Erfolgsraten [16, 37]. Eigene an 15 Kindern erhobene Ergebnisse lassen zwar eine kurzfristige klinische Besserung bei 9 Patienten in den ersten 2 Monaten erkennen, längerfristig erwies sich die Methode jedoch speziell zur Attackenkupierung nur für einzelne besonders gut motivierte Kinder über 10 Jahren als geeignet.

Kinder mit Spannungskopfschmerzen sprechen im Vergleich zur Migräne und im Gegensatz zu Erwachsenen auf eine TENS-Anwendung über mehrere Monate deutlich besser an. Daher kann TENS für diese Indikation als Methode der Wahl angesehen werden [53]. Der grundsätzliche Vorteil der Methode liegt in der Unabhängigkeit des Patienten vom Therapeuten (und von Medikamenten!). Ein Teil der erzielbaren positiven Wirkung läßt sich somit im Sinne der verbesserten Selbstkontrollüberzeugung und Emanzipation des Patienten verstehen.

21.13 Akupunktur

Als „Reservemethode" kann auch Akupunktur in der Migränetherapie bei entsprechend motivierten Kindern und Eltern eingesetzt werden, v. a. dann, wenn Vorbehalte gegenüber einer pharmakologischen Prophylaxe bestehen oder Nebenwirkungen aufgetreten sind, die zum Abbruch einer solchen Behandlung geführt haben. Die Anwendung der Akupunktur ist nach aller Erfahrung in erster Linie durch die kleine Zahl verfügbarer qualifizierter Therapeuten begrenzt. Daneben ist die Methode zeitlich aufwendig und bislang nur bedingt über die Krankenkasse abrechenbar, so daß sich ihre Anwendung auf naturheilkundlich ausgerichtete Kinderärzte oder wenige, speziell pädiatrisch versierte Schmerzambulanzen beschränkt.

Typischerweise bilden sich unter einer Akupunkturbehandlung die mit den Migräneattacken der Patienten einhergehenden vegetativen Begleiterscheinungen, wie Übelkeit und Erbrechen, zuerst zurück. Nach 3–7 Sitzungen innerhalb eines Zeitraumes von 2–6 Wochen nimmt dann auch die Frequenz und der Schweregrad der Migräneattacken ab. Im Vergleich zu Erwachsenen sind die Ergebnisse, die mit der Akupunktur bei Kindern erzielt werden können, besser. Unter Ausschöpfung der verschiedenen Akupunkturreizmethoden läßt sich eine Besserung bei ca. 70 % der Patienten erzielen, wenn als Erfolgskriterium eine mindestens 50 %ige Reduktion der Attackenzahl zugrunde gelegt wird [47]. Damit schneidet die Akupunktur ähnlich gut wie viele medikamentöse Prophylaxestrategien ab, zumal die meisten der Patienten erfolglos medikamentös vorbehandelt worden waren. Das pathophysiologische Rationale für den Einsatz der Akupunktur bleibt jedoch noch weitgehend unklar.

21.14 Zusammenfassung

Aus den einleitend dargestellten epidemiologischen Daten wird klar, daß relativ viele Kinder bereits unter Kopfschmerzen leiden (s. 21.1 und 21.2). Voraussetzung einer erfolgreichen Therapie bei pädiatrischen Kopfschmerzpatienten ist – wie auch beim Erwachsenen – eine zuverlässige Diagnose (s. 21.3). Im Prinzip ist die Klassifikation der bei Kindern vorkommenden Kopfschmerzen jener der Erwachsenen ähnlich (s. 21.4). Besonderheiten im Zusammenhang mit der Diagnosestellung, wie die z. T. noch untypische Kopfschmerzsymptomatik bei der Migräne jüngerer Kinder, sind zu beachten. Ein für den Einsatz bei Kindern geeignetes Kopfschmerztagebuch wird vorgestellt (s. 21.6.).

Welche Behandlungsmaßnahmen primär zu ergreifen sind, ist immer vom individuellen Leidensdruck der Patienten abhängig zu machen. In vielen Fällen helfen bereits Reizabschirmung und Kühlen der Stirn (s. 21.7.). Bei ausgeprägteren beziehungsweise bei häufigeren Beschwerden muß jedoch oft auch eine Pharmakotherapie eingeleitet werden, wobei prophylaktische Maßnahmen (s. 21.9) von solchen zur Attackenkupierung unterschieden werden (s. 21.8). Zur Optimierung der Behandlungsergebnisse empfiehlt es sich, im Einzelfall die rein pharmakologischen Strategien mit nichtmedikamentösen Behandlungsansätzen zu kombinieren (s. 21.10–21.13). Werden alle erörterten Therapiemöglichkeiten konsequent genutzt, kann den meisten Kindern heute sehr gut geholfen werden.

Literatur

1. Appenzeller O, Atkinson R (1975) Transkutane Nervenreizung zur Behandlung der Migräne und anderer Kopfschmerzen. Münch Med Wochenschr 49:1953–1954
2. Bartling J, Erkelmeyer L, Engberding M, Kramer R (1980) Problemanalyse im therapeutischen Prozeß. Kohlhammer, Stuttgart
3. Besken E, Plump U, Pothmann R, Niederberger U, Sartory G (1991) Metoprolol- und Dihydroergotamin-Prophylaxe kindlicher Migräne – Erste Ergebnisse. Monatsschr Kinderheilkd 139:727
4. Besken E, Plump U, Pothmann R, Niederberger U, Sartory G (1992) Metoprolol- und Dihydroergotamin-Prophylaxe kindlicher Migräne. In: Köhler B, Keimer R (Hsrg) Aktuelle Neuropädiatrie 1991. Springer Berlin Heidelberg New York Tokyo, S 440–442
5. Bille B (1962) Migraine in schoolchildren. Acta Paediatr 51 [Suppl 136]:1–151
6. Bille B (1981) Migraine in childhood and its prognosis. Cephalalgia 1:71–75
7. Bischoff C, Traue HC, Zenz H (1990) Spannungskopfschmerz. In: Basler HD, Franz C, Kröner-Herwig B, Rehfisch HP, Seemann H (Hsrg) Psychologische Schmerztherapie. Springer Berlin Heidelberg New York Tokyo, S. 250–265
8. Bode H, Bubl R (1990) Zusatzuntersuchungen bei Kopfschmerzen im Kindesalter. Kinderarzt 21:171–176
9. Brähler E (1978) Der Gießener Beschwerdebogen (GBB). Habilitationsschrift, Gießen, S 123
10. Bruyn GW (1983) Epidemiology of migraine: a personal view. Headache 23:127–133
11. Dalsgaard-Nielsen T, Engberg-Pedersen H, Holm HE (1970) Clinical and statistical investigations of the epidemiology of migraine. Dan Med Bull 17:138–148
12. Del Bene E (1982) Multiple aspects of headache risk in children. Adv Neurol 33:187–198
13. Egermark-Eriksson I (1982) Prevalence of headache in swedish schoolchildren. A questionnaire survey. Acta Paediatr Scand 71:135–140
14. Egger J, Carter CM, Wilson J, Turner MW, Soothill JF (1983) Is migraine food allergy? Lancet II:865–869
15. Egger J, Carter CM, Soothill JF, Wilson J (1989) Oligoantigenic diet treatment of children with epilepsy ad migraine. J Pediatr 114:51–57
16. Eriksson MBE, Sjölund B (1979) Transcutane Nervenstimulierung für Schmerzlinderung. Fischer, Heidelberg
17. Frankenberg S v, Pothmann R, Müller B, Sartory G, Hellmeier B, Wolff M (1991) Epidemiologie von Kopfschmerzen bei Schulkindern. Monatsschr Kinderheilkd 139:733
18. Frankenberg S v, Pothmann R, Müller B, Britzelmeier I, Backmerhoff A, Sartory G, Hellmeier B, Wolff M (1992) Epidemiologie von Kopfschmerzen bei Schulkindern.

In: Köhler B, Keimer R (Hrsg) Aktuelle Neuropädiatrie 1991. Springer Berlin Heidelberg New York Tokyo, S 433–435
19. Gerber WD (1986) Verhaltensmedizin der Migräne. In: Dahme B, Koch U, Pöppel E (Hrsg) Psychologie in der Medizin. Edition Medizin VCH, Weinheim
20. Gerber (1990) Migräne. In: Basler HD, Franz C, Kröner-Herwig B, Rehfisch HP, Seemann H (Hrsg) Psychologische Schmerztherapie. Springer Berlin Heidelberg New York Tokyo, S 266–289
21. Gerber WD, Haag G (1982) Migräne. Springer Berlin Heidelberg New York Tokyo
22. Goepel R, Buhl R, Pothmann R (1985) Transcutane Nervenstimulation bei Migräne-Patienten. Fortschr Med 103:865–868
23. Goldstein M, Chen TC (1982) The epidemiology of disabling headache. Adv Neurol 33:377–390
24. Grotemeyer KH, Viand R, Beykirch K (1984) Klinische und laborchemische Ergebnisse zur Prophylaxe der Migräne mit Azetylsalizylsäure. Med Welt 23:762–767
25. Headache Classification Committee of the International Headache Society (1988) Classification and diagnostic criteria for headache disorders, cranial neuralgias and facial pain. Cephalalgia 8 [Suppl 7]:1–96
26. Hofer T, Wüthrich B (1985) Nahrungsmittelallergien. II. Häufigkeit der Organmanifestationen und der allergie-auslösenden Nahrungsmittel. Schweiz Med Wochenschr 115:1437–1442
27. Hurrelmann, K (1988) Sozialisation und Gesundheit. Somatische, psychische und soziale Risikofaktoren im Lebenslauf. Juventa, Weinheim
28. Kopfschmerzklassifikationskomitee der Internationalen Kopfschmerzgesellschaft (1989) Klassifikation und diagnostische Kriterien für Kopfschmerzerkrankungen, Kopfneuralgien und Gesichtsschmerz. Nervenheilkunde 8:161–203
29. Kröner-Herwig B (1990) Chronischer Schmerz – Eine Gegenstandsbeschreibung. In:Basler HD, Franz C, Kröner-Herwig B, Rehfisch HP, Seemann H (Hrsg) Psychologische Schmerztherapie. Springer Berlin Heidelberg New York Tokyo, S 1–16
30. Labbé E (1988) Childhood muscle contraction headache: current issues in assessment and treatment. Headache 28:430–434
31. Lanzi G (1980) La cefalea essenziale nell' eta evolutiva. II Pensiero Scientifico Editore, Rome, S 55–64
32. Linet MS, Stewart WF (1984) Migraine headache: epidemiological perspectives. Epidemiol Rev 6:107–139
33. Ludvigsson J (1973) Propranolol in treatment of migraine in children. Lancet II:799
34. Lykaitis M (1985) Migräne im Kindesalter. Lang, Frankfurt am Main
35. Manzoni GC, Grannella F, Malferrari G, Cavalieri R, Bizzi P, Ferrari AM (1989) An epidemiological study of headache in children aged between 6 and 13. In: Lanzi G, Balottin U, Cernibori A (eds) Headache in children and adolescents. Excerpta Medica International Congress Series 833. Elsevier (Biomedical Division), Amsterdam New York, pp 185–188
36. McGrath PA, Humphreys P (1989) Recurrent headaches in children and adolescents: diagnosis and treatment. Pediatrician 16:71–77
37. Melzack R (1975) Prolonged relief of pain by brief intense transcutaneous somatic stimulation. Pain 1:357–373
38. Monro J, Carini C, Brostoff J (1984) Migraine is a food-allergic disease. Lancet I:719–721
39. Oelsen J (1986) Role of calcium entry blockers in the prophylaxis of migraine. Eur Neurol 25 [Suppl 1]:72–79

40. Olness K, MacDonald JT, Uden L (1987) Comparison of self-hypnosis and propranolol in the treatment of juvenile classic migraine. Pediatrics 79:593–597
41. Oppermann J, Küster RM (1991) NSAR in der Langzeitbehandlung des chronischen Gelenkrheumatismus. Kinderrheumatologie 1:16–19
42. Øster J (1972) Recurrent abdominal pain, headache and limb pains in children and adolescents. Pediatrics 50:429–436
43. Peroutka SJ (1984) Relative potency and selectivity of calcium antagonists used in the treatment of migraine. Headache 24:55–58
44. Piaget J (1969) Das Erwachen der Intelligenz beim Kinde. Klett, Stuttgart
45. Piattella L, Cardinali C, Tavoni MA, Papa O (1989) Headache in school children: an epidemiological study (USL 12 Ancona). In: Lanzi G, Balottin U, Cernibori A (eds) Headache in children and adolescents. Excerpta Medica International Congress Series 833. Elsevier (Biomedical Division), Amsterdam New York, pp 189–190
46. Plump U, Kröner-Herwig B, Besken E, Pothmann R (1991) Entspannungstraining und EMG-Biofeedback bei Kopfschmerzen. Monatsschr Kinderheilkd 139:728-
47. Pothmann R (1984) Migränetherapie mit Akupunktur und Moxibustion. In: Bischko J (Hrsg) Weltkongreß für Wissenschaftliche Akupunktur. Haug, Heidelberg, S 186
48. Pothmann R (1987) Migräneprophylaxe mit Flunarizin und Azetylsalizylsäure. Monatsschr Kinderheilkd 135:646–649
49. Pothmann R (1988) Klinische Schmerzmessung. In: Pothmann R (Hrsg) Chronische Schmerzen im Kindesalter. Hippokrates, Stuttgart, S 31–43
50. Pothmann R (1988) Migräne. Therapie. In: Pothmann R (Hrsg) Chronische Schmerzen im Kindesalter. Hippokrates, Stuttgart, S 77–90
51. Pothmann R (1990) Comparison of the visual analog scale (VAS) and a smiley analog scale (SAS) for the evaluation of pain in children. Adv Pain Res Ther 15:95–99
52. Pothmann R (1990) Kopfschmerzen – eine neue sozialpädiatrische Aufgabe. Sozialpädiatrie 12:714–719
53. Pothmann R (1990) Transkutane elektrische Nervenstimulation zur Schmerztherapie. Kinderarzt 21:706–712
54. Pothmann R (1991) Schmerzmessung. Internationales Symposium Schmerz bei Kindern, Oberhausen
55. Pothmann R, Plump U, Maibach G, Besken E (1991) Kopfschmerzdokumentation bei Kindern. Schmerz 5:190
56. Pothmann R, Plump U, Maibach G, Frankenberg S von, Besken E, Kröner-Herwig B, Gerber WD (1992) Migränetagebuch für Kinder, 2. Aufl. Arcis, München
57. Saraceni G, Armani S, Bottazzo S, Gesmundo E (1989) Prevalence of migraine in 901 Venetian school children between 6 and 13 years. In: Lanzi G, Balottin U, Cernibori A (eds) Headache in children and adolescents. Excerpta Medica International Congress Series 833. Elsevier (Biomedical Division), Amsterdam New York, pp 181–184
58. Scholz E, Gerber WD, Diener HC, Langohr HD, Reinecke M (1987) Dihydroergotamine vs Flunarizine vs Nifedipine vs Metoprolol vs Propranolol: a comparative study based on time series analysis. In: Clifford Rose F (ed) Current problems in neurology Vol 4: Advances in headache research. Libbey, London, pp 139–146
59. Schultz P (1985) Diagnostik in der Verhaltenstherapie. Urban & Schwarzenberg, München
60. Scott R (1978) „It hurt's red". A preliminary study of children's perception of pain. Percept Mot Skills 47:787–791

61. Sillanpää M (1976) Prevalence of migraine and other headaches in children starting school. Headache 15:288–290
62. Sillanpää M (1983) Changes in the prevalence of migraine and other headaches during the first seven school years. Headache 23:15–19
63. Sillanpää M, Piekkala P, Kero P (1989) Prevalence of preschool headache in a regional child population. Cephalalgia 9 [Suppl 10]:3–4
64. Sorge F, Marano E (1985) Flunarizine vs placebo in childhood migraine. A double blind study. Cephalalgia 5 [Suppl 2]:145–148
65. Soyka D, Diener HC, Pfaffenrath V, Gerber WD, Ziegler A (1992) Therapie und Prophylaxe der Migräne – Überarbeitete Empfehlungen der Deutschen Migräne- und Kopfschmerzgesellschaft. Münch Med Wochenschr 134:145–153
66. Symon NK (1991) Pizotifen. Proceedings International Juvenile Headache Congress, Rom
67. The oral sumatriptan international multiple-dose study group (1991) Evaluation of a multiple-dose regimen of oral sumatriptan for the acute treatment of migraine. Eur Neurol 31:306–313
68. Thompson KL, Varni JW (1986) A developmental cognitive-behavioral approach to pediatric pain assessment. Pain 25:283–296
69. Valquist B (1955) Migraine in children. Int Arch Allergy 7:348–355
70. Wood CBS (1986) How common is food allergy? Acta Paediatr Scand [Suppl] 323:76–83
71. Wörz R, Drillisch C (1983) Migräneprophylaxe durch einen Kalziumeintrittsblocker. Ergebnisse einer Doppelblindstudie Flunarizin vs. Pizotifen. Münch Med Wochenschr 125:711–714
72. Zenz H, Marschall P, Balzer-Böken B (1983) Untersuchungen über Leistungsverhalten und körperliches Wohlbefinden bei Schülern. Forschungsbericht Abteilung Medizinische Psychologie, Universität Ulm

22 Clusterkopfschmerz

Hans-Christoph Diener

22.1 Einleitung

Der Clusterkopfschmerz, auch Bing-Horton-Syndrom genannt, ist aufgrund seiner relativ stereotypen klinischen Symptomatik eigentlich nicht schwer zu diagnostizieren. Dennoch wird leider vielen Patienten wegen einer fehlerhaften Diagnose, z. B. Trigeminusneuralgie, eine adäquate Behandlung aber vorenthalten.

Der Clusterkopfschmerz wird im Klassifikationsschema der Internationale Kopfschmerzgesellschaft (International Headache Society, IHS) als eigenständige Entität (Kodierungsziffer 3.1 mit der Unterscheidungsmöglichkeit verschiedener Verlaufsformen) von den übrigen Kopfschmerzformen differenziert.

> Früher verwendete Begriffe für den Clusterkopfschmerz, die auch heute noch gelegentlich synonym gebraucht werden:
> *Erythroprosopalgie, Histaminkopfschmerz, Neuralgie des Ganglion sphenopalatinum (Sluderneuralgie), Nasoziliarisneuralgie, Vidianusneuralgie und Neuralgie des N. petrosus superficialis major.*

22.2 Klinische Symptomatologie des Clusterkopfschmerzes

Beim Clusterkopfschmerz kommt es zu streng einseitigen, extrem heftigen Schmerzattacken mit einem Punctum maximum frontoorbital und retroorbital. Gelegentlich ist der Schmerz mit einem okzipitalen oder Nackenschmerz kombiniert und kann in Einzelfällen in den Hals oder in den Arm ausstrahlen. Der Schmerzcharakter wird von den Patienten als brennend und bohrend beschrieben sowie als extrem intensiv bis unerträglich geschildert. Im Gegensatz zur Migräne treten beim Clusterkopfschmerz keine Aurasymptome auf. Stattdessen setzen die Schmerzattacken bei dieser Kopfschmerzform unvermittelt ein; häufig werden die Patienten wegen unerträglicher Schmerzen in der Nacht aus dem Schlaf herausgerissen.

Wie bereits zuvor erwähnt, tritt der Kopf- und Gesichtsschmerz immer streng einseitig auf, allerdings können die Beschwerden in seltenen Fällen jedoch von einer Clusterperiode zur nächsten die Seite wechseln [12, 17]. Die einzelnen Attacken dauern zwischen 15 min und 3 h und treten mit einer Frequenz von 1-8 pro 24 h auf.

Typische Beleitsymptome sind ein ipsilaterales Horner-Syndrom mit Miosis und Ptosis, konjunktivaler Injektion, Lakrimation, Rhinorrhö und Nasenkongestion sowie ein periorbitales Ödem. Die vegetativen Begleiterscheinungen Übelkeit, Erbrechen, Licht- und Lärmempfindlichkeit, die für die Migräne typisch sind, treten nur selten im Zusammenhang mit Clusterkopfschmerzen auf.

Typisch für den Clusterkopfschmerz ist das Verhalten des Patienten während der Attacke. Im Gegensatz zur Migräne suchen die Patienten nicht Ruhe, sondern gehen hektisch umher („pacing around") oder schaukeln mit dem Oberkörper hin und her („rocking").

Die Clusterkopfschmerzattacken treten häufig immer wieder zur selben Tages- oder Nachtzeit auf. Typische Triggerfaktoren sind körperliche Anstrengung und Alkohol [12]. Nitroglycerin [1] und vasodilatatorisch wirkende Kalziumantagonisten können ebenfalls einzelne Attacken provozieren.

22.3 Epidemiologie des Clusterkopfschmerzes

Nach den Empfehlungen des Klassifikationskomitees der Internationalen Kopfschmerzgesellschaft [6] unterscheidet man den episodischen Clusterkopfschmerz vom chronischen Clusterkopfschmerz. Die Gesamtprävalenz des Clusterkopfschmerzes beträgt 0,04-0,9 % [16]. Männer sind im Verhältnis 5-8 : 1 überrepräsentiert.

Am episodischen Clusterkopfschmerz leiden 80 % der Patienten. Die meisten Cluster dieser Kopfschmerzform dauern etwa 1 Monat, seltener 2-3 Monate und treten gehäuft im Frühjahr und Herbst auf. Beim chronischen Clusterkopfschmerz, der primär auftreten kann, aber sich auch aus einem episodischen Clusterkopfschmerz entwickeln kann, treten die einzelnen Kopfschmerzattacken regelmäßig auf.

Der episodische Clusterkopfschmerz beginnt bei den meisten Patienten in der 3. Lebensdekade. Im Gegensatz zur Migräne ist die familiäre Belastung sehr viel geringer. Spontane Remissionen sollen beim episodischen Clusterkopfschmerz bei 15-40 %, beim chronischen Kopfschmerz bei 10-20 % der Patienten beobachtet werden [10]. Eine medikamentöse oder nichtmedikamentöse Prophylaxe beeinflußt offenbar nicht den Spontanverlauf der Erkrankung. Eine medikamentöse „Heilung" des Clusterkopfschmerzes ist daher bislang nicht möglich.

22.4 Pathophysiologie des Clusterkopfschmerzes

Während es für die Migräne in den letzten Jahren eine Reihe plausibler Ansätze zur Erklärung ihrer Pathogenese gab, liegt die Pathophysiologie des Clusterkopfschmerzes noch weitgehend im Dunkeln [2, 3, 5]. Für eine Mitbeteiligung interner Zeitgeber und des Hypothalamus sprechen das vermehrte Auftreten der Cluster im Frühjahr und Herbst und die typische zirkadiane Rhythmik der einzelnen Schmerzattacken. Serotoninrezeptoren vom $5-HT_1$-Typ in den Gefäßwänden der Duraarterien und der intrazerebralen Arterien spielen offenbar eine wichtige Rolle, da die parenterale Gabe von Ergotamin und Sumatriptan therapeutisch wirksam ist. Ergotamin ist ein unspezifischer und Sumatriptan ein spezifischer Agonist an diesem $5-HT_1$-ähnlichen-Rezeptor (vgl. Kap. 12 und 16). Für eine Störung des autonomen Nervensystems sprechen das Horner-Syndrom und der gesteigerte Parasympathikotonus auf der symptomatischen Seite.

22.5 Differentialdiagnose des Clusterkopfschmerzes

Die Diagnose des Clusterkopfschmerzes erfolgt rein klinisch aufgrund anamnestischer Angaben oder basierend auf der Beobachtung des Patienten während der Attacke. Es gibt kein apparatives Verfahren, das die Diagnose beweisen würde. Die Abgrenzung zur Migräne kann schwierig sein, da es auch bei der Migräne zu einem Horner-Syndrom und halbseitigen vegetativen Irritationen kommen kann. Manche Patienten haben sowohl Clusterkopfschmerz- als auch Migräneattacken. Bei anderen Patienten kann es im Laufe der Jahre zu einem Symptomwandel kommen.

Symptomatische Ursachen, die den Clusterkopfschmerz imitieren könnten, sind raumfordernde oder entzündliche Läsionen im Bereich der mittleren Schädelgrube oder im Bereich des Sinus cavernosus. Die meisten dieser Läsionen führen aber nicht zu dem typischen Attackenkopfschmerz, der innerhalb von Sekunden den Höhepunkt seiner Schmerzintensität erreicht. Differentialdiagnostisch sind beim Auftreten von Clusterkopfschmerzen paraselläre Hypophysentumoren, paraselläre Meningeome, Aneurysmen der A. carotis interna sowie Dissektionen der A. carotis interna zu erwägen. Auch das Tolosa-Hunt-Syndrom geht eher mit Dauerkopfschmerzen einher.

22.6 Therapie des Clusterkopfschmerzes

Die folgenden Angaben zur Therapie stützen sich auf die Empfehlungen der Deutschen Migräne- und Kopfschmerzgesellschaft zur Behandlung des Clusterkopfschmerzes [15].

Nach Diagnosestellung sollte der Patient darüber aufgeklärt werden, daß der Clusterkopfschmerz zwar extrem unangenehm ist, ihm in der Regel aber keine ernsthafte Erkrankung des Gehirns zugrunde liegt, und daß die Lebenserwartung nicht beeinträchtigt ist. Der Patient sollte auf potentielle Triggerfaktoren, wie z. B. Alkohol, aufmerksam gemacht werden.

Um dem behandelnden Arzt die Evaluierung eines Therapieerfolgs zu ermöglichen, sollte der Patient unbedingt ein Kopfschmerztagebuch führen, in dem die Häufigkeit, Dauer und Schwere der einzelnen Attacken und die eingenommenen Medikamente registriert werden. Die Behandlung des chronischen Clusterkopfschmerzes ist sehr schwierig und sollte daher durch einen Neurologen oder einen in der Therapie von Kopfschmerzen besonders erfahrenen Kollegen erfolgen.

Nachfolgend sollen die Behandlungsmöglichkeiten akuter Clusterkopfschmerzattacken erörtert werden, wobei zunächst auf die Verfahren eingegangen wird, die dem Patienten zur Selbstbehandlung zur Verfügung stehen (22.6.1). Anschließend werden dann die Maßnahmen vorgestellt, die darüber hinaus noch dem Arzt in seiner Sprechstunde zur Verfügung stehen (22.6.2).

22.6.1 Behandlung der akuten Clusterkopfschmerzattacke durch den Patienten

Sauerstoff

Die Inhalation von 7l 100 %-igem Sauerstoff pro min über eine Gesichtsmaske in sitzender Haltung über einen Zeitraum von 15 min stellt bei frühzeitiger Anwendung eine nebenwirkungsfreie und effiziente Behandlungsmöglichkeit dar. Die Erfolgsquote liegt zwischen 40 und 60 % [9, 11]. Es können auch O_2-Inhalationsgeräte zum häuslichen Gebrauch verordnet werden. Dies erscheint v. a. dann indiziert, wenn der Patient v. a. unter nachts auftretenden Clusterkopfschmerzattacken leidet. Auch tragbare Geräte für den Einsatz am Arbeitsplatz sind verfügbar und können verordnet werden.

Ergotamintartrat

Ergotamintartrat ist in der akuten Clusterkopfschmerzattacke nur dann effektiv, wenn rasch ein wirksamer Plasmaspiegel erreicht wird. Aus diesem Grund wird Ergotamin als Aerosolspray (Ergotamin-Medihaler) empfohlen. Sofort bei Attackenbeginn sollen 3 Aerosolstöße, die jeweils 0,45 mg Ergotamintartrat enthalten, in dreiminütigem Abstand voneinander appliziert werden. Treten die Clusterkopfschmerzattacken relativ pünktlich immer wieder zur selben Tages- und Nachtzeit auf, kann auch 1–2 h vor der zu erwartenden Attacke Ergotamintartrat in Form von Suppositorien (z. B. Celetil Supp.) zugeführt werden.

Häufige Nebenwirkungen bei der Gabe von Ergotamintartrat sind Übelkeit und Erbrechen. Bei regelmäßiger Anwendung kann es zu einem Ergotismus mit Angina-pectoris-ähnlichen Herzschmerzen, Bauchkrämpfen, Parästhesien im Bereich der Füße sowie einer Symptomatik ähnlich der der arteriellen Verschlußkrankheit im Bereich der Beine mit Muskelkrämpfen kommen (vgl. auch 9.9.6 „Nebenwirkungen"). Als Kontraindikationen für die Gabe von Ergotamintartrat gelten: Morbus Raynaud, arterielle Verschlußkrankheit der Beine, koronare Herzerkrankung, Leber- und Nierenfunktionsstörungen sowie ein ausgeprägter, schlecht therapierter Bluthochdruck.

Sumatriptan

Sumatriptan ist ein spezifischer Agonist für $5-HT_1$-ähnliche-Rezeptoren, einer Untergruppe innerhalb der Guppe der Serotoninrezeptoren. Die Substanz ist insbesondere in der subkutanen Applikationsform in einer Dosierung von 6 mg hochwirksam zur Kupierung akuter Clusterattacken [18]. Die Patienten können sich diesen Wirkstoff mit Hilfe eines Autoinjektors jederzeit selbst subkutan verabreichen.

Leidet der Patient aber unter chronischen Clusterkopfschmerzen, stellt sich das Problem, daß die Substanz evtl. sehr häufig angewandt wird. Ausreichende Erfahrungen, die eine solche – quasi chronische – Applikation absichern und zulassen würden, liegen bislang aber noch nicht vor.

Kontraindikationen gegen die Anwendung von Sumatriptan sind eine vorbestehende koronare Herzerkrankung, eine arterielle Verschlußkrankheit der Beine und das Vorliegen eines chronischen Ergotismus.

Lokalanästhesie der Fossa sphenopalatina

Die Lokalanästhesie der Fossa sphenopalatina wird üblicherweise mit 1 ml einer 4 %-igen Lidocainlösung (Xylocain) durchgeführt. Die nasale Instillation des Lokalanästhetikums kann vom Patienten selbst vorgenommen werden. Sie erfolgt bei maximal rekliniertem und 30 ° zur betroffenen Seite rotiertem Kopf [7].

22.6.2 Behandlung der akuten Clusterkopfschmerzattacke durch den Arzt

Gelegentlich wenden sich Clusterkopfschmerzpatienten mit bestehender akuter Symptomatik hilfesuchend an ihren Arzt. Selbstverständlich kann der Arzt auch in seiner Sprechstunde den Patienten Sauerstoff inhalieren lassen oder ihm selbst Sumatriptan subkutan verabreichen, mit oder ohne die Hilfe des zuvor erwähnten Autoinjektors. Über die unter 22.6.1 vorgestellten Verfahren hinaus stehen dem Arzt aber noch die nachfolgend beschriebenen medikamentösen Maßnahmen zur Kupierung akuter Attacken zur Verfügung.

Die akute Clusterkopfschmerzattacke kann durch die subkutane Injektion von 0,5 mg Ergotamintartrat (Gynergen) oder die intramuskuläre Injektion von 1 mg Dihydroergotamin (Dihydergot) behandelt werden. Alternativ können auch 0,5 mg Dihydroergotamin intravenös gegeben werden [13]. Durch diese Maßnahmen tritt in 50 % der Fälle innerhalb von 5 min ein prompter Therapieerfolg ein. Ein ergotamininduzierter Dauerkopfschmerz (vgl. Kap. 20) tritt bei Clusterkopfschmerzpatienten auch bei häufiger Anwendung der Mutterkornalkaloide sehr viel seltener auf als bei Migränepatienten.

22.7 Prophylaxe des Clusterkopfschmerzes

Die Durchführung einer medikamentösen Prophylaxe des Clusterkopfschmerzes ist indiziert, wenn die Dauer des Clusters 2 Wochen überschreitet und wenn mehr als 2 Attacken pro Tag auftreten. Dazu stehen die nachfolgend besprochenen Substanzen und Verfahren zur Verfügung.

Prednison

Zur Durchbrechung eines Cluster kann versuchsweise Prednison (Decortin) eingesetzt werden. Am besten wirksam ist Prednison beim chronischen Clusterkopfschmerz. Dazu werden initial 80 mg Prednison für 3 Tage gegeben. Ausgehend von dieser Tagesdosis muß die Medikation anschließend schrittweise ausgeschlichen werden, wobei es sich bewährt hat, die tägliche Prednisonmenge alle 3 Tage um 20 mg zu reduzieren. Die Erfolgsquoten einer solchen Behandlungsstrategie schwanken zwischen 40 und 70 % [8, 11].

Beim Unterschreiten einer bestimmten Schwellendosis (meist 20 mg Prednison/Tag), können erneute Clusterattacken auftreten. Mit Hilfe der Gabe von Kortison kann häufig auch der verzögerte Wirkungseintritt von Kalziumantagonisten und Methysergid überbrückt werden. Die Verordnung dieser beiden Substanzen zur Prophylaxe von Clusterkopfschmerzen wird in den anschließenden Absätzen erörtert.

Eine Dauerbehandlung mit Prednison ist wegen der Langzeitnebenwirkungen nicht vertretbar. Nebenwirkungen der Kortisonbehandlung sind Schlafstörungen, Stimmungsschwankungen mit submanischer Antriebslage, Flüssigkeitsretention und die Entwicklung von Ödemen. Kontraindikationen für eine Behandlung mit Kortison sind ein Diabetes mellitus Typ I sowie ein schlecht eingestellter Diabetes mellitus Typ II, akute eitrige oder virale Infektionen, Magen- oder Duodenalulzera, eine gleichzeitige Behandlung mit nichtsteroidalen Antirheumatika sowie eine schlecht eingestellte Hypertonie.

Verapamil

Verapamil (Isoptin) ist ein effektives Medikament zur Durchführung einer prophylaktischen Behandlung sowohl episodischer als auch chronischer Clusterkopfschmerzen [4]. Die übliche Tagesdosis beträgt 3- bis 4mal 80 mg Verapamil. Bei einzelnen Patienten kann es nach längerer Behandlung mit Verapamil zu einer Toleranzentwicklung gegenüber diesem Medikament kommen. Nach Einhaltung einer Therapiepause wird sich die Substanz aber in der Regel erneut als wirksam erweisen.

Typische Nebenwirkungen einer Behandlung mit Verapamil sind eine Blutdrucksenkung mit orthostatischer Dysregulation, Obstipation, Gewichtszunahme, das Auftreten von Schlafstörungen sowie vermehrte Müdigkeit. Als Gegenanzeigen für die Verordnung von Verapamil gelten die auch von anderen Kalziumantagonisten bekannten Kontraindikationen: eine unbehandelte Herzinsuffizienz, ein AV-Block 2. oder 3. Grades sowie ein Myokardinfarkt in den letzten 2 Monaten.

Methysergid

Auch Methysergid (Deseril retard) hat sich als effektives Medikament zur Durchführung einer prophylaktischen Behandlung von Clusterkopfschmerzen bewährt. Wegen der mit dieser Therapie verbundenen Komplikationsgefahren sollte Methysergid allerdings nur bei der episodischen Form von Clusterkopfschmerzen eingesetzt werden (s. unten). Nach einschleichendem Therapiebeginn beträgt die übliche Erhaltungsdosis 2mal 4 mg Methysergid/Tag.

Methysergid kann eine Vielzahl von Nebenwirkungen hervorrufen (vgl. 14.3). Dazu gehören Übelkeit, Erbrechen, Magenschmerzen, Muskelkrämpfe, Parästhesien an Händen und Füßen, Kältegefühl, Ödeme und – nach längerer Therapiedauer (>6 Monate) – retroperitoneale, endokardiale und pleuropulmonale Fibrosen. Zur Vorbeugung der zuletzt genannten Komplikationen sollte die Dauertherapie mit Methysergid einen Zeitraum von 3 (bis maximal 4) Monaten nicht überschreiten. Diese zeitliche Indikationsbeschränkung erklärt auch, warum Methysergid beim chronischen Clusterkopfschmerz nicht eingesetzt werden sollte.

Kontraindikationen einer Behandlung mit Methysergid sind eine Herzinsuffizienz, Leberfunktionsstörungen, eine arterielle Verschlußkrankheit der Beine und eine koronare Herzerkrankung.

Lithiumkarbonat

Lithium ist ein potentes Prophylaktikum beim Clusterkopfschmerz [3], wird aber wegen seiner z. T. ausgeprägten Nebenwirkungen nicht von allen Patienten toleriert. Um einen adäquaten therapeutischen Effekt zu erzielen, sollten die durchschnittlichen Lithiumplasmaspiegel bei 0,8 mmol/l liegen. Die zum Erreichen eines solchen Plasmaspiegels erforderlichen Tagesdosen liegen zwischen 660 und 1350 mg Lithium/Tag (Quilonum retard, Lithium Duriles). Zu

Beginn einer Therapie mit Lithium sollten die Serumspiegel zunächst wöchentlich, später dann monatlich kontrolliert werden. Werden gleichzeitig nichtsteroidale Antirheumatika rezeptiert beziehungsweise eingenommen, ist die verordnete Lithiumdosis umgehend zu adaptieren.

Vor Therapiebeginn müssen Schilddrüsenwerte, Elektrolyte und Nierenwerte kontrolliert und außerdem ein EKG abgeleitet werden. Lithiumkarbonat kann zu Schmerzen (insbesondere abdominell), Übelkeit und Erbrechen, Tremor, Ataxie, Durchfall, Schlaflosigkeit und Verwirrtheit führen. Durch regelmäßige Kontrolle der Schilddrüsenwerte muß die konsekutive Entwicklung einer Hypothyreose ausgeschlossen werden. In aller Regel kommt es unter einer Lithiumtherapie zu einem nephrogenen Diabetes insipidus mit Polyurie.

Kontraindikationen für die Verordnung von Lithiumkarbonat sind vorbestehende Herz- und Niereninsuffizienz, die gleichzeitige Gabe von Diuretika oder nichtsteroidalen Antirheumatika und chronischer Alkoholismus des Patienten.

Möglicherweise wirksame Prophylaktika

Der zur medikamentösen Migräneprophylaxe eingesetzte Serotoninantagonist Pizotifen (Sandomigran) (vgl. 8.7.3.2) soll in Einzelfällen auch zur Vorbeugung gegen Clusterkopfschmerzen wirksam sein. Einzelne Studien berichten auch positive Effekte von Lisurid (Cuvalit), Valproinsäure (Ergenyl) und Bupidin (nicht im Handel).

Unwirksame Verfahren

Als unwirksame Maßnahme zur Prophylaxe von Clusterkopfschmerzen hat sich die Verordnung opioider und nichtopioider Analgetika, Antikonvulsiva, β-Rezeptorenblocker, Flunarizin, Thymoleptika, Neuroleptika und die Dauergabe von Ergotamin oder Dihydroergotamin erwiesen. Auch verhaltenstherapeutische Maßnahmen sowie Biofeedback, Akupunktur und Psychotherapie sind ohne Wirkung auf die Clusterkopfschmerzen.

Wegen der Ausstrahlung der vom Patienten geklagten Schmerzen in den Oberkiefer werden leider häufig Zähne gezogen oder Kieferhöhlenoperationen vorgenommen, ohne daß sich hierdurch der Krankheitsverlauf positiv beeinflussen ließe. Die ebenfalls gelegentlich vorkommende Schmerzausstrahlung ins Genick führt häufig zu chiropraktischen Behandlungen oder veranlaßt den behandelnden Arzt zur Durchführung lokaler Injektionen. Auch diese Therapiemaßnahmen bringen nicht den erhofften Behandlungserfolg.

Operative Verfahren

Beim chronischen Clusterkopfschmerz kann nach jahrelangem Verlauf bei völlig therapieresistenten Fällen eine operative Maßnahme erwogen werden. Eingesetzt wird hier eine Kryo- oder Thermokoagulation des Ganglion Gasseri wie bei der Trigeminusneuralgie [14]. Langzeittherapieeffekte dieser Behandlungsmaßnahme sind bisher aber noch nicht untersucht worden.

Vorgehen beim episodischen Clusterkopfschmerz

Beim Auftreten episodischer Clusterkopfschmerzen beginnt man die prophylaktische Behandlung des Patienten üblicherweise mit Verapamil. Innerhalb einer Woche erhöht man die Verapamildosis schrittweise auf 3mal 80 mg/Tag. Während dieser Zeit werden die einzelnen Clusterkopfschmerzattacken mit Ergotamintartrat oder Sumatriptan behandelt (vgl. 22.6.1). Ist der therapeutische Effekt der eingeleiteten prophylaktischen Behandlung nach 10 Tagen nicht ausreichend und handelt es sich um die 1. oder 2. Clusterkopfschmerzepisode, wird Methysergid (s. oben) eingesetzt.

Bei relativ regelmäßig auftretenden episodischen Clusterperioden und Therapieresistenz gegenüber Verapamil wird zusätzlich Lithiumkarbonat in einer Dosis von 450 mg/Tag gegeben. Führt auch dies nicht zum Erfolg, wird eine Kortisonbehandlung über 2–3 Wochen durchgeführt (s. oben).

Vorgehen beim chronischen Clusterkopfschmerz

Beim chronischen Clusterkopfschmerz erfolgt die Primärprophylaxe mit Verapamil oder Lithiumkarbonat evtl. in Form einer Kombination beider Substanzen. Bei schlechtem therapeutischem Effekt kann versucht werden, den Cluster durch zusätzliche Kortisongabe zu durchbrechen.

Vorgehen bei therapieresistentem Clusterkopfschmerz

Leidet der Patient unter einem chronischem Clusterkopfschmerz, der auf die zuvor ausführlich dargestellten Behandlungsmaßnahmen nicht anspricht, können die Beschwerden auch mit einer Kombinationsbehandlung verschiedener Prophylaktika therapiert werden. Hier bietet sich insbesondere die Kombination von Verapamil und Lithiumkarbonat an.

Auch bei Clusterkopfschmerzen, die meist mit für die Patienten kaum erträglichen Beschwerden einhergehen, stehen heutzutage Therapiemöglichkeiten zur Verfügung, die das Leiden der Patienten effektiv lindern können. Unabdingbare Voraussetzung einer adäquaten wirkungsvollen Behandlung auch dieser Erkrankung ist aber – und auch in diesem Punkt zeigen sich die Ähnlichkeiten zur Migräne – eine exakte Diagnose.

Literatur

1. Bogucki a (1990) Studies on nitroglycerin and histamine provoked cluster headache attacks. Cephalalgia 10:71–75
2. Brandt T (1992) Clusterkopfschmerz und chronisch paroxysmale Hemikranie. In: Brandt T, Dichgans J, Diener HC (Hrsg) Therapie und Verlauf neurologischer Erkrankungen. Kohlhammer, Stuttgart, S. 23–36
3. Brandt T, Paulus W, Pöllmann W (1991) Clusterkopfschmerz und chronisch paroxysmale Hemicranie: aktuelle Therapie. Nervenarzt 62:329–339
4. Bussone G, Leone M, Peccaresi C, Micieli G, Granella F, Magri M, Manzoni GC, Nappi G (1990) Double blind comparison of lithium and verapamil in cluster headache prophylaxis. Headache 30:411–417
5. Hardebo JE (1991) On pain mechanisms in cluster headache. Headache 31:91–106
6. Headache Classification Committee of the International Headache Society (1988) Classification and diagnostic criteria for headache disorders, cranial neuralgias and facial pain. Cephalalgia 8 [Suppl 7]:1–93
7. Kittrelle JP, Grouse DS, Seybold ME (1985) Cluster headache. Local anesthetic abortive agents. Arch Neurol 42:496–498
8. Kudrow L (1978) Comparative results of prednisone, methysergide, and lithium therapy in cluster headache. In: Greene R (ed) Current concepts in migraine research. Raven Press, New York, pp 159–163
9. Kudrow L (1981) Response of cluster headache attacks to oxygen inhalation. Headache 21:1–4
10. Kudrow L (1982) Natural history of cluster headache. Part I: Outcome of drop-out patients. Headache 22:203–206
11. Kudrow L (1987) Cluster headache: diagnosis, management and treatment. In: Dalessio JD (ed) Wolff's headache and other headpain. Oxford University Press, New York, Oxford pp 112–130
12. Manzoni GC, Terzano MG, Bono G, Micieli G, Martucci N, Nappi G (1983) Cluster headache – clinical findings in 180 patients. Cephalalgia 3:21–30
13. Mather PJ, Silberstein SD, Schulman EA, Hopkins M (1991) The treatment of cluster headache with repetitive intravenous dihydroergotamine. Headache 31:525–532
14. Mathew NT, Hurt W (1988) Percutaneous radiofrequency trigeminal gangliorhizolysis in intractable chronic cluster headache. Headache 38:328–331
15. Pfaffenrath V, Diener HC, Soyka D, Grotemeyer KH (1992) Behandlung des Clusterkopfschmerzes. – Empfehlungen der Deutschen Migräne- und Kopfschmerzgesellschaft. Münch Med Wochenschr 134:154–158
16. Sjaastad O (1986) Cluster headache. In: Clifford Rose F (ed) Handbook of clinical neurology, vol 48/4: Headache. Elsevier, Amsterdam, pp 217–246
17. Sjaastad O (1988) Cluster headache: the possible significance of midline structures. Cephalalgia 8:229–236
18. Sumatriptan Cluster Headache Study Group (1991) Treatment of acute cluster headache with sumatriptan. N Engl J Med 325:322–326

Sachverzeichnis

Aberglauben 66, 72
Acebutolol 193
Acetylcholinrezeptor, muskarinisch 362, 363, 394
Acetylsalicylsäure (ASS) 94, 186, 199, 211, 212, 215–218, 224, 227, 229, 345, 408, 437, 440–442, 465, 466, 468, 489, 490, 492, 493
– Brauselösung 216
Adenylatzyklase 312–314, 316, 324
Aderlaß 3, 27, 28, 30, 31
Adrenalin 306, 322, 338
Agranulozytose 219
AH 25086 B 417–420
Akupressur 253, 260, 276–278, 295
Akupressurpunkte 276–278
Akupunktur 276–278, 295, 492, 496, 508
Akutbehandlung 240
Akuttherapie (s. Migränetherapie)
Alice-Syndrom 21
Alkohol 93, 94, 98, 99, 182, 200, 284, 328, 502, 504
Allodynie 106
α-Adrenozeptor 192, 198, 200, 220, 236, 275, 306, 313, 316, 362, 363, 370, 394, 395, 397, 398
α-Methyl-5-HT 320, 321, 355, 368, 369
Alprenolol 193
Amalgam 98
Amaurose (s. auch monokuläre Amaurose) 96
Amiodaron 451
p-Aminophenolderivate
 s. Paracetamol
 s. Phenacetin
Amitriptylin 186, 190–192, 199, 200, 203, 338, 361, 470

Amitriptylinoxid 190, 470
Amphetamin
 s. auch 4-Brom-2,5-dimethoxyamphetamin
 s. auch 4-Methyl-2,5-dimethoxyamphetamin
Analgetikaintoleranz 216
Analgetikanephropathie 467
Anamnesegespräch 209
Anästhesie, Lokalanästhesie 504
Angina pectoris 196, 223, 265, 409, 439, 449–451, 453, 505
Angiotensin 343, 345
Angst 111, 113, 171, 172, 219, 327, 368
Ankündigungssymptome 89, 90, 105, 106, 109, 211, 347
Anorexie 90
antiemetische Eigenschaften, 5-HT$_3$-Rezeptorantagonisten 326
Antihypnotika 200
Antikonvulsivum 200, 508
Antimetikum / Analgetikum, Kombination 212
antinoziceptive Hirnstammsysteme 210, 215, 216, 234, 273, 278
Antirheumatika, nichtsteroidale 186, 199, 218
Anxiolytikum 322, 327
Aphasie 1, 11, 94, 479
Apoplexie 1
Arbeitsausfall 139, 184, 210, 418, 423, 424, 434, 459
Area postrema 325, 327
Arm- und Fußerwärmungsbäder 235, 237, 238
arterielle Verschlußkrankheit 196, 197, 223, 505, 507

Arteriitis temporalis / Arteriitis cranialis 99, 101, 210
Arteriotomie 30, 31
Arthralgie 196
Arzneien / Artzneyen / Arzney / Arzeney 62, 63, 68, 70, 71
Arztkonsultation 213
aseptische Entzündung (s. neurogene Entzündung)
Aspisol (s. Lysinacetylsalicylat)
ASS (s. Acetylsalicylsäure)
Asthma bronchiale 194, 195, 216, 219, 446, 447, 494
Ataxie 94, 96, 111, 210, 479, 508
Atenolol 192
Attacken / Migräneattacken 253, 258, 268, 274, 278
– Attackengruppierung 270
– Auslösemechanismus / Entstehung 343, 347, 480
– Dauer 160, 161
– Gastrointestinaltrakt 339
– Häufigkeit 161, 162, 167, 168, 171, 184, 204, 226, 285, 359, 361, 493, 496
– Intervall zwischen einzelnen Migräneattacken 251
– Medikamentenresorption während der Migräneattacke 220
– medikamentöse Behandlung
– – (s. Migränetherapie)
– – (s. Migräneprophylaxe)
atypischer Gesichtsschmerz 121, 126, 130
Aufklärung 62, 71, 72
Aufmerksamkeitslenkung 290
Augenflimmern (s. visuelle Aurasymptome)
Augenmuskelparese 112
Augenrötung (s. konjunktivale Injektion)
Aura (s. Migräne mit Aura und Migräne ohne Aura)
Auslösefaktoren / -mechanismen / Triggerfaktoren 89, 90, 93–95, 97, 98, 182, 184, 202, 225, 235, 284, 285, 343, 347, 480, 481, 483, 488, 494
autochthone Nackenmuskulatur 256, 264
autogenes Training / Entspannungstraining 183, 211, 290, 291, 295, 484, 492
Autorezeptoren, somadendritische 312
Azidose 194

Bäder (s. Balneotherapie)
Bagatellerkrankungen 62, 76, 77, 85
Balneotherapie 235, 236, 240, 295
Barbiturat 181, 200, 224, 225, 465–467, 469, 471
Basalganglien 322
Basilarismigräne 96, 110, 156, 490
Basilaristhrombose 101
BC 105 (s. Pizotifen)
Behandlung
– (s. Migänetherapie)
– (s. Migräneprophylaxe)
Benzamidderivate
– (s. Cisaprid)
– (s. Metoclopramid)
– (s. Renzaprid)
– (s. Zacoprid)
Benzodiazepin 214, 223, 225, 313, 328, 473
– Benzodiazepinrezeptor 394
β-Adrenozeptor 94, 192, 193, 394, 395
β-Endorphin 356
– (s. auch Endorphine)
β-Rezeptorenblocker 94, 95, 186–189, 192, 193, 201, 203–205, 403, 487, 491, 492, 495, 508
Bezold-Jarisch-Reflex 326
Bickerstaff-Migräne (s. Basilarismigräne)
bilaterale Parese 111
Bindegewebsmassage 253, 262, 265, 267–269
Bindegewebszonen 265, 266, 268
Bing-Horton-Syndrom
(s. Clusterkopfschmerz)
Biofeedback 273, 495, 508
– EMG-Biofeedback 492, 495
– (s. auch Gefäßtraining)
biologische Uhr 347
Blut-Hirn-Schranke 93, 193, 270, 327, 394, 395, 398, 399, 402, 410
Blutung
– Intrazerebralblutung 99, 101
– Subarachnoidalblutung 92, 99–101, 210, 344
BOL 148
(Lysergsäurediäthylamid) 38, 39, 46, 322, 357, 369
Borderlinemigräne 141, 143, 150, 151
Bradykinin 338, 344, 366
Brauselösung, Acetylsalicylsäure 216
Brechreflex 305, 326, 327

– (s. auch Emesis)
BRL 43694 (Granisetron) 326, 386
4-Brom-2,5-dimethoxyamphetamin 321, 322, 355
Bromocriptin 200
4-Bromophenyl (s. auch 4-Brom-2,5-dimethoxyamphetamin) 355
Bronchialerkrankungen 194
Bruxismus 98
Bupidin 508
Buspiron 312

Calcitonin gene-related Peptid (s. CGRP)
cAMP 395
Capsaicin 341, 344, 345, 366
Carbamazepin 200
Carboxamidotryptamin / 5-Carboxamidotryptamin (5-CT) 310, 312, 320, 323, 324, 368, 369, 380
Carotisaneurysma 503
Carotisdissektion 101, 503
CCK (s. Cholezystokinin-Oktapeptid)
CCK-B-Rezeptoren 327
Cephalea 4
c-fos-Protein 344
CGRP (Calcitonin gene-related Peptid) 22, 89, 92, 93, 221, 315, 317–319, 327, 342, 343, 397, 398, 405
Chemorezeptortriggerzone 325–327
chiropraktische Behandlung / manuelle Therapie 295
Chirurgie, Kryochirurgie 29, 508
1-(m-Chloro)phenylpiperazin (s. m-CPP)
Cholecystokinin-Oktapeptid 326, 328, 342
chronisch paroxysmale Hemikranie 121, 126
Cimetidin 200
Cinanserin 322
Cisaprid 323
– prokinetische Wirkung 324
Cisplatin 326
Clomipramin 338
Clonidin 200, 451
Clusterkopfschmerz 18, 99, 100, 121, 126, 127, 359, 408, 448, 466, 501 ff.
– Differentialdiagnose 503
– Epidemiologie 502
– klinische Symptomatologie 501, 502
– Lebenserwartung 504
– Pathophysiologie 503

– Prophylaxe 506–509
– Therapie 504
Cocain 328, 356, 380
Codein 181, 225, 465–467, 471
Coffein / Kaffee 31, 32, 36, 94, 181, 221, 225, 391, 407, 436, 437, 440, 441, 465–467
"complete migraine" 6
computergestüzte Kopfschmerzanalyse 119 ff., 131, 209
Copingstrategien 481
Corpus amygdaloideum 325
CP-93,129 344
m-CPP (1-(m-Chloro)phenylpiperazin) 306, 323, 324, 368, 369, 371
5-CT (s. 5-Carboxamidotryptamin)
Cyclooxygenase 215, 218
Cyproheptadin 195, 197, 205, 215, 306, 321, 324, 354, 357–360, 362, 363, 367–369, 371

Dampfbäder 240, 241
Dampfdusche 240, 241
DAU 6285 325
Dauerkopfschmerz, medikamenteninduzierter 36, 126, 127, 181, 198, 199, 201, 211, 213, 224–228, 284, 429, 454, 455, 463ff., 506
Dauerschlaf / Dauerschlaftherapie 295
Delir 200, 471
Depression 98, 171, 172, 194, 195, 199, 200, 305, 313, 327, 338, 361, 367, 371
Desensibilisierung 325
Deutsche Migräne- und Kopfschmerzgesellschaft 209, 215, 233, 283, 295, 455, 458, 459, 463, 470, 472, 473, 504
Dexamethason (s. auch Kortikoide) 214, 489, 490
DHE 45 (s. Dihydroergotamin)
Diabetes
– insipidus 508
– mellitus 185, 194, 506
diadynamische Ströme 244, 245
Diagnose 3, 17, 61, 84, 85, 97–101, 209, 210, 485, 496
– Differentialdiagnose 97–101, 209
– historische 3, 17
– kindliche Kopfschmerzen 485, 489
– Kriterien bei Migräne mit Aura 108
– Kriterien bei Migräne ohne Aura 108

Diarrhö 94, 106, 362, 459, 508
Diät 28, 32, 492, 494
– oligoantigene 494
Diathese
– Diathese-Streß-Modell 172
– hämorrhagische 216
Diazepam (s. Benzodiazepin)
Differentialtypologie 114, 115
dihydrierte Ergotalkaloide (s. Dihydroergotamin)
Dihydroergotamin / DHE 45 36, 37, 45, 98, 186, 197, 198, 213, 220, 221, 223, 224, 229, 287, 307, 319, 324, 345, 362, 368–370, 394, 398, 465, 466, 468, 469, 473, 489–492, 506
Diltiazem 194
Dimethoxyjodophenylaminopropan (DOJ) 355
3-2-(Dimethylamino)ethyl-N-methyl-1-H-indol-5-methansulfonamid (s. Sumatriptan)
"discharging lesion" 11
Diuretika 200, 214
DMKG (s. Deutsche Migräne- und Kopfschmerzgesellschaft)
DOB 321, 322, 355
– (s. auch 4-Brom-2,5-dimethoxyamphetamin)
– (s. auch 4-Bromophenyl)
DOJ (Dimethoxyjodophenylaminopropan) 355
Dokumentation
– Kopfschmerzkalender / Kopfschmerztagebuch (s. dort)
– Migränekalender / Kopfschmerztagebuch (s. dort)
Dolfenaminsäure 199, 212, 218
Dolor capitis 64
DOM 355
– (s. auch 4-Methylphenyl)
– (s. auch 4-Methyl-2,5-dimethoxyamphetamin)
Domperidon 211, 212, 219, 220, 229, 442, 468, 470, 489, 490
Dopaminrezeptor 195, 196, 198, 219, 220, 326, 360, 362, 363, 370, 382, 394, 442
Doppeltsehen 111
Dopplersonographie, transkranielle (TCD) 92, 344–346
Dosieraerosol 222

Doxepin 190, 191, 338
D-Rezeptor 46, 354, 380
Drogenabhängigkeit 326
Druckmassage 259
Dynorphin B 93
Dysarthrie 96, 111
Dysästhesie 90
Dyskinesien 195, 219
Dysphagie 96
Dysphasie 109, 110

EDRF (Endothelium-derived Relaxing Faktor) 355, 365, 368, 372
EEG 114, 485
– topographisches EEG-Mapping 485
Eicosanoide (s. auch Thromboxan A_2) 366
einfache Migräne (s. Migräne ohne Aura)
Eiskrem / Speiseeiskopfschmerz 100
Eispackungen / Eisbehandlung 240, 256
Ekzem 494
Elektroanalgesie 244
Elektrotherapie 243–250, 275, 295
– diadynamische Ströme 245, 246
– konstante Galvanisation 244
– Kurzwellentherapie 295
– mittelfrequente Wechselströme 247–250
– transkutane elektrische Nervenstimulation (s. dort)
– Ultrakurzwellentherapie 295
Emesis (s. auch Brechreflex) 4, 93, 94, 96, 100, 106, 108, 113, 123, 128, 139, 154, 184, 198, 212, 214, 222, 223, 227, 228, 304,318, 327, 328, 347, 361, 381,386, 398, 408, 410, 418, 419, 425–427, 429, 436, 439, 459, 464, 470, 471, 484,489, 490, 496, 502, 504, 507, 508
emetogene Wirkung, 5-HT$_3$-Rezeptorantagonisten 325
EMG-Biofeedback (s. auch Biofeedback) 492, 495
Endorphine 278, 356
– β-Endorphin 356
Endothelium-derived Relaxing Faktor (s. EDRF)
Enkephalin 216
Enteramin 38
enterisches Nervensystem 304
enterochromaffine Mukosazellen 305

Entspannungstechniken 183, 211, 226, 290, 291, 295
- autogenes Training (s. auch dort)
- Joga (s. auch dort)
- progressive Muskelrelaxation (s. auch dort)
Entzündung
- neurogene (s. dort)
- perivaskuläre (s. neurogene Entzündung)
- sterile (s. neurogene Entzündung)
- vaskuläre (s. neurogene Entzündung)
Entzündungsherd 98
Entzündungsmediatoren 215, 240, 241
Entzündungsreaktion, sterile (s. auch neurogene Entzündung) 270
Enzephalitis 99, 101
Epilepsie 1, 92, 185, 200, 219, 362, 471, 494
erbliche Disposition (s. Heridität, Migräne)
Erblindung (s. Amaurose)
Erbrechen / Übelkeit (s. Emesis)
Ergonovin 196
Ergotalkaloide
- (s. Dihydroergotamin)
- (s. Ergotamin)
Ergotamin (Mutterkorn) 32, 34–37, 44, 92, 94, 117, 181, 198, 212–214, 220–225, 227–229, 287, 307, 319, 324, 344–346, 362, 368–370, 391, 394, 396, 398–400, 403, 407, 409, 410, 428, 436, 437, 440, 441, 447–450, 453–455, 458, 464–471, 473, 489, 490, 503–506, 508, 509
Ergotaminmißbrauch (s. medikamenteninduzierter Dauerkopfschmerz)
Ergotamintartrat (s. Ergotamin)
ergotamininduzierte Dauerkopfschmerzen (s. medikamenteninduzierter Dauerkopfschmerz)
Ergotismus 33, 198, 223, 225, 468
Ergotoxin 34
Erkrankungsbeginn 156, 164–167, 477
Erkrankungsdauer 162–164
Erwärmungsbäder für Arme und Füße 235, 237, 238
Erythroprosopalgie (s. auch Clusterkopfschmerz) 18
Exsikkose 471

Extensionsbehandlung der HWS 253, 257, 264

familiäre hemiplegische Migräne 96, 110, 111, 170
Fangopackung 240, 295
Fehler und Probleme bei der medikamentösen Kupierung akuter Migräneattacken 225
"Feierabendmigräne" 284
Fenfluramin 305, 340
Fieber 99–101, 210
Fin de siècle 2
Flimmerskotome (s. auch visuelle Aurasymptome) 8, 19
Flunarizin 94, 186–188, 195, 196, 201, 203, 403, 491–493, 508
Fluoxetin 303, 306
Föhn 98
Fokus (s. Entzündungsherd)
"fortifications" (s. Fortikationsspektren)
Fortifikationsspektren 9, 90, 105, 106, 110
Fragebogen 142–150, 153, 159, 167
Frauenleiden 3
Frischzellentherapie 295
Fuß- und Armerwärmungsbäder 235, 237, 238

GABA-Rezeptor 394
Gähnen 90, 106, 109, 211, 347
Galvanisation 244
- konstante 244
- stabile 244
galvanischer Strom 251
Ganglion trigeminale (Gasseri) 92, 95, 221, 319, 341–343, 508
Gate-control-Theorie 234, 246, 248
Gedächtnisverlust 210
Gefäßtraining (s. auch Biofeedback) 238, 239, 285, 287–289, 492
- Ablaufschema 288
Gegenstimulationsverfahren 260
Gelenkschmerzen 210
Gepiron 312
Gerinnungsfaktoren (s. auch Thrombin) 306
Geruchssinn 4
Geruchsüberempfindlichkeit (Hyperosmie) 94, 106

Geschlechtsverhältnis 3, 15, 137, 151, 154–156, 166–168, 479–480, 483
Gesichtserscheinungen, subjektive 9
Gesichtsfeldausfall (Skotom) 8, 90, 93, 94, 96, 110, 112
Gesichtskrämpfe 4
Gesichtsschmerz, atypischer 121, 126, 130
Gesprächsführung 114
Gestagene 200
gewöhnliche Migräne (s. Migräne ohne Aura)
Gewürze 182
Glaukom 200
Glukose-6-Phosphat-Dehydrogenase 216, 217, 219
Glutathion 217
Glycinrezeptor 394
G-Protein-gekoppelte Rezeptoren 302, 307, 309, 310, 312, 313, 315, 324
GR 38032F (Ondansetron) 346, 381
GR 43175 (s. Sumatriptan)
Granisetron (BRL 43694) 324, 386
Granulozytopenie 219
Guanosin-5-diphosphat 309
Guanosin-5-triphosphat 309
gutartiger paroxysmaler Schwindel 97, 110, 113
Gymnastik 183

Halluzination 196
Halskrawatte 295
Halswirbelsäule 116
hämorrhagische Diathese 216
Handerwärmungstraining 238
Hauptweh / Hauptwehe 66–70
Hausmittel 76, 80, 81, 84, 85
Hautrezeptoren 239
Head-Zone 265, 266
Heilglauben 61
Heilhandlungen 74, 75
Heilmittel 61, 67, 68, 70, 74
Heilpflanzen 61
Heilpraktiken 66, 70
Heilpraktiker 85
Heilverfahren 61
Heilwirkungen 62
Hemianopsie 9, 94, 100
Hemikranie / Hemicrania 4, 66, 70
– chronisch paroxysmale 121, 126
– horologica 6

Hemiparese 109, 111
Hemiplegie 113
hemiplegische familiäre Migräne 96, 110, 111, 170
Heridität, Migräne 93, 97, 157, 167–170, 283, 483
Herpes zoster 99
Herzerkrankung, koronare 196–198, 223, 278, 409, 439, 442, 447–453, 458, 505, 507
Herzrhythmusstörungen 194, 243, 278, 447, 451, 452, 507
Heterocrania 4
5-HIAA (s. 5- Hydroxyindolessigsäure)
5-HIES (s. 5- Hydroxyindolessigsäure)
Hippokampus 323
Hirnnerv, V. Hirnnerv
 (s. N. trigeminus)
Hirnstamm 106, 215
Hirnstammsysteme, antinoziceptive 210, 215, 216, 234, 273, 278
Hirntumor 97, 99, 101
– (s. auch Hypophysentumor)
– (s. auch Meningeom)
Histamin 215, 258
Histaminkopfschmerz
 (s. Clusterkopfschmerz)
Histaminrezeptor 195–197, 362, 363
historische Diagnose 3, 17
Höhen- / Luftdruckabhängigkeit 98, 155, 235
homonyme Sehstörung 109
Hörminderung (Hypakusis) 111
Hormon, luteinisierendes 356
Hormonspiegeländerung 93, 95, 98, 312, 347
Horner-Syndrom 502, 503
5-HT (5-Hydroxytryptamin s. auch Serotonin)
– intravasale 5-HT-Freisetzung 340
– intravenöse Infusion 340, 343
– "low-5-HT-syndrome" 340, 348
– Rezeptorsubtypen
 (s. 5-HT-Rezeptoren)
– Thrombozyten-5-HT (s. dort)
– zerebrale Durchblutung 344
5-HT-Freisetzung, Feinregulation 321
5-HT-Plasmakonzentration 340
– Schmerzentstehung 341
5-HT-Releasing-Faktor 42, 43, 340
5-HT-Reuptake-Hemmstoffe 338, 429

5-HT-Rezeptoren 37 ff., 196, 299 ff., 310 ff., 317, 321, 325, 327, 338, 339, 346, 347
- G-Protein-gekoppelte Rezeptoren 302, 307, 310, 312, 313, 315, 324
- Heterogenität 46, 47, 301
- 5-HT$_1$-Rezeptoren 46, 196, 308, 312, 338
- 5-HT$_{1A}$-Rezeptor 46, 339
- 5-HT$_{1B}$-Rezeptoren 46, 313, 316, 339, 344
- 5-HT$_{1C}$-Rezeptoren 47, 339
- 5-HT$_{1D}$-Agonisten 337, 339
- 5-HT$_{1D}$-Rezeptoren 47, 313, 316, 317, 344
- 5-HT$_{1D\alpha}$-Rezeptor 313
- 5-HT$_{1D}$ β-Rezeptor 313
- 5-HT$_{1E}$-Rezeptoren 47, 302, 308
- 5-HT$_{1F}$-Rezeptoren 302, 308
- 5-HT$_2$-Rezeptorantagonisten 348, 353 ff.
- 5-HT$_2$-Rezeptoren 46, 196, 339
- 5-HT$_2$-Rezeptorfamilie 320
- 5-HT$_{2A}$-Rezeptoren 320
- 5-HT$_{2C}$-Rezeptoren 321
- 5-HT$_3$-Rezeptoren 46, 324, 339
- 5-HT$_3$-Rezeptorantagonisten 325, 379 ff.
- 5-HT$_4$-Rezeptoren 47, 302, 308–310, 323, 339
- 5-HT$_5$-Rezeptoren 302, 308–310
- 5-HT$_6$-Rezeptoren 302, 308–310
- 5-HT$_7$-Rezeptoren 302, 308–310
- Klassifizierungsmethoden 302
- Klassifizierungsschema 302, 303
- Nomenklatur 302
- Rezeptorklassen 196, 299, 308
- - postsynaptischer 5-HT-Rezeptor 315, 316
- - präsynaptischer 5-HT-Autorezeptor 315
- Speziesvariante 313
- Varikositäten 303
5-HT-Transporter 303, 305
Humoralpathologie / Humoralphysiologie 5, 27, 64, 66
Hunger 90, 93, 98, 105, 106, 109, 182, 347
Hustenkopfschmerz 121, 126
Hydrolase 306

Hydrotherapie (s. auch Kneipp-Anwendungen) 183, 235, 240
5-Hydroxytryptamine (5-HT —s. Serotonin)
5-Hydroxyindolessigsäure (5-HIAA und 5-HIES) 41, 215, 305, 337, 339, 343, 367
- Ausscheidung im Urin 339
8-Hydroxy-2-(di-n-propylamino)-tetralin (8–OH-DPAT) 46, 310, 312–314, 320, 380
Hydrozephalus 99, 101
Hypakusis (Hörminderung) 111
Hypästhesie 90, 94, 110
Hyperalgesie 106, 367
Hyperosmie (Geruchsüberempfindlichkeit) 94, 106
Hypertonus 99, 100, 196, 198, 223, 242, 243, 362, 410, 439, 440, 442, 450, 451, 458, 505, 506
Hyperventilation 111
Hypnosetherapie 495
hypoglykämische Zustände 182
Hypoperfusion 91
Hypophysentumor 503
hypothalamische Irritation 211
Hypothalamus 215, 324
Hypotonie 93, 98, 194, 198, 200, 488
Hypoxie 155

Ibuprofen 212, 218, 489
ICS 205-930 (Tropisetron) 326, 381, 384–386
Idazoxan 320
Ideogramm 19
idiopathische Karotidynie 120
IHS (s. International Headache Society)
Imipramin 190, 191, 303, 306, 338
Indometacin 99, 200, 345
Infrarotbestrahlung 240, 241
Interferenzstrombehandlung (s. auch Elektrotherapie mit mittelfrequentemn Wechselströmen) 248, 250
International Headache Society (IHS) 96, 105–107, 109, 110, 113, 115, 117, 119–125, 127–129, 137, 138, 140, 142, 145–151, 153–155, 166, 209, 224, 258, 358, 359, 361, 463, 478, 485, 501
Intervall zwischen einzelnen Migräneattacken 251

Intervallbehandlung (s. Prophylaxe, Migräne)
Interview 138, 142–145, 147, 148, 152
Intrazerebralblutung 99, 101
Inzidenz, Definition 141
Ionenkanäle, ligandgesteuerte 302, 308, 310, 311, 324
Ipsapiron 310, 312–314
– antidepressive Eigenschaften 312
– anxiolytische Eigenschaften 312
ischämischer Insult 99, 100

Jahresprävalenz 144–149, 153, 155, 159, 477
Joga 183, 211
Joggen 285

Kachexie 196
Kaffee / Coffein 31, 32, 36, 94, 181, 221, 225, 391, 407, 436, 437, 440, 441, 465–467
Kältetherapie 240–243, 256
Kaltgas 241
Kaltluft 240
Kalziumantagonist / Kalziumkanalblocker 98, 99, 188, 195, 205, 403, 463, 491, 492, 502, 506, 507
Karotidynie, idiopathische 120
Karzinoidsyndrom 340
Käse 94, 98, 182, 284, 494
Kategorienmodell 140, 141
Kauterisierung (s. auch Thermokoagulation) 28, 29
Kernspintomographie 485
Ketanserin 310, 320, 321, 356, 357, 360, 361, 367–369, 372, 380
Kiefergelenkarthropathie 98
Kieler Kopfschmerzfragebogen 115
Kinder, Migräne bei Kindern 96, 477 ff.
– Akuttherapie 481, 485, 486, 488–490, 495, 496
– Auslöser 480, 481, 483, 488
– Diagnostik 485, 489
– Epidemiologie 156–167, 477–484, 486
– Erstmanifestationen 477
– Kinderkopfschmerz-/ migräne-Tagebuch (s. Kopfschmerztagebuch für Kinder)
– Klassifikation der Kopfschmerzformen 478, 485
– Leidensdruck 481

– Migränetherapeutika 489
– periodische Syndrome in der Kindheit 113
– soziales Umfeld 482
klassische Migräne (s. Migräne mit Aura)
Klassifikation
– Kopfschmerzen 120, 121, 131
– – bei Kindern 478, 485
– Migräne 105 ff.
– – IHS-Klassifikation 106, 120, 258
– – Migränetypen 106
Kleinhirn 106
Klima- und Wettereinflüsse 235
Klimakur 235
Kneipp-Anwendungen (s. auch Hydrotherapie) 235–237, 240, 241
Kneipp-Kur 241
Kokain (s. Cocain)
Koffein (s. Coffein)
Kognitionen, schmerzrelevante, Veränderungen 290
kognitiv-verhaltensorientierte Therapieverfahren (s. auch Verhaltenstherapie) 290, 292–294, 492
Kollagen 306
Kollagenose 362
Kombinationskopfschmerz 189, 233, 234, 239, 244, 246, 251, 253, 257, 262, 266, 268, 275, 266, 278, 295, 483
Kombinationsmassage (s. Massage)
konjunktivale Injektion / Augenrötung 100, 502
Konkordanztherapie (s. auch kognitiv-verhaltensorientierte Therapieverfahren) 293, 294, 495
Konservierungsstoffe 494
Konstitution 8
Konsultationsverhalten 137, 160
Kontinuumintensitätshypothese 140, 141, 152
Kontrazeptivum (hormonell) 96, 98, 183, 189
Konzentrationsverlust 210
Kopfschmerzen
– durch äußere Kälteexposition 121, 126
– durch äußeren Druck 121, 126
– Behandlung in der Antike 62
– Clusterkopfschmerz (s. dort)
– Dauerkopfschmerzen (s. medikamenteninduzierte Dauerkopfschmerzen)

- durch Einnahme eines Kältestimulans 121, 126
- Hustenkopfschmerz 121, 126
- Jahresprävalenz 135, 136
- Kieler Kopfschmerzfragebogen 115
- Klassifikation (s. auch dort) 120, 121, 131
- durch körperliche Anstrengung 121, 126
- Kombinationskopfschmerz 189, 233, 234, 239, 244, 246, 251, 253, 257, 262, 266, 268, 275, 78, 295, 483
- Kopfschmerzphase einer Migräneattacke 92
- Lebenszeitprävalenz 136
- Migräneäquivalente (Migräneaura ohne Kopfschmerz) 90, 96, 97, 110, 112, 115
- Monatsprävalenz 135
- myogener (s. Kopfschmerz vom Spannungstyp)
- nichtklassifizierbarer 121, 126, 130
- Ordnungssystem für Kopfschmerzen 105
- phänomenologische Kopfschmerzanalyse 122
- postpunktioneller 99
- posttraumatisch 99, 464, 473
- Prophylaxe (s. auch dort) 190, 214
- Rezepte gegen Kopfschmerzen 86
- bei sexueller Aktivität 121, 126
- vom Spannungstyp 99, 100, 121, 126, 127, 129, 130, 139, 144, 154, 155, 186, 189, 190, 192, 199, 201, 203, 225, 233, 241, 244, 246, 251, 254, 256, 257, 260, 264, 278, 295, 361, 464, 466, 468, 470, 473, 478, 479, 483, 487, 495
- – bei Kindern 478
- Speiseeiskopfschmerz 100
- Trigeminusneuralgie 100, 121, 126, 501, 509
- vom Typ des erhöhten intrakraniellen Drucks 121, 126
- vom Typ des Liquorunterdrucksyndroms 121, 126
- vom Typ der lokalen Läsion 121, 126
- vom vasodilatorischen Typ 121, 126, 130
- volksmedizinische Vorstellungen 66, 67, 70–72, 76
- zervikogener 121, 126, 225, 257, 258, 264

Kopfschmerzfrequenz 487
Kopfschmerzgesellschaft, Internationale (s. International Headache Society)
Kopfschmerzkalender / Kopfschmerztagebuch 110, 112, 115, 116, 118, 124, 184, 188, 202, 205, 226, 284–286, 465, 468, 469, 472, 504
Kopfwehpatron (Kopfwehheiliger) 75
Kopfzonen 265
koronare
- Herzerkrankung 196–198, 223, 278, 409, 439, 442, 447–453, 458, 505, 507
- Vasospasmen (Prinzmetal-Angina) 223, 448, 449, 452, 453, 458
Kortex 11, 106, 215
Kortikoide
- Dexamethason (s. dort)
- Kortikosteron (s. dort)
- Kortison (s. dort)
Kortikosteron 356
Kortison 463, 506, 509
Krämpfe, Gesichtskrämpfe 4
Kräuterbücher 66
Kryochirurgie 29, 508
Kryogelpackung 241
Kryotherapie (s. Kältetherapie)
Kupierung einer Migräneattacke (s. Migränetherapie)
Kurzwellenbehandlung (s. Elektrotherapie)

Laiensystem 62
Lakrimation 100, 502
Längsschnittprognose 157, 163, 485, 486
Langzeitperspektive (s. Längsschnittprognose)
Lärmüberempfindlichkeit (Phonophobie) 90, 94, 100, 106–108, 123, 128, 139, 211, 284, 418, 419, 464, 502
Lebensführung 284
Lebensmittelfarbstoffe 494
Lebenszeitprävalenz 146–148, 152, 155, 158, 159, 477, 479, 480
leichte Migräneattacken, medikamentöse Behandlung 212
Leidensdruck 479, 481
Levomepromazin 214
Lichtüberempfindlichkeit 90, 94, 100, 106–108, 123, 128, 139, 211, 418, 419, 425–427, 429, 433,

434, 464, 484, 502
- Phonophobie (s. dort)
- Photophobie (s. dort)
ligandgesteuerter Ionenkanal 302, 308, 310, 324
limbische Strukturen 322
Lisurid 94, 95, 186, 195–197, 205, 357, 358, 360, 369, 370, 508
Lithium 95, 200, 429, 507–509
Locus coeruleus 348
Lokalanästhesie 504
LSD 25 (s. Lysergsäurediäthylamid)
L-Tryptophan 200
Luftdruck- / Höhenabhängigkeit 98, 155, 235
luteinisierendes Hormon 356
Luxusperfusion 91
LY 53857 356–358, 360, 369, 370, 372
Lymphdrainage, manuelle 253, 260, 269–275
Lymphgefäße 270
Lysergid (s. Lysergsäurediäthylamid)
Lysergsäurebutanolamid (s. Methysergid)
Lysergsäurediäthylamid (Lysergid / LSD 25) 38, 39, 46, 321, 357, 369
Lysinacetylsalicylat (Aspisol) 213, 214, 229, 468, 471, 489, 490

Mackenzie-Zonen 256, 266
Magenstase 212, 227
Magnesium 200
Magnetstromtherapie 295
Manie 4
manuelle Lymphdrainage (s. Massage)
manuelle Therapie / chiropraktische Behandlung 253–278, 295
- Akupunktur (s. dort)
- Massage (s. dort)
MAO-Hemmstoffe 200, 219, 429
Massagen 183, 253, 295
- Bindegewebsmassage 253, 262, 265, 267–269
- Druckmassage 259
- Extensionsbehandlung der HWS 253, 257, 264
- klassische 253, 254, 257, 262, 269, 277, 295
- Kombinationsmassage nach Schoberth 253, 256
- Periostmassage 253, 259–261

- Schlüsselzonenmassage nach Marnitz 253, 261–265, 267–269, 275
- Tiefenmassage 262
- Traktionsmassage der HWS 253, 257–259, 262, 264, 275
MCA-(media cerebral artery)-Training (s. auch Gefäßtraining) 289
m-CPP (s. 1-m-Chlorophenylpiperazin)
m-Chlorphenylbiguanid (s. auch Phenylbiguanid) 326
MDL 72222 310, 326, 381, 383–386
Mechanorezeptoren 270
Medikamente 80, 82, 84, 85
- Beipackzettel 185
- Dosieraerosol 222
- Dosisanpassung 203
- Einnahmezeitpunkt 203
- Kombinationspräparat 224
- Langzeitapplikation 228
- Migränetherapeutika, Kinder 489
- Narkoanalgetika 224
- Spätfolgen des chronischen Schmerzmittelmißbrauchs 467
- Suppositorien 222
Medikamentenabhängigkeit, Sumatriptan 454, 455
Medikamentenentzug 199, 214, 224, 328, 429, 467–474
- ambulanter 469
- Anschlußbehandlung 472
- Prognose 473
- stationärer 470
medikamenteninduzierter Dauerkopfschmerz 36, 126, 127, 181, 198, 199, 201, 211, 213, 224–228, 284, 328, 429, 454, 455, 463 ff., 506
- akuter 463
- Behandlung 468
- Charakteristik 464
- chronischer 463
- Epidemiologie 464
- Pathophysiologie 466
medikamentöse Behandlung von Migräneattacken (s. Migränetherapie, medikamentös)
Medikamentenresorption während der Migräneattacke 220, 442
medizinische Bäder 235, 239, 295
Melancholie (s. auch Depression) 4
MELAS 170
Meningeom 503

Meningismus 100, 101
Meningitis 99–101
Menstruation / menstruelle Migräne 15, 93, 94, 98, 188, 459
Mesulergin 322, 357, 369, 371, 372
Metamizol 217–219, 489 490
Metenkepahlin 215
Metergolin 215, 357, 360, 369, 370, 372, 396
Methiothepin (Metiteptin) 312, 354, 355, 357, 369, 371, 380
5-Methoxytryptamin 320, 323, 380
S(+)α-Methyl-5-HT (s. α-Methyl-5-HT)
2-Methyl-5-HT 323, 380
4-Methyl-2,5-dimethoxyamphetamin (DOM) 355
4-Methylphenyl (DOM) 355
Methylergometrin 369, 371
Methysergid (Lysergsäurebutanolamid) 38, 39, 40, 94, 95, 186, 192, 195, 196, 198, 204, 205, 306, 321, 324, 353, 355–361, 363, 367, 369, 371, 372, 391, 448, 449, 506–509
Metiteptin (Methiothepin) 312, 354, 355, 357, 369, 371, 380
Metoclopramid 212–214, 219, 220, 227, 229, 323, 326,380, 382, 408, 437, 440,–442, 468, 470, 471
Metoprolol 186–188, 192, 193, 196, 203, 296, 487, 488, 491, 492
Meulengracht-Gilbert-Syndrom 217
Mianserin 357, 358, 360, 362, 367, 369, 371, 372
Migräne
- Ankündigungssymptome 89, 90, 105, 106, 109, 211, 347
- Attacken (s. dort)
- mit Aura 11, 90–92, 94, 96, 100, 107–110, 121, 138, 156, 161, 213, 221, 318, 344, 367, 385, 422–425, 429, 435, 436, 439, 479, 493
- – Diagnosekriterien 108
- – bei Kindern 479
- – Migräne mit akutem Aurabeginn 110, 112, 115
- – Migräne mit prolongierter Aura 96, 110, 111, 115, 182, 184
- – Migräne mit typischer Aura 109, 110, 115, 154
- – Migräneaura ohne Kopfschmerz 90, 96, 97, 110, 112, 115
- ohne Aura 90, 92, 94, 107–110, 115, 121, 123, 129, 130, 138, 154, 156, 161, 188, 345, 367, 385, 422–425, 436, 479, 493
- – Diagnosekriterien 108
- – bei Kindern 479
- Basilarismigräne 96, 110, 156, 490
- Behandlung in der Antike 62
- Bickerstaff-Migräne (s. Basilarismigräne)
- Borderlinemigräne 141, 143, 150, 151
- "complete migraine" 6
- Diagnostik (s. Diagnose)
- Differentialdiagnosen (s. Diagnose)
- Differentialtypologie 114, 115
- Erkrankungsbeginn 156, 164–167, 477
- Erkrankungsdauer 162–164
- familiäre hemiplegische Migräne 96, 110, 111, 170
- "Feierabendmigräne" 284
- Geschlechtsverhältnis 3, 15, 137, 151, 154–156, 166–168, 479–481, 483
- Hauptformen 107
- hemiplegische familiäre Migräne 96, 110, 111, 170
- Heredität 93, 97, 157, 167–170, 283, 483
- Höhen- / Luftdruckabhängigkeit 98, 155, 235
- Jahresprävalenz 144–149, 153, 155, 159, 477
- bei Kindern 96, 477 ff.
- – Diagnostik 485, 489
- – Epidemiologie 156–167, 477–484, 486
- – Kinderkopfschmerztagebuch 486–488, 496
- – Prophylaxe 487, 488, 491–496
- – Therapie 485, 486, 488–490, 495, 496
- – Triggerfaktoren 480, 481, 483, 488
- Klassifikation 105 ff., 120, 121
- Komplikationen, migränöser Infarkt / Status migränosus 96, 110, 113, 115, 184, 214, 223, 486
- Kopfschmerzphase einer Migräneattacke 92
- Längsschnittprognose 157, 163, 485, 486
- Lebenszeitprävalenz 146–148, 152, 155, 158, 159, 477, 479, 480

- "migraine accompagnée"
  (s. Migräne mit Aura)
- "migraine cervicale" 257
- "migraine ophthalmique" 10
- Monatsprävalenz 145, 149
- ophthalmoplegische 96, 110, 112
- Pathophysiologie 89–95, 210, 225, 283, 284, 304, 318, 324, 325, 327, 329, 337 ff.
- Prophylaxe (s. Migräne, Prophylaxe)
- Punktprävalenz 146, 152, 154
- regionale Abhängigkeit 96, 150
- retinale 110, 112
- saisonale Abhängigkeit 142
- sozioökonomische Abhängigkeit 171, 482, 483
- Status migränosus (s. auch dort) 110, 113, 115, 184, 214, 223
- Symptomatologie 94, 347
- synkopale Migräne (s. Basilarismigräne)
- Therapie (s. Migräne, Therapie)
- Triggerfaktoren 89, 90, 93–95, 97, 182, 184, 202, 225, 235, 284, 285, 347, 480, 481, 483, 488, 494
- "Wochenendmigräne" 284
- Wochenprävalenz 145
- Zyklusabhängigkeit 93–95, 97, 98, 188

Migräneäquivalente
  (s.Migräne mit Aura und Migräneaura ohne Kopfschmerz)
migräneartige Störung 108, 110, 113, 123
Migränekalender / Kopfschmerztagebuch 110, 112, 115, 116, 118, 124, 184, 188, 202, 205, 226, 284–286, 465, 468, 469, 472, 504
- für Kinder 486–488, 491, 496
Migränepersönlichkeit 171, 292
Migränephosphene 19, 20
Migräneprophylaxe
- Auslaßversuch Y185, 186, 188, 194, 203, 204
- Indikationskriterien 184, 491
- medikamentöse Prophylaxe 37, 39, 40, 181 ff., 200, 211, 214, 226, 283–285, 296, 322–325, 327, 329, 348, 353, 354, 358–363, 367–372, 379, 385–387, 403, 436, 467, 468, 470, 472, 473, 488, 491–494, 496, 497
- menstureller Migräne 188

- nichtmedikamentöse Prophylaxe 182, 183, 202, 204, 214, 225, 226, 233, 234, 236, 239–241, 270, 275, 283–285, 290, 294, 296, 472, 492, 494–497

Migränetherapie
- medikamentöse Therapie 209, 211–229, 233, 283, 285, 287, 289, 296, 301, 307, 308, 310, 322, 324, 325, 329, 348, 485, 489, 490, 494, 496, 497
- nichtmedikamentöse Therapie 210, 211, 226, 233, 234, 236, 239–242, 246–248, 250, 268, 270, 271, 274, 275, 283, 285, 287, 289, 294, 296485, 488, 489, 494–497

migränöser Infarkt 96, 110, 113, 115, 184, 486
Mileuwechsel 235
Miosis 100, 502
mittelfrequente Wechselströme (MF-Ströme) 247, 248, 250
molekularbiologische Methoden, 5-HT-Rezeptorenklassifikation 302
Monatsprävalenz 145, 149
monokuläre Amaurose
  (s. auch Amaurose) 112
monokuläres Skotom
  (s. auch Skotom) 112
Morbus Raynaud 243, 322, 458, 505
Morphin 46, 354, 380
Morphogramm 19
Mortalität 138, 139, 143
M-Rezeptor 46, 354, 380
Mukosa, enterochromaffine Zellen 305
Muskelkopfschmerz (s. Kopfschmerz vom Spannungstyp)
Muskelkontraktionsschmerz (s. Kopfschmerz vom Spannungstyp)
Muskelrelaxation, progresseive (nach Jacobsen) 183, 202, 211, 291, 292, 472, 484, 492, 495
Muskulatur
- autochthone Nackenmuskulatur 256, 264
- perikraniale 260, 278
- tonische (s. auch dort) 257, 258, 262
- Uterusmuskulatur 220
Mutterkorn (Secale cornutum – s. auch Ergotamin) 33, 34, 220
Mutterkornalkaloide

– (s. Dihydroergotamin)
– (s. Ergotamin)
Myalgie 196, 210
Mydriasis 12
Myogelosen 254, 256, 257
myogener Kopfschmerz (s. Kopfschmerz vom Spannungstyp)
Myokardinfarkt 278, 449, 450, 453, 458, 507
Mythologie 14

N. (Nervus)
– N. petrosus superficialis major, Neuralgie (s. Clusterkopfschmerz)
– N. trigeminus (s. auch Ganglion Gasseri) 31, 92, 270, 316, 317–319, 327, 341, 344, 348, 366, 370, 382, 391, 397, 398, 401, 405, 406, 411
– N. vagus 305
Na^+/K^+-ATPase 314
Nackenmuskulatur, autochthone 256, 264
Nackenschmerzen 92, 210
Nackensteifigkeit 210
Nahrungsmittel 182
– Intoleranz 494
Naloxon 216
Naproxen 186, 188, 199, 212, 218, 468, 471, 489
Naproxen-Natrium 199, 212, 218
Narkoanalgetika 224
Nasenkongestion 502
Nasenseptumdeviation 98
Nasoziliarisneuralgie (s. Clusterkopfschmerz)
Nausea 93, 94, 96, 100, 106–108, 123, 128, 139, 155, 184, 196–198, 212, 214, 220, 222, 223, 227, 228, 318, 327, 328, 340, 347, 361, 386, 408, 418, 419, 425–427, 429, 433, 434, 439, 464, 470, 471, 484, 496, 502, 505, 507, 508
Nephropathie 467
– Analgetikanephropathie 467
Nervenstimulation, transkutane elektrische (TENS) 244, 246, 247, 251, 295, 495
Nervensystem
– enterisches 304
– vegetatives 235, 236, 268
Neuralgie 10
– des Ganglion sphenopalatinum (s. Clusterkopfschmerz)
– des N. petrosus superficialis major (s. Clusterkopfschmerz)
Neuraltherapie 295
neurogene Entzündung 47, 48, 89, 92–95, 215, 221, 241, 270, 318, 319, 327, 366, 367, 370–372, 382, 398, 405, 406, 411, 430
Neurokinin A (s. auch Tachykin) 215, 317, 319, 342, 366, 397
Neuroleptikum 195, 200, 214, 223, 322, 508
neuronale Netzwerke 14
Neuropeptide 93, 325
– CGRP (s. dort)
– Neurokinin A (s. dort)
– Neuropeptid Y 93
– Substanz P (s. dort)
Neurotransmitter (s. auch 5-HT) 337
– Freisetzung 315
– monoaminerge 235, 275
nichtklassifizierbarer Kopfschmerz 121, 126, 130
nichtmedikamentöse Behandlung von Migräneattacken (s. Migränetherapie, nichtmedikamentös)
Niederfrequenzbereich 243, 244
Niereninsuffizienz / Nierenschäden 99, 217
Nifedipin 99, 195, 200
Nimodipin 195
Nitrat 463
Nitroglycerin 98, 502
N,N-Dimethyl-5-hydroxytryptamin 320
Noradrenalin 93, 95, 192, 306, 316, 317, 319, 320, 326, 347
nozizeptiver afferenter Impuls, N. trigeminus 317
Nozizeptoren 215, 240, 242
– der Kopfgefäße 266
Nucleus accumbens 325
Nucleus caudatus 313
Nystagmus 94, 113

Obstipation 90, 362, 507
Ödem 90, 94, 196, 347, 506
8-OH-DPAT (8-Hydroxy-2-(di-n-propylamino)-tetralin) 46, 310, 312, 314, 320, 380
Oligämie 91, 344
Oligurie 347

Ondansetron (GR 38032F) 324, 327, 346, 381
ophthalmoplegische Migräne 96, 110, 112
Opiatrezeptor 216, 394, 398
Opioide 216, 226, 278, 342, 469, 508
Ordnungssystem für Kopfschmerzen 105
Östrogen 183, 200
Ovulation 93, 94, 98
Oxprenolol 193
Oxymetazolin 320
Ozontherapie 295

p-Aminophnolderivate
– Paracetamol (s. dort)
– Phenacetin (s. dort)
Paracetamol 212, 217, 218, 227, 229, 465, 466, 468, 469, 490
– Metabolisierung 217
Paraparese 94, 96, 223, 479
Parästhesie 93, 94, 110, 111, 196, 223, 479, 507
parasympathikotone Umstimmung 239, 270
Parasympathikus 236
Parese 111, 479
– Augenmuskelparese 112
– bilaterale 111
– Hemiparese 109, 111
– Paraparese 94, 96
Parkinsonismus 219
paroxysmaler gutartiger Schwindel 97, 110, 113
Pathologie
– Humoralpathologie 27, 64, 66
– Qualitätenpathologie 64, 66
Pathophysiologie 89 ff., 210, 225, 283, 284, 304, 307, 318, 324, 325, 327, 329, 337 ff.
– serotoninerges System 346
perimenstruelle Migräne
 (s. menstruelle Migräne)
periorbitales Ödem 502
Periostmassage (s. auch Massage) 253, 259–261
PET (Positronenemissionstomographie) 344
Pflanzen 29, 31, 33, 62, 63, 65, 67, 70, 74
Phäochromozytom 99, 195, 219

pharmakologische Methoden, 5-HT-Rezeptorenklassifikation 301
Phenacetin 217, 465
Phenoxybenzamin 46, 354, 380
Phenylbiguanid 324, 380
– (s. auch m-Chlorphenylbiguanid)
Phenytoin 200
Phlebitis 196
Phonophobie (Lärmüberempfindlichkeit) 90, 94, 100, 106–108, 123, 128, 139, 211, 418, 419, 464, 484, 502
Phonophorese
 (s. auch Ultraschalltherapie) 252
Phosphatidylinositol 313, 322, 323
Phosphene (Migränephosphene) 19, 20
Phospholipase C 312, 395
Photophobie (Lichtüberempfindlichkeit) 90, 94, 100, 106–108, 123, 128, 139, 211, 418, 419, 425–427, 429, 433, 434, 464, 484, 502
physikalische Kopfschmerztherapie 233 ff., 295
– Balneotherapie 235–240
– Hydrotherapie (s. auch Kneipp-Anwendungen) 183, 235–240
– vegetativer Effekt 234
Pindolol 193
Pirenperon 323, 357, 369, 371
Pizotifen (BC 105) 40, 94, 95, 186, 195–197, 205, 306, 321, 324, 353, 354, 357–360, 362, 363, 367–369, 371, 403, 491, 494, 508
Placeboeffekte / Placebofaktor 205, 294
Plasmaextravasation 345
Plexus choroideus 322
Polyurie 90, 93, 94, 347, 508
Porphyrie 219
Positronenemissionstomographie (PET) 344
postpunktioneller Kopfschmerz 99
postsynaptischer 5-HT-Rezeptor 315
– 5-HT-Autorezeptor 315
– 5-HT$_{1B/1D}$-Rezeptoren 315
posttraumatischer Kopfschmerz 99, 464, 473
Prävalenz, Kopfschmerz- / Migräneprävalenz
– Definition 141, 142
– Jahresprävalenz 135, 136, 144–149, 153, 155, 159, 477
– bei Kindern 479

Sachverzeichnis

- Lebenszeitprävalenz 136, 146–148, 152, 155, 158, 159, 477, 479, 480
- Monatsprävalenz 135, 145, 149
- Punktprävalenz 146, 152, 154
- Wochenprävalenz 145

präventiver Ansatz 484
Prednison 506
Prinzmetal-Angina (koronare Vasospasmen) 223, 448, 449, 452, 453, 458
Prodromi / Prodromalphase / Ankündigungssymptome 89, 90, 105, 106, 109, 211, 347
Programmalgorithmus 125
progressive Muskelrelaxation 183, 211, 291, 292, 472, 484, 492, 495
prokinetische Wirkung, Cisaprid 324
Prolaktin 195, 219, 220, 356
Prophylaxe, Kopfschmerzen
- Clusterkopfschmerz 506–509
- vom Spannungstyp 190

Prophylaxe, Migräne (Intervallbehandlung)
- Auslaßversuch 185, 186, 188, 194, 203, 204
- Indikationskriterien 184, 491
- kombinierte Therapie verschiedener Migräneprophylaktika 205
- medikamentös 37, 39, 40, 181 ff., 200, 211, 214, 226, 234, 239–241, 252, 283–285, 296, 321, 322–325, 327, 329, 348, 353, 354, 358–363, 367–372, 379, 385–387, 403, 436, 467, 468, 472, 473, 487, 488, 491–494, 496, 497, 507
- – Durchführung 183
- – Fehlerquellen 201
- – Indikationen 183
- Lymphdrainage, manuelle (s. auch dort) 275
- menstruelle Migräne 188
- nichtmedikamentös 182, 183, 202, 204, 214, 225, 226, 233, 234, 236, 239–241, 270, 275, 283–295, 290, 294–296, 472, 492, 494–497
- physikalische Behandlung 234 ff., 295
- psychologisch-verhaltensmedizinische Migräneprophylaxe 290
- zeitlicher Ablauf der Migräneprophylaxe 202

Propranolol 186–188, 193, 194, 403, 491
Prostaglandin 93, 94, 215, 218, 258
Prostaglandinsynthese 215

Protein P 309
C-Proteinkinase (s. auch Barbiturat) 314
Proxibarbal 200
Psychoanalyse 21
psychologische Behandlungsverfahren 27, 28, 98, 283 ff., 508
psychosoziale Belastung 483
Psychotherapie (s. auch Verhaltenstherapie) 27, 28, 98, 283 ff., 508
Ptosis 502
Punktprävalenz 146, 152, 154
Pyrazolonderivate (s. auch Metamizol) 465, 466

Qualitätenpathologie 64, 66

Radioligandbindungsstudien 303, 310
Raphekerne 303
RDC4-Rezeptor 312 314
Reflexzonentherapie 253, 262, 265
regionale Abhängigkeit 150
Reize
- Reizabschirmung 210, 226, 488
- vagotonisierende 236, 239
- vegetative Reiz- und Umstimmungstherapie 235

Reizstrom
- stochastischer (s. auch TENS) 244 246, 247, 251, 295
- Ultraschall mit Reizstrom 252

Renzaprid 324
Reserpin 42, 200, 305, 340
retinale Migräne 96, 110, 112
Retroperitonealfibrose 40, 196, 204, 361, 362, 507
Rezeptorbindungsstudien mit Radioliganden (s. Radioligandbindungsstudien)
Rhizotomie 341
Rhythmusstörungen (s. Herzrhythmusstörungen)
Ritanserin 322, 357, 360, 361, 369, 371, 372
Rotwein (s. auch Alkohol) 182
Rückenmark, Substantia gelatinosa 325
Rückenmuskulatur, tonische 262
Rückenschmerzen 210

S(+)α-Methyl-5-HT (s. α-Methyl-5-HT)
saisonale Abhängigkeit 142
Salicylsäure 216
Sauerstoff 195, 504, 505

Sauna 240, 241
SCH 23390 357, 369, 371, 372
Schizophrenie 327
Schlaf
- Dauerschlaf 295
- Schlaf-Wach-Rhythmus 94, 98, 182, 284, 305, 338, 347, 480, 483
Schluckstörung (Dysphagie) 96
Schlüsselzonen 261
Schlüsselzonenmassage nach Marnitz (s. auch Massage) 253, 261–265, 267–269, 275
Schmerzen
- atypischer Gesichtsschmerz 121, 126, 130
- Bewältigung 289
- - Schmerzbewältigungstraining 285, 289, 290
- Gelenkschmerzen 210
- Kopfschmerzen (s. dort)
- Nackenschmerzen 92, 210
- Rückenschmerzen 210
- Schmerz- und Entzündungsmediatoren 240, 241
- Schmerzfasern 234
- Schmerzmediatoren 251, 258, 273
- Schmerzmittel, Spätfolgen des chronischen Schmerzmittelmißbrauchs 467
- schmerzrelevante Kognitionen, Veränderungen 290
- Schmerzrezeptoren 234, 242, 251
- Schmerzschwelle 257
- Schmerzzustände, nichtmigräneartige 343
Schokolade 32, 94, 98, 182, 211, 284, 488, 494
Schüler 478, 479
- Kopfschmerzprävalenz 479
Schüttelfrost 210
Schwangerschaft 194, 196–198, 200, 216, 217, 219, 220, 223, 278, 362, 458
Schweißausbrüche 4
schwere Migräneattacken, medikamentöse Behandlung 212
Schwimmen 285
Schwindel / Vertigo 3, 94, 100, 111, 210, 219, 361, 408, 439
- gutartiger paroxysmaler 97, 110, 113
SDZ 205 557 325
Secale comutum (Mutterkorn – s. Ergotamin)

Sedativa / Sedierung (s. auch Benzodiazepin) 214, 223
Sedativbäder 236, 239
Segmenttherapie 253
Sehstörung, homonyme 109
Sehtheorie 3
Selbstbehandlung 76, 79, 80, 85
Selbstbeobachtung, therapiebegleitende 202, 226
Selbstmedikation 63, 71, 76, 80, 81
Sensibiliätsstörungen
- Hypästhesie 90, 94, 110
- Parästhesie 93, 94, 110, 111, 196, 223, 479, 507
Sergolexol 357, 358, 360, 361, 369, 370
Serotonin (5-HT) 37ff., 93, 95, 172, 193, 199, 205, 215, 216, 220, 221, 235, 258, 301 ff., 337 ff., 353–355, 363, 365–369, 379, 381, 382, 391–397, 417, 420
- Einfluß auf die Schmerzentstehung 38, 41–45, 343
- Funktion im Gehirn 45, 46, 338
- Nebenwirkung 41, 338
- Strukturformel 299
- vasokonstriktorische Wirkung 44, 339
- zentrale Funktion 45, 46, 348
Serotoninrezeptorantagonisten (zur Migräneprophylaxe gebräuchliche) 39–41, 186, 195, 353 ff., 494
- Cyproheptadin (s. dort)
- Lisurid (s. dort)
- Methysergid (s. dort)
- Pizotifen (s. dort)
serotoninerges System, Migränepathophysiologie 337 ff., 346
Similemagie 43, 65, 68
Singlephotonemissions-Computertomographie (SPECT) 344, 345
Sinnesphysiologie 9
sinuatriales Gewebe 323
Sinusitis 98–100
Sinusthrombose 99, 101
Skotom (Gesichtsfeldausfall) 8, 90, 93, 94, 96, 110, 112
- Flimmerskotome 8, 19, 105, 110, 479
- monokuläres 112
Sluderneuralgie (s. Clusterkopfschmerz)
Smileyanalogskala 486
somadendritische Autorezeptoren 312
soziale Wahrnehmung 482, 484

sozioökonomische Abhängigkeit 171, 482, 483
Spannungskopfschmerz 99, 100, 121, 126, 127, 129, 130, 139, 144, 154, 155, 186, 189, 190, 192, 199, 201, 203, 225, 233, 241, 244, 246, 251, 254, 256, 257, 260, 264, 278, 295, 361, 464, 466, 468, 470, 473, 478, 479, 483, 487., 495
Spasmen, chronische (s. Vasospasmen)
SPECT (Singlephotonemissions-Computertomographie) 344, 345
Speiseeiskopfschmerz 100
Spiperon 46, 323, 356–358, 367, 369, 371
Sport / sportliche Betätigung 183, 203, 285, 488
Sprachstörung (Dysarthrie) 96, 111
"spreading depression" 91, 92
Stadt-Land-Gefälle 483
Status migränosus 110, 113, 115, 184, 214, 223
– Therapie 214
Stillzeit 194, 196, 197, 219, 223, 362, 458
Stimulationsanalgesie 253, 276, 278
stochastischer Reizstrom (s. auch TENS) 244, 246, 247, 251, 295
Streßbewältigungstraining 284, 285, 290–292, 472, 492, 495
Stressoren 235
– Stressorenanalyse 292
Striatum 215
Subarachnoidalblutung 92, 99–101, 210, 344
Subduralhämatom 99, 101
Substantia gelatinosa 325
Substantia nigra 316, 348
Substanz P (s. auch Tachykinin) 92, 93, 95, 215, 317–319, 327, 342, 343, 345, 366, 397, 405
Sumatriptan (GR 43175) 44, 47, 48, 92–95, 196, 205, 206, 209, 228, 287, 308, 316–320, 329, 343–346, 366, 369, 370, 391 ff., 417, 419 ff., 433 ff., 445 ff., 471, 490, 503, 505, 509
– Autoinjektor 427
– Bioverfügbarkeit 401–403, 411
– Clearance 401–403
– intranasale Applikation 403, 407, 417, 422, 429

– intravenöse Bolusinjektion 409, 421
– intravenöse Infusion 403, 404, 406, 407, 410, 417, 419–422, 450
– Kontraindikationen 409, 410, 428, 429, 439, 440, 442, 449, 450, 452, 455, 457, 458
– Langzeiterfahrungen 408, 446, 455, 457
– Medikamentenabhängigkeit 454, 455
– Metabolismus 402, 403, 411
– orale Applikation 228, 229, 401–404, 406–411, 419, 420, 422, 433 ff., 449, 454–456, 458, 489, 490
– parenterale Therapie (s. intranasale Applikation bzw. subkutane Injektion)
– Plasmahalbwertszeit 401, 403, 408, 411, 425, 428, 441, 490
– Plasmaproteinbildung 402
– subkutane Injektion 228, 229, 401–409, 411, 417, 419–430, 433, 442, 446, 448, 450–452, 454–456, 458, 490, 505, 506
– Toxizität 410, 411
– unerwünschte Wirkungen 392, 408–411, 419, 421, 422, 425–430, 435, 437, 439–442, 446–458
– Verteilungsvolumen 401, 402
– wiederkehrende Kopfschmerzen 408, 411, 425, 428, 441, 490
Suppositorien, Ergotamin 222
Suppressionsperiode, späte exterozeptive 215
Sympathikus 234–237, 268, 273
sympathische Überaktivität 234, 235
Symptome
– Ankündigungssymptome (Prodromi) 89, 90, 105, 106, 109, 211, 347
Syndrome
– Alice-Syndrom 21
– Horner-Syndrom 502, 503
– Tolosa-Hunt-Syndrom 99, 503
synkopale Migräne (s. Basilarismigräne)

"Tachykinin-inactivating Endopeptidase" 342
Tachykinine 93, 221, 342, 344
– Neurokinin A 215, 317, 319, 342, 366, 397
– Substanz P 92, 93, 95, 215, 317–319, 327, 342, 343, 345, 366, 397, 405

TCD (transkranielle Dopplersonographie) 92, 344–346
Temporalisbiofeedback (s. auch Biofeedback) 287
TENS (transkutane elektrische Nervenstimulation) 244, 246, 247, 251, 295, 495
– stochastischer Reizstrom (s. dort)
Theophyllin 99
Therapie 61, 62, 64, 70, 71, 85
– Akupressur 253, 260, 276–278, 295
– Akupunktur 276–278, 295, 492, 496, 508
– Balneotherapie 235, 236, 240
– Clusterkopfschmerz 504
– Dauerschlaftherapie 295
– Elektrotherapie 243, 275
– Empfehlungen der DMKG 295
– Gefäßtraining (s. auch dort) 239, 287, 288
– Hydrotherapie 235, 240
– Kältetherapie 240, 242, 243
– Kinder 481, 485, 486, 489, 490, 495, 496
– kombinierte Therapie verschiedener Migräneprophylaktika 205
– Kryotherapie 243
– Lymphdrainage, manuelle 253, 260, 269–275
– manuelle Therapie / chiropraktische Behandlung 253, 295
– medikamenteninduzierter Dauerkopfschmerz 468
– medikamentöse Behandlung von Migräneattacken 209, 211–229, 233, 283, 285, 287, 289, 296, 301, 307, 308, 310, 322, 324, 325, 329, 348, 485, 489, 490, 494, 496, 497
– nichtmedikamentöse Therapiemaßnahmen 210, 211, 226, 233, 234, 236, 239–242, 246–248, 250, 268, 270, 271, 274, 275, 283, 285, 287, 289, 294, 296, 485, 488, 489, 494–497
– psychologische Behandlungsverfahren 27, 28, 283 ff., 508
– Reflexzonentherapie 253, 265
– Segmenttherapie 253
– Status migränosus 214
– Stimulationsanalgesie 253, 276, 278
– therapiebegleitende Selbstbeobachtung 202, 226

– Ultraschalltherapie 250–253, 295
– vegetative Reiz- und Umstimmungstherapie 235
– Verhaltenstherapie 95, 283, 284, 296, 470, 472, 487, 488, 492, 495, 508
– Wärmetherapie (s. auch Fangopackung) 183, 240–242, 258, 275
Thermokoagulation (s. auch Kauterisierung) 343, 508
Thermotherapie (s. Wäremetherapie)
Thioridazin 471
Thrombin (s. auch Gerinnungsfaktoren) 306
Thrombose, Basilaristhrombose 101
Thromboxan A_2 (s. auch Eicosdanoide) 306, 321, 366, 493
Thrombozyten 305, 321
– Thrombozyten-5-HT 41–43, 338, 343
– Thrombozytenaggregation 199
Thymoleptikum 98, 508
TIA (transiente ischämische Attacke) 90, 100, 101
Tiefenmassage 262
Timolol 193
Tinnitus 111
TNS (s. TENS)
Tolosa-Hunt-Syndrom 99, 503
tonische Muskulatur 257, 258
– Rückenmuskulatur 262
Traktionsmassage / -behandlung der HWS (s. auch Massage) 253, 257, 258, 259, 262, 264, 275
Tranquilizer 181, 469, 471
Transduktionsmechanismen 302
transiente ischämische Attacke (s. TIA)
transkranielle Dopplersonographie (s. TCD)
transkutane elektrische Nervenstimulation (s. TENS)
Trazodon 306, 324, 356, 357, 368, 369, 371
Tremor 508
Trennschärfe 138, 140
Trepanation 13, 25, 26
trigeminovaskuläres System 342, 347, 348
– Ganglion Gasseri (s. dort)
– N. trigeminus (s. dort)
Trigeminus (s. N. trigeminus)
Trigeminusneuralgie 100, 121, 126, 501, 509

Trigeminusreizung 341, 342
Trigeminusrhizotomien 341
Triggerfaktoren (s. Auslösefaktoren / -mechanismen / Triggerfaktoren)
Triggerpunkte 248, 254
Tropisetron 324, 381, 384–386
Tryptamin 320
Tryptophan 337
- L-Tryptophan 200

Übelkeit (s. Nausea)
Überaktivität, sympathische 234, 235
Ultrakurzwellenbehandlung (s. Elektrotherapie)
Ultraschalltherapie 250–253, 295
- Phonophorese 252
- Simultanverfahren mit Reizstrom 251, 252
UML–491 (s. Methysergid)
Umschalteffekt, parasympathischer vagotoner 270, 274, 275
Urapidil 313
Urtikaria 217
Uterusmuskulatur 220

vagotoner Umschalteffekt 274, 275
Vagotonus / Vagotonisierung / vagotonisierende Reize 236, 239, 253, 269, 273
Valproinsäure 508
Varikositäten, 5-HT 304
vaskuläre Entzündung (s. neurogene Entzünduing)
vasoaktives intestinales Polypeptid (VIP) 92, 93
Vasodilatation 238, 241, 344, 345
Vasokonstriktion 237, 238, 241
Vasokonstriktionstraining / Gefäßtraining 238, 239, 285, 287–289, 492
Vasomotorentraining 236
Vasomotorik 266
Vasospasmen
- koronare (Prinzmetall-Angina) 223, 448, 449, 452, 453, 458
- zerebrale 447
vegetative Reiz- und Umstimmungstherapie 235
vegetativer Effekt, physikalische Therapie 234

vegetatives Nervensystem 235, 236, 251 268, 269, 273
Verapamil 194, 195, 507, 509
Verhaltensmuster 285
Verhaltenstherapie 95, 283, 284, 296, 470, 472, 487, 488, 492, 495, 508
- (s. auch kognitiv-verhaltensorientierte Therapieverfahren)
- (s. auch Psychotherapie)
Verstopfung / Obstipation 90, 362, 507
Vertigo (s. auch Schwindel) 3, 94, 110, 111, 210, 219, 361, 408, 439
Vidianusneuralgie (s. Clusterkopfschmerz)
VIP (vasoaktives intestinales Polypeptid) 92, 93
Virchow-Robin-Räume 270, 271
Virusinfekt 99
visuelle Aurasymptome 105, 110, 111, 125, 154, 479
- Fortifikationsspektren 90, 105, 106, 110
- Skotom 8, 90, 93, 94, 96, 110, 112
Volksmedizin / Volksmedicin 61, 62, 70–72, 76

Wärmepackungen
(s. auch Fangopackung) 240, 241
Wärmetherapie
(s. auch Fangopackung) 183, 240–242, 258, 275, 295
Warmluftanwendungen 240, 241
Warnsymptome
(s. auch Migräne Differentialdiagnosen) 97, 125, 126, 210
Wetter- und Klimaeinflüsse 235
"Wochenendmigräne" 284
Wochenprävalenz 145

Yohimbin 320

Zacoprid 323
Zaubermedizin 72
zerebrale Vasospasmen 447
zervikogener Kopfschmerz 121, 126, 225, 257, 258, 264
Zimelidin 303–305
Zitrusfrüchte 94, 98
Zytostatika 326

Springer-Verlag und Umwelt

Als internationaler wissenschaftlicher Verlag sind wir uns unserer besonderen Verpflichtung der Umwelt gegenüber bewußt und beziehen umweltorientierte Grundsätze in Unternehmensentscheidungen mit ein.

Von unseren Geschäftspartnern (Druckereien, Papierfabriken, Verpackungsherstellern usw.) verlangen wir, daß sie sowohl beim Herstellungsprozeß selbst als auch beim Einsatz der zur Verwendung kommenden Materialien ökologische Gesichtspunkte berücksichtigen.

Das für dieses Buch verwendete Papier ist aus chlorfrei bzw. chlorarm hergestelltem Zellstoff gefertigt und im pH-Wert neutral.

MIX
Papier aus verantwortungsvollen Quellen
Paper from responsible sources
FSC® C105338

If you have any concerns about our products,
you can contact us on
ProductSafety@springernature.com

In case Publisher is established outside the EU,
the EU authorized representative is:
**Springer Nature Customer Service Center GmbH
Europaplatz 3, 69115 Heidelberg, Germany**

Printed by Libri Plureos GmbH
in Hamburg, Germany